肾脏药理学

主　编　杨宝学

副主编　陈　旻　林洪丽　易　凡　张　春　庄守纲

编　委（以姓氏拼音为序）

陈　旻	北京大学	杨宝学	北京大学
陈晓红	中国人民解放军陆军军医大学	易　凡	山东大学
		张　春	华中科技大学
付荣国	西安交通大学	张爱华	南京医科大学
赖蒽茵	浙江大学	张雪梅	复旦大学
李　冰	海南医学院	赵景宏	中国人民解放军陆军军医大学
林洪丽	大连医科大学		
刘叔文	南方医科大学	周　虹	北京大学
马坤岭	浙江大学	周　华	中国医科大学
孟　艳	吉林大学	周家国	中山大学
彭金咏	大连医科大学	周玖瑶	广州中医药大学
冉建华	重庆医科大学	庄守纲	同济大学
薛　明	首都医科大学		

人民卫生出版社

·北　京·

图书在版编目（CIP）数据

肾脏药理学/杨宝学主编. —北京：人民卫生出版社，2024.6

ISBN 978-7-117-33808-0

Ⅰ.①肾…　Ⅱ.①杨…　Ⅲ.①肾疾病-药理学　Ⅳ.①R692②R96

中国版本图书馆 CIP 数据核字（2022）第 198343 号

| 人卫智网 | www.ipmph.com | 医学教育、学术、考试、健康，购书智慧智能综合服务平台 |
| 人卫官网 | www.pmph.com | 人卫官方资讯发布平台 |

肾脏药理学

Shenzang Yaolixue

主　　编：杨宝学

出版发行：人民卫生出版社（中继线 010-59780011）

地　　址：北京市朝阳区潘家园南里 19 号

邮　　编：100021

E - mail：pmph @ pmph.com

购书热线：010-59787592　010-59787584　010-65264830

印　　刷：北京建宏印刷有限公司

经　　销：新华书店

开　　本：787×1092　1/16　印张：30

字　　数：749 千字

版　　次：2024 年 6 月第 1 版

印　　次：2024 年 7 月第 1 次印刷

标准书号：ISBN 978-7-117-33808-0

定　　价：189.00 元

打击盗版举报电话：010-59787491　E-mail：WQ @ pmph.com

质量问题联系电话：010-59787234　E-mail：zhiliang @ pmph.com

数字融合服务电话：4001118166　E-mail：zengzhi @ pmph.com

序

　　2016 年 10 月中国药理学会肾脏药理专业委员会（以下简称专委会）正式成立，专委会集中了药理学、临床医学和相关学科的工作者，使专委会成立伊始，就是一个基础与临床、药学与医学、中医与西医密切结合的学术交流平台，这是推动中国药理学特别是肾脏药理学发展的重要举措。在专委会成立会议上，各位专家决定编写《肾脏药理学》，以总结国内外肾脏的药理学研究、药物研发和临床治疗的进展。

　　《肾脏药理学》全书共 21 章，从肾脏的基本结构、生理功能开始，进而介绍各种肾功能不全的病因、病理生理学和研究方法，随后介绍正常和异常状态下的肾脏药物药代动力学以及肾脏药物基因组学与蛋白质组学及其研究方法，为阅读全书后续章节奠定了基础。后面的章节则分别介绍作用于肾脏和治疗肾脏疾病的药物，如利尿药、抗炎药、抗氧化药、免疫抑制药、抗凝血药、抗感染药物、单克隆抗体、中药等的药理作用、作用机制、研究方法以及应用。与临床用药更加密切结合的则是治疗慢性肾脏病、尿酸性肾病、肾结石、多囊肾病、肾性贫血的药物和肾透析用药以及药物对肾脏损伤作用等章节，对于指导临床合理用药及临床药理学研究十分有益。

　　总之，《肾脏药理学》是一本反映国内外肾脏药理学和肾脏疾病的药物治疗学新进展的科学著作，此书的出版将会促进我国肾脏药理学的教学与科研，为临床肾脏疾病合理用药提供理论根据，为新药研发提供思路和资料。

　　作为《肾脏药理学》的"第一个读者"，除感到荣幸之外，也愿意向未来的读者推荐此书。

林志彬

2024 年于北京大学医学部

前　言

　　肾脏药理学是研究治疗肾脏疾病药物的作用机制、确认新的肾脏相关药物靶点、开发肾脏疾病相关新药，以及评价药物肾脏消除和肾脏毒性的药理学分支。为加强肾脏药理学与相关基础学科、药物研发和临床肾脏病学研究成果的紧密结合和促进基础研究成果的临床转化，加强国内外肾脏药理研究工作者的沟通与交流，搭建肾脏药理协作研究平台，中国药理学会肾脏药理专业委员会（以下简称专委会）于2016年10月正式成立。在专委会成立会议上，委员们倡议并经专委会表决通过编撰《肾脏药理学》一书，以促进中国肾脏药理学的发展。经过几年的构思、组稿、撰写、互审、修稿、调整、再修稿、定稿，终于完成了《肾脏药理学》的编撰。

　　本书编者均为从事药理学教学和科研多年的药理学教授和工作在临床一线的肾内科专家。编者根据目前肾脏药理学研究领域的发展方向，结合自己的基础研究和临床工作经验，在内容上力图把肾脏药理学的基础理论和临床治疗经验有机结合起来，每篇稿件都经过基础药理学教授和临床肾内科专家互审，并经主编和副主编审修。全书共分为21章，除前6章介绍肾脏的解剖学、生理学、病理生理学、药代动力学和蛋白质组学等基础知识，接下来的章节分别从治疗各类肾脏疾病药物的发展史、药理学机制、临床常用药物、药物合理应用、新药研究进展和研究方法等几个方面进行阐述，本书还阐释了透析患者的用药管理和药物的肾毒性，最后一章介绍治疗肾脏疾病的中药药理学。

　　本书的读者对象为药理学教学和科研工作者、肾内科临床医生和相关学科领域研究生，以及医学院校的学生。

　　治疗肾脏疾病药物的靶点大多不在肾脏，涉及机体的多个系统，通过间接的药理学机制发挥治疗肾脏疾病的作用。本书是第一本肾脏药理学专著，可参考的书籍甚少。我们虽然尽力囊括肾脏相关药理学基础知识和治疗肾脏疾病药物研究新进展资料，但在内容上难免有遗漏、错误，敬请读者随时提出意见和建议，以便再版时修正。

　　在此，我要向本书所有的编者表示谢意，感谢他们在百忙之中收集资料、撰写书稿、反复修稿。感谢中国药理学会名誉理事长林志彬教授对本书内容提出的宝贵建议并为本书作序。在本书撰写过程中，人民卫生出版社和中国药理学会都给予了大力支持，在此一并致谢。

2024年2月9日

目　　录

第一章 肾脏解剖学与组织学

【摘要】

　　肾脏是成对分布的实质性器官,主要由肾单位、集合管、血管和间质组织构成。肾单位包括肾小体和肾小管,是尿液形成的结构单位。肾小体是由入球小动脉分支形成的毛细血管簇,被肾小管起始端膨大并凹陷形成的肾小囊包裹,毛细血管为有孔毛细血管,其有孔内皮细胞及外覆的基膜和肾小囊脏层上皮(足细胞)足突之间的裂孔膜共同构成滤过屏障。肾小管各段和集合管管径差异很大,分别由高度及形态结构不同的单层上皮细胞构成。肾脏间质由网状纤维、胶原纤维、细胞外基质和间质细胞组成。肾脏内分布丰富的血管、淋巴管和神经。

第一节　肾脏解剖学

一、肾脏的解剖位置和外形

　　肾脏位于腹膜后间隙内、脊柱的两侧,贴于腹后壁上部,左右各一,形状似蚕豆。人的肾脏为红褐色,大小各异,平均长约 9.9cm(8~14cm),宽 5.9cm(5~7cm),厚 4cm(3~5cm),重量 134~148g。右肾上邻肝脏,位置略低于左肾。左肾上端平第 11 胸椎下缘,下端平第 2~3 腰椎椎间盘之间;右肾上端平第 12 胸椎上缘,下端平第 3 腰椎上缘。左肾门约平第 1 腰椎,右肾门约平第 2 腰椎。

　　肾脏的外形分为前、后两面,上、下两端和内、外侧缘。肾脏前面凸向前外侧,后面紧贴腹后壁而显扁平;其上端宽而薄,下端窄而厚。外侧缘隆起,内侧缘中部凹陷,是肾脏血管、淋巴管、神经和肾盂出入的部位,称为肾门,出入肾门的结构被结缔组织所包裹称为肾蒂。因下腔静脉靠近右肾,故左肾蒂长于右肾蒂。肾蒂内主要结构的排列关系由前到后依次为肾静脉、肾动脉和肾盂;从上到下依次为肾动脉、肾静脉和肾盂。肾门向肾脏内凹陷形成的较大内腔称为肾窦,内含肾动脉及肾静脉分支、肾小盏、肾大盏、肾盂和脂肪组织等。

二、肾脏的解剖结构

　　肾脏由内向外共有三层被膜。纤维囊是被覆于肾脏表面薄而坚韧的结缔组织膜,正常条件下容易从肾脏表面剥离,在病理条件下因与肾实质粘连而难以剥离;进行肾部分切除术时需要缝合纤维囊。脂肪囊是包绕纤维囊的囊状脂肪组织层,并且与肾窦内的脂肪组织相延续,对肾脏有保护和支持作用。临床上的肾囊封闭术是指将药物注入脂肪囊内,改变体位后,药物可沿肾筋膜扩散到腹腔神经丛达到阻滞神经丛的目的。肾筋膜在最外层,又称 Gerota 筋膜,分为前、后两层,包绕肾脏和肾上腺。肾筋膜前层向内与邻近结构的结缔组织及对侧肾筋膜相延续,后层与腰大肌和腰方肌筋膜粘连,向内附着于椎体和椎间盘。由于肾筋膜前、后两层在肾脏下方分开,与直肠后隙相通。肾筋膜发出许多结缔组织纤维束,穿过脂肪囊而与纤维囊相连,参与肾脏位置的固定。由于肾筋膜下端开放,当腹壁肌减弱,肾脏周围脂肪减少,肾脏的移动性增大形成肾下垂。

肾实质在冠状切面上分为肾皮质和肾髓质。肾皮质主要位于浅层,富含血管,新鲜标本为红褐色,肉眼可见密布的细小颗粒(相当于肾小体)。肾髓质位于肾实质深部,呈淡红色条纹状,主要由直行的小管组成。小管向皮质内呈辐射状延伸的条纹称髓放线,髓放线之间的皮质称为皮质迷路,髓放线及其周围的皮质迷路组成一个肾小叶,皮质迷路中央部分的小叶间血管分隔肾小叶。小管向肾窦内集中形成 15~20 个圆锥形的肾锥体。兔、大鼠等肾脏只有一个肾锥体,因此称为单锥体肾。肾锥体的基底部较宽并外凸向皮质,两者边界不清;尖端圆钝,朝向肾窦并被漏斗形的肾小盏包绕,称肾乳头。乳头顶端有许多筛状小孔,称为乳头孔,是尿液流入肾小盏的通道。浅层皮质伸入肾锥体之间的部分称为肾柱。每个肾锥体及其周围的皮质组成肾叶,肾叶间有叶间血管走行。髓质可分为外髓和内髓;外髓临近肾皮质,染色较深,条纹致密,可再分为较厚的内纹和较薄的外纹;内髓包括肾乳头,染色较浅,条纹稀疏。每个肾脏的肾窦内有 7~8 个肾小盏,2~3 个肾小盏汇合成一个肾大盏,2~3 个肾大盏汇集形成一个扁平的肾盂。肾盂离开肾门向下走行,约在第二腰椎水平逐渐变细移行为输尿管(图 1-1)。

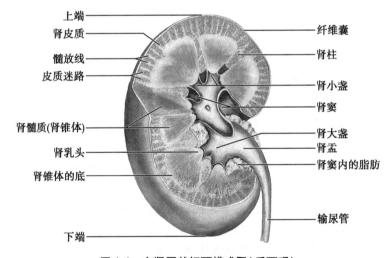

图 1-1 右肾冠状切面模式图(后面观)

第二节 肾脏组织学

肾实质由大量肾单位和集合管组成,分布于其间的少量结缔组织、血管及神经等构成肾间质。肾单位是尿液形成的结构和功能单位,每个肾单位包括一个肾小体及一条与其相连的肾小管。肾小体位于皮质迷路和肾柱内,由肾小球和肾小囊组成,一端与肾小管相连。肾小管的起始段盘曲走行在肾小体附近,称近端小管曲部或近曲小管;继而进入髓放线或髓质直行,称近直小管或髓袢降支粗段;随后管径骤然变细称细段;细段返折向上之后管径又骤然增粗,直行于髓质和髓放线内,称远直小管或髓袢升支粗段。髓袢降支粗段、细段和髓袢升支粗段三者构成 U 形的袢,称髓袢(medullary loop)。髓袢由皮质向髓质方向下行的一段称降支;而由髓质向皮质方向上行的一段称升支。远端小管直部离开髓放线以后,在皮质迷路内盘曲走行于肾小体附近称远端小管曲部或远曲小管,最后经过连接小管汇入髓放线内的集合管。连接小管是集合管的起始部,不属于肾单位,但在功能上和远端小管曲部有很多相似之处,共同行使泌尿功能。肾小管和集合管均为单层上皮性管道,合称为泌尿小管。肾单位和集合管在肾实质内的分布和走向具有一定的规律性,皮质迷路内主要有肾小体、近端小管曲部、远端小管曲部和弓形集合管;髓放线和外髓外纹中主要有髓袢降支粗段、髓袢升支粗段和集合管;外髓内纹中主要有髓袢降支细段、髓袢升支粗段和集合管;内髓中主要有髓袢降支和升支细段、内髓集合管(图 1-2、图 1-3、图 1-4)。

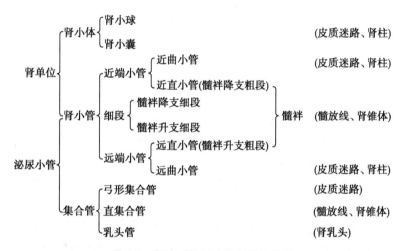

图 1-2　肾实质的组成和各段的位置

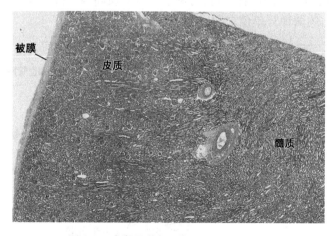

图 1-3　人肾冠状切面组织图(HE ×40)

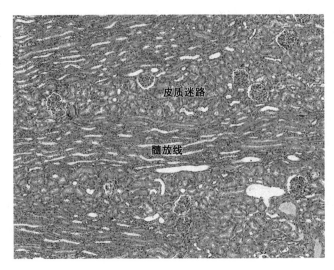

图 1-4 人肾皮质(HE ×100)

一、肾单位

肾单位(nephron)是肾脏结构和功能的基本功能单位,由肾小体和肾小管组成(图 1-5)。成人每个肾脏有 100 万~200 万个肾单位。

根据肾小体在皮质内分布部位的不同,可将肾单位分为浅表肾单位、皮质中层肾单位和髓旁肾单位 3 种。浅表肾单位的肾小体位于皮质浅层,数量较多,具有如下特点:肾小体相对较小,髓袢较短,仅伸至外髓,甚至不进入肾锥体;入球小动脉直径比出球小动脉大,两者直径比例为 2∶1;出球小动脉分支形成球后毛细血管网,包绕在肾小管的周围,有利于肾小管的重吸收。髓旁肾单位的肾小体位于皮质深部,位置靠近髓质,占肾单位总数的 10% ~ 20%,其特点有:肾小体较大,髓袢长可至内髓,甚至近乳头尖;入球小动脉和出球小动脉直径无明显差异,两者直径比例为 1∶1;出球小动脉进一步分支形成两种血管,一种为球后毛细血管网,缠绕在附近的近曲小管和远曲小管周围,利于肾小管的重吸收;另一种是细而长的 U 形直小血管袢,与相应的髓袢伴行,有利于维持髓质高渗透性。皮质中层肾单位位于皮质中层,结构介于上述两种肾单位之间。

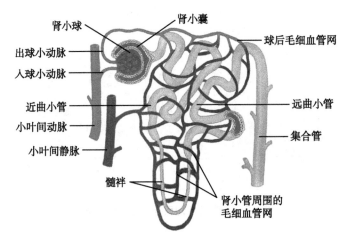

图 1-5 肾单位和肾血管的示意图

（一）肾小体

肾小体（renal corpuscle）是 1666 年意大利解剖学家 Marcello Malpighi 首先提出的概念，故又称 Malpighi 小体，位于皮质迷路和肾柱内，呈球形，由肾小球和肾小囊组成。肾小体一端有微血管（即入球小动脉和出球小动脉）出入，称为血管极；其对侧是肾小囊与近端小管相通连接之处，为尿极。人肾小球平均直径为 150~250μm，肉眼观察时呈颗粒状；髓旁肾单位的肾小体较大，其直径比浅表肾单位肾小体直径大 20%。

1. 肾小球　肾小球（renal glomerulus）是位于入球小动脉和出球小动脉之间盘曲的毛细血管球。入球小动脉由血管极进入肾小体后先分成 4~5 条初级分支，每条分支再分成许多相互吻合的毛细血管袢，每条初级分支及其分出的毛细血管袢称小叶。小叶内毛细血管之间或与其他小叶毛细血管之间相互吻合成网。小叶的中轴有血管系膜，各小叶的血管系膜汇集成蒂，在血管极处与球外系膜相连。小叶内毛细血管逐渐汇集成出球小动脉，在血管极处离开肾小体（图 1-6、图 1-7）。

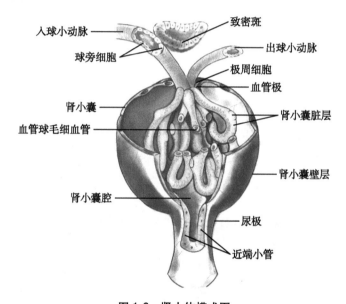

图 1-6　肾小体模式图

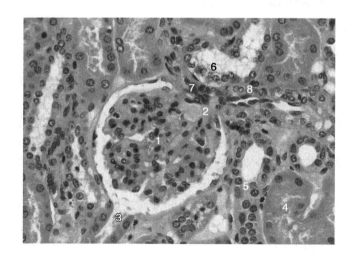

1.血管球；2.血管极；3.尿极；4.近曲小管；5.远曲小管；6.致密斑；7.球外系膜细胞；8.球旁细胞。

图 1-7　人肾小体光镜像（HE ×400）

肾小球毛细血管为有孔型毛细血管,其内皮细胞扁平呈梭形,含有细胞核的部分较厚,突向管腔,核较小,着色较深,常位于血管系膜侧;核周围胞质内有少量线粒体、粗面内质网、游离核糖体和滑面内质网以及密度不同的小泡;内皮细胞中还有丰富的中间丝、微管和微丝。内皮无核部分极薄,电镜下可见许多圆形或不规则形的小孔,称为窗孔,其直径为50~100nm,孔上无薄膜覆盖,有利于血液中的小分子物质滤过,而阻挡血细胞、血小板和大分子物质滤过。毛细血管内皮细胞腔面和内皮窗孔周围覆盖有一层带负电荷的唾液酸糖蛋白,对大分子物质的通透有选择性作用。内皮的外周除与血管系膜相

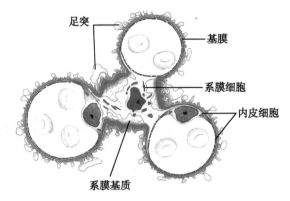

图1-8 肾小球系膜细胞与毛细血管示意图

接触的部位外,大部分被肾小球基膜(glomerular basement membrane,GBM)所包绕(图1-8、图1-9)。

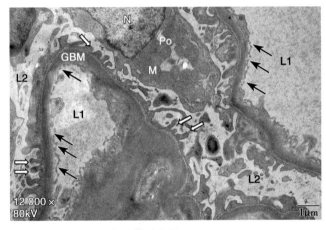

GBM.肾小球基膜;L1.毛细血管腔;L2.肾小囊腔;M.线粒体;
N.细胞核;Po.足细胞;↖血管内皮窗孔;⇧足突。

图1-9 人肾小体电子显微镜图像(×12 000)

肾小球基膜与足细胞共同包绕在肾小球毛细血管外,为一层过碘酸希夫反应(periodic acid-Schiff reaction,PAS)即糖原染色阳性的均质状薄膜。成人GBM厚约240~330nm,女性比男性薄;婴幼儿厚约110nm,随年龄增长而增厚;GBM在某些病理情况下可明显增厚。GBM在电镜下可分为内疏层、致密层和外疏层3层。致密层较厚,电子密度较高,由大量约3nm粗的细丝吻合呈网状结构,具有抗肾小球毛细血管壁扩张的作用。内疏层和外疏层较薄,电子密度较低,有少量细丝交织成网状结构,分别与肾小球毛细血管内皮细胞和足细胞的足突相连,使内皮细胞和足细胞足突牢固地附着于致密层形成功能复合体。基膜内主要含有Ⅳ型、Ⅴ型、Ⅵ型胶原蛋白,糖蛋白(层粘连蛋白、巢蛋白和纤维连接蛋白)和蛋白多糖(以带负电荷的硫酸肝素蛋白多糖为主),形成以Ⅳ型胶原蛋白为骨架,孔径为4~8nm的分子筛,在血浆物质的滤过中起关键作用(图1-10)。

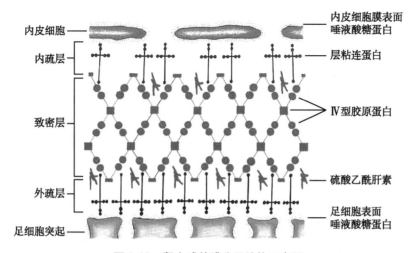

图 1-10　肾小球基膜分子结构示意图

　　血管系膜(mesangium)又称球内系膜,位于肾小球毛细血管之间的中轴,由球内系膜细胞和系膜基质组成(图 1-8)。球内系膜细胞(intraglomerular mesangial cell)形态不规则,光镜下与内皮细胞不易区分,尤其在病理状况下,内皮细胞增生导致两者形态更为相似;电镜下系膜细胞的胞核小而深染,胞质内有丰富的粗面内质网、高尔基复合体、溶酶体、吞噬泡等,有时还可见少量分泌颗粒。扫描电镜下,细胞表面有细密的微绒毛,形成"花瓣样"皱褶。透射电镜下,系膜细胞胞体发出的突起末端可伸至内皮与基膜之间,突起两侧还可发出指状突起向系膜旁 GBM 伸展,并借助纤维粘连蛋白直接与 GBM 相连。目前认为系膜细胞是特化的平滑肌细胞,具有多种功能:①合成和分泌系膜基质成分;②吞噬和清除沉积在基膜上的免疫复合物,维持基膜的通透性,并参与基膜的更新和修复;③细胞的收缩可调节毛细血管的管径,影响肾小球的血容量;④合成多种酶及生物活性物质,如肾素、中性蛋白酶、胰岛素样生长因子、纤溶酶原激活因子Ⅰ、前列腺素等。系膜基质填充在系膜细胞之间,电子密度比 GBM 低,结构也较为疏松。系膜基质富含的Ⅳ型胶原蛋白形成疏松的网状结构,有利于液体及大分子物质滤过并对肾小球毛细血管提供支持;系膜基质内还含有丰富的蛋白多糖,能选择性地滤过不同电荷的大分子血浆物质;血管系膜内还有少量吞噬细胞,可吞噬经内皮细胞吞饮并转运至基质内较大的蛋白质分子。

　　2. 肾小囊　肾小囊(renal capsule)又叫鲍氏囊,1841 年由 Bowman 首次提出而得名,是肾小管起始部膨大并凹陷而成的杯状双层上皮囊,包绕在肾小球外周,由脏层上皮和壁层上皮构成。壁层上皮构成了肾小囊的外层,在尿极处突然由单层扁平上皮变成立方状与近端小管相延续,在血管极处壁层上皮向内返折为脏层上皮,两层上皮之间为肾小囊腔,与近端小管的管腔相通。

　　(1) **肾小囊壁层上皮**:壁层上皮为单层扁平上皮,厚 0.1~0.3μm,细胞表面可见少量微绒毛,胞核所在部位向肾小囊腔内突出。胞质内细胞器稀疏,除少量线粒体、高尔基体外,可见肌动蛋白细丝束环绕血管极。新月型肾小球肾炎时可见壁层上皮细胞增生;糖尿病或急性肾功能衰竭患者壁层上皮细胞呈柱状,可能为近端小管上皮细胞迁移而来。壁层上皮外的薄层基膜称肾小囊基膜,厚 1.2~1.5μm,PAS 呈阳性,电镜下分层不明显,主要含硫酸软骨素蛋白多糖;其在尿极和血管极处分别与近曲小管基膜、肾小球基膜相延续。多种病理情况下,肾小囊基膜可出现增厚、分层的改变。

（2）肾小囊脏层上皮:脏层上皮细胞为足细胞(podocyte),构成了肾小囊的内层,紧密包绕在毛细血管襻的外面。足细胞的胞体较大,凸向肾小囊腔,胞核染色较浅,一侧可有较深的凹陷,核仁明显;胞质内有发育良好的高尔基复合体、粗面内质网、游离核糖体和线粒体等,表明足细胞合成蛋白质的功能活跃;胞质内丰富的溶酶体、内吞小泡等,提示其可胞吞滤过蛋白或其他物质。扫描电镜下可见从足细胞胞体伸出几个大的初级突起,每个初级突起又分出许多指状的次级或三级突起,称为足突(见图1-9)。足突在基膜外疏层末端膨大并相互穿插镶嵌成栅栏状,紧贴毛细血管基膜。足突之间有宽20~30nm的狭小间隙称裂孔(slit pore)或滤过裂隙,裂孔近基膜侧足突间由厚约4~6nm的拉链样膜状电子致密结构连接,称裂隙膜或滤过裂隙膜。

足细胞内细胞骨骼发达,胞体以波形蛋白和结蛋白组成的中间丝为主;初级突起内含有丰富的微管及微管相关蛋白(microtubule associated protein,MAP),以MAP3和MAP4多见;次级突起内微丝发达,由肌动蛋白、肌球蛋白、α-辅动蛋白(actinin)、踝蛋白(talin)和纽蛋白(vinculin)构成完整的收缩装置,通过突起活动而改变裂孔的宽度。

足细胞为极性细胞,其朝向肾小囊腔面的细胞膜表面覆有一层12nm厚的糖衣,内含多种带负电荷的唾液酸糖蛋白,可防止足细胞与肾小囊壁层上皮贴附,维持足突的指状镶嵌构型及足突间滤过裂隙的宽度,并选择性通透部分大分子物质进入肾小囊腔。硫酸鱼精蛋白等阳性电荷物质处理后,可中和表面的负电荷,导致细胞突起收缩,滤过裂隙消失,相邻足细胞出现紧密连接。神经氨酸可去除足细胞和内皮细胞表面的唾液酸,导致两种细胞从GBM上脱落。

滤过裂隙膜跨行于相邻足细胞突起之间,距离GBM约60nm。滤过裂隙膜的结构呈拉链状,由中央的杆状物和两侧的横桥组成。杆状物与滤过裂隙平行,宽约11nm,由大量纵向走行的细丝构成;两侧的横桥宽约7nm,长约14nm,从临近的足突膜交错排列并延伸至中央杆状物。滤过裂隙膜由多种蛋白构成。Nephrin、Podocin和CD2相关蛋白(CD2AP)是其中最重要的3种蛋白(图1-11)。Nephrin属细胞黏附分子中免疫球蛋白超家族成员,特异性表达于肾小体,是一种跨膜蛋白,其分子自相邻的足突向滤过裂隙内延伸,并相交形成二聚体。Podocin位于滤过裂隙膜上,呈发夹样插入细胞膜,羧基端与Nephrin和CD2AP相连接,形成复合体。Podocin是Nephrin转运到膜上以及足细胞内信号转导所必需的蛋白。CD2AP在

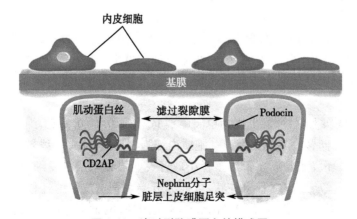

图 1-11 滤过裂隙膜蛋白的模式图

肾脏内主要表达于足细胞,位于滤过裂隙膜插入部位的细胞质中,与 Nephrin 和 Podocin 的细胞内区域相连,并使后两者与足突内的细胞骨架相联系,对维持滤过裂隙膜结构的完整起重要作用。

3. 滤过膜　肾小体类似一个滤过器,当血液流经肾小球毛细血管时,毛细血管内血压较高,血浆内的部分物质经过有孔内皮、基膜和足细胞滤过裂隙膜进入肾小囊腔,这三层结构称为滤过膜(filtration membrane)或滤过屏障(filtration barrier)(图 1-11)。滤过膜形成分子大小和电荷双重选择性屏障,对血浆成分具有双重选择性通透作用。有孔内皮上 50～100nm 的窗孔、基膜上以Ⅳ型胶原蛋白为骨架的孔径 4～8nm 的分子筛以及滤过裂隙膜上直径 7～14nm 的小孔共同构成了滤过膜的机械屏障。一般情况下,分子量在 70kD 以下,直径约 4nm 以下的物质可通过滤过膜,如水、电解质、多肽、葡萄糖和尿素等,而大分子物质则不能通过或被选择性通过。毛细血管内皮表面和足细胞表面带负电荷的唾液酸糖蛋白,基膜内带负电荷的硫酸乙酰肝素蛋白多糖则构成滤过膜的电荷屏障,可阻止血浆内带负电荷的物质通过,防止血浆蛋白滤出。病理情况下,如滤过膜受损,大分子蛋白质甚至血细胞也可滤过,则会引起蛋白尿或血尿。

(二)肾小管

肾小管(renal tubule)是由单层上皮围成的小管,上皮细胞外周包绕着小管基膜及少量结缔组织。肾小管包括近端小管、细段和远端小管三部分,各段小管基膜的厚度不同、抗原特异性不同,其对物质通透呈双向性,一定程度上限制某些大分子物质通过,具有重吸收、分泌和排泄等功能(图 1-12)。肾小球肾炎时,小管基膜可增厚并多层化;遗传性多囊肾的小管基膜内硫酸乙酰肝素蛋白多糖含量减少。

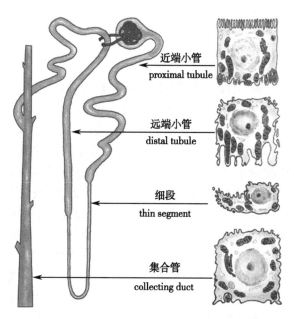

图 1-12　泌尿小管各段上皮细胞结构模式图

近端小管
proximal tubule

远端小管
distal tubule

细段
thin segment

集合管
collecting duct

1. 近端小管　近端小管(proximal tubule,PT)与肾小体尿极相连,是肾小管中最粗、最长的一段,管径为 50～60μm,长约 14mm,管腔不甚规则,分为颈段、曲部和直部组成。

近端小管颈段是肾小体和近端小管曲部之间的移行部,结构具有种属差异,部分动物(如大鼠)缺如。人的近端小管颈段较短,内衬单层扁平上皮,与肾小囊壁层上皮相延续;遗传性胱氨酸代谢病时,此段可延长形成"天鹅颈样"畸形。

近端小管曲部又称近曲小管(proximal convoluted tubule,PCT),位于肾小体周围,构成大部分皮质迷路。光镜下小管外径较大(图 1-13),管腔狭小而且不规则。管壁上皮细胞呈立方形或锥形,细胞体积较大,分界不清,胞质为强嗜酸性,染成红色;胞核大而圆,靠近细胞基底部,着色浅,核仁明显;细胞游离面有刷状缘(brush border),基底部有纵纹。在电镜下(图 1-14),可见小管上皮细胞游离面上的刷状缘是由大量较长的微绒毛排列构成,微绒毛长约 1μm,粗约 0.07μm。每个细胞约有 6 500 根微绒毛,

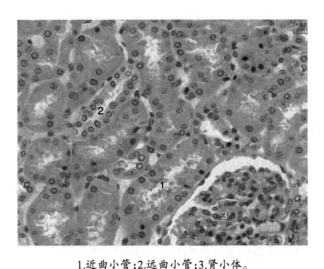

1.近曲小管;2.远曲小管;3.肾小体。

图 1-13 人肾皮质迷路光镜像(HE ×400)

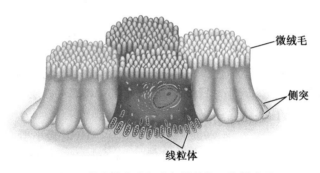

图 1-14 近曲小管上皮细胞超微结构立体模式图

将细胞表面重吸收面积扩大达 36 倍,人两肾近端小管的表面积可达 50~60m²。微绒毛表面覆有一层糖衣,内含多肽酶、ATP 酶、碱性磷酸酶等。微绒毛中轴由粗约 5~6nm 的微丝束构成,含有肌动蛋白,具有收缩功能,与微绒毛的摆动及重吸收物质的转运有关;微绒毛基部之间有许多顶浆小管及细胞膜内陷形成的吞饮小泡,这些结构均与滤液中大分子物质的重吸收有关。基底部细胞膜内陷形成许多纵行质膜内褶,内褶之间的胞质内有大量纵形排列的线粒体,质膜内褶和线粒体共同构成光镜下的基底纵纹。细胞侧面可伸出较大的嵴,嵴的下半部又发出许多指状侧突,相邻细胞的侧突伸入临近的质膜内褶中相互交叉,故光镜下上皮细胞分界不清。侧突和质膜内褶增大了细胞侧面及基底面的面积,有利于与间质之间进行物质交换(图 1-15)。侧突和质膜内褶的细胞膜合称基底侧膜,其上有 Mg^{2+} 依赖的 Na^+-K^+-ATP 酶(钠泵),可将细胞内 Na^+ 泵入周围的细胞间质,是近端小管主动重吸收的动力。相邻上皮细胞侧面近腔部位有紧密连接,也可见中间连接、缝隙连接及桥粒。紧密连接的连接索为单层,以保持上皮的渗漏性;泌尿小管中的缝隙连接仅存于近曲小管,使其具有电偶联的特性。

近端小管直部简称近直小管(proximal straight tubule,PST),位于髓放线,并沿髓放线直行进入髓质,构成了髓袢降支粗段。其结构与曲部相似,只是上皮细胞略矮,管腔较大;微绒毛较短,侧突以及质膜内褶不如近端小管曲部发达,线粒体较少且排列紊乱,顶浆小管、大

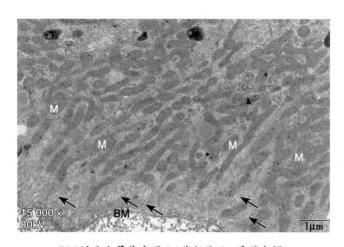

BM.近曲小管基底膜；M.线粒体；↖质膜内褶。

图1-15 人肾近曲小管基底部超微结构电子显微镜图像
（×15 000）

泡、小泡和溶酶体减少，提示其重吸收功能减弱（图1-16、图1-17）。此段与有机阴离子和阳离子的分泌有关，包括有机阴离子转运子 OAT 家族和硫酸盐阴离子转运子 SAT 家族等，影响多种药物（包括抗生素、袢利尿药和环孢素等）的排泄。

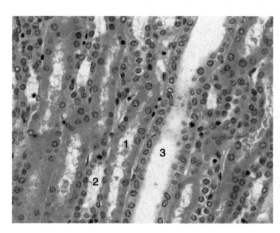

1.髓袢降支粗段；2.髓袢升支粗段；3.集合管。

图1-16 人肾皮质、髓放线光镜像（HE ×400）

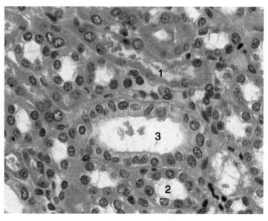

1.髓袢降支粗段；2.髓袢升支粗段；3.集合管。

图1-17 人肾髓质光镜像（HE ×400）

　　根据近端小管各段超微结构、酶种类与功能的差异，近端小管又可分为 S1、S2 和 S3 段。S1 段起于近端小管起始部，位于皮质迷路内，占近曲小管的 2/3。此段上皮细胞较高，微绒毛长而密集，侧突和质膜内褶发达，胞质顶部的小泡和小管多见，胞质内线粒体丰富，高尔基复合体和滑面内质网发达；胞内含有乳酸脱氢酶、苹果酸脱氢酶、葡萄糖-6-磷酸脱氢酶、异琥珀酸脱氢酶等。胞外基膜较厚，周围间质内毛细血管发达，是近端小管重吸收的主要部位。S2 段包括近曲小管余下 1/3 和直部起始端，位于皮质迷路并进入髓放线。此段上皮细胞略矮，微绒毛短少，侧突减少，胞质内线粒体少而微体增多；胞内含有乳酸脱氢酶、葡萄糖-6-磷酸脱氢酶、琥珀酸脱氢酶等。胞外基膜较薄，也参与了近端小管的重吸收。S3 段为髓袢降支粗段余下部分,从髓放线延伸到外髓的外纹。此段上皮细胞更矮,微绒毛长短因种属而异,侧突少,胞质内线粒体小而微体增多且体积较大;胞内含有苹果酸脱氢酶、α-甘油脱氢酶等。胞外基膜较薄,重吸收功能较弱;且为缺氧和中毒损伤最容易发生的部位。

近端小管是原尿重吸收的主要场所,原尿中全部的葡萄糖、氨基酸、小分子蛋白质和多肽,85%以上的水和钠离子,50%的磷酸盐、重碳酸盐和尿素等在此处被重吸收。小管内的蛋白质重吸收通过胞吞方式进行,蛋白质附着于微绒毛并迁移至其根部,胞膜内陷形成小泡和小管,并进一步融合成大泡浓缩蛋白质;与初级溶酶体融合成次级溶酶体,蛋白质在溶酶体酶作用下分解成氨基酸,此外,近端小管还通过分泌或排泄等方式将体内的某些代谢终产物如 H^+、NH_3、肌酐、马尿酸以及某些药物如青霉素、酚红等排入管腔。

2. 细段 细段(thin segment)又叫髓袢细段或中间小管,包括髓袢降支细段和髓袢升支细段,浅表肾单位的细段较短,仅参与组成髓袢降支,位于外髓内纹,在袢转折处或刚完成转折处与升支粗段相连续;髓旁肾单位的细段较长,有一个长长的可以达到内髓甚至肾乳头的降支细段,再返折上行形成长的升支细段,与升支粗段的连接处为髓质外带和内带交界处。

细段管径较细,直径约 12~15μm。管壁由单层扁平上皮细胞构成(图 1-18),厚约 1~2μm,胞质清晰,细胞核部分突入管腔;细胞游离面无刷状缘,但有一些散在分布的微绒毛;基底面有少量质膜内褶。细段上皮薄,有利于水和离子的通透,在维持肾髓质高渗和尿浓缩机制中具有重要作用。

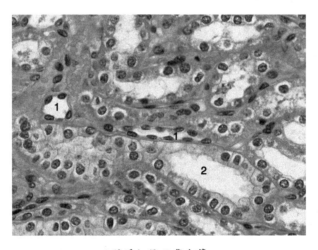

1.髓质细段;2.集合管。

图 1-18 人肾髓质光镜像(HE ×400)

根据细段超微结构的特点及在髓质的分布,可将其上皮细胞分为四种,即 Ⅰ、Ⅱ、Ⅲ、Ⅳ型。Ⅰ型构成了浅表肾单位的降支细段,上皮细胞扁平较薄,基底部和游离面几乎没有特殊结构,细胞之间无侧突,细胞器较少。Ⅱ型细胞构成了髓旁肾单位在髓质外带的降支细段,位于外髓内纹,是四种细胞中最高的类型;侧突较发达,质膜内褶和游离面微绒毛较多,线粒体丰富。Ⅲ型细胞构成了髓旁肾单位在髓质内带的降支细段,分布于内髓;细胞短小,结构简单,细胞间的侧突少见,基底部可见有较浅的质膜内褶,细胞表面有少量微绒毛。Ⅳ型细胞构成了细段曲折部和升支部细段全部,位于内髓;细胞低而平坦,细胞器很少,表面无微绒毛或有极少短小微绒毛,侧突较发达,不通透水。

3. 远端小管　远端小管(distal tubule,DT)按照走行和分布特征分为远端小管直部(髓袢升支粗段)和远端小管曲部(远曲小管)。与近端小管相比,远端小管管径较细,管腔相对较大而规则,长度相对较短。光镜下远端小管的上皮细胞较矮,呈立方形,细胞体积小,细胞质呈弱嗜酸性,染色较浅,核圆,位于细胞中央或靠近腔面,细胞游离面无刷状缘,基底纵纹明显。电镜下,管壁上皮细胞表面有少量短小的微绒毛,基部质膜内褶发达,褶间有许多纵行排列的线粒体。

髓袢升支粗段(distal straight tubule,DST)(图 1-16、图 1-17)构成了髓袢的一部分,大多位于内髓靠近外髓并与细段相移行处,经髓放线返回所属的肾小体附近,分为髓质段和皮质段。在髓旁肾单位中,升支细段在髓质内带与外带区交界处移行为粗段。而在浅表肾单位中,细段是在袢曲折处或刚完成曲折处形成升支粗段,因此可以没有升支细段。在大鼠肾脏中,形成髓质段的细胞高度为 $7\sim8\mu m$,随着升支粗段向皮质方向伸延,细胞的高度逐渐下降,至皮质后约 $5\mu m$。远端小管直部细胞的特点是侧突发达,基底部质膜内褶发达,内褶的质膜上的 Na^+-K^+-ATP 酶丰富,该酶能主动向间质转运 Na^+。质膜内褶的深度可达细胞高度的 2/3 以上,且细胞器较为丰富。细胞之间可有紧密连接、中间连接和桥粒。近年来发现,细胞游离面和侧面的膜上有一种酸性糖蛋白,称 Tamm-Horsfall 蛋白。该蛋白呈凝胶状,可阻止水分子通过管壁,故管腔内液体呈低渗状态,还可抵抗微生物。扫描电镜下,大鼠肾脏的升支粗段由两种细胞构成,一种细胞表面平滑,另一种表面有微皱襞。多数细胞有一条纤毛,个别细胞有两条,其作为机械感受器可感知小管液的流量而调节细胞增生,纤毛异常可能会导致多囊肾囊泡发生。表面有微皱襞的细胞侧突更发达。表面平滑的细胞在髓质段内数量多,升支粗段进入皮质后,表面有微皱襞的细胞增多,表面的微皱襞和侧突也更发达,使得细胞表面积比髓质段细胞表面积更大。表面平滑的细胞近腔面胞质中小泡和管泡状结构较表面有微皱襞的细胞多,除此之外两种细胞在形态上无明显差异。升支粗段的功能是从管腔转运 NaCl 到细胞内,而此处上皮细胞不通透水,从而导致间质渗透压增高,而小管腔内原尿的渗透压从升支粗段到远曲小管越来越低。

远曲小管(distal convoluted tubule,DCT)始于致密斑,盘绕在所属的肾小体周围,然后与集合管相通。与髓袢升支粗段相比,远曲小管的细胞高度增加,胞质清亮(图 1-19)。电镜

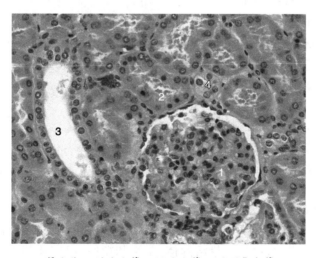

1.肾小体;2.近曲小管;3.远曲小管;4.弓形集合管。

图 1-19　人肾皮质迷路光镜像(HE ×400)

下,细胞表面有许多小的微皱襞,每个细胞有 1~2 条纤毛,侧突发达,呈指状镶嵌;基底部质膜内褶较丰富,略少于直部,但可深达细胞高度的 2/3 甚至 3/4,可见大量的长条形线粒体分布于褶间胞质;细胞内高尔基体发达,位于细胞核两侧;细胞内微管、粗面和滑面内质网也较多,近游离面细胞质可见许多小囊泡;细胞间可见紧密连接和中间连接。远曲小管细胞基侧面胞膜 Na^+-K^+-ATP 酶和 $Ca^{2+}-Mg^{2+}-ATP$ 酶活性较高,游离面胞膜有 Na^+-Cl^- 共转运体(Na^+-Cl^- cotransporter,NCC),是重吸收 Na^+、Cl^-、Ca^{2+} 和排出 K^+、H^+ 和 NH_3 的重要部位,对调节机体的水盐平衡及维持体液的酸碱平衡发挥重要作用。

二、集合管

集合管(collecting duct,CD)全长 20~38mm,包括连接小管和集合管,连接小管连接远端小管曲部和集合管,位于皮质迷路。浅表肾单位的连接小管单独汇入集合管,而皮质中层和髓旁肾单位的连接小管先汇合成弓形集合管,再汇入集合管。弓形集合管很短,由皮质迷路呈弧形弯入髓放线内而得名。集合管沿皮质髓放线途经外髓、内髓,沿途不断合并其他集合管,进入肾锥体乳头;集合管的管径变粗,改称乳头管,其开口处称为乳头孔,开口于肾小盏。根据位置和走行,集合管分为皮质集合管(髓放线内)、外髓集合管和内髓集合管三部分;按照具体形态又可分为弓形集合管、直集合管和乳头管。

连接小管上皮包含连接小管细胞和闰细胞。连接小管细胞呈低立方形,核居中,胞质呈颗粒状。电镜下,细胞游离面微绒毛少而短小,侧面无突起,基底部的质膜内褶发达,可至细胞高度的 1/2 以上,褶间胞质中线粒体丰富,散在分布。高尔基复合体位于胞核上方,溶酶体和内质网少,顶部胞质有少量小泡,是肾内唯一合成激肽释放酶的部位。闰细胞与集合管 B 型闰细胞相似。

光镜下,集合管的管径从皮质到肾乳头逐渐增粗,管壁上皮由单层立方状逐渐增高为单层柱状,至乳头管处为高柱状上皮;集合管上皮细胞界限清晰,胞质着色淡而明亮,核圆,位于细胞中央(图 1-20)。

集合管上皮由主细胞(又称亮细胞)和闰细胞(又称暗细胞)组成,两种细胞在集合管的不同部位所占比例不同,由皮质向髓质移行过程中主细胞可从 60% 增加至90%,而闰细胞的数量逐渐减少,至内髓消失。主细胞数量多,电镜下细胞核较大而圆,位于细胞中央,染色质较浅;细胞游离面以少量短小的微绒毛和一根长纤毛为特征;细胞侧面有明显呈空泡状、形态不一的细胞

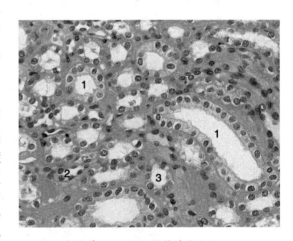

1.集合管;2.细段;3.髓袢升支粗段。

图 1-20　人肾髓质光镜像(HE ×400)

间隙,间隙内的微突起借桥粒相连;基底部质膜内褶较浅,仅达到细胞高度的 1/4,质膜内褶内无细胞器分布;胞质内细胞器少,卵圆形的线粒体散在分布于质膜内褶上方的胞质中,内质网和高尔基体不发达,可见少量溶酶体、脂滴和糖原;但在顶部胞膜下方可见发达的微丝微管交织成密集的网状结构,具有限制细胞过度膨胀的作用。微丝微管间存在与细胞膜腔面垂直或斜行排列的长形小泡,富含水通道蛋白 2(aquaporin 2,AQP2),基底侧膜

有 AQP3 和 AQP4,共同介导水跨上皮细胞转运。由皮质向髓质移行过程中,主细胞不仅数量逐渐增多,形态也有所改变,细胞表面微绒毛增多而纤毛消失,细胞间隙明显,间隙内的微绒毛和微皱褶增多,胞质内线粒体减少而溶酶体增加,顶部胞膜下方的微丝微管网密度增加。

闰细胞散在分布于主细胞之间,皮质集合管内较多,髓质内逐渐减少至内髓消失。电镜下可见闰细胞游离面凸向管腔,微皱褶和微绒毛明显;基底部内褶复杂;细胞侧面众多的微突起借桥粒与主细胞侧面的突起连接;细胞核靠近基底部,胞质内线粒体较多,围绕胞核分布,高尔基复合体和滑面内质网发达;胞质小管和小泡膜上有较多颗粒分布,与 H^+-ATP 酶有关。闰细胞分为 A 型和 B 型,A 型腔面表面积大,微绒毛和突起多,顶部胞质内线粒体和小管小泡多,与 H^+ 分泌和 HCO_3^- 重吸收有关;B 型腔面表面积小,微绒毛和突起稀少,线粒体和小管小泡多位于基底和侧面胞质,可重吸收 H^+ 和分泌 HCO_3^-。A 型和 B 型闰细胞可能为同一细胞根据体内酸碱变化出现的不同功能状态。

肾小球形成的原尿,流经肾小管各段及集合管后,其中 99% 左右的水分、无机盐和几乎全部的营养物质都被重新吸收入血,同时肾小管上皮还通过主动分泌排出机体的部分代谢废物,经集合管进一步浓缩后,最终形成终尿,经乳头管依次进入肾盏及肾盂。

三、球旁复合体

球旁复合体(juxtaglomerular complex)又称肾小球旁器(juxtaglomerular apparatus),位于肾小体血管极处的三角形区域内,由球旁细胞、致密斑、极周细胞和球外系膜细胞组成(图 1-21),致密斑为三角区的底,入球小动脉和出球小动脉为三角形的两边,球外系膜细胞位于三角区中心。有人把这四种细胞分为三部分,即血管成分、上皮成分和间质成分。血管成分是指入球小动脉末端以及出球小动脉始段。上皮成分指远端小管在入球小动脉和出球小动脉之间与肾小体接触处形成的致密斑,以及肾小囊壁层在血管极处上皮变成立方状的极周细胞。间质成分是指入球小动脉和出球小动脉与致密斑之间的组织,又叫球外系膜细胞。也有人将致密斑和极周细胞以外的成分统称血管部分,由两种细胞组成,即颗粒细胞(球旁细胞)和无颗粒细胞(球外系膜细胞,又叫极垫细胞)。

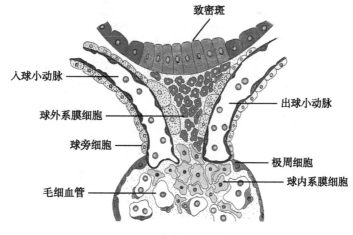

图 1-21　球旁复合体模式图

（一）球旁细胞

球旁细胞（juxtaglomerular cell）又称球旁颗粒细胞,简称颗粒细胞,由入球小动脉管壁中膜的平滑肌细胞衍化而成。光镜下细胞约 4、5 个聚集排列,体积较大,呈立方形或多边形;细胞核较大,呈圆形或卵圆形,着色浅;胞质丰富呈弱嗜碱性。电镜下,细胞具有平滑肌纤维的特征即胞质内含肌丝,但同时具有分泌细胞的结构特点,如粗面内质网丰富,高尔基复合体发达,胞质中充满大量有膜包裹的分泌颗粒,因此得名颗粒细胞,也被称为肌样上皮细胞。分泌颗粒大小形态不一,有些颗粒较小,常位于高尔基复合体附近,颗粒中含有清亮的基质或结晶体,被认为是颗粒的前体,又叫作前肾素颗粒;较大的颗粒为成熟颗粒,呈均质状,内含有中等电子密度的物质。研究认为,这些颗粒 PAS 呈阳性,含有肾素及其前体;即粗面内质网合成前体分子,经高尔基体浓缩加工成前肾素颗粒,再聚集成成熟的肾素颗粒排出到周围基质。免疫组织化学结果显示,肾内约 42% 的入球小动脉中肾素阳性细胞分布在距肾小体 30μm 的范围内,有的甚至达 200μm。在高钠饮食情况下肾素阳性细胞分布范围增大,细胞内肾素颗粒增多。

（二）致密斑

致密斑（macular densa）是远端小管直部末端在肾小体血管极处朝向肾小体一侧的上皮细胞增高、变窄、数量增多所形成一个直径约 40~70μm 的椭圆形斑块状隆起。光镜下,此处细胞约 20~30 个,呈高柱状,排列紧密,胞质染色浅,胞核呈圆形或椭圆形,靠近细胞游离面（图 1-22）。电镜下可见细胞游离面有许多微绒毛或微褶皱,偶见单根绒毛。细胞内线粒体数量较多,形态短小,散在分布于胞质中;高尔基复合体位于细胞核下方,横向排列。与其他部位的远端小管上皮细胞不同,基底部细胞膜很少形成质膜内褶。细胞近腔面的侧面有类似远曲小管细胞的紧密连接,从紧密连接以下到细胞基底部有广泛的细胞间隙;细胞侧面的胞膜形成小突起伸入细胞间隙,穿插形成的指状交叉并以桥粒连接。致密斑的细胞间隙大小随生理状态改变,低肾小球滤过率或小管腔内渗透压升高可减小或关闭该间隙;小管腔内渗透压下降可增大该间隙。上皮基膜不完整,细胞基部有许多细小的突起,与临近的球外系膜细胞和球旁细胞凸起呈指状相互穿插。致密斑与髓袢升支粗段的不同之处在于此处无 Tamm-Horsfall 蛋白。致密斑还高表达神经源性一氧化氮合酶（nitric oxide synthase,NOS）和

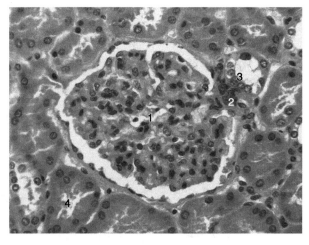

1.血管球;2.球外系膜细胞;3.致密斑;4.近曲小管。

图 1-22　人肾小体光镜像（HE ×400）

环氧合酶 2（cyclooxygenase-2，COX-2），通过产生的一氧化氮（nitric oxide，NO）和前列腺素调节肾素的分泌。致密斑是一种离子感受器，可感受远端小管内 Na^+ 浓度的变化。当 Na^+ 的浓度降低时，致密斑将信息传递给球旁细胞，促使其分泌肾素，增强远端小管和集合管中 Na^+ 的重吸收。

（三）球外系膜细胞

球外系膜细胞（extraglomerular mesangial cell）又称极垫细胞、网格细胞、Lacis 细胞或 Goormaghtigh 细胞，位于入球小动脉、出球小动脉和致密斑围成的三角形区域内，包埋在球外系膜基质中（图 1-22）。球外系膜与球内系膜相延续，球外系膜基质的电子密度高于肾小管周围基质，基质内无血管和淋巴管；细胞结构也类似于球内系膜细胞。球外系膜细胞体积小，核呈长卵圆形，胞质少，含有粗面内质网、高尔基复合体和少量分泌颗粒。此外，胞质中有微丝，细胞膜上有类似平滑肌的致密斑样结构，提示球外系膜细胞属于肌源性细胞。球外系膜细胞有广泛分支突起，突起周围有基膜样物质包绕。正常情况下细胞内无肾素颗粒，因此又称无颗粒细胞，但在肾脏局部缺血、肾上腺切除时，细胞内可出现肾素颗粒。球外系膜细胞位于球旁复合体的中央，既与致密斑相贴，又与球旁细胞、球内系膜细胞以及入球小动脉和出球小动脉壁上普通平滑肌细胞之间有缝隙连接，起着联系肾小球旁器各部的作用。研究显示，球外系膜细胞含有可溶性的鸟苷酸环化酶（guanylate cyclase，cGMPase），作为 NO 的受体，可能将从致密斑传来的信息以信号扩散的方式传递给各效应细胞。

（四）极周细胞

极周细胞位于肾小囊脏层与壁层上皮细胞在血管极的移行处。此处上皮变为高立方状，游离面浸在肾小囊腔中，肾小囊基膜将该细胞与入球小动脉和出球小动脉分隔开。极周细胞在人类肾脏中稀少，该细胞是否归属于球旁复合体还存在争议。极周细胞多见于浅表肾单位中，除了一般细胞器外，细胞内可见大量膜包被的致密颗粒，含有白蛋白、免疫球蛋白等，通过分泌到肾小囊腔影响肾小管的转运功能。

四、肾间质

肾间质（renal interstitium）是分布于泌尿小管和血管之间的少量结缔组织，含量由皮质向髓质逐渐增加，肾乳头最多。肾间质主要由网状纤维、胶原纤维、丰富的细胞外基质和间质细胞组成。Ⅰ型胶原蛋白呈带状交叉，可结合糖胺多糖；Ⅲ型胶原蛋白包绕在泌尿小管周围；Ⅵ型胶原蛋白多见于基膜的内疏层，三种胶原蛋白共同构成疏松而富有弹性的纤维网。基质是由大量的糖胺多糖和基质液组成，基质内含有从泌尿小管重吸收并向毛细血管输送的水和溶质，糖胺多糖通过结合水和溶质发挥渗透调节作用。糖胺多糖的种类和含量随部位不同而差异明显，皮质内多见硫酸肝素和硫酸皮质素；髓质内的含量可达皮质的 3~12 倍，且含有硫酸肝素、硫酸皮质素和透明质酸。间质细胞包括成纤维细胞、骨髓源性细胞、载脂间质细胞和血管周细胞，分布在特定的区域。

1. **皮质肾间质**　皮质肾间质包括分布于皮质泌尿小管和毛细血管之间的小管周间质和沿皮质动脉周围分布的动脉周间质，间质细胞主要为成纤维细胞和骨髓源性细胞。

（1）小管周间质：大鼠小管周间质仅占皮质体积的 7%~9%，分为窄间质和宽间质。窄间质处的泌尿小管管壁常与毛细血管管壁相贴，基膜融合或含少量间质；宽间质处除含有较多间质外，可见间质细胞。形态测量发现，泌尿小管总外表面积仅 26% 紧贴毛细血管，提示大部分重吸收的物质进入宽间质；而小管周毛细血管的分布具有极性，其总外表面积的

54%～67%和有孔区的77%直接朝向窄皮质,提示泌尿小管重吸收的物质不仅可直接由窄间质进入毛细血管,也可先进入宽间质再经窄间质进入毛细血管,宽间质可能是重吸收物质进行交换和平衡的缓冲区。

(2)动脉周间质:动脉周间质常形成粗大的胶原纤维束包绕在皮质动脉血管周围,构成富含间质液的结缔组织鞘;多见于弓形动脉和小叶间动脉周围,而出球小动脉和入球小动脉周围较少(图1-23)。动脉周间质内含有毛细淋巴管和皮质静脉血管。毛细淋巴管起源于小叶间动脉周间质,内皮扁平,间隙大,基膜不完整,大分子物质和过量的间质液可由此进入毛细淋巴管。皮质静脉管壁薄,有利于间质内的溶质进出。

2. **髓质肾间质**　髓质肾间质包括外髓外纹、外髓内纹和内髓3个部分(图1-24)。外髓外纹的间质较少;外髓内纹的间质在血管束内少而在血管束之间的束间区多;内髓间质最多,且向肾乳头增加。

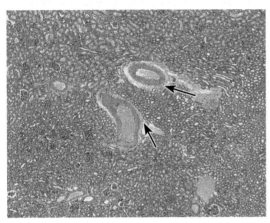 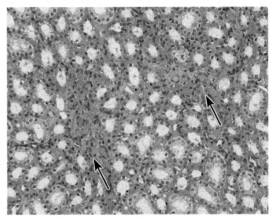

示动脉周间质　　　　　　　　　　　　　　示髓质肾间质

图1-23　人肾皮质光镜像(HE ×40)　　　图1-24　髓质肾间质光镜像(HE ×100)

外髓外纹和外髓内纹血管束内间质的特点在于出现许多方向相反但平行排列的管道,如外纹内的髓袢降支粗段和集合管(小管液流向肾乳头)、集合管与直小血管升支(血液流向皮质),或者内纹的直小血管升支与降支之间;缺少间质有利于靠近的管道逆流摄取溶质而防止溶质向皮质扩散而丢失。外髓内纹束间区间质的增加为平衡溶质提供空间。内髓间质不仅体积大为增加,且富含糖胺多糖以降低间质内水和溶质的流动性,确保泌尿小管和血管之间的物质交换和平衡调节的有序进行;此外,内髓含有与邻近直小血管长轴方向垂直的载脂间质细胞,防止溶质纵向扩散以维持内环境稳定。

3. **间质细胞**　间质细胞(interstitial cell)按照分布部位、结构特征和功能的差异主要分为成纤维细胞、骨髓源性细胞、载脂间质细胞和血管周细胞4种。Bohman根据形态又将其分为Ⅰ型、Ⅱ型和Ⅲ型。

(1)成纤维细胞:成纤维细胞(fibroblast)主要分布于皮质肾间质和外髓间质,数量较多,属于Ⅰ型间质细胞。镜下细胞较长,突起细长而多有分支,相邻突起可彼此连接构成细胞网,或与小管基膜相接。胞核呈圆形或卵圆形,可凹陷,偶见核仁;胞质内粗面内质网和高尔基复合体发达,线粒体和溶酶体多见,偶见脂滴;胞质和突起内微管微丝沿长轴分布。皮质肾间质内的成纤维细胞还可分为不同亚型,小管周间质内的成纤维细胞独具胞外5′核苷酸酶活性,而动脉周间质和髓质内间质的成纤维细胞无此酶分布。研究显示,小管周间质内的成纤维细胞分解5′核苷酸产生的间质内细胞外腺苷酸,靶向调节皮质放射状动脉、出入球小动脉、球旁细胞、沿血管分布的神经末梢和皮质迷路内的小管;并且5′核苷酸酶阳性细胞中含有促红细胞生成素 mRNA,在贫血和缺氧条件下表达上调,提示其可能合成促红细胞生成素。

（2）骨髓源性细胞:骨髓源性细胞包括树突状细胞、巨噬细胞和淋巴细胞;Ⅱ型间质细胞主要是巨噬细胞。肾间质内大多数携带主要组织相容性复合体(MHC)-Ⅱ抗原的细胞属于树突状细胞,主要分布于皮质和外髓外纹,作为抗原呈递细胞与成纤维细胞相伴分布;细胞呈星形,外形与成纤维细胞相似,需要借助免疫组化方法进行区分,即该类细胞呈Ⅰa抗原阳性,Fc受体和C_3受体阴性。巨噬细胞数量较少,散在分布,多见于外髓内纹和内髓外侧区;细胞呈圆形,胞质内细胞器少,表面有微皱褶,激活时微皱褶增加,具有吞噬和降解髓质内糖胺多糖的功能。

（3）载脂间质细胞:载脂间质细胞是髓质间质内的主要细胞,朝肾乳头方向不断增加,属于Ⅰ型间质细胞。细胞呈星形或不规则形,细胞长轴与髓袢或邻近直小血管长轴相互垂直,形如长梯中的梯级横架于管道之间。细胞突起多,可与多条髓袢和毛细血管相接;胞质内富含的粗面内质网、高尔基复合体、溶酶体、吞噬体、管泡状结构以及短杆状的线粒体;胞体和突起内微丝微管丰富;胞质内有特征性的数量不等、均质且边界不清的嗜锇性脂滴,是其与皮质中Ⅰ型间质细胞区别的标志,这类脂滴在脱水和高血压时减少。该细胞功能复杂:①参与形成间质内纤维和基质。细胞内质网粗大并充满絮状物,蛋白合成功能活跃,合成的糖胺多糖是内髓透明质酸的主要来源。②脂滴内富含饱和脂肪酸和不饱和脂肪酸,尤其是花生四烯酸,是合成前列腺素的原料。③产生髓质抗高压极性脂和髓质抗高压中性脂,降压效应强。④丰富的细胞突起引起细胞收缩,促进血管内血液流动,带走重吸收的水分有利于尿液浓缩。⑤细胞独特的排列方式将髓质间质分割成多个独立小室,防止溶质纵向扩散,有利于间质内渗透压梯度的形成和维持。⑥丰富的溶酶体和吞噬体具有强大的吞噬功能。

（4）血管周细胞:血管周细胞属于Ⅲ型间质细胞,包绕在血管内皮周围,多见于髓质内直小血管降支旁,或见于皮质出球小动脉和小管周毛细血管旁;与一般毛细血管周围的周细胞形态相似。

第三节 肾脏的血管、淋巴管和神经分布

一、肾脏的血管

肾的血液供应丰富,正常人安静时占到心输出量的1/5~1/4,并且94%的血液分布到皮质,5%血液分布到外髓,仅不足1%的血液分布到内髓,故通常所说的肾血流量特针对皮质而言。

肾动脉的第一级分支在肾门处通常分为前、后2支。前支较粗,再分出上段动脉、上段前动脉、下段前动脉、下段动脉4个分支,分布于腹侧份;后支较细,行走于肾盂后方,在肾窦内延续为后段动脉。各分支在肾内呈节段性分布,称肾段动脉,围绕肾段动脉分布的肾实质称为肾段,故每侧肾脏分为5个肾段,肾段间由缺乏血管的组织(乏血管带)分隔。肾段动脉发出的初始分支称叶动脉,通常每个锥体1支;到达肾锥体前,叶动脉分为2~3条叶间动脉,

走行在髓质肾柱中。在髓质和皮质交界处,叶间动脉向左、右分支形成与肾表面平行的弓状动脉;弓状动脉以规则的间距向肾脏表面垂直发出放射状的分支进入皮质迷路,称小叶间动脉;相邻弓状动脉的末端并不吻合,也向皮质延伸成小叶间动脉。小叶间动脉除了起自弓状动脉本身和分支外,也可直接起自叶间动脉。小叶间动脉行向皮质浅面时,沿途不断发出侧支形成入球小动脉,供应 1 个肾小体或再分支供应多个肾小体,在肾小体内形成毛细血管袢;少数分支形成穿动脉穿出肾表面进入肾被膜,与肾上腺下动脉等分支参与形成被膜下毛细血管网;少数小叶间动脉因所连肾小体退化,不进入肾小体,称为无肾小体小动脉。上述小动脉为终末血管,一旦阻塞可导致供血区域缺血或梗死。肾动脉、肾段动脉、叶间动脉和弓状动脉为弹力肌型动脉,由内皮细胞、基底膜、内弹力板、肌层和外膜构成,小叶间动脉为小肌型动脉,内皮细胞间有紧密连接和缝隙连接,可见肌上皮细胞,弹力纤维间断。

　　肾小体内的血液经出球小动脉离开肾小体,皮质肾单位和髓旁肾单位的出球小动脉在管径大小、组织结构和分布方式等方面差异较大。首先,皮质肾单位的出球小动脉管径仅为入球小动脉的一半,管壁仅有一层平滑肌细胞;髓旁肾单位的出球小动脉管径大于入球小动脉,管壁有 2~4 层平滑肌细胞。其次,皮质肾单位的出球小动脉形成致密的球后毛细血管网(又称管周毛细血管网),由有孔内皮细胞、基膜和血管周细胞构成,分布于相应的肾小管周围;髓旁肾单位的出球小动脉离开肾小体后除了就近形成管周毛细血管网外,大部分需越过弓状动脉,形成多条较长的直小血管降支下行进入髓质。少数直小血管降支也可由小叶间动脉和弓形动脉直接发出。直小血管降支在下行过程中分支到髓质肾小管和集合管周围形成毛细血管网,其在髓质不同部位形态差异明显,外髓外纹的管周毛细血管网稀疏,形成长棱形网眼状,外髓内纹的管周毛细血管网发达,形成密集圆孔状,内髓的管周毛细血管网最少,但在乳头部增多。由于髓质内的管周毛细血管网较皮质少,故对缺血更为敏感。这些管周毛细血管网的静脉端汇合形成直小血管升支,在不同深度直行上升返回,因此在髓质内形成大量 U 形血管袢。血管袢降支为动脉支,升支为静脉支,管壁结构与毛细血管类似,降支内皮较厚且连续,升支内皮较薄且有孔。血管袢的长短与相应肾小管髓袢的长度一致,两者密切伴行是尿浓缩的结构基础。

　　在皮质,肾小管周围毛细血管网汇集成小叶间静脉,与小叶间动脉伴行;除此以外,肾被膜下毛细血管网汇聚成的星形静脉也汇入小叶间静脉。小叶间静脉经过皮质髓质交界处,接受部分髓质内血管袢的直小血管升支(静脉支),再汇入与弓状动脉伴行的弓状静脉,再依次汇入叶间静脉,由肾静脉离开肾脏。左肾静脉离开肾门后,在脾静脉和胰体后方、贴肠系膜上动脉起点下部跨主动脉前方汇入下腔静脉,其走行过程中受压后引起儿童血尿和精索静脉曲张,称为胡桃夹综合征(nutcracker syndrome)。

二、肾脏的淋巴管

　　肾脏淋巴管分为肾内淋巴管丛和肾周淋巴管丛,两者间有广泛的吻合。肾内淋巴管丛分为浅、深两组,浅组位于肾纤维膜深面,引流肾被膜及其附近的淋巴;深组位于肾内血管周围,引流肾实质的淋巴。深组淋巴管起于分布于小叶间动脉与其周围肾小管之间动脉周围间质内的毛细淋巴管,其沿相应的血管依次汇合成小叶间淋巴管、弓形淋巴管和叶间淋巴管。浅、深两组淋巴管在肾门处吻合成较粗的淋巴管,汇入主动脉旁淋巴结。肾周淋巴管丛的毛细淋巴管主要分布于肾周脂肪囊内,可直接汇入主动脉旁淋巴结。

　　通常认为,右肾前部的集合淋巴管沿右肾静脉横行,或斜向内下方,注入腔静脉前淋巴结、主动脉腔静脉间淋巴结及主动脉前淋巴结。右肾后部的集合淋巴管沿右肾动脉注入腔静脉后淋巴结。左肾前部的集合淋巴管沿左肾静脉注入主动脉前淋巴结及主动脉外侧淋巴结。左肾后部的集合淋巴管沿左肾动脉注入该动脉起始处的主动脉外侧淋巴结。肾癌时上述淋巴结均可被累及。

三、肾脏的神经

　　肾脏接受来自肾丛的交感神经和副交感神经的双重支配,并有内脏感觉神经分布;其中,交感神经为主要支配神经,副交感神经仅分布于肾盂平滑肌处。肾丛发出的交感神经节后纤维属肾上腺素能纤维,伴随肾动脉进入肾门后,分布于肾内所有动脉(包括髓质内直小血管降支)的管壁和出、入球小动脉周围的间质内。皮质的血管球旁器内,尤其是球旁细胞周围,神经纤维及末梢密集分布,神经末梢随入球小动脉走行,经球外系膜分布至出球小动脉,球旁细胞胞膜上有肾上腺素能 β 受体,可与交感神经肾上腺素能末梢形成突触,在交感神经促肾素分泌活动中发挥重要作用。轴突末梢还分布于邻近动脉血管管壁或小动脉周围的皮质肾小管细胞表面,以血管球旁器周围肾小管最为常见。目前认为髓放线和髓质内的小管无神经分布。也有研究认为肾内部分神经纤维含有胆碱酯酶。

　　肾的感觉神经为游离神经末梢,可能源自肾小球小动脉的机械感受器,但确切的起源、结构、走行路径和功能尚不清楚。由于分布于肾的感觉神经纤维皆经过肾丛,故切除或封闭肾丛可消除肾疾患引起的疼痛。

参考文献

[1] 邹仲之,李继承. 组织学与胚胎学. 北京:人民卫生出版社,2013.

[2] 郭光文,王序. 人体解剖彩色图谱. 2 版. 北京:人民卫生出版社,2014.

[3] 成令忠,钟翠平,蔡文琴. 现代组织学. 上海:上海科学技术文献出版社,2003.

[4] 王海燕. 肾脏病学. 3 版. 北京:人民卫生出版社,2009.

[5] KAISSLING B,KRIZ W. Structure analysis of the rabbit kidney. Adv Anat Embroyol Cell Biol,1979,56:121-123.

[6] JEFFREY B K. Atlas of functional histology. Barcelona:Mosby,1999.

(冉建华　李静)

第二章　肾脏生理学

【摘要】

肾脏是机体主要的排泄器官。肾脏通过生成尿液,排出机体代谢终产物及毒性物质,调节水和电解质平衡,调节体液渗透压和体液量,以及调节酸碱平衡等。此外,肾脏还是一个内分泌器官。肾脏合成和释放肾素,调节局部及全身的肾素-血管紧张素系统,肾脏合成和释放促红细胞生成素,调节机体红细胞的生成,肾脏还合成1α-羟化酶、激肽、前列腺素等物质,参与机体的多种生理活动。

第一节　肾小球的滤过功能

肾脏的主要功能是生成尿液。尿液的生成包括三个环节:肾小球的滤过作用、肾小管和集合管的重吸收和分泌作用。肾小球的滤过作用是尿液生成的第一步,即当血液流经肾小球毛细血管时,血液中的水分和小分子溶质通过肾小球滤过膜进入肾小囊囊腔,形成肾小球滤液。肾小球的滤过作用决定于两个因素:肾小球滤过膜的通透性和有效滤过压。

一、肾小球滤过膜的通透性

肾小球滤过膜从里向外可分为三层。内层是肾小球毛细血管壁的内皮细胞。上面有无数小孔,直径为50~100nm,称为窗孔。水、各种溶质以及大分子蛋白质可以自由通过窗孔,但是可以阻止血细胞通过,起到血细胞屏障的作用。中层是肾小球毛细血管的基膜,由致密的糖蛋白纤维网在胶样基质中组成。血浆中的大分子物质,如蛋白质不能通过基膜。基膜是肾小球防止大分子蛋白滤过的主要屏障。外层是肾小球上皮细胞足突之间的滤过裂隙。滤过裂隙上覆盖着滤过裂隙膜,它可以阻止大分子蛋白质通过,是肾小球滤过的附加屏障。利用已知的超微结构和滤过屏障组成成分的流体动力学性质的数学模型研究发现,毛细血管内皮的窗孔仅占总分子流动阻力的2%,基膜几乎占总分子流动阻力的50%,肾小球上皮细胞足突之间的滤过裂隙占总分子流动阻力的48%,而且滤过裂隙膜的阻力具有重要意义。

滤过膜对颗粒直径有选择性。中性葡聚糖的有效分子半径<2nm时,能自由滤过;当有效分子半径>4.2nm时不能被滤过。当有效分子的半径介于两者之间时,其滤过量随分子大小的增加而进行性地减少。此外,滤过膜对颗粒的电荷也有选择性。在任何一个给定的有效分子半径时,阳离子分子比阴离子分子更易被滤过。循环中阴离子的滤过受到较大限制,是由于正常肾小球滤过膜的各层都带负电荷的糖蛋白,其能阻碍循环血中带负电荷物质如血清蛋白通过。总之,肾小球滤过膜在允许液体高速滤过的同时,对血浆蛋白和其他大分子物质的滤过起到屏障作用。通过对各种带电荷和中性示踪剂的研究发现,肾小球滤过膜既是分子大小的选择性过滤器,又是分子电荷的选择性过滤器。

大分子通过肾小球毛细血管壁的通路依次为肾小球毛细血管内皮窗孔、肾小球基膜和滤过裂隙膜。肾小球对蛋白质滤过的限制不仅发生在基膜水平上,也发生在滤过裂隙膜水平上。基膜是一个粗的滤过器,而滤过裂隙膜是一个更精细的屏障。应用阳离子染色形态学技术研究证实,正常肾小球滤过膜的三层都含带负电荷的物质。电荷不同的大分子物质通过肾小球滤过屏障的解剖学定位不同。对于循环中的多聚阴离子,可能带负电荷的肾小球内皮细胞是主要屏障;对于中性大分子物质,肾小球基膜通常被认为是主要的限制屏障;对带正电荷的物质来说,肾小球上皮的滤过裂隙膜发挥重要的屏障功能。

二、肾小球滤过率及其影响因素

(一)肾小球滤过率和有效滤过压

肾小球滤过率(glomerular filtration rate,GFR)是指单位时间内(每分钟)两肾生成的超滤液量。GFR可通过对菊粉清除率的测定而获得。两肾在单位时间内能将一定量血浆中所含的某种物质完全清除,这个能完全清除某种物质的血浆毫升数,称为该物质的清除率,它反映了肾脏对不同物质的排泄能力。肾对各种物质的排泄是通过肾小球滤过、肾小管和集合管的重吸收与分泌完成的,所以只有某种物质经肾小球自由滤过后,既不被肾小管和集合管重吸收也不分泌,才可以通过测定这种物质的清除率推算GFR。由于菊粉完全符合上述条件,因而被用来测定GFR。其计算公式见式(2-1)。

$$C_{in} = GFR = (U_{in} \times V)/P_{in} \qquad \text{式}(2-1)$$

式(2-1)中,C_{in}为菊粉的清除率,U_{in}为尿中菊粉的浓度(mg/100ml),P_{in}为血浆中菊粉的浓度(mg/100ml),V为每分钟尿量(ml/min)。

按照人的体表面积为1.73m^{2}计算,其GFR为125ml/min,每天形成肾小球滤液总量约为180L。通过肾小管时,99%以上的滤液被重吸收,只有不到1%的滤液生成尿排出体外。通常情况下,在不同个体之间,GFR也存在差异,与体表面积呈一定比例。因此,用单位体表面积的GFR比较时,个体间差异就会明显减少。在不同情况下,决定GFR大小的主要因素是有效滤过压(effective filtration pressure)和滤过系数(filtration coefficient)。

有效滤过压是指促进超滤的动力与对抗超滤的阻力之间的差值,是肾小球毛细血管中血浆滤过的动力。超滤的动力包括肾小球毛细血管静水压和肾小囊内液胶体渗透压,而超滤的阻力包括肾小球毛细血管内的血浆胶体渗透压和肾小囊内静水压。因此,肾小球有效滤过压=(肾小球毛细血管静水压+肾小囊内液胶体渗透压)-(血浆胶体渗透压+肾小囊内静水压)。正常情况下,肾小球毛细血管静水压就等于肾小球毛细血管压(约为45mmHg),肾小囊内液胶体渗透压接近于0mmHg,肾小球毛细血管血浆胶体渗透压约为25mmHg,肾小囊内静水压约为10mmHg,则肾小球毛细血管始端的有效滤过压为10mmHg。

肾小球毛细血管不同部位的有效滤过压是不相同的,越靠近入球动脉端,有效滤过压越高。这主要是因为肾小球毛细血管内的血浆胶体渗透压并非固定不变,在血液从入球动脉端向出球动脉端流经肾小球毛细血管时,由于不断生成超滤液,血浆中蛋白质的浓度就会逐渐升高,即血浆胶体渗透压逐渐升高,所以超滤的阻力也就随之增大,因而有效滤过压就会逐渐减少。当超滤的阻力等于超滤的动力时,有效滤过压为零,称为滤过平衡,此时滤过停止。由此可见,肾小球毛细血管并非全段都有滤过作用,只有从入球动脉端到滤过平衡点这一段才有滤过作用。而且,滤过平衡点越靠近出球动脉端,有效滤过的毛细血管长度越长,有效滤过压和滤过面积就越大,肾小球滤过率也就越高。

(二) 影响肾小球滤过率的因素

肾小球滤过率等于有效滤过压与滤过系数的乘积,所以,凡能影响两者的因素都可以影响肾小球的滤过。此外,肾血流量的变化对肾小球滤过率也有很大影响。

肾血流量对肾小球滤过率有很大影响,但是其对肾小球滤过率的影响并非通过改变有效滤过压,而是通过改变滤过平衡点实现的。当肾血流量增大时,肾小球毛细血管内血浆胶体渗透压的上升速度减慢,滤过平衡点靠近出球动脉端,使有效滤过压面积增加,肾小球滤过率也随之增高;反之,当肾血流量减少时,血浆胶体渗透压的上升速度加快,滤过平衡点靠近入球动脉端,使滤过面积减少,肾小球滤过率也随之降低。在剧烈运动、大失血、严重缺氧和中毒性休克等病理情况下,交感神经强烈兴奋,继而引起入球动脉收缩,血管阻力明显增大,导致肾血流量和肾血浆流量显著减少,肾小球滤过率也因此显著降低。

在正常情况下,血浆胶体渗透压不会发生很大波动。当全身血浆蛋白的浓度明显改变时,血浆胶体渗透压将发生明显变化,例如,静脉快速输入大量生理盐水可使血浆蛋白稀释,或肝功能严重受损导致血浆蛋白合成减少,或肾毛细血管通透性增加导致血浆蛋白丧失等,均可导致血浆蛋白浓度降低,即血浆胶体渗透压下降,所以有效滤过压和肾小球滤过率增高。

在安静状态下,当动脉血压在 $80 \sim 160$ mmHg 范围内变动时,肾小球毛细血管血压通过自身调节可保持相对稳定,从而使肾小球滤过率保持基本不变。若动脉血压超出这一生理自身调节范围,肾血流量的自身调节作用将不再发挥作用。因此,肾小球毛细血管血压、有效滤过率及肾小球滤过率就会发生相应的改变。例如,在循环血量减少、剧烈运动、情绪激动等情况下,交感神经活动加强,引起肾小球入球动脉强烈收缩,导致肾血流量、肾小球毛细血管血压下降,从而影响肾小球滤过率。在高血压晚期,入球动脉由于硬化而缩小,肾小球毛细血管血压可明显降低,于是肾小球滤过率降低而导致少尿。

正常情况下,肾小球囊内压一般比较稳定。但在病理状态下,输尿管阻塞时肾小管液或终尿排出受阻,可引起逆行性压力升高,导致肾小球囊内压也随之升高,从而使有效滤过压降低,肾小球滤过率降低。

滤过系数是指在单位有效滤过压的驱动下,单位时间内通过滤过膜的滤液量。滤过系数是滤过膜的有效通透系数和滤过膜面积的乘积。因此,凡能影响滤过膜通透系数和滤过膜面积的因素都能影响肾小球滤过率。肾小球滤过率可受多种因素的调节,其调节机制和肾血流量的基本相同。安静时,可通过自身调节维持相对稳定,而应急状态下则通过神经和体液方式进行调节。

第二节 肾小管和集合管的物质转运功能

一、肾小管和集合管的物质转运方式

正常人两肾生成的超滤液每天达 180L,而终尿量仅 1.5L 左右,表明超滤液中的水 99% 被肾小管和集合管重吸收,超滤液中的其他物质被选择性重吸收或被肾小管上皮细胞主动

分泌。例如,滤过的葡萄糖和氨基酸在近曲小管全部被重吸收,而肌酐、H^+ 和 K^+ 等则可被分泌到小管液中而排出体外;Na^+、Ca^{2+} 和尿素等则不同程度地被重吸收。

肾小管和集合管的物质转运功能包括重吸收(reabsorption)和分泌(excretion)。重吸收是指肾小管上皮细胞将物质从肾小管液中转运到血液中;分泌是指肾小管上皮细胞将自身产生的物质或血液中的物质转运到小管液中。肾小管和集合管的物质转运方式也分为被动转运和主动转运。被动转运包括扩散、渗透和易化扩散。主动转运包括原发性主动转运和继发性主动转运。前者包括 H^+ 泵、Na^+-K^+ 泵和 Ca^{2+} 泵等;继发性主动转运包括 Na^+-葡萄糖、Na^+-氨基酸同向转运,K^+-Na^+-$2Cl^-$ 同向转运,还有 Na^+-H^+ 和 Na^+-K^+ 等逆向转运。此外,肾小管上皮细胞还可以通过入胞方式重吸收少量小管液中的小分子蛋白质。

各种转运体在肾小管上皮管腔膜(即细胞的顶端膜)的分布与在细胞基底及侧膜(称基底侧膜)的分布不同。因此上皮细胞的管腔膜和基底侧膜对各种物质的转运情况是不同的。肾小管和集合管中物质转运的途径可分为两种。一种途径为跨细胞转运途径重吸收,小管液中的溶质通过管腔膜进入小管上皮细胞内,进入细胞内的物质通过一定的方式跨过基底侧膜进入组织间隙液。另一途径为细胞旁转运途径重吸收。例如,小管液中的水分子和 Na^+、Cl^- 可直接通过小管上皮细胞间的紧密连接进入细胞间隙而被重吸收。

二、肾小管和集合管的各种物质的重吸收和分泌

由于肾小管和集合管各段的结构和功能不同,小管液的成分也不同,故肾小管各段的物质转运方式、转运量和转运机制也不相同。

(一) Na^+、Cl^- 和水的重吸收

近端小管重吸收超滤液中含有 65% ~ 70% 的 Na^+、Cl^- 和水,其中约 2/3 经跨细胞转运途径,主要发生在近端小管的前半段;约 1/3 经细胞旁途径被重吸收,主要发生在近端小管的后半段。在近端小管的前半段,Na^+ 进入上皮细胞的过程与 H^+ 的分泌以及葡萄糖、氨基酸的转运相偶联(图 2-1)。由于上皮细胞基底侧膜 Na^+ 泵的作用,细胞内 Na^+ 浓度低,小管液中的 Na^+ 和细胞内的 H^+ 由管腔膜的 Na^+-H^+ 交换体进行逆向转运,H^+ 被分泌到小管液中,而小管液中的 Na^+ 则顺浓度梯度进入上皮细胞内。小管液中的 Na^+ 还可以由管腔膜的 Na^+-葡萄糖共转运体和 Na^+-氨基酸共转运体与葡萄糖、氨基酸共同转运,Na^+ 顺电化学梯度通过管腔膜进入细胞内,同时将葡萄糖和氨基酸转入细胞内。进入细胞内的 Na^+,经基底侧膜的 Na^+ 泵被泵出细胞,进入组织间隙。进入细胞内的葡萄糖和氨基酸以易化扩散的方式通过基底侧

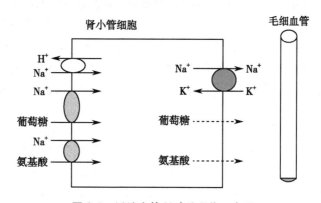

图 2-1 近端小管 Na^+ 重吸收示意图

膜离开上皮细胞,进入血液循环。由于 Na^+、葡萄糖和氨基酸等进入细胞间隙,使细胞间隙中的渗透压升高,在小管上皮细胞两侧渗透差的作用下,水通过表达于上皮细胞膜的水通道蛋白(aquaporin,AQP)快速进入细胞间隙。由于上皮细胞间存在紧密连接,故细胞间隙内的静水压升高,可促使 Na^+ 和水进入毛细血管而被重吸收。在近端小管前半段,因 Na^+-H^+ 交换使细胞内的 H^+ 进入小管液,HCO_3^- 则被重吸收,而 Cl^- 不被吸收,其结果是小管液中 Cl^- 的浓度高于管周组织间液的浓度。

在近端小管后半段,有 Na^+-H^+ 交换和 Cl^--HCO_3^- 逆向转运体,其转运结果是 Na^+ 和 Cl^- 进入细胞内,H^+ 和 HCO_3^- 进入小管液,HCO_3^- 可重新进入细胞。进入细胞内的 Cl^- 由基底侧膜的 K^+-Cl^- 共转运体转运至细胞间隙,再吸收入血。由于进入近端小管后半段小管液的 Cl^- 浓度比细胞间隙液中浓度高 20%~40%,Cl^- 顺浓度梯度经紧密连接进入细胞间隙被重吸收。由于 Cl^- 被动扩散进入间隙后,小管液中阳离子相对增多,造成管内外电位差,管腔内带正电荷,驱使小管液内的 Na^+ 顺电势梯度通过细胞旁途径被动重吸收。因此,这部分 Na^+ 顺电势梯度吸收是被动的,Cl^- 为顺浓度差被动扩散,均经过上皮细胞间隙的紧密连接进入细胞间隙液。因为上皮细胞主动和被动重吸收 Na^+、HCO_3^-、Cl^-、葡萄糖和氨基酸进入细胞间隙后,小管液的渗透压降低,细胞间隙液的渗透压升高,水在渗透压差的作用下通过上皮细胞膜表达的 AQP1 和细胞紧密连接两条途径进入细胞间隙,然后进入管周毛细血管而被吸收。因此,近端小管中物质的重吸收为等渗重吸收,小管液为等渗液。

肾小球滤过的 NaCl 约 20% 在髓袢被重吸收,约 15% 的水被重吸收。髓袢降支细段 Na^+ 泵活性很低,对 Na^+ 也不易通透,但由于表达 AQP1,对水通透性较高。在组织液高渗作用下水被重吸收。故小管液在流经髓袢降支细段流动时,渗透压逐渐升高。髓袢升支细段对水不通透,但对 Na^+ 和 Cl^- 易通透,NaCl 扩散进入组织间液。故小管液经髓袢升支细段流动时,渗透压逐渐下降。髓袢升支粗段是 NaCl 在髓袢重吸收的主要部位,为主动重吸收。髓袢升支粗段的顶端膜上有电中性 Na^+-K^+-$2Cl^-$ 共转运体(NKCC),该转运体使小管液中 1 个 Na^+、1 个 K^+ 和 2 个 Cl^- 同向转运至细胞内。进入细胞内的 Na^+ 则通过细胞基底侧膜的钠泵至组织间液,Cl^- 由浓度梯度经管周膜上的 Cl^- 通道进入组织间液,而 K^+ 则顺浓度梯度经管腔膜返回小管液中,并使小管液呈正电位。

远端小管和集合管重吸收约 12% 滤过的 Na^+ 和 Cl^-。Na^+ 的重吸收主要受醛固酮调节,水的重吸收主要受抗利尿激素调节。在远曲小管始端,上皮细胞对水仍不通透,但仍然能主动重吸收 NaCl,使小管液渗透压继续降低。Na^+ 在远曲小管和集合管的重吸收是逆电化学梯度进行的,属主动转运。在远曲小管始端的管腔膜,小管液中的 Na^+ 和 Cl^- 经 Na^+-Cl^- 共转运体(NCC)进入细胞内,细胞内的 Na^+ 由 Na^+ 泵泵出。远曲小管后段和集合管的上皮有两类不同的细胞,即主细胞和闰细胞。主细胞基底侧膜上的 Na^+ 泵维持细胞内低的 Na^+ 浓度,并成为小管液中 Na^+ 经顶端膜 Na^+ 通道进入细胞的动力源泉。而 Na^+ 的重吸收又造成小管液呈负电位,可驱使小管液中的 Cl^- 经细胞旁途径而被动重吸收,也成为 K^+ 从细胞内分泌入小管腔的动力。

AQP 是一类表达于细胞膜上的蛋白质,有 6 个跨膜螺旋,在细胞膜上组成"孔道",可控制水通过细胞膜,水分子经过水通道蛋白时会形成单一纵列,进入弯曲狭窄的通道内,内部的偶极力与极性会帮助水分子旋转,最终使水分子以适当的角度穿越狭窄的通道,水通道蛋白在肾小管和集合管重吸收水方面发挥重要作用。目前已知哺乳类动物体内的水通道蛋白有 13 种,其中 AQP1、AQP2、AQP3、AQP4、AQP6、AQP7、AQP8 和 AQP11 在肾脏表达。这些亚型分布在肾小管和集合管细胞。AQP1 表达于近曲小管、髓袢降支细段和直小血管降支。AQP2 表达在集合管主细胞顶端膜,受抗利尿激素调控。AQP3 和 AQP4 表达于集合管基底侧膜。AQP6 位于集合管的 A 型泌酸的闰细胞中。AQP7 表达于近曲小管。AQP8 表达于近端肾小管,具体部位未知。AQP11 可能位于近端小管细胞的内质网中。研究发现 AQP11 基因敲除可导致多囊肾病。

越来越多的研究发现,AQP 在肾脏水重吸收过程中发挥重要作用。AQP1、AQP2、AQP3 和 AQP4 在肾小管和集合管的水重吸收过程中发挥关键作用。AQP7 可能介导近端小管上的甘油重吸收。AQP6、AQP8 和 AQP11 的具体生理功能仍然不清楚,鉴于它们都表达于细胞内而不是细胞质膜上,提示它们可能与胞内的水和某些溶质平衡有关。

（二）HCO_3^- 的重吸收与 H^+ 的分泌

肾脏主要通过重吸收 HCO_3^-,分泌 H^+ 和 NH_3,对机体酸碱平衡的维持发挥重要的调节作用。正常情况下,从肾小球滤过的 HCO_3^- 几乎全部被肾小管和集合管重吸收,高达 80% 的 HCO_3^- 由近端小管重吸收。血液中的 HCO_3^- 以钠盐 $NaHCO_3$ 的形式存在,当滤过进入肾小囊后,分解为 Na^+ 和 HCO_3^-。近端小管上皮细胞通过 Na^+-H^+ 交换使 H^+ 进入小管液(图 2-2),与 HCO_3^- 结合生成 H_2CO_3 进而生成 CO_2 和水,这一反应由上皮细胞顶端膜的碳酸酐酶(carbonic anhydrase,CA)催化。CO_2 为高度脂溶性,以单纯扩散方式进入上皮细胞内,CO_2 和水在 CA 的催化下形成 H_2CO_3,后者分解成 H^+ 和 HCO_3^-。H^+ 则通过顶端膜的 Na^+-H^+ 逆向转运进入小管液,与 HCO_3^- 结合形成 H_2CO_3。其转运方式所需的能量由基底侧膜上的 Na^+-K^+-ATP 酶提供。由此可见,近端小管重吸收 HCO_3^- 是以 CO_2 的形式进行的,故 HCO_3^- 的重吸收优先于 Cl^- 的重吸收。CA 在 HCO_3^- 重吸收过程中起重要作用。此外,髓袢对 HCO_3^- 的重吸收主要发生在升支粗段,其机制同近端小管。

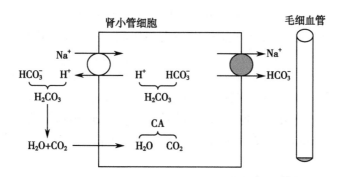

图 2-2　近曲小管 HCO_3^- 的重吸收与 H^+ 的分泌示意图

远曲小管和集合管的闰细胞可主动分泌 H^+。一般认为,远曲小管和集合管的管腔膜存在两种主动转运机制,一种为 H^+ 泵,一种为 H^+-K^+-ATP 酶,均可将细胞内的 H^+ 泵入小管液中。泵入小管液中的 H^+ 可与 HCO_3^- 结合,形成 H_2O 和 CO_2;也可与 HPO_4^{2-} 反应生成 $H_2PO_4^-$;还可与 NH_3 反应生成胺离子,从而降低小管液中的 H^+ 浓度。肾小管和集合管 H^+ 的分泌量与小管液的酸碱度有关。小管液 pH 降低时,H^+ 的分泌减少。

（三）K^+ 的重吸收与分泌

肾脏对 K^+ 的排出量取决于肾小球滤过、肾小管对 K^+ 的重吸收和肾小管对 K^+ 的分泌,决定尿 K^+ 排出量的重要因素是远曲小管和集合管 K^+ 的分泌量。65%~70% 的 K^+ 被近曲小管重吸收,25%~30%在髓袢重吸收,该部位 K^+ 的重吸收比例是比较固定的。远曲小管和集合管能重吸收 K^+,也能分泌 K^+,并受多种因素的调节而改变其重吸收和分泌的速率。

远曲小管和集合管上皮细胞内 K^+ 浓度较高,K^+ 可顺化学梯度通过管腔顶端膜的 K^+ 通道进入小管液。基底侧膜上的 Na^+-K^+-ATP 酶将细胞内的 Na^+ 泵出细胞,同时将细胞外液中的 K^+ 泵入细胞(图 2-3),这是形成细胞内高 K^+ 浓度的基础。由于远曲小管和集合管顶端膜有 Na^+ 通道,小管液中的 Na^+ 顺电化学梯度扩散进入小管细胞内,造成小管液呈负电荷,也构成 K^+ 扩散的电位梯度。远曲小管后半段和集合管的主细胞分泌 K^+。

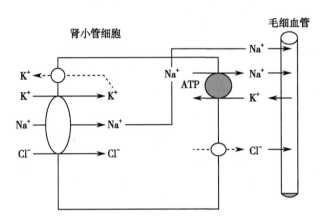

图 2-3　Na^+-K^+ 同向转运体示意图

（四）Ca^{2+} 的重吸收和排泄

大约 50% 的血浆钙呈游离状态,其余部分与血浆蛋白结合。经肾小球滤过的 Ca^{2+},约 70% 在近曲小管被重吸收,与 Na^+ 的重吸收平行;20% 在髓袢被重吸收;9% 在远曲小管和集合管被重吸收;少于 1% 的 Ca^{2+} 随尿排出。近曲小管钙的重吸收,约 80% 由溶剂拖曳方式经细胞旁途径进入细胞间隙,约 20% 经跨细胞途径重吸收。上皮细胞内的 Ca^{2+} 浓度远低于小管液中 Ca^{2+} 浓度,且细胞内电位相对小管液为负,此电化学梯度驱使 Ca^{2+} 从小管液扩散进入上皮细胞内,细胞内的 Ca^{2+} 则经基底侧膜上的 Ca^{2+}-ATP 酶和 Na^+-Ca^{2+} 交换机制逆电化学梯度转运出细胞。髓袢降支细段和髓袢升支细段对 Ca^{2+} 不通透,仅髓袢升支粗段能重吸收 Ca^{2+}。髓袢升支粗段小管液为正电位,该段膜对 Ca^{2+} 也有通透性,故可能存在被动重吸收,也存在主动重吸收。在远曲小管和集合管,小管液为负电荷,故 Ca^{2+} 的重吸收是跨细胞途径的主动转运。

（五）葡萄糖和氨基酸的重吸收

肾小球超滤液的葡萄糖浓度与血浆中的相等。正常情况下,葡萄糖全部被重吸收,尿中几乎不含葡萄糖。滤过的葡萄糖均在近曲小管,特别是近曲小管的前半段被重吸收。近曲小管上皮细胞顶端膜上有 Na^+-葡萄糖同向转运机制,小管液中 Na^+ 和葡萄糖与转运体结合后,被转入细胞内,属继发性主动转运。进入细胞内的葡萄糖则由基底侧膜上的葡萄糖转运体转入细胞间隙。近曲小管对葡萄糖的重吸收是有一定限度的。当血糖浓度达 180mg/100ml 时,有一部分肾小管对葡萄糖的吸收已达极限,尿中开始出现葡萄糖,此时的血浆葡萄糖浓度为肾糖阈值。每一肾单位的肾糖阈并不完全一样,当血糖浓度继续升高时,尿中葡萄糖浓度也随之增高;当血糖浓度升至 300mg/100ml 时,全部肾小管对葡萄糖的重吸收均已达到或超过近曲小管对葡萄糖的最大转运率,此时每分钟葡萄糖的滤过量达两肾葡萄糖重吸收的极限量,尿糖排出率则随血糖浓度升高而平行增加。正常人两肾的葡萄糖重吸收的极限量,男性为375mg/min,女性为300mg/min。肾小球滤过的氨基酸和葡萄糖一样,主要在近曲小管被重吸收,其吸收方式也是继发性主动重吸收,需 Na^+ 的存在,但有多种类型氨基酸转运体。

(六) 其他物质

肾内髓集合管末端表达尿素通道(urea transporter,UT),对尿素高度通透。当尿液流经集合管时,水被重吸收,使小管液内尿素浓度逐渐升高;到达内髓部集合管末端时,通过上皮细胞表达的尿素通道 UT-A1 和 UT-A3,尿素从小管液向内髓部组织液扩散,使组织间液的尿素浓度升高,高浓度的尿素进入直小血管上行支被重吸收。此外,在正常情况下,可有微量血浆蛋白质被肾小球滤过进入肾小囊,肾小管液中的微量蛋白质通过吞饮进入肾小管上皮细胞,吞饮小泡中的蛋白质在细胞内分解为氨基酸,再被重吸收回血液。

第三节 肾脏的尿液稀释和浓缩功能

正常成人的肾小球滤过率每分钟约为120ml。两侧肾脏每日从肾小球滤过的血浆总量达150~180L。所滤过的这部分超滤液称之为原尿。原尿流经肾小管及集合管时约99%被重吸收,生成尿量约1 500ml。葡萄糖、氨基酸、维生素、多肽类物质和少量蛋白质在近曲小管几乎被全部吸收,此外肾小管尚可直接排出某些药物及毒物。

机体在代谢过程中所产生的代谢产物,如尿素、尿酸和肌酸等物质由肾小球滤过后通过肾小管排出体外。除了由肾小球滤过外,肾小管可直接分泌某些代谢产物,如肌酐、H^+ 和 K^+ 等,以排出体外。

肾小球超滤液在流经肾小管各段时,其渗透压发生变化,在近曲小管和髓袢,渗透压的变化是固定的,但经过远曲小管后段和集合管时,渗透压可随体内缺水或水过多等不同情况出现大幅度的变动。近曲小管为等渗重吸收,故在近曲小管末端,小管液渗透压仍与血浆相等。髓袢降支细段表达的 AQP1 和尿素通道对水和尿素有高度通透性,而对 NaCl 则不易通透。在小管外组织液高渗透压作用下,水被重吸收,故小管液在流经髓袢降支细段时,渗透压逐渐升高,直至与髓质组织液渗透压相近。髓袢升支细段对水和尿素不通透,对 NaCl 则能通透。由于小管液 NaCl 的浓度高于同一平面髓质间液中的浓度,故 NaCl 被重吸收。在此过程中,小管液渗透压逐渐降低。髓袢升支粗段对水和尿素不通透,但能主动重吸收 NaCl,当小管液流经髓袢升支粗段时,由于 NaCl 不断被重吸收,渗透压继续下降,至髓袢升支粗段末端,小管液为低渗。尿量和尿的渗透压可受多种因素影响而发生很大变化。

一、尿液稀释

终尿的渗透压如低于血浆的渗透压,称为低渗尿,尿液的渗透压最低可至 50mOsm/(kg·H_2O)。尿液的稀释主要发生在远曲小管和集合管。如前所述,在髓袢升支粗段末端,小管液是低渗的。如果机体内过多溶液而造成血浆晶体渗透压下降,可使抗利尿激素的释放被抑制,集合管主细胞的 AQP2 储存在细胞内囊泡,细胞顶端膜对水的通透性很低,水不能被重吸收,而小管液中的 NaCl 继续被重吸收,特别是髓质部的集合管,故小管液的渗透压进一步降低,形成低渗尿。例如,饮用大量清水后,血浆晶体渗透压降低,抗利尿激素释放减少,引起尿量增加,尿液稀释。如抗利尿激素完全缺乏或肾小管和集合管缺乏抗利尿激素受体时,不能刺激 AQP2 从细胞内囊泡转移质膜,水不能被重吸收,可出现尿崩症,每天可排出高达 20L 的低渗尿。AQP2 基因突变也可引起肾性尿崩症。

二、尿液浓缩

在失水、禁水等情况下,血浆晶体渗透压升高,可引起尿量减少,尿液浓缩,终尿的渗透压可高达 1 200mOsm/(kg·H$_2$O)。尿液浓缩也发生在远端小管和集合管,是由于小管液中的水被重吸收而溶质仍留在小管液中所造成的。肾脏对水的重吸收方式是渗透,其动力来自肾小管和集合管内外的渗透压梯度,也就是说,水的重吸收要求小管周围组织是高渗的。在不同动物中观察发现,动物肾髓质越厚,内髓部的渗透压也越高,尿的浓缩能力也越强。因此肾髓质的渗透压梯度是尿浓缩的必备条件。

髓袢的形态和功能特性是形成肾髓质渗透压梯度的重要条件。由于髓袢各段对水和溶质的通透性和重吸收机制不同,髓袢的 U 形结构和小管液的流动方向,可通过逆流倍增机制建立从外髓部至内髓部的渗透压梯度。超滤液从近端小管经髓袢降支向下流动,折返后经髓袢升支向相反方向流动,再经集合管向下流动,最后进入肾小盏。

小管液经髓袢升支粗段向皮质方向流动时,由于髓袢升支粗段上皮细胞主动重吸收 NaCl,而对水不通透,其结果是小管液在向皮质方向流动时渗透压逐渐降低;而小管周围组织中由于 NaCl 的堆积,渗透压升高,形成髓质高渗。故外髓部组织间隙液高渗是 NaCl 主动重吸收形成的,但该段细胞膜对水不通透亦是形成外髓质高渗的重要条件。髓袢降支细段的水通道和尿素通道对水和尿素通透,而对 NaCl 相对不通透。由于髓质从外髓部向内髓部的渗透压梯度,降支中的水不断进入组织间隙,使小管液从上至下形成一逐渐升高的浓度梯度,至髓袢折返处,渗透压达峰值。髓袢升支细段对水和尿素不通透,而对 NaCl 能通透。当小管液从内髓部向皮质方向流动时,NaCl 不断向组织间液扩散,其结果是小管液的 NaCl 浓度越来越低,小管外组织间液 NaCl 浓度升高。由于髓袢升支粗段对 NaCl 主动重吸收,使等渗的近曲小管流入远端小管时变为低渗,而髓质中则形成高渗。

从肾小球滤过的尿素除了在近端小管被吸收外,髓袢降支细段表达的 UT-A2 对尿素通透,内髓部集合管末端表达的 UT-A1 和 UT-A3 对尿素高度通透,其他肾小管对尿素通透性很低。当小管液流经集合管时,水被重吸收,使小管液内尿素浓度逐渐升高;到达内髓部集合管末端时,由于上皮细胞对尿素通透性增高,尿素经小管液向内髓部组织液扩散,使组织间液的尿素浓度升高,导致内髓部的渗透压进一步增加。所以内髓部组织高渗透压由 NaCl 和尿素共同构成,约各占 50%。抗利尿激素可通过刺激 UT-A1 上细胞膜,增加内髓部集合管对尿素的通透性,从而增高内髓组织的尿素浓度。高浓度的尿素从内皮细胞的微孔进入直小血管升支,由于内髓组织至外髓组织的尿素浓度梯度,直小血管升支内的尿素进入组织,再通过直小血管降支表达的 UT-B 进入直小血管降支回到内髓组织。同时,髓袢降支细段表达的 UT-A2 对尿素高度通透,且小管液中尿素浓度比管外组织低,故髓质组织液中的尿素扩散进入髓袢降支细段小管液,并随小管被重新进入内髓集合管,再扩散进入内髓组织间液,这一尿素循环过程称为肾内尿素再循环。

第四节 肾脏的内分泌功能

肾脏有内分泌功能,能产生某些激素类的生理活性物质,主要有肾素、缓激肽、促红细胞生成素和 1,25-二羟维生素 D_3 等。

一、肾素-血管紧张素系统

肾素-血管紧张素系统(renin-angiotensin system,RAS)是维持血压、水和电解质平衡以及心血管稳态的重要调控系统。肾小球旁器的球旁细胞是肾素合成、贮存、释放的主要场所,95% 以上的肾素来自肾球旁细胞,另有 2% ~ 5% 肾素来自致密斑、间质细胞和出球动脉内皮细胞。肾素的分泌受交感神经、动脉壁的压力感受器和体内 Na^+ 量的调节。肾小球旁器具有 α 和 β_2 肾上腺素能受体。交感神经兴奋,神经末梢释放儿茶酚胺,通过 β_2 受体,激活腺苷酸环化酶,产生环磷酸腺苷,促使肾素分泌。肾小球旁器本身具有压力感受器,可感受肾小球动脉内压力和血容量的变化;当全身有效循环血量减少,肾内灌注压降低,入球动脉压力下降,则可刺激肾小球旁器的压力感受器,促使肾素分泌。致密斑则为肾内 Na^+ 感受器,机体 Na^+ 量减少时,流经致密斑的 Na^+ 通量减少,亦可刺激肾素分泌。肾素在血循环中作用于血浆中的血管紧张素原,形成血管紧张素 I(angiotensin I,Ang I),后者在血管紧张素转换酶(angiotensin-converting enzyme,ACE)作用下,转化为血管紧张素 II(angiotensin II,Ang II),作用于 Ang II 1 型受体(AT1R),能够增加交感神经系统活性、促进血管收缩、促进水盐的重吸收和促进炎症反应等作用。研究发现 RAS 既存在于循环系统中,也存在于中枢、心脏、血管、肾脏和肾上腺等组织中,参与靶器官的调节。有研究表明,糖尿病、高血压、动脉粥样硬化、心肌肥厚及心力衰竭等疾病的发生发展与组织局部 RAS 功能紊乱密切相关,局部 RAS 主要成分,尤其是 Ang II 在上述病变过程中表达上调。

近年来,人们发现 RAS 的新成员血管紧张素转换酶 2(angiotensin-converting enzyme 2,ACE2),其与 ACE 的作用相反,能够发挥舒张血管、抑制炎症和抑制细胞增生等作用。ACE2 的表达具有组织特异性,在小肠、睾丸、肾脏、心脏、甲状腺和脂肪组织中处于高表达水平。ACE2 能够与 ACE 竞争性地作用于 Ang I,使之催化生成九肽血管紧张素(1-9)[(angiotensin (1-9),Ang(1-9)]。Ang(1-9)能够与 Ang II 2 型受体(AT2R)结合发挥拮抗 Ang II 激活 AT1R 产生的作用,即发挥舒张血管、抗炎等作用。Ang(1-9)还可以进一步被中性内肽酶等水解生成七肽血管紧张素(1-7)[(angiotensin(1-7),Ang(1-7)]。ACE2 也可以将 Ang II 直接水解为 Ang (1-7),但是 ACE2 对 Ang II 的亲和力约为 Ang I 的 400 倍,故 ACE2 在体内以水解 Ang II 为主。Ang(1-7)能够与其特异性受体 Mas 结合,对 Ang II 产生负性调节作用,发挥血管舒张、利尿、利钠和抗炎等功效。随着研究进展,RAS 有更多的成员被发现,RAS 的成员在疾病生理病理机制中的新作用也不断被发现。至今,普遍认为 RAS 具有双重作用,除了众所周知的负向调节的通路(ACE-Ang II -AT1R 轴),还有一条正向调节的通路,其中包括 ACE2、Ang (1-7)和 Mas 受体等。两种通路在血压、肾脏功能、心血管系统中起到重要调节作用。

二、激肽释放酶-激肽系统

缓激肽(bradykinin)是多肽类组织激素,是由激肽释放酶作用于血浆 α_2 球蛋白而生成。激肽释放酶 90% 来自近曲小管细胞。肾脏中亦存在缓激肽酶,可使缓激肽失活,因此,缓激肽是一种起局部作用的组织激素。其主要作用：①对抗血管紧张素及交感神经兴奋,使小动脉扩张。②抑制抗利尿激素(antidiuretic hormone,ADH)对远曲小管的作用,促进水、Na^+排泄,从而能使血压降低。肾脏激肽释放酶的产生受到多种因素调节,包括细胞外液量、机体Na^+含量、醛固酮和肾血流量等因素。

三、促红细胞生成素

促红细胞生成素(erythropoietin,EPO)是一种调节红细胞生成的多肽类激素,90%由肾脏产生,约10%在肝、脾等器官产生。EPO是一种糖蛋白,定向与红系祖细胞的特殊受体相结合,加速骨髓幼红细胞成熟,释放和促使骨髓网织红细胞进入循环,增加红细胞生成。目前已通过基因工程技术生产重组人促红细胞生成素(recombinant human erythropoietin,rh-EPO),其作用与EPO相同,可使慢性肾衰竭贫血逆转。EPO的合成与分泌主要受组织氧的供求比例调节,减少氧供或增加组织需氧量,可激活肾脏腺苷酸环化酶,生成cAMP,使非活性蛋白激酶活化而促进EPO的分泌。EPO可通过反馈机制抑制EPO生成,保持机体红细胞维持在正常水平。由于肾脏有EPO的生成与调节的双重作用,一旦肾分泌EPO功能异常,将导致红细胞生成的异常。

四、1,25-二羟维生素D_3

体内生成或摄入的维生素D需经肝内25-羟化酶的催化,形成25-二羟维生素D_3,再经肾小管上皮细胞内线粒体中1α-羟化酶的作用形成具有高度生物活性的1,25-二羟维生素D_3。其主要生理作用：①促进肠道对钙、磷的吸收。1,25-二羟维生素D_3可经血液转运至小肠黏膜上皮细胞的胞质内与受体蛋白结合,进入细胞核,促使细胞合成钙结合蛋白,1分子钙结合蛋白可结合4分子Ca^{2+},促进Ca^{2+}浓集、转运。磷在肠道的吸收是沿肠黏膜对Ca^{2+}运转后所形成的电化学梯度进行的。②促进骨中钙、磷吸收及骨盐沉积。1,25-二羟维生素D_3可促进破骨细胞的活动,增强甲状旁腺素对破骨细胞敏感性,促进骨溶解,钙从老骨中游离出;它又可促进软骨细胞的成熟与钙化,形成浓集钙质颗粒软骨细胞,促进新骨的钙化,使骨质不断更新。1,25-二羟维生素D_3受多种因素的调节。维生素D、血钙、血磷降低时,1α-羟化酶活性升高,可促进1,25-二羟维生素D_3生成,进而可以使血钙与血磷水平得以纠正。甲状旁腺素可激活肾脏近端小管上皮细胞内的1α-羟化酶基因转录,促进维生素D活化。此外1,25-二羟维生素D_3合成增加时可负反馈抑制1α-羟化酶的活性,形成自动控制环路。

五、环氧合酶

环氧合酶(cyclooxygenase,COX)与肾脏的血流动力学和水盐代谢密切相关,越来越多的研究表明,由致密斑感受远曲小管钠浓度的降低,刺激肾素的释放,需要完整的环氧合酶通路。研究发现低盐饮食可以刺激致密斑COX-2的表达上调、肾素释放增加,而选择性的COX-2抑制剂可以抑制上述改变,从而证实致密斑COX-2的活性直接介导肾素的产生和释放。而且在低盐饮食时,肾小球旁器前列腺素E_2受体显著上调,推测前列腺素E_2在低盐介导的肾素释放中发挥重要作用。肾脏是内皮素(endothelin,ET)的一个重要来源,主要合成ET-1。ET-1是强力的肾脏血管收缩剂,可显著地减少肾血流量和肾小球滤过率。肾动脉进入肾脏后,反复分支形成各级小动脉,肾小球入球动脉是肾小球毛细血管网之前的一段直径约$10\mu m$大小的微细动脉,也是人体最小的阻力血管,在血压的维持和血流的调节过程中发挥着重要作用。此外,肾小球入球动脉也是最敏感的血管之一,极低浓度的 ET-1 即可收缩肾动脉、降低肾血流量。最近的一项研究表明,生理条件下的肾小球入球动脉对 ET-1 的血管收缩反应比其他血管活性物质,如 Ang Ⅱ 对血管收缩反应更敏感,ETA 和 ETB 受体共同促进血管收缩。生理条件下,外源性 ET-1 促进血管收缩,这可能与超氧阴离子自由基($O_2^-\cdot$)生成有关,因为外在给予 ET-1 显著增加组织 $O_2^-\cdot$ 水平。近年来,研究发现 ET-1 除了影响血管收缩活性之外,亦是引起血管重构的重要因素,且能够参与糖尿病肾脏病变的发生及恶化肾功能的进展。糖尿病状态下,$O_2^-\cdot$ 基础水平明显升高,ET-1 又进一步刺激组织释放 $O_2^-\cdot$,引起氧化应激反应。同时 ET-1 强力的血管收缩作用可减少肾小球滤过率进而引起肾小球血流调节异常。越来越多的研究表明 ET-1 在糖尿病肾小球功能障碍的发生发展过程中发挥重要作用,具体的机制还有待于进一步深入探讨。

第五节　肾脏的血流动力学

肾脏的血流动力学有许多特点。肾血流量大,肾脏重量约占全身体重的 0.5%,但肾血流量却占心输出量的 20%~25%。肾的耗氧量也较高,约为全身耗氧量的 6%~8%。肾血流量不仅供应肾实质必要的氧和营养物,而且保持尿生成过程,包括肾小球滤过及肾小管重吸收和分泌功能。肾血液循环具有两套毛细血管网:肾小球毛细血管网和管周毛细血管网,具有完成肾小球滤过及有利于肾小管重吸收的重要作用。肾脏各区域血管的分布、血流量及各段血管的结构、功能和调节都有其特性。肾髓质血流量低于肾皮质,近髓肾单位和直小血管在尿浓缩与稀释过程中起重要作用。肾小球入球动脉是人体最小的阻力血管,对调节肾血流、肾小球滤过率,稳定血压起重要作用。肾脏血流动力学经常发生变动,但由于存在血流量的自身调节及神经体液调节,使肾血流量保持相对稳定,进而使肾小球滤过率也处于相对稳定状态,这对于维持肾脏正常的尿生成功能具有重要意义。

一、肾脏血管系统的特点

肾血流量是指安静状态下健康成年人两肾的血液灌注量,约为 1 200ml/min,相当于心脏输出量的 20%~25%。按体表面积计算,男性肾血流量平均为($1\ 209\pm256$)ml/(min·$1.73m^2$),女性平均为(982 ± 184)ml/(min·$1.73m^2$),婴儿(6 个月~1 岁)约为成人的一半,后逐年增加,30 岁以后肾血流量逐渐减少,至 90 岁时约为 20 岁时一半。肾血流量在肾实质不同的部位供血不同,其中约 80%~90% 的血流供应肾皮质,约 10%~20% 的供应肾髓质。肾髓质血管存在复杂的相互关系,肾髓质血流来自皮质内层出球小动脉,髓质外层血流量 1.3~2.3ml/(min·g),髓质内层血流量 0.23~0.7ml/(min·g),乳头部血流量 0.22~0.42ml/(min·g)。虽然肾髓质血流量远低于肾皮质的血流量,但以每克肾组织为单位计算肾髓质血流量,肾外髓质每克组织的血流量远超过肝脏的血流量,而肾内髓质每克组织的血流量也与静息骨骼肌或脑组织血流量相当。肾髓质血流量的这些生理特征对于肾髓质高渗梯度及髓袢逆流倍增功能有重要意义。

随着技术方法的发展,人们应用一些模型和技术来研究肾血管血压、阻力及血流动力学。例如,分离特定的肾血管段、肾小球、近髓肾单位,灌注测定肾单位血流。近来用微电脑 X 线断层照相技术可较清楚地显示肾皮质和髓质血管的分布和容量,阐明肾脏各段血管的结构功能特点。

肾脏动脉结构特点:叶间动脉和弓形动脉管腔较大,血流阻力较小,血压与腹主动脉近似,约120mmHg,在交感神经紧张性或血管收缩物浓度升高情况下,血管收缩加强甚至可引起肾缺血,小叶间动脉管径较小,阻力增大,血流经过此段后血压下降。

肾脏微循环的结构特点:肾脏存在两套毛细血管网即肾小球毛细血管网和管周毛细血管网,以及两段主要阻力血管,即球前阻力血管主要为入球动脉,球后阻力血管主要为出球动脉。在皮质肾单位中,入球动脉的管径略大于出球动脉,在近髓肾单位,入球动脉管径与出球动脉相同。血压梯度特点:各段血管的压力逐渐下降,特点是入球动脉和出球动脉压力下降斜度较大,表明这两段血管阻力较大。有学者用微穿刺法测定各段血管的压力,测得入球动脉阻力约占球前血管阻力的50%。入球动脉阻力升高时使入球动脉血流量减少,肾小球毛细血管血压下降,从而导致肾小球滤过率下降,因此,入球动脉阻力改变是影响肾小球滤过的重要因素。由于存在出球动脉阻力,使得出球动脉血流量减少,肾小球毛细血管血压高于一般其他器官毛细血管,因此肾小球主要发挥滤过作用,而没有重吸收作用,而出球动脉阻力使得管周毛细血管血压低于其他毛细血管,使得管周毛细血管主要重吸收肾小管间隙液体而没有液体滤过。一般其他器官毛细血管在动脉端将血浆滤过进入组织间隙,在静脉端将组织液重吸收回血液。

肾脏皮质各部位的出球动脉及其分支形成的管周毛细血管网有明显差异,并且具有重要的生理作用。在肾皮质最外层区域,出球动脉分支形成稠密的毛细血管网,围绕着弯曲的肾小管,这样的排列对于水和电解质的吸收有重要作用。而从近髓肾小球汇合来的较少的出球动脉分支为两个部分,一部分组成毛细血管网包绕肾皮质部分的近曲小管和远曲小管;另一部分在髓质内层形成没有分支的毛细血管袢,称为直小血管,随着髓袢降支经髓质下行到肾乳头部弯曲成袢状又回转到原发端部位,对尿的浓缩过程起着重要作用。

肾脏皮质的静脉血液循环也表现很大程度的区域性变化,浅表皮质汇合成浅表皮质静脉,在皮质中和内层主要汇合叶间静脉。外髓质网汇合入叶间静脉,而内髓层长的直小血管陡峭地汇合入弓形静脉或小叶间静脉。

二、肾血流量的调节

肾脏的血流动力学经常发生变动,由于存在血流量的自身调节及神经体液调节,使得肾血流量保持相对稳定,进而使肾小球滤过率也处于相对稳定的状态,这对于维持肾脏正常的尿生成功能具有重要意义。

(一)肾血流量的自身调节

体内不同的器官血流量变异范围有较大的差异,其中功能活动变化较大的器官如胃肠道、骨骼肌、肝脏和皮肤等,其血流量生理变化范围较大,而肾和脑等器官在一定血压变化范围内,其血流量则保持相对稳定。肾皮质血流量具有完善自身调节能力,在生理条件下,当肾动脉压变动在80~180mmHg之间时,肾内血流量基本保持稳定状态,如果灌注压变化超出这个范围,肾血流量则随着动脉灌注压的升降而改变。肾髓质也具有血流量自身调节能力,但血流量自身调节的动脉压变动范围较小。肾血流量自身调节机制主要是肌源性反应机制和管-球反馈机制。

1. 肌源性反应机制 Bayliss于1902年根据实验提出猜想,血管平滑肌能对血管内压力改变起反应。在分离得到的去神经支配的血管中,依赖平滑肌内部机制,当血管跨壁压力升高引起血管平滑肌收缩,压力降低引起平滑肌舒张的活动称为肌源性反应。肌源性反应的机制非常复杂。在血管跨壁压改变或牵拉平滑肌引起的肌源性反应中,平滑肌细胞膜去极化和 Ca^{2+} 依赖性肌张力改变发挥重要作用。

肾小球入球动脉平滑肌细胞记录到静息膜电位为 $-60\sim-75mV$,在分离的犬肾叶间动脉记录平滑肌细胞膜电位,当跨壁压力为 20mmHg 时,膜电位为 $-57mV$,当压力升高到 120mmHg,膜电位减少到 $-38mV$,常常在压力大于 80mmHg 时,记录到自发的动作电位,并伴随平滑肌的收缩。当血压升高或牵拉血管使平滑肌细胞去极化的信号途径仍然没有明确。研究发现许多类型的血管平滑肌细胞都能记录到电压门控钙离子通道,特别是 L 型钙离子通道。大量实验表明电压门控钙离子通道在肌源性反应中发挥重要作用,牵拉血管平滑肌使膜去极化可使电压门控 L 型钙离子通道开放概率明显升高。激活电压门控 L 型钙离子通道可以增强肌源性反应。入球动脉收缩反应比出球小动脉更多依赖于电压门控通道。

2. 管-球反馈机制 有学者应用了微穿刺方法,研究远曲小管 NaCl 浓度与肾小球滤过之间的关系,测定单个肾单位的肾小球滤过率,证实了致密斑小管液的 NaCl 浓度与肾小球滤过率存在相反关系,即致密斑部位小管液的 NaCl 浓度升高时,引起该肾单位入球动脉收缩,使肾小球滤过率降低,称为管-球反馈。许多实验表明,管-球反馈在肾血流量及肾小球血流量与滤过率自身调节中起主要的作用。在哺乳类动物的肾脏中,致密斑在髓袢升支粗段,由一群独特的肾小管上皮细胞组成,它在管-球反馈中发挥重要作用,担当传感器和传递信号的作用。致密斑部位的小管液 NaCl 浓度的高低与通过髓袢液流率有关,后者决定于肾小球滤过率和肾小管重吸收。增加肾小球滤过率可导致致密斑部位的小管液流量及 NaCl 浓度和渗透压升高,这些改变作为信号作用于致密斑细胞,然后传递到入球动脉引起收缩,降低肾小球滤过率。

研究学者认为,髓袢升支粗段小管液体流量和 NaCl 浓度的改变引起的管-球反馈反应是与 NaCl 转运相关,致密斑上皮细胞顶侧 NaCl 的摄入主要通过膜 Na^+-K^+-$2Cl^-$ 共转运体,当腔内 NaCl 浓度升高,激活致密斑细胞顶侧膜同向转运体,细胞内 Na^+ 和 Cl^- 浓度升高,Cl^- 由基底外侧膜排出,并使膜去极化。致密斑转运 NaCl 过程要消耗 ATP,产生血管代谢产物,特别是腺苷,通过基底外侧膜进入近球间隙,与入球动脉平滑肌 A_1 受体相结合,肾小球外系膜细胞也存在 A_1 受体,腺苷与系膜细胞相互作用,并通过间隙连接激活平滑肌,激活电压门控钙离子通道,使 Ca^{2+} 内流和胞内 Ca^{2+} 升高,引起入球动脉收缩。ATP 在介导管-球反馈入球动脉收缩中起着重要作用,ATP 的血管收缩作用是由于激活配体-门控离子通道,使膜去极化,并激活电压门控钙离子通道,Ca^{2+} 内流。ATP 比腺苷更快引起反应,更符合管-球反馈的反应时间,ATP 对血管平滑肌的直接作用是由 P_2 受体介导的,ATP 选择性作用于入球动脉,而不影响出球动脉,因此认为,ATP 在肾血流量自身调节机制中起重要作用。

总之,有关管-球反馈的详细机制尚不十分清楚,一般认为与肾脏局部 RAS 有关,肾脏局部产生的腺苷、一氧化氮、前列腺素和 ATP 等也参与了这一过程。

(二)肾血流量的体液和神经调节

在正常血压范围内,肾脏主要通过自身调节保持肾血流量和肾小球滤过率的相对稳定,但在紧急状态下,则通过神经和体液调节使全身血量重新分配,减少肾血流量,以保证心、脑等重要器官的血液供应,即肾血流量的神经和体液调节可使肾血流量与全身的血液循环相配合。例如,当循环血量减少、强烈的伤害性刺激或情绪激动、剧烈运动时,可引起交感神经活动加强,因而肾血流量减少;反之,当循环血量增加时,可引起交感神经活动减弱,因而肾血流量增加。

1. 体液调节 体液因素包括通过血液循环的激素,局部分泌的血管活性物质和代谢产物作用于肾血管,从而引起血流阻力、血压和血流量的变化。其中肾上腺髓质释放的肾上腺素和去甲肾上腺素,循环血液中的 Ang Ⅱ 和抗利尿激素以及内皮细胞分泌的内皮素等引起血管收缩,从而减少肾血流量。肾组织中生成的一氧化氮(nitric oxide,NO)、缓激肽和前列腺素等引起肾血管舒张,从而增加肾血流量。此外,局部物质腺苷也可引起入球动脉收缩,致使肾血流量减少。

RAS 对调节血压及其他多种功能有重要作用。有研究发现肾素分泌与入球动脉的跨壁压力呈负相关。研究表明升高致密斑小管液 Na^+ 的浓度引起肾素分泌减少,致密斑小管液低 Na^+ 浓度是刺激肾素释放的局部信号。近来有实验也表明 NO 和前列腺素在肾素分泌中起重要作用。Ang Ⅱ 在肾脏中可以通过激活 AT_1 受体引起弓形动脉、叶间动脉、入球和出球动脉、肾小球系膜细胞及直小血管收缩,减少肾血流量。入球动脉的收缩使肾小球血流量减少,出球动脉的收缩使肾小球毛细血管血压升高,系膜细胞收缩使肾小球滤过系数降低,最终导致肾小球滤过率降低。局部 Ang Ⅱ 增加能显著加大管-球反馈介导的血管收缩反应。Ang Ⅱ 受体阻滞剂则减少管-球反馈反应。Ang Ⅱ 不仅能直接引起血管平滑肌细胞收缩,还能激活内皮细胞释放舒张血管物质 NO 及前列腺素等,发挥缓冲和调整 Ang Ⅱ 收缩血管的作用。

NO 是内皮源性舒张因子,L-精氨酸是血管内皮细胞合成 NO 的前体,在一氧化氮合成酶(nitric oxide synthase,NOS)的作用下形成 NO。NO 很不稳定,内源性产生的 NO 在生理环境下半衰期只有 5 秒,它可迅速和氧或超氧自由基起反应,形成亚硝酸盐和硝酸盐而失活。NO 具有很高的亲脂性,易扩散通过生物膜起作用。有实验发现,在大鼠中,注入 NOS 拮抗剂引起平均动脉压升高,肾血浆流量和肾小球滤过率降低。NOS 拮抗对入球动脉和超滤过系数的效应较明显,对出球动脉和肾小球毛细血管血压影响较小。

内皮素(endothelin,ET)为 21 氨基酸肽,血中含量很低。ET-1 是主要的异构体,由内皮细胞释放。ET-1 具有 ETA 和 ETB 受体,ET-1 和 ETA 受体结合激活磷脂酶 C(phospholipase C,PLC),导致细胞内 Ca^{2+} 增高,引起很强而且持久的血管收缩。此外激活 ETA 受体还可引起组织增生,产生细胞因子、血管内皮生长因子等。ET-1 还与血细胞相互作用,激动白细胞黏附,引起血小板聚集。因此,ET-1 主要通过 ETA 受体促进血管收缩、细胞生长、细胞黏附和血栓形成。相反,内皮细胞 ETB 受体激活 NO 和前列腺素释放,抑制血小板聚集,防止内皮细胞凋亡,在肾脏 ETB 受体具有排钠的功能。研究发现,静脉注射低浓度内皮素,引起入球动脉和出球动脉阻力升高,肾小球滤过系数降低,高浓度的 ET 引起肾小球前和后阻力升高,肾小球压力稍升高,肾血流量和肾小球滤过率降低。ET 直接注入肾动脉分支,低剂量引起入球动脉和出球动脉阻力升高,肾单位血浆流量和肾小球滤过率降低,肾小球滤过系数没有明显改变。ET-1 可以引起很强的血管收缩和长期血压升高,因此 ET-1 可作为循环激素调控血管张力及局部血流,或通过自分泌和旁分泌形式作用于局部血管壁,ET-1 具有很强的增生作用从而引起血管壁增厚。

COX-2 是前列腺素合成过程中的关键酶。在髓袢升支粗段上皮细胞 COX-2 表达明显依赖盐摄入,低盐摄入时 COX-2 表达增强,高盐摄入时则 COX-2 表达降低。在肾小球旁器,急性降低致密斑 Na^+ 浓度引起的肾素分泌增加可被非特异性 COX 抑制剂完全抑制。COX 抑制剂可消除呋塞米所引起的肾素分泌,也可以消除肾灌流低浓度 Cl^- 所激活的肾素分泌,COX-2 特异性抑制剂明显消除低盐引起的肾素 mRNA 和肾素含量增加的反应。这表明致密斑介导的肾素分泌,表现为前列腺素依赖性。

2. 神经调节 交感神经节后纤维支配肾血管的各节段,从主动脉到入球动脉和出球动脉。自主神经系统对肾血管的效应是由神经末梢释放递质作用于血管特异性受体,交感神经末梢释放去甲肾上腺素,主要刺激接头后肾血管平滑肌肾上腺素能受体。从肾上腺素髓质分泌的肾上腺素和去甲肾上腺素,进入血液循环到肾间质,刺激接头外肾血管肾上腺素能受体。安静时,肾交感神经的紧张性活动可使血管平滑肌保持一定程度的收缩。当肾交感神经兴奋时,其节后纤维末梢释放的去甲肾上腺素可与血管平滑肌上的 α 受体结合,使细胞内 Ca^{2+} 浓度升高,引起肾血管强烈收缩,从而使肾血流量减少。

第六节 肾脏生理学功能的研究方法

一、单个肾小球入球动脉灌注技术

肾脏是一个高血流量的器官,肾血流量通常占心输出量的 25%。肾脏的自主调节机制对于维持肾血流量和肾小球滤过率非常重要,而维持肾血流量和肾小球滤过率相对稳定的重要机制之一是肾小球入球动脉的肌源性反应。当血压升高时,肾小球入球动脉管壁的平滑肌受到牵张刺激而收缩,血流阻力增大,使肾小球毛细血管的血流量相对稳定,肾小球灌注压不致升高,因而有效滤过压和肾小球滤过率无明显变化;当血压降低时,入球动脉血管舒张,血流阻力减小,使肾小球毛细血管的血流量相对稳定,肾小球灌注压不致下降,因而有效滤过压和肾小球滤过率也无明显变化。肾脏自主调控机制使得肾脏在灌注压发生变化时,也能维持稳定的肾血流量和肾小球滤过率。

肾脏的叶间动脉以及最重要的入球动脉是主要的肾小球前阻力血管,这些血管的张力介导着大多数肾脏灌注压力变化所诱导的肾血流量和肾小球滤过率的自动调节。而出球动脉通常不参与到肾血流量的自动调节,但是它们在低盐饮食和 RAS 被激活时可能有助于肾小球滤过率的自动调节。

单个肾小球入球动脉灌注技术是在模拟体内肾小球入球动脉的生理环境,根据研究目的,可加入相应的药物对动脉进行刺激,通过检测动脉张力及直径的变化,来评估血管的生理作用或在病理状态下的变化情况。具体步骤如下:麻醉动物后迅速取出新鲜的肾脏,在显微镜下用微型镊子及手术刀分离解剖出入球动脉及其所连接的单个肾小球,而后在特制的模拟人生理环境的灌注平台上,在共聚焦显微镜下经微灌注系统灌注肾小球入球动脉。微灌注系统主要由两端可进行位置调整的玻璃管组成,包括内径约 10μm 固定管,内径约 5μm 的灌注管以及交换管,分别用于固定肾小球、吸引肾小球入球小动脉头端,提供流体和压力及交换液体(图 2-4)。进行灌注时,首先在倒置显微镜下用左侧固定管负压吸引肾小球,再将肾小球入球小动脉开口吸入右侧固定管中,最后将套管中的灌注管的尖端开口手动插入到肾小球入球小动脉的管腔中进行灌注。从解剖、分离到灌注成功需在 60 分钟内完成。灌注台中的生理溶液以及玻璃管的灌注压均精确地模拟人正常生理状态下的体内环境。

大量的研究表明高血压与肾小动脉的动脉硬化以及肾小管间质炎症、纤维化和肾小球硬化有关。高血压所引起的肾小动脉的血管重塑可能会损害肾血流量和肾脏灌注压,并且增加血管外周阻力,进而导致高血压的进展。研究也发现在其他疾病的状态下,如糖尿病和肾损害性疾病,肾脏的入球动脉的肌张力会发生改变进而导致肾脏的自主调节功能紊乱,这同时也会进一步恶化疾病的进展。因此充分地了解肾脏入球动脉肌张力的功能,可以让我们更好地去研究相关疾病发生发展的机制。

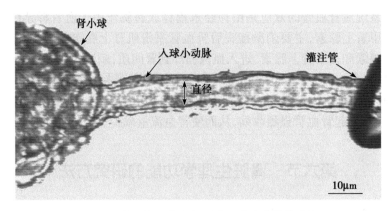

图 2-4 高倍镜下单个肾小球入球动脉的微灌注

二、肾脏微穿刺技术

评估单个肾单位肾功能的技术对于充分了解哺乳动物的肾脏功能是必不可少的。肾脏微穿刺技术能够对肾小球滤过和血流动力学以及肾小管上皮转运活动进行复杂的研究,它是综合评估肾功能的重要工具。肾脏微穿刺技术让我们更好地对肾脏生理学和单个肾单位的功能进行充分的理解,而且这是其他方法替代不了的。

肾脏微穿刺技术为在体实验,用微穿刺管穿刺进入肾小管近曲小管部位,而后灌注液流,然后测量特定位点的压力改变,来推测管球反馈的变化。具体步骤:小鼠麻醉后置于 36.5℃ 的恒温箱中,暴露小鼠左侧肾脏,选择其中一个近曲小管,然后用一个装有人造肾小管液的微量吸液管进行近曲小管穿刺(图 2-5),用一个油脂吸管插入同一个位点注射油脂阻断液流,再用一个装满人造肾小管液和染色剂的灌注滴管插入距离油脂阻断点的最近一个近曲小管下游的最末端,把灌注滴管与微灌注泵连接起来,

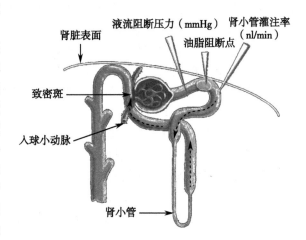

图 2-5 肾脏微穿刺技术示意图

最后把装有氯化钾液体的压力管连接到微压力系统上,用它插入油脂阻断点的上游用来测量近端的液流阻断压力(P_{sf})。当灌注率从 0 到 40nl/min 改变时,P_{sf} 会产生微小的改变,这个数据即认为是管球反馈(TGF)的指示值。

肾脏微穿刺技术的应用,使我们能更充分地了解肾单位中的液体和电解质生理状态。随着转基因小鼠和大鼠模型的陆续建立,人们对肾脏微穿刺技术产生了更大兴趣,试图研究基因和遗传的改变对于肾脏上皮和血流动力学功能的影响作用。由于该技术操作复杂,因此纵观近 50 年来,该技术并没有得到普及应用,但基于它在肾脏功能的研究中的不可替代性,应该对该技术给予重视。

三、核磁共振成像评估肾脏功能

肾脏的病变会造成不同程度的肾功能损害。因此,通过监测肾功能的变化评价肾脏疾

病程度,进而用于指导临床治疗及判断预后具有重要意义。肾脏具有血流灌注量大、血氧代谢活跃、含水量丰富等特点,为核磁共振成像(magnetic resonance imaging,MRI)的应用提供了理论基础。目前,采用肾脏功能 MRI 在评价肾脏血流灌注、血氧代谢水平和水分子扩散特性等方面取得了进展。

采用动脉自旋标记 MRI 技术,以动脉血中的水质子作为内源性示踪物,可无创地定量分析肾实质血流灌注情况,目前在多种肾脏疾病中已得到应用。动脉自旋标记 MRI 技术不仅有助于区分不同病理类型的肾脏占位性病变,还可以提供关于肿瘤活性的临床信息和评估治疗效果。该技术作为无创、定量评估肾脏灌注水平的方法,在肾脏功能的研究与临床应用中具有广阔的前景。在肾脏血氧代谢特性的评估方面,血氧水平依赖成像技术应用氧合血红蛋白和脱氧血红蛋白的磁性不同,能够对组织器官的氧合状态进行定量评价,其定量评价指标能直接反映组织内脱氧血红蛋白的浓度,在肾脏功能的评价中具有一定的临床应用价值。核磁共振弹性成像是一种利用机械剪切波评估组织硬度的无创性技术,其评价指标是弹性(或硬度),可以反映组织的纤维化程度。目前,它在肾动脉狭窄的猪模型中已初步证实在肾脏的应用是可行的,并显示皮质的弹性受血流灌注压的影响较大,而在髓质弹性的监测中有较大的应用潜能。该技术在将来可能会对其他肾病的诊断提供新思路和新方法。

肾功能 MRI 研究走过了漫长的道路,虽然取得了一定进展,使这些无创性方法为肾功能的评估提供了有价值的信息,但肾功能 MRI 也面临新的挑战,目前尚缺乏标准采集和处理数据的方案,限制了这些肾功能 MRI 技术的全面推广与应用。为解决这些问题,需要更多复杂、精细的模型和大量实验来全面深入地理解与验证这些技术,以及了解它们与病理和生理状态的关系,以便更好地为临床服务。

四、小分子量蛋白质评估肾小球滤过率

虽然菊粉仍然是测量肾小球滤过率(GFR)的黄金标准,然而,由于它操作的局限性,在临床上不能广泛应用。长期以来很多学者一直提出可以用小分子量蛋白质作为 GFR 的标志物,因为它们常常几乎可以通过肾小球滤过膜自由过滤。在正常功能的肾脏中,这些小分子量蛋白质几乎完全被近曲肾小管细胞重新吸收和降解。目前的研究进展中,比较受关注的有血清胱抑素 C 和 β2-微球蛋白。β2-微球蛋白是一种小分子蛋白质,主要由血小板和淋巴细胞合成,通过出胞方式运输至胞外,进入循环。β2-微球蛋白可由肾小球滤过膜进入到肾小管,在肾小管中进行分解代谢。肾功能受损伤后,β2-微球蛋白的分解代谢受到抑制,因此循环中含量显著提高,因此测定血 β2-微球蛋白水平能反映早期肾功能的变化,但是其浓度易受炎症、造血细胞变化、恶性肿瘤、狼疮、免疫抑制剂等多种因素的影响。

血清胱抑素 C 具有极低的分子量,本身携带正电荷,能够自由穿梭于肾小球滤过膜,并且由肾小管完全重吸收。肾小管本身不分泌血清胱抑素 C,重吸收的血清胱抑素 C 全部来自肾小球滤过,因此,血清胱抑素 C 作为一种内源性标记物,能够理想地反应肾小球滤过率水平。有研究用人胱抑素 C 在大鼠身上的实验表明,胱抑素 C 可以自由通过肾小球滤过,至少有99%的胱抑素 C 在肾小管细胞中降解吸收。当对大鼠的主动脉进行结扎进而降低 GFR 时,胱抑素 C 的肾血浆清除率与^{51}Cr-EDTA(一种衡量 GFR 的标记物)强烈相关。胱抑素 C 在荟萃分析中已经证实了它作为 GFR 标志物及其用它来评估 GFR 的优势。研究还发现,与血清肌酐相比,血清胱抑素 C 与用金标准测量的 GFR 更相关,且血清胱抑素 C 受年龄、性别、肌肉量和饮食的影响相比肌酐更小。通过对人群的研究,有人定义胱抑素 C 的参

考值:4～19 岁人群为(0.75±0.09)mg/L,20～59 岁的男性为(0.74±0.10)mg/L 和女性为(0.65±0.09)mg/L,>60 岁人群为(0.83±0.10)mg/L。此外,有研究发现,联合血清胱抑素 C 和 β2-微球蛋白二者进行检测,可以提高诊断敏感性。

参考文献

[1] 王海燕. 肾脏病学. 3 版. 北京:人民卫生出版社,2009.

[2] 姚泰. 生理学. 北京:人民卫生出版社,2010.

[3] PANNABECKER T L. Structure and function of the thin limbs of the loop of Henle. Compr Physiol,2012,2(3):2063-2086.

[4] SONG J,WANG J,FAN F. Role of the primary cilia on the macula densa and thick ascending limbs in regulation of sodium excretion and hemodynamics. Hypertension,2017,70(4):324-333.

[5] CERRATO R,CUNNINGTON C,CRABTREE M J. Endothelin-1 increases superoxide production in human coronary artery bypass grafts. Life Sci,2012,91(14):723-728.

[6] LAI E Y,FÄHLING M,MA Z. Norepinephrine increases calcium sensitivity of mouse afferent arteriole,thereby enhancing angiotensin Ⅱ-mediated vasoconstriction. Kidney Int,2009,76(9):953-959.

[7] LAI E Y,MARTINKA P,FÄHLING M. Adenosine restores angiotensin Ⅱ-induced contractions by receptor-independent enhancement of calcium sensitivity in renal arterioles. Circ Res,2006,99(10):1117-1124.

[8] IKEDA M,MATSUZAKI T. Regulation of aquaporins by vasopressin in the kidney. Vitam Horm,2015,98(12):307-337.

[9] MATSUZAKI T,YAGUCHI T,SHIMIZU K. The distribution and function of aquaporins in the kidney:resolved and unresolved questions. Anat Sci Int,2017,92(2):187-199.

[10] SANDS J M,LAYTON H E. Advances in understanding the urine concentrating mechanism. Annu Rev Physiol,2014,76(8):87-409.

[11] LORENZ J. Micropuncture of the kidney:a primer on techniques. Compr Physiol,2012,2(8):621-637.

[12] VALLON N. Micropuncturing the nephron. Pflugers Arch,2009,458(1):189-201.

[13] LORENZ J N. Micropuncture of the kidney:a primer on techniques. Compr Physiol,2012,2(1):621-637.

[14] CARLSTRÖM M,WILCOX C S,ARENDSHORST W J. Renal autoregulation in health and disease. Physiol Rev,2015,95(2):405-511.

[15] LANZMAN R S,ROBSON P M,SUN M R. Arterial spin-labeling MR imaging of renal masses:correlation with histopathologic findings. Radiology,2012,265(3):799-808.

[16] GLOVICZKI M L,GLOCKNER J F,CRANE J A. Blood oxygen level-dependent magnetic resonance imaging identifies cortical hypoxia in severe renovascular disease. Hypertension,2011,8(6):1066-1072.

[17] KORSMO M J,EBRAHIMI B,EIRIN A. Magnetic resonance elastography noninvasively detects in vivo renal medullary fibrosis secondary to swine renal artery stenosis. Invest Radiol,2013,48(2):61-68.

[18] DHARNIDHARKA V R,KWON C,STEVENS G. Serum cystatin C is superior to serum creatinine as a marker of kidney function:a meta-analysis. Am J Kidney Dis,2002,40(2):221-226.

[19] GALTEAU M M,GUYON M,GUEGUEN R,et al. Determination of serum cystatin C:biological variation and reference values. Clin Chem Lab Med,2001,39(9):850-857.

[20] FILLER G,GRIMMER J,HUANG S H,et al. Cystatin C for the assessment of GFR in neonates with congenital renal anomalies. Nephrol Dial Transplant,2012,27(9):3382-3384.

[21] FILLER G,PRIEM F,LEPAGE N,et al. Beta-trace protein,cystatin C,beta(2)-microglobulin,and creatinine compared for detecting impaired glomerular filtration rates in children. Clin Chem,2002,48(5):729-736.

(赖蕙茵 徐楠 马祖福)

第三章 肾功能不全的病因、病理生理学和研究方法

【摘要】

肾功能不全是肾脏功能障碍后,涉及全身多器官系统功能障碍的临床综合征,晚期危重阶段称为肾衰竭,可分为急性肾衰竭和慢性肾衰竭。急性肾衰竭又称急性肾损伤(AKI),是因泌尿功能短期内急剧下降,导致代谢产物体内蓄积,可出现少尿、水中毒、高钾血症、氮质血症和代谢性酸中毒等变化。慢性肾衰竭时,因慢性肾实质进行性损伤,可导致泌尿功能障碍,水、电解质与酸碱平衡紊乱和肾内分泌功能紊乱,常有肾性高血压、营养不良和贫血等并发症。肾衰竭终末阶段,代谢终产物、毒素在体内潴留,导致尿毒症。

第一节 肾功能不全的病因

肾脏是机体重要的排泄器官,在维持内环境稳态中起重要作用,具有多种生理功能。①排泄功能:排出体内代谢终产物、药物、毒物等;②调节功能:调节水、电解质和酸碱平衡,调控和维持血压;③分泌功能:合成和释放肾素、促红细胞生成素、前列腺素、1α-羟化酶等生物活性物质,灭活胃泌素和甲状旁腺激素。

当各种原因引起肾脏功能障碍时,出现水、电解质和酸碱平衡失调,代谢产物及毒性物质在体内堆积,以及肾脏内分泌功能障碍,并伴有相应的临床表现的综合征称为肾功能不全(renal insufficiency)。肾功能不全包括病情从轻到重的全过程,肾衰竭(renal failure)是肾功能不全的危重阶段。

根据发病时间和病程的长短,可将肾衰竭分为急性肾衰竭和慢性肾衰竭两大类。急性肾衰竭(acute renal failure,ARF)又称急性肾损伤(acute kidney injury,AKI),起病急,发展快,机体往往来不及代偿适应,但多数 ARF 是可逆的。慢性肾衰竭(chronic renal failure,CRF)病程相对较长,其病理变化是不可逆的。急性肾损伤和慢性肾衰竭的晚期均可发展为尿毒症。

肾功能不全的常见病因包括原发性肾脏病和继发性肾损伤。

一、原发性肾脏病

原发性肾脏病包括:①肾小球疾病,主要是急、慢性肾小球肾炎,肾病综合征等,这类疾病首先影响肾小球的滤过功能;②肾小管功能障碍,如肾毒物引起的急性肾小管坏死等;③急、慢性间质性肾炎;④肾脏肿瘤、肾结核和梗阻性肾病等。

二、继发性肾损伤

继发性肾损伤是指继发于全身性疾病的肾损伤,如:①糖尿病肾病、高尿酸血症肾病等

代谢性疾病可造成肾损伤;②高血压、动脉硬化、休克和充血性心力衰竭等循环系统疾病可造成持续性肾缺血,使 GFR 下降和肾小管坏死;③白血病和多发性骨髓瘤等血液系统疾病、系统性红斑狼疮性肾炎和肺出血肾炎综合征等自身免疫性疾病可导致肾脏功能障碍;④流行性出血热和钩端螺线体病等急性传染性疾病造成急性肾损伤;⑤重金属中毒、药物中毒等也是继发性肾损伤常见病因。

第二节　肾功能不全的病理生理学

肾脏执行其排泄与调节功能,是通过肾小球滤过、肾小管重吸收和肾脏内分泌功能等三个环节实现的,致病因素导致任一环节发生异常都可导致肾功能不全。

一、肾小球滤过功能障碍

肾小球具有选择性滤过的特性,仅允许水和小分子物质自由通过,而没有血浆蛋白等的丢失。肾小球滤过功能障碍主要表现为肾小球滤过率降低以及肾小球滤过膜通透性改变。

1. **肾小球滤过率降低**　GFR 常用来衡量肾小球滤过功能,其降低的原因包括以下几方面。①肾血流量减少:当心力衰竭、休克、严重脱水使全身动脉血压减低到 80mmHg 以下,超过肾血管的自身调节能力,可使肾脏血流减少而降低 GFR。②肾小球有效滤过压降低:休克、失血等原因导致全身动脉血压降低,肾小球血管内压也随之下降;尿路阻塞、肾盂积水、肾间质水肿等引起肾小球囊内压升高,可引起有效滤过压下降,因而 GFR 降低。③肾小球滤过面积减少:肾脏的代偿储备功能很大,只有病变如慢性肾炎等引起广泛肾小球破坏,才可使 GFR 明显下降。急性肾小球肾炎时,肾小球毛细血管内皮细胞增生、肿胀等可导致毛细血管闭塞,也可使有效滤过面积极度减少,出现肾功能不全。

2. **肾小球滤过膜通透性改变**　肾小球滤过膜由毛细血管内皮细胞、基底膜和肾小球囊脏层上皮细胞(足细胞)组成,基底膜和足突间缝隙覆有含带负电荷的黏多糖,决定了有效半径小于 2.0nm 的物质才能自由通过,并阻挡带负电荷蛋白质等大分子物质通过。因而肾炎、肾病综合征时,由于炎症及免疫损伤使基底膜和上皮细胞破坏,电荷屏障作用减弱,使白蛋白、红细胞等滤出而出现蛋白尿和血尿。

二、肾小管功能障碍

肾小管的分泌和重吸收功能对调节水、电解质和酸碱平衡,维持机体内环境的恒定有重要的调节作用。缺血、缺氧及毒素可引起肾小管上皮细胞发生变性坏死,醛固酮和抗利尿激素等分泌增多可以导致肾小管功能障碍。

1. **近曲小管重吸收功能障碍**　原尿中的碳酸氢盐、磷酸盐及葡萄糖、氨基酸、蛋白质等,绝大部分要被近曲小管重吸收。因此,当近曲小管重吸收功能障碍时,就会出现肾性糖尿、氨基酸尿、蛋白尿和酸中毒。

2. **尿液浓缩和稀释功能障碍**　当原尿流经髓袢升支时,Cl^- 被主动重吸收,伴随 Na^+ 的被动重吸收,在肾髓质间质形成了高渗状态,这是尿液浓缩的重要条件,因此当肾髓袢功能障碍时,主要影响肾浓缩功能,表现为多尿、低渗尿或等渗尿。

远端小管和集合管的功能受激素(醛固酮、抗利尿激素等)的调节,抗利尿激素能通过调节水通道和尿素通道蛋白在细胞膜的表达水平,增加集合管和远曲小管对水的通透性和集合管末端的尿素通透性,而增加水和尿素的重吸收,使尿液浓缩。集合管病变影响对水的重吸收,因而尿的浓缩功能降低,导致多尿。

3. 调节离子和酸碱平衡功能障碍　远曲小管具有排出 K^+、分泌 H^+ 和 NH_4^+ 的作用,通过对尿进行酸化调节人体酸碱平衡。肾功能不全时,肾小球滤过率降低、肾小管的分泌功能障碍,可导致酸性代谢产物蓄积于体内而发生代谢性酸中毒。远曲小管功能障碍还可引起钠、钾代谢障碍。

三、肾脏内分泌功能障碍

肾脏具有分泌功能,可以产生、分泌、活化和降解多种激素,因此肾脏功能障碍时,可以影响机体的内分泌功能,参与肾性高血压、贫血和骨病等肾衰竭并发症的发病机制。

1. 肾素分泌增多　肾脏的近球细胞合成和分泌肾素增多可激活肾素-血管紧张素系统,产生缩血管作用和促水钠潴留。当动脉血压降低、循环血量减少、肾动脉狭窄等造成肾血流量不足,或者低钠血症、交感神经兴奋时,均可引起肾素分泌增多,使血浆中血管紧张素 Ⅱ 和醛固酮的浓度增加,提高动脉血压,导致水钠潴留。

2. 促红细胞生成素生成减少　促红细胞生成素(erythropoietin,EPO)是一种多肽类激素,具有刺激骨髓造血干细胞分化为原红细胞、促进血红蛋白的合成、加快红细胞的成熟和促进网织红细胞释放入血的生理功能。正常人约有 90% 的 EPO 在肾合成。慢性肾脏病患者由于肾组织被大量破坏,EPO 生成明显减少,导致骨髓红细胞生成减少,因而可出现肾性贫血。

3. 前列腺素合成不足　肾细胞膜磷脂在磷脂酶作用下生成花生四烯酸,继续在环氧合酶的作用下生成前列腺素(prostaglandin,PG)PGE_2、PGI_2、PGF_2。PGE_2 和 PGA_2 具有舒张肾血管的作用,还可抑制抗利尿激素(ADH)对集合管的作用,减少水的重吸收。当肾脏功能障碍,尤其是慢性肾衰竭时,PG 合成减少导致肾血管阻力增加,引起血压升高。

4. 活化维生素 D_3 减少　维生素 D_3 在体内必须活化为 1,25-$(OH)_2D_3$ 才具有促进小肠对钙磷的吸收、促进骨钙的动员、增加血钙和血磷含量的作用。维生素 D_3 由肝细胞线粒体的 25-羟化酶的作用形成 25-$(OH)D_3$ 后,经肾皮质细胞内的 1α-羟化酶作用形成具有生物活性的 1,25-$(OH)_2D_3$。肾是体内唯一产生 1α-羟化酶的器官,因此在肾实质损伤时,由于 1α-羟化酶生成减少,活化的 1,25-$(OH)_2D_3$ 减少,可导致用维生素 D_3 治疗无效的肾性骨营养不良。

第三节　急性肾损伤的病理生理学

急性肾衰竭也称急性肾损伤(AKI),是指各种原因短期内(数小时至数天)引起肾泌尿功能急剧降低,不能维持机体内环境的稳定的临床综合征。临床主要表现为少尿、氮质血症,以及水、电解质和酸碱平衡紊乱。根据尿量变化可将 AKI 分为少尿型(每天尿量低于400ml)和非少尿型两种。临床上绝大部分患者属少尿型,本章重点讨论少尿型 AKI。

AKI 是临床常见危症,随着人口老龄化的进程以及现代医学的进步,许多疾病发展到危重阶段都可以引起肾的泌尿功能障碍,约 4%~5% 的住院患者可发生 AKI,严重的需要肾脏替代治疗,死亡率通常超过 60%。但如果救治及时,部分 AKI 患者的肾脏功能完全可以逆转。

一、急性肾损伤的分类和病因

AKI 根据病因通常可分为肾前性 AKI、肾性 AKI 和肾后性 AKI 三类（见表 3-1）。

表 3-1　AKI 的主要病因

分类	异常	病因
肾前性 AKI	低血容量	血容量丧失（通过皮肤、胃肠道或肾脏）、失血、过度利尿
	心脏功能障碍	心输出量下降（梗死）、充血性心力衰竭、大面积肺栓塞
	血管容量剧增	过敏反应、败血症、降压药物、麻醉药等
	血管阻力增加	手术、非甾体抗炎药、肾血管收缩药、恶性高血压
肾性 AKI	肾小管	肾缺血（休克、手术并发症、出血、外伤、菌血症、胰腺炎、怀孕）、肾毒性物质（抗生素、抗肿瘤药、造影剂、有机溶剂、麻醉药、重金属）、内源性物质（肌红蛋白、血红蛋白、尿酸）
	肾小球	急性感染后肾小球肾炎、狼疮性肾炎、IgA 肾小球肾炎、感染性心内膜炎、肺出血-肾炎综合征、韦格纳肉芽肿病
	间质	感染（细菌、病毒）、药物（抗生素、利尿药、非甾体抗炎药等）
	血管	大血管（双侧肾动脉狭窄、双侧肾静脉血栓形成）、小血管（血管炎、恶性高血压、动脉粥样硬化或血栓栓塞、溶血性尿毒综合征、血栓性血小板减少性紫癜）
肾后性 AKI	肾内梗阻	肾结石、血块、肾乳头坏死
	肾外梗阻	前列腺肥大、膀胱癌、前列腺或子宫颈癌、腹膜后纤维化、手术意外、结石

1. 肾前性 AKI　肾前性 AKI 是指肾血液灌流量急剧降低引起的肾小球滤过率下降所致的 AKI，在临床最为常见。大出血、严重脱水导致的血容量减少，心律失常、充血性心力衰竭等导致的心输出量减少，或者过敏性休克、感染性休克等导致的血管床容量增加，以及某些药物引起的肾小球毛细血管灌注压降低，都可造成肾缺血导致肾前性 AKI。早期肾脏无器质性病变，属于功能性肾衰竭（functional renal failure）。肾前性 AKI 的临床特点是：少尿或无尿，尿钠浓度低（<20mmol/L），尿比重高（>1.020），氮质血症，尿肌酐/血肌酐比值>40。

2. 肾性 AKI　肾性 AKI 是由各种原因引起肾实质病变所致，又称为器质性肾衰竭（parenchymal renal failure）。可分为小管性、间质性、血管性和小球性肾衰竭，以急性肾小管坏死（acute tubular necrosis，ATN）最为常见。

肾前性 AKI 没有及时抢救造成持续性肾缺血，可引起肾小管损伤转变为器质性肾衰竭；肾毒素可直接损伤肾脏，常见毒素包括汞、铅、镉、铀等重金属，四氯化碳、三氯甲烷、三氧化二砷、甲醇等化学物质，蛇毒、蕈毒（毒蘑菇）等生物毒素，以及新霉素、庆大霉素、卡那霉素等肾毒性药物；急性肾小球肾炎、急性肾盂肾炎、系统性红斑狼疮、肾动脉硬化、肾动脉血栓形成及栓塞等肾本身的病变等，可引起弥漫性的肾实质损害，导致 AKI 的发生。

3. 肾后性 AKI　肾后性 AKI 主要是指肾以下尿路（从肾盂至尿道）急性梗阻所引起的 AKI。双侧尿路阻塞、急性溶血反应、挤压伤、尿路各节段结石、肿瘤等引起尿路梗阻，使肾小球囊内压逆向增高，GFR 下降。属功能性肾衰竭，及时解除梗阻可恢复肾脏泌尿功能。

二、急性肾损伤的发病机制

肾损伤的病因,作用在肾脏的部位不同,导致泌尿功能障碍的机制也不相同,因此 AKI 的发病机制复杂,尚有未阐明之处,现将 AKI 的主要发病环节归纳如下(图 3-1)。

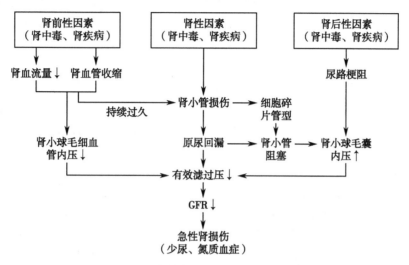

图 3-1　急性肾损伤的主要发病机制

(一)肾血管及血流动力学的改变

肾小球滤过率降低是引起肾功能不全的中心环节,肾衰竭初期即有肾血流量减少和肾内血流重分布,研究显示肾缺血的程度与肾脏形态学损伤和功能障碍呈平行关系。

1. 肾灌注压降低　肾小球毛细血管内压取决于全身动脉血压,当出血、休克等导致血压低于 80mmHg 时,肾血流失去了自身调节能力,肾小球滤过率明显降低。

2. 肾血管收缩　当全身血容量降低或有效循环血量减少时,都会引起肾入球小动脉收缩,特别是皮质肾单位的入球小动脉收缩尤为明显,出现肾血流重新分布。肾血管收缩与肾内收缩及舒张因子释放失衡有关。①交感-肾上腺髓质系统兴奋:有效循环血量减少和肾毒物作用,都可刺激交感-肾上腺髓质系统兴奋,血中儿茶酚胺急剧增加,与 α 受体结合使肾皮质,特别是皮质外侧带肾血管广泛收缩。肾内血流重分布使水钠重吸收进一步增加,尿量减少。②肾素-血管紧张素系统激活:交感神经活动增强和肾缺血时,刺激肾小球球旁细胞分泌肾素增加,激活肾素-血管紧张素系统,血管紧张素 Ⅱ 增加,引起肾入球小动脉收缩而 GFR 降低,肾皮质缺血。③前列腺素产生减少:肾缺血、肾中毒使肾实质损伤可导致具有扩张肾血管作用的前列腺素合成减少,引起肾血管收缩,影响 GFR。④肾激肽释放酶-激肽系统的作用:肾激肽释放酶 90% 存在于肾皮质内,可催化激肽原生成激肽,肾内合成的激肽可作为肾血管扩张剂调节肾内血流。肾缺血后释放激肽减少,致使肾血管收缩。⑤内皮细胞源性收缩及舒张因子的作用:血管内皮性收缩因子(如内皮素)病理性分泌增多以及血管源性舒张因子(如 NO)释放障碍对 AKI 时血流动力学改变起重要作用。

3. 肾毛细血管内皮细胞肿胀　肾缺血、肾中毒时可使 ATP 生成不足,导致细胞膜上的钠泵活性下降,细胞内水钠潴留,导致细胞肿胀。肾缺血-再灌注产生的自由基、细胞内钙超载也可损伤血管内皮细胞,使肾血管管腔变窄,影响肾脏血液灌注。

（二）肾小管损伤

AKI 时,因肾缺血、缺血再灌注、肾毒素等共同作用引起肾小管细胞损伤。主要是细胞能量代谢障碍和膜转运系统功能变化,包括如下机制:

1. 能量代谢障碍　肾缺血、缺氧以及脓毒症等使肾小管细胞的线粒体产生 ATP 减少,细胞膜上 Na^+-K^+-ATP 酶活性降低,导致细胞内水钠潴留,发生细胞水肿;同时,Ca^{2+}-ATP 酶活性减弱,细胞膜通透性增加,可引起细胞内 Ca^{2+} 增加,妨碍线粒体的氧化磷酸化过程,使 ATP 生成更加减少,同时又引起细胞内钙超载造成不可逆损伤,最终导致肾小管细胞的凋亡和坏死。

2. 自由基氧化应激　肾缺血、缺血后再灌注以及脓毒症均可使氧自由基产生增加、清除障碍,组织与细胞内自由基增加。另外,有些肾毒物,如氯化汞、丁烯二酸等,也可促进自由基产生。自由基增多通过膜脂质过氧化、蛋白质变性、细胞内钙超载等,造成肾细胞及亚细胞成分受损。

3. 炎性反应　氧化应激和炎症反应在 AKI 的进展中起重要作用。大量研究表明,肾衰竭时高水平的活性氧(ROS)会促进肾小管上皮细胞和血管内皮细胞产生炎症介质如细胞因子[肿瘤坏死因子(tumor necrosis factor-α,TNF-α)、IL-1、IL-6 等]和黏附分子(如细胞黏附分子 ICAM-1),导致炎性细胞(中性粒细胞、淋巴细胞、巨噬细胞、自然杀伤细胞等)浸润到肾间质中,炎症细胞进一步产生促炎和抗炎细胞因子,导致肾损伤的加重,血管扩张剂治疗不敏感可能与此有关。

4. 细胞凋亡　AKI 时肾小管细胞凋亡明显增加。细胞凋亡是细胞的程序性死亡过程,受多种基因和蛋白的调控,目前认为 *Bcl-2* 基因家族、PI3K/Akt 等多种因子的调控作用参与缺血-再灌注损伤等过程中的肾小管细胞凋亡。

（三）小管阻塞

临床上挤压综合征、异型输血、磺胺结晶等引起急性肾小管坏死时,脱落的上皮细胞碎片、血红蛋白、肌红蛋白及急性溶血释放出大量血红蛋白可在肾小管内形成各种管型,广泛阻塞肾小管腔,造成肾小球有效滤过压降低而发生少尿,肾功能恶化加剧。

（四）原尿回漏

肾小管原尿回漏指流经肾小管的原尿由受损的肾小管壁漏入肾间质。肾缺血、肾中毒可引起肾小管损伤,致使肾小管的完整性受到破坏,基底膜断裂通透性增高。原尿经受损的肾小管壁弥散到肾间质,形成间质水肿,压迫肾小管使小管阻塞加重、压迫毛细血管使肾血流减少,肾损害进一步加重。

三、急性肾损伤的病理过程及功能代谢变化

（一）少尿型 AKI

少尿型 AKI 的发生发展过程一般可分为少尿期、多尿期和恢复期。

1. 少尿期　少尿期是病情最为危险的时期,又称维持期。轻者持续 3~5 天,重者可持续 7~14 天,持续时间越长,病情越重。主要表现为少尿和严重的内环境紊乱。

（1）尿的变化:①少尿或无尿。成人 24 小时尿量少于 400ml 称为少尿(oliguria),24 小时尿量少于 100ml 称为无尿(anuria)。这是由于 GFR 减少及肾小管阻塞等原因所致。②尿比重。功能性 AKI 阶段,因肾小管对水的重吸收增加,使尿比重高,常大于 1.020;当发生急性肾小管坏死后,即器质性 AKI 阶段,肾脏浓缩稀释原尿的功能下降,尿比重低,常固定于

1.010~1.020。③尿钠含量。功能性 AKI 阶段,醛固酮分泌增加使肾小管对钠的重吸收增加,使尿钠含量低于 20mmol/L;在器质性 AKI 阶段,因为受损的肾小管上皮细胞对原尿中钠的重吸收障碍,尿钠含量高于 40mmol/L。④尿蛋白和镜检。因肾小球滤过功能障碍和肾小管上皮坏死脱落,器质性 AKI 时,尿中可出现蛋白质、红细胞、白细胞等,尿沉渣检查可见各种管型。

功能性 AKI 的主要发病机制是 GFR 降低,肾小管的功能基本是正常的;而器质性 AKI,肾小球、肾小管都有损伤,尤其是肾小管坏死。因此根据尿变化的不同,区分两者在治疗方案的选择和预后的判断上有非常重要的意义(表 3-2)。

表 3-2　功能性 AKI 与器质性 AKI 的主要区别

	功能性 AKI	器质性 AKI
尿比重	>1.020	<1.010
尿渗透压	>500mOsm/(kg·H_2O)	<350mOsm/(kg·H_2O)
尿钠含量	<20mmol/L	>40mmol/L
尿肌酐/血肌酐比值	>40	<20
尿沉渣镜检	透明管型	棕色颗粒管型
补液原则	迅速扩容	严格控制入液量
补液试验	尿量↑,症状改善	尿量持续↓,症状恶化

注:补液试验是指输注 5% 葡萄糖溶液 200~250ml,并注射袢利尿药呋塞米 40~100mg,观察输液后循环系统符合情况。

(2)水中毒:AKI 时尿量急剧减少,体内的分解代谢增强使内生水增多,导致体内水潴留、稀释性低钠血症和细胞水肿,如果再有摄入水过多,这一过程将加重。过多的液体在体内潴留即为水中毒。水中毒可引起全身水肿、心功能不全、肺水肿和脑水肿,严重则危及生命。因此,对 AKI 患者,在少尿期应严格控制液体的进入量。

(3)代谢性酸中毒:AKI 患者一方面体内分解代谢加剧使固定酸产生增多,而肾小球滤过率降低后,固定酸排出减少,再加上肾小管产生氨和泌氢能力降低,AKI 患者常出现代谢性酸中毒。酸中毒可加重高血钾,并对心血管系统具有抑制作用,临床上应尽早纠正。

(4)高钾血症:是 AKI 最危险的并发症,严重高血钾会引起心律失常、心室颤动和心搏骤停。AKI 时高血钾机制:①尿量减少和肾小管损害使钾排出减少;②组织损伤和分解代谢增强,钾大量释出到细胞外;③酸中毒使细胞内的钾向外转移增加;④输库存血、摄入过多含钾的药物和食物。

(5)氮质血症(azotemia):体内蛋白质代谢终产物必须从肾脏排出,AKI 少尿期因排出减少和生成增加(如感染、组织损伤等),血中尿素、尿酸、肌酐、氨基酸等非蛋白氮(non-protein nitrogen,NPN)含量增高,称为氮质血症。在少尿期氮质血症进行性加重,严重可出现尿毒症。

2. 多尿期　当 AKI 患者的尿量超过 400ml/d,一般就认为已经度过危险进入多尿期。尿量进行性增加是肾功能逐渐恢复的重要标志。此期尿量平均在 1 000~3 000ml/d,有的患者尿量可高达 10L/d。多尿期平均持续 2~4 周。

多尿的发生机制:①肾血流量和肾小球滤过功能逐渐恢复;②坏死的肾小管开始进行再

生和修复,但新生的肾小管上皮细胞对钠、水的重吸收能力较差;③肾间质水肿消退,被阻塞的肾小管再通,使尿路通畅,增加泌尿功能;④少尿期潴留在体内的代谢产物随着肾小球滤过功能的恢复而大量排出,产生渗透性利尿。

在多尿的早期,由于肾小管的功能尚不完善所致,此时体内的电解质紊乱、氮质血症等还将存在。大量液体的排出,易发生脱水、低钾血症、低钠血症。大约有 1/5 的 AKI 患者仍会因继发感染而死亡。

3. 恢复期　此期患者尿量和尿成分都基本恢复正常,但肾功能完全恢复正常需要经过数月,一旦增加肾的负荷(如重体力劳动、感染等)则表现异常。一年后仍有 2/3 患者的 GFR 较正常低 20% ~ 40%。少数肾实质损伤比较严重,预后欠佳,出现肾纤维化者可演变为慢性肾衰竭甚至尿毒症。

(二) 非少尿型 AKI

非少尿型 AKI 无明显的尿量减少,平均尿量可达 1 000ml/d 左右,死亡率较低,容易被忽视。临床上超过 20% 的 AKI 患者为非少尿型 AKI。该型患者的肾小管重吸收功能障碍,肾髓质高渗状态形成能力下降,尿液浓缩功能障碍,所以尿量较多,但终尿占原尿的百分比增高,仍可发生氮质血症。

少尿型和非少尿型 AKI 可以相互转化,少尿型经利尿或脱水治疗有可能转化为非少尿型;而非少尿型可因忽视或治疗不当而转为少尿型,预后不佳。

第四节　慢性肾衰竭的病理生理学

美国国家肾脏基金会所属"肾脏病预后质量倡议"(kidney disease outcome quality initia-tive,K-DOQI)将慢性肾脏病(chronic kidney disease,CKD)定义为肾脏损伤和/或 GFR<60ml/(min · 1.73m^2),持续 3 个月以上。

常见的肾脏损伤特征包括蛋白尿(白蛋白/肌酐 ≥30mg/g)、尿沉渣异常、由于肾小管损伤导致的电解质紊乱或其他异常、组织学异常、通过成像检测到结构异常,或者肾移植病史。

依据 GFR 值不同,2012 年 K-DOQI 将 CKD 分为 5 期(表 3-3),代替了慢性肾衰竭传统的 4 期临床分期,便于早期诊断和防止 CKD;同时将终末期肾病(end stage renal disease,ESRD)的诊断放宽到 GFR<15ml/(min · 1.73m^2),有助于晚期慢性肾衰竭的及时诊治。

表 3-3　慢性肾脏病分期

分期	肾功能	GFR/[ml/(min · 1.73m^2)]
1	肾脏损伤,GFR 正常	≥90
2	轻度下降	60~89
3	中度下降	30~59
4	重度下降	15~29
5	ESRD	<15 或透析

慢性肾衰竭(chronic renal failure,CRF)常常是肾脏以及肾脏相关疾病的最终归宿,是指各种原因导致肾实质慢性损伤、肾单位进行性破坏,残存肾单位不能充分排出代谢废物和维

持内环境稳定,导致泌尿功能障碍,水、电解质与酸碱平衡紊乱和肾内分泌功能障碍的临床综合征,是各种 CKD 持续进展的共同结局,主要为 CKD 4~5 期。

近年来 CKD 患病率逐年上升,全球一般人群患病率已高达 14.3%。我国流行病学调查研究显示,18 岁以上人群 CKD 患病率为 10.8%。据全球疾病负担研究组的数据显示,由于 CKD 致死人数已从 1990 年的第 25 位上升至 2015 年的第 17 位,且因肾病引起的致残率以每年 1.3% 的速度增加。随着我国人口老龄化和糖尿病、高血压等疾病的发病率逐年增高,CKD 发病率也呈现不断上升之势。CKD 是导致全球期望寿命降低的第三位病因,到 2040 年将成为全球第 5 位的致死性疾病,已成为全球公共健康问题。然而,临床均缺乏有效的治疗手段,终末期肾脏病患者还需要通过昂贵的透析疗法或肾移植维持生命,给患者家庭造成了巨大的经济负担。在高收入和中等收入国家,CKD 主要由糖尿病、高血压或肾小球肾炎引起。CKD 早期阶段患者无症状或仅有非特异性症状,如嗜睡、瘙痒或食欲缺乏等,常常不易被发现,发展呈慢性经过并进行性加重。GFR 从基线下降≥25% 被认为是 CKD 进展的标志,与进展相关的因素包括 CKD 的病因、GFR 水平、白蛋白尿浓度、急性肾损伤、年龄、性别、种族、血压升高、高血糖、血脂异常、吸烟、肥胖、心血管疾病史以及持续接触肾毒性剂。出现尿毒症症状和体征后,需要进行透析或肾移植治疗,进展为 ESRD。

一、慢性肾衰竭的病因

凡能引起肾实质进行性破坏的疾病,均可引起 CRF,主要包括以下方面:

1. 原发性肾疾病　以慢性肾小球肾炎最常见,其次是间质性肾炎。慢性肾盂肾炎、肾肿瘤、多囊肾、肾结核、慢性尿路梗阻等可导致 CRF。食用有毒剂量的草药或与传统药物相互作用而产生肾毒性作用。重金属和土壤中有机化合物(包括农药)对水的环境污染也与 CKD 的地理局部流行有关。

2. 继发性肾疾病　2015—2017 年,对全国 31 个省市的流行病学调查结果显示,我国 18 岁及以上成人糖尿病(diabetes mellitus,DM)患病率为 11.2%。全球 ESRD 患者中合并 DM 的比例已从 2000 年的 19.0% 增至 2015 年的 29.7%,国外报道,有 20%~40% 的 DM 患者合并 CKD。肾近端小管在糖尿病肾病的发生发展中起着重要作用,可能与近端肾小管上皮细胞促炎症和促纤维化的作用有关,造成肾小管间质炎症、纤维化及肾功能损伤。高血压性肾损害、过敏性紫癜性肾炎、HIV 病毒感染和系统性红斑狼疮等也可继发 CRF。

较少数 AKI 病例,由于肾小管上皮和基底膜的严重破坏和修复不全,可出现肾组织纤维化而转变为 CRF。

一些先天性肾脏和泌尿道异常的疾病,从出生或儿童早期肾功能损伤就很明显,而其他一些肾功能损伤通常出现在生命晚期,如常染色体显性遗传性多囊肾病。对 CKD 易感性也可能存在强烈的环境影响。有越来越多的证据表明炎症和氧化应激,尿毒症和高同型半胱氨酸血症可能诱导介导纤维化的表观基因组的变化,通过表观遗传影响 CKD 的进展。

二、慢性肾衰竭的发病机制

CRF 是不断进展的病理过程,由于肾单位广泛地被破坏,功能肾单位逐渐减少,病情进行性加重。由 Bricker 和 Brenner 相继提出的三个学说在 CRF 的研究中起到重要作用。

(一)健存肾单位学说

Bricker 于 1960 年提出健存肾单位学说(intact nephron hypothesis),认为在慢性肾疾病

时,由于病变的非均质性,部分肾单位不断遭受破坏而丧失功能,而另一部分肾单位轻度受损或仍属正常(健存肾单位),通过超滤、肥大等方式增强功能以进行代偿,维持肾功能在正常范围。随着疾病的进展,健存的肾单位数目日益减少,直至即使加倍工作也无法代偿时,临床上才出现肾衰竭的症状。

1982 年 Brenner 和 Bricker 等又提出肾小球过度滤过学说(glomerutar hyperfiltration hypothesis),对健存肾单位学说进行修正。他们认为多数肾单位被破坏后,残存的肾单位血流量和血管内流体静压增高,GFR 相应增高,出现过度滤过,这是一种代偿适应反应,但又导致健存肾单位系膜细胞增殖及细胞外基质合成代谢加强等,最终发生肾小球硬化和肾衰竭。

(二)矫枉失衡学说

20 世纪 70 年代,Bricker 又提出矫枉失衡学说(trade-off hypothesis),可以认为是对完整肾单位学说的一个补充。该学说认为在肾脏疾病的晚期,随着健存肾单位数量的减少和 GFR 进行性降低,导致体内某些代谢产物发生潴留,机体对此做出代偿反应以促进其排泄进行"矫正"。但是,如果这种排泄是受某些体液因子的调节,那么这些调节性体液因子在血中的浓度便会增高,增高到一定程度时,又可能对机体产生不良影响,加重内环境紊乱,发生了新的"失衡"。

以 CRF 患者血浆甲状旁腺激素(parathyroid hormone,PTH)水平的增高为例,CRF 时由于 GFR 降低,使磷的排出减少,血磷升高,血钙降低,从而刺激 PTH 分泌增加。PTH 可减少肾小管上皮细胞对原尿中磷的重吸收,使磷的排出增加,血磷水平趋于正常("矫正")。但到了 CRF 晚期,大量肾单位破坏、功能丧失,此时即使有 PTH 的作用,肾脏也很难维持磷的充分排出,血磷持续升高,导致 PTH 过度分泌,甚至引起继发性甲状旁腺功能亢进,引起肾性骨病及一系列的自体中毒症状,出现矫枉失衡(见图 3-2)。

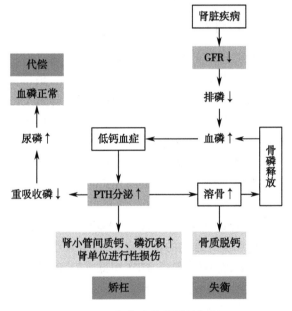

图 3-2　矫枉失衡学说的机制

(三)肾小管-肾间质损害学说

许多 CKD 的最终常见病理表现是肾纤维化。肾纤维化代表慢性、持续性损伤后肾组织发生不成功的伤口愈合,并且其特征表现为肾小球硬化、肾小管萎缩和间质纤维化。肾功能损害程度与慢性肾小管-间质的病理变化密切相关,因此有些学者提出肾小管-肾间质损害学说(tubule-interstitium injury hypothesis),其主要病理变化为肾小管肥大或萎缩、间质炎症与纤维化,肾小管腔内细胞显著增生、堆积、堵塞管腔。肾小管间质的这种变化是多种原发、继发因素综合作用的结果。

1. 慢性炎症　进行性肾小球硬化的危险因素包括高血压、血脂异常和吸烟。高血压激活血管内皮细胞后开始肾小球微炎症,炎性细胞(包括巨噬细胞和泡沫细胞)激活肾小球系膜细胞增殖。转化生长因子-β_1(transforming growth factor-beta 1,TGF-β_1)和其他生长因子刺激肾小球系膜细胞消退为成肌细胞(未成熟系膜细胞)。这些成肌细胞能够产生过多的细胞外基质,导致肾小球膜扩张-肾小球硬化;CKD 早期间质毛细血管渗透性增加,血浆蛋白进入肾间质并引发炎症反应。

2. **慢性缺氧** CRF 时由于缺血、血管紧张素 Ⅱ 增加等,肾脏相对缺氧,可导致细胞凋亡或肾小管上皮细胞间充质转分化,加重肾脏纤维化和缺氧。

3. **肾小管高代谢** 部分肾单位破坏后,残留肾单位的肾小管重吸收和分泌功能明显增强,出现代谢亢进,导致耗氧增加和氧自由基生成增加,进一步加重肾小管和间质病变。

4. **蛋白尿的肾毒性作用** 各种异常过滤的尿蛋白,包括补体、细胞因子和白蛋白,刺激管状上皮细胞合成炎性产物,包括活性氧和趋化因子,将炎性细胞吸引到肾间质中并引发与间质肌成纤维细胞的相互作用。

三、慢性肾衰竭的病理过程及功能代谢变化

(一)慢性肾衰竭的病理过程

肾脏具有强大的储备、代偿适应能力,CKD 进展到 3 期以后患者将出现 CRF 的临床表现,CRF 的病程是缓慢而进行性加重的,根据肾受损的程度和功能的变化,可分为以下 5 期:

1. **肾损伤伴 GFR 正常** 多种病因作用于肾脏造成肾损伤,肾脏可有血(或尿)成分异常,但由于肾脏具有强大的代偿能力,可维持相当长时间内 $GFR>90ml/(min \cdot 1.73m^2)$,肾功能处于临界水平,使肾脏的排泄与调节水、电解质及酸碱平衡的功能维持正常,保持内环境相对稳定。

2. **肾损伤伴 GFR 轻度下降** 肾实质的破坏尚不严重,GFR 处于 $60 \sim 89ml/(min \cdot 1.73m^2)$ 时,肾功能有所下降,但未受损的肾单位可通过适应性代偿反应,维持内环境的稳定,临床可无症状。但患者的肾单位不能耐受额外的负担,一旦发生感染、出血、创伤或水、Na^+、K^+ 等负荷增加时,加重肾负担,或因肾血流量减少,GFR 进一步降低,则出现内环境紊乱。

3. **GFR 中度下降** GFR 处于 $30 \sim 59ml/(min \cdot 1.73m^2)$ 时,肾脏储备能力和适应代偿能力逐渐下降,肾排泄和调节功能下降,可出现多尿、夜尿、轻度氮质血症和贫血等临床症状。

4. **GFR 严重下降** GFR 下降至 $15 \sim 29ml/(min \cdot 1.73m^2)$ 时,患者出现明显的氮质血症、酸中毒和贫血,低钙、高磷和代谢性酸中毒等表现。并出现严重贫血及部分尿毒症中毒的症状。

5. **ESRD** 慢性肾衰竭最后阶段,$GFR<15ml/(min \cdot 1.73m^2)$ 时,因内环境严重失衡,体内毒性产物明显增多,出现了全身性中毒症状,包括神经系统、消化系统、心血管系统的症状和造血功能的改变,需要进行肾脏替代治疗。

(二)慢性肾衰竭的功能代谢变化

CRF 由于肾实质的损害,不仅有泌尿功能障碍,而且出现内分泌功能障碍。主要表现如下:

1. **泌尿功能变化**

(1)尿量变化:CRF 患者尿量变化的一般情况是早期出现夜尿、多尿,晚期则表现为少尿。

1)夜尿(nocturia):正常成人夜间尿量只占总尿量的 1/3,CRF 患者早期即有夜间排尿增多的症状,出现夜间尿量相近甚至大于白天尿量,称为夜尿。

2)多尿(polyuria):是慢性肾衰竭常见的变化。在 24 小时中尿量超过 2 000ml 时称为多尿。主要是尿液浓缩不足所致。①残存肾单位的代偿使原尿流速增快:CRF 时残存肾单

位的肾小球滤过率代偿性增加,原尿量超过正常,流经肾小管时流速加快,肾小管来不及吸收而排出增加,出现多尿;②渗透性利尿:残存肾单位的肾小球滤出溶质代偿性增多(如尿素),产生渗透性利尿;③尿浓缩功能障碍:肾小管髓袢受损时,Cl^-主动重吸收减少,导致肾髓质的渗透浓度梯度形成障碍,对水的重吸收减少,使尿量增多。

3)少尿:CRF 晚期,由于健存肾单位数量极度减少,24 小时尿量可少于 400ml。

(2)尿渗透压的变化:临床上常用尿比重反映尿液渗透压的变化,正常尿比重为 1.003~1.035。CRF 的早期,肾浓缩功能减退而稀释功能正常,因而出现低比重尿或低渗尿(hyposthenuria)。随着病情发展,肾浓缩和稀释功能均丧失,尿比重固定在 1.008~1.012,终尿的渗透压在 266~300mOsm/(kg·H_2O),接近血浆渗透压,称为等渗尿(isosthenuria)。

(3)尿成分的变化

1)蛋白尿:正常尿液中仅存在痕量蛋白,CRF 时,肾小球滤过膜通透性增强,使蛋白滤过增多;又因肾小管上皮细胞受损,使滤过的蛋白质重吸收减少,患者出现轻度至中度蛋白尿。蛋白尿对于诊断早期糖尿病肾病和高血压肾损害非常有参考价值,蛋白尿的存在与 CKD 进展和死亡的风险增加有关。

2)血尿和脓尿:尿中混有红细胞时,称为血尿。尿沉渣中含有大量变性白细胞时,则称为脓尿。一些慢性肾脏病使肾小球损伤严重者,由于肾小球基底膜完整性被破坏,通透性增高,血中红细胞、白细胞则可从肾小球滤出,随尿排出,出现血尿和脓尿。

2. 氮质血症 由于肾衰竭,GFR 下降导致含氮代谢产物不能充分排出,使血中非蛋白氮浓度增高,出现氮质血症。肾功能损害的程度决定氮质血症的严重程度。

尿素主要由肾排出,血尿素氮(BUN)的浓度与 GFR 的变化密切相关,但不呈线性关系。在肾小球滤过率降至正常值的 40% 以前,BUN 浓度虽有升高,但仍在正常范围内。因此,尿素氮并非反映肾功能的灵敏指标,一旦血尿素氮升高,就意味着肾功能已有严重损害。BUN 值还受蛋白质摄入量和感染、胃出血等因素的影响。

血浆肌酐浓度与蛋白质摄入量无关,但因肌酐能够被肾小球滤过,而肾小管并不重吸收,肌酐清除率与 GFR 的变化呈平行关系,常被来判断肾功能。

3. 代谢性酸中毒 CRF 时,当肾小球滤过率下降到正常的 1/3 以下时常常发生酸中毒。其机制包括:①肾小管上皮细胞 NH_3 生成障碍,使排 H^+ 减少;②PTH 的分泌增多,抑制近曲小管上皮细胞碳酸酐酶活性,使肾小管泌 H^+ 减少,重吸收 $NaHCO_3$ 减少;③肾小球滤过率降低,当肾小球滤过率降至正常人的 20% 以下时,体内硫酸、磷酸等酸性代谢产物从肾小球滤过减少而蓄积在体内。

4. 水、电解质代谢紊乱

(1)水钠代谢障碍:CRF 时,肾脏已丧失对水负荷的调节能力,如水摄入增加,可发生水潴留、水肿和水中毒;如水摄入不足,呕吐、腹泻使体液丢失,则可能因肾尿浓缩功能障碍而导致血容量减少、脱水等。

水代谢异常可引起血钠过高或过低,同样钠代谢异常也常合并水代谢障碍。CRF 时肾小管的重吸收能力下降,钠的排出增多,肾脏承受负荷的能力减退,因此当限制钠盐摄入或应用利尿剂使钠丢失过多,或水负荷增加时,易出现低钠血症,表现为软弱无力、血压偏低等;但当钠盐摄入过多,则可加重水钠潴留、水肿和高血压等。

CRF 晚期,常出现低钠血症,可能与下列因素有关:①由于残存肾单位滤过率增加,排出的溶质增多,从而产生渗透性利尿作用,钠也随水排出增加;②体内代谢产物甲基胍等蓄积,可直接抑制肾小管对钠的重吸收;③呕吐、腹泻等使钠从消化道丢失。CRF 晚期的肾成为"失盐肾"。

（2）钾代谢障碍:在 CRF 的早期,健存肾单位的肾小管可以代偿性地增加钾的排泄;另外,醛固酮的分泌增多和肾小管上皮细胞和远曲小管代偿性泌钾增多,血钾浓度仍能维持正常。但是肾脏对钾代谢平衡的调节能力下降,当钾负荷剧烈变化的情况则可导致低钾血症或高钾血症。CRF 时厌食、呕吐、腹泻、长期应用排钾利尿药等可导致低钾血症。

CRF 晚期才会出现高血钾,原因可能为:①CRF 晚期 GFR 下降至 20～25ml/(min·1.73m^2)或更低时,钾的排出明显减少;②长期应用保钾利尿药;③代谢性酸中毒;④感染等使分解代谢增强;⑤溶血;⑥含钾食物或药物摄入过多。

（3）钙、磷代谢障碍:CRF 晚期时[GFR<20ml/(min·1.73m^2)],钙磷代谢障碍主要表现为高磷血症和低钙血症,这是肾性骨营养不良的主要发病机制之一。

1）高血磷:正常成人每天磷的排出的量与入量基本相等,其中 60%～80% 的磷由尿排出。在 CRF 早期,GFR 下降引起了血磷上升,为维持钙磷乘积不变,继发出现血钙降低,刺激甲状旁腺分泌 PTH 增多,抑制健存肾单位肾小管对磷的重吸收,肾脏排磷增多,血磷可在较长时间内保持相对正常水平。随着病情发展,GFR 极度下降,继发性 PTH 分泌增多已不能促使磷重分排出,造成血磷明显升高,通过血钙降低进一步促进 PTH 的释放,甚至引起甲状旁腺功能亢进,尤其严重的是增强溶骨释放磷,形成恶性循环,血磷水平不断升高。

2）低血钙:在 CRF 时常出现低血钙(血清钙<2.25mmol/L),造成血钙降低的原因主要有以下几点。①血液中钙磷乘积为一常数,血磷升高,血钙必然降低;②肾实质破坏,1α-羟化酶合成减少,活性 1,25-(OH)$_2$D$_3$ 生成不足,影响了肠道对钙的吸收;③血磷过高时,肠道分泌磷酸根增多,它与肠内钙结合形成不易溶解的磷酸钙,从而妨碍肠道对钙的吸收;④体内某些毒性物质的潴留,可使肠黏膜受损,钙的吸收因而减少;⑤CRF 患者厌食、呕吐、进食少,使钙的摄入减少。

慢性肾衰竭患者因常有酸中毒,使血中结合钙解离,故此时低血钙往往不伴有游离钙水平降低,加上 H$^+$ 对神经肌肉应激性的抑制作用,在酸中毒未纠正之前,不出现手足搐搦。

5. 肾性骨营养不良　CRF 患者存在钙磷代谢障碍及内分泌紊乱,导致矿物质异常、骨病、血管钙化等临床综合征,称之为慢性肾脏病-矿物质和骨异常(CKD-mineral and bone disorder,CKD-MBD)。肾性骨营养不良(renal osteodystrophy)又称肾性骨病,是 CRF 严重的并发症。是指 CRF 时,由于钙磷代谢障碍、继发性甲状旁腺功能亢进等所致的骨病。包括骨囊性纤维化、骨质疏松症、骨软化症(见于成人)、骨再生不良、肾性佝偻病(见于儿童)等。其发病机制与下列因素有关(见图 3-3)。①钙、磷代谢障碍与继发性甲状旁腺功能亢进:由于增多的 PTH 的溶骨作用,可使骨质脱钙、骨质疏松;也可见局部钙化结节、纤维化。②维生素 D 代谢障碍:肠道钙的吸收减少,血钙降低,骨质钙化障碍;骨盐沉着障碍而引起骨软化。③代谢性酸中毒:机体动员骨盐以缓冲体内过多的 H$^+$,因而导致骨盐溶解,骨质脱钙。酸中毒还干扰维生素 D 的活化和肠道对钙的吸收。④铝中毒:由于肾脏排铝功能减弱及口服含铝的药物,发生铝积聚。铝可以直接抑制骨盐沉着和成骨细胞增生,使骨质形成受阻。

6. 肾性高血压　因肾实质病变所引起的高血压称为肾性高血压(renal hypertension),是 CRF 最常见的并发症。由慢性肾小球肾炎引起的 CRF,高血压的发生率为 90%,而由糖尿病肾病所致的 CRF,高血压发生率近 100%。其发生机制见图 3-4。

（1）水钠潴留:CRF 时,肾对钠和水的排泄能力减低,造成体内水钠潴留,导致①血容

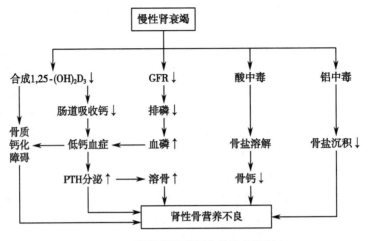

图 3-3 肾性骨营养不良的发生机制

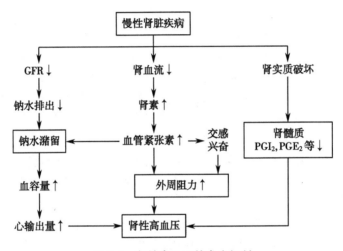

图 3-4 肾性高血压的发生机制

量增多和心输出量增加,使血压升高;②动脉系统灌注压升高后,可反射性引起血管收缩,外周阻力上升,血压升高;③血管平滑肌长期受容量扩张刺激,细胞增生、血管壁增厚,血管阻力增加。大约 80% 的肾性高血压是由于水钠潴留引起血容量增多引起的,称为钠依赖性高血压。只要限制钠、水摄入和进行利尿,均可达到较好的治疗效果。

（2）肾素-血管紧张素系统活性增强:某些慢性肾脏病(如慢性肾小球肾炎、肾动脉硬化症等),因肾血流减少而导致肾素分泌增加,激活了 RAS,使血管广泛收缩,外周阻力增加;又可促进醛固酮分泌,导致水钠潴留;兴奋交感-肾上腺髓质系统,使儿茶酚胺分泌增多,血压上升。这种由肾素和血管紧张素 Ⅱ 增多引起的高血压称为肾素依赖性高血压。限制钠盐和应用利尿药不能收到良好的降压效果,只有针对 RAS 采用药物疗法才能降压。

（3）肾产生舒血管物质减少:肾实质损伤使前列腺素合成减少、分泌心房利钠肽相对不足,这可能是肾性高血压发生机制之一。

7. 肾性贫血 绝大部分 CRF 患者都伴有不同程度的贫血,与不良后果相关,包括生活质量下降、心血管疾病发病率增加、高入院率、认知障碍和死亡率。肾性贫血(renal anemia)的发生机制与下列因素有关。①促红细胞生成素减少:骨髓干细胞形成红细胞受到抑制,红细胞生成减少;②毒性物质的作用:血液中潴留的毒性物质,PTH、甲基胍、胺类、酚类等,对骨髓造血功能具有抑制作用;③红细胞破坏速度加快:潴留的毒性物质使红细胞膜上 ATP 酶活性下降,细胞内钠、水增多,红细胞脆性增加,因而易于被破坏;④造血原料缺乏:毒性物质抑制肠道对铁和叶酸等的吸收,使其利用障碍,影响红细胞生成;⑤出血倾向加重贫血。

8. 出血倾向　大约有 17%～20% CRF 患者有出血倾向,尤其在晚期可出现鼻衄、胃肠道出血、皮下瘀斑、黏膜出血等。主要是由于体内蓄积的尿素、胍类等毒素抑制血小板功能所致,表现为:①血小板黏附性和聚集功能降低,且与血浆肌酐浓度有相关性;②CRF 时血小板第三因子的释放受到抑制,使凝血酶原激活物生成减少,凝血功能障碍;③血小板第三因子的活力降低,可能与患者血浆中胍基琥珀酸的作用有关,透析后可得到纠正。

第五节　尿毒症的病理生理学

尿毒症(uremia)是急性和慢性肾衰竭发展的最严重阶段,除水、电解质和酸碱平衡发生紊乱和内分泌功能失调外,代谢终末产物和内源性毒性物质在体内潴留,从而引起一系列自体中毒症状,称为尿毒症,又称为终末期肾病。尿毒症是多种肾疾病发展的最终结局,患者只能靠透析或肾移植维持生命。

一、尿毒症毒素

慢性肾衰竭进展到尿毒症时,患者体内有 200 多种代谢产物或毒性物质不能由肾排出而蓄积在体内,其中 20 余种具有明确的毒性作用,可引起一系列中毒症状,称为尿毒症毒素。但尚未明确引起尿毒症大多数症状的特定毒素。下面介绍几种公认的尿毒症毒素。

1. 甲状旁腺激素　几乎所有尿毒症患者都有继发性甲状旁腺功能亢进,因而血中 PTH 增多,PTH 能引起尿毒症的大部分症状和体征:①肾性骨营养不良;②钙盐沉积于皮肤和神经末梢引起皮肤瘙痒,切除甲状旁腺后瘙痒即可减轻;③PTH 可刺激胃泌素释放,胃酸分泌增多,促使溃疡形成;④血 PTH 增高促进钙进入 Schwann 细胞或轴突,造成周围神经损伤;PTH 还能破坏血脑屏障的完整性,钙经通透性增高的血脑屏障与铝沉积于脑,引起尿毒症痴呆;⑤软组织坏死;⑥抑制免疫功能,引起感染;⑦高脂血症和贫血。

2. 胍类化合物　胍类化合物是体内精氨酸的代谢产物。正常情况下精氨酸主要在肝通过鸟氨酸循环生成尿素、胍乙酸和肌酐。肾衰竭晚期,这些物质的排泄发生障碍,致使精氨酸异常代谢产生毒性更强的甲基胍、胍基琥珀酸。

甲基胍是毒性很强的小分子物质,正常人血浆中甲基胍含量极微,约为 $80\mu g/L$,而尿毒症时可高达 $6\,000\mu g/L$。甲基胍可引起体重下降、呕吐、腹泻、嗜睡、红细胞寿命缩短及溶血等。

胍基琥珀酸的毒性比甲基胍弱,它能抑制脑组织转酮醇酶的活性,影响脑细胞功能。高浓度的胍基琥珀酸可引起红细胞溶解,因而尿毒症的贫血及出血倾向可能与之增加有关。

3. 尿素　CRF 患者晚期血中尿素水平明显升高,可引起头痛、厌食、恶心、呕吐等症状。近来研究认为,尿素的毒性作用与体内天然转化产物氰酸盐有关。氰酸盐与蛋白质作用后,产生氨基甲酰衍生物,影响蛋白质的功能。如单胺氧化酶等酶蛋白发生氨基甲酰化后,酶活性明显被抑制;突触膜蛋白发生氨基甲酰化后,导致高级神经中枢的整合功能受损,产生疲乏、头痛、嗜睡等症状。

4. 中分子毒性物质　是指分子量在 $500\sim5\,000kDa$ 的一类物质。它包括正常代谢产物、细胞代谢产生的多肽、细胞或细菌碎裂产物等。高浓度中分子物质可引起周围神经病变、中枢神经病变、红细胞生长受抑制、降低胰岛素和脂蛋白酶活性、血小板功能受损、细胞免疫功能低下、性功能障碍和内分泌腺萎缩等。

5. 多胺　是氨基酸代谢产物，包括精胺、腐胺、尸胺等，可引起厌食、恶心、呕吐、蛋白尿，并能抑制促红细胞生成素的生成，促进红细胞溶解，抑制 Na^+-K^+-ATP 酶，增加微血管的通透性，促进肺水肿、脑水肿的发生和腹水的形成。

6. 其他　实验证明，肌酐可引起溶血、嗜睡；血尿酸高亦能并发心包炎。动物实验发现，酚类能促进溶血，抑制血小板第三因子的活性、阻碍血小板聚集，它可能是导致出血倾向的原因之一。

尿毒症是一个复杂的临床综合征，很难将其发病机制归因于某种单一的毒素，这可能是多因素作用的结果。

二、尿毒症时机体功能代谢变化

尿毒症时，除在 CRF 时常见的水、电解质、酸碱平衡紊乱，高血压，贫血，出血倾向等进一步加重外，各个系统功能障碍的临床表现逐渐显现。

1. 神经系统　神经系统的症状是尿毒症的常见症状。有资料报道，尿毒症患者出现神经症状者高达 86%。其临床表现可分为中枢神经系统和外周神经系统的症状。

（1）中枢神经系统功能障碍：以大脑被抑制为主。表现为注意力不集中，记忆力减退，失眠等。严重者可出现抑郁或狂躁、抽搐，甚至嗜睡、昏迷，称为尿毒症性脑病。可能是尿毒症时毒性物质的潴留（如胍类化合物）、体内环境紊乱、脑循环和脑代谢障碍等综合因素作用的结果。

（2）周围神经病变：以感觉障碍为主，患者常感下肢麻木、刺痛和烧灼感，运动后缓解。进一步发展则出现运动障碍：肢体无力、步态不稳、深腱反射减弱等。病理变化为神经脱髓鞘和轴索变性。其原因可能是血中胍基琥珀酸或 PTH 增多，抑制了神经中的转酮醇酶活性，故髓鞘发生变性而表现外周神经症状。

2. 心血管系统　心血管系统并发症包括心力衰竭、心律失常、尿毒症性心包炎。急性室性心律失常及严重的传导阻滞往往是患者的死因。水钠潴留、高血压、高钾血症和酸中毒、贫血、高脂血症、血管硬化可使心功能障碍。晚期可因尿素、尿酸等渗出、刺激出现纤维素性心包炎（约占 40%～50%），听诊可闻及心包摩擦音。

3. 呼吸系统　由于肾衰竭时发生酸中毒，呼吸中枢受刺激使呼吸加深加快。尿毒症时体内增高的尿素经唾液酶分解成氨，可使患者呼出的气体有氨味。胸膜炎的发生一方面与心力衰竭使胸膜毛细血管内压增高、低蛋白血症使血浆胶体渗透压下降有关；另一方面，由于毛细血管通透性增高，血中尿素渗出增多，尿素刺激胸膜形成纤维素性胸膜炎，体检时常可听到粗糙的胸膜摩擦音。严重患者，由于水钠潴留、低蛋白血症、心力衰竭以及肺血管通透性增强而发生肺水肿。

4. 消化系统　消化系统的症状出现最早，也最为突出。尿毒症早期表现为食欲缺乏或消化不良，随着病情加重出现厌食、恶心、呕吐、腹泻、口腔黏膜溃疡、消化道出血等症状。其发生可能与氨的作用有关：消化道排出尿素增多，经尿素酶分解生成氨；消化功能降低导致肠道蛋白质分解增加，产氨增多，刺激胃肠黏膜产生炎症甚至溃疡。此外，因肾实质破坏使胃泌素灭活减弱，PTH 增多又刺激胃泌素释放，故胃泌素增加，刺激胃酸分泌，促使溃疡形成。

5. 内分泌系统　尿毒症还可诱发多种性激素紊乱、性功能障碍：女性患者可出现月经不规则或闭经,易流产;男性患者则常有阳痿、精子生成减少或活力降低、血浆睾酮水平下降等表现。

6. 皮肤变化　尿毒症时患者可出现皮肤瘙痒、干燥、脱屑及颜色改变等皮肤变化。皮肤瘙痒可能与毒性物质刺激感觉神经末梢,尤其是 PTH 引起钙沉积于皮肤所致。黑色素沉积致患者面色晦暗;贫血时面色苍白。由于通过汗腺代偿性增加尿素的排泄,水分蒸发后在皮肤表面形成尿素结晶,而出现尿素霜。

7. 免疫功能障碍　尿毒症患者免疫功能严重降低,细胞免疫功能明显受到抑制。血中中性粒细胞吞噬能力和杀菌能力减弱,血淋巴细胞减少。有 60% 以上尿毒症患者常有严重感染,并且是主要死因之一。细胞免疫异常,可能因毒性物质对淋巴细胞分化和成熟有抑制作用,或对淋巴细胞有毒性作用。

8. 物质代谢紊乱

(1) 糖代谢:约有 50%~75% 的尿毒症患者糖耐量降低,表现为轻型糖尿病曲线,但空腹血糖是正常的,不出现尿糖。其机制与毒性物质(如 PTH、氰酸盐等)的作用有关:①胰岛素分泌减少;②血中生长激素含量增多;③胰岛素与靶细胞受体结合障碍;④肝糖原合成酶活性降低。

(2) 蛋白质代谢:低蛋白血症是引起肾性水肿的主要原因之一。其特点是血浆白蛋白减少,而球蛋白基本正常。由于尿毒症毒素的作用,机体蛋白质合成障碍,分解增加;加之患者常有厌食、呕吐,蛋白质和热量摄入不足,而造成负氮平衡。患者常感无力、日渐消瘦、肌肉萎缩等表现。

(3) 脂肪代谢:患者常有高脂血症,主要是三酰甘油增高,可能是胰岛素拮抗物质使肝合成二酰甘油所需的脂蛋白增多,加速了三酰甘油的合成,周围组织脂蛋白酶活性降低而清除三酰甘油减少所致。

第六节　肾功能不全的研究方法

一、肾小球肾炎模型

肾小球肾炎(glomerulonephritis)即原发性肾小球肾炎,是指细胞增生和渗出明显的肾小球疾病,是一组以肾小球损害为主的超敏反应性疾病。该病的确切病因和发病机制尚未完全阐明,但大多数肾小球肾炎的发病与免疫机制有关,抗原-抗体复合物形成是引起肾小球损伤的主要原因。目前已稳定复制了一些与人类肾炎病变相似的、不同发病机制的肾炎模型,但尚不能完全模拟人类肾小球肾炎全部临床表现和病理改变。

(一) 急性肾小球肾炎模型

急性肾小球肾炎是以急性肾炎综合征(血尿、蛋白尿、水肿和高血压)为主要临床表现的一组疾病,可伴有一过性肾功能不全。病变特点是毛细血管内皮细胞和系膜细胞共同增生的弥漫性肾小球疾病,病理分类为毛细血管内增生性肾小球肾炎。

1. 大鼠急性血清病肾炎模型　给大鼠静脉注射大量抗原物质,如小牛血清白蛋白(BSA)350mg/kg 后,刺激机体产生抗体,并在循环中形成可溶性抗原-抗体复合物。当免疫复合物沉积于肾小球时,可激活补体,吸引炎细胞,释放细胞因子、炎症介质、溶酶体酶和血管活性物质等,从而引起肾脏损害,出现蛋白尿。给予血清 7 天后出现蛋白尿,模型复制成功。血清病肾炎的肾脏损害过程、肾脏病理变化与链球菌感染后肾小球肾炎极为相似。

2. 大鼠慢性血清病肾炎模型 大鼠切除左肾 1 周后,在双侧后足垫注射小剂量 BSA (3mg)与弗氏佐剂的混合物,此后,每隔 2 周重复皮下多点注射 1 次。当血清抗 BSA 抗体滴度达到 1:16 后,开始每日腹腔注射 3mg BSA,3 周后腹腔注射 100μg 脂多糖 1 次,4 周后模型复制成功。肾脏的主要病理改变是严重的弥漫性渗出炎症病变,免疫荧光染色可见肾小球内 IgG、IgA 和 C3 呈强阳性,弥漫沉积在系膜区和毛细血管袢。本方法改变了以既往静脉注射 BSA 的注射途径,并应用脂多糖,降低了模型复制的难度,提高了肾炎的发生率。少数动物可能死于腹腔注射 BSA 后的超敏反应。

(二)急进性肾小球肾炎模型

急进性肾小球肾炎是以急性肾炎综合征、肾功能急剧恶化、多在疾病早期出现少尿性急性肾衰竭为临床特征,病理类型为新月体性肾小球肾炎的一组肾小球疾病。目前,研究和应用较多的是抗肾小球基膜性肾炎的动物模型。

以大鼠肾小球基膜(GBM)为抗原免疫家兔,制备兔抗大鼠 GBM 抗血清(抗体),然后将这种抗血清给另一大鼠注射使其产生抗肾小球基膜肾炎。该模型在注射兔抗大鼠 GBM 抗血清后 24 小时内即出现大量蛋白尿,其后 1 个月内维持在较高水平。实验 4 周模型复制成功,肾小球内细胞数明显增多,有节段性系膜增生,上皮细胞明显肿胀,并可见细胞性及纤维性新月体形成。该模型具有肾脏病变较重、重复性好、复制容易等特点。

(三)膜性肾病模型

原发性膜性肾病是导致成人肾病综合征的常见肾小球疾病。海曼肾炎(Heymann nephritis)是研究人类膜性肾病的经典动物模型。海曼肾炎可分为主动型海曼肾炎模型和被动型海曼肾炎模型两种。

1. 主动型海曼肾炎模型 是用自体或同种动物肾皮质匀浆(含近端小管刷状缘成分)与弗氏佐剂混合后给同种动物腹腔注射,在大鼠体内产生相应的抗体,抗体与近端小管刷状缘抗原结合形成免疫复合物,引起膜性肾病。腹腔注射肾皮质匀浆每 2 周 1 次经 3~6 次注射后约 80% 动物出现膜性肾病。成模后肾脏病变较容易恢复,不利于药效学研究。

2. 被动型海曼肾炎模型 给大鼠注射抗近端小管刷状缘抗原(Fx1A)的抗体,此抗体与足突细胞小凹的抗原复合物结合,在肾小球上皮下形成原位免疫复合物,继而激活补体使足细胞(podocyte)活化或破坏细胞骨架,导致基膜完整性破坏,通透性增加,产生大量蛋白尿。首次免疫后 4 周末,肾小球体积增大,肾小球基膜局部增厚,第 8、12 周末肾小球基膜全长增厚。被动型海曼肾炎发病迅速,病变稳定,具有较大实用性。

二、急性肾损伤动物模型

AKI 可由急性肾缺血、肾中毒、肾出血等引起急性双肾泌尿功能积聚障碍所致。目前使用的 AKI 模型种类很多,从机制上可分为缺血性 AKI 模型和肾毒性 AKI 模型两类。

(一)缺血性 AKI 模型

肾缺血仍然是成年人群中 AKI 最常见的原因,近年来尽管多方面试图改善治疗策略和预警标志物,AKI 相关的发病率和死亡率仍然没有下降。

制备缺血性 AKI 模型方法包括:肾动脉钳闭法、部分结扎腹主动脉法、注射甘油法、去甲肾上腺素滴注法、油酸法等。

1. 肾动脉钳闭法 缺血/再灌注是不同临床情况下器官损伤的原因,通常使用三种不同的方法钳闭肾动脉来复制缺血性 AKI 模型。①双边夹紧肾蒂:已经被许多团队用来模拟由急性重度肾低灌流量诱导的 AKI;②夹住单个肾动脉:可以诱发单侧肾疾病,与对侧正常肾脏的变化进行对照研究,整体存活率比双边夹持更高;③一侧钳闭加对侧肾切除:在肾动脉闭塞之前切除对侧肾脏,避免了由有功能和无功能性肾脏同时引起机体变化无法辨明原因的混乱,这更多用于复制肾移植引发肾衰竭的动物模型。缺血性 AKI 动物模型的预后与缺血时间成正比,常规上单肾切除的大鼠的肾血管闭塞时间通常为 30~50 分钟。

2. 部分结扎腹主动脉法　临床上 AKI 多继发于肾脏的持续低灌注,为了更符合临床实际情况,有研究人员采用部分结扎腹主动脉法建立了类似人体低灌注型 AKI 模型。一侧肾脏切除后,在缩窄另一次腹主动脉使同侧股动脉血压降到 2.7~3.3kPa,使肾脏处于低灌注 1 小时后解除压迫。本方法建立的低灌注 AKI 模型与临床患者的实际情况更为相似,可以用于联合多脏器,研究多脏器共同影响病情的作用机制。

3. 去甲肾上腺素滴注法　从肾动脉按每分钟 0.75μg/kg 滴注去甲肾上腺素,连续滴注 40 分钟。用药后肾血管收缩而血流量急剧下降,同侧输尿管尿量减少。该模型病程稳定,成功率高,能连续采血检测,适用于观察药物对 AKI 的疗效。肾脏缺血时间的长短直接影响肾功能受损的程度,滴注去甲肾上腺素 40 分钟引起的 AKI 是可逆的,若滴注时间延至 2 小时,可引起广泛肾实质坏死和肾小管急性坏死,如超过 4 小时,可形成尿毒症。

(二)肾毒性 AKI 模型

多种化学物质通过肾脏进行排泄和代谢,因此肾脏特别容易发生毒性损害。肾的血管密度高,多种细胞膜上的运输机制增加细胞对化学物质的摄取,肾脏的浓缩功能和肾小管细胞的高代谢率都加剧了化学物质的肾毒性。

化学分子可以通过多种方式对肾脏有毒,包括对脉管系统、肾小球细胞和肾小管上皮的毒性作用。在大多数情况下,对肾的毒性作用与暴露于毒物的时间有关,单次暴露于肾毒素可复制急性肾脏疾病的模型;重复暴露模型常见于慢性进行性肾脏疾病。

建立肾毒性 AKI 模型方法包括:通过给予动物顺铂、氨基糖苷类抗生素、阿霉素、甘油、氯化汞、蛇毒、氟化钠等药物复制 AKI 模型。

1. 阿霉素　阿霉素是一种常用的抑制 DNA 复制的抗肿瘤药物,临床应用常会引起肾病综合征,特征为重度蛋白尿和高脂血症,因此,阿霉素经常用于复制肾病综合征模型。

阿霉素肾毒性的主要作用部位是足细胞,超微结构研究显示肾小球上皮细胞中足突融合。此模型的病理改变主要是进行性局灶性肾小球硬化,巨噬细胞间质和 T 淋巴细胞浸润,约 6 周后发生间质纤维化。小鼠静脉一次性注射阿霉素 6~12mg/kg,大鼠静脉一次性注射阿霉素 6mg/kg。此方法所致模型鼠间差异小,重复性和稳定性好,动物主要死亡原因是阿霉素引起的腹泻。

2. 顺铂　顺铂是一种高效的抗肿瘤药物,约三分之一患者会产生细胞毒性作用。大鼠或小鼠通过单次腹膜内按 6~20mg/kg 注射顺铂,可以诱导 AKI。直接对肾小管产生毒性是其主要的病理生理过程,顺铂主要在近曲小管细胞(尤其是 S3 段)中被吸收并积累,直接导致上皮细胞凋亡和坏死。最近的研究还表明,肾小管表达炎性趋化因子和细胞因子也发挥重要作用。该模型简单,重复性好,病理学改变和肾小管功能障碍与人类疾病相类似。大鼠重复注射顺铂可导致炎症和纤维化。

3. 甘油　甘油具有高渗性,大鼠两侧后肢肌内注射 50% 甘油(10mg/kg)一方面会导致局部肌肉的变性坏死,引起血管内溶血,大量释放的肌红蛋白、血红蛋白等肾毒物质可诱导肾血管收缩,导致肾血流量和肾小球滤过率两者都下降,引起肾小管的损伤。另一方面大量肌红蛋白、血红蛋白滤过后不能被肾小管重吸收,形成管型堵塞肾小管,进一步加重肾损害。该模型经济成本低,方法简单,病变较稳定,可进行动态观察。

4. 油酸　左肾动脉注射油酸（0.15ml/kg）致大鼠肾上皮细胞发生肿胀、坏死，间质水肿，模型动物的 BUN 显著升高，引发肾内血管缺血以及严重的微循环障碍，使得肾排泄功能衰竭。该实验方法简便易行，可模拟人类起源于肾微循环障碍的缺血性 AKI 方面的研究，有助于更深一步了解急性肾衰竭发病时肾微循环的变化。

5. 氯化汞　大鼠腹腔注射氯化汞（2.5mg/kg）后汞离子经肾小球滤过后被肾小管上皮细胞重吸收、积聚，与细胞内巯基及二硫基等结合，影响细胞酶活性，细胞发生变性坏死，并部分脱落于管腔内而堵塞肾小管，使原尿通过受阻。受损的肾小管通透性增高，原尿漏至肾间质，引起间质水肿，压迫肾小管。汞中毒还能引起肾血流重新分布，肾皮质缺血导致 AKI。本模型制备方法简单，病变较为稳定。可用于研究由于重金属 Hg 中毒时引起的肾损伤。

6. 庆大霉素　大剂量庆大霉素（140mg/kg）进入体内后大部分以原型从尿中排出，小部分被近端肾小管重吸收，导致药物在肾小管蓄积。氨基糖苷类抗生素抑制肾小管上皮细胞溶酶体内的磷脂酶 A 和 C 活性，引起磷脂、磷脂酰肌醇在溶酶体内蓄积，最后溶酶体由于磷脂的沉积而致细胞损伤。此外，氨基糖苷类抗生素还作用于线粒体氧化磷酸化反应，造成肾小管损伤。连续注射 7 天后，模型动物尿中 N-乙酰-β-D-氨基葡萄糖苷酶（NAG）及溶菌酶的排泄明显增多，血尿素氮和尿蛋白含量增多，发生急性肾小管坏死。实验操作简单易行，且肾近曲小管上皮细胞的损伤可随用药时间而加重，可用于临床上氨基糖苷类抗生素致 AKI 的药物防治方面相关的研究。

7. 蛇毒　大鼠尾静脉注射五步蛇毒可造成模型动物肌肉的直接损伤，导致实验动物出现大量血红蛋白尿，使肾小管发生阻塞，同时蛇毒又可激活机体内的 X 因子和凝血酶，溶解破坏红细胞，致血栓形成，从而导致肾的微循环被破坏。模型简便易行，对于蛇毒中毒的研究有很大意义。

（三）常用肾功能检测指标

可通过检测血尿素氮、血肌酐、尿肌酐和尿蛋白定量等来衡量肾功能，评价肾损伤。尤其是计算肌酐清除率（creatinine clearance rate，Ccr）= 尿肌酐×每分钟尿量/血肌酐，可作为 GFR 的指标有效评价动物的肾脏功能。

三、慢性肾衰竭动物模型

慢性肾衰竭（CRF）的主要特征为在各种慢性肾实质疾病的基础上，GFR 呈进行性、不可逆性地减退。CRF 实验动物模型的造模方法主要包括物理方法和化学方法。

（一）物理方法

1. 大鼠5/6肾切除 CRF 模型　肾切除模型历史悠久，1889 年 Fuffier 首先报道了部分肾切除的研究工作，1932 年 Chnutin 和 Ferris 设计了著名的 5/6 肾切除大鼠模型，1952 年 Platt 等利用大鼠行 5/6 肾切除成功制作了 CRF 动物模型。这可能是最成熟的实验方法，简便易行，在保持残存组织相对正常的情况下，造成单纯的残存肾组织超负荷工作，成功地模拟了以肾小球硬化为主要特点的进展性肾衰竭。此动物模型多用大鼠进行。

肾切除模型最重要的作用不是模仿肾脏疾病，而是使影响因素简单化，便于研究肾次全切除术减少功能性肾脏面积的改变及其机制。并且可避免坏死的肾组织残留在实验动物体内，致使实验因素复杂化的缺点。主要病理变化包括肾小球硬化、系膜增殖和肾小管间质纤维化。5/6 肾切除术主要包含两个非常不同的模型：

（1）结扎模型：一个肾脏摘除（单肾切除）后，然后结扎另一个肾脏的肾动脉的极性分支，阻断流向肾脏的两极的血液，通常结扎大鼠肾动脉的 2/3 分支。这种血管梗塞造成的肾衰竭,常伴随严重的高血压。

（2）切除模型:一个肾脏摘除后,1~2 周后切除剩下肾脏的大约 50%。如 2 步手术一次完成的话,则术后动物死亡率较高。严重的高血压并不是这个模型的常见症状。进展到肾衰竭的速度与肾脏切除的组织密切相关。按照以往研究成果,大鼠肾脏总量减少 70% 时,术后四周开始 BUN 和肌酐浓度逐渐持续升高,会在约 4 个月后导致肾衰竭,出现贫血、高血压等临床并发症。因此根据不同实验目的,有必要仔细计算第二次切除组织的比例,可以根据第一次摘除的肾脏重量,合理估计随后手术切除组织重量,以保证肾脏总量减少达到要求（60%~80%）,尽量减少模型组肾切除范围差异。通过单侧肾切除术减少肾脏面积也常被用作加速其他肾脏疾病模型的手术方法,如单肾切除术加剧了高脂饮食对肾脏结构和功能的影响。在这些情况下,左肾通常被移除,因为它解剖位置较低,手术更容易。

此模型的缺点在于,有时需要进行两期手术,易发生出血、应激和厌食,死亡率高;模型制备周期较长;手术不易标准化,血肌酐、尿素氮水平较低且个体差异大。

2. 冷冻　制备原理与大鼠 5/6 肾切除的模型相同。此模型是针对 5/6 切除模型对切除技术要求高和易出血的缺点而设计的。暴露左肾剥离肾筋膜,将预先浸入液氮瓶内的冷刀依次对肾脏的上、下极和外侧前后共 4 个部位冷冻,每处冷冻 40 秒,缝合切口,2 周后摘除健康的右肾。本模型的病理组织改变为肾小球肥大,玻璃样变性及硬化,系膜基质增生肥厚。优点是实验操作简便,无出血风险,弥补了肾大部切除法的不足。缺点是对设备要求高,难以实施标准化。

3. 电灼　暴露右肾被膜后,用烧红的刮铲简单烧灼肾皮质,然后用丝线结扎,切除上、下级,2 周后切除左肾。

（二）化学方法

1. 腺嘌呤模型　长期摄入腺嘌呤可产生与进行性肾病一致的病理学异常,推测在腺嘌呤代谢中形成的副产物可能参与了发病机制。口服给予的腺嘌呤在体内代谢为极难溶于水的 2,8-二羟基腺嘌呤,其沉淀在近端肾小管上皮并形成结晶,晶体积聚引起肾小管变性。腺嘌呤最终代谢产物尿酸在血中饱和时,形成尿酸盐结晶,沉积于肾皮髓质交界区的肾小管与肾间质,引起肾小管-间质损伤及炎症反应导致肾功能减退。标准鼠饲料添加 0.75% 的腺嘌呤,如果喂食 2 周内停止,肾功能损失是可逆的;饲养 4~6 周可导致肾间质炎症浸润和纤维化,肾小管扩张和基底膜钙化,符合人类肾衰竭的病理变化。大鼠腺嘌呤模型方法简便可控,可根据腺嘌呤剂量的大小和喂养时间的长短复制成不同程度的肾衰竭模型,成模率高,病变稳定,适宜长期药效观察,是 CRF 重要模型之一。本模型在形态上以肾小管破坏为主要特点,具有恢复肾小管功能的药物应用此模型易出现阳性结果。

2. 氯化镉法　低浓度镉对人的肾小管有毒性作用,含氯化镉 1g/kg 混合饲料喂养小鼠,结果小鼠肾功能损害明显,并呈进行性加重,成功复制了 CRF 模型。

3. 阿霉素　阿霉素是一种蒽环类抗肿瘤抗生素,在肾脏内被还原为半醌型自由基,后者与氧反应产生活性氧,使肾小球上皮细胞发生脂质过氧化损伤。此外,阿霉素对肾小球和肾小管上皮细胞还具有直接毒性作用,破坏肾小球滤过膜结构引起蛋白尿。阿霉素诱发肾病模型的肾损害程度随用药剂量、给药途径及观察时间而有所差别。多数动物于注射阿霉素后第 8 天排出大量蛋白尿,尿蛋白含量在 60 天内进行性升高,可持续数月。阿霉素注射 1 周后,部分大鼠出现腹泻,可导致动物死亡,造模成功率低。此模型对于筛选扩张肾小管、降低肾小管压力、改善蛋白尿等方面的药物疗效具有重要的指导作用。

4. 马兜铃酸　服用含马兜铃酸成分的中药可引起肾脏损害,马兜铃酸对肾小管上皮细胞具有毒性作用,并能刺激肾间质成纤维细胞增生和肾小管上皮细胞分化为肌成纤维细胞。大鼠给予含马兜铃酸的关木通水煎剂,引起肾小管损害及肾间质纤维组织大量增生,复制大鼠肾间质纤维化为主要病变的 CRF 模型。该模型复制时间较长,最早出现的是肾小管上皮细胞损伤,最后以肾小管大片萎缩、消失及肾间质纤维化为结局,肾间质纤维化是寡细胞性的,表明马兜铃酸所致肾间质纤维化具有一定特殊性。

参考文献

[1] 李桂源. 病理生理学. 3 版. 北京:人民卫生出版社,2015,367-392.

[2] 金惠铭. 病理生理学. 8 版. 北京:人民卫生出版社,2013,244-263.

[3] MCCANCE K L,HUETHER S E,BRASHERS V L. Pathophysiology:the biologic basis for disease in adults and children. 6th ed. Marylan Heights,MO:Mosby-Elsevier,2010,1365-1396.

[4] MAKRIS K,SPANOU L. Acute Kidney injury:definition,pathophysiology and clinical phenotypes. Clin Biochem Rev,2016,37(2):85-98.

[5] HUDSON K B,SINERT R. Renal failure:emergency evaluation and management. Emerg Med Clin North Am,2011,29(3):569-585.

[6] PAPEZ K E,SMOYER W E. Recent advances in congenital nephritic syndrome. Curr Opin Pediatr,2004,16:165-170.

[7] THOMAS M C. Emerging drugs for managing kidney disease in patients with diabetes. Expert Opin Emerg Drugs,2013,18(1):55-70.

[8] MITTAL M,SIDDIQUI M R,TRAN K,et al. Reactive oxygen species in inflammation and tissue injury. Antioxid Redox Signal,2014,20(7):1126-1167.

[9] BASILE D P,ANDERSON M D,SUTTON T A. Pathophysiology of acute kidney injury. Compr Physiol,2012,2(2):1303-1353.

[10] SINGH A P,JUNEMANN A,MUTHURAMAN A,et al. Animal models of acute renal failure. Pharmacol Rep,2012,64(1):31-44.

[11] KEIR I,KELLUM J A. Acute kidney injury in severe sepsis:pathophysiology,diagnosis,and treatment recommendations. J Vet Emerg Crit Care(San Antonio),2015,25(2):200-209.

[12] ALOBAIDI R,BASU R K,GOLDSTEIN S L,et al. Sepsis-associated acute kidney injury. Semin Nephrol,2015,35(1):2-11.

[13] HEWITSON T D,ONO T,BECKER G J. Small animal models of kidney disease:a review. Methods Mol Biol,2009,466:41-57.

[14] ALLEN M R,AREF M W. What animal models have taught us about the safety and efficacy of bisphosphonates in chronic kidney disease. Curr Osteoporos Rep,2017,15(3):171-177.

[15] NASUTO M,PANSINI V,CORTET B,et al. Renal failure:a modern semiology for an old disease. Semin Musculoskelet Radiol,2016,20(4):353-368.

[16] WEBSTER A C,NAGLER E V,MORTON R L,et al. Chronic kidney disease. Lancet,2017,389(10075):1238-1252.

[17] ENE-IORDACHE B,PERICO N,BIKBOV B,et al. Chronic kidney disease and cardiovascular risk in six regions of the world(ISN-KDDC):a cross-sectional study. Lancet Glob Health,2016,4(5):e307-e319.

[18] 上海市肾内科临床质量控制中心专家组. 慢性肾脏病早期筛查、诊断及防治指南(2022 年版). 中华肾脏病杂志,2022,38(5):453-464.

[19] 中华医学会糖尿病学分会微血管并发症学组. 中国糖尿病肾脏病防治指南(2021 年版). 中国糖尿病杂志,2021,13(8):762-784.

（孟 艳）

第四章 肾功能正常时的药代动力学

【摘要】

药代动力学是研究药物的体内过程及体内药物(包括代谢产物)的浓度(量)随时间变化的规律(时量关系)及其影响因素。由于药物在体内不断地被机体转运和转化,因此体内药物浓度是随时间变化而变化的,而药代动力学就是研究药物在体内转运和转化的速度变化规律。肾脏既是药物转运排泄的关键器官,也是药物代谢的主要组织之一,在药物的体内处置过程中发挥着极为重要的作用。

药物的体内过程是指药物应用于人或动物体后,从用药部位进入机体,经过一段时间离开机体,其间一般要经过吸收(absorption)、分布(distribution)、代谢(metabolism)和排泄(excretion)过程,简称为药物的 ADME 过程。其中,药物自血浆分布到组织、代谢和排泄构成药物从血浆中的消除,这是机体对药物的作用或处置(disposition)过程。从理论上讲,药物的体内处置可以概括为药物的转运(transport)和转化(transformation)。吸收、分布、排泄属于转运过程,代谢则属于生物转化过程,其中,肾脏是最主要的药物排泄器官,其对药物代谢也发挥重要作用。ADME 过程对于药物在体内形成和维持血药浓度有密切关系,因而影响药物作用开始的快慢、作用的强弱和持续时间的久暂。

药代动力学(pharmacokinetics)简称药动学,是研究药物的体内过程及体内药物(也包括药物的代谢产物)的浓度(量)随时间变化的规律(时量关系)及其影响因素。由于药物在体内是不断地被机体转运和转化,因此体内药物浓度是随时间变化而变化的,而药代动力学就是研究药物在体内转运和转化的速度变化规律。

药物在其发挥作用部位或在血浆中所形成的浓度与药理效应密切相关,为了发挥并维持药物的作用,形成和维持药物在体内的有效浓度就显得十分重要。为此,就必须按照药物的体内处置规律和药代动力学特点,制订给药方案,包括给药途径、给药剂量、给药间隔时间及疗程等,以确保药物能够在体内发挥最佳的药理效应。

第一节 药物的体内过程

一、药物的跨膜转运

药物的跨膜转运(transmembrane transport)或药物的转运是指药物在体内通过各种生物膜(biomembrane)的运动过程。虽然药物的吸收、分布和排泄属于不同的体内处置过程,但总的说来,都是药物在体内通过各种生物膜的跨膜转运,药物在体内通过各种生物膜的转运而产生的吸收、分布和排泄过程参见图 4-1。

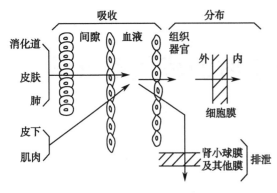

图 4-1　药物通过各种生物膜的转运而产生的吸收、分布和排泄过程

生物膜是细胞外质膜（plasma membrane）和细胞内各种细胞器膜如核膜、线粒体膜、内质网膜和溶酶体膜等的总称。生物膜结构是以流动的脂质双分子层为骨架，其中镶嵌有表在蛋白（extrinsic protein）和内在蛋白（intrinsic protein），前者可伸缩活动，具有胞吐、胞饮作用；后者组成生物膜的受体、酶、载体和离子通道等。膜的随机运动使膜的疏水区出现暂时性间隙，形成散在微孔。人体组织膜如毛细血管壁、胃肠道黏膜、肾小球和肾小管壁、血脑屏障及胎盘屏障等均由单层或多层细胞组成，其转运物质的特性与细胞生物膜相似，是药物转运的物质形态基础。

药物的吸收、分布和排泄过程均存在药物分子的跨生物膜转运。跨膜转运的方式主要有被动转运、主动转运和膜动转运。它们各具特点，且与药代动力学的特点有密切关系。在药物转运方面，被动转运显得更为重要。

（一）被动转运

被动转运（passive transport）是指药物依赖于膜两侧的浓度差，从浓度高的一侧向浓度低的一侧进行的扩散性转运，又称下山转运或顺浓度梯度转运（图 4-2），这类转运一般不消耗能量，也无饱和性。以被动转运方式转运的各药物之间一般无竞争性抑制现象。当膜的两侧药物浓度达到平衡状态时，则净转运基本为零。大多数药物的转运方式属于被动转运。被动转运包括简单扩散、滤过和易化扩散。

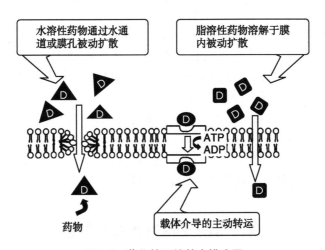

图 4-2　药物转运的基本模式图

1. 简单扩散（simple diffusion） 又称脂溶性扩散（lipid diffusion），指脂溶性药物可溶于细胞膜上的脂质而容易通过细胞膜进行跨膜转运。药物的脂/水分配系数（lipid/aqueous partition coefficient）愈大，在脂质层的浓度越高，跨膜转运速度越快。大多数药物的转运方式属于简单扩散。

2. 滤过（filtration） 又称水溶性扩散（aqueous diffusion），是指直径小于膜孔的水溶性药物,借助膜两侧的流体静压和渗透压差被水携带到低压一侧的过程。滤过是有外力促进的扩散,如肾小球滤过等。其相对扩散率与该物质在膜两侧的浓度差成正比。一般极性大或水溶性药物分子可通过水溶扩散进行跨膜转运。

3. 易化扩散(facilitated diffusion)　又称载体转运(carrier transport),是通过细胞膜上的某些特异性蛋白通透酶(permease)帮助药物跨膜扩散,此过程不需 ATP 提供能量。如葡萄糖进入红细胞需要葡萄糖通透酶;铁剂转运需要转铁球蛋白等。易化扩散的速率比简单扩散快得多。每一种通透酶只能转运一种分子或离子,或转运与这种分子或离子结构非常相似的物质。当药物浓度过高时,载体可被饱和,转运率达到最大值。载体可被类似物竞争占领,表现出药物转运的竞争性抑制作用。

此外,膜上还存在多种离子通道蛋白(ionophorous protein),可分别选择性地与阳离子如 Na^+、K^+、Ca^{2+},或阴离子如 Cl^- 结合,开启通道,使相应的离子迅速地顺着浓度差移动,产生相应的生理学效应。各种离子通道可以被特异性阻滞剂抑制阻断,如利多卡因(lidocaine)可阻断 Na^+ 通道,产生局麻作用,硝苯地平(nifedipine)可阻断 Ca^{2+} 通道,产生降压和治疗心绞痛的作用。

药物的理化性质,如分子量、脂溶性、极性和解离度等,对被动转运均有一定程度的影响,其中"解离"因素对转运的影响比较大,在用药时值得注意。非解离型、极性小、脂溶性大的药物易于通过生物膜。

常用的药物多属弱酸性或弱碱性化合物,它们在水溶液中不像强酸或强碱那样能百分之百解离成解离型,而仅呈现部分解离,且其解离型的多少取决于药物所在溶液的 pH,其解离特性以 pK_a 表示。如上所述,解离型药物不易通过生物膜,故溶液 pH 的改变就能影响药物的转运。这种特点及其影响可用下列 Handerson-Hasselbalch 公式说明。

弱酸性药物:

$$HA \xrightleftharpoons{K_a} H^+ + A^-$$

$$K_a(解离常数) = \frac{[H^+][A^-]}{[HA]}$$

$$\log K_a = \log[H^+] + \log \frac{[A^-]}{[HA]}$$

$$-\log K_a = -\log[H^+] - \log \frac{[A^-]}{[HA]}$$

因为 $-\log K_a = pK_a$;$-\log[H^+] = pH$

所以 $pK_a = pH - \log \dfrac{[A^-]}{[HA]}$

$$pH - pK_a = \log \frac{[A^-]}{[HA]}$$

$$10^{pH-pK_a} = \frac{[A^-]}{[HA]} 即 \frac{[解离型]}{[非解离型]}$$

当 pH = pK_a 时,[HA] = [A$^-$]

弱碱性药物:

$$BH^+ \xrightleftharpoons{K_a} H^+ + B (如 NH_4^+ \rightleftharpoons H^+ + NH_3)$$

$$K_a = \frac{[H^+][B]}{[BH^+]}$$

$$\log K_a = \log[H^+] + \log \frac{[B]}{[BH^+]}$$

$$-\log K_a = -\log[H^+] - \log \frac{[B]}{[BH^+]}$$

因为 $-\log K_a = pK_a$;$-\log[H^+] = pH$

所以 $pK_a = pH - \log \dfrac{[B]}{[BH^+]} = pH + \log \dfrac{[BH^+]}{[B]}$

$$pK_a - pH = \log \frac{[BH^+]}{[B]}$$

$$10^{pK_a-pH} = \frac{[BH^+]}{[B]} 即 \frac{[解离型]}{[非解离型]}$$

当 pH = pK_a 时,[B] = [BH$^+$]

由此可见,pK_a 是指弱酸性或弱碱性药物在 50% 解离时溶液的 pH。各药均有其特有的、固定的 pK_a。药物的 pK_a 与药物是属于弱酸性药物还是弱碱性药物无关,即弱酸性药物的 pK_a 可以大于 7,而弱碱性药物的 pK_a 可以小于 7。当 pH 与 pK_a 的差异以数学值增减时,解离型药物与非解离型药物的浓度差异比值却相应地以指数值变化。所以,药物所处体液的 pH 的微小差异就可显著地改变药物的解离度,从而影响药物在体内的转运。

一般地,弱酸性药物在酸性(pH 低)环境中解离度小,容易跨膜转运,即此类药物在胃液中容易被吸收;在酸化的尿液中也易被肾小管再吸收。而弱碱性药物则相反,在碱性肠液中易被吸收;在碱化的尿液中也易被再吸收(图 4-3)。

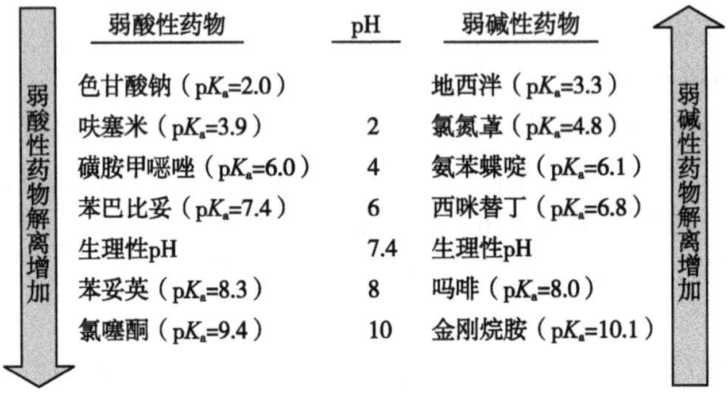

弱酸性药物	pH	弱碱性药物
色甘酸钠（pK_a=2.0）		地西泮（pK_a=3.3）
呋塞米（pK_a=3.9）	2	氯氮䓬（pK_a=4.8）
磺胺甲噁唑（pK_a=6.0）	4	氨苯蝶啶（pK_a=6.1）
苯巴比妥（pK_a=7.4）	6	西咪替丁（pK_a=6.8）
生理性pH	7.4	生理性pH
苯妥英（pK_a=8.3）	8	吗啡（pK_a=8.0）
氯噻酮（pK_a=9.4）	10	金刚烷胺（pK_a=10.1）

弱酸性药物的解离可随 pH 的升高而增加,弱碱性药物的解离可随 pH 的降低而增加。

图 4-3　常用的弱酸性药物和弱碱性药物及其 pK_a

例如,一个 pK_a=3.4 的弱酸性药物丙磺舒(probenecid),在 pH 为 1.4 的胃液中解离比例为 $1:10^{-2}$(1%),而在 pH 为 7.4 的血浆中的解离比例为 $1:10^4$(99.99%)。非解离型药物可以通过被动转运方式经胃向血液转运。当理论上达到平衡时,则血浆内的总药量(解离型与非解离型药物的总和)应为胃内浓度的 10 000 倍,即几乎全部药物被吸收。如服用抗酸药后,胃内的 pH 由 1.4 升高至 3.4 时,则该药的解离度增高,即解离型药物增多,因而在胃中的吸收量减少。在肾小管内重吸收的药物,同样也可受尿液 pH 的影响。

弱碱性药物则与上述情况相反,在胃中解离多,吸收少;而在碱性肠液中不易解离,则吸收较多。

(二) 主动转运

主动转运(active transport)是指药物以需要转运体(载体)和能量的方式进行的跨膜转运的过程(图 4-2),主动转运可以不依赖膜两侧的药物浓度差,药物可以从浓度低的一侧向浓度高的一侧转运(又称上山转运或逆流转运),因此可使药物在体内富集于某一器官或组织中(如碘在甲状腺中的浓度高于血浆数倍)。属于主动转运方式的药物并不多,主动转运多表现为药物自肾小管的分泌性排泄过程(如青霉素的排泄)。

转运体(transporter)是存在于所有生物体中的膜蛋白,又称转运蛋白。这些蛋白控制着必需营养物质和离子的流入以及细胞废物、环境毒素、药物和其他外源性物质的流出。人类基因组中约有 2 000 个基因,约占基因总数的 7% 编码转运体,这与其在细胞稳态中发挥的关键作用相一致。膜转运体的功能可分为易化转运(顺浓度梯度保持平衡,不需要能量)或主动转运(需要能量)。药物的转运主要集中于两个主要超家族的转运体:ATP 结合盒(ATP binding-cassette,ABC)和可溶性载体(solute carrier,SLC)转运体。

转运体对药物有特异的选择性,且转运能力有饱和性。因此,如果两个均由相同的转运体转运的药物,则它们之间存在着竞争性抑制作用。如丙磺舒与青霉素(penicilin)或头孢菌素在排泄上的竞争性抑制具有应用上的意义(可以延长青霉素或头孢菌素的作用时间),而利尿药与尿酸在排泄上的竞争性抑制则成为利尿药产生不良反应(使尿酸在体内积聚,可诱发痛风)的原因之一。主动转运可分为原发性主动转运和继发性主动转运。

原发性主动转运(primary active transport):是指直接与 ATP 水解偶联的膜转运。ABC 转运体是典型的原发性主动转运体。它们包括一个或两个在胞内环局部域具有高度保守的 ATP 结合盒,并显示 ATP 酶的活性。在哺乳类动物细胞中,ABC 转运体介导溶质跨细胞膜的单向外排。由 ABC 转运体介导并与 ATP 水解偶联的底物主动转运的分子机制是当前的主要研究课题。

继发性主动转运(secondary active transport):在继发性主动转运中,一种溶质 S_1 逆浓度梯度跨越生物膜的转运能量是由另一种溶质 S_2 顺浓度梯度转运提供的。因此,这种类型转运的能量是储存于 S_2 跨胞质膜的浓度差所产生的电化学梯度中的。例如,向内的跨胞质膜的 Na^+ 浓度梯度是由 Na^+-K^+-ATP 酶提供的。在这些条件下,正如在 Na^+-Ca^{2+} 交换体中,Na^+ 的向内运动产生能量,促使底物 S_1 逆自身的浓度梯度进行继发性主动转运。

转运体表达的调控:转运体的表达可在转录水平上受药物治疗和病理生理状况调控,导致转运体 mRNA 的诱导或下调。近来的研究描述了 Ⅱ 型核受体的重要作用,其能与 9-顺式-维 A 酸受体(9-cis-retinoic acid receptor,RXR)形成异二聚体,调控药物代谢酶和转运体。这些受体包括孕烷 X 受体(pregnane X receptor,PXR/NR1I2)、结构型雄甾烷受体(constitutive androstane receptor,CAR/NR1I3)、法尼酯衍生物 X 受体(farnesoid X receptor,FXR/NR1H4)、过氧化物酶体增殖物激活受体 α(peroxisome proliferator-activated receptor α,PPARα)和维 A 酸受体(retinoic acid receptor,RAR)。除 CAR 外,这些受体都是配体激活的核受体,并作为 RXR 的异二聚体结合靶基因增强子区域的特定元件。CAR 具有结构转录活性,其可被诸如雄甾烯二酮和雄烷醇等反向激动药所拮抗,并可被巴比妥诱导。PXR(在人也称为类固醇 X 受体,steroid X receptor,SXR)可被合成的和内源性类固醇、胆酸以及克霉唑(clotrimazole)、苯巴比妥(phenobarbital)、利福平、苯磺唑酮(sulfinpyrazone)、利托那韦(ritonavir)、卡马西平(carbamazepine)、苯妥英(phenytoin)、磺胺二甲嘧啶(sulfadimidine)、紫杉醇(paclitaxel)和贯叶金丝桃素(hyperforin)等药物激活。在不同种属中 PXR 激活剂的效能存在差异,以至于啮齿类动物的模型对人类并不一定产生必然结果。CYP3A4 和 P-糖蛋白的底物有部分重叠,因而 PXR 介导的 CYP3A4 和 P-糖蛋白的共诱导支持其在有效解毒中的协同作用。

DNA 甲基化或乙酰化是基因表达外遗传控制的机制之一。转运体的组织选择性表达可通过 DNA 甲基化或乙酰化实现(在转运体阴性组织中沉默不表达),其也可通过转运体阳性组织中的转活实现。经过外遗传控制的转运体包括 SLC 家族中的 OAT1-3、URAT-1、OCT2、Oatp1b2、Ntcp 和 PEPT2;以及 MDR1、BCRP、BSEP 和 ABCG5/ABCG8。

药物相关 ABC 转运体的组织分布 MDR1(ABCB1)、MRP2(ABCC2)和 BCRP(ABCG2)都可表达在肠上皮细胞的顶面,在那其泵出外源性物质,包括许多口服药物。MRP3(ABCC3)表达在上皮细胞的基底侧。

肾脏和肝脏是所有系统药物由机体消除的主要器官。ABC 转运体在肾脏和肝脏等极化组织中表达,这对药物向量排泄到尿液或胆汁中非常关键:MDR1、MRP2 和 MRP4(ABCC4)表达在肾上皮细胞的刷状缘;MDR1、MRP2 和 BCRP 表达在肝脏细胞的胆小管膜;MRP3 和 MRP4 表达在肝脏细胞的窦状面。一些 ABC 转运体特异性地表达在内皮或上皮细胞的血液面,其形成屏障使有毒化合物不能进入组织:血脑屏障(MDR1 和 MRP4 表达在脑毛细管内皮细胞的细胞腔侧),血液-脑脊液屏障(MRP1 和 MRP4 表达在脉络膜上皮细胞基底血液侧),血液-睾丸屏障(MRP1 表达在小鼠睾丸支持细胞的基底侧,而 MDR1 表达在一些类型的人睾丸细胞上)以及血液-胎盘屏障(MDR1、MRP2 和 BCRP 表达在母体腔面,而 MRP1 表达在胎盘滋养细胞的反腔胎儿面)。OAT1 主要在肾脏表达,其负责肾小管排泌阴离子化合物,OAT1 的底物如头孢菌素(cephaloridine)、阿德福韦(adefovir)和西多福韦(cidofovir)可引起肾毒性。

(三) 膜动转运

膜动转运(cytosis)是指大分子物质的转运并伴有生物膜运动的过程。包括胞饮和胞吐。

1. 胞饮(pinocytosis)　又称吞饮或入胞。某些液态蛋白质或大分子物质可通过生物膜的内陷形成小胞,使之被吞噬而进入细胞内。如脑垂体后叶粉剂,可从鼻黏膜给药经胞饮吸收。

2. 胞吐(exocytosis)　又称胞裂外排或出胞。某些液态大分子物质可从细胞内经胞裂外排方式释放到细胞外,如腺体的分泌或递质的释放等。

二、药物的吸收

药物的吸收(absorption)是指药物从用药部位向血液循环中转运的过程。多数药物的吸收过程属被动转运,极少数药物的吸收为主动转运过程。应该注意药物吸收的速度和程度,吸收速度主要影响药物产生作用的快慢;吸收量的多少可影响药物的作用强弱。

总的说来,药物分子的化学结构及其理化性质决定着药物的吸收速度和吸收量,但还有一些其他因素也可以影响药物的吸收速度和吸收量,其中较为重要的影响因素是给药途径。

给药途径与药物吸收的关系:常用的给药途径有静脉注射(intravenously, i.v.)、口服(oral administration, p.o.)、舌下给药(sublingual administration)、直肠给药(rectal administration)、吸入(inhalation)、经皮给药(transdermal)、肌内注射(intramuscularly, i.m.)和皮下注射(subcutaneously, s.c.)等。除静脉注射外,其他给药途径均需通过吸收过程才能进入血液循环。一般说来,药物的吸收速度快慢的顺序依次为:吸入、舌下、直肠、肌内注射、皮下注射、口服、经皮给药。药物的吸收程度以吸入、舌下、直肠、肌内注射和皮下注射较为完全,口服次之。完整的皮肤除对少数脂溶性大的药物或新型的药膜剂型能吸收外,多数药物均不易直接透过完整的皮肤而进入体内。

各种给药途径在药物的吸收方面均具有不同的特点:皮下或肌内注射给药主要是通过毛细血管壁吸收,毛细血管壁的细胞间隙较宽大,一般药物都可顺利通过,吸收快速而完全。口服则先要通过胃肠黏膜,虽然弱酸性药物可在胃中吸收,但大部分仍在肠中吸收,这是由于肠道吸收面积大、血流量大、肠蠕动比胃快,且药物在肠中的溶解较好等原因所致。肺泡上皮表面积很大,挥发性药物或气体可非常迅速地被吸收,如乙醚可被肺泡上皮迅速吸收,分别产生麻醉和扩血管作用。

此外,药物的剂型、用药部位的血流情况等也可影响药物的吸收。如片剂崩解、胶囊剂溶解也是影响药物吸收的限速步骤。油注射液或混悬液可以在注射部位形成小型贮库,使药物吸收比较缓慢。如果注射部位的血液循环不佳,则吸收缓慢且量也较少;改善血液循环后,则可迅速大量地吸收药物。

（一）药物的首过效应

药物在胃肠道吸收的途径主要是通过黏膜毛细血管,然后首先进入肝门静脉。多数药物在通过肠黏膜及肝脏时,因经过肝脏的药物代谢酶系统的灭活代谢,进入体循环的药量减少,这个过程称为首过效应(first pass effect)或首过消除(first pass elimination)。舌下含服(如硝酸甘油不易被破坏而快速吸收)、经肛门灌肠(如水合氯醛经直肠吸收)或给予栓剂,其吸收药物大部分可避过肝门静脉,使肝肠代谢药物减少,可避免或部分避免首过消除。

（二）药物与血浆蛋白的结合

药物在血浆中或组织中可与蛋白质结合而形成结合型药物(bound drug),未被结合的药物称为游离型药物(free drug),一般只有游离型药物才可跨膜转运并发挥药理作用。药物在血浆中主要与血浆白蛋白结合,酸性药物与碱性药物均可与之相结合。在血浆中还含有少量 β-球蛋白和酸性糖蛋白,也可与某些碱性药物,如筒箭毒碱(tubocurarine)和奎尼丁(quinidine)结合。与蛋白质的结合对药物的转运和药理活性的影响很大,与蛋白结合量的多少将影响药物的组织分布,从而影响药物作用,也可能通过影响药物消除的量和速度及改变血浆或组织中游离型药物的浓度影响药效,尤其是在正常治疗浓度时,药物在血浆中与蛋白质的结合显得更为重要。

药物在血浆中与蛋白质的结合程度不一,结合程度常以结合率表示,有的药物在常用量时与蛋白质的结合率可高达95%以上,如双香豆素(dicoumarol)的结合率为99%。

结合型药物不能进行被动转运,暂时失去药理活性,但由于药物结合是疏松、可逆的,且血浆中的结合型药物与游离型药物之间常处于动态平衡,故对药物的转运和活性的影响是暂时的。因而药物与蛋白质的结合就成为药物的一种暂贮形式,使药物不易穿透毛细血管壁、血脑屏障及肾小球膜而致分布或排泄缓慢,因而使药物作用的持续时间延长。

血浆中的白蛋白有一定的含量,且与药物结合的部位也有限,因而被结合的药物就有一限量。因此,结合率高的药物在结合部位达到饱和后,如继续稍增药量,将导致血浆中的游离型药物浓度大增,进入效应组织和细胞的速度和药量增加,进而可引起毒性反应。另外,与同一类蛋白结合且结合率高的不同药物,先后服用或同时服用,它们之间可发生竞争性排挤现象,导致血浆中游离型药物的浓度剧增,而使作用增强或产生毒性反应。如口服结合率高达99%的抗凝血药双香豆素以后,再口服结合率为98%的保泰松(phenylbutazone),保泰松可排挤已与血浆蛋白结合的双香豆素,而使血浆中游离型的双香豆素浓度成倍增高,因而抗凝作用加强,可能引起出血时不易止血。

此外,血浆白蛋白含量过低(如慢性肾炎、肝硬化患者)或变质(如尿毒症时),都会影响药物的结合率而改变血浆中游离型药物的浓度。某些药物如华法林(warfarin)在老年人中呈现较强的作用,部分原因与老年人血浆白蛋白含量减少有关。

三、药物的分布与机体屏障系统

药物的分布(distribution)是指药物从血液向组织、细胞间液和细胞内液转运的过程。大部分药物的分布过程属于被动转运,少数为主动转运。

分布过程决定药物吸收后在血浆或靶组织中的浓度,因此也与药物作用有密切关系。分布过程使血浆药物浓度降低,因此分布也是药物吸收后,药物自血浆消除的主要方式之一(另外两种消除方式是代谢和排泄)。药物的作用取决于其在靶器官的浓度,则药物能否分布到靶组织中就成为药物能否产生作用的关键。

由于各种体液的 pH 不同(血浆为 7.4,细胞外液为 7.4,细胞内液为 7),以致被动转运的药物在体内的分布是不均匀的,且处于动态平衡。如弱酸性药物在细胞外液解离型多,不易进入细胞内;弱碱性药物则相反,易进入细胞,且在细胞内解离型多,不易透出,故细胞内浓度略高。如改变血液的 pH,也可相应地改变其原有的分布特点。

符合主动转运的药物,其分布可较集中存在于某特定器官,且在其中形成较高的药物浓度,如碘主要分布在甲状腺组织中。

机体存在着一些生物防御屏障系统,如血脑屏障(blood brain barrier)、胎盘屏障(placental barrier)与血眼屏障(blood eye barrier)等,它们可影响药物的分布,进而影响药物的作用和毒性。其中,血脑屏障较为重要。

血脑屏障是血液与脑细胞、血液与脑脊液、脑脊液与脑细胞之间的三种隔膜的总称。这些膜的细胞间联结比较紧密,且比一般的毛细血管壁多一层胶质细胞,因此使药物不易穿透而形成保护大脑的生理屏障。许多分子量较大、极性较高的药物,不能穿透血脑屏障而不易进入脑内组织。但药物自脑脊液或脑组织向静脉血扩散并无特殊阻力。当药物与血浆蛋白结合后,分子变大,就不能穿透血脑屏障进入脑脊液,例如磺胺类药物中,磺胺噻唑(sulfathiodiazole)比磺胺嘧啶(sulfadiazine)与蛋白质结合得多,故治疗流行性脑脊髓膜炎时宜选用后者。新生儿的血脑屏障发育不全,中枢神经易受到某些药物的影响。脑膜炎症可以增加血脑屏障的通透性。

胎盘屏障是由胎盘将母体血液与胎儿血液隔开的一种屏障。实际上,它的结构和穿透性和一般生物膜并无明显区别。应注意某些药物进入胎儿循环可能引起胎儿中毒或致畸的危险。

血眼屏障是血液与视网膜、血液与房水、血液与玻璃体屏障的总称。此屏障可影响药物在眼组织中的浓度。全身给药时有些药物在眼内很难达到有效浓度,因此在治疗眼部感染或其他疾病时,可采用局部滴眼或眼周边给药,包括结膜下注射、球后注射或结膜囊给药等方法,保证药物在作用部位要有足够的浓度,从而发挥药理效应。

四、药物的代谢

人类会通过各种方式接触和代谢外源性物质(xenobiotics)。人的这种代谢和清除外源性物质的能力是一个自然过程,与我们正常消化食物成分使用的是同一酶的代谢途径和转运系统。药物也是外源性化学物质,在人体中能够被广泛地代谢。虽然,在大多数情况下,这种代谢外源性物质的能力是有益的,但却使药物的研发过程非常耗时,并且花费昂贵,在很大程度上主要是由于以下原因:人类代谢药物的能力存在着个体差异;药物-药物间的相互作用;化学物质转化为有毒和致癌衍生物的代谢活化;药物代谢酶存在着种属差异,因此限制了在药物试验中,采用动物模型来预测其对人的效果。

药物代谢(drug metabolism)是指药物在机体内经过各种特异性和非特异性酶的作用,产生的原型化学结构变化的过程,此过程又称为药物的生物转化(biotransformation)。肝脏是药物代谢的主要场所,肾脏、肠、肺以及其他组织器官也可以代谢药物。其中,肾脏不仅是排泄水溶性药物及其代谢产物的重要器官,而且也是代谢药物的重要器官。肾脏代谢药物的功能不仅与药物消除速度有关,而且决定药物在肾脏内的浓度。

为了进入细胞到达其作用部位,药物必须具有一定的物理特性,使其能够顺浓度梯度进入细胞。疏水性药物易于通过脂质双层膜进到细胞内,从而使药物与靶受体或蛋白质产生相互作用。有些药物是通过胞膜上大量的转运体进行转运进入细胞内。这种疏水性使药物难以被清除,药物便会蓄积在脂肪和细胞的磷质双分子层中。而外源性物质代谢酶可将这些药物或其他一些外源性物质转化成产物,使其亲水性更强,而容易排入组织的水相室腔中被消除。

(一)　药物的代谢反应

药物在体内的代谢反应步骤主要分为两相:Ⅰ相反应与Ⅱ相反应。Ⅰ相反应(phase Ⅰ reaction)为引入或脱去功能基团(—OH、—NH$_2$、—SH)的过程,该过程主要使原型药物变成极性增大的代谢产物,这些代谢产物多数失去药理活性,这种引起功能基团化的反应主要有氧化(oxidations)、还原(reductions)及水解(hydrolyses)反应。

但应注意药物代谢途径的多样性,多数药物(如醋氨苯酚、氯丙嗪等)常常可以经数种途径进行代谢。不同种属、种族与个体之间可有不同途径与程度的代谢反应。许多药物的代谢结果取决于给药剂量、药物相互作用以及机体的肝和肾的功能状态等。

药物经转化后,其药理活性可发生失活(inactivation),作用减弱或消失(如去甲肾上腺素的代谢失活变化);也可能产生活化作用(activation),即无活性(前药,prodrug,如依那普利)或活性较低的药物变为有活性或活性强的药物,如非那西丁(phenacetin)的代谢产物对乙酰氨基酚(paracetamol)的解热镇痛作用增强。肾脏在药物的代谢活化上也具有重要意义。由于发生失活的药物较多,故过去曾片面地称药物的转化作用为"解毒作用"或"灭活作用"。药物的生物转化是药物自机体消除的主要方式之一。

在肾脏中,除了可发生氧化反应或还原反应外,其也可发生一些药物的酯解反应。如肾脏组织含有环氧化物水解酶(epoixde hydrase),其活性约为肝脏的25%(兔)、11%(大鼠)和8%(豚鼠)。不稳定的环氧化物是反应性亲电性中间体,它可与体内生物大分子结合,造成肾细胞损害。在多数情况下,这类环氧化物经微粒体环氧水化酶催化,使其迅速变成无毒的二醇类化合物后易于排出体外。

Ⅱ相反应(phase Ⅱ reaction):主要为结合(conjugations)反应或合成(synthesis)反应。如果药物的Ⅰ相代谢产物的极性足够强,则可直接通过肾脏排泄。而许多药物(如普萘洛尔)经Ⅰ相代谢反应后,在其原型药的结构上增加或暴露了羟基(醇或酚)、疏基、羧基或氨基等极性基团,另有些药物(如吗啡分子中的酚羟基与葡糖醛酸结合)原来就具有这些极性基团,然后与体内的内源性物质如葡糖醛酸、硫酸、甘氨酸和谷胱甘肽等在相应基团转移酶催化下进行结合反应。新生儿缺乏这种结合系统,因而对某些药物特别敏感(如氯霉素在新生儿中易导致灰婴综合征等毒性反应)。

有些药物如异烟肼(isoniazid)、多巴胺等,可直接产生乙酰化或甲基化等合成反应。异烟肼在体内可先进行乙酰化反应(Ⅱ相反应),然后水解成异烟肼酸(Ⅰ相反应),此过程称为相反应的颠倒(reversal of order of the phase)。多数结合物一般先生成活泼体再结合内源性物质,也可能被代谢的外源性化合物先代谢活化。活泼体的形成过程是吸能反应,故需与放能反应相偶联,结果常常消耗能量(ATP)。药物经过结合后一般极性增高,水溶性增加,有利于排出体外。表4-1是部分药物的Ⅰ相反应情况。

(二)　机体药物代谢酶系

在哺乳动物的基因组中常见有进化相关酶和受体超家族。负责药物代谢的酶系就是很好的例子。药物代谢转化有赖于机体酶的催化(catalysis)。体内有两类转化药物的催化

表 4-1 药物的 I 相反应

反应类型	结构改变	药物举例
氧化反应		
依赖于 CYP450 的氧化:芳香族羟化		普萘洛尔、苯巴比妥、苯妥英钠、保泰松、华法林
烷基羟化	$RCH_2CH_3 \longrightarrow RCH_2CH_2OH \longrightarrow R\underset{OH}{CH}CH_3$	异戊巴比妥、保泰松、氯磺丙脲、格鲁米特、甲丙胺酯
S-氧化		西咪替丁、硫利哒嗪、氯丙嗪
N-氧化	$RNH_2 \longrightarrow RNHOH$	双氯苯丁胺
脱氨氧化	$NCHCH_3 \underset{NH_2}{} \longrightarrow R\underset{NH_2}{\overset{OH}{C}}CH_3 \longrightarrow R\underset{O}{C}OCH_3 + NH_3$	地西泮
非依赖于 CYP450 的氧化:单胺氧化酶	$RCH_2NH_2 \longrightarrow RCOOH + NH_3$	肾上腺素
还原反应		
羟基还原	$RNO_2 \longrightarrow RNO \longrightarrow RNHOH \longrightarrow RNH_2$	氯霉素、硝西泮
羧基还原	$R\underset{O}{C}R' \longrightarrow R\underset{OH}{C}R'$	美替拉酮、美沙酮、纳洛酮
水解反应		
酰键水解	$R_1COOR_2 \longrightarrow R_1COOH + R_2OH$	普鲁卡因、琥珀胆碱、阿司匹林
脂键水解	$RCONHR_1 \longrightarrow RCOOH + R_1NH_2$	普鲁卡因、利多卡因

酶:专一性酶(specific enzyme)和非专一性酶(nonspecific enzyme)。专一性酶有乙酰胆碱酯酶(acetylcholine esterase)、单胺氧化酶(monoaminoxidase)等,它们能分别转化乙酰胆碱和单胺类药物;非专一性酶为肝脏微粒体混合功能氧化酶(mixed function oxidase enzyme)系统,该酶系统可以转化多种药物,该酶系统与药物的作用和应用有密切关系。催化 I 相反应的酶是 CYP 超家族、含黄素的单加氧酶(flavin-containing monooxygenase,FMO)和环氧化物水解酶(epoxide hydrolase,EH)。CYP 和 FMO 由包含多基因的超家族组成。II 相反应酶则包括一些结合酶的超家族,其中,较为重要的是谷胱甘肽-S-转移酶(glutathione-S-transferase,GST)、UDP-葡糖苷酸转移酶(UDP-glucuronosyltransferases,UGT)、硫酸转移酶(sulfotransferase,SULT)、N-乙酰转移酶(*N*-acetyltransferase,NAT)和甲基转移酶(methyltransferase,

MT)。一般这些结合反应需要底物含有氧(羟基或环氧化物基团)、氮或硫原子等作为受体部位与亲水性物质如谷胱甘肽、葡糖醛酸、硫酸或乙酰基结合。经Ⅰ相反应酶催化的氧化反应加入或暴露一个功能基团后,其代谢产物可作为Ⅱ相结合或合成酶的底物。以 UGT 为例,葡糖醛酸被引入到药物分子的功能团上,形成葡糖醛酸苷代谢产物而具有更强的水溶性,使之易通过尿液和胆汁排泄。当底物是一种药物时,这些反应通常将原型药物转化成一种不能与靶受体结合的形式,从而减轻了药物的生物反应。

药物代谢酶在体内大多数组织(如肝、肾、小肠和大肠)都有表达,此类酶在胃肠道的分布水平最高。药物经口服后,由肠道吸收,进入肝脏后可被广泛地代谢。肝脏被认为是内源性化学物质(如胆固醇、类固醇激素、脂肪酸和蛋白质)和外源性物质的主要代谢清除场所。经口服途径的药物主要经胃肠道吸收,再通过门静脉运送到肝脏,所以,小肠在药物代谢过程中起着极其重要的作用。位于胃肠道上皮细胞的代谢酶负责大多数口服药物的起始代谢过程,这被认为是药物代谢的最初部位。已吸收的药物进入门脉循环,通过肝脏进行首过消除,在肝脏中经历了显著的代谢反应。虽然一部分活性药物可避开胃肠道和肝脏的代谢,然而通过肝脏导致更多母体药物被代谢,直到其被清除。因此,代谢较弱的药物在体内存留时间较长,药代动力学参数显示其比代谢快的药物的消除半衰期更长。其他含有重要的代谢酶的器官包括鼻黏膜和肺脏等组织器官,这些组织器官在对经气雾剂给药的药物的首过消除中起重要作用。这些组织也是接触散播在空气中的危险化学品的第一线组织。

肝脏微粒体混合功能氧化酶系统主要存在于肝细胞内质网中,故又简称为肝药酶(liver drug enzyme)。近来发现它并不局限于肝脏,其他组织也有分布。该系统中主要的酶为细胞色素 P450(cytochrome P450),简称 CYP450。

CYP450 酶系是一个超家族,其成员依次分为家族、亚家族和酶个体 3 级,其命名一般以英文字母缩写表示:家族以阿拉伯数字表示,如 CYP2;亚族以大写英文字母表示,如 CYP2C;不同的酶个体用阿拉伯数字编序,如 CYP2C19。在人类肝脏中主要与药物代谢有关的 CYP450 为 CYP3 和 CYP2C;酶活性的差异较大的是 CYP2D6,约有 1/3 的药物由 CYP3A4 代谢。虽然大多数 CYP450 家族参与类固醇激素和胆汁酸的合成以及视黄酸和脂肪酸(包括前列腺素和花生烯酸类物质)的代谢,但仅有限数量的酶组成 CYP1~3 家族而主要参与外源性物质的代谢。由于一种 CYP450 能够代谢无数种不同结构的化合物,所以这些酶能足够集中代谢在饮食和环境中遇到的化学物质。已知人体有 12 种 CYP450 (CYP1A1、CYP1A2、CYP1B1、CYP2A6、CYP2B6、CYP2C8、CYP2C9、CYP2C19、CYP2D6、CYP2E1、CYP3A4 和 CYP3A5)主要负责外源性物质的代谢。肝脏含有绝大多数的外源性物质代谢酶 CYP450,从而保证了对药物有效的首过消除。CYP450 在整个胃肠道组织中也有表达,同时在肺、肾脏,甚至在中枢神经系统中也有少量表达。食物和暴露在环境中的诱导物,或者由于遗传多态性的差异导致个体间的变化,使 CYP450 表达显示出明显的差异;组织特异性表达模式可以影响整个药物代谢和清除。药物代谢中最重要的 CYP450 有 CYP2C、CYP2D 以及 CYP3A 亚家族。CYP3A4 在肝中表达最丰富,其参与超过 50% 临床用药的代谢过程。CYP1A、CYP1B、CYP2A、CYP2B 和 CYP2E 亚家族并不明显地参与治疗药物的代谢,但是它们的确催化许多毒素原和前致癌物的代谢活化而最终产生反应性代谢产物。

CYP450 结构与血红蛋白相似,有以 Fe^{2+} 为中心的血红素。该酶系统中尚有辅酶Ⅱ (NADPH)及黄蛋白(xanthoprotein)等,它们分别为 CYP450 恢复活性(再生)提供所需的电子。CYP450 酶系氧化药物的过程包括复合、还原、接受一分子氧、再接受电子还原和氧化，参见图 4-4。

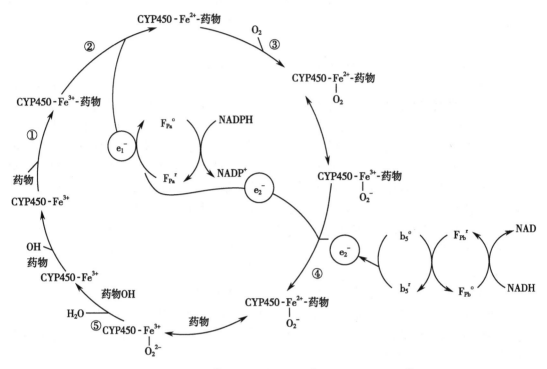

①复合：药物首先与氧化型 CYP450-Fe^{3+} 结合成复合物；②还原：CYP450-Fe^{3+}-药物接受还原辅酶Ⅱ（NADPH）提供的电子，由辅酶Ⅱ细胞色素 C 还原酶（F_{Pa}^r）传递，还原成 CYP450-Fe^{2+}-药物；③接受一分子氧：CYP450-Fe^{2+}-药物中的低铁血红素能与分子氧结合；④再接受电子还原：O_2-CYP450-Fe^{2+}-药物再接受两个电子，由 NADPH 提供或由还原辅酶Ⅰ（NADH）供给，NADH 细胞色素 b_5 还原酶（b_5^r）传递，激活分子氧生成二价离子氧（O_2^{2-}）；⑤氧化：一离子氧使药物氧化，另一离子氧与氢结合成水。同时，CYP450-Fe^{2+} 失去一个电子氧化再生成 CYP450-Fe^{3+}。因此可被反复利用而起催化作用。

图 4-4　CYP450 酶系氧化药物的过程

CYP450 存在于肝细胞内质网的脂质中，一般催化脂溶性高的药物（表 4-2）。CYP450酶系是一组酶，包含多种异构酶，其特异性不高，能催化许多结构不同的药物，是药物代谢的主要酶系。催化作用需要分子氧、辅酶Ⅰ及辅酶Ⅱ。由于肝 CYP450 除作用于外源性化合物外，还涉及内源性物质的代谢，如甾体的羟化或芳香化、胆固醇与维生素 D$_3$ 的羟化等。

此酶系统的活性有限，其个体差异很大，除先天性的差异外，年龄、营养状态、机体状态、疾病等均为产生个体差异的因素。此外，某些药物可使酶的活性增强或减弱，能使酶活性增强的称为酶诱导剂（enzyme inducer）或酶促剂；能使酶活性减弱的称为酶抑制剂（enzyme inhibitor）或酶抑剂。如将酶诱导剂或酶抑制剂与可被酶转化的药物合用时，则通过对药物的转化而影响该药物的效应，酶诱导剂增加转化而使该药物的药理效应比单用时弱；而酶抑制剂则相反，使药理效应增强。一般酶诱导剂如巴比妥类、苯巴比妥、双香豆素类抗凝药、苯妥英钠、氯丙嗪、多西环素、格鲁米特、苯妥英钠、格鲁米特、洋地黄毒苷和可的松等可使一些药物如灰黄霉素、华法林、利福平和口服避孕药的效应减弱或失效；而酶抑制剂如氯霉素、异烟肼、口服降糖药、丙磺舒和双香豆素等则使一些药物如西咪替丁、华法林、氯氮䓬和地西泮的效应增强或中毒,联合用药时需注意。更有趣的是,有一些能被肝药酶转化的药物本身又是一种酶促剂,如长期使用苯巴比妥后出现的耐药性可能与此有关。

表 4-2　由 CYP450 代谢的常用药物

CYP450	药物
CYP1A1	茶碱
CYP1A2	咖啡因、昂丹司琼、对乙酰氨基酚、茶碱
CYP2A6	甲氧氟烷
CYP2C8	紫杉醇
CYP2C9	布洛芬、甲芬那酸、苯妥英钠、甲苯磺丁脲、华法林
CYP2C19	奥美拉唑
CYP2D6	可待因、三环类抗抑郁药
CYP2E1	乙醇、恩氟烷、氟烷
CYP3A4/5	环孢素、红霉素、炔雌醇、氯沙坦、咪达唑仑、硝苯地平、特非那定

肾脏含有尿苷-5'-二磷酸-葡糖醛酸转移酶(uridine diphosphate glucuronyl transferase,UGT),其活性可因动物种属和底物而异(表 4-3)。一般来说,葡糖醛酸结合物的极性增大,易从尿中排出。研究表明,苯巴比妥不能提高肾脏葡糖醛酸转移酶的活性,而水杨酸类药物能提高肾脏葡糖醛酸转移酶的活性。实验表明,肾脏也能形成一些药物和外源物如苯酚及对位硝基苯酚的硫酸结合物。

表 4-3　外源性物质代谢酶

酶类	反应
Ⅰ 相"加氧酶"	
CYP450	C 和 O 氧化,脱烃反应,其他反应
含黄素的单加氧酶(FMO)	N,S 和 P 氧化
环氧化物水解酶(mEH,sEH)	环氧化物水解
Ⅱ 相"转移酶"	
硫酸转移酶(SULT)	加硫酸
尿苷-5'-二磷酸-葡糖醛酸转移酶(UGT)	加葡糖醛酸
谷胱甘肽-*S*-转移酶(GST)	加谷胱甘肽
N-乙酰转移酶(NAT)	加乙酰基
甲基转移酶(MT)	加甲基
其他酶	
乙醇脱氢酶	还原乙醇
乙醛脱氢酶	还原乙醛
还原型辅酶Ⅱ-苯醌氧化还原酶(NQO)	还原苯醌

注:mEH 和 sEH 是微粒体和可溶性环氧化物水解酶。

肾脏细胞的胞质中也含有谷胱甘肽转移酶（glutathione transferase），其活性按胞质蛋白重量计算约为肝脏的58%（大鼠）和26%（兔）。该酶能催化谷胱甘肽与一些药物或外源物如卤化物或环氧化物等结合，进而对机体起保护作用。虽然肾脏中的谷胱甘肽转移酶活性比肝脏低，但在谷胱甘肽结合物转变为硫醚氨酸（mercapturic acid）这一过程中，肾脏占有重要地位。这是因为参与催化该反应的γ-谷氨酰转肽酶（γ-glutamyl transpeptidase）、半胱氨酰甘氨酸二肽酶（cysteinyl glycine dipeptidase）以及N-乙酰转移酶（NAT）在肾脏中的活性较高，它们主要分布在肾脏髓质外侧。这说明近端肾小管是代谢转化药物的重要部位。多数情况下，谷胱甘肽的结合反应是一解毒过程，其药物结合物易从尿液中排出。但有时，谷胱甘肽结合物也可能是致毒物质，如六氯-1,3-丁二烯（hexachloro-1,3-butadiene）的谷胱甘肽结合物可造成肾脏毒性。

研究肾脏代谢药物的功能十分重要。一方面，由于肾脏的高灌注率，使血液中的药物容易转运至肾脏，因此，肾脏代谢药物的能力将对药物的代谢转化产生重要影响；另一方面，某些药物或外源物在肾内可形成反应性亲电中间体，其能与肾细胞的亲核大分子结合，导致肾细胞的多种毒害，如细胞凋亡、坏死、突变或癌变。加之肾脏的浓缩与转运药物的功能，使这种毒性作用更加明显。

五、药物的排泄

药物的排泄（excretion）是指药物原型或其代谢产物通过排泄器官或分泌器官排出体外的转运过程。大多数药物的排泄属于被动转运，少数药物的排泄属于主动转运。排泄或分泌器官有肾、肺、胆、肠道及腺体（如乳腺、唾液腺等），其中以肾脏最为重要。

排泄是大多数药物自机体消除的重要方式。各药的排泄程度及速度不尽相同，因此，为了维持药物的有效浓度，需根据其排泄程度和速度，按一定的间隔时间应用一定剂量的药物。也可利用转运的特点（被动或主动转运）加速或延缓其排泄速度。药物在排泄器官的浓度较高，这也可被用于治疗排泄器官的疾病，如注射链霉素后，其尿液浓度为血浆浓度的100倍，可用于治疗泌尿系感染；又如红霉素等在胆道内的浓度较高，可用于治疗肝胆系统感染。当然，如果药物对排泄器官有损害时，则这种高浓度对该器官的影响也更大（如磺胺嘧啶在尿中可形成结晶物，损伤肾脏），尤其在该器官功能不全时，更应避免或减量应用。

肾脏由皮质与髓质构成。肾脏皮质血管丰富，接受占肾血流量90%以上的血液，同时，还具有转运及代谢药物的功能，对药物作用十分敏感。相反，肾脏髓质的血流量较低，仅占肾血流量的10%，因此，通过血流转运至该部位的药量比皮质低，但作为逆流倍增系统的部位，药物进入髓质后可被浓缩，其浓度有时比其他器官高100倍以上。

肾脏对各种物质的清除方式各有不同：有从肾小球滤过的物质，如菊糖；有主要经肾小管分泌的（在一定血浓度范围内）物质，如酚磺肽（PSP）和对氨基马尿酸（p-aminohippuric acid，PAH）；有两者兼有的，如肌酐和尿素。尿素又可经肾集合管重吸收，而肌酐则不能被重吸收。药物经肾脏排泄的速率差异极大，其范围从青霉素（penicillin）经肾脏一次处理过程即可几乎从血中完全清除；到药物清除极其缓慢的地西泮（diazepam）。多数药物介于上述两者之间，而且一般药物代谢产物的清除几乎总是比母体药物更迅速。

（一）药物经肾脏排泄

药物及其代谢产物经肾脏排泄时主要有三种方式：肾小球滤过（glomerular filtration）、肾小管主动分泌（active tubule secretion）和肾小管被动重吸收（passive tubule reabsorption）。药物在肾脏的滤过是指绝大多数游离型药物和代谢产物容易通过肾小球毛细血管的基膜而排入肾小管腔内。而经肾小球滤过的脂溶性大、极性小、非解离型的药物和代谢产物经肾小管重吸收后，将剩下的未重吸收的药物排出，这属于被动转运；药物经近曲小管或远曲小管分泌到肾小管而排出，这属于主动转运，需要转运体和能供(图4-5)。

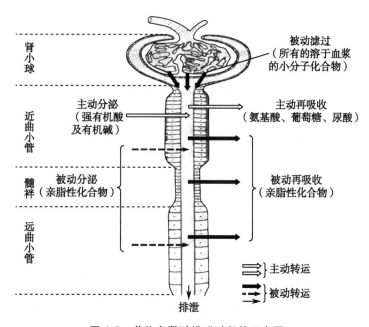

图 4-5 药物自肾脏排泄过程的示意图

1. 肾小球滤过 分子量约低于 20 000 的药物分子可经肾小球毛细血管扩散到肾小球滤过液中。血浆白蛋白(分子量约为 68 000)几乎完全不能透过，但是，除大分子药物如肝素(heparin)外，大多数药物均可自由通过上述屏障。若药物与血浆白蛋白略有结合，则肾小球滤过液中的药物浓度将低于其血浆浓度。若药物约 98% 与白蛋白结合，如华法林，则肾小球滤过液中的浓度仅为其血浆浓度的 2%，故经肾小球滤过的清除率相应减少。

2. 肾小管主动分泌 经肾小球滤过的肾血流量最多占至 20%，剩余至少 80% 的运载药物可继续到达近曲小管的小管周毛细血管。在此处药物分子可通过两个相对独立、非选择性的载体系统转运至肾小管管腔内。一种载体为转运酸性药物(和各种内源性酸类，如尿酸)，而另一种则转运有机碱。一些重要的药物均可由上述两个载体系统转运。载体可以逆电化学梯度转运药物分子，因此，几乎可以将血浆药物浓度降至零。由于至少有 80% 的药物的运送由转运体负责，所以肾小管的分泌作用有可能是最有效的药物经肾消除机制。与肾小球滤过不同，即使大部分药物均与血浆蛋白结合，经转运体转运亦可实现药物的最大清除率。例如，青霉素约 80% 为蛋白结合型，故经肾小球滤过则清除缓慢，而经近曲小管分泌几乎完全被清除，因此药物的总清除率很高。许多药物可竞争相同的转运系统而导致药物相互作用。例如，最初研发的丙磺舒(probenecid)可以延缓青霉素的肾小管分泌，从而使其药理作用延长。

3. 肾小管被动重吸收 当液体通过肾小管时水被重吸收，形成的尿液体积仅约为肾小球滤过液的 1%。若药物分子可自由透过肾小管，则滤过药物中的 99% 将进行被动重吸收。因此脂溶性药物的排泄较差，而极性药物因肾小管通透性低可存留在管腔内，伴随水的重吸收而逐渐被浓缩。经上述机制处置的药物包括地高辛和氨基糖苷类抗生素等。它们代表了一类数量相对较少却很重要的药物,因不会经代谢失活,因此,肾脏消除率成为决定药物作用持续时间的主要影响因素。对于肾功能可能受损的老年人、肾病或重症急病患者,应慎用此类药物。

肾小管主动分泌却与上述过程不同。即使大部分药物为结合型,其主动分泌亦很少被阻滞。这是由于药物分子可经载体转运而不伴有水的转运。因此游离型药物分子从血浆中被带走,血浆游离型药物浓度降低,使得结合型药物与血浆白蛋白解离。因此,药物(包括结合型及游离型)100%均可经载体有效转运。

可用 pH 来改变许多弱酸或弱碱性药物的解离程度,进而明显影响其肾排泄。离子障效应意味着碱性药物在酸性尿液中排泄更快,因肾小管内 pH 降低可使药物易于解离而重吸收减少。反之,酸性药物在碱性尿液中排泄最快。在解救阿司匹林过量中毒的病例中,碱化尿液可促进水杨酸盐的加速排泄。

药物的重吸收是指药物由肾小管腔向血浆内转运的过程,肾小球毛细血管膜的通透性较大,除了与血浆蛋白结合的药物外,游离药物及其代谢产物均可由肾小球滤过进入肾小管腔,由于滤液的浓缩作用,使药物在原尿中的浓度高于血浆,因此药物可由肾小管腔向血浆转运(即药物的重吸收),它符合被动转运的特点,脂溶性高、极性小及非解离型的药物易于重吸收,反之则不易转运。重吸收多者,自尿中排泄少且慢,反之则排泄迅速。可以利用改变肾小管内液体的 pH 以改变其中解离型药物与非解离型药物的比率来加速或延缓排泄。如苯巴比妥中毒时可碱化尿液以加速其排泄;又如,应用抗菌药物治疗泌尿系统感染时,可以改变尿液的 pH,使药物在肾小管中的浓度增加以增强其疗效;再如,服用水杨酸盐治疗风湿性关节炎时,可酸化尿液以增加它在肾小管的重吸收,而延长作用时间,但不得同时服用使尿液碱化的药物,以避免加速其排泄而影响其疗效。

肾小管分泌是指经主动转运方式排泄药物和代谢产物的过程。自肾小管分泌的药物可分弱酸性及弱碱性两大类,各有其转运载体。同类药物间存在有竞争性抑制现象,如酸性药物的青霉素与丙磺舒、利尿药与尿酸等,这对于临床用药有重要的实践意义。

经肾脏清除的药物不管是肾小球滤过、肾小管分泌或肾小管是否重吸收都可经尿液排泄。一般用清除率(clearance,Cl)来表示药物通过肾小球滤过和肾小球的重吸收的程度,清除率的概念最早是由 D. D. van Slyke(1928)提出的。清除率是指在单位时间内机体能将多少容积体液中的药物清除,其单位为 L/h 或按体重表示 L/(kg·h)。清除率是反映药物自体内消除的重要参数之一。测定清除率不仅能了解肾脏功能,还能测定肾小球滤过率、肾血流量和推测肾小管转运功能。

肾清除率(renal clearance,Cl_R)是反映药物经肾清除的最佳定量指标。其定义为单位时间内经肾清除药量所占的血浆体积。可通过式(4-1)得到:

$$Cl_R = \frac{C_U \times V_U}{C_P} \qquad 式(4\text{-}1)$$

式(4-1)中,C_U 为尿液药物浓度,V_U 为每分钟尿量,C_P 为血浆药物浓度。

对于不同的药物,Cl_R 值可以差别很大,可从不足 1ml/min 至最大理论值约 700ml/min。一般肾小球滤过率可通过测定菊粉清除率和肌酐清除率等方法来测定。可通过 PAH 的清除率测定(因 PAH 可 100%被肾脏提取)来求得肾脏血浆流量。

假设患者甲每分钟尿量为 1ml(V_U=1ml/min)，尿中某药物的浓度(C_U)为 1μg/ml，血浆中该药物的浓度(C_P)为 0.1μg/ml。患者乙每分钟尿量为 0.8ml(V_U=0.8ml/min)，尿中该药物的浓度(C_U)为 0.5μg/ml，血浆中该药物的浓度(C_P)为 0.032μg/ml。经计算，患者甲肾脏对该药物的排泄量应为 $C_U \times V_U$=1μg/ml×1ml/min=1μg/min。患者乙肾脏对该药的排泄量为 $C_U \times V_U$=0.5μg/ml×0.8ml/min=0.4μg/min。从每分钟该药物的排泄量来看，患者甲的肾脏功能比患者乙好，其实不然，因为患者甲血浆中该药物浓度比患者乙的血浆浓度高三倍多，患者甲的肾脏清除血浆中该药物比较容易，而患者乙则比较困难。所以，从清除血浆中该药物的能力来看，还应该将血浆药物浓度(C_P)考虑进去。如此，患者甲的肾脏将该药从血浆中清除能力为($C_U \times V_U$)/C_P=(1μg/ml×1ml/min)/0.1μg/ml=10ml/min。而患者乙的清除能力为：($C_U \times V_U$)/C_P=(0.5μg/ml×0.8ml/min)/0.032μg/ml=12.5ml/min。由此可见，从肾脏清除血浆中该药物的功能来看，患者乙的肾脏功能比患者甲好。因此，考察肾脏的药物排泄功能，不仅要了解该药物的尿液排泄速率和尿液药物浓度，还要考虑血浆药物浓度。

肾脏功能低下时也必然影响到药物自肾的排泄，故此时宜相应减少药物的剂量或延长给药的间隔时间，特别是排泄较慢的药物如强心苷等，否则可引起药物的蓄积中毒。

（二）药物经胆汁排泄

某些药物经肝脏生物转化成为极性高的水溶性代谢产物后，向胆管分泌。这些药物自胆汁排泄不仅百分比很大，而且胆道内浓度也很高。从胆汁排泄多的抗菌药物如利福平、四环素、红霉素等有利于肝胆系统感染的治疗。自胆汁排进十二指肠的结合型药物在肠中经水解酶水解后被肠黏膜再吸收，形成药物的肝肠循环（hepatoenteral circulation）（图 4-6），肝肠循环使药物在体内靶组织的存留时间延长，进而使药物的作用明显延长。

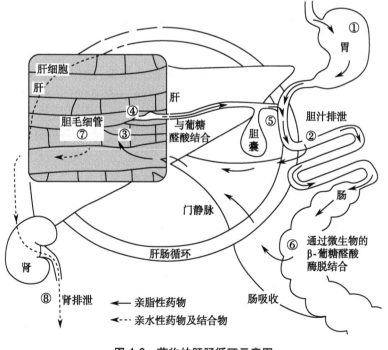

图 4-6　药物的肝肠循环示意图

（三）药物经肠道排泄

经肠道排泄的药物主要来源于口服给药后肠道中没有被吸收的部分、随胆汁排泄到肠道的部分,以及从肠黏膜中分泌到肠道的部分。

（四）药物经其他途径排泄

一些药物可以通过唾液、汗液、泪液以及乳汁等排泄。药物自乳汁分泌,则能影响乳儿,如哺乳期妇女服用丙硫氧嘧啶(propacil),将会抑制乳儿的甲状腺功能。某些药物(如甲硝唑)可自唾液排泄,其浓度与血浆浓度相平行;由于唾液标本易于采取,故可用于临床药物浓度监测。挥发性药物(如麻醉药乙醚)可经肺呼气排泄。

第二节　药代动力学的基本概念与参数

药物在体内的转运和转化形成了药物的体内基本过程,从而产生了药物在体内的量变(浓度变化)过程。药代动力学(pharmacokinetics)就是研究药物在体内转运和转化的动力学(或速率)规律,特别是从用药后的血药浓度变化(血药浓度-时间曲线)过程来研究药物自血浆中消除的速度规律(消除速率),并将此规律拟合为数学模型,由模型得到数学表达式,进而计算药物的体内药代动力学参数(parameter)。这些参数对于新药研发、制订和调整临床给药方案具有十分重要的意义。药代动力学的基本概念、参数和原理对临床医生很重要,他们需要掌握上市药物产品说明书中推荐给药方案的制订依据,用以实现最佳疗效且减少不良反应。尤其当治疗重病患者时常需使给药方案个体化,此时取决于需要多快达到治疗血药浓度以及是否患有肾病、肝病或其他疾病,使药物的清除受阻,最终影响到临床药效和毒性。

一、血药浓度-时间曲线与血药浓度的实用意义

用药后,由于药物的体内处置过程使药物在血浆和组织细胞中的浓度(量)随着时间(时)的推移而发生变化。如以血浆药物浓度(简称血药浓度)为纵坐标,以时间为横坐标,绘出的曲线为血药浓度-时间曲线,简称药-时曲线(drug concentration-time curve),如图4-7

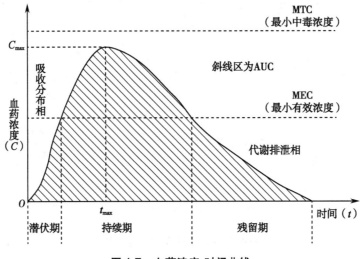

图4-7　血药浓度-时间曲线

所示,图中坐标轴和血药浓度-时间曲线之间所围成的面积称为血药浓度-时间曲线下面积,简称药-时曲线下面积(area under the curve,AUC)。对于同一种药物,AUC 表示一段时间内药物在血浆中的相对累积量,这一指标在连续给药时显得更为重要。AUC 是药物生物利用度和生物等效性的主要决定因素。

从一次口服给药后的药-时曲线,可看出药物在体内的吸收、分布、代谢和排泄与血药浓度变化的关系,即反映出药物的 ADME 之间的相互消长关系。

达峰浓度(peak concentration,C_{max})是指用药后所能达到的最高药物浓度,且通常与药物剂量成正比。药物的达峰浓度能够在一定程度上反映药物吸收的程度,可间接地反映药效产生的强弱。达峰时间(peak time,t_{max})是指用药后达到最高浓度的时间。药物的达峰时间能够在一定程度上反映药物吸收的速度,可间接地反映药效产生的快慢。不同给药途径的 C_{max} 与 t_{max} 可有明显的差别,从而影响到药物作用的强度和药物起效的快慢,进而会影响到药物的临床治疗结果。

衡量药物吸收快慢与多少的主要药代动力学参数有:达峰时间、达峰浓度、药-时曲线下面积与生物利用度等。这些参数可以间接反映药效产生的快慢与强弱以及维持作用的长短。

最小有效浓度(minimal effective concentration,MEC)是指药物产生反应的最小浓度,其是药物有效性的评价指标之一。最小中毒浓度(minimal toxic concentration,MTC)是指药物引起毒性反应的最小浓度,其是药物安全性的评价指标之一。一般给药后需要血浆和组织药物浓度维持在 MEC 与 MTC 之间,且没有产生太大的波动。

除给药途径外,剂量的大小和分布情况,亦可影响药-时曲线的形态。药-时曲线的降段可反映药物从体内的消除速率,消除快的药物,下降坡度大;消除慢的药物,则后部分较为平坦。应注意,药物在体内的 ADME 过程是同时进行的,只是存在药物处置的相对时间顺序。

二、药物的转运速率过程

药物经各种给药途径进入体内,并进行吸收、分布和消除,在不同时间和空间位置上发生数量变化,这就涉及速率过程。体内某一部位的药物减少(转运至其他部位或在原地代谢)的速度 dC/dt 与该部位药物浓度(C)的关系符合式(4-2):

$$\frac{dC}{dt}=-kC^N(N\geqslant 0) \tag{式(4-2)}$$

则称该速率过程为 N 级速率过程,式中 k 为比例常数,等号右侧的负号表示朝药物量减少的方向进行。

(一) 一级速率过程

药物动力学原理建立在药物分子通过体内各种生物膜以及屏障。药物通过生物膜的转运方式主要分为简单扩散与特殊转运。简单扩散过程主要取决于生物膜的通透性和膜两侧的药物浓度差,浓度差越大,转运速率越快,其转运速率可用式(4-3)表示:

$$\frac{dC}{dt}=-kC \tag{式(4-3)}$$

将式(4-3)积分得式(4-4):

$$C_t=C_0e^{-kt} \tag{式(4-4)}$$

将式(4-4)写成对数方程式得式(4-5)：

$$\ln C_t = \ln C_0 - kt \quad \text{或} \quad \log C_t = \log C_0 - \frac{k}{2.303}t \qquad \text{式}(4\text{-}5)$$

式(4-5)中，C_t 为给药后任一时间的血药浓度，C_0 为起始血药浓度，k 为一级速率常数(单位为 1/h)，表示体内药量衰减的特性，这种速率常数并不随体内药物浓度的增大而变化。这种在单位时间内药物的消除是按比例进行的药物转运速率，称为一级速率过程(first-order rate process)。因为其药代动力学过程成线性关系，故此一级速率过程又称线性动力学(linear kinetics)。临床应用的大多数药物的体内吸收、分布或消除过程属于一级速率过程。

（二）一级速率过程的药代动力学性质

1. 药物的转运或消除速度与当时药量或浓度的一次方成正比(等比消除)。

2. $C\text{-}t$ 图为指数衰减曲线，$\log C\text{-}t$ 图为直线。

3. 同一药物 $t_{1/2}$ 恒定，与剂量无关。

4. 一次给药的 AUC 与剂量(X_0)成正比。

5. 一次给药时，药物消除百分率取决于 $t_{1/2}$，经 5~6 个 $t_{1/2}$，药物基本消除。

6. 体内药量较高时，消除速度较快，增加剂量不延长药物作用的维持时间。

7. 定时定量多次给药时，平均稳态血药浓度与剂量成正比。

8. 定时定量多次给药到达稳态血药浓度某一百分数所需时间取决于 $t_{1/2}$，到达稳态浓度的时间为 5~6 个 $t_{1/2}$。

（三）零级速率过程

药物的主动转运和易化扩散都需要载体或酶参与，故有饱和现象。因此，其转运速率与药物浓度的关系比较复杂，当药物浓度远小于转运载体或酶浓度时，其转运过程属一级速率过程；但当药物浓度远大于转运载体或酶浓度时，由于酶系统已经饱和，此时药物浓度的变化速率，将受到这种容量的限制，成为一定值，其转运速率只取决于转运载体或酶的浓度，而与药物浓度无关，称为零级速率过程(zero-order rate process)，其转运速率可用式(4-6)表示：

$$\frac{dC}{dt} = -k \qquad \text{式}(4\text{-}6)$$

将式(4-6)积分得式(4-7)：

$$C_t = C_0 - kt \qquad \text{式}(4\text{-}7)$$

式(4-7)表明 C_t 对 t 作图为直线，随着时间的推移，药物浓度的变化顺序为等差级数。在零级速率过程中，$t_{1/2}$ 与当时药量或浓度有关，并与之成正比 $\left(t_{1/2} = \frac{C_0}{2k}\right)$，开始时血药浓度高，$t_{1/2}$ 较长，后来浓度下降，$t_{1/2}$ 随之缩短，故零级速率过程的半衰期为依赖剂量半衰期。

恒速静脉滴注药物是零级过程给药的典型例子。长效制剂中，缓释部分的释放速率也为零级吸收过程。其他情况药物在体内的过程则很少属于单纯的零级过程。

（四）米-曼氏动力学

某些药物在体内的降解速率受酶活力的限制，通常在高浓度时是零级速率过程，而在低浓度时是一级速率过程，称 Michaelis-Menten 速率过程，速率过程在数学上成非线性关系，故又称为非线性动力学过程。某些药物是以主动转运方式进行的，当药物达到一定浓度后，其载体被饱和,此时转运速率达到恒定值,再增加药量,转运速率不变,这类药物的动力学通常也以 Michaelis-Menten 动力学过程来描述。即当某一转运或转化系统中,药物浓度超过该系统的容量后,其浓度变化速率可用 Michaelis-Menten 方程来描述,见式(4-8)。

$$\frac{\mathrm{d}C}{\mathrm{d}t}=\frac{V_{\mathrm{m}}C}{K_{\mathrm{m}}+C}$$
　　　　式(4-8)

式(4-8)中,V_{m} 是表示该过程的最大速率,K_{m} 是 Michaelis 常数,是指变化速率为最大速率一半时的药物浓度。

1. Michaelis-Menten 速率过程有以下两种情况:

(1)当药物浓度很大时,即 $C \gg K_{\mathrm{m}}$:$\dfrac{\mathrm{d}C}{\mathrm{d}t}=-V_{\mathrm{m}}$
　　　　式(4-9)

此时服从零级动力学,其积分式为:$C_t=C_0-V_{\mathrm{m}}t$
　　　　式(4-10)

以 C_t 对 t 作图得直线,斜率为 $-V_{\mathrm{m}}$,截距为 C_0,此段药物的半衰期为:

$$t_{1/2}=\frac{0.5C_0}{V_{\mathrm{m}}}$$
　　　　式(4-11)

(2)当药物浓度很小时,即 $C \ll K$,令 $V_{\mathrm{m}}/K_{\mathrm{m}}=k$,则服从一级速率过程。

$$\frac{\mathrm{d}C}{\mathrm{d}t}=-\frac{V_{\mathrm{m}}}{K_{\mathrm{m}}}C=-kt$$
　　　　式(4-12)

2. Michaelis-Menten 速率过程的特点
(1)药物的消除速度随当时的药量不同而不同。
(2)体内药物浓度的下降不成指数关系。
(3)半衰期随药量增加而增加;AUC 与给药量不成比例。
(4)血药浓度与剂量不成比例,剂量增加,可超比例增加多次给药的稳态浓度,并延长到达稳态浓度的时间;药物作用时间比一级消除的药物更依赖于剂量。
(5)易发生药物相互作用,如药酶的诱导与抑制,且个体差异大。
在临床应用的药物中,如苯妥英钠(phenytoin sodium)、高剂量的巴比妥类、硫喷妥钠(thiopental sodium)、地高辛(digoxin)、水杨酸盐(salicylate)和双香豆素(dicoumarol)等都可作为 Michaelis-Menten 速率过程的例子。饱和代谢动力学可导致几个严重后果。第一,与未饱和代谢相比,药物作用的持续时间更多地依赖于给药剂量。第二,给药剂量与稳态血药浓度之间的相关性会发生骤然变化,且难以预测,并不符合未饱和药物的成比例原则。第三,最大代谢速率限制了给药量,若超出最大速率,从理论上说,体内药量将无限升高且无法达到稳态。上述情况实际上难以发生,原因在于血药浓度总会影响消除速率。在高浓度时,其他非饱和代谢经过肾排泄的比例显著增大。但这类药物的稳态浓度差异极大,且难以依据给药量进行预测。同样,药物代谢率的差异(如通过酶的诱导)可使血药浓度出现不成比例的明显变化。上述问题对于某些药物如抗惊厥药苯妥英钠则更为突出,故需密切监测血药浓度以达到临床最佳疗效。

三、药代动力学房室概念和房室模型

药代动力学的房室概念与生理解剖学上的体液房室概念不同,它并不是实质上分隔体液的房室,而是按药物的转运速度以数学方法划分的药代动力学概念,或描述为便于进行药代动力学分析的一种抽象的空间概念。其划分则取决于药物在体内的转运和/或转化速率。为了分析药物在体内的动态规律,可用多种模型加以模拟,目前多用的是房室模型。即将机体视为一个系统,系统内部按药代动力学特点分为若干室,组成模型的基本单位。房室模型是从实际数据中归纳出来的,表征从药代动力学上把机体分为几个药物"储存库"(reservoir pool)。只要体内某些部位接受药物及消除药物的速率常数(rate constant)相似,而不管这些部位的解剖位置与生理功能如何,都可归纳为一个单位或一个室。室的划分与器官、组织的血流量、膜的通透性、药物与组织的亲和力等因素密切相关。最简单的药代动力学模型为"一室模型",稍复杂的是"二室模型",另外还有其他多室模型。

(一)一室模型

该模型假设静脉给药后,药物能迅速分布到全身体液和组织中,并能立即完成转运间的动态平衡,然后药物通过代谢和排泄而消除,即机体组织内药量与血浆内药物分子瞬时取得平衡。一室模型药物的血药浓度基本能够反映出各组织、器官的药物浓度的变化,而且药物在体内处置基本上反映消除过程。例如,在静脉注射某种药物形成一定血药浓度后,由于分布、代谢和排泄(即消除)而使血药浓度衰减;虽然其消除是经过分布、代谢和排泄三种方式,但血药浓度的衰减速率始终一致,在药-时曲线上表现为一直线(图4-8左),因此可以将机体看作是单一的房室,此即所谓一室模型,该药即符合一室模型药物。

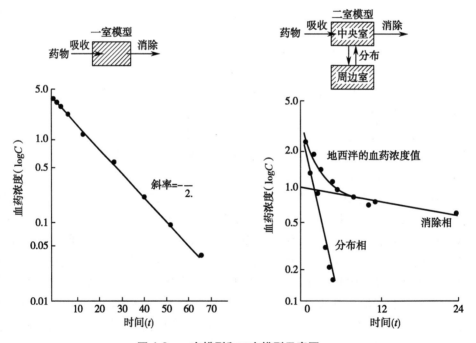

图 4-8 一室模型和二室模型示意图

一室模型一级速率过程的数学公式见式(4-13):

$$C_t = C_0 e^{-kt}$$

式(4-13)

式（4-13）中，C_t 为给药后任何时间的体内血药浓度，C_0 为 $t=0$ 时体内血药浓度，k 为消除速率常数（elimination rate constant）。

（二）二室模型

若要使药物与所有组织达到瞬间平衡，事实上难以实现，因为各组织器官的血流状况、与药物的亲和性和膜的通透性不同，药物与组织之间的分布平衡各自有不同的转运速率常数，因此可以把机体视为一个多房室的模型。在药代动力学研究中，最常用的是把机体划分为一个中央室和一个周边室的二房室模型（图 4-8 右）。

中央室（central compartment）：指血液充沛和血流快、易于达到瞬时平衡的组织，如心、肝、肺、肾和内分泌系统等。周边室（peripheral compartment）：指一般不易达到瞬间平衡或血流较缓慢或供血稀疏的组织，如静止的肌肉、脂肪和骨骼等。

按二室模型，药物静脉注射后，可由两个不同的直线构成药-时曲线（图 4-8 右），药物进入体内后迅速自中央室分布，称为分布相（distribution phase）；经过一段时间后，中央室和周边室达到动态平衡，血药浓度的下降主要反映该药自体内消除，称为消除相（elimination phase）。

二室模型一级动力学过程的数学公式见式（4-14）：

$$C = A\mathrm{e}^{-\alpha t} + B\mathrm{e}^{-\beta t} \qquad 式（4-14）$$

式（4-13）中，A、B 称为混合常数，即分别为两直线在其纵轴上的截距；α 为分布速率常数，β 为消除速率常数。

在临床多次用药或口服给药时，许多药物的吸收相与分布相混在一起，使吸收后的分布相觉察不出，这类药物的药-时曲线显示出一室模型的特征。因一室模型计算简便，便于分析，所以按一室模型计算一般也可满足实用要求。

房室模型的划分通常是通过实验结果，利用 C-t 数据的半对数图的图解分析，找出在能充分描述实验数据的前提下，以选用尽可能少的房室数为宜。其方法是通过 $\log C$-t 图中的最后几个数据点的回归拟合直线决定消除相的斜率，该线经反推后与纵轴相交，若无 $\log C$-t 数据点处于此反推线的上方，则可视为一室模型；若高峰浓度显著处于此反推曲线上方，则需设想这种图像代表二室。理想的房室模型应能很好地反映药物在体内的吸收、分布和消除过程的一般规律，而且模型输出要与实际测量数据吻合较好，这对药物在临床的合理应用有重要的指导意义。

有些药物静脉注射时呈二室模型，而口服则呈一室模型。这是由于在分布相时，实际药物已开始消除，到达消除相时，已有相当分量的药物被消除。而血管外给药（口服或肌内注射等）分布相常会被吸收相掩盖。这些时相的划分靠血药浓度的测定和计算机的拟合。如在给药早期采样间隔过疏，就难以据此准确划分时相。而对同一机体，同一药物对不同房室模型的划分，就有可能导致药代动力学参数值相差较大，从而影响对药物处置规律的分析。因此，有时候，对不符合房室模型的药物，可采用适用于分析所有药物的非房室方法来解决房室模型无法合理解决的实际问题。

四、药代动力学基本参数及其意义

药代动力学参数是指可以用于表征药物的体内动力学特征的参数，一般常指一级速率过程的参数（如 k、β、$t_{1/2}$、Cl、V_d 等）。在对患者的治疗监护中，药代动力学参数的重要性表现在通过给药方案的选择和修订,使药物临床疗效提高,避免和减少不良反应的发生。

(一) 速率常数

速率常数(rate constant,k)是描述速率过程的一组重要的药代动力学参数,它使转运速率过程用一个简单的数字表示,单位为(1/h、1/min 等)。速率常数可定量地比较药物转运的速度快慢,速率常数越大,转运过程越快。

(二) 生物半衰期与血浆半衰期

药物的生物半衰期(biological half-life)是指药物效应下降一半时所需的时间。药物的血浆半衰期(plasma half-time,$t_{1/2}$)是指药物的血浆浓度下降一半所需的时间,也称为药物的消除半衰期。在药代动力学研究中一般是指血浆半衰期,某些药物也采用血清或全血半衰期,但应加以说明。

药物的消除半衰期($t_{1/2}$)严格来说是指药物在消除相时血浆药物浓度降低一半所需的时间,可以表示药物在体内(包括经尿排出、代谢或其他途径的消除)的消除速度。$t_{1/2}$ 长时消除慢,反之消除快。绝大多数药物的消除属一级动力学,因此其半衰期是固定的数值,不因血浆的浓度高低而改变。

血浆半衰期可用式(4-15)计算:

$$t_{1/2} = \frac{0.693}{k} \quad 或 \quad t_{1/2\beta} = \frac{0.693}{\beta} \qquad 式(4-15)$$

式(4-15)中,k 为一室模型消除速率常数,β 为二室模型消除速率常数。可见在一级动力学过程的药物消除半衰期与其血药浓度水平无关,即在任何时间内,药物浓度降低一半的时间是一致的。

单次给药后,大约经过 5~6 个半衰期,体内药物基本消除干净(消除 96.9%),定时定量多次给药,经 4~6 个 $t_{1/2}$ 到达稳态血药浓度。在体内药量超过最低有效量时,每增加药量一倍,只能延长药效一个 $t_{1/2}$。$t_{1/2}$ 与临床给药方案密切相关,给药间隔时间与 $t_{1/2}$ 成比例,剂量随 $t_{1/2}$ 的增加而减少。

按零级动力学消除的药物其 $t_{1/2}$ 可随药物血浆浓度而有所改变,其 $t_{1/2}$ 与 k 的关系见式(4-16):

$$t_{1/2} = 0.5C_0/V_{max} \quad 或 \quad t_{1/2} = 0.5C_0/k \qquad 式(4-16)$$

血浆半衰期可因用药剂量、年龄、蛋白结合、合并用药、疾病(特别肝和肾)和影响尿排泄的 pH 等因素而改变,因此药物的消除半衰期在调整用药剂量和用药间隔时间有重要的临床指导意义。需要注意的是,多次给药和单次给药后的药物半衰期可能不同,这是因为多次给药可能诱导肝药酶或激发肾转运机制。某些组织可储存药物或有活性代谢物存在,导致其生物半衰期可明显比血浆半衰期长。

(三) 表观分布容积

表观分布容积(apparent volume of distribution,V_d)是理论上或计算所得的表示药物应占有体液的容积,其单位以 L 或 L/kg 表示。药物进入机体后,实际上是以不同浓度分布于各组织中,但在进行药代动力学计算时,设想药物均匀分布于各种组织与体液中,且其浓度与血液浓度相同,在这种假设条件下,药物分布所需的容积称为表观分布容积。因此,表观分布容积是一个数学概念,并不代表具体的生理空间,可用 V_d 来估算在给一定剂量的药物后,人体接触药物的程度与强度。V_d 代表给药剂量或体内药物总量与血浆药物浓度相互关系的一个比例常数。一室模型药物，体内任意时刻药量 X 与药物浓度 C 的比值为 V_d，但以上数值难以确定，故用静脉推注药量 X_0 与药物初始浓度的比值表示，见式（4-17）：

$$V_d = \frac{X_0}{C_0}$$ 式（4-17）

V_d 的生理意义及应用：

1. 用来估算血容量及体液量 某些药物仅限制在体液的某一部分，分布容积就等于体液的容积。例如，依文氏蓝（AZO-blue）染料静脉注射后不向机体其他脏器组织分布，全部集中在血浆内，故测定其 V_d 值即可直接算得机体总的血容量，一般为 2.5L 左右。而安替比林（antipyrine）则容易分布到全身体液中，因此，其 V_d 值可代表机体的全部体液（血浆、细胞间液与细胞内液）的总和，一般一个体重 60kg 的正常人的体液总容量为 36L 左右。也就是说，一般药物的 V_d 值不会小于血浆容量值 2.5L；当药物的 V_d 值介于 2.5~36L 时，说明药物在组织中有一定的分布，但分布能力较小；当 V_d 值近似等于 36L 时，药物可分布在血液与全身组织中；当药物向组织中的分布能力很强时，血药浓度很低，其 V_d 值可大于 36L。

2. 反映药物分布的广泛性或与组织结合的程度 许多酸性有机物，如青霉素等，或因脂溶性小，或因与血浆白蛋白有一定的结合率（约 60%），不易进入组织，其 V_d 值常较小，约为 0.35L/kg，即这类药物的分布能力小，药物比较集中在血液中，血药浓度相对较大。与此相反，碱性药物如苯丙胺（phenamine）、山莨菪碱（anisodamine）等易被组织摄取，使血中浓度较低，V_d 值常超过体液总量（60kg 正常人的体液约 36L）。地高辛（digoxin）的 V_d 高达 600L，说明该药在深部组织大量储存。因此，当药物具有较大的 V_d 时，一般此药排出比较慢。

3. 根据药物 V_d 调整剂量 不同患者应用同一制剂后，由于 V_d 的不同而有不同的血药浓度，而一般认为药物 V_d 与体表面积成正比，故用体表面积计算剂量较为合理，对小儿用药和某些药物（如抗癌药）尤为必要。一般小儿的体表面积的计算：体表面积（m^2）= 0.0061×身高（cm）+0.0128×体重（kg）-0.1529，或表面积（m^2）= 体重（kg）×0.035+0.1。

（四）清除率

清除率（clearance，Cl）是指单位时间内机体或某消除器官能消除相当于多少毫升血中所含的药物，换言之，可以指单位时间消除的药物表观分布容积数。清除率可以指总清除率（total body clearance）或器官清除率（organic clearance），如无特殊说明，一般所指的清除率为总清除率。总清除率等于各个器官清除率的总和，如肝、肾和其他器官的清除率之和。可以通过下述两种方法计算求得：

1. 静脉注射给药剂量（X_0）与 AUC 的比值：

$$Cl = \frac{X_0}{AUC}$$ 式（4-18）

如果用其他途径给药时，以静脉注射所得的清除率除吸收率 F，称为表观清除率，单位为容积/时间（L/h）。

2. 药物的 V_d 与药物消除速率常数的乘积：

一室模型的消除率：$Cl = kV_d$ 式（4-19）

二室模型的消除率：$Cl = k_{10}V_1$ 式（4-20）

一般药物的清除率可根据药物的消除机制来计算。当药物部分或全部以原型从肾脏排泄时,药物的肾清除率(Cl_R)表示为,即每分钟有多少毫升血浆中的药物被肾脏清除。药物的清除机制与肾脏生理学原理相似,如肌酐清除率可定义为尿液中肌酐的清除量与其在血浆中浓度的比值。清除率概念在临床药代动力学中有极为重要的应用价值。设计合理的给药方案,清除率是首先要考虑的主要参数。

(五) 达峰时间和达峰浓度

达峰时间(t_{max})指药物在吸收过程中出现最大血药浓度的时间,达峰浓度(C_{max})指药物在吸收过程中的最大浓度。血管外给药的t_{max}和C_{max},可按式(4-21)和式(4-22)计算:

$$t_{max} = \frac{1}{k_a - k} \ln \frac{k_a}{k} \qquad 式(4-21)$$

$$C_{max} = \frac{FX_0}{V} e^{-kt_{max}} \qquad 式(4-22)$$

式中,k_a为吸收速率常数,FX_0为总吸收药物量,V为分布容积,k为消除速率常数。

为简化起见,也可根据药-时曲线图进行估测t_{max},并读取C_{max}值,或直接应用实测数据中的t_{max}和C_{max}值,但要求取样点相对多些、密些,以便提高测定的准确性。

(六) 生物利用度

生物利用度(bioavailability,F)是指血管外给药后其中能被吸收进入血液循环的药物相对分量或百分数,一般用吸收百分率或分数表示。生物利用度是药代动力学和生物药剂学(biopharmaceutics)的一项重要参数,是评价药物制剂质量和药物生物等效(bioequivalence)的重要指标,也是选择给药途径的重要依据。生物利用度的计算方法见式(4-23):

$$生物利用度(F) = \frac{AUC_{血管外}}{AUC_{静注}} \qquad 式(4-23)$$

此为绝对生物利用度,可用来衡量药物血管外给药后吸收进入体循环的比例。如比较两种剂型或同一剂型但含不同原料来源、不同辅料或不同批号制剂时的生物利用度,可用来计算其相对生物利用度(式4-24)。

$$待测制剂生物利用度 = \frac{待测剂型或制剂的 AUC}{已知最有效的剂型或制剂的 AUC} \qquad 式(4-24)$$

同一药物的制剂由于各生产企业的制造工艺不同,甚至同一药厂的生产批号不同,其生物利用度可能有较大的差异。药物的制剂因素和人体的生物因素都可影响生物利用度,从而影响药物的临床疗效。生物利用度还应包括药物吸收程度和吸收速率,对一次给药见效的药物,吸收速率更为重要。因为有些药物的不同制剂即使其 AUC 相等,但曲线形状不同。这主要反映在达峰浓度和达峰时间上,这两种参数的差异足以影响疗效,甚至产生毒性。

五、多次给药的血药浓度-时间曲线和稳态血药浓度

对于大多数疾病的治疗,往往需要多次给药。在恒定给药间隔时间重复给药时,可产生一个"锯齿"型的药-时曲线。当一个给药间隔内的摄入药量等于排出量时,血药浓度达到稳态。根据药代动力学规律,主要是一级消除动力学的特点,在以恒速恒量给药(如静脉滴注或以与半衰期相近的间隔时间连续多次口服给药)后,经过 4~6 个半衰期,由于给药速度与

消除速度达到平衡,故血药浓度稳定在一定水平的状态,此时的血药浓度即稳态血药浓度（steady state concentration, C_{ss}）,又称坪值（platau）。分次给药时, C_{ss}可有波动。其峰值称为稳态峰浓度（steady state maximum concentration, C_{max}^{ss}）,谷值称为稳态谷浓度（steady state minimum concentration, C_{min}^{ss}）,其均值称为平均稳态血药浓度（average steady state plasma drug concentration, C_{av}）。

稳态血药浓度计算公式见式（4-25）：

$$C_{ss} = \frac{D_m F}{V_d k \tau}, \text{或} D_m/\tau = C_{ss} \cdot V_d \cdot k = C_{ss} \cdot V_d \cdot 0.693/t_{1/2} \qquad \text{式（4-25）}$$

临床上大多数的给药方案都可根据式（4-25）来设计,为非常有用的公式。这个公式表达了稳态血药浓度（C_{ss}）、给药速度或频率（间隔时间τ）、半衰期（$t_{1/2}$）、剂量（D_m）之间的关系。

如果单位时间内用药总量不变,改变给药间隔时间对达到稳态的时间及浓度水平均无影响;如缩短给药间隔时间,可减少血药浓度的波动（图4-9A）;而延长给药间隔时间,则血药浓度的波动幅度加大,容易产生毒性作用。对半衰期短、安全范围窄又需要多次给药的药物,可以采用缓释制剂的方法来减少血药浓度波动,进而降低药物毒性。如给药间隔时间不变而增加药物剂量,其血浓度到达稳定状态的时间不变,即仍需经4~6个$t_{1/2}$,但其血药浓度水平的幅度提高（图4-9B）。如果需要迅速产生药效,可以采用负荷剂量给药,按半衰期为间隔时间给药时,首次剂量加倍的方法,可在用药后立即达到稳态浓度,随后再改用维持量。负荷剂量给药的稳态浓度变化如图4-9C所示。

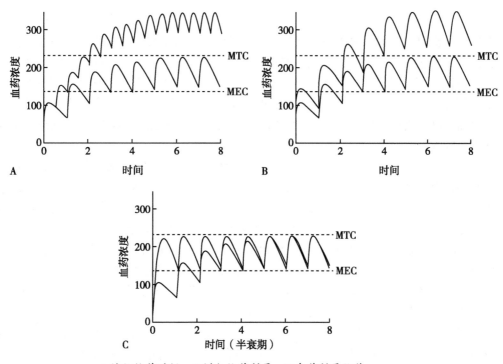

A.缩短给药时间　B.增加给药剂量　C.负荷剂量给药

图4-9　多次给药的药-时曲线

六、维持剂量和负荷剂量

临床上为了将稳态血药浓度维持在某一合适的安全治疗浓度范围内,则要反复用药或连续输注给药。因此,必须计算适当的维持剂量(maintenance dose, D_m)。如果已确定了所期望的稳态血药浓度($C_{ss期望}$),并且已知所用药物在患者的清除率和生物利用度,就可计算出药物的维持剂量(式4-26)。

$$D_m = C_{ss期望} \cdot Cl\tau/F \qquad 式(4-26)$$

为使血药浓度尽快达到 C_{ss},进而使药物尽早发挥疗效,可在常规(恒量恒速)给药前给予一个负荷剂量(loading dose, D_L,又称突击剂量)。凡使首次剂量达到稳态水平的剂量称为负荷剂量 D_L(图4-9C)。D_L 与 D_m 的关系见式(4-27):

$$D_L = D_m \left(\frac{1}{1-e^{k\tau}} \right) \qquad 式(4-27)$$

通常所谓"给药间隔时间等于药物半衰期,首剂量加倍"的原则系根据式(4-27)提出,常用于口服给药。

药代动力学原理是制订或调整药物剂量,达到理想疗效和最低毒副作用的基础。要设计、制订或调整合理的给药方案,临床医生必须掌握药代动力学基本参数如 F、Cl、V_d 和 $t_{1/2}$ 等,也应理解药物的基本体内处置过程,以及疾病对药代动力学参数的影响。

第三节   肾脏与药代动力学相关的转运体

肾脏是维持体液及电解质稳定的重要器官,其在许多内源性物质及外源性化合物的消除过程中也起着很重要的作用。肾脏中的转运体在从血中移出或移入药物以及在药物代谢和排泄方面起到十分重要的作用。肾脏对各种结构不同的分子(药物、环境毒物和致癌物等)的排泄和分泌作用对机体防御内、外来物质的侵入发挥着关键性作用。根据肾单位排泌途径的特异性而划分出两类底物,即有机阴离子和有机阳离子。有多种生理学技术可以很好地描述这些途径,这些技术包括离体肾单位和肾脏灌流、微穿刺技术、细胞培养方法以及分离的肾胞膜囊泡等。

肾小管的分泌和重吸收由肾脏的多种转运体介导。在肾小管分泌排泄的过程中,分布在肾小管上皮细胞基底侧膜的摄取型转运体如有机阴离子转运体(organic anion transporter, OAT)及有机阳离子转运体(organic cation transporter, OCT)等将药物由血液侧摄取至细胞内。位于肾小管上皮细胞刷状缘侧的外排转运体如多药及毒物外排蛋白(MATE)、P-糖蛋白(P-gp)及多药耐药蛋白(MRP)等将细胞内的药物排入管腔,从而完成分泌排泄。根据肾单位排泌的物理化学特异性,可将肾脏转运体分为摄取型转运体(包括 OCT 和 OAT 等)和外排型转运体如 MATE、P-gp 和 MRP 等。在某些情况下,有机阴离子或者有机阳离子转运体对阴离子和阳离子均具有转运的双离子特异性。

现在,人们已经可以识别并表征出在药物消除、药物效应和毒性方面发挥重要作用的肾脏转运体。虽然,药理学常常关注肾脏,但是转运体在组织分布中同样蕴含着十分有用的信息。采用定点突变的分子生物学和结构生物学技术已经鉴定了一些转运体的底物识别和其他功能域。使用基因敲除动物模型研究可以表征个体转运体的生理功能。最近,已经鉴定并从功能上分析了人类相关转运体的遗传多态性和单倍型。

一、摄取型转运体

（一）有机阳离子转运体

OCT 介导了许多内源性有机阳离子、阳离子药物及毒物的肾脏排泄,同时也参与一些经肾小球滤过后的内源物及药物的重吸收,因此,阳离子药物的药代动力学过程及肾脏毒性往往与肾脏的 OCT 的功能相关。分布在人肾脏中主要的 OCT 包括 OCT1、OCT2 和 OCT3,其中,OCT1 主要分布在近端肾小管刷状缘,而后两者主要分布在近端肾小管基底侧膜。

许多分泌的有机阳离子是内源性化合物如胆碱(choline)、N-甲基烟酰胺(N-methyl nicotinamide)和多巴胺(dopamine),肾分泌对降低这些物质的过高浓度显得非常重要。但是,分泌有机阳离子的基本功能是清除机体的外源性物质,包括一些具有阳性电荷的药物及其代谢产物如西咪替丁(cimetidine)、雷尼替丁(ranitidine)、二甲双胍(metformin)、普鲁卡因胺(procainamide)、N-乙酰普鲁卡因胺(N-acetylprocainamide)和环境毒物如尼古丁(nicotine)。经肾脏分泌的有机阳离子可以是疏水性的,也可是亲水性的。亲水性有机阳离子药物的分子质量一般小于 400Da,这些药物在肾单位的近端小管分泌的通用模型如图 4-10 所示。

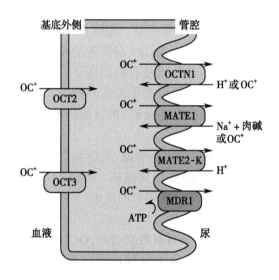

图 4-10　近端小管中有机阳离子转运体模型

化合物跨上皮外流(如分泌)需要相继经过两个膜,即面向血液侧的基底膜和面向管腔侧的顶膜。每一层膜上都有不同的转运体介导转运的相应的步骤。有机阳离子可能由 SLC22 家族的两种截然不同的转运体 OCT2(SCL22A2)和 OCT3(SLC22A3)介导通过人类近端小管上皮基底膜。有机阳离子顺电化学梯度经基底膜转运。之前在分离的基底膜囊泡的研究中阐明存在一种可能的对有机阳离子的敏感性机制。克隆的转运体 OCT2 和 OCT3 对有机阳离子具有潜在的敏感性,这与以前对分离的基底膜囊泡的研究结果相吻合。通过跨越顶端膜可将有机阳离子从细胞转运到管腔,这是经电中性质子-有机阳离子交换机制完成的,这种机制存在于许多物种,包括人、狗、兔和猫。

另外,新的有机阳离子转运体位于顶端膜上,其促进有机阳离子跨近端小管流动。在人类中,这些转运体包括 OCTN1(SLC22A4)和 OCTN2(SLC22A5)。这些具有双重功能的转运体介导有机阳离子的分泌和肉碱(carnitine)的重吸收。在重摄取类型中,转运体是作为 Na^+ 共转运体来发挥作用,其依赖由 Na^+-K^+-ATP 酶所产生的内向 Na^+ 梯度驱动肉碱从管腔进入细胞内。在分泌类型中,转运体作为质子-有机阳离子交换体,促进质子从管腔移动到细胞内,并置换出有机阳离子,使有机阳离子从胞质内移至管腔。SLC9 家族转运体作为 Na^+-H^+ 交换体(Na^+-H^+ exchanger,NHE,反向转运体)维持向内的质子梯度(从管腔到胞质内)。分泌转运涉及两个步骤,其中跨管腔膜转运是限速步骤。

1. **OCT2** 人、兔、鼠和猪的同源基因均已被克隆出来。哺乳动物的同源范围长度从

553 到 555 个氨基酸不等。预计 OCT2 有 12 个跨膜结构域,包括 N-端连接糖基化位点。OCT2 在 6 号染色体(6q26)上的定位与 OCT1 邻近。人类的 OCT2 单独剪接变异体被命名为 OCT2-A,其在人的肾脏上已被鉴定出来。OCT2-A 是 OCT2 的一种截短形式,与 OCT2 相比,尽管已观察到 OCT2-A 对某些抑制药的亲和性较低,但是它对底物的 K_m 值较低(即亲和性更强)。人、小鼠和大鼠的 OCT2 同源基因在人类肾脏中有大量表达,在神经组织如脉络丛中也有一定程度的表达。在肾脏,OCT2 位于近端小管、远曲小管和集合管。在近端小管,OCT2 被限制在基底膜侧。哺乳动物种属的 OCT2 直系同源基因要大于 80%,而 OCT2 的旁系同源基因主要存在于肝脏,OCT1 与 OCT2 的同源性相比大约有 70% 相同。OCT2 介导的有机阳离子 MPP^+ 和 TEA 转运模型是生电性的,OCT2 和 OCT1 都能支持有机阳离子之间的交换。一般,OCT2 能接受分子量较宽且小于 400Da 的单价有机阳离子。在并列比较研究中发现,人类旁系同源基因 OCT1 和 OCT2 对一些有机阳离子底物和抑制药的表观亲和力并不相同。OCT 的特异性抑制药可以用于测定啮齿类动物 OCT2 和 OCT1 对化合物的肾清除率。OCT2 可能有神经元作用,即摄取浓度过高的神经递质。单胺神经递质对 OCT2 的亲和力较低。OCT2 还可通过摄取降解产物而参与神经递质的再循环,使其重新进入单胺合成通路。

2. **OCT3** 最初从大鼠胎盘中克隆出来。人和小鼠的同源基因也已克隆。OCT3 由 551 个氨基酸组成,有 12 个跨膜结构域,包括 3 个 N-连接糖基化位点。组织分布研究表明,OCT3 在人类肝脏、肾脏、肠道和胎盘都有表达。与 OCT2 相比,OCT3 在肾脏的表达量非常少。与 OCT1 和 OCT2 类似,OCT3 表现为支持生电性电位敏感性有机阳离子转运。尽管 OCT3 的特异性与 OCT1 和 OCT2 相似,但 OCT3 对许多有机阳离子的亲和性与 OCT1 和 OCT2 相比仍显示出定量差异。因为 OCT3 在肾脏(近端小管基底膜)的富集程度不高,所以它对药物在肾脏的消除作用可能有限。

3. **OCTN1** 最初从人类胎儿的肝脏中克隆得到,在成年人的肾脏、气管和骨髓中均有表达。OCTN1 的功能特点是其可以作为一种有机阳离子-质子交换体。在碱性环境下,OCTN1 介导有机阳离子流入增强,但是,有内向质子梯度又增强了它的流出。OCTN1 含有核苷酸结合序列基元,它的底物转运受细胞内 ATP 的激动。OCTN1 还可以作有机阳离子-有机阳离子交换体。尽管 OCTN1 的亚细胞定位尚不明确,但现有数据表明,OCTN1 可以在近端小管上皮细胞顶端膜作为 pH 和 ATP 依赖性的转运体来发挥双重作用。已明确,OCTN1 可以在肾脏转运抗癫痫药加巴喷丁(gabapentin)。

4. **OCTN2** 最初是从人肾脏中克隆的,已发现,OCTN2 与全身肉毒碱缺乏症(systemic carnitine deficiency)有关。大鼠的 OCTN2 mRNA 主要表达在肾皮质,在髓质极少表达,OCTN2 定位于近端小管上皮的顶端膜。它是一种双功能转运体,即 OCTN2 以 Na^+ 依赖性方式,高亲和性地转运 L-肉毒碱,而 Na^+ 并不影响 OCTN2 介导的有机阳离子转运。因此,OCTN2 被认为是兼具 Na^+ 依赖性肉毒碱转运体和 Na^+ 非依赖性有机阳离子转运体。与 OCTN1 类似,OCTN2 在转运有机阳离子时对 pH 很敏感,这表明,OCTN2 可能是一种有机阳离子交换体。临床常用药物奎尼丁、维拉帕米和奥沙利铂均是 OCTN1 及 OCTN2 的底物,因此,OCTN1/2 可能参与了这些药物的肾脏摄取。

5. **OCT 的多态性** OCT 的多态性已经在后人类基因组单核苷酸多态性(SNP)的研究项目中得到了鉴定。OCT1 显示出了最强数目的氨基酸多态性,其次是 OCT2,然后是 OCT3。此外,在一般人群中 OCT1 氨基酸变异体的等位基因频率要比 OCT2 和 OCT3 氨基酸变异体大得多。已开展 OCT1 和 OCT2 多态性的功能学研究,OCT1 显示了 5 个功能减退的变异体。这些变异体在临床上肝脏药物处置和 OCT1 底物的靶标研究方面发挥着重要作用。特别是,具有 OCT1 变异体的个体可减少肝脏对 OCT1 底物的摄取,进而减少物质代谢。最近研究显示,OCT1 和 OCT2 的遗传性变型与肾脏消除和人体对抗糖尿病药物二甲双胍反应的改变有关。

(二)有机阴离子转运体

许多带负电荷的水溶性有机化合物经肾脏排泄过程中,OAT 起到非常重要的作用。OAT 对一些有机阳离子也有转运作用。OAT 在肾脏的转运是一个结合 Na$^+$-K$^+$-ATP 酶及二羧酸钠协同转运体的三级转运模式。很多结构各异的有机阴离子可在肾脏近端小管分泌(图 4-11)。与有机阳离子转运一样,有机阴离子分泌的基本作用也是从机体清除外源性物质,包括许多弱酸性药物分子如普伐他汀、卡托普利(captopril)、对氨基马尿酸(PAH)和青霉素以及毒素如赭曲霉素(ochratoxin)。有机阴离子转运体不仅可以转运疏水性阴离子,也可以转运亲水性阴离子,其还会与阳离子和中性化合物产生相互作用。

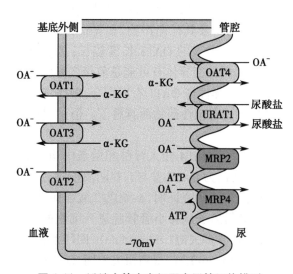

图 4-11 近端小管中有机阴离子转运体模型

在近端小管基底外侧膜上有两种主要的 OAT 即 OAT1 和 OAT3,它们介导有机阴离子从间质液外排到肾小管细胞。亲水性有机阴离子逆电化学梯度通过基底外侧膜,与细胞内的 α-酮戊二酸(α-ketoglutarate,α-KG)进行物质交换,再顺浓度梯度从胞质转运到血液中。基底外侧膜 Na$^+$-二羧酸转运体(Na$^+$-dicarboxylate transporter,NaDC3)部分提供 α-酮戊二酸的外向梯度,驱动 NaDC3 的 Na$^+$梯度是通过 Na$^+$-K$^+$-ATP 酶来维持的。α-酮戊二酸能够促进克隆的转运体 OAT1 和 OAT3 转运小分子量的有机阴离子。在分离的基底膜囊泡可产生 α-酮戊二酸和小分子量的有机阴离子(如对氨基马尿酸)的偶联转运。一些研究认为,OAT4 可能是有机阴离子在管腔膜上的转运体。最近研究显示,底物与 α-酮戊二酸进行物质交换后,可以促进其自身借助 OAT4 转运体进行转运,表明 OAT4 可能在重摄取中起作用,而不是在有机阴离子的分泌或移动中发挥作用。

1. **OAT1** OAT1 最初是从大鼠肾脏克隆获得的。这种转运体有多于 30% 的部分与 SLC22 家族的 OCT 相同。人们已经克隆出小鼠、人、猪和兔的同源基因,约有 80% 的基因与人类的 OAT1 相同。哺乳动物 OAT1 同型长度在 545~551 个氨基酸范围。人类 OAT1 对应的基因位于第 11 号染色体,这个基因是在含有 OAT3 和 OAT4 在内的 SLC22 家族中发现的。人体组织中有四种剪接变异体,称为 OAT1-1、OAT1-2、OAT1-3 和 OAT1-4。OAT1-2 含有 13 个氨基酸缺失,可以与 OAT1-1 类似的速率转运 PAH。这两个剪接变异体使用的是 9 号外显子可替代的 5′-剪接位点。OAT1-3 和 OAT1-4 是从 OAT1 近羧基端的第 132 个碱基对(44 个氨基酸)缺失中得到的,它们并不转运 PAH。在人类、大鼠和小鼠中,OAT1 主要在肾脏中表达,在脑和骨骼肌中也有表达。

免疫组化研究表明,OAT1 主要在人类和小鼠的近端小管基底膜上表达,在 S2 中段上表达最多。基于定量 PCR 结果,OAT1 的表达水平是 OAT3 的三分之一。OAT1 转运有机阴离子如 PAH 时会出现饱和现象。其他有机阴离子,如 α-酮戊二酸会反馈性刺激这种转运。因此,细胞内形成的负电势差可促进二羧酸根阴离子 α-酮戊二酸的排出,反过来它又帮助单羧酸如 PAH 流入细胞。性激素可调控 OAT1 在肾脏中的表达。一般来说,OAT1 转运小分子量的有机阴离子,这些有机阴离子可能是内源性物质(如 PGE_2 和尿酸),也可能是药物和毒素。一些中性化合物也可通过 OAT1 进行低亲和性的转运,如西咪替丁。参与 OAT1 转运的关键残基包括结构保守的 K394 和 R478,它们与 PAH-戊二酸的物质交换机制有关。

2. **OAT2** 最初是从大鼠肝脏中克隆获得(当时命名为 NLT)。OAT2 存在于肾脏和肝脏中。这种转运体位于肾脏近端小管的基底膜上,它的作用是转运核苷酸,特别是转运鸟嘌呤核苷酸。细胞学研究表明,OAT2 在促进鸟嘌呤核苷酸流入和流出方面都发挥作用。有机阴离子如 PAH 和甲氨蝶呤(methotrexate)也通过 OAT2 进行低亲和性转运,PGE_2 则进行高亲和性的转运。

3. **OAT3** 最初从大鼠肾脏中克隆得到。人类的 OAT3 由两种变异体组成,其中一种转运多种有机阴离子,包括 PAH、雌酮硫酸和多种药物及其代谢产物,如普伐他汀、西咪替丁、6-巯基嘌呤(6-mercaptopurine)和甲氨蝶呤。另一种人的 OAT3 长度较长,是一个含有568 个氨基酸的蛋白质,其并不参与转运。OAT3 的两种变异体有可能是剪接变异体。人类的 OAT3 位于肾脏近端小管的基底膜上。OAT3 的特异性与 OAT1 有所重合,例如,OAT1 和 OAT3 都能转运雌酮硫酸酯,OAT1 能高亲和性地转运弱碱性药物西咪替丁。但是,与 OAT1 相比,OAT3 亲和力更强。

4. **OAT4** 从人类肾脏 cDNA 文库中克隆得到。OAT4 在人肾脏和胎盘中均有表达。在人肾脏中,OAT4 位于近端小管的管腔膜上。最初认为 OAT4 参与有机阴离子第二阶段的分泌,即从细胞内跨越顶端膜转运到肾小管管腔。然而研究证明,α-酮戊二酸能促进 OAT4 反向转运有机阴离子,这表明 OAT4 可能参与有机阴离子从肾小管管腔进入细胞的重摄取过程。OAT4 的特异性转运包括雌酮硫酸酯、PAH、齐多夫定(zidovudine)、四环素(tetracycline)和甲氨蝶呤。OAT4 对 PAH 的亲和性较低(>1mmol/L)。最新研究表明,OAT4 可能并不参与有机阴离子的分泌流出,而是参与其重吸收。

二、外排型转运体

(一) MATE

最近发现了一个新的转运体家族 SLC47A,即多药及毒物外排蛋白(multidrug and toxin extrusion protein,MATE)家族,这提供了之前阐述的电中性质子-有机阳离子反相转运机制的分子鉴定。MATE 转运体分布在近端小管上皮的顶端膜上,其在将亲水性有机阳离子从近端小管细胞移动到管腔内显示出关键作用。从人类同源基因数据库检索细菌多药耐药蛋白时,能在人类基因组里找到两个编码膜转运体的基因。MATE 家族成员 MATE1(SLC47A1)和 MATE2-K(SLC47A2)与不同结构的亲水性有机阳离子相互作用,包括抗糖尿病药物二甲双胍、H_2 受体拮抗药西咪替丁和抗肿瘤药拓扑替康(topotecan)。除了识别阳离子化合物之外,这些转运体也能够识别一些阴离子,包括抗病毒药阿昔洛韦和更昔洛韦。头孢氨苄(cephalexin)和头孢拉定(cephradine)是 MATE1 的特异性底物,但不是 MATE2-K 的底物。除草剂百草枯(paraquat)是一种双季铵盐化合物,对人体肾脏有害,它是 MATE1 的一个强效底物。MATE1 和 MATE2-K 都定位于近端小管上皮的顶端膜。MATE1 还可在肝细胞的小管膜表达,MATE2-K 则没有表达。MATE1 和 MATE2-K 是人们长期寻找的位于近端小管上皮顶端膜的有机阳离子质子的反向转运体,即 MATE1 或 MATE2-K 均能够逆质子梯度驱动有机阳离子转运。但是,MATE1 和 MATE2-K 均不能转运强效抑制药如抗菌药物左氧氟沙星(levofloxacin)和环丙沙星(ciprofloxacin)。

(二) MRP

多药耐药蛋白(MRP)是 ATP 依赖性的转运体,属于 ATP 结合盒 C 家族(ATP binding cassette family C,ABCC),通过消耗 ATP 获得能量从而介导药物排出细胞,从而使某些肿瘤细胞产生耐药性。它们能与一些有机阴离子相互作用,并激活它们的底物从肾小管细胞胞质转运到肾小管管腔。其也参与一些内源性毒素的外排,并介导药物与营养物的相互作用。

1. MRP1　最初发现于人多药耐药细胞系中,其在许多组织,包括肾脏中均有分布,其介导了葡萄糖苷酸、硫酸盐及谷胱甘肽结合物的 ATP 依赖性转运。

2. MRP2　是一种促进许多药物的结合物(如谷胱甘肽结合物)跨肝细胞毛细胆管膜排出的主要转运体。在肾脏近端小管的顶端膜上也发现有 MRP2,其在促进有机阴离子流至管腔的过程中发挥作用。MRP2 的作用是在肾脏分泌外排药物的谷胱甘肽结合物,它也有可能帮助各种非结合底物(与谷胱甘肽)进行移位。一般地,与其他大多数转运有机阴离子的 SLC22 家族转运体相比,MRP2 转运的分子更大。

3. MRP3　在肾脏主要分布于基底侧膜,能介导阴离子葡萄糖苷酸、谷胱甘肽结合物及某些药物如甲氨蝶呤的转运。

4. MRP4　其在肾脏近端小管的顶端膜上被发现,转运包括葡糖醛酸和谷胱甘肽结合物在内的很多共轭阴离子和它们的药物结合物。MRP4 同时可与多种药物产生相互作用,这些药物包括甲氨蝶呤、环核苷酸类似物和抗病毒核苷类似物等。*Mrp4* 基因敲除小鼠研究表明,MRP4 转运体可参与抗病毒药阿德福韦(adefovir)和替诺福韦(tenofovir)在肾脏中的消除。最近,在人的肾脏中还找到了其他 MRP 外排转运体 MRP6,其均位于肾小管基底膜,它们在肾脏的药物转运作用尚待深入研究。

(三) 其他转运体

1. URAT-1　最初是从人肾脏克隆获得的,它是一种具有肾特异性的转运体,位于近端小管的顶端膜上。尿酸转运体-1(URAT-1)主要负责尿酸重吸收,介导电中性的尿酸转运。Cl^- 梯度会反馈刺激尿酸的转运。小鼠 URAT-1 同源基因参与包括苯青霉素和尿酸在内的有机阴离子从肾脏的分泌排出过程。

2. NPT1　作为人的磷酸盐转运体克隆得到。它在肾近端小管的管腔膜和脑内有大量表达。研究表明,NPT1 可转运 PAH、丙磺舒和青霉素。它是有机阴离子从肾小管细胞流出到管腔这一转运系统的一部分。

肾脏排泄是机体内、外源物的主要排泄方式之一,研究肾脏的转运机制有助于获得药物的药理作用、排泄动力学、蓄积毒性及影响排泄的因素等结果。位于肾脏的基底侧膜及刷状缘的蛋白转运体可介导药物和代谢产物的转运排泄,因此,肾脏转运体的功能变化可影响药物的药代动力学,进而影响药效和毒性。通过研究肾脏转运体的底物选择性、组织分布及表达水平结果可预测底物药物的药代动力学过程及药物相互作用。肾脏转运体研究可为临床合理用药和新药研发提供科学的实验依据。

参考文献

[1] NAUD J,DUMAYNE C,NOLIN T D,et al. Drug pharmacokinetics in renal failure:What's new? Nephrol Ther,2015,11(3):144-151.

[2] HEDIGER M A. The ABCs of solute carriers:Physiological,pathological and therapeutic implications of human membrane transport proteins. Pflügers Arch,2004,447:465-468.

[3] GEARY R S,NORRIS D,YU R,et al. Pharmacokinetics,biodistribution and cell uptake of antisense oligonucleotides. Adv Drug Deliv Rev,2015,87:46-51.

[4] CHOI Y H,YU A M. ABC transporters in multidrug resistance and pharmacokinetics,and strategies for drug development. Curr Pharm Des,2014,20(5):793-807.

[5] WRIGHT S H,DANTZLER W H. Molecular and cellular physiology of renal organic cation and anion transport. Physiol Rev,2004,84:987-1049.

[6] SCOTCHER D,JONES C,POSADA M,et al. Key to opening kidney for in vitro-in vivo extrapolation entrance in health and disease:part Ⅱ:mechanistic models and in vitro-in vivo extrapolation. AAPS J,2016,18(5):1082-1094.

[7] SCOTCHER D,JONES C,POSADA M,et al. Key to opening kidney for in vitro-in vivo extrapolation entrance in health and disease:part I:in vitro systems and physiological data. AAPS J,2016,18(5):1067-1081.

[8] HUA W J,HUA W X,JIAN Z,et al. The role of drug transporters in the pharmacokinetics of antibiotics. Curr Drug Metab,2016,17(8):799-805.

[9] NIES A T,DAMME K,SCHAEFFELER E,et al. Multidrug and toxin extrusion proteins as transporters of antimicrobial drugs. Expert Opin Drug Metab Toxicol,2012,8(12):1565-1577.

[10] TOYODA Y,HAGIYA Y,ADACHI T,et al. MRP class of human ATP binding cassette(ABC)transporters:Historical background and new research directions. Xenobiotica,2008,38:833-862.

[11] KOEPSELL H. The SLC22 family with transporters of organic cations,anions and zwitterions. Mol Aspects Med,2013,34(2-3):413-435.

[12] GEORGE B,YOU D,JOY M S,et al. Aleksunes LM. Xenobiotic transporters and kidney injury. Adv Drug Deliv Rev,2017,116:73-91.

[13] MUSTAFA S,ALSUGHAYER A,ELGAZZAR A,et al. Effect of sulfa drugs on kidney function and renal scintigraphy. Nephrology(Carlton),2014,19(4):210-216.

[14] KARPOWICH N,WANG D. Symmetric transporters for asymmetric transport. Science,2008,321:781-782.

[15] AOKI M,TERADA T,KAJIWARA M,et al. Kidney-specific expression of human organic cation transporter 2(OCT2/SLC22A2)is regulated by DNA methylation. Am J Physiol,2008,295:F165-F170.

（薛　明）

第五章 肾功能不全时的药代动力学

【摘要】

肾功能不全表现为血清肌酐水平进行性升高,并引起水、电解质和酸碱平衡失调及尿毒症症状。大约有2/3的临床药物完全或部分经肾排泄,肾功能的异常必然会引起药代动力学的变化,进而引起药效和毒性的改变。药物的排泄减少可能使药物的有效血药浓度和中毒浓度间的差距缩小,药物的不良反应或毒性反应的发生率增加。为兼顾提高疗效和降低不良反应两个方面,需要根据肾功能不全的药代动力学调整药物治疗方案,包括药物的用药剂量及给药间隔时间。

第一节 肾功能不全的临床检查指标

肾脏是机体最重要的排泄器官,通过排泄过程参与体内水、渗透压、电解质、酸碱平衡的调节,发挥净化体内环境及维持体内稳态平衡的作用。同时,肾脏在心血管功能的调节、造血和骨代谢过程中也发挥重要作用,其可以合成与分泌多种生物活性物质,如肾素、前列腺素、促红细胞生成素等。一旦肾脏受到损害,其功能减退将导致机体各个系统功能障碍及器质损害,严重可致命。肾脏功能异常能影响肾小球的滤过率及肾血流量、肾小管的分泌以及肾小管重吸收等功能。

肾功能不全表现为血清肌酐水平进行性升高,并引起水、电解质和酸碱平衡失调及尿毒症症状。肾功能不全分为肾功能不全代偿期、失代偿期、尿毒症期等不同阶段。肾功能不全代偿期可以没有任何临床表现,失代偿期可出现晨起眼睑水肿、夜尿增多、肉眼、血尿等多种症状;尿毒症期会出现全身水肿,少尿,甚至无尿,胃肠道症状如食欲下降、恶心、呕吐,黑便或呕血等,还会有皮肤瘙痒、呼吸困难、心悸、乏力等症状。肾功能不全的病因可涉及肾病综合征、多囊肾、肾炎等原发病导致的肾小球病变、肾小管间质病变及肾血管病变等。

一、肾小球滤过率与血尿素氮

(一)肾小球滤过率

肾小球滤过率(GFR)是单位时间内从双肾滤过的血浆毫升数,可以有效地反映肾脏的排泄功能,是评价肾功能最主要的指标。GFR按肾功能损害的程度在临床上可分为4期:肾贮备能力下降期;肾氮质血症期;肾衰竭期;尿毒症期。具体分类见表5-1。

肌酐清除率(Ccr)是目前临床上最常用及最准确反映肾小球滤过功能的方法,其取代了肾小球滤过率。成人按1.73m² 标准体表面积计算,正常男性的 Ccr 为 85~125ml/min,女性的 Ccr 为 75~115ml/min。在成人的 Ccr 低于80ml/min 时,肾小球滤过功能减退;若减

表 5-1　临床肾功能损害程度的分类

临床分期	GFR	血清肌酐/(μmol/L)	临床表现
肾贮备能力下降期	50%~80%	正常(男:54~106;女:44~97)	无症状
肾氮质血症期	25%~49%	<445	可有轻度贫血,多尿或夜尿
肾衰竭期	10%~24%	445~707	明显消化道症状,贫血、代谢性酸中毒
尿毒症期	<10%	>707	各种尿毒症症状

至 70~51ml/min 为轻度损害;减至 50~31ml/min 为中度损害;减至 30ml/min 以下为重度损害;减至 20~10ml/min 为早期肾功能不全;减至 10~5ml/min 为晚期肾功能不全;减至 5~1ml/min 为终末期肾功能不全。凡经肾排泄或代谢的药物在肾功能不全时可根据 Ccr 来调整给药剂量及间隔时间。

(二)血尿素氮

血尿素氮(blood urea nitrogen,BUN)是人体蛋白质代谢的终末产物。尿素氮的生成量取决于饮食中蛋白质摄入量、组织蛋白分解代谢以及肝功能情况。尿素氮主要经肾脏排泄,小部分经皮肤随汗液排出体外。尿素氮在肠道内分解成 NH_3 被吸收后又在肝脏合成尿素,仍从肾脏排泄。每天由肾脏排泄的尿素氮有 10~30g。血液中的尿素氮全部从肾小球滤过,正常情况下 30%~40% 被肾小管重吸收。肾小管可排泌少量尿素氮,严重肾衰竭时排泌量增加。血中尿素氮的测定虽可反映肾小管的滤过功能,但肾小管滤过功能必须下降到正常的 1/2 以上时,BUN 才会升高。因此,BUN 的测定并非敏感地反映肾小球滤过功能的指标。

BUN 的正常值为 2.9~7.5mmol/L(8~21mg/dl)。BUN 的升高可以是生理性的,也可以是病理性的,表 5-2 是影响 BUN 水平的因素。临床上需要结合血清肌酐、尿液化验、肾脏ECT(emission computed tomography)等各项检查进行确诊。

表 5-2　影响 BUN 水平的因素

升高	降低
肾小球的滤过率下降(包括脱水)	肝脏疾病
肠道出血	饥饿或合成状态
糖皮质激素或四环素	妊娠
分解状态	抗利尿激素升高
高蛋白饮食	

二、肾小管功能

肾小管各个部位的功能均不相同,近端肾小管的主要功能为对物质的重吸收;远端肾小管则有浓缩稀释、泌氢和泌氨等功能。此外肾小管间质的某些细胞具有内分泌功能。体液中的绝大多数物质都要经肾小球滤过及肾小管吸收和/或分泌,有的则要在肾小管被降解后再经肾脏排泄。因此肾小管功能是否正常,不仅影响水和电解质的代谢和排泄,而且对多种有机物质及其代谢产物的排泄起重要作用。当肾小管受到急慢性损害时,可能引起不同程度的肾小管功能障碍,出现水、电解质或酸碱平衡紊乱,以及药物在机体内的代谢动力学变化。

因此,临床对于肾小管功能的检查包括近端小管的重吸收功能检查,如酚红排泌试验、肾小管葡萄糖最大重吸收量(maximal tubular reabsorptive capacity for glucose,TmG)测定、血β2-微球蛋白及溶酶体测定、尿氨基酸、锂清除率(Cl_{Li});远端肾小管的浓缩稀释功能,如尿比重、尿渗透压测定、自由水清除率(Cl_{H_2O});以及肾小管酸化功能,如尿 pH 测定、氯化铵负荷试验、血浆肾素-醛固酮的活性或水平等。

(一)酚红排泌试验

酚红是一种 pH 指示剂,对人体无害。经静脉注射后,20% 为肝脏清除,经胆道排出,80% 从肾脏排泄,在碱性尿液中呈红色,与标准管比色可知尿中的排泄量。在肾脏排泄过程中,94% 由近端肾小管主动排泌,4% 由肾小球滤过,2% 通过胆汁由粪便排泄,由于绝大部分酚红由肾小管分泌和排泄,所以尿液中的排泄量可以作为判断近端小管排泄功能的指标。

(二)TmG 测定

正常情况下肾小球滤过液中的葡萄糖在近端肾小管内几乎全部被重吸收,故尿中无糖(尿糖<1.1mmol/L,定性试验为阴性)。当血糖浓度升高至一定水平时,即使血糖浓度再高,重吸收值也不再增加(载体蛋白转运葡萄糖的能力达到极限),此时的重吸收值为 TmG。利用单位时间内肾小球滤出的葡萄糖量减去单位时间从尿液排泄的葡萄糖量,可计算出TmG,该值的高低可反映有效肾单位的数量和功能,是测定肾小管重吸收功能的指标之一。

正常成人的 TmG 为 330~440mg/min,其降低见于慢性肾小球肾炎、慢性肾盂肾炎、间质性肾炎等累及肾小管功能的疾病。

第二节　肾功能不全对药代动力学的影响

从 20 世纪 60 年代,肾功能不全对药代动力学的影响开始逐渐被人们关注。大约有 2/3 的临床药物完全或部分经肾消除,肾功能的异常必然会引起药代动力学和药效动力学的变化。

肾功能不全以多种方式明显影响药物的吸收、蛋白结合、分布、代谢及排泄过程。首先,肾功能不全时,肾小球滤过功能、肾小管的重吸收功能显著减退,直接导致药物及其代谢产物的清除发生变化;其次,肾功能不全时,改变的血浆结合蛋白和肝脏的代谢也能改变药物的体内代谢过程;再次,肾功能不全时,机体产生的内毒素和代谢产物的蓄积、水和电解质及酸碱平衡失调以及大分子蛋白或转运酶的活性改变也会导致药物代谢途径的改变。此外,慢性肾衰竭对药物的代谢和运转,包括在肝脏、肾脏和肠道的过程都有影响,对主要经肾脏排泄的药物以及经肝脏、肠道等途径排泄的药物也有影响,尤其是对治疗窗较窄的药物影响更甚。

一、肾功能不全对药物吸收的影响

肾功能不全对药物吸收主要是继发影响,使体内药物的 t_{max} 和 C_{max} 发生变化,常见的影响因素如下:

1. 肾功能减退时,由于肾单位数量减少,肾实质破坏,药物吸收速率降低、吸收量减少,从而影响药物的达峰时间和血药浓度。

2. 慢性肾衰竭时,胃肠道水肿、呕吐、自主神经病变以及应用磷结合剂等因素均可使药物的吸收减少,生物利用度降低。尿毒症患者胃内氨含量增多使 pH 升高,还可以影响钾离子的平衡,由于胃内 pH 的变化和钾离子浓度变化影响到胃肠运动,也可以影响口服药物的吸收。

3. 肾衰竭患者由于酸中毒和微循环灌注不良,造成肌内注射及皮下注射的药物在注射部位沉积及吸收时间延长,使吸收无规律性,最常见药物为苯妥英钠及苯并二氮杂䓬类药物。

4. 由于肾功能不全患者体内环境的改变可造成药物的蓄积、吸收速度减慢。因此,肾功能不全应静脉给药。

5. 肾功能不全时,消化道吸收障碍导致首过效应降低,可使某些药物的生物利用度上升,如 β 受体拮抗药、双氢可待因及右丙氧芬等。慢性肾衰竭患者单次口服普萘洛尔后的 AUC 及 C_{max} 明显高于健康受试者,肾功能损害患者单次口服双氢可待因的 AUC 比正常人高 70%。

二、肾功能不全对药物体内分布的影响

药物的体内分布主要取决于药物的血浆蛋白结合率、体液的 pH 和药物的理化性质等因素。其中,血浆蛋白结合率是影响药物分布的重要因素之一。肾功能不全可使药物的蛋白结合率发生改变,主要表现在可使酸性药物的蛋白结合率下降,游离药物浓度增加(表 5-3)。而弱碱性药物与血浆 α_1 酸性糖蛋白结合率在肾脏疾病时可能不变(如普萘洛尔、d-筒箭毒碱等),也可能降低(如地西泮、吗啡等)。

表 5-3　肾功能不全时酸性药物的蛋白结合率的变化

药物	肾功能正常	肾功能不全	药物	肾功能正常	肾功能不全
苄星青霉素	66	44	美托拉宗	95	90
头孢唑林	85	69	萘普生	99.8	99.2
氯贝丁酯	97	91	戊巴比妥	66	59
氯唑西林	95	80	苯妥英	88	74
双氯西林	97	91	吡咯他尼	94	88
氟氯西林	94	92	水杨酸	87	74
呋塞米	96	94	磺胺甲噁唑	66	42
吲哚美辛	90	90	华法林	99	98

药物蛋白结合率降低的主要原因有以下几个方面:①肾功能障碍时,蛋白质从尿中消失及小肠对氨基酸的吸收障碍而导致蛋白合成功能下降,产生低白蛋白血症,蛋白数量减少,药物的蛋白结合位点数下降;②随着肾损害的进展,肾脏分泌的阳离子转运体与阴离子转运体减少,这些转运体与许多药物在体内的分布有关,而且与药物的肾脏排泄有关;③诱发尿毒症的内源性物质(如脂肪酸、芳香氨基酸、肽类等)竞争药物与白蛋白的结合部位,以及某些药物代谢产物的蓄积也可能干扰药物本身与蛋白结合,使药物的蛋白结合率下降,游离药物浓度增加;④尿毒症时,药物白蛋白结合部位发生结构或构型改变,使药物的亲和力下降。此外,肾功能不全时,体液 pH 变化、尿毒症毒素蓄积和体液容积改变,均可影响药物的体内分布。

肾功能不全时,由于低白蛋白血症,导致某些药物的蛋白结合率降低,游离型药物升高,容易向组织中分布而使药物表观分布容积增大,如苯妥英钠、多西霉素、头孢菌素类等。同时,肾脏排泄药物功能下降,容易导致血浆中药物的浓度或组织内药物浓度升高,进而引起全身中毒或器官中毒。但是,很多药物的表观分布容积无明显变化,如地高辛的表观分布容积不仅不增加反而减少。因此,对肾功能不全的患者进行血药浓度监测是非常重要的。

三、肾功能不全对药物代谢的影响

肾功能异常对药代动力学的影响主要表现在对药物的代谢方面。作为仅次于肝脏的药物代谢器官,肾脏含有多种药物代谢酶,可以发生氧化、还原、水解及结合反应,亦有氧化酶存在,如肾脏 CYP450 活性估计为肝脏 CYP450 活性的 20%。由于肾功能不全,其生物转化功能也可能发生改变,如奎尼丁的乙酰化反应减慢、外源性胰岛素的降解减少,以及苯妥英钠氧化代谢速率明显增快等。其机制可能与下列因素有关:①肾功能不全导致药物蛋白结合率下降;②某些食物及其代谢产物在肾功能不全时产生肝药酶诱导作用;③依附于透析装置上的某些物质对肝药酶的诱导作用。肾功能不全对药物代谢的影响可表现为正常、加速或减慢,应根据具体药物适当调整剂量。

对于肝功能正常的肾脏疾病患者,当肝代谢是药物的主要消除途径时,也可出现多种代谢情况。虽然大多数药物的代谢产物是非药理学活性的,但它们在体内的过量蓄积可能干扰母体药物与血浆蛋白的结合,从而导致药物在体内分布特征改变;代谢产物还可竞争转运系统或抑制药物的进一步代谢。所以,肾功能不全对不同药物的代谢速度有不同的影响,可使之减慢、不变或加速。

四、肾功能不全对药物排泄的影响

药物从体内排泄一般有两种形式,一种是以原型药物排泄,另一种是经过代谢后变成极性高、水溶性强的代谢产物后,主要经肾脏排泄。一般来说,在肾功能不全时,肾脏排泄比例高的药物的排泄受到的影响较大;而肾脏排泄比例低的药物的排泄受到的影响较小。尿中药物的排泄不是以恒速进行,而是与血药浓度成正比变化的一级速度过程。

一般来说主要经肾脏排泄的药物,在肾功能不全时,原型药物或其活性代谢产物在体内蓄积,使其消除变慢、消除半衰期延长(表 5-4)、C_{max} 和 $AUC_{0 \sim \infty}$ 增大、药理作用增强,甚至产生毒性反应,其机制与下列因素有关:

表 5-4　常用药物在肾功能正常与肾功能不全患者体内的半衰期

药物	消除半衰期/h		药物	消除半衰期/h	
	肾功能正常患者	肾功能不全患者		肾功能正常患者	肾功能不全患者
阿莫西林	1.0	12.5	氧氟沙星	5.5	32.5
头孢呋辛	1.6	14.0	氟康唑	25.0	125.0
庆大霉素	2.7	42.0	地高辛	30.0	85.0
红霉素	1.8	3.2	依那普利	24.0	40.0
四环素	6.0	65.0	阿替洛尔	6.0	15.0
环丙沙星	4.6	8.0			

（一）肾小球滤过减少

肾功能不全时,肾小球滤过率发生改变,肾脏的排泄速度减慢或清除量降低,主要经肾脏排泄的药物及其活性代谢产物易在体内蓄积,进而导致半衰期延长,药物的毒副作用发生率明显增高,尤其是治疗窗较窄的药物毒副作用的发生率增加更为明显。药物经肾小球滤过的量与药物的血药浓度、药物和血浆蛋白的结合程度以及肾小球滤过率有关。如地高辛、普鲁卡因胺、氨基糖苷类抗生素都主要经肾小球滤过而排泄。急性肾小球肾炎及严重肾缺血患者,肾小球滤过率下降,上述药物排泄减慢。

肾功能不全时,由于肾单位大量毁损、肾小球滤过率降低,药物经肾小球滤过的量减少。一般肌酐清除率>30ml/min 时,药物的血浆半衰期变化相对缓慢;而肌酐清除率<30ml/min 时,血浆半衰期则随其下降而显著延长。药物的血浆半衰期延长或引起药物效应增强或导致毒性反应。如普鲁卡因胺的代谢产物 N-乙酰普鲁卡因胺蓄积可使普鲁卡因胺治疗心律失常的作用增强;哌替啶在体内潴留则使尿毒症患者发生震颤、抽搐和惊厥。

（二）肾小管分泌减少

肾功能不全时,因机体积聚的内源性有机酸竞争性地抑制酸性药物排泄,使肾小管正常的药物转运和有机酸分泌受到影响。通过肾小管有机酸途径分泌的酸性药物如青霉素类、头孢菌素类、磺胺类药物以及甲氨蝶呤、丙磺舒等药物由于排泄量减少引起血药浓度升高。尿毒症患者体内蓄积的内源性有机酸可与弱酸性药物在转运上发生竞争,使药物经肾小管分泌减少。轻、中度肾衰竭时,这种竞争所致的有机酸排泄减少可能比因功能性肾单位减少更重要。

（三）肾小管重吸收增加

肾功能不全患者体内酸性物质增加,尿液 pH 下降,弱酸性药物离子化减少,重吸收增加。

（四）肾血流量减少

某些疾病,如休克、心力衰竭、严重烧伤均可致肾血流量减少。由于肾血流量减少,肾小球滤过、肾小管分泌、重吸收功能均可能发生障碍,从而导致药物肾排泄减少。主要经肾脏排泄的依那普利在肾功能不全时,血浆中其活性代谢物依那普利拉的浓度明显增加。

五、肾功能不全时机体对药物的敏感性

肾功能损害会导致血脑屏障功能受损,使进入中枢的药量增加,导致机体对药物的敏感性增加。如镇静催眠药对慢性尿毒症患者的中枢作用明显增强,肾功能不全患者对甲基多巴的降压作用更敏感。尿毒症患者常伴有电解质及酸碱平衡紊乱,如低血钾可降低心脏传导性,从而增强洋地黄类、奎尼丁、普鲁卡因胺等药物的传导抑制作用。

六、肾功能不全对药代动力学影响的机制

肾功能不全影响药代动力学的机制复杂,主要影响经肾途径消除的药物,甚至对非肾途径消除的药物也有影响。慢性肾功能不全对药物代谢的影响主要通过主动转运方式消除（非肾消除）而改变药物的药代动力学参数。慢性肾功能不全患者药代动力学与肾功能正常人群差异显著。肾功能不全特别是终末期肾病抑制非肾消除中涉及的代谢酶及转运体,使药物消除减慢,半衰期延长,血浆暴露量增加是药效学改变和不良反应高发的原因之一。

肾功能不全对药代动力学的影响的作用机制如下:

（一）对Ⅰ相代谢酶的影响

Ⅰ相代谢酶主要为 CYP450，主要催化底物的氧化、还原、水解反应，使其代谢激活或灭活。临床研究证实肾功能不全尤其是终末期肾病患者的代谢酶受到抑制，CYP2C19 和 CYP2C9 的活性在慢性肾衰竭患者中分别降低 25% 和 50%。

（二）对Ⅱ相代谢酶的影响

对Ⅱ相代谢酶的影响主要包括乙酰转移酶及 UGT 等参与结合反应，加速药物或化学毒物本身及代谢产物以结合物的形式排泄。

慢性肾衰竭患者普鲁卡因胺转化为 N-乙酰普鲁卡因胺的非肾清除率与健康对照组比较显著下降（广泛代谢人群下降 61%，弱代谢人群下降 69%）。慢性肾衰竭患者异烟肼的消除减慢，半衰期显著延长，证实了慢性肾衰竭抑制乙酰转移酶-Ⅱ的活性。透析和肾移植可以抵消这种抑制作用，使患者异烟肼的乙酰化水平升高甚至达到健康志愿者水平。

（三）对转运体的影响

除代谢酶外，转运体活性的改变也是肾功能不全患者药代动力学改变的原因之一。药物转运体又称药物Ⅲ相酶，可将药物摄入或外排出其分布组织。因此，转运体对某些药物的血浆药物处置及药物在局部组织药效作用发挥具有重要作用。肾功能不全时，肝脏 P-gp 表达及活性均增多，OATP2 蛋白表达减少；肠道外排转运体 P-gp 和 MRP2 减少。肝脏对药物摄取减少、外排增多可能是药物代谢减慢的原因之一，而肠道摄取转运体表达量增多，外排转运体受到抑制可能是某些口服药物在肾功能不全患者体内生物利用度增加的主要原因。

（四）透析的影响

终末期肾脏病（ESRD）指各种慢性肾脏疾病的终末阶段，自身的肾功能不可逆地下降，病情严重至必须进行透析或移植。终末期肾病患者对药物的消除包括三部分：残留的肾消除、非肾消除以及透析消除。透析对药物的消除具有很大的影响，可急性短期逆转终末期肾病患者代谢酶及转运体被抑制的状况，从而一定程度上增加终末期肾病患者对某些药物的非肾消除，但不能完全消除这种作用达到正常状态。

临床研究硝基咪唑类抗菌药物替硝唑，重度肾功能不全不接受透析患者的药代动力学与健康志愿者比较无显著差异，终末期肾病患者接受 6 小时的透析后，其清除率显著增加，血浆暴露量降低 43%，半衰期由 12 小时降至 4.9 小时。替硝唑在终末期肾病患者使用时，透析前使用需将剂量增至 1.5 倍。

第三节　肾功能不全时给药方案的调整

许多药物及其代谢产物主要经肾排泄，大多数药物以原型或代谢产物的形式经肾脏排泄。肾功能不全对药物在体内的清除影响很大，使药代动力学相应发生变化，经肾脏排泄的药物容易在体内蓄积和中毒。因此，需要根据患者的肾功能、结合药物的特性进行给药方案的调整。

肾脏疾病时，调整给药方案考虑的因素较多，如肾功能损害程度、药物从肾排泄的比例及药物的治疗指数等。如果肾功能损害严重，药物从肾排泄的比例大或治疗指数低，给药剂量的调整是必要的，药物从肾排泄量低于给药剂量的 25%，且生物转化是灭活反应，一般无须调整给药方案。或肾功能是正常人的 70%，也不必调整剂量。例如，卡那霉素有 80% 原药经肾脏排泄，当肾功能受损时，肾小球滤过率降低，半衰期延长，由正常的 2.4 小时延长到

70 小时,则需要进行给药方案调整。此外,肾功能不全患者往往应用多种药物,药物的相互作用也经常发生,在进行透析的患者中,药物的排泄途径的改变使药物的作用和不良反应也会发生变化,为兼顾提高疗效和防止不良反应两个方面,根据肾功能不全的药代动力学调整药物治疗方案,包括药物的用药剂量及给药时间间隔。

一、药物的排泄途径

(一)主要经肾脏排泄的药物

肾功能不全时,对于排泄途径主要为经肾排泄的药物而言,其药代动力学参数主要表现为药物 $t_{1/2}$ 不同程度延长,AUC_{0-t} 及 $AUC_{0-\infty}$ 不同程度增加,药物的清除率(Cl)下降,药物在体内蓄积,致使药物作用增强,甚至产生毒性反应。例如,去甲哌替啶(normeperidine)是哌替啶的代谢产物,其镇痛作用虽弱于母药,但可致中枢兴奋、忧虑、不安、震颤、肌痉挛和惊厥。肾衰竭时去甲哌替啶的半衰期显著延长(正常人为 14~20 小时,肾衰竭患者为 34.4 小时),易致激动、震颤、抽搐、惊厥等不良反应。氯贝丁酯的代谢产物苯氧异丁氯酸(chlorphenoxyiso-butyric acid)在肾功能不全时排泄变慢,且对骨骼肌具有较大毒性,导致严重的肌无力与肌痛。

(二)经非肾脏途径排泄的药物

对于排泄途径为肝脏、肠道或其他非肾脏途径的药物,一般来说没有必要改变给药方案。在肾功能不全时,由于药物的蛋白结合率、分布容积以及药物代谢发生变化,有时根据患者的临床症状适当改变给药方案也是必要的。

二、肾功能不全时的用药原则

当肾功能不全时临床用药应掌握以下原则:

1. 明确诊断、合理用药。

2. 熟悉常用药物的药代动力学特点,了解药物的蛋白结合率、药物的主要排泄途径和药物毒性作用,尤其是肾毒性反应等。避免或减少使用对肾脏毒性大的药物。

3. 正确判断肾功能损害程度以及营养代谢和内环境稳定状况。肾脏功能不全而肝脏功能正常者可选用具有双通道排泄的药物。

4. 有明确的用药指征。

5. 首先选用肾毒性反应相对较小的药物,注意药物的相互作用,避免采用有肾毒性协同作用的联合用药方法。

6. 根据肾功能不全的程度调整药物剂量和给药方案,如表 5-5 所示,必要时进行血药浓度检测,设计个体化给药方案;定期检查肾功能,依据肾小球滤过率、肌酐清除率及时调整治疗方案和给药剂量。

表 5-5　肾功能不全分级及药物剂量的调整

	轻度损害	中度损害	重度损害
肌酐清除率/(ml/min)	40~60	10~40	<10
血清肌酐/[μmol/L(mg/dl)]	177(2)	177~884(2~10)	>884(10)
尿素氮/[mmol/L(mg/dl)]	7.1(20)	7.1~21.4(20~60)	>21.4(60)
药物剂量(正常量的%)	75~100	50~75	25~50

7. 密切观察药物的临床疗效及毒性反应(有条件时应监测药物的血药浓度),发现不良反应时应及时处理。

三、肾功能不全时抗菌药物的应用

对肾功能不全者进行药物治疗时,不能以疾病是否缓解或治愈作为用药是否合理的标准,还应考虑所用药物对肾脏是否存在损害。

(一)抗菌药物维持原量或需减量使用

肾功能不全时,大环内酯类抗生素、利福平、多西环素等经肝、胆系统代谢或排泄的药物可维持原量或需减量使用。肾功能轻度损害而肝功能正常时,某些青霉素类如氨苄西林、哌拉西林、苯唑西林和大部分或部分由肝脏系统排泄的头孢哌酮、头孢曲松,以及在体内代谢的头孢噻肟等可按原治疗量应用,但在肾功能中度以上损害时则需减量使用。

(二)剂量需做适当调整

该类抗菌药物包括主要经肝、胆系统排泄的林可霉素类,以及虽经肾脏排泄,肾功能不全时血浆半衰期延长,但药物毒性较低的青霉素类、头孢噻吩等;氟喹诺酮类中的多数品种以及其他主要经肾脏排泄者亦属此类。

(三)剂量需减少

这类药物有明显肾毒性,且主要经肾排泄。包括氨基糖苷类、万古霉素、多黏菌素、某些头孢菌素类(头孢唑啉)、乙胺丁醇等,此类药物或其代谢产物主要经肾排泄且有较大毒性,在肾功能不全时宜避免使用,如必须应用时应根据肾功能损害的程度加以调整。氨基糖苷类是在肾功能不全时需调整给药方案的主要药物。血液透析可清除大部分氨基糖苷类,因此在透析后可加用全量或半量。

(四)肾功能损害时不宜应用的药物

包括四环素类(多西环素除外)、呋喃类、磺胺类。

四、实例

多黏菌素 B(polymyxin B)是治疗多重耐药革兰氏阴性菌所致感染的最后一道防线。目前,美国 FDA 批准的处方信息建议应根据肾功能调整多黏菌素 B 的剂量。

(一)评价患者的肾功能

患者选择标准:因疑似或记录的感染而每天至少 48 小时静脉注射多黏菌素 B 的成年患者(18 岁或以上)。排除接受任何形式的肾脏替代治疗或肾功能波动(从治疗第一天起血清肌酐增加或减少超过 50%)的患者和处于高代谢状态且药物清除率增加(估计肌酐清除率140ml/min)的患者。收集的数据包括人口统计学(如年龄、种族和性别)和相关实验室发现(如血清肌酐、感染部位和分离的微生物)。在本研究中,正常肾功能被定义为多黏菌素 B治疗第一天估算肌酐清除率为 80ml/min(根据 Cockcroft-Gault 方程基于血清肌酐水平)。标准多黏菌素 B 剂量定义为每日 $1.5 \sim 2.5$ mg/kg(实际体重)。

对 19 名接受多黏菌素 B 标准剂量的患者的肾功能进行评估。评价肌酐清除率是在 $15 \sim 110$ ml/min 的范围内,其中 5 名患者具有正常的肾功能。14 名患者每 12 小时间歇性静脉滴注(60~80 分钟)多黏菌素 B,5 名患者每 24 小时间歇性静脉滴注多黏菌素 B。主要统计学和临床特征见表 5-6。

表 5-6 应用多黏菌素 B 的统计学和临床特征

变量	Ccr≥80ml/min	Ccr<80ml/min	P
患者数量	5	14	—
参与美国研究的患者数量 No.(%)	2(40.0)	4(28.6)	1.00
平均年龄(mean±SD)	61.0±9.4	62.8±14.3	0.76
男性患者数量 No.(%)	3(60.0)	7(50.0)	1.00
平均基线(mean±SD)	90.0±12.5	40.8±21.8	<0.001
平均实际体重(kg,mean±SD)	73.6±25.7	54.8±10.4	0.18
平均每日剂量(mg/kg,mean±SD)	2.2±0.2	1.9±0.3	0.08
平均治疗时间(d,mean±SD)	12.4±2.2	12.6±6.2	0.90

(二)药代动力学

研究表明,具有不同肾功能的患者在给予标准剂量的多黏菌素 B 后,药物的生物利用度会发生变化,根据变化程度调整给药剂量。评估的曲线的观察浓度和最佳拟合浓度之间的 r^2 值分别为 0.94 和 0.93。基于最佳拟合参数,在正常肾功能患者中观察到的 AUC 的平均标准偏差(SD)为 (63.5±16.6)mg·h/L,而在肾功能不全患者中观察的平均标准差为 (56.0±17.5)mg·h/L($P=0.42$)(图 5-1)。调整每日剂量的 AUC (以实际体重的 mg/kg 为单位)没有产生显著差异[(28.6±7.0)mg·h/L 与(29.7±11.2)mg·h/L,$P=0.80$)]。

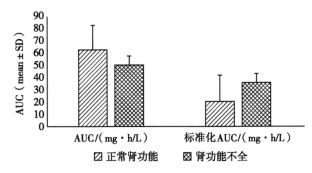

标准化 AUC 调整为每天 1mg/kg 多黏菌素 B。

图 5-1 肾功能分级对药物总体暴露情况的影响

此外,敏感性分析表明,将正常肾功能定义在肌酐清除率为 40~80ml/min 之间的任何阈值,该主要发现不会改变(表 5-7)。

表 5-7 基于不同肾清除率阈值的 AUC 比对

正常的肾功能阈值	正常的肾功能受试者	患者平均 Ccr(ml/min)±SD		
		正常肾功能	肾功能不全	P
Ccr≥80	5	63.5±16.6	56.0±17.5	0.42
Ccr≥60	8	58.7±17.7	57.4±17.6	0.88
Ccr≥40	10	55.6±17.6	60.6±17.3	0.54

五、肾功能不全时给药方案的调整

(一)Wagner 调整法

根据肾功能减退度调整给药方案,一是剂量固定,给药间隔延长,另一是给药间隔固定,剂量减少。

$$D_r = \frac{K_r}{K} \cdot D \qquad 式(5\text{-}1)$$

$$J_r = \frac{K}{K_r} \cdot J \qquad 式(5\text{-}2)$$

式(5-1)、式(5-2)中,D_r 为患者的给药剂量,D 为正常人的给药剂量,J_r 为患者的给药间期,J 为正常人的给药间期,K_r 为患者的消除速度常数,K 为正常人的消除速度常数,K 值可直接从健康人的药-时曲线中求得,亦可查阅文献或由文献的 $t_{1/2}$ 换算。K_r 可直接测定,也可由肌酐清除率按下式求得,或从血清肌酐值间接换算。

$$K_r = a\,Ccr + K_{nr} \qquad 式(5\text{-}3)$$

式(5-3)中,a 为比例常数,K_{nr} 为肾外消除速率常数。

(二)按肌酐清除率推算

$$K_r = a + b \cdot Ccr \qquad 式(5\text{-}4)$$

式(5-4)中,K_r 为肾功能减退时清除率常数,a 为每小时非经肾清除率常数,b 为每小时经肾清除率常数,Ccr 为肌酐清除率。a、b 正常值可查表得出,也可采用最小二乘法线性回归处理得到,根据患者测得的 Ccr,代入式(5-4)中求出 K_r。然后代入式(5-1)、式(5-2)中可求出患者给药的剂量及间期。

(三)调整剂量系数法

利用原型药物尿排泄率进行药物剂量调整,根据式(5-5)做调整系数表,如表5-8。根据查得的调整剂量系数(A),计算给药剂量和给药间隔。

$$调整剂量系数(A) = \frac{1}{F(K_f - 1) + 1} \qquad 式(5\text{-}5)$$

式(5-5)中,F 为原型药经肾排泄的分数,K_f 为相对肾功能,将患者实际肌酐清除率除以120ml/min 而得。

表 5-8 剂量调整系数表

尿中排泄的原型药/%	肌酐清除率/(ml/min)						
	0	10	20	40	60	80	120
10	1.1	1.1	1.1	1.1	1.1	1.0	1.0
20	1.3	1.2	1.2	1.1	1.1	1.1	1.0
30	1.4	1.3	1.3	1.2	1.2	1.1	1.0
40	1.7	1.6	1.5	1.4	1.3	1.1	1.0
50	2.0	1.8	1.7	1.5	1.3	1.2	1.0
60	2.5	2.2	2.0	1.7	1.4	1.3	1.0
70	3.3	2.8	2.3	1.9	1.5	1.3	1.0
80	5.0	3.7	3.0	2.1	1.7	1.4	1.0
90	10.0	5.7	4.0	2.5	1.8	1.4	1.0
100	—	12.0	6.0	3.0	2.0	1.5	1.0

（四）简单比例推算法

根据肾功能试验（反映肾功能损害程度）调整剂量，即在肾功能轻、中和重度损害时，将每日剂量分别减为原正常用量的 2/3～1/2、1/2～1/5 和 1/5～1/10。

案例：某 3 岁幼儿，因患耐药性金黄色葡萄球菌肺炎，必须用万古霉素治疗，万古霉素的半衰期为 6 小时，正常剂量为 20mg/kg，每日 2 次。但患者的肌酐清除率仅为 6ml/min，尿原型药占总给药量比率为 0.98，该年龄段的小儿肌酐清除率正常值为 41.3ml/min。通过以上公式计算，设计个体化的给药方案。

该患者由于肾功能不全，给药方案的维持剂量有 3 个调整方案：①不改变每次给药剂量，延长给药间隔，即每次的剂量仍为 20mg/kg，给药间隔从 12 小时延长到 72 小时；②不改变给药间隔，减少剂量，即仍保持每日给药 2 次，每次剂量调整为 3.2mg/kg；③同时改变每次给药剂量和给药间隔，即每次给药剂量调整为 6.4 mg/kg，给药间隔延长至 24 小时。3 种调整方案的药-时曲线见图 5-2。

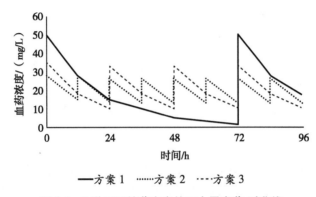

图 5-2 3 种不同给药方案的万古霉素药-时曲线

肾脏患者的剂量调整有很多方案。肾功能不全对药物的清除率具有很大的影响，假定其他药代动力学参数、药物的肾外器官清除率和有效血药浓度保持不变作为前提条件，根据肌酐清除率的下降程度和尿原型药占总给药量比率而调整维持剂量，使血药浓度维持在治疗窗内，以达到减少毒性反应的目的。然而临床情况复杂多变，例如，在尿毒症时，地高辛的表观分布容积变小，导致半衰期的下降程度要比预想快，加上结合组织的药量减少，因此负荷剂量也应相应减少。当肾衰竭又合并严重充血性心力衰竭时，地高辛的肝清除率也下降，其维持剂量也要比肾清除率调整的剂量再进一步减少。

总而言之，临床用药应紧密与患者的临床表现相结合，配合临床治疗药物监测手段，以期减少不良反应、提高药物疗效、安全合理用药。

第四节 肾功能不全时药代动力学的研究方法

当药物有可能被用于肾功能不全的患者，且肾功能不全有可能从作用机制上显著改变药物和/或其活性代谢产物的药代动力学特征时，应在肾功能不全患者中进行药物的药代动力学研究。对于拟长期应用的大部分药物都应进行肾功能不全患者的药代动力学研究。一些短期使用的药物（如抗生素等）也应考虑在肾功能不全患者中开展研究，以便为合理调整剂量提供依据。

一、全面研究设计

（一）研究对象

由于肾脏的功能范围较宽,为增强检测和表征肾脏功能对药物药代动力学的影响能力,肾功能不全时药代动力学研究的对象应选择既有不同程度肾功能不全的又适合药物研究的患者,且必须优先考虑就药物而言有代表性的典型患者群体作为对照组。如治疗阿尔茨海默病药物的对照组可以是相对健康的老年男性和女性患者,他们的基本肾功能不同于健康的男性患者。研究应同样包含一群肾脏功能优于对照组肾脏功能的个体,如一群健康年轻的志愿者。

研究过程中,还应考虑到实际患者群体可能包含一些肾脏功能优于对照组的人群。但是,应当基于对患者肾脏功能与一般典型患者群体的肾脏功能比较的基础上,进行给药剂量调整。参与肾脏功能研究的群体需要在年龄、性别和体重方面进行互相比较,依据药物的性质考虑其他的可能影响药代动力学的因素,如酗酒、抽烟、伴随其他药物治疗以及种族等。进行研究的患者人数应足够多,以便可以检测到足够的药代动力学差异,从而可以进行剂量调整。

（二）给药剂量

肾功能不全时的药代动力学研究的用药方法包括单剂量给药和多剂量给药。单剂量给药适用于已有证据表明该药物的药代动力学可被单剂量给药的数据精确预测。通过对患者的研究,可以预先得知药物及其活性代谢产物在浓度方面存在线性和非时间依赖性药代动力学时,则可从单剂量给药的药代动力学预测多剂量给药的药代动力学。多剂量给药研究则适用于药物或者其代谢产物已知具有非线性和时间依赖性药代动力学时。

单剂量给药研究中,通常可以在所有参与研究的患者中给予相同剂量的药物而无须考虑肾脏功能。这是由于肾脏功能在通常情况下并不能明显影响峰浓度。而多剂量给药需要进行给药方案的调整,在肾脏功能降低时,低频率或小频率给药对于避免药物及其代谢产物的累积极其重要,可根据由肾功能不全患者前期研究评估得到的药物及其活性代谢产物的药代动力学数据,进行给药方案的调整。作为替代方案,可以采用治疗检测程序,即浓度控制研究。在多剂量给药中,给药过程通常需要足够长的周期以达到稳态血药浓度。

（三）生物样本的收集及分析

常用生物样本为血浆、全血和尿液。在肾功能不全患者中,经肾脏排泄的代谢产物可以累积到一个非常高的程度,达到不安全水平,该分析尤其重要。血浆样本和尿液的采集频率和持续时间需要足够长,以便精确评估药物及其活性代谢产物的相关药代动力学参数。

在肾功能不全患者中,药物的蛋白结合率会发生变化。对于一种活性药物及其代谢产物,一般情况下,游离药物的浓度可以决定药物转运到作用部位的速度和程度。这就意味着可以通过游离药物及其代谢产物的浓度描述和分析药代动力学。每个样本中游离药物浓度可以通过总体浓度乘以患者个人未结合部分进行评估。对于血浆蛋白结合率相对较低的药物及其代谢产物(结合率小于 80%),在相应期限内,因肾功能不全而引起的结合率的改变较小。

（四）肾脏功能测定

临床上广泛采用肌酐清除率测定肾脏功能。肌酐清除率在对患者进行给药剂量调整时更具有实用性。

二、简化或阶段性研究设计

全面研究肾功能异常对药代动力学的影响的工作量巨大而且复杂。一个简化的研究设计可以采用两步研究策略。第一步仅对肾功能两极的患者(肾功能正常和肾功能重度不全的患者)进行研究。如果结果表明肾功能不全并不足以影响药代动力学,需要进行剂量调整时,则不需要进行进一步研究。反之,进行第二步研究,对肾功能处于中间(轻度和中度肾功能不全)的患者组进行研究,两步结果联合进行数据分析。

三、群体药代动力学研究

群体药代动力学是将经典的药代动力学模型与统计学模型相结合,定量考察患者群体中药物浓度的决定因素,分析药物动力学特性中存在的变异性,研究药物体内过程的群体规律、药代动力学参数的统计分布及影响因素,即通过对药物在少数代表性人群中的药物代谢研究,了解其中的个体间变异程度,进而外推到整个人群,以反映药物在所使用目标人群中的药物代谢的动态变迁过程,为药物的作用机制探讨提供依据。近年来,群体药代动力学研究已经广泛应用于化学与生物制剂临床合理用药和个体化给药方案的设计中,逐渐成为实现化学药物个体化给药的有力手段。

在Ⅱ期/Ⅲ期临床试验中进行的患者群体的药代动力学筛选,可用于评估不同联合变量对药代动力学的影响。每位患者只需采集非常少的样本就可获得血浆药物浓度数据。

可以采用非线性混合效应模拟法,模拟不同联合变量与药代动力学参数之间的相互关系。肾脏功能的测定数据,如肌酐清除率即为一种联合变量。因此,模拟肌酐清除率与药代动力学参数是可能的。在群体药代动力学研究中,必须有足够数量的患者和足够代表性的肾脏功能分级,以便在研究中能够检测到足够大的药代动力学差异,从而可以进行剂量调整;在适当的情况下检测未结合的药物浓度;检测原型药物和可能存在的活性代谢产物。重度肾功能不全的患者通常不能进行或极少参与群体药代动力学研究,当一种药物可能会被应用到这些患者时,需要进行一个独立的研究以评估重度肾功能不全患者的药代动力学,从而对肾功能不全的影响进行全面评估。

四、透析对药代动力学的影响

透析可能会显著性影响药物的药代动力学,以至于需要对给药剂量进行调整。当体内药物或者活性代谢产物的绝大部分通过透析过程被清除时,需要进行给药剂量调整,可能需要改变给药方案,在透析后补充给药。

对肾病末期并需要进行透析的患者用药,需要在透析和非透析情况下对药物在这些患者体内的药代动力学进行研究,以确定透析对药物及其可能存在的活性代谢产物消除过程的影响。研究结果在于说明给药剂量在透析后是否需要进行调整,如果需要,调整多少。

一般而言,如果透析过程不可能导致药物或者其活性代谢产物消除,则透析对药代动力学的影响可以省略。

五、药效学评估和数据分析

在恰当的情况下,药效学评估必须包含于肾功能不全的研究中。药物有效性终点的选择必须基于药物及其代谢产物的药理学特征进行选择。

数据分析的主要目的是评估肾功能不全患者是否需要进行给药剂量调整。如需调整，则需根据肾脏功能的测定制订推荐给药剂量。典型的数据分析包括 3 个步骤。

第一步，评估药代动力学参数。需要分析血浆药物浓度数据与尿液排泄数据，以评估可以描述药物及其活性代谢产物的药代动力学参数，包括 AUC、$C_{\max}$、Cl/F、Cl_R、V/F、$t_{1/2}$ 等。可以采用非房室和/或房室模型方法进行药代动力学参数评估。

第二步，肾脏功能测定与药代动力学参数间相互关系的数学模型。该步骤的目的在于建立相互关系模型、肾脏功能测定数据，尤其是肌酐清除率以及相关药代动力学参数间的相互关系的数学模型。最重要的药代动力学参数通常为药物及其活性代谢产物的表观清除率，或者游离药物浓度曲线下剂量标准化区域面积，以及游离药物剂量标准化峰浓度。一般情况下，该模型包括一个回归方程，其中以肾脏功能和药代动力学参数作为连续变量。一个经常使用的模型是肌酐清除率和药物总体或肾脏清除率之间的线性关系模型。

第三步，评估在肾功能不全患者中是否需要进行给药剂量调整并制订推荐给药剂量。依据建立的肾脏功能和药代动力学参数间相互关系的模型，制定特订的推荐给药剂量。在正常患者中，有代表性地调整给药剂量，以便在一定的范围内建立可以进行比较的药物及其活性代谢产物的游离血药浓度。

六、实例

瑞格列汀（SP2086）吸收入血后，在体内主要代谢为瑞格列汀酸（SP2086 酸），然后经肾脏排泄，其 DPP-IV 抑制活性约为瑞格列汀的 1/3。由于慢性肾功能不全是糖尿病的常见并发症，当磷酸瑞格列汀片应用于 2 型糖尿病合并肾功能不全患者时，可能受肾功能不全的病理生理影响，改变其体内吸收、分布、代谢、排泄的过程，因此可能面临用药方案调整。本研究目的是通过比较瑞格列汀及其代谢产物在不同程度肾功能不全患者与肾功能正常受试者的药代动力学差异，了解其在肾功能不全患者的药代动力学特征。

（一）对象与方法

1. 受试对象 经临床试验伦理分委会批准，所有受试者均签署了知情同意书。受试者接受一般体格检查、实验室检查、12 导联心电图和 X 射线检查，将符合入选标准的受试者根据血清 Ccr 分配至轻度肾功能不全组（Ccr 为 60～89ml/min）、中度肾功能不全组（Ccr 为 30～59ml/min）、重度肾功能不全组（Ccr 为 15～29ml/min）、终末期肾病组（Ccr<15ml/min）及肾功能正常组（Ccr≥90ml/min），分别为 A、B、C、D、E 组，各组分别有 7、6、6、6 和 6 例受试者。5 组受试在性别、年龄、体重上的差异均无统计学意义，具有可比性（$P > 0.05$）。

2. 试验设计及血样采集 受试者于试验前一日进入病房，晚上统一清淡饮食，然后禁食 10 小时，不禁水过夜。次日晨，于一侧前臂静脉安置留置针，抽取空白血浆 3ml 后，空腹单剂口服磷酸瑞格列汀片 50mg，并于给药后 0.5 小时、1 小时、1.5 小时、2 小时、3 小时、4 小时、6 小时、8 小时、10 小时、12 小时、24 小时、48 小时、72 小时、96 小时各采集静脉血 3ml，置肝素锂抗凝管中，分离血浆后置-80℃冰箱保存备测。收集给药前及给药后 0～12 小时、12～24 小时、24～48 小时、48～72 小时、72～96 小时时间段的全部尿样，并记录体积后留取尿样 3ml，置-80℃冰箱保存备测。

3. 仪器及色谱质谱条件 采用美国 ABSCIEX 公司 QTRAP5500 型质谱仪，配有电喷雾离子化源、MPXTM-2 高通量系统以及 Analyst1.5 数据处理软件。色谱柱为 Agilent Eclipse Plus C18（2.1mm×50mm I. D.，3.5μm 粒径）。流动相 A（水相）为 0.1% 甲酸，流动相 B（有机相)为甲醇,流速为 0.35ml/min,进样 20μl,自动进样器温度为室温。质谱扫描方式为多反应监测(MRM),离子源为 ESI(+)。

(二) 试验完成情况

32 例受试者均完成本试验,但在进行血液和尿液药物质量浓度分析时发现,正常肾功能组有 1 例。受试者服药后,大多数采血时间点和尿液采集时间段未能检测到药物质量浓度,仅在少数采血时间点和尿液采集时间段检测到很微量的药物质量浓度,无法进行药代动力学参数估算,故仅 31 例受试者纳入药代动力学数据分析集,32 例受试者全部纳入安全性评价。

(三) 药代动力学参数

1. 药-时曲线 不同组受试者口服单剂量 50mg 磷酸瑞格列汀片后瑞格列汀/瑞格列汀酸(SP2086/SP2086 酸)平均药-时曲线见图 5-3。结果表明,轻度肾功能不全组、中度肾功能不全组、重度肾功能不全组和终末期肾病组与正常肾功能组相比,SP2086 和 SP2086 酸的 C_{max} 和 AUC 逐渐增加;轻度肾功能不全组、中度肾功能不全组、重度肾功能不全组和终末期

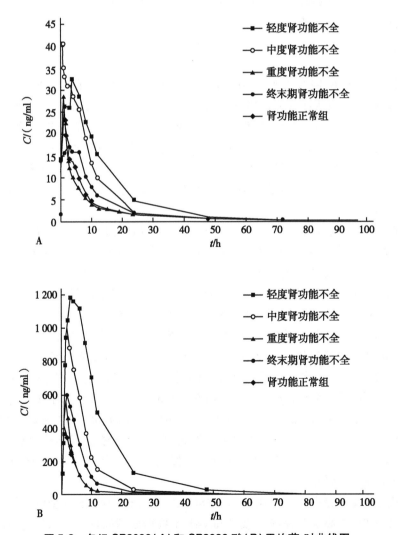

图 5-3 各组 SP2086(A)和 SP2086 酸(B)平均药-时曲线图

肾病组 SP2086 和 SP2086 酸 t_{max} 逐渐增加。

2. **血浆样品药代动力学参数及其比较**　各组受试者口服单剂量 50mg 磷酸瑞格列汀片后血浆中 SP2086 和 SP2086 酸的非房室模型主要药代动力学参数如表 5-9 与表 5-10 所示，组间单因素方差分析结果提示除 t_{max} 外，SP2086 的其他主要药代动力学参数（$t_{1/2}$、C_{max}、$AUC_{0\sim t}$、$AUC_{0\sim\infty}$、V_d/F 和 Cl/F）各组间比较差异均有统计学意义；SP2086 酸的主要药代动力学参数（t_{max}、$t_{1/2}$、C_{max}、$AUC_{0\sim t}$、$AUC_{0\sim\infty}$、V_d/F 和 Cl/F）各组间比较差异亦均有统计学意义。

表 5-9　SP2086 药代动力学参数

| 参数 | 肾功能不全 | | | | 肾功能正常组（$n=6$） | P |
	轻病变组（$n=7$）	中病变组（$n=6$）	重病变组（$n=6$）	终末期组（$n=6$）		
t_{max}/h	1.07±0.35	1.50±0.89	1.67±2.16	2.42±2.15	1.75±1.21	0.6170
$t_{1/2}$/h	15.50±2.83	21.90±3.98*	15.00±8.70	12.30±2.20	14.00±2.27	0.0169
MRT/h	12.70±2.59	13.20±1.01	10.00±2.29	13.90±4.20	12.20±2.39	—
C_{max}/(ng/ml)	29.30±8.72	25.80±6.01	42.70±15.6*	38.20±13.2*	20.50±7.14	0.0084
$AUC_{0\sim t}$/(h·ng/ml)	175.0±48.0	250.0±79.0*	386.0±70.5*	497.0±132.0*	174.0±26.4	<0.0001
$AUC_{0\sim\infty}$/(h·ng/ml)	178.0±49.3	254.0±79.4*	390.4±71.5*	501.0±134.0*	177.0±26.5	<0.0001
V_d/F/L	6580.0±1740	6530.0±1590	2750.0±1530*	1860.0±459*	5820.0±1390	<0.0001
Cl/F/(L/h)	299.0±82.8	213.0±66.4*	132.0±23.0*	105.0±26.1*	287.0±38.4	<0.0001

注：* $P<0.05$ vs 肾功能正常组；MRT，平均滞留时间。

表 5-10　SP2086 酸药代动力学参数

| 参数 | 肾功能不全 | | | | 肾功能正常组（$n=6$） | P |
	轻病变组（$n=7$）	中病变组（$n=6$）	重病变组（$n=6$）	终末期组（$n=6$）		
t_{max}/h	1.50±0.29	2.00±0.55	1.90±0.59	3.40±1.50	2.00±1.05	0.0094
$t_{1/2}$/h	15.50±4.75	21.80±2.28*	20.10±8.00	13.80±4.78	13.00±3.64	0.0189
MRT/h	6.20±1.25	7.80±1.13	8.00±1.39	12.50±4.87	5.80±0.60	—
C_{max}/(ng/ml)	548±177	642±132*	1030±312*	1270±347*	389±102	<0.0001
$AUC_{0\sim t}$/(h·ng/ml)	2230±512	4150±1140*	7850±2320*	16600±2870*	1790±565	<0.0001
$AUC_{0\sim\infty}$/(h·ng/ml)	2240±513	4180±1150*	7900±2330*	16700±2840*	1800±567	<0.0001
V_d/F/L	514±182	403±137	188±80*	62±25*	576±290	<0.0001
Cl/F/(L/h)	23.50±6.01	12.90±4.34*	6.71±1.55*	3.06±0.48*	30.50±10.70	<0.0001

注：* $P<0.05$ vs 肾功能正常组；MRT，平均滞留时间。

采用 SAS 软件,对肾功能不全各组受试者(A 组、B 组、C 组和 D 组)与肾功能正常组受试者(E 组)血浆 SP2086 和 SP2086 酸主要药代动力学参数的比值进行统计分析,见表 5-11,结果表明随肾功能损伤程度加重,SP2086 和 SP2086 酸的体内总清除率呈现明显递减,中度肾功能不全组、重度肾功能不全组和终末期肾病组与正常肾功能组比,C_{max} 与 AUC 明显增加。本研究发现轻度肾功能不全组、中度肾功能不全组、重度肾功能不全组和终末期肾病组与正常肾功能组相比,SP2086 和 SP2086 酸 C_{max} 依次增高至 1.43/1.41 倍、1.26/1.65 倍、2.08/2.65 倍和 1.86/3.26 倍,$AUC_{0\sim\infty}$ 依次增高至 1.01/1.24 倍、1.44/2.32 倍、2.20/4.39 倍和 2.83/9.28 倍。

表 5-11　不同程度肾功能不全组受试者血浆 SP2086/SP2086 酸药代
动力学参数与肾功能正常组的比较

参数	SP2086				SP2086 酸			
	轻病变组/正常组	中病变组/正常组	重病变组/正常组	终末期组/正常组	轻病变组/正常组	中病变组/正常组	重病变组/正常组	终末期组/正常组
t_{max}/h	0.61	0.86	0.95	1.38	0.75	1.00	0.96	1.71
$t_{1/2}$/h	1.11	1.56	1.07	0.88	1.19	1.68	1.55	1.06
C_{max}/(ng/ml)	1.43	1.26	2.08	1.86	1.41	1.65	2.65	3.26
$AUC_{0\sim t}$/(h·ng/ml)	1.01	1.44	2.22	2.86	1.25	2.32	4.39	9.27
$AUC_{0\sim\infty}$/(h·ng/ml)	1.01	1.44	2.20	2.83	1.24	2.32	4.39	9.28
V_d/F/L	1.13	1.12	0.47	0.32	0.89	0.70	0.33	0.11
Cl/F/(L/h)	1.04	0.74	0.46	0.37	0.77	0.42	0.22	0.10

3. 尿液药代动力学参数　各组受试者口服单剂量 50mg 磷酸瑞格列汀片后,尿液中 SP2086 与 SP2086 酸的主要药代动力学参数如表 5-12 与表 5-13 所示。

以上研究结果显示,各组 SP2086 和 SP2086 酸的 t_{max} 无明显差异,提示不同肾功能损害程度对磷酸瑞格列汀片的吸收速率无影响。除中度肾功能不全组外,其余 3 组 SP2086 和 SP2086 酸的 $t_{1/2}$ 均与肾功能正常组无明显差异,故无须调整给药间隔时间。

表 5-12　SP2086 尿液药代动力学结果

参数	肾功能不全				肾功能正常组 (n=6)
	轻病变组 (n=7)	中病变组 (n=7)	重病变组 (n=6)	终末期组 (n=6)	
Ae/mg	1.81±0.56	1.23±0.73	0.63±0.19	0.18±0.15	1.86±0.52
Ae%	4.42±1.37	2.99±1.78	1.52±0.46	0.44±0.37	4.53±1.27
Cl_R/(ml/min)	175.0±37.0	81.9±37.2	27.8±10.0	5.7±3.9	180.0±52.1

注:Ae,累积排泄量(accumulatie excretion);Ae%,累积排泄率(accumulatie excretion percentage)。

表 5-13　SP2086 酸尿液动力学结果

参数	肾功能不全				肾功能正常组 (n=6)
	轻病变组 (n=7)	中病变组 (n=7)	重病变组 (n=6)	终末期组 (n=6)	
Ae/mg	28.50±5.67	23.60±9.04	25.20±5.54	13.60±7.95	29.5±5.81
Ae/%	71.70±14.3	59.50±22.7	63.30±13.9	34.10±20.0	74.20±14.6
Cl_R/(ml/min)	220.0±51.2	105.0±64.5	54.5±7.6	13.5±7.8	289.0±73.7

参考文献

[1] 曾苏.临床药代动力学.北京：人民卫生出版社,2007.

[2] 刘克辛.临床药代动力学.北京：人民卫生出版社,2007.

[3] 吕家驹,傅强.临床实用肾脏外科学.北京：军事医学科学出版社,2011.

[4] 郑法雷,章友康,陈香美,等.肾脏病临床与进展.北京：人民军医出版社,2005.

[5] VISANU T,YANINA D,POOJA M,et al. Dosing and pharmacokinetics of polymyxin B in patients with renal insufficiency. Antimicrobial Agents and Chemotherapy,2017,61(1):e1337-1416.

[6] 黄守坚,黎明涛,陈汝筑.肾功能不全时药物剂量调整.新医学,2003,34(12):761-762.

[7] 许敏,吴巧稚.肾功能不全患者应用抗菌药物的剂量调整.中国医院用药评价与分析,2017,17(2):257-259.

[8] 陈海平.肾功能不全对药动学的影响及临床用药原则.药物不良反应杂志,2005,4:267-271.

[9] FAD. Guidance for industry pharmacokinetics in patients with impaired renal function—study design,data analysis,and impact on dosing and labeling. 2001.

[10] EMA. Evaluation of the pharmacokinetics of medicinal products in patients with decreased renal function. 2004.

[11] PAGLIALUNGA S,OFFMAN E,ICHHPURANI N,et al. Update and trends on pharmacokinetic studies in patients with impaired renal function:practical insight into application of the FDA and EMA guidelines. Expert Rev Clin Pharmacol,2017,10(3):273-283.

[12] ZHANG L,XU N,XIAO S,et al. Regulatory perspectives on designing pharmacokinetic studies and optimizing labeling recommendations for patients with chronic kidney disease. J Clin Pharmacol,2012,52(1 Suppl):79S-90S.

[13] LAUNAY-VACHER V,STORME T,IZZEDINE H,et al. Pharmacokinetic changes in renal failure. Presse Med,2001,30(12):597-604.

[14] VERBEECK R K,MUSUAMBA F T. Pharmacokinetics and dosage adjustment in patients with renal dysfunction. Eur J Clin Pharmacol,2009,65(8):757-773.

[15] NAUD J,DUMAYNE C,NOLIN T D,et al. Drug pharmacokinetics in renal failure:What's new? Nephrol Ther,2015,11(3):144-151.

[16] 胡超,郑静,苗佳,等.磷酸瑞格列汀片在肾功能不全受试者的药代动力学研究.四川大学学报(医学版),2018,49(1):74-80.

（彭金咏）

第六章 肾脏药物基因组学与蛋白质组学

【摘要】

随着人类基因组计划的基本完成,以基因组学和蛋白质组学为主要研究内容的"后基因组学"时代已经来临。基因组学和蛋白质组学构成了系统生物学的主体,为从基因、蛋白质等多个层面探究人类疾病的发生、发展和干预提供了全新的领域。肾脏药物基因组学与蛋白质组学的快速发展将为探讨肾脏生理与病理机制、阐明肾脏药物结构与活性的关系、寻找可靠的药物评价指标、提供个体化精准治疗方案、寻找新的药物靶点提供广阔的应用前景。

第一节 药物基因组学与蛋白质组学概述

基因组学(genomics)是研究生物基因组的组成、组内各基因的精确结构、相互关系及表达调控的科学。基因组学主要包括两方面的内容:以全基因组测序为目标的结构基因组学(structural genomics)和以基因功能鉴定为目标的功能基因组学(functional genomics)。结构基因组学主要是指在生物体整体水平上(如全基因组、全细胞或完整的生物体)测定出(以实验为主、包括理论预测)全部蛋白质分子、蛋白质-蛋白质、蛋白质-核酸、蛋白质-多糖、蛋白质-核酸-多糖、蛋白质与其他生物分子复合体的精细三维结构,以期获得一幅完整的、能够在细胞中定位以及在各种生物学代谢途径、生理途径、信号转导途径中全部蛋白质在原子水平的三维结构全息图。而药物基因组学(pharmacogenomics)的概念则是由金赛特可伯特实验室在1997年首先提出的,主要研究基因变异所致的不同疾病对药物的不同反应,并以此为基础进而研制出新药或新的用药方法。药物基因组学是基因功能学与分子药理学的有机结合,区别于一般意义上的基因学,不是以发现人体基因组基因为主要目的,而是运用已知的基因理论优化药物的利用和改善患者的治疗。

蛋白质组(proteome)的概念最先由Marc Wilkins在1994年提出,指由一个基因组(genome),或一类细胞、组织表达的所有蛋白质。目前的定义为细胞、组织、器官或机体中特定时间与空间下存在的全部蛋白质。随着蛋白质组的提出,蛋白质组学(proteomics)的概念相继产生,它是蛋白质(protein)与基因组学(genomics)两个词的组合,是在大规模水平上研究细胞、组织或生物体内所有蛋白质的组成、表达水平和翻译后的修饰,了解蛋白质之间的相互作用与联系及其动态变化的规律。蛋白质组学的发展又进一步促进了药物蛋白质组学的诞生,它是在蛋白组学与药学的学科交叉中逐渐形成的新的研究领域,通过对生理与病理状态下细胞或组织的蛋白质组表达差异进行解析,或者对药物治疗前后蛋白质组的表达差异进行分析,进而评价药物类似物的结构与活性关系,最终实现药物的发现和进一步开发。

第二节　肾脏药物基因组学

药物基因组学是一门探讨人类基因组变异和药物反应(药代动力学和药效学)关系的学科,通过研究影响药物吸收、转运、代谢、清除和效应等个体差异的基因特性,进而阐明药物代谢、药物转运和药物靶分子的基因多态性与药物效应及不良反应之间的关系,最终为研制新药或提出新的治疗策略提供实验数据基础(图6-1)。药物基因组学是基于药物反应的遗传多态性提出来的。因此,遗传多态性是药物基因组学的基础。药物基因组学从基因水平揭示这些差异的遗传特征,在基因水平研究药物有效性的差异,并以药物有效性及安全性为目标,研究各种基因突变与药物有效性及安全性之间的关系。

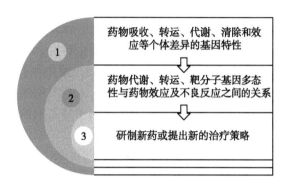

图 6-1　药物基因组学研究内容示意图

药物基因组学的研究不同于一般的基因学研究,不是以发现新的基因、探明疾病的发生机制、预见发病风险及诊断疾病为目的,而是研究遗传因素对药物效应的影响,确定药物作用的靶点,研究从表型到基因型的药物反应的个体多样性。任何单一基因突变对疾病的预测或治疗价值都是有限的,但单一基因的突变对药物作用的影响则是十分明显的。因此,药物效应相关基因的研究比疾病相关基因的研究更具有临床使用价值。药物基因组学通过对包括选择药物起效、活化、排泄等过程相关的候选基因进行研究,鉴定基因序列的变异,评估它们在药物作用中的意义,用统计学原理分析基因突变与药物有效性的关系,将基因的多态性与药物效应的个体多样性紧密联系在一起,并使它的研究结果更易于在临床得到应用。

肾脏药物基因组学的目的是研究如何从基因学角度区分药物获益的患者(药物有效)和可能受到药物不良反应伤害的患者。在疾病的防治过程中,药物不良反应是导致治疗效果不佳的主要原因,如在阿霉素治疗肿瘤的过程中往往会导致肾脏的损伤,如何检测药物不良反应,解释不良反应的机制是解决肾病患者治疗过程中非常重要的问题。虽然药物不良反应的发生机制十分复杂,基因(遗传)因素无法解释所有的变异,但部分研究证实,引入药物基因组学检测可以降低药物不良反应的发生率,提高药物应用的针对性。同时,由于遗传检测的方法不断进步,利用设计完善的研究,正确和全面地评价药物基因组学成果,并把这些成果推向临床,是减少药物不良反应、提高患者安全性的一个重要途径。另外,肾脏药物基因组学的研究成果还可以为肾病患者所需的个体化治疗方案提供有效的信息,为肾脏疾病的防治提供更为有效的治疗策略。

第三节　肾脏药物蛋白质组学

简单来讲,药物蛋白质组学(pharmacoproteomics)是将蛋白质组学的研究手段应用于药学,通过对比健康状态与疾病状态的细胞或组织的蛋白质组表达差异或药物治疗前后蛋白质组表达差异,以评价药物治疗效果或检测药物的不良反应,从而对药物进行构效优化或发展新的治疗策略。药物蛋白质组学主要研究对象为蛋白质组,通过对蛋白质组差异的研究分析寻找药物作用的相关靶点或者药物不良反应的相关因子,为阐明药物的作用机制及明确药物不良反应的机制提供分子层面的研究理论。因此,相对于药物基因组学而言,药物蛋白质组学能直接检测疾病状态下或者药物治疗前后细胞及组织内的蛋白质分子变化差异,在蛋白质水平上直接寻找药物作用靶点。所以,药物蛋白质组学既与药物基因组学相平行,又是药物基因组学在蛋白质水平上的体现。

　　蛋白质组学技术促进了蛋白质生物标志物发现、蛋白质分子诊断策略的革新以及蛋白质生物芯片和药物蛋白质组学发展。近些年,个体化给药在临床治疗中受到广泛的关注。药物蛋白质组学的诞生不仅促进了人们对疾病与健康状态下蛋白质分子变化的理解,也进一步阐明了在不同人种甚至是不同个体之间药物治疗前后的蛋白质组差异,推动了临床疾病治疗与药物应用过程中的个体化给药的发展。蛋白质组学作为一座桥梁,将疾病诊断与治疗有机地联系起来,共同推动个性化治疗策略的发展。此外,蛋白质组学生物标志物的应用及药物蛋白质组学与药物基因组学的结合将极大地改善对患者进行个性化治疗的监测。

　　药物蛋白质组学的研究内容主要包括以下几个方面:药物作用靶点和标记物的发现、药物作用靶点的验证与确认、药物作用机制的研究、药物的毒理作用和安全性的评价以及药物的筛选和新药的发现(图 6-2)。与肾脏药物基因组学不同,肾脏药物蛋白质组学的目的是研究如何从蛋白质组学角度去阐明肾脏药物结构与活性的关系和可能出现的药物不良反应。而在疾病的防治过程中,药物不良反应是导致治疗效果不佳的主要原因。单纯从药物基因组学的角度去理解药物不良反应的机制以及寻找更好药效结构的药物是不够的;除此之外,肾毒性药物基因组学研究中存在的

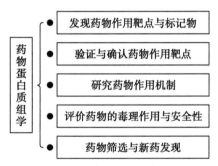

图 6-2　药物蛋白质组学研究内容示意图

重要问题是缺乏表型标准的定义,从而导致肾毒性药物不良反应被忽略。药物蛋白质组学的诞生为肾脏药物及肾毒性药物的不良反应的定义与检测提供了更科学、更客观的评价体系。因此,肾脏药物蛋白质组学研究不仅可以为肾毒性药物提供更可靠的评价指标,同时还能够为肾脏患者治疗所需的个体化治疗方案提供有效的信息,为肾脏疾病的防治提供更有效的治疗策略。

第四节　药物基因组学与蛋白质组学在肾脏疾病研究中的应用

一、肾脏疾病基因组学研究

(一)慢性肾脏病的基因组学研究

　　近些年,基因组学在不同的肾脏疾病研究中也取得了长足的发展。在慢性肾脏病(CKD)的 GWAS 研究中首次发现*SHROOM3*、*GATMSPATA5L1* 和 *STC1* 等基因均与肾小球滤过功能有着重要的关联。Köttgen A 研究团队对 19 877 研究个体进行 GWAS 研究发现编码糖蛋白尿调节素的基因 *UMOD* 在肾脏中广泛表达。之后的研究进一步发现尿

中尿调节素的浓度与 *UMOD* 单核苷酸多态性 *rs4293393* 有关,尿调节素浓度升高会提高 CKD 的 10 年风险率,这些结果提示 *rs4293393* 可能参与尿调节素的合成以及 CKD 的发生与发展,有望作为临床诊断的重要指标。Marian AJ 和 Pattaro C 等人分别通过扩大研究样本量发现了 13 个和 6 个与肾脏功能有关的基因位点。这些基因与肾脏发育(*ALMS1*、*VEGFA* 及 *DACH1*)、足细胞功能和肾小球滤过屏障的形成(*DAB2* 及 *VEGFA*)、血管生成(*VEGFA*)、溶质转运(*SLC7A9* 及 *SLC34A1*)以及肾脏代谢(*PRKAG2* 及 *GATM*)有着密切的联系,而新发现的与肾脏功能可能相关的基因如 *MPPED2*、*DDX1*、*CASP9*、*SLC47A1*、*CDK12*、*INO80* 及 *ATXN2* 在肾脏中的作用仍需进一步深入研究。此外,Böger CA 等通过对欧洲人群的 63 153 个研究个体进行 Meta 分析发现 *CUBN* 基因位点突变与 *UCAR* 之间存在高度的关联,而该项研究结果在非裔美国人群中也得到证实,表明 *CUBN* 基因位点的突变可能是人类蛋白尿发生与发展的共同作用机制之一。有关糖尿病肾病的 GWAS 研究,最初是在日本人群中进行的,该项研究首先发现 *ELMO1* 基因(engulfment and cell motility 1 gene)可能与糖尿病肾病的发生与发展有重要关系。在作用机制上,发现 *ELMO1* 可以通过调控细胞外基质蛋白生成,导致肾小球基底膜的扩张增厚,促进糖尿病肾病的发展。近年来又不断发现了多种基因均可能与糖尿病肾病的发生与发展密切相关,如 *FRMD3*、*CARS*、*ACACB* 和 *ERBB4* 等。同样,在原发性 IgA 肾病中,GWAS 研究发现多个 IgA 肾病的易感基因位点如 *HORMAD2* 基因位点和 *CFH* 基因簇。基于这些 GWAS 的研究,IgA 肾炎基因风险评分将被重新修订。

(二) 急性肾损伤的基因组学研究

急性肾损伤(AKI)是指由多种病因引起的肾功能快速下降而出现的临床综合征,具有高发病率和致死率。诱导 AKI 的原因很多,如缺血再灌注、脓毒症、肾毒性药物等。据报道,全球每年有大约 1 000 万 AKI 的新发病例,在中低收入国家 AKI 发病率与死亡率更高,且呈年轻化趋势。我国的 AKI 不仅导致了严重的疾病负担,而且临床上还存在严重的漏误诊和治疗不充分现象。研究还发现,我国 AKI 患者在患病前或疾病过程中肾毒性药物暴露比例高达 71.6%,明显高于发达国家的 20%～50% 的水平,因此提高对药物肾损伤的知晓率是防治我国 AKI 的重要环节。同时,考虑到 AKI 复杂的病理生理学机制,迫切需要开发和利用快速、高通量的方法确定 AKI 发生与发展的相关因子,为 AKI 的防治提供重要的理论和实验基础。现代功能基因组学的发展为快速鉴定疾病发生与发展过程中基因突变以及探索基因表达的改变提供了可能,对于更好地明确 AKI 的发病机制,发现并确定疾病早期预测的生物标记物具有重要的推动作用。但令人失望的是,一项较小规模的 AKI GWAS 研究结果表明在 AKI 疾病组与正常组的基因组序列之间并不存在明显的差异。因此,仍然需要在更大规模的样本中进行深入研究并确定导致 AKI 的风险基因。近些年,随着基因组学研究的骤然增加,美国国家生物技术信息中心(NCBI)专门建立了 GEO(gene expression omnibus)数据库以方便数据的搜索和挖掘。而最近一项数据挖掘研究发现在来自 21 种不同的 AKI 模型(包括小鼠、大鼠、猪和人)的 150 个不同的基因芯片数据中,一共有 46 个基因表达上调和 1 个基因表达下调,其中有 26 个基因已经被发现参与了 AKI 的发生与发展过程,如 *LCN2*、*CCL2*、*HMOX1*、*ICAM1* 及 *ANXA1*。但是,其他的基因如 *ANXA2*、*CLDN4*、*TYROBP* 在 AKI 中的作用需在未来的研究中进一步证实。

二、药物基因组学在肾脏研究中的应用

肾脏基因组学的研究促进了肾脏药物基因组学的研究,在肾脏药物基因组学方面,研究主要集中于肾病治疗中的药物基因组学和诱导肾脏损伤药物的基因组学。

1. **环磷酰胺**　环磷酰胺是双功能烷化剂及细胞周期非特异性药物,可干扰 DNA 及 RNA 功能,特别是对 DNA 的影响更大,它与 DNA 发生交叉联结,抑制 DNA 合成,对 S 期作用最明显,同时还具有显著免疫抑制作用。环磷酰胺目前也是一种常用于治疗免疫相关肾病的药物,如多血管性肉芽肿和全身性红斑狼疮。环磷酰胺可以被 CYP450 酶(CYP2B6、CYP3A4、CYP2C9、CYP2C19)代谢为具有生物活性的 4-羟环磷酰胺,从而发挥药效。而不同代谢途径所占的百分比大约为 CYP2B6(45%)、CYP3A4(25%)、CYP2C9(12%)、CYP2C19(6%)。但是,CYP2C19 以及 CYP2B6 缺失功能等位基因会导致环磷酰胺代谢速度与清除速度下降。目前已有研究对 CYP450 药物基因组学与全身性红斑狼疮患者体内环磷酰胺代谢等相关性进行评估。结果发现,全身性红斑狼疮引起的肾炎患者在 CYP2C19 或 CYP2B6 中出现至少 1 个功能等位基因的缺失会导致环磷酰胺的生物活性明显降低。此外,一项针对 CYP2C19 基因多态性与环磷酰胺对卵巢毒性的研究表明,携带 *CYP2C19*1/*1* 基因型的全身性红斑狼疮患者服用环磷酰胺后更可能出现卵巢毒性。另外一项研究认为,携带 *CYP2C19*2* 突变型等位基因的患者出现较低的卵巢毒性概率可能与 4-羟环磷酰胺活性代谢产物的形成减少有关。Takada 研究团队同时还进行了 CYP450 基因多态性对肾脏作用的研究,发现 *CYP2C19*2* 或 *CYP2B6*5* 基因变异的患者表现为更高的终末期肾病发病率及更高的血清肌酐浓度。因此,尽管 CYP2C19 功能等位基因的缺失会降低卵巢毒性,但却加重了肾脏的损伤。但是,Winoto 的研究结果却并未发现 *CYP2C19*2* 或 *CYP2B6*5* 基因变异与环磷酰胺改善狼疮性肾炎患者肾脏功能之间存在相关性,两项研究不同结果的原因可能归因于环磷酰胺给药方式(口服与静脉注射)的差异。因此,仍需要进一步的研究阐明不同给药方式和不同种族人群对环磷酰胺药物基因组学的差异。

2. **硫唑嘌呤**　硫唑嘌呤在临床上常用作全身性红斑狼疮所引发的肾小球肾炎及多血管性肉芽肿病的维持治疗药物。硫唑嘌呤代谢过程比较复杂,在进入体内后会迅速被谷胱甘肽-S-转移酶(GST)作用形成 6-巯嘌呤,之后会被次黄嘌呤鸟嘌呤磷酸核糖转移酶代谢形成具有细胞毒性的 6-硫鸟嘌呤核苷酸类似物(硫代肌苷单磷酸和硫鸟嘌呤核苷酸)。硫代嘌呤甲基转移酶(thiopurine S-methyltransferase, TPMT)会抑制硫鸟嘌呤核苷酸形成甲基巯基嘌呤核苷酸,而黄嘌呤氧化酶则抑制硫鸟嘌呤核苷酸形成硫尿酸。另外,肌苷三磷酸焦磷酸酶(inosine triphosphate pyrophosphatase, ITPA)可以将有毒性的硫代肌苷三磷酸盐转化为硫代肌苷单磷酸。尽管黄嘌呤氧化酶途径比较稳定,但是次黄嘌呤鸟嘌呤磷酸核糖转移酶、TPMT、ITPA 代谢通路易受基因多态性影响。研究发现,*TPMT*1/*3C* 杂合基因型的狼疮性肾炎患者服用硫唑嘌呤后,会导致 TPMT 活性降低以及致死性的骨髓抑制反应。此外,在炎症性肠病患者的研究中也发现 ITPA 的基因多态性与患者服用硫唑嘌呤所产生的副作用有密切的关系。这些研究结果表明 TPMT 和 ITPA 的基因多态性和硫唑嘌呤药物不良反应有相关性,因此,迫切需要对肾小球疾病患者进行药物基因组学研究,特别是大剂量服用硫唑嘌呤情况下。

3. **利妥昔单抗**　利妥昔单抗最初主要用于肉芽肿性多血管炎的临床治疗,而后越来越多研究发现其对肾小球肾病也具有较好的治疗效果。在对类风湿性关节炎研究中发现,白

介素-6(interleukin 6,IL-6)、转化生长因子-β1(transforming growth factor-beta 1,TGF-β1)和编码 Fcγ 受体Ⅲa(Fc gamma receptor type Ⅲa,FcgRⅢa)基因多态性与利妥昔单抗疗效之间有重要的相关性。全身性红斑狼疮研究表明,利妥昔单抗治疗效果与 IL-2/IL-21 自身免疫位点的基因多态性相关。另外,研究证实低剂量的利妥昔单抗在治疗全身性红斑狼疮过程中会导致高亲和力 FcgRⅢa 基因型(VV or VF)患者 B 细胞损耗。事实上,低亲和力 FcgRⅢa 基因型(FF)患者则需要 10 倍利妥昔单抗浓度才能诱导相同程度的 B 细胞损耗。类风湿性关节炎患者的治疗进一步显示了高亲和力 FcgRⅢa 纯合基因型(VV)会提高利妥昔单抗的治疗效应。这些结果表明,利妥昔单抗的剂量个性化特点可能取决于 FcgRⅢa 基因型。当然,进一步的研究需要阐明利妥昔单抗的药物基因组学机制。

4. 羟化氯喹　羟化氯喹是一种抗疟疾药物,同时对全身性红斑狼疮以及类风湿性关节炎也有治疗作用。然而,约有三分之一的患者在使用羟化氯喹的过程中会出现效果不佳并伴随药物不良反应(如白细胞减少症、血小板减少症等),最终不得不停用。羟化氯喹由 CYP3A4、CYP2C8 和 CYP2D6 代谢形成具有活性的代谢产物。尽管在全身性红斑狼疮患者中发现羟化氯喹的治疗效果与不良反应可能是 CYP450 的药物基因组差异所导致,但是在盘状红斑狼疮患者中并未发现羟化氯喹的治疗效果与 CYP450 的药物基因多态性之间存在相关性。

5. 麦考酚酯　目前,关于麦考酚酯与肾脏疾病中相关的药物基因组学研究非常有限。已有研究发现,狼疮性肾炎患者中 *UGT1A7(T622C)* 和 *UGT2B7(C802T)* 基因型能够影响患者血浆中麦考酚酸的浓度。*UGT2B7(C802T)* 基因变异会导致麦考酚酸肾脏清除率降低,*UGT1A7(T622C)* 杂合基因型则会诱导体内麦考酚酸的最大血浆浓度降低。但是,在多变量模型研究中发现只有 *UGT2B7* 基因能够预测麦考酚酸肾脏清除率。

6. 他克莫司　他克莫司在移植患者治疗中的代谢与转运的药物基因组学以及相关的肾毒性研究已经比较广泛,但是其在肾小球疾病方面尚缺乏有效性和浓度的药物基因组学相关研究。仅有的研究发现,CYP2C19 基因型(*CYP2C19*1/*2*)狼疮性肾炎患者同时服用伏立康唑后,他克莫司血浆浓度会升高。

7. 顺铂　顺铂是一种无机分子化合物,其作用机制是通过与 DNA 结合,形成交叉联结,从而抑制 DNA 的合成与修复,导致细胞死亡,临床上在多种实体瘤的治疗中具有较好的疗效。顺铂的肾毒性是药物使用过程中最常见的副作用,主要表现为血清肌酐含量升高、肾小球滤过率下降等,往往发生在用药 10 天后。顺铂的肾毒性具有个体差异,但具体的机制并不明确。DNA 修复中的基因多态性在顺铂毒性发生与发展过程中发挥着重要的作用。其中,切除修复交叉互补(excision repair cross-complementation,ERCC)基因所调控的蛋白参与顺铂所诱导的 DNA 损伤修复过程。研究发现,ERCC1 基因多态性能够调控顺铂的疗效,ERCC1 基因突变型 *8092AA* 和 *118CC* 对顺铂肾毒性有保护作用,*8092C/A* 和 *19007T/C* 基因型则会提高顺铂肾毒性风险率。有机阳离子转运体 2(organic cation transporter 2,OCT2)负责转运顺铂至肾小管细胞。近些年研究发现,OCT2 基因突变后的 *SLC22A2 808GG* 基因与顺铂肾毒性之间具有显著的相关性;与 *808GT* 基因型相比较,*808GG* 基因型会具有更高的肾毒性风险率。

8. 钙调神经磷酸酶抑制剂　钙调神经磷酸酶抑制剂是一种治疗谱较窄的免疫抑制剂,其个体药代动力学差异较大。在肾移植手术中,降低药物肾毒性同时保证有效的药物浓度以抑制器官移植所产生的排斥反应是肾移植成功的关键因素之一。钙调神经磷酸酶抑制剂相关的药物蛋白质组学研究有助于对药物代谢个体差异的理解。然而,钙调神经磷酸酶抑制剂的肾毒性机制比较复杂,而且对于肾移植患者的药物基因组学研究需要同时清除器官供体与器官受体的个体基因型。已有的研究发现,*CYP3A5*1* 基因型患者在使用钙调神经磷酸酶抑制剂后,其肾毒性的风险率高于普通人群。肾毒性患者的肾活检结果发现,CYP3A5 在近端和远端小管中的表达水平出现明显下调。

P-糖蛋白(P-gp)是一种转运蛋白,存在于近曲小管细胞中的 P-gp 参与细胞中肾毒性药物的转运。在钙调神经磷酸酶抑制剂使用过程中,除了器官受体患者体内 CYP3A5 的表达变化会参与肾毒性的发生,器官供体者肾脏内的 P-gp 表达水平也会影响器官移植后肾毒性的发生。研究发现,肾脏中 P-gp 表达水平下调与肾毒性及慢性组织损伤有着密切的关系。肾脏器官捐赠者体内 P-gp 表达水平下调会提高环孢素药物的肾毒性风险率,并且易导致肾脏慢性组织损伤。

9. 替诺福韦 替诺福韦是一种抗病毒药物,主要用于艾滋病以及乙型肝炎的临床治疗。替诺福韦在体内代谢后主要经肾脏排出,其肾脏排出速度受到肾脏中 OAT1、MRP2 及 MRP4 表达水平的影响。尽管替诺福韦药物基因组学研究中存在争议,但有研究表明*MRP2(ABCC2)1249* 基因型和肾近端小管病变之间有相关性。此外,*ABCC10* 基因多态性与肾毒性也同样存在显著相关。

当前肾脏药物基因组学研究,特别是在肾毒性药物基因组学研究方面所面临的问题影响了数据的客观分析:一是缺乏表型和客观评价标准,导致不同研究之间存在较大争议。二是药物肾毒性发生的时间不同,急性的肾毒性较容易观察到,但是慢性的肾毒性容易被忽略。因此,迫切需要解决肾脏药物基因组学研究所出现的这些问题。但无论如何,药物基因组学在肾脏中的研究极大地促进了我们对肾脏药物代谢、药物转运和药物靶分子的基因多态性与药物效应及不良反应之间关系的理解。在此基础上研制新的药物或提出新的治疗策略对于肾脏疾病的治疗或药物肾毒性的预防具有非常重要的意义。

三、药物蛋白质组学在肾脏研究中的应用

蛋白质组学的研究涉及体内多个器官的多种疾病,其中肾脏病蛋白质组学研究则主要包括肾脏生理及病理条件下的蛋白质组学。与生理条件下肾脏蛋白质组学比较,当前的肾脏药物蛋白质组学的研究则相对缺乏。本部分主要介绍近些年在肾脏蛋白质组学的相关研究成果。

(一)蛋白质组学技术在肾脏生理研究中的应用

1. 正常肾脏整体的蛋白质组学研究 肾脏蛋白质组学的系统研究最初是由 Sarto C 等人首次报道的,发现单纯应用 2-D 凝胶电泳可以发现至少 2 000 种不同的人类肾脏多肽,并对其中的 43 个多肽进行了鉴定。之后 Thongboonkerd V 等人分析并鉴定了 92 种正常小鼠肾脏的蛋白质。不可否认的是,用蛋白质组学分析肾脏总蛋白存在明显的局限性,肾脏中高丰度的蛋白质可能会掩盖微量蛋白质,也会遗失一些瞬时表达的蛋白质,并且无从知晓蛋白质表达的具体部位。

2. 肾脏皮质和髓质的蛋白质组学研究 肾脏皮质和髓质具有不同的生理功能,这种功能的差异可能是由肾脏皮质与髓质蛋白质表达的差异所引起的。Arthur JM 等人采用 2-D 凝胶电泳分析和比较了肾皮质和髓质总蛋白的表达情况,通过图像分析软件分析获得了

1 095 个肾皮质和 885 个肾髓质蛋白质点,并鉴定了 72 个蛋白质点,其中有 10 种在皮质中表达丰富,另有 6 种则在髓质表达丰富。而 Witzmann FA 等人采用 2-D 凝胶电泳从大鼠肾脏皮质和髓质分别分离出 727 个和 716 个蛋白质点,其中在肾脏皮质和髓质表达不同的蛋白质有 127 种。

3. 肾组织不同结构及固有细胞的蛋白质组学研究　由于肾组织在结构和功能上存在差异,研究肾组织不同结构的蛋白质组学具有非常重要的意义。正常人肾小球蛋白质组图谱是由 Yoshida Y 等人首先构建的,通过 2-D 凝胶电泳分离得到大约 1 700 个蛋白质点,最终通过 MALDI-TOF-MS 等方法鉴定出 200 余种蛋白。Hoffert JD 等人对小鼠肾脏内髓集合管细胞进行蛋白质组学研究,通过采用胶原酶/透明质酸酶消化和低速离心的方法进行小鼠肾脏内髓集合管(IMCD)样品的制备,利用差异凝胶电泳(DIGE)联用 MAL-DI-TOF-MS 的方法来比较 IMCD 和非 IMCD 细胞的蛋白质表达差异,结果表明 IMCD 中有 50 种高丰度蛋白,10 种在 IMCD 段富聚,并且最终发现共有 378 种蛋白质在集合管表达。总之,这些肾组织不同结构蛋白质组学的研究为肾脏不同结构的生理功能研究提供了科学依据。

(二)蛋白质组学技术在肾脏病理生理研究中的应用

1. 肾毒性损伤与肾脏蛋白质组学　肾脏属于机体血流量较大的器官,血液中的毒物可迅速到达肾脏;肾脏对尿液的浓缩功能又进一步提高肾脏细胞和肾小管腔内毒物的浓度。多数药物吸收后,主要经肾小球滤过、近曲小管分泌、远曲小管重吸收和小管上皮细胞降解等代谢过程排出体外。在这一过程中,药物或药物代谢产物均可累及肾脏而发生结构和功能的改变,导致肾脏损伤的发生。临床上如氨基糖苷类抗生素、非甾体抗炎药和放射造影剂等均可对肾脏造成不同程度的影响。因此,明确药物诱导肾毒性损伤中的蛋白质组学的变化对于预防以及改善肾毒性损伤具有重要的意义。Aicher L 等人最早进行了肾移植患者发生环孢素中毒时的蛋白质组学研究,发现大多数环孢素中毒患者皆出现了肾脏 calbindin-D28k 表达下降。Hampel DJ 等人分析了应用放射性造影剂后尿蛋白组分的情况并发现有 4 种不同分子量的蛋白质发生变化,其分子量分别为 9.75kD、11.75kD、23.5kD、66.4kD。其中分子量为 11.75kD 的 β2-微球蛋白表达显著升高。Charlwood J 等人对庆大霉素注射的大鼠肾脏蛋白质表达变化进行研究,发现所有大鼠的肾皮质小管均发生变性、坏死。通过用凝胶蛋白质组学分析与正常小鼠皮质小管蛋白之间的差异,发现至少 20 种蛋白质发生了改变,这些蛋白质分别参与柠檬酸循环、糖原异生、脂肪酸代谢、转运等,说明能量生成受损和线粒体功能异常与庆大霉素肾毒性反应有关。

2. 肾小球疾病与肾脏蛋白质组学　肾小球疾病是病因、发病机制、病理改变、临床表现、病程和预后不尽相同的主要累及肾小球的一组疾病,可分原发性、继发性和遗传性。原发性肾小球疾病仍是目前我国引起慢性肾衰竭的最主要原因。多数肾小球疾病是免疫介导性炎症疾病。一般认为,免疫机制是肾小球疾病的始发机制,炎症介质的参与导致肾小球损伤并产生临床症状。自身免疫导致或参与各种肾炎的证据引起了广泛重视。同时,遗传因素在肾小球肾炎的易感性、疾病的严重程度和治疗反应上的差异性也越来越受到关注。Thongboonkerd V 等人对几种不同的肾小球疾病(糖尿病肾病、局灶性节段性肾小球硬化和 V 型狼疮性肾炎)患者的尿蛋白成分进行分析,发现共有 25 种蛋白质位点在不同类型的肾小球疾病中出现明显差异。与健康人相比,肾炎患者尿液中的白蛋白、转铁蛋白、$α_1$-抗胰岛素水平升高,而激肽原和 phorbolin-3 含量降低。免疫球蛋白轻链和重链的多种异构体出现在肾炎患者的尿液中,并且在 V 型狼疮性肾炎患者尿液中明显升高。Musante L 等人应用亲和色谱层析和二维凝胶电泳结合的方法分离了局灶性节段性肾小球硬化患儿的血清,通过质谱仪成功鉴定了 6 种蛋白质的表达及水平变化,分别为 fibulin、载脂蛋白 J、波基结合素(识别凋亡细胞的物质)、白蛋白异构体、γ-纤维蛋白原、甘露聚糖-结合凝血素相关丝氨酸蛋白酶。

3. 糖尿病肾病与蛋白质组学　糖尿病肾病的基本病理改变是肾小球基底膜增厚和系膜增生,其临床主要表现为蛋白尿、水肿及进行性肾功能丧失。我国糖尿病肾病的患病率呈快速上升趋势,2009—2012 年我国 2 型糖尿病患者的糖尿病肾病患病率在社区患者中为 30%~50%,在住院患者中为 40% 左右。在我国,糖尿病肾病已是导致终末期肾病的最重要的病因之一。糖尿病肾病的临床治疗一直是广大医学专家和学者研究的重点内容,主要以控制血糖、抗凝、控制血压、减少尿蛋白为主。目前临床上无完全治愈该病的特效药,因此,深入探讨糖尿病肾病的发病机制,寻找新的药物靶点具有重要意义。Thongboonkerd V 等人利用蛋白质组学的方法分析 OVE26 转基因小鼠(该小鼠与人类早期 1 型糖尿病有许多相似之处)肾脏蛋白质的表达,确定了 30 种已知蛋白质表达异常,包括蛋白酶、蛋白酶抑制剂、凋亡相关蛋白、氧化耐力调节子、钙结合蛋白、转运调节子、细胞信号转导蛋白质和平滑肌收缩元件等。其中有 19 种蛋白质已经在糖尿病的研究中被报道,而其余的 11 种蛋白质在糖尿病肾病中的作用并不明确,这些功能未知的蛋白质可能参与到糖尿病肾病的发生与发展过程中。其中弹性蛋白酶抑制因子 EIA 的表达增加而弹性蛋白酶ⅢB 表达下调,有可能使得弹性蛋白在肾脏中积聚。弹性蛋白是一种细胞外基质(ECM)蛋白,对维持血管弹性和肾小球完整性有重要作用,然而糖尿病肾病时弹性蛋白表达增加主要存在于肾小管上皮细胞处,而非血管或肾小球等细胞外基质部分。RastaIdi MP 等人的研究发现,肾小管上皮细胞产生的细胞外基质蛋白直接参与"上皮-间质转分化"的纤维形成过程。以上研究表明,蛋白质组学在探究疾病发病机制中同样具有重要的作用。

4. 尿毒症与肾脏蛋白质组学　自 1840 年 Piorry PI 和 Heritier D 提出"尿毒症(uremia)"以来,尿毒症被认为是由于患者肾衰竭,使得正常人本可以排于体外的代谢废物滞留在体内引起的综合征。人体的代谢过程与代谢废物的成分极其复杂,因此它们滞留在体内表现出来的毒性也是多种多样的,是引起肾衰竭患者尿毒症症状和多个系统功能失调的主要原因。目前已知,尿毒症患者体液内有两百多种物质的水平比正常人明显增高,其中一些物质有着明显的毒性作用。近年来新发现的某些尿毒症毒素的作用,加深了人们对尿毒症发病机制的认识。但是需要指出的是,目前我们对尿毒症毒素的认识仍不完全,对已知和未知的尿毒症毒素仍需要深入探讨。在蛋白组学研究中,Ward RA 等人应用 2-DE 等方法比较了尿毒症患者透析超滤液和健康人血浆蛋白表达的差异,共发现超滤液中 6 种特异性蛋白的 21 种形式蛋白质表达异常,包括 β2-微球蛋白、α1-抗胰蛋白酶、白蛋白和三碘苯甲酸、补体因子 D,半胱氨酸蛋白酶抑制剂 C(A 链)和视黄醇结合蛋白;并进一步发现补体因子 D 具有多种免疫反应亚型和不同的表达水平。这些研究表明,蛋白质组学是探索尿毒症毒素、促进尿毒症病理生理机制研究的一个有利工具。

（三）泌尿系统肿瘤及肾移植术后急性排斥反应的相关蛋白质组学研究

迄今为止,尚缺乏评估肾细胞癌(renal cell carcinoma,RCC)诊断和治疗情况的有效生物标记物。Sarto C 等人的蛋白质组学研究发现 RCC 患者的肾脏组织特异性地表达 Mn-超氧化物歧化酶(MnSOD)的 2 种多聚体形式,而正常人的肾脏组织中只表达 Mn-SOD 的 2 种单体形式并且不存在多聚体形式,独特的转录翻译后修饰可能引发了这种差异,这一研究结果为寻找 RCC 诊断和治疗的生物标记物提供了新的思路。当然,上述研究结果需要大量的临床研究加以验证。

(四) 药物蛋白质组学在肾脏研究中的应用

1. 噻唑烷二酮类药物　噻唑烷二酮类药物(TZD)是一种常用糖尿病治疗药物,其作用机制主要是通过与过氧化物酶体增殖物激活受体(PPAR)结合,增强外周组织对胰岛素的敏感性,降低胰岛素抵抗。此外,噻唑烷二酮类药物还具有降血脂、降血糖和降血压等作用。糖尿病研究发现,PPARα 激动剂 WY14,643 可以上调 ob/ob 小鼠体内酰基辅酶 A 硫酯水解酶与过氧化物酶水平,而 PPARγ 激动剂罗格列酮对糖代谢过程中的酶基本无调节作用。Sanchez 研究团队发现,罗格列酮可以通过激活脂肪组织中的 PPARγ1 受体和肝细胞中的 PPARγ2 受体,调控 lep/lep 鼠的糖耐量和血脂异常。此外,罗格列酮可以诱导 Sprauge-Dawley 大鼠肾脏中 Na^+-K^+-ATP 酶 α 亚基、钠氢交换体及水通道蛋白等盐水转运相关蛋白水平上调,防止水钠潴留,降低血压。

2. 阿霉素　阿霉素是一种临床常用抗肿瘤药物,主要用于乳腺癌、卵巢癌的治疗,通过抑制 RNA 和 DNA 的合成,对机体可产生广泛的生物化学效应而发挥药效,因此阿霉素具有强烈的细胞毒性作用。阿霉素的不良反应主要包括脱发、骨髓抑制、心脏毒性等,近些年,蛋白质组学研究发现阿霉素可以调控 MCF-7 乳腺癌细胞内热休克蛋白 27(HSP27)表达水平;因此,HSP27 可能作为抗乳腺癌药物开发新的靶点。

3. β-羟基-β-甲戊二酸单酰辅酶 A(HMG-CoA) 还原酶抑制药　HMG-CoA 还原酶抑制药如洛伐他汀、氟伐他汀,是一类降胆固醇药物。药物的作用机制和毒理研究发现,HMG-CoA 还原酶抑制药不仅能够抑制 HMG-CoA 还原酶,同时还可以调控 HMG-CoA 合成酶和异戊烯二磷酸 δ 异构酶的表达,改变糖代谢中的关键酶,导致胞内钙平衡失调和细胞凋亡等。

4. 肾毒性药物　肾脏是药物的主要代谢排泄器官,也是药物毒副作用的主要靶标,常见的肾毒性报道主要为氨基糖苷类抗生素、头孢类抗生素、化疗药物等,故明确药物肾毒性的具体作用机制对于预防或改善药物肾毒性有重要的意义。药物蛋白质组学的相关研究发现,环孢素用药后会导致小鼠肾脏组织蛋白质组中的钙结合蛋白 calbindin-D28k 显著降低,肾小管钙化。Aicher 研究团队采用 2-D 凝胶电泳方法发现,环孢素在肾移植患者的肾血管和肾小管毒性研究中同样可以导致肾脏中 calbindin-D28k 表达水平的降低。此外,抗-Thy1 抗体诱导的大鼠系膜增生性肾小球肾炎的研究中发现血小板源性生长因子、TGF-β 等基因表达水平上调,该结果同样在系膜细胞的体外研究中得到证实。

(五) 小结

虽然药物蛋白质组学在技术上还存在某些不足和局限性,但其在肾脏病领域的研究仍具有巨大的应用潜力,为探索肾脏生理与病理条件下的蛋白表达差异,阐明肾脏药物结构与活性的关系和可能出现的药物不良反应提供了有效的方法。此外,肾脏药物蛋白质组学研究不仅可以为肾毒性药物提供更可靠的评价指标,同时还能够为肾病患者的治疗所需的个体化治疗方案提供有效的信息,为肾脏疾病的防治提供更为有效的治疗策略。

第五节　肾脏药物基因组学与蛋白质组学的研究方法

目前,基因组学的研究方法主要有以下三种:靶向测序法(targeted sequencing)、全基因组关联分析(genome-wide association study, GWAS)以及转录组分析(transcriptome profiling)。其中 GWAS 是指在人类全基因组范围内找出存在的序列变异,即单核苷酸多态性(single nucleotide polymorphism, SNP)。目前 GWAS 已经被广泛应用于肾脏疾病的研究。在基因组学研究方法建立的基础上,药物基因组学的研究方法也越来越成熟。DNA 芯片技术、高通量筛选系统及生物信息学等领域的发展又为药物基因组学研究提供了多种手段和思路。其中,肾脏药物基因组学的研究方法主要分为四个阶段:第一,构建全基因组基因多态性图谱;第二,发现各种疾病和各种药物反应表现差异与基因多态性的统计关联;第三,根据基因多态性对人群或患者进行疾病易感性和药物反应分类;第四,针对易感人群进行疾病防治,针对不同药物反应的患者进行个性化治疗(图 6-3)。

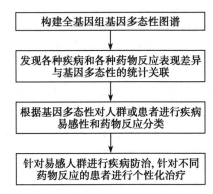

图 6-3　肾脏药物基因组学研究方法示意图

相对于基因组的研究,蛋白质组学的研究则更集中基因转录翻译后蛋白质水平的差异,包含蛋白质组成、蛋白质修饰和蛋白质相互作用等,揭示蛋白质功能与细胞生命活动规律之间的关系。因此,蛋白质组学的研究手段不同于基因组学的研究手段,其常用方法有:双向凝胶电泳分析法(two-dimensional electrophoresis, 2-DE)、质谱分析法(mass spectrometry, MS)及蛋白质芯片(protein biochip)等。2-DE 是等电聚焦电泳和 SDS-PAGE 的结合,即先进行等电聚焦电泳,然后利用 SDS-PAGE 分离不同大小分子量对蛋白质组进行分析。MS 是在高真空系统中测定样品的分子离子及碎片离子的质量,以确定样品相对分子质量及分子结构的方法。MS 可细分为以下几种:基质辅助激光解吸/电离飞行时间质谱法(matrix-assisted laser desorption/ionization time-off light mass spectrometry, MALDI-TOF-MS)、表面增强激光解吸/电离飞行时间质谱法(surface-enhanced laser desorption/ionization time of-flight mass spectrometry, SELDI-TOF-MS)、毛细管电泳质谱法(capillary electrophoresis mass spectrometry, CE-MS)及差示标记法(differential labeling)。

不同的研究方法也具有不同优缺点,如 2-DE 尽管具有操作简单、样品制备容易等优点,但是对于低拷贝蛋白质的鉴定不够领面,并且对于极酸或极碱蛋白质的分离以及极大(>200kD)或极小(<10kD)蛋白质的分离不够理想,而蛋白质芯片虽然能够实现高通量监测与筛选,但是对于靶点的筛选不够开放,其主要取决于所固定的抗体。尽管目前蛋白质组学的研究方法存在着局限性,但是,蛋白质组学的发展,尤其是药物蛋白质组学的发展相对于基因组学研究是进步的。首先,蛋白质组学通过对生理与病理状态下细胞或组织的蛋白质组表达差异进行解析,或者对药物治疗前后蛋白质组的表达差异进行分析,实现了在分子水平进行更加全面的解释,相对于基因组学的研究更加直接。其次,蛋白质组学的研究可以解决不同组织与细胞中基因表达的时间特异性与空间特异性问题,从微观水平上阐述组织与细胞代谢的相关分子变化规律。因此,开发高通量、多靶点、特异性及开放式的药物蛋白质

组学研究方法对于肾病患者的临床个体化治疗具有非常重要的意义。

参考文献

[1] O'SEAGHDHA C M,FOX C S. Genome-wide association studies of chronic kidney disease:what have we learned? Nat Rev Nephrol,2011,8:89-99.

[2] BOGER C A,CHEN M H,TIN A,et al. CUBN is a gene locus for albuminuria. J Am Soc Nephrol,2011,22: 555-570.

[3] PALMER N D,FREEDMAN B I. Insights into the genetic architecture of diabetic nephropathy. Curr Diab Rep,2012,12:423-431.

[4] SANDHOLM N,SALEM R M,MCKNIGHT A J,et al. New susceptibility loci associated with kidney disease in type 1 diabetes. PLoS Genet,2012,8:e1002921.

[5] GHARAVI A G,KIRYLUK K,CHOI M,et al. Genome-wide association study identifies susceptibility loci for IgA nephropathy. Nat Genet,2011,43:321-327.

[6] YU X Q,LI M,ZHANG H,et al. A genome-wide association study in Han Chinese identifies multiple susceptibility loci for IgA nephropathy. Nat Genet,2011,44:178-182.

[7] YANG L,XING G,WANG L,et al. Acute kidney injury in China:a cross-sectional survey. Lancet,2015,386: 1465-1471.

[8] NGAMJANYAPORN P,THAKKINSTIAN A,VERASERTNIYOM O,et al. Pharmacogenetics of cyclophosphamide and CYP2C19 polymorphism in Thai systemic lupus erythematosus. Rheumatol Int, 2011, 31: 1215-1218.

[9] WINOTO J,SONG H,HINES C,et al. Cytochrome P450 polymorphisms and the response of lupus nephritis to cyclophosphamide therapy. Clin Nephrol,2011,75:451-457.

[10] DAIEN C I,FABRE S,RITTORE C,et al. TGF beta1 polymorphisms are candidate predictors of the clinical response to rituximab in rheumatoid arthritis. Joint Bone Spine,2012,79:471-475.

[11] FABRIS M,QUARTUCCIO L,LOMBARDI S,et al. The CC homozygosis of the -174G>C IL-6 polymorphism predicts a lower efficacy ofrituximab therapy in rheumatoid arthritis. Autoimmun Rev, 2012, 11: 315-320.

[12] WAHIE S,DALY A K,CORDELL H J,et al. Clinical and pharmacogenetic influences on response to hydroxychloroquine in discoid lupus erythematosus:a retrospective cohort study. J Invest Dermatol,2011, 131:1981-1986.

[13] FUJITA Y,ARAKI T,OKADA Y,et al. Analysis of cytochrome P450 gene polymorphism in a lupus nephritis patient in whom tacrolimus blood concentration was markedly elevated after administration of azole antifungal agents. J Clin Pharm Ther,2013,38:74-76.

[14] TZYETKOV M V,BEHRENS G,O'BRIEN V P,et al. Pharmacogenetic analyses of cisplatin-induced nephrotoxicity indicate a renoprotective effect of ERCC1 polymorphisms. Pharmacogenomics, 2011, 12: 1417-1427.

[15] PUSHPAKOM S P,LIPTROTT N J,RODRIGUEZ-NOVOA S,et al. Genetic variants of ABCC10,a novel tenofovir transporter,are associated with kidney tubular dysfunction. J Infect Dis,2011,204:145-153.

（易凡 刘敏）

第七章 利 尿 药

【摘要】

利尿药是指作用于肾脏,增加尿液排出的药物。临床常用的利尿药分为袢利尿药、噻嗪类利尿药、保钾利尿药、碳酸酐酶抑制药和渗透性利尿药等。利尿药在临床上被广泛应用,在治疗高血压、心力衰竭、脑水肿、肝硬化腹水、急慢性肾功能不全、肾病综合征、药物和毒物中毒、高钙血症和高钾血症等疾病的过程中都起到非常重要的作用。利尿药常见的不良反应是水电解质平衡紊乱。目前研发中的新型利尿药包括尿素通道蛋白抑制剂、水通道抑制剂、离子通道抑制剂等。

第一节 利尿药的发展史

利尿药(diuretics)一词来源于希腊语 diouretikos,意思是一种利于排尿的药物。虽然输液和增加水摄入可以产生多尿,但利尿药是指作用于肾脏增加尿液排出而减少细胞外液的药物。

早在公元前 16 世纪到公元前 13 世纪,古埃及医生便将植物和矿物的混合物加入酒和蜂蜜中作为利尿药使用。公元 1 世纪,人们认为葡萄、常春藤、甜樱桃、橄榄具有利尿作用。1788 年 Joseph Plenick 在发表的一篇论述中提到了 115 种有利尿作用的植物,包括大蒜、甘草、藏红花等。

1553 年,Paracelsus 发现无机汞能治疗水肿和浮肿。1919 年维也纳的一名三年级医学生 Vogl 用汞剂梅巴酚治疗梅毒患者时发现,用药后患者的 24 小时排尿量达到了 1 200ml,而用药前的平均日排尿量只有 200~500ml。同样的现象也发生在患梅毒和心力衰竭的其他患者中。从此汞制剂作为高效的利尿药用于治疗心力衰竭引起的严重水肿。由于有机汞的毒性,现已无人使用。

1937 年,一位医生发现磺胺类药物氨基苯磺酰胺(aminobenzene sulfonamide)能引起代谢性酸中毒及碱性尿液,经研究证实这是由于磺胺类药物抑制了肾脏碳酸酐酶活性所致。后来 Pitts 发现了磺胺能减少狗肾脏的碳酸氢钠的重吸收。1942 年,Hober 发现碱性尿源于钠和碳酸氢盐的排泄。1949 年,Schwartz 将磺胺应用于心力衰竭患者,增加了钠和水的排泄,但对氯的排泄没有影响。这些发现促使科学家对磺胺类药物及其衍生物的利尿作用进行机制研究,终于在 1953 年证实乙酰唑胺可通过抑制碳酸酐酶活性产生利尿作用,开创了现代利尿药的新纪元。乙酰唑胺作为碳酸酐酶的强效抑制剂,于 1956 年开始应用于临床。乙酰唑胺抑制碳酸酐酶的能力是磺胺类药物的 1 000 倍,但其利尿作用是短效的,因此促使人们寻找更长效的利尿药物。

1957 年默克公司的化学家 Frederick Novello 在寻找更强效的碳酸酐酶抑制药时,想合成一些与已有的磺胺类药物二氯苯二磺酰胺相似的药物。幸运的是,合成反应得到的产物是双环状化合物而不是链状的衍生物。该双环状化合物是苯并噻二嗪的衍生物氯噻嗪。虽然没有得到预想的化合物有些失望,但 Frederick Novello 还是将氯噻嗪送交作药效试验。结果发现氯噻嗪是一种非常有效的利尿药,其增加氯化钠的排泄而不排碳酸氢钠。氯噻嗪的发现是利尿药发展的一个里程碑,开拓了临床治疗水肿之路。

现在最常用的利尿药是氢氯噻嗪,它是瑞士汽巴公司以 de Stevens 为首的科学家们所发现的。1957 年 de Stevens 大体了解了 Frederick Novello 关于二取代磺胺类药物的合成情况,尤其是氯噻嗪的合成路线。de Stevens 开始时将氯噻嗪分子中的六元环改造成了五元环的糖精衍生物,后者并没有活性。但是将氯噻嗪分子中的双键变成单键后得到的氢氯噻嗪比原化合物的利尿作用提高了 10 多倍。1959 年,氢氯噻嗪正式成为临床用药,并在短期内成为治疗高血压的可选用药。

之后,人们又在确定醛固酮结构和特性的基础上发现了醛固酮甾体衍生物螺内酯具有拮抗醛固酮的作用。1960 年,螺内酯正式被美国 FDA 批准应用于醛固酮增多症、原发性高血压、水肿、低钾血症的治疗。氨苯蝶啶和阿米洛利分别在 1964 年和 1967 年被批准使用。

基于氯噻嗪的化学结构,作为袢利尿药的依他尼和呋塞米分别在美国和德国研发出来。这些药的利尿效果和安全性使他们成为治疗严重水肿的一线药物。

这些利尿药安全、有效、价格相对低廉,广泛用于治疗水肿、高血压等疾病。20 世纪 90 年代,利尿药被用来鉴定和克隆其作用靶点。Na^+-Cl^- 共转运体(NCC)、Na^+-K^+-$2Cl^-$ 共转运体(NKCC)等被相继克隆和确定为利尿药作用靶点。

第二节 利尿药的作用机制

利尿药的作用机制基于肾脏的尿浓缩功能。血液中的成分除蛋白质和血细胞外,均可经肾小球滤过而形成原尿。正常人每日原尿量可达 180L,但排出的终尿仅为 1~2L,说明约 99% 的原尿在肾小管和集合管被重吸收。有些药物如强心苷、氨茶碱、多巴胺等,通过加强心肌收缩力、扩张肾血管、增加肾血流量和肾小球滤过率,使原尿量增加,但由于肾脏存在球-管平衡的调节机制,终尿量并不明显增多,利尿作用很弱。目前常用的利尿药不作用于肾小球,而是直接作用于肾小管和集合管的特定节段(图 7-1),通过减少对 $NaCl$、$NaHCO_3$ 和水的重吸收而发挥利尿作用。

一、抑制碳酸酐酶

原尿中约 85% 的 $NaHCO_3$、40% 的 $NaCl$、60% 的水以及葡萄糖、氨基酸和其他所有可滤过的有机溶质在通过近曲小管时被重吸收。近曲小管重吸收 $NaHCO_3$ 是由近曲小管顶膜(管腔面)的 Na^+-H^+ 交换体(Na^+-H^+ exchanger)所触发的。该转运系统

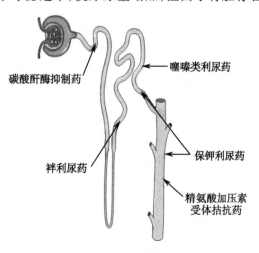

图 7-1 利尿药在肾脏的作用部位示意图

促进管腔的 Na^+ 进入细胞,以 $1:1$ 的比例交换细胞内的 H^+。基侧质膜的 Na^+-K^+-ATP 酶 (Na^+-K^+-ATPase)将吸收进入细胞内的 Na^+ 泵出细胞,进入间质,使细胞内的 Na^+ 保持在一个较低的水平。H^+ 分泌进入管腔与 HCO_3^- 形成 H_2CO_3。H_2CO_3 与 HCO_3^- 都不会被近曲肾小管直接转运,而是 H_2CO_3 进一步脱水成为 CO_2 和 H_2O,然后迅速跨越细胞膜(CO_2 通过简单扩散的形式,水通过水通道蛋白 AQP1),在细胞内再水化成为 H_2CO_3。H_2CO_3 分解后,H^+ 用于 Na^+-H^+ 交换,HCO_3^- 经通过基侧质膜的 Na^+-HCO_3^- 共转运体转运进入细胞间隙。此过程的净效应是将 $NaHCO_3$ 从管腔转运至组织间隙,同时大量水被重吸收。

H_2CO_3 在管腔内的脱水反应和 CO_2 在细胞内的再水化反应均由碳酸酐酶(carbonic anhydrase,CA)催化。乙酰唑胺是首个应用于临床的碳酸酐酶抑制药,通过抑制近端小管的碳酸酐酶活性,抑制 HCO_3^- 的重吸收,导致与 HCO_3^- 结合的 Na^+ 重吸收减少,发挥利尿作用。在目前应用的利尿药中,只有碳酸酐酶抑制药在近曲小管起作用。乙酰唑胺能造成 K^+ 排泄增加和 Cl^- 排泄减少。

二、抑制 Na^+-K^+-$2Cl^-$ 共转运体

原尿中约 35% 的 Na^+ 在髓袢升支粗段被重吸收。该段对 NaCl 重吸收依赖于管腔膜上的 Na^+-K^+-$2Cl^-$ 共转运体(Na^+-K^+-$2Cl^-$ cotransporter,NKCC)。NKCC 转运一个 Na^+ 的同时,转运一个 K^+ 和两个 Cl^-。上皮细胞基侧质膜 Na^+-K^+-ATP 酶是 NKCC 同向转运的驱动力,该酶首先把肾小管上皮细胞中的 Na^+ 泵出到肾小管外侧间质,降低细胞内 Na^+ 浓度,使上皮细胞与肾小管管腔液间形成 Na^+ 的浓度差,通过 NKCC 将 Na^+ 转运进上皮细胞。进入细胞内的 Na^+ 再由基侧质膜上的 Na^+-K^+-ATP 酶主动转运至细胞间质,在细胞内蓄积的 K^+ 经顶质膜上的肾外髓钾通道(renal outer medullary K^+ channel,ROMK)扩散返回管腔形成 K^+ 的再循环,造成管腔内正电位。细胞内 Cl^- 则由基侧质膜上的 Cl^- 通道(ClC-Kb)转运至细胞间质,使基质侧膜电位变得更负,驱动 Mg^{2+} 和 Ca^{2+} 经细胞旁途径重吸收。

袢利尿药主要作用于髓攀升支粗段,可逆性地抑制 NKCC 对 Na^+、K^+ 和 Cl^- 的转运,减少 NaCl 的重吸收,使管腔液 NaCl 浓度升高,髓质间液渗透压下降,降低肾的尿浓缩能力,从而达到强大利尿效果。袢利尿药也可以阻断致密斑处的 NKCC,抑制管-球反馈机制。袢利尿药与血浆白蛋白结合率很高(>95%),能够在血中运输到近曲小管的有机酸分泌部位,有机酸可将袢利尿药从白蛋白中分离,并穿越细胞到达管腔,从而与 NKCC 结合。袢利尿药不仅增加 NaCl 的排出,也增加 Ca^{2+} 和 Mg^{2+} 的排出,因此可用于治疗高钙血症。

三、抑制 Na^+-Cl^- 共转运体

原尿中约 10% 的 NaCl 通过远曲小管的 Na^+-Cl^- 共转运体(Na^+-Cl^- cotransporter,NCC)被重吸收。与升支粗段相同,远曲小管相对不通透水,NaCl 的重吸收进一步稀释小管液。噻嗪类利尿药通过阻断 NCC,减少 NaCl 的重吸收,产生利尿作用,继而减少细胞外液容积、静脉回心血量和心输出量,从而降低血压。这类药对碳酸酐酶有一定的抑制作用,故略增加 HCO_3^- 的排泄。与袢利尿药相同,噻嗪类利尿药的作用依赖于前列腺素(prostaglandin,PG)的产生,而且也能被非甾体抗炎药所抑制。此外,与袢利尿药相反,本类药物还促进基侧质膜的 Na^+-Ca^{2+} 交换,减少尿 Ca^{2+} 排出量,可用于治疗甲状旁腺素(PTH)减少引起的低钙血症。

四、拮抗醛固酮

集合管重吸收原尿中 2% ~ 5% 的 NaCl,重吸收的机制与其他节段不同。主细胞顶膜通过分别的通道吸收 Na^+ 和排出 K^+,进入主细胞内的 Na^+ 通过基侧质膜的 Na^+-K^+-ATP 酶转运进入血液循环。由于 Na^+ 进入细胞的驱动力超过 K^+ 的分泌,因而 Na^+ 的重吸收要超过 K^+ 的分泌,可产生显著的管腔负电位。该负电位驱动 Cl^- 通过旁细胞途径吸收入血。

作用于集合管上游的利尿药如果增加 Na^+ 的排出,则将促进集合管 K^+ 的分泌。而且如果 Na^+ 的排出是与离子结合的方式,如与 HCO_3^- 结合,Cl^- 则不容易在集合管被重吸收,导致管腔的负电位增加,进一步促进 K^+ 的分泌。醛固酮(aldosterone)通过对基因转录的影响,增加顶膜 Na^+ 通道和 K^+ 通道的活性,以及 Na^+-K^+-ATP 酶的活性,促进 Na^+ 的重吸收以及 K^+ 的分泌。醛固酮的拮抗剂螺内酯、氨苯蝶啶等药物作用于此部位,它们又称为保钾利尿药。

远曲小管末端和集合管上皮细胞胞质内存在盐皮质激素受体(mineralocorticoid receptor,MR),与醛固酮有高亲和性。醛固酮与 MR 结合后,其复合物转位入细胞核内,上调醛固酮诱导蛋白的表达。后者增加细胞顶膜 Na^+ 通道和基侧质膜 Na^+ 泵的活性,增加 NaCl 的转运,加大管腔负电压,使分泌 H^+、K^+ 的驱动力增强。螺内酯与醛固酮结构相似,在远曲小管与集合管竞争性结合醛固酮受体,干扰醛固酮促进 Na^+ 重吸收的作用,促进 Na^+ 的排出,同时减少 Na^+-K^+ 交换,发挥保钾利尿作用。

五、阻滞上皮细胞 Na^+ 通道

阿米洛利能选择性地阻断上皮细胞 Na^+ 通道,在远端小管末端和集合管抑制 Na^+ 的重吸收,间接减少醛固酮敏感性的 Na^+-K^+ 交换,导致尿液中 Na^+ 排泄增加,K^+ 排泄减少。阿米洛利在高浓度时,阻滞 Na^+-H^+ 和 Na^+-Ca^{2+} 反向转运体(antiporter),抑制 H^+ 和 Ca^{2+} 的排泄。

六、拮抗精氨酸加压素受体

在调节肾对水的重吸收过程中,精氨酸加压素(arginine-vasopressin,AVP)发挥重要作用。AVP 经腺垂体分泌后结合于远曲小管内皮细胞和集合管主细胞基底侧细胞膜上的 AVP 2 型受体(AVP type 2 receptor,V_2R),产生短时和长时两种作用,短时作用为通过受体偶联的 G_s 蛋白激活腺苷酸环化酶(adenylyl cyclase,AC),使 cAMP 产生增加,进而激活蛋白激酶 A(protein kinase A,PKA),通过磷酸化囊泡运输相关蛋白,促进囊泡内水通道蛋白 AQP2 向顶膜的运输,AQP2 上膜后即可介导水向胞内快速的转运。长时作用为通过 PKA 磷酸化 cAMP 反应元件结合蛋白(cAMP response binding protein,CREB),上调 AQP2 及相关基因的转录和表达。V_2R 选择性拮抗药可通过单纯抑制水的重吸收发挥利尿作用,其对电解质的排泄影响较小。

第三节 常用利尿药

一、袢利尿药

袢利尿药(loop diuretics)又称 Na^+-K^+-$2Cl^-$ 共转运体抑制药或强效利尿药,作用于肾脏髓袢升支粗段的 NKCC2(图 7-2)减少其对 Na^+、K^+ 和 Cl^- 的转运,减少 NaCl 的重吸收,能使肾小

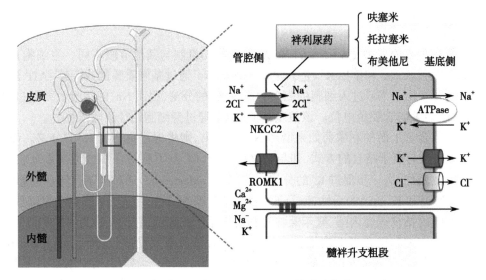

NKCC2,Na⁺-K⁺-2Cl⁻共转运体;ROMK1,肾外髓钾离子通道。

图 7-2 袢利尿药的作用机制示意图

管对 Na^+ 的重吸收由 99.4% 下降为 70%~80%。导致管腔液 NaCl 浓度升高,髓质组织间液渗透压下降,降低肾的尿浓缩能力。利尿作用快速而强,且不易导致酸中毒,是目前最有效的利尿药。与其他利尿药的显著差别是它们具有梯级剂量反应曲线,即药物剂量与利尿作用呈线性关系。即使患者已有肾功能不全或水、电解质平衡失调,应用袢利尿药仍可产生利尿作用。这使它们可以用于肾功能减退的患者,但也容易造成有害的血流动力学后果。袢利尿药可以使尿中 Na^+、K^+、Cl^-、Mg^{2+} 和 Ca^{2+} 排出增多。袢利尿药主要用于治疗急性左心力衰竭、肺水肿、脑水肿、高血压、急性高血钙、急慢性肾功能不全、上部尿道结石等疾病及加速毒物的排泄等。

1. 呋塞米 呋塞米(furosemide),又名速尿,是袢利尿药中最先应用于临床、最具代表性的药物,其利尿作用迅速、强大、短暂。早在 20 世纪 60 年代初,就已经有呋塞米的药理学研究和临床研究。

呋塞米通过可逆地结合髓袢升支粗段 NKCC2,降低 Na^+、K^+ 和 Cl^- 的重吸收,管腔液 Na^+ 和 Cl^- 浓度升高,增加水、钠、氯、钾、钙、镁、磷等的排泄,进而降低组织间液渗透压和尿浓缩能力,达到利尿效果,存在明显的剂量效应关系。呋塞米可抑制近端小管和远端小管对 Na^+ 和 Cl^- 的重吸收,促进远端小管分泌 K^+。呋塞米通过抑制髓袢对 Ca^{2+} 和 Mg^{2+} 的重吸收而增加 Ca^{2+} 和 Mg^{2+} 的排泄。大剂量呋塞米可抑制近曲小管的碳酸酐酶活性,使 HCO_3^- 排出增加。短期用药能增加尿酸排泄,而长期用药则可引起高尿酸血症。呋塞米对于外周血管也有一定的药理学作用,呋塞米能够抑制前列腺素(PG)分解酶的活性,进而使 PGE_2 水平增加,还可以降低血管对血管收缩因子(如血管紧张素Ⅱ和去甲肾上腺素)的反应性,以及对动脉阻力血管产生钾离子通道开放的作用,共同起到扩张血管作用。通过扩张肾血管降低肾血管阻力,使肾血流量尤其是肾皮质深部血流量增加,因此可用于预防急性肾衰竭。呋塞米能扩张肺部容量静脉,降低肺毛细血管通透性,加上其利尿作用,快速增加全身静脉血容量使回心血量减少,左心室舒张末期压力降低,有助于急性左心力衰竭和肺淤血的治疗。

呋塞米口服后在胃肠道迅速吸收但不完全,生物利用度为 50%~75%,血浆蛋白结合率为 91%~97%,几乎均与白蛋白结合,分布容积为 0.11~0.18L/kg。口服 30 分钟内起效,达峰时间为 1~2 小时,疗效持续 4~6 小时,口服吸收率为 60%~70%。静脉注射 10 分钟内起效,达峰时间为 0.33~1 小时,疗效持续 2 小时左右。半衰期为 1.5~2 小时。终末期肾病(ESRD)时口服吸收率下降,半衰期延长。主要以药物原型经近曲小管有机酸分泌机制从肾脏排泄。

呋塞米在临床上常用于水肿性疾病,包括充血性心力衰竭、肝硬化、肾脏疾病(肾炎、肾病及各种原因所致的急、慢性肾衰竭),尤其是应用其他利尿药物效果不佳时,应用本类药物仍可能有效。与其他药物合用治疗急性肺水肿和急性脑水肿等。呋塞米虽然不作为治疗原发性高血压的首选药物,但当噻嗪类利尿药药物疗效不佳,尤其当伴有肾功能不全或出现高血压危象时,呋塞米尤为适用。呋塞米可预防急性肾衰竭,用于各种原因导致肾脏血流灌注不足,如失水、休克、中毒、麻醉意外以及循环功能不全等,在纠正血容量不足的同时及时应用,可减少急性肾小管坏死的机会。呋塞米可治疗高钾血症及高钙血症、稀释性低钠血症(尤其是当血钠浓度低于 120mmol/L 时,勿用大剂量)、抗利尿激素分泌过多症(SIADH)、急性药物/毒物中毒。呋塞米还可用于放射性核素检查,卡托普利加呋塞米介入肾动态显像,是诊断肾动脉狭窄的无创性方法,但有一定假阳性和假阴性,临床应结合患者病情综合判定。

呋塞米的不良反应主要包括血容量过低,水、电解质紊乱,耳毒性及磺胺类过敏反应。呋塞米的过度利尿会导致细胞外液体积减少,导致浓缩型碱中毒,此副作用在老年患者、CKD 患者及服用非甾体抗炎药(NSAID)时更为常见。大剂量或长期应用呋塞米时,可出现直立性低血压、休克、低钾血症、低氯血症、低氯性碱中毒、低钠血症、低钙血症以及与此有关的口渴、乏力、肌肉酸痛、心律失常等。作为磺胺类药物,呋塞米可引起一系列过敏反应,如皮疹、急性间质性肾炎等,对过敏患者应改用依他尼酸。呋塞米可引起可逆性的耳毒性,其与血药浓度峰值和输液速率有关。耳鸣、听力障碍多见于大剂量静脉快速注射时(每分钟剂量大于 4~15mg),多为暂时性可逆性的,少数为不可逆性的,尤其当与其他有耳毒性的药物同时应用时,在肾功不全状态或同时应用氨基糖苷类药物时,低剂量呋塞米也可引起耳毒性,在应用药物时应尤其注意控制输液速率(<4mg/min)。呋塞米其他少见不良反应有视物模糊、黄视症、光敏感、头晕、头痛、食欲缺乏、恶心、呕吐、腹痛、腹泻、胰腺炎、肌肉强直等,骨髓抑制导致粒细胞减少,血小板减少性紫癜和再生障碍性贫血,肝功能损害,指(趾)感觉异常,高糖血症,尿糖阳性,原有糖尿病加重,高尿酸血症。在高钙血症时,可引起肾结石。尚有报道呋塞米可加重特发性水肿。

2. 托拉塞米 托拉塞米(torasemide)是新一代高效袢利尿药,于 1993 年在德国上市。托拉塞米还阻滞 Cl^- 通道,抑制肾小管胞质中醛固酮与其受体的结合,降低醛固酮活性的作用,进而起到保钾排钠和利尿作用,因此排钾作用较呋塞米明显下降。利尿强度是呋塞米的 2~4 倍,作用持续时间更长,利尿抵抗少、耐受性好。对血钾、血钙、血脂、血糖的影响较小,不具有耳毒性、肾毒性,是临床上值得推广的利尿药。

托拉塞米口服生物利用度为 80%,血浆蛋白结合率可达 99%,分布容积为 0.2L/kg。口服 1 小时起效,达峰时间为 1~2 小时,疗效持续 6~8 小时;静脉注射 10 分钟内起效,达峰时间为 15~30 分钟,疗效持续 2 小时左右;半衰期为 3~6 小时,终末期肾病时无影响。主要在肝脏经 CYP2C9 代谢,生成的失活代谢产物从尿中排泄,约 20% 以原型经尿排泄。

研究表明,托拉塞米对于慢性心力衰竭(CHF)症状和其他心血管事件的治疗比呋塞米显示出更佳的效果。2002 年的一项 TORIC 研究证明,托拉塞米在 CHF 患者中显示出了良好的安全性和耐受性,相比于呋塞米等其他利尿药,托拉塞米可显著降低 CHF 患者死亡率,血 K^+ 水平异常的发生率也显著降低。此外,托拉塞米可以通过阻断醛固酮与其受体的结合抑制 RAS 从而缓解心功能下降时的心肌重构,托拉塞米还可以使 CHF 患者心肌纤维化程度降低。

托拉塞米临床上可用于治疗水肿性疾病(由各种原发和继发性肾脏疾病及各种原因所致急慢性肾衰竭、充血性心力衰竭以及肝硬化所致水肿)、慢性心力衰竭、原发性及继发性高血压(在利尿阈剂量下即可产生抗高血压作用)、肾衰竭(用于急、慢性肾衰者可增加尿量,促进尿钠排泄)、急性毒物或药物中毒。本药强效、迅速的利尿作用,配合充分的液体补充,不仅可以加速毒物或药物的排泄,而且可以减轻有毒物质对近曲小管上皮细胞的损害。

3. 阿佐塞米 阿佐塞米(azosemide)作为一种含磺酰胺基类的袢利尿药,作用类似于呋塞米,于 1981 年上市,临床上主要用于水肿和高血压的治疗,尤其适用于心性、肾性水肿和腹水。

阿佐塞米的作用机制与呋塞米基本相同,作用位点为髓袢升支粗段的 NKCC2。另有研究发现,阿佐塞米还可以作用于近端小管,影响肾脏稀释作用。此外,阿佐塞米还可以促进前列腺素(PG)的合成,动物模型研究发现使用 PG 合成的抑制剂预处理后,阿佐塞米的利尿效果减弱。阿佐塞米利尿作用的另一个机制为抑制抗利尿激素的作用,其可以抑制 ADH 引起的 cAMP 的聚集、精氨酸加压素与受体的结合以及精氨酸加压素引起的腺苷酸环化酶的激活。高血压患者连续 3 日静脉注射阿佐塞米后,直接激活 RAS 系统,使药效有所下降,但在轻、中度慢性充血性心力衰竭患者使用后血浆肾素活性、心率以及血细胞压积无显著变化。

阿佐塞米口服吸收差,生物利用度仅为 10%,达峰时间约 3 小时。口服和静脉注射后的消除半衰期为 2~2.5 小时,略长于其他磺胺类袢利尿药。口服相同剂量阿佐塞米与呋塞米后,可产生同样的利尿效果,但静脉内给药后,阿佐塞米的作用比呋塞米强 5.5~8 倍,与阿佐塞米的首过效应有关。

阿佐塞米可用于治疗原发或继发性肾脏疾病、充血性心力衰竭以及肝硬化所致水肿。

阿佐塞米的不良反应基本同呋塞米。偶见谷草转氨酶(GOT)和谷丙转氨酶(GPT)上升,此时须减量或停药。少见嗳气、呕吐、食欲缺乏、胃部不适、腹泻、口渴、便秘等。因偶见胰腺炎发生,须在临床中注意血清淀粉酶值的上升。少见多尿发生,偶见 BUN、肌酐上升,少见碱性磷酸酶(ALP)上升,此时须采取停药等适当措施。偶见头晕、耳鸣、头痛等,停药后可好转或消失。偶见四肢无力、疲倦、肌肉痉挛、腓肠肌疼痛、关节痛、胸闷、脱水、血栓栓塞。本药与阿司咪唑、特非那定合用,可能导致 Q-T 间期延长、室性心律不齐;与洋地黄类药物(如地高辛)合用,可致洋地黄中毒,应避免合用。

4. 布美他尼 布美他尼(bumetanide)同样属于含磺酰胺基类的袢利尿药,于 20 世纪 70 年代研发,P. W. Feit 在 1971 年首次合成,1975 年起广泛用于临床。

布美他尼对 NKCC2 的抑制作用比呋塞米强,故其利尿作用为呋塞米的 20~60 倍。除抑制髓袢升支粗段 NKCC2 之外,对近端小管重吸收 Na^+ 也有抑制作用,对远端小管无作用,排 K^+ 作用小于呋塞米,长期用药血 K^+ 下降程度显著低于呋塞米。布美他尼还能抑制前列腺素分解酶的活性,进而使 PGE_2 含量增加,起到扩张血管作用。通过扩张肾血管降低肾血管阻力,使肾血流量尤其是肾皮质深部血流量增加,因此可用于预防急性肾衰竭。在大脑组织,布美他尼可阻断 NKCC1,进而减少神经元中 Cl^- 浓度,这个作用使 γ-氨基丁酸(γ-aminobutyric acid,GABA)能受体超级化,对于新生儿惊厥可能起到治疗作用,布美他尼因此作为潜在的抗癫痫药物正在进行研究。

布美他尼口服几乎完全迅速吸收,生物利用度为80%~95%,血浆蛋白结合率为94%~96%,$t_{1/2}$为60~90分钟。本药不被透析清除,用药量的77%~85%经尿排泄,其中45%为原型,15%~23%经胆汁和粪便排泄,本药经肝脏代谢较少。

布美他尼的临床适应证基本同呋塞米,对某些呋塞米无效的病例仍可能有效。其不良反应与呋塞米基本相同,但未见间质性肾炎和黄视症、光敏感。偶见恶心、头痛、头晕、低血压、高尿酸血症、低钾血症、血小板减少、未婚男性遗精和阴茎勃起困难。大剂量时可发生肌肉酸痛、胸痛。对糖代谢的影响、耳毒性可能小于呋塞米。

5. 吡咯他尼 吡咯他尼(piretanide)的药理机制同呋塞米,利尿强度介于呋塞米和布美他尼之间,对K$^+$的排出影响较少,其降压作用与氢氯噻嗪相当。除利尿作用外,还有松弛血管平滑肌、溶解纤维蛋白及抗血小板的作用。早期研究发现,吡咯他尼可以作为治疗轻、中度充血性心力衰竭的有效、安全的药物。吡咯他尼的临床适应证为心源性、肝源性及肾源性水肿、高血压病。

6. 依他尼酸 依他尼酸(etacrynic acid)又名利尿酸,于1963年首次应用于临床,其化学结构与呋塞米等含磺酰胺基类利尿药不同,属于苯氧乙酸类袢利尿药,药理机制基本同呋塞米,可显著影响髓袢升支粗段和近端小管Na$^+$的重吸收,产生利尿效果。但其利尿作用弱于呋塞米,不良反应较严重,如胃肠道反应,耳毒性的发生率高于其他袢利尿药。现已少用。

二、噻嗪类利尿药

噻嗪类利尿药(thiazide diuretics)又称Na$^+$-Cl$^-$共转运体抑制药或中效利尿药,其通过抑制远曲小管的NCC,减少NaCl的重吸收,产生利尿作用(图7-3),是临床广泛应用的一类口服利尿药和一线降压药。该类药物分为噻嗪利尿药和类噻嗪利尿药。噻嗪利尿药由杂环苯并噻二嗪与一个磺酰胺基组成,包括氢氯噻嗪、环戊噻嗪、苄氟噻嗪、氯噻嗪、甲氯噻嗪、泊利噻嗪、三氯噻嗪、环噻嗪、氢氟噻嗪、贝美噻嗪、苄噻嗪、布噻嗪等。本类药物作用相似,仅所用剂量不同,但均能达到同样效果。类噻嗪利尿药包括美托拉宗、吲达帕胺、氯噻酮、喹乙宗、替尼酸等,这些药物虽无噻嗪环但有磺胺结构,其利尿作用与噻嗪类利尿药相似。

噻嗪类利尿药产生温和持久的利尿作用。噻嗪类利尿药也是临床常用的一线降压药物之一,用药早期通过利尿、血容量减少而降压,长期用药则通过扩张外周血管而产生降压作用。噻嗪类利尿药也可用于各种原因引起的水肿。对轻、中度心源性水肿疗效较好,是慢性心力衰竭的主要治疗措施之一;长期应用要注意监测血K$^+$水平以防出现强心苷中毒。对肾性水肿的疗效与肾功能损害程度有关,受损较轻者效果较好。在应用于肝性水肿时,要注意防止低血钾诱发肝昏迷。噻嗪类利尿药还具有抗利尿作用,明显减少尿崩症患者的尿量及口渴症状。

1. 氢氯噻嗪 氢氯噻嗪(hydrochlorothiazide)是临床上常用的利尿药。氢氯噻嗪的利尿作用主要是通过抑制远曲小管上皮细胞管腔膜上的NCC,减少Na$^+$和Cl$^-$的重吸收产生的。其还可以在近曲小管抑制碳酸酐酶,因此尿中排出HCO$_3^-$也增加,但之后在亨氏袢被重吸收,所以并不产生利尿效果。同时,氢氯噻嗪还可以抑制磷酸二酯酶活性,从而减少肾小管脂肪酸摄取,降低线粒体耗氧量,从而抑制肾小管对Na$^+$和Cl$^-$的重吸收。氢氯噻嗪的降压作用可能是由Na$^+$的排泄以及其他的肾外机制引起的。氢氯噻嗪对肾脏血流动力学和肾

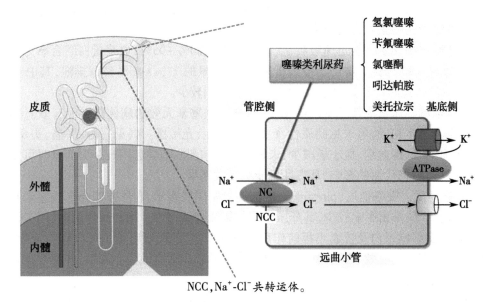

NCC,Na⁺-Cl⁻共转运体。

图 7-3 噻嗪类利尿药的作用机制示意图

小球滤过功能也有影响。氢氯噻嗪减少 Na^+ 和 Cl^- 的重吸收,升高肾小管内压,增加远曲小管的水和 Na^+,激活致密斑的管-球反射,使肾素、血管紧张素分泌增多,收缩肾脏血管,使肾血流量下降,收缩肾脏入球小动脉和出球小动脉,使肾小球滤过率下降,对亨氏袢无作用。因此氢氯噻嗪的利尿作用弱于袢利尿药。在肾源性尿崩症患者中,氢氯噻嗪可以减少尿量,呈现抗利尿作用,有时达到 50% ,作用机制尚不清楚。

　　氢氯噻嗪口服吸收迅速,但不完全,生物利用度为 65% ~ 70% 。其部分和血浆蛋白结合,蛋白结合率为 40% ,部分进入红细胞内,发挥抑制碳酸酐酶作用。95% 以原型由肾脏近曲小管有机酸分泌系统分泌,经尿排出。其可透过胎盘屏障,进入胎儿体内,也可以从乳汁分泌。

　　氢氯噻嗪可用于治疗各种水肿性疾病、原发性高血压、中枢性或肾性尿崩症、肾结石。

　　氢氯噻嗪的不良反应大多呈剂量相关性和服药时间相关性。可引起水电解质紊乱,导致口干、烦躁、肌肉痉挛、恶心、呕吐和极度疲乏无力。较为常见的是低钾血症,长期缺钾可以损伤肾小管,严重时可引起肾小管上皮的空泡样变,以及严重快速性心律失常等。也可能会出现低氯性碱中毒或者低氯低钾性碱中毒。低钠血症会引起中枢神经系统症状加重和肾损伤。脱水会引起血容量和肾血流量减少,引起肾小球滤过率降低,可加重氮质血症,肾功能严重损害患者可诱发肾衰竭。长期应用时,H^+ 排出减少,血氨升高,可诱发肝病患者肝性脑病。氢氯噻嗪会引起糖耐量降低,血糖升高,产生胰岛素抵抗。对糖耐量正常的患者影响不大,但会加重糖尿病患者的病情。氢氯噻嗪可引起血总胆固醇和三酰甘油中度升高,低密度脂蛋白和极低密度脂蛋白升高,高密度脂蛋白降低,影响脂代谢。氢氯噻嗪可以竞争性抑制尿酸的分泌,血尿酸升高,诱发痛风。由于通常无关节疼痛等症状,因此高尿酸血症常被忽视。氢氯噻嗪还有可能引起过敏反应、血白细胞减少、血小板减少性紫癜、胆囊炎、胰腺炎、性功能减退、光敏感、色觉障碍等。

　　2. 苄氟噻嗪　苄氟噻嗪(bendroflumethiazide)于 1959 年 4 月首次上市,1972 年首次在国内生产。苄氟噻嗪的药理作用和氢氯噻嗪相同,区别在于苄氟噻嗪排泄较慢,作用持续时间较长,K$^+$和HCO$_3^-$排出较少。口服后在胃肠道迅速吸收,血浆蛋白结合率为94%,半衰期为3~4小时。利尿作用从服药后1~2小时开始,3~6小时达到高峰,持续时间12~18小时。绝大部分经由肾脏代谢,30%以原型从尿中排出,少部分由胆汁排泄。

苄氟噻嗪在临床上用于治疗各种水肿性疾病(充血性心力衰竭、肝硬化腹水、肾病综合征、急慢性肾炎水肿、慢性肾衰竭早期、肾上腺皮质激素和雌激素治疗引起的水钠潴留)、原发性高血压、中枢性或肾性尿崩症、肾结石。

苄氟噻嗪的不良反应、用药注意事项和禁忌证同氢氯噻嗪。

3. 环戊噻嗪 环戊噻嗪(cyclopenthiazide)的药理作用和氢氯噻嗪相同,但是效价强100倍。环戊噻嗪口服吸收迅速,其生物利用度为50%~76%。在各组织中均有分布,集中分布于肾脏和肝脏。血浆药物浓度在2小时达到峰值,服药后1~2小时出现利尿作用,3~6小时有降血压的效果,作用持续6~12小时,血浆蛋白结合率为50%,游离药物可以进入红细胞和胎盘,且可经由乳汁分泌。血浆中药物的半衰期为12~15小时,95%以药物原型从近曲小管分泌,70%从尿液排出。用于治疗各种水肿性疾病、高血压、中枢性或肾性尿崩症。应用环戊噻嗪应注意:肝性脑病或有肝性脑病趋势的患者禁用;肝肾功能减退、高脂血症、糖尿病、痛风患者慎用;长期使用需要补钾。

4. 吲达帕胺 吲达帕胺(indapamide)是氨苯磺胺的衍生物,有吲哚环结构。其首次于1975年11月在瑞士和比利时上市,国内首次注册时间为1992年,国内批准生产时间为1990年。

吲达帕胺是一种强效、长效的降压药,作用机制类似于氢氯噻嗪,但比其强10倍。吲达帕胺有双重作用机制。一方面,其脂溶性较高,可以更多进入组织,作用于血管壁产生舒张血管的作用。吲达帕胺的分布容积较大,降低收缩压和舒张压的谷峰比分别为89%和85%。其可调节跨膜离子转运机制,阻滞Ca^{2+}内流,对平滑肌有较高的选择性,从而使周围小血管扩张,外周血管阻力下降,达到降血压的作用。另一方面,其可抑制远曲肾小管近端皮质部的水和Na$^+$重吸收,增加Na$^+$和Cl$^-$的排泄,较小程度上促进K$^+$和Mg^{2+}的排泄,从而产生利尿作用,其利尿作用比氢氯噻嗪强10倍。其对血管平滑肌的作用大于利尿作用。同时,吲达帕胺还可以刺激血管扩张因子和抗血小板因子PGE$_2$和PGI$_2$的合成,逆转左心室肥厚,但不影响心排血量、心肌收缩力、心率和心律。

吲达帕胺不仅有利尿作用,也是一种钙通道阻滞药,是一种强效且长效的降压药。其对血管平滑肌的作用(使外周血管阻力下降)大于利尿作用。吲达帕胺的脂溶性较大,仅有少量从尿中排出。吲达帕胺的耐受性较好,但荷兰药物不良反应检测中心曾报道过数例用药后引起的严重低血钾病例。也有报道吲达帕胺不影响血脂代谢的研究,短期、中期和长期应用吲达帕胺治疗高血压患者时,三酰甘油、LDL-胆固醇和HDL-胆固醇代谢都不受到影响,用于糖尿病性高血压患者也有同样的结果,且糖代谢也不受到影响。吲达帕胺和呋塞米合用会引起ICU患者排钠量和肌酐清除率增加,但不会引起多尿。ICU患者通常都有非常严重的水钠潴留的症状,其多尿作用比排钠作用强。但当同时使用吲达帕胺时,ICU患者的水钠潴留现象有所改善。

吲达帕胺口服后在胃肠道内吸收迅速完全,而且不受食物和抗酸药的影响,没有肝脏的首过效应。在血浆中清除慢,呈双相半衰期。吸收期血浆半衰期为1.5~2小时,分布期血浆半衰期为17~20小时,30分钟血药物浓度达到峰值。血浆蛋白结合率为79%,生物利用度为93%,也可以和血管平滑肌的弹性蛋白结合。单独口服时24小时达到最大降压效应;多次给药后 8~12 周达到最大降压效应,且此效应可以维持 8 周。其可分布于各组织,血管平滑肌药物浓度高,也可透过血脑屏障进入脑组织,透过胎盘屏障进入胎儿,少量也可以由乳汁分泌。吲达帕胺由肝脏部分代谢,产生 19 种代谢产物,70% 经肾排泄,23% 经胃肠道排出。因其脂溶性强,大部分原型药物和代谢产物被脂肪溶解。少量(原型药物占 5%)可以由尿液和粪便排出,其排出时间较短,大概 1 周。肾功能不全者或者肾损伤时,药物不会蓄积,而是由胆汁排出体外,因此可以用于慢性肾衰竭患者。但若同时有肝胆功能损害,则禁止使用。

临床上有一种吲达帕胺缓释剂,是将吲达帕胺以缓释剂量包含在基质中,该基质作为活性成分的支持物使药物缓慢释放。此缓释剂释放的吲达帕胺成分可以迅速被胃肠道完全吸收,进食可以轻度加快吸收过程,但不改变吸收量。一次服药 12 小时可以达到血药浓度的峰值,重复给药可以减少两次用药间隔血药浓度的变化。用药 7 天后血药浓度可以达到稳态,重复给药不引起药物蓄积。

吲达帕胺可用于治疗轻中度原发性高血压、充血性心力衰竭伴高血压和充血性心力衰竭引起的水钠潴留。

吲达帕胺的不良反应和氢氯噻嗪相似,但比噻嗪类利尿药要轻。此外,急性毒性实验通过静脉或者腹腔内注射吲达帕胺,引起的主要症状和吲达帕胺的药理作用相关,主要表现为呼吸变缓和外周血管扩张。在临床试验中,使用吲达帕胺后观察到有低钾血症发生,治疗 4~6 周后,10% 患者血钾低于 3.4mmol/L,4% 患者血钾低于 3.2mmol/L;治疗 12 周后,患者平均血钾浓度降低 0.23mmol/L。吲达帕胺治疗期间,血浆中尿酸和血糖浓度增加,因此对于痛风患者和糖尿病患者,使用此药时要进行仔细评估。

5. 氯噻酮 氯噻酮(chlortalidone)属于类噻嗪利尿药,是苯并吡咯酮衍生物。氯噻酮的药理作用同氢氯噻嗪,利尿作用与其相当,但对碳酸酐酶的抑制作用比氢氯噻嗪强 70 倍,尿中排出 HCO_3^- 增多。且氯噻酮比氢氯噻嗪降低收缩压的效果更好。除此之外,有研究显示类噻嗪利尿药可以通过减少血小板聚集和血管的通透性调节血管状态。之前的研究将氯噻酮和氢氯噻嗪在降血压方面进行了对比,出现了很多矛盾的结果。有一份 Meta 分析结果显示,氯噻酮相比氢氯噻嗪更不容易引起心血管事件(cardiovascular event,CVE)。当下降相同数值的血压时,类噻嗪利尿药引起的 CVE 比噻嗪类利尿药低 12%,引起的心力衰竭比噻嗪类利尿药低 21%。氯噻酮相比于氢氯噻嗪还更容易引起低钠血症,对各年龄段的患者都有此现象。有一个回顾性的基于人群的队列研究,针对 29 873 个 66 岁以上的患者进行调查,发现氯噻酮引起的因低钠血症住院的人数比氢氯噻嗪多了约 1.7 倍。

类噻嗪利尿药和噻嗪类利尿药的药代动力学和药效学方面都有所不同,因此降血压效果也有差异。氯噻酮口服吸收不规则。口服 2 小时起效,作用持续 24~72 小时,半数清除时间达到 35~50 小时,显著长于其他噻嗪类利尿药。主要是由于氯噻酮可以被红细胞优先摄取,和红细胞内碳酸酐酶结合,少部分结合血浆蛋白,严重贫血时与血浆蛋白(主要是白蛋白)结合增多,使其在体内存留时间延长。其可透过胎盘屏障,也可以从乳汁中分泌。主要以原型从尿中排泄,部分在体内被代谢,65% 经由肾脏排泄,胆道不是主要的排泄途径。

氯噻酮的适应证和不良反应同氢氯噻嗪。此外,氯噻酮更容易引起水电解质紊乱,主要是低钠血症和低钾血症。长期缺钾会引起肾小管上皮的空泡样变,以及引起严重快速性心律失常等异位心率。低钠血症会引起中枢神经系统症状,以及加重肾损害。脱水会引起血容量和肾血流量减少,也可降低 GFR。其引起的水电解质紊乱主要的症状为口干、烦渴、肌肉痉挛、恶心、呕吐和极度疲乏无力。

6. **美托拉宗** 美托拉宗(metolazone)的药理作用和氢氯噻嗪相似,利尿作用介于噻嗪类利尿药和强效的袢利尿药之间,比氢氯噻嗪强 10 倍,甚至在 GFR<20ml/(min·1.73m^2)时,仍能发挥利尿作用,持续时间较长。因此对于中度至重度肾衰竭患者,美托拉宗比噻嗪利尿药更加有效,比降血压药物苄氟噻嗪的降压效果更好。美托拉宗无抑制碳酸酐酶作用。有研究表示,美托拉宗和氯噻酮相比呋塞米 24 小时尿量更多,可能是通过增加 K$^+$ 的排泄引起的。对于急性失代偿性心力衰竭患者,当其出现袢利尿药抵抗时,口服美托拉宗和静脉注射氯噻酮可以达到相同的效果,并且都不会损伤肾脏功能和干扰水电解质平衡,因此口服美托拉宗被认为是这类患者的首选药物。终末期肾衰竭(end-stage renal failure,ESRF)患者在姑息疗法下不进行血液透析可以存活数月甚至数年,但会出现严重的肾衰竭引起的液体潴留症状。临床研究结果显示,将小剂量的美托拉宗和呋塞米合用,可以有效减轻 ESRF 患者液体潴留的症状,改善患者生存质量。

美托拉宗口服吸收迅速,但不完全(64%),有些心脏病患者吸收率仅 40%。此药可广泛与血红蛋白和红细胞结合,而不发挥抑制碳酸酐酶的作用。服药后 1 小时发挥利尿作用,持续 12~24 小时。半数消除时间约 8 小时。主要以原型经由肾脏排泄,小部分以无活性代谢物从尿液中排泄,另外少部分经胆汁排泄。可通过胎盘屏障,也可经乳汁分泌。

美托拉宗的适应证和不良反应同氢氯噻嗪。此外,美托拉宗可以引起粒细胞减少和癫痫样发作;个别出现心悸、胸痛、室颤等;有较为明显的肾损伤,肌颤、高血尿酸、葡萄糖耐量下降的发生率更高。

7. **喹乙宗** 喹乙宗(quinithazone)虽无噻嗪环但有磺胺结构,其利尿作用与噻嗪类利尿药相似。有研究结果显示喹乙宗和呋塞米合用可用于治疗充血性心力衰竭。喹乙宗口服后2 小时开始利尿,6 小时达到峰值,持续 18~24 小时。其药理作用、适应证、不良反应同氢氯噻嗪。

三、保钾利尿药

保钾利尿药(potassium-retaining diuretics)属于弱效利尿药,其在集合管和远曲小管产生拮抗醛固酮(aldosterone)的作用。它们或者通过直接拮抗醛固酮受体(如螺内酯),或者通过阻滞管腔膜上的上皮 Na$^+$ 通道(如氨苯蝶啶、阿米洛利)而产生作用(图 7-4)。

1. **螺内酯** 螺内酯(spironolactone)又称安体舒通(antisterone),是人工合成的甾体化合物,作为醛固酮的竞争性拮抗药,可竞争性地与胞质中的醛固酮受体结合而拮抗醛固酮的排钾保钠作用。由于仅作用于远曲小管和集合管,对肾小管其他各段无作用,故利尿作用较弱,起效缓慢而持久,其效果与体内醛固酮水平有关。具有排 Na$^+$ 留 K$^+$ 的作用。

螺内酯口服后吸收较好,微粒制剂易吸收,生物利用度为 90% 左右,血浆蛋白结合率为90% 以上,进入体内后 80% 由肝脏迅速代谢为有活性的坎利酮。后者可透入靶细胞与血浆中的醛固酮受体结合,竞争性地抑制醛固酮的作用。原型药物和代谢产物可通过胎盘,坎利酮可通过乳汁分泌。螺内酯原型药物的半衰期很短,约为 1.6 小时;其代谢产物的半衰期约为 10~12 小时。口服后 1 日起效,2~3 日达高峰,停药后作用仍可维持 2~3 日。无活性的代谢产物主要经肾及部分经胆汁排泄,约有 10% 以原型从肾脏排泄。

螺内酯主要用于伴有醛固酮升高的顽固性水肿、充血性心力衰竭、肝硬化及肾病综合

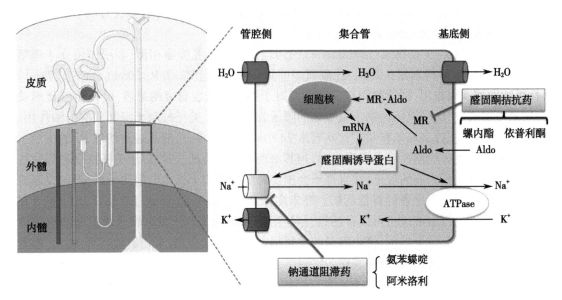

MR,醛固酮受体;Aldo,醛固酮。

图 7-4　保钾利尿药的作用机制示意图

征,而对非醛固酮分泌升高的患者效果较差。单用本药时利尿作用往往较差,故常与噻嗪类利尿药或袢利尿药合用,既能增强利尿效果,又可防治低血钾。在临床降压方面,螺内酯的活性较高,可作为原发性或继发性高血压的辅助用药,常用于高血压合并心力衰竭的患者。同时该药可用于原发性醛固酮增多症的诊断和治疗。螺内酯和噻嗪类利尿药合用,两者取长补短,疗效增加,不良反应减少。低剂量(25mg/d)的螺内酯即可使血浆 Mg^+ 浓度增加,同时减少心室和房性早搏(atrial premature beat)和心房颤动(atrial fibrillation)的风险性。在已用 β 受体拮抗药和血管紧张素转化酶抑制药(ACEI)的心功能不全患者中用于减少因心力衰竭恶化住院的情况,减少死亡。

螺内酯久用可引起高血钾,对肾功能不全的患者尤易发生,常表现为嗜睡、极度疲乏、心率减慢及心律失常等,因此用药期间应注意监测血 K^+ 浓度。如出现高钾血症,应立即停药。由于螺内酯对孕激素和雄激素受体亲和力较强,长时间高剂量使用容易导致性欲下降、月经不调、男子女性型乳房、阳痿等内分泌方面的副作用。

2. 依普利酮　依普利酮(eplerenone)和螺内酯同为醛固酮拮抗药,依普利酮只作用于醛固酮受体,而不作用于雄激素和孕酮受体。此外,依普利酮可以显著减轻肾小球的超滤作用,可减轻高血压患者的白蛋白尿,对于合并糖尿病的高血压患者,这种肾脏保护作用更为明显。

依普利酮可显著改善心力衰竭患者射血分数和心输出量,减少左室重构、胶原蛋白合成和心肌纤维化,这些作用和降压作用无关。此外,依普利酮可减少肿瘤坏死因子等细胞因子释放,并降低血管的超氧化物水平。急性心肌梗死后使用依普利酮每延迟 3 天,就会使死亡率升高 21%,因此,给予依普利酮越早越好。治疗高血压时应用依普利酮可减少男子女性型乳房的发病率。因为与螺内酯相比,依普利酮很少发生剂量依赖性的男性乳房发育、乳房痛、阳痿和女性患者月经失调等激素相关的不良反应。故依普利酮更适用于男性心力衰竭患者。

依普利酮口服吸收好,食物不影响其吸收。口服 1.5 小时达血药峰浓度。蛋白结合率为 50%,半衰期为 4~6 小时。肾功能不全者的 C_{max} 和 AUC 有所增加,透析不能清除。在体内主要由肝细胞 CYP3A4 酶代谢,其中 2/3 经肾脏排出、1/3 随粪便排出体外。

依普利酮单独或与其他抗高血压药物联合应用于高血压的治疗。也用于治疗急性心肌梗死后的充血性心力衰竭,以及高血压伴白蛋白尿和高血压合并糖尿病。

依普利酮较常见的不良反应有高钾血症、腹泻、血氨基转移酶升高、眩晕、肌酐轻度升高、咳嗽、乏力及流感样症状等。

3. 氨苯蝶啶 氨苯蝶啶(triamterene)是蝶啶衍生物,化学结构与叶酸有关。

氨苯蝶啶作用于远曲小管末端和集合管,通过阻滞管腔 Na^+ 通道而减少 Na^+ 的重吸收,具有排 Na^+、利尿、保 K^+ 的作用。

氨苯蝶啶口服吸收迅速,生物利用度为 30%~70%。2~4 小时起效,6 小时达高峰,作用可持续 7~9 小时。血浆蛋白结合率为 40%~70%,半衰期为 1.5~2 小时,无尿者每日给药 1~2 次时延长至 10 小时,每日给药 4 次时延长至 9~16 小时(平均 12.5 小时)。吸收后大部分迅速由肝脏代谢,原型药物和代谢产物经肾脏排泄,少数经胆汁排泄。

氨苯蝶啶用于治疗水肿性疾病,包括充血性心力衰竭、肝硬化腹水、肾病综合征等,以及肾上腺糖皮质激素治疗过程中发生的水钠潴留,主要目的在于纠正上述情况时的继发性醛固酮分泌增多,并拮抗其他利尿药的排钾作用。氨苯蝶啶也用于特发性水肿。

氨苯蝶啶常见的不良反应有高钾血症、高尿酸血症、电解质不平衡、皮疹等,且易引起恶心、呕吐等胃肠道症状。

4. 阿米洛利 阿米洛利(amiloride)为吡嗪衍生物,是目前作用最强的保钾利尿药。阿米洛利通过阻滞远曲小管末端和集合管 Na^+ 通道而减少 Na^+ 的重吸收,具有排 Na^+、利尿、保 K^+ 的作用。在高浓度时,阻滞 Na^+-H^+ 和 Na^+-Ca^{2+} 反向转运体(antiporter),抑制 H^+ 和 Ca^{2+} 的排泄。由于其不经肝脏代谢,对肝功无不良影响,对肝硬化而导致的腹水效果良好,也可用于心源性水肿。在高血压治疗中与钙通道阻滞药(CCB)和血管紧张素转化酶抑制药(ACEI)合用。阿米洛利本身几乎无抗高血压活性,多与其他降压药合用。本药与噻嗪类利尿药或袢利尿药合用,可治疗慢性充血性心力衰竭或肝硬化伴随的水肿,是应用最为广泛的利尿药之一。

阿米洛利吸收差,仅为 15%~20%,空腹可使吸收加快,但吸收率并不明显增加。单次口服显效时间为 2 小时,有效持续时间为 6~10 小时。血浆蛋白结合率很低,在体内不被代谢。半衰期为 6~9 小时。约 50% 经肾脏排泄,40% 左右随粪便排出。

阿米洛利用于水肿性疾病及难治性低钾血症的辅助治疗。由于螺内酯和氨苯蝶啶大部分须经肝脏代谢后排出体外,肝功能严重损害时,两药代谢减少,药物剂量不易控制,此时宜应用阿米洛利,因后者不需经肝脏代谢。

阿米洛利单独使用时高钾血症较常见。本药可引起高钾血症、低钠血症、高钙血症、轻度代谢性酸中毒,胃肠道反应如恶心、呕吐、食欲缺乏、腹痛、腹泻或便秘,头痛、头晕、直立性低血压、性功能下降,过敏反应表现为皮疹甚至呼吸困难。严重的反应有中性粒细胞减少(罕见)、再生障碍性贫血。

5. 坎利酮 坎利酮(canrenone)为螺内酯的代谢产物,作用机制及应用同螺内酯。

四、碳酸酐酶抑制药

碳酸酐酶抑制药(carbonic anhydrase inhibitor)是一类可以抑制碳酸酐酶活性的药物,通过抑制近端小管的碳酸酐酶活性,抑制 HCO_3^- 的重吸收,导致与 HCO_3^- 结合的 Na^+ 重吸收减少,发挥利尿作用(图7-5)。临床上可作为利尿药,其利尿效能较低,主要应用于治疗青光眼等疾病。

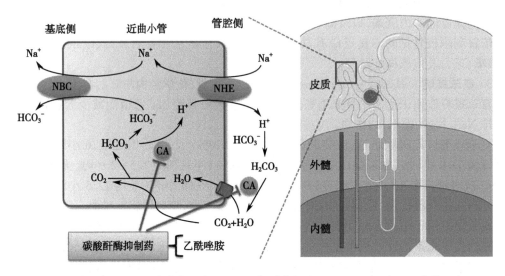

CA,碳酸酐酶;NBC,钠碱共转运体;NHE,Na^+-H^+交换体;NKCC,Na^+-K^+-$2Cl^-$共转运体。

图 7-5　碳酸酐酶抑制药的利尿作用机制示意图

乙酰唑胺(acetazolamide),又称醋唑磺胺(diamox),是碳酸酐酶抑制药的原型药,其为磺胺的衍生物,可通过抑制碳酸酐酶的活性而减少 HCO_3^- 的重吸收,近曲小管 Na^+ 重吸收随之减少,水的排出相应增加。乙酰唑胺还抑制肾脏以外部位碳酸酐酶依赖的 HCO_3^- 的转运,如眼睫状体向房水中分泌 HCO_3^-,脉络丛向脑脊液分泌 HCO_3^-,这些过程都可以被乙酰唑胺所抑制,改变液体的生成量和 pH。由于新利尿药的出现,加之乙酰唑胺利尿作用较弱,并作用于脑组织等有碳酸酐酶的部位,产生全身性的影响,现乙酰唑胺很少作为利尿药使用。由于乙酰唑胺能抑制眼睫状体向房水中分泌 HCO_3^-,降低眼内压,减少房水生成,故可应用于青光眼的治疗。乙酰唑胺可减少脑脊液的生成和降低脑脊液的 pH,在登山前 24 小时前服用可预防急性高山病。然而碳酸酐酶抑制药会引起代谢性酸中毒、过敏反应、中枢神经系统症状、肾结石等不良反应,限制了这一类利尿药的使用。

五、精氨酸加压素受体拮抗药

精氨酸加压素受体拮抗药(arginine vasopressin receptor antagonist)是可以特异性拮抗精氨酸加压素(arginine vasopressin,AVP),减少细胞囊泡内水通道蛋白 AQP2 向腔面膜的运输和调控 AQP2 基因表达,单纯抑制水的重吸收发挥利尿作用(图7-6),其对电解质的排泄影响较小。用于治疗高容或等容性低钠血症伴心力衰竭、肝硬化、抗利尿激素分泌异常综合征等疾病。其可以升高血浆中 Na^+ 浓度,促使多余的水分从尿液中排出,增强肾脏单纯排泄水的能力。该类药物包括托伐普坦、考尼伐坦、lixivaptan、mozavaptan、satavaptan 等。

1. 托伐普坦　托伐普坦(tolvaptan)是选择性的精氨酸加压素 V_2 受体拮抗药,与精氨酸加压素 V_2 受体的亲和力是天然精氨酸加压素(AVP,又称抗利尿激素,ADH)的 1.8 倍。托伐普坦与精氨酸加压素 V_2 受体(V_2R)的亲和力是托伐普坦与 V_{1a} 受体亲和力的 29 倍。当

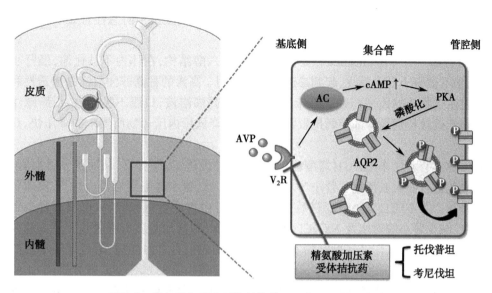

图 7-6　精氨酸加压素受体拮抗药利尿作用机制示意图

口服给药时,15~60mg 剂量的托伐普坦能够拮抗 AVP 的作用,提高自由水的清除和尿液排泄,降低尿液的渗透压,最终促使血钠浓度提高。通过尿液排泄钠和钾的量以及血浆钾浓度并没有显著改变。托伐普坦的代谢产物与托伐普坦相比,对人体精氨酸加压素 V_2 受体的拮抗作用没有或很微弱。给予托伐普坦后,天然 AVP 的血浆浓度会升高(平均 2~9pg/ml)。

口服托伐普坦 60mg 2~4 小时后,出现排水利尿作用和血钠浓度升高。服药 4~8 小时后,血钠浓度最高升高 6mEq,尿排泄速度高达 9ml/min。服用本药推荐剂量为 15~60mg,每天 1 次。

本药用于治疗临床上明显的高容量性和正常容量性低钠血症(血钠浓度<125mEq/L,或低钠血症不明显但有症状并且限液治疗效果不佳),包括伴有心力衰竭、肝硬化以及抗利尿激素分泌失调综合征(syndrome of inappropriate secretion of antidiuretic hormone,SIADH)的患者。但需要紧急升高血钠以预防或治疗严重神经系统症状的患者不应使用本品进行治疗。常见的不良反应包括口渴、口干、乏力、便秘、尿频或多尿以及高血糖。

2. 考尼伐坦　考尼伐坦(conivaptan)于 2005 年 12 月 29 日获得 FDA 批准在美国上市。考尼伐坦是精氨酸加压素 V_{1a} 和 V_2 受体的一种非肽类双重抑制药,主要用于血容量正常的低钠血症(常伴发于 SIADH、甲状腺功能减退、肾上腺功能减退或肺部疾病患者)住院患者的治疗。考尼伐坦禁用于血容量减少的低钠血症患者,也不应用于充血性心力衰竭患者。

六、渗透性利尿药

渗透性利尿药(osmotic diuretic)又称脱水药(dehydrant),是一类非电解质类物质,包括甘露醇、山梨醇、高渗葡萄糖等。渗透性利尿药静脉注射给药后,可以提高血浆渗透压,产生组织脱水作用。当这些药物通过肾脏时,增加水和部分离子的排出,产生渗透性利尿作用。该类药一般具备如下特点:①易经肾小球滤过;②不易被肾小管再吸收;③在体内不被代谢;④不易从血管透入组织液中。这类药物在大量静脉给药时,可升高血浆渗透压及肾小管腔液的渗透压而产生脱水及利尿作用。可用于脑水肿、青光眼及预防急性肾衰竭。但不适于治疗全身性水肿。

1. 甘露醇　甘露醇(mannitol)是一种单糖,己六醇结构,在体内不被代谢,经肾小球滤过后,几乎不被肾小管重吸收,起到渗透性利尿作用。高渗的甘露醇注射液是渗透性利尿药中最早应用于临床的代表药物。临床用其20%的高渗溶液,口服不吸收,必须静脉注射给药。是临床抢救特别是脑部疾病抢救常用药,具有降低颅内压药物所要求的降压快、疗效好的特点。

甘露醇具有利尿作用:①甘露醇增加血容量,并促进 PGI_2 分泌,从而扩张肾血管,增加肾血流量包括肾髓质血流量。肾小球入球小动脉扩张,肾小球毛细血管压升高,皮质肾小球滤过率升高。②本药自肾小球滤过后极少(<10%)由肾小管重吸收,故可提高肾小管内液渗透浓度,减少肾小管对水及 Na^+、Cl^-、K^+、Ca^{2+}、Mg^{2+} 和其他溶质的重吸收。过去认为本药主要作用于近端小管,但经穿刺动物实验发现,应用大剂量甘露醇后,通过近端小管的水和 Na^+ 仅分别增多 10%~20% 和 4%~5%;而到达远端小管的水和 Na^+ 则分别增加 40% 和25%,提示髓袢重吸收水和 Na^+ 减少在甘露醇利尿作用中占重要地位。可能是由于肾髓质血流量增加,髓质内尿素和 Na^+ 流失增多,从而破坏了髓质渗透压梯度差。

甘露醇可以预防急性肾衰竭、治疗急性少尿:①提高血浆渗透压,增加血容量,促进 PGI_2 分泌,从而扩张肾血管,增加肾血流量,肾小球入球小动脉扩张,肾小球毛细血管压升高,皮质肾小球滤过率升高。②减轻肾间质水肿,改善肾脏缺血。③通过利尿,增加肾小管液量及尿流速度,起到冲刷作用,以免细胞碎屑及凝胶状蛋白堵塞肾小管造成尿闭。此外,除有较强的利尿作用外,尚可减轻肾缺氧、缺血,防治肾衰竭。由于输注甘露醇后肾小管液流量增加,当某些药物和毒物中毒时,这些物质在肾小管内浓度下降,对肾脏毒性减小,而且经肾脏排泄加快。

甘露醇可治疗组织水肿:本药静脉注射后,能迅速地提高血液渗透压,组织(包括眼、脑、脑脊液等)间液的水立即向血液内转移,使组织脱水,脑脊液压力下降,缓解症状。1g 甘露醇可产生渗透压为 $5.5mOsm/(kg \cdot H_2O)$,注射 100g 甘露醇可使 2 000ml 细胞内水转移至细胞外,尿 Na^+ 排泄 50g。

甘露醇口服吸收很少,静脉注射后迅速进入细胞外液而不进入细胞内。但当血甘露醇浓度很高或发生酸中毒时,甘露醇可通过血脑屏障,并引起颅内压反跳。利尿作用于静脉注射后 1 小时出现,维持约 3 小时。降低眼内压和颅内压作用于静脉注射后 15 分钟内出现,达峰时间为 30~60 分钟,维持 3~8 小时。本药可由肝脏生成糖原,但由于静脉注射后迅速经肾脏排泄,故一般情况下经肝脏代谢的量很少。本药 $t_{1/2}$ 约 100 分钟,当存在急性肾衰竭时可延长至 6 小时。肾功能正常时,静脉注射甘露醇100g,3 小时内 80% 经肾脏排出。

甘露醇在临床上常用于治疗脑水肿及其他组织水肿:该药不易进入脑组织等有屏障的特殊组织,静脉滴入甘露醇的高渗溶液使这些组织特别容易脱水,对于多种原因引起的脑水肿(如脑炎、脑瘤、颅脑外伤外缺氧、食盐中毒后期等所致的脑水肿等情况时)是首选药。也适用于脊髓外伤性水肿、肺水肿和其他组织水肿。

甘露醇可以降低青光眼患者的房水量及眼内压,短期用于急性青光眼,或术前使用以降低眼内压。

肾衰竭时应用甘露醇,能在肾小管液中发生渗透效应,阻止水分再吸收,维持足够的尿流量,且使肾小管内有害物质稀释,从而保护肾小管,使其免于坏死。还能改善急性肾衰竭早期的血流动力学变化,对肾衰竭伴有低血压者,该药维持肾小球滤过率的效果也远比盐水为佳。

甘露醇作为辅助性利尿措施治疗肾病综合征、肝硬化腹水,尤其是当伴有低蛋白血症时。对某些药物逾量或毒物中毒(如巴比妥类药物、锂、水杨酸盐和溴化物等),甘露醇可促进药物和毒物的排泄,并防止肾毒性。甘露醇还可作为冲洗剂,应用于经尿道内作前列腺切除术和术前肠道准备。

甘露醇的不良反应以水和电解质紊乱最为常见,尤其在长期使用时。①快速大量静脉注射甘露醇可引起体内甘露醇积聚,血容量迅速大量增多(尤其是急、慢性肾衰竭时),导致心力衰竭(尤其有心功能损害时),稀释性低钠血症,偶可致高钾血症,故慢性心功能不全者禁用;②不适当的过度利尿导致血容量减少,加重少尿;③大量细胞内液转移至细胞外可致组织脱水,并可引起中枢神经系统症状,如一过性头痛、眩晕、视物模糊。

甘露醇还可能引起渗透性肾病(或称甘露醇肾病),主要见于大剂量快速静脉滴注时。其机制尚未完全阐明,可能与甘露醇引起肾小管液渗透压上升过高,导致肾小管上皮细胞损伤有关。病理表现为肾小管上皮细胞肿胀,空泡形成。临床上出现尿量减少,甚至急性肾衰竭。渗透性肾病常见于老年肾血流量减少及低钠、脱水患者。

甘露醇外渗可致组织水肿、皮肤坏死。

甘露醇还会引起血栓性静脉炎、排尿困难、皮疹、荨麻疹、呼吸困难、过敏性休克、寒战、发热、口渴、恶心、呕吐、腹泻及渗透性肾病(或称甘露醇肾病)等。

2. 甘油果糖氯化钠注射液 高渗的甘油果糖氯化钠注射液(glycerol fructose and sodium chloride injection)具有组织脱水作用。由于血脑屏障的作用,甘油进入血液后不能迅速转入脑组织及脑脊液中,致使血浆渗透压增高而脱水,达到降低颅内压及眼内压的目的。其降低颅内压作用起效较缓,持续时间较长。

本药经血液进入全身组织,其分布约 2~3 小时内达到平衡。进入脑脊液及脑组织较慢,清除也较慢。本药大部代谢为 CO_2 与水排出。它经肾脏排泄少,故肾功能不全者亦可用。

甘油果糖氯化钠注射液主要用于治疗脑血管病、脑外伤、脑肿瘤、颅内炎症及其他原因引起的急慢性颅内压增高和脑水肿等。也可用于治疗青光眼。

甘油果糖氯化钠注射液不良反应少而轻微,耐受性较好,偶可出现溶血现象、血红蛋白尿、血尿、头痛、恶心、倦怠等,上述症状尤其是滴注过快时较易发生,故应严格控制滴速。偶可出现高钠血症、低钾血症。对有遗传性果糖不耐症患者、低渗性脱水的患者、对本药过敏者、高钠血症和心功能不全者禁用。

3. 高渗葡萄糖 50% 的高渗葡萄糖(hypertonic glucose solution)也有脱水及渗透性利尿作用,但因其可部分地从血管弥散进入组织中,且易被代谢,故作用弱而不持久。停药后,可出现颅内压回升而引起反跳,临床上主要用于脑水肿和急性肺水肿,一般与甘露醇合用。

4. 山梨醇 山梨醇(sorbitol)是甘露醇的同分异构体,作用机制与临床应用同甘露醇,进人体内大部分在肝内转化为果糖,故作用较弱。易溶于水,价廉。

第四节 利尿药的临床应用

一、治疗高血压

利尿药治疗高血压病的历史已经超过半个世纪。利尿药能显著降低高血压患者心力衰竭及脑卒中的发病率和死亡率,是高血压治疗中的一线用药。

（一）利尿药在高血压治疗中的地位

利尿药在高血压治疗中拥有大量循证医学证据,多项权威指南均推荐利尿药作为高血压治疗的一线用药。2008 年美国心脏病学会(ACC)公布的《顽固性高血压诊治建议》推荐,噻嗪类利尿药对多数患者降压显著,氯噻酮的疗效优于氢氯噻嗪,推荐在治疗中首选。2009 年欧洲高血压协会和欧洲心脏病学会(ESH/ESC)推荐,噻嗪类利尿药的强适应证限于单纯收缩期高血压、心力衰竭及黑人高血压;袢利尿药限于终末期肾病、心力衰竭。

2010 年《加拿大高血压教育计划及诊治建议》推荐:无合并症高血压患者,初始抗高血压单药治疗应包括噻嗪类利尿药(A 级证据);对于合并心力衰竭的高血压患者[纽约心脏病协会(New York Heart Association,NYHA)心功能分级 Ⅲ~Ⅳ级],可使用醛固酮受体拮抗药(B 级证据),如需要可加用噻嗪类利尿药(B 级证据)及袢利尿药(D 级证据);对于合并脑血管疾病的高血压患者,可联用利尿药及 ACEI;合并左室肥厚者,可选用噻嗪类利尿药(D 级证据);合并非糖尿病肾病时,可选用噻嗪类利尿药,当容量过多时,可选用袢利尿药(D 级证据);合并糖尿病且无蛋白尿时,可选用噻嗪类利尿药(55 岁及以上时 A 级证据,55 岁以下时 B 级证据),合并蛋白尿且降压未达目标值时可加用噻嗪类利尿药(C 级证据)。

2010 年《中国高血压防治指南》推荐噻嗪类利尿药适用于充血性心力衰竭、老年高血压、单纯收缩期高血压患者;袢利尿药的适应证为肾功能不全及充血性心力衰竭等。

2013 年欧洲高血压协会和欧洲心脏病学会(ESH/ESC)高血压指南提出 5 大类降压药,包括噻嗪类利尿药(diuretic)、钙通道阻滞药(calcium channel blocker,CCB)、血管紧张素转化酶抑制药(angiotensin converting enzyme inhibitor,ACEI)、血管紧张素 Ⅱ 受体阻滞药(angiotensin Ⅱ receptor antagonist,ARB)、β 受体拮抗药(beta receptor blocker,β-blocker),均可作为高血压治疗的初始及维持用药。

2014 年美国颁布的 JNC 8 指南认为,对于非黑人高血压患者,噻嗪类利尿药、CCB、ACEI 与 ARB 均可作为一线药物。在黑人高血压患者中利尿药则具有更为重要的临床应用地位。美国《肾脏病与透析患者生存质量指导指南》(Kidney Disease Outcomes Quality Initiative,KDOQI)与美国 JNC 8 指南提出,当肾小球滤过率降低到 $30ml/(min \cdot 1.73m^2)$ 时,建议将噻嗪类利尿药更改为袢利尿药。

2014 年美国心脏协会(AHA)、美国心脏病学会(ACC)与国家疾病控制中心(CDC)共同制定的《降压治疗科学建议》(AHA/ACC/CDC 科学建议)认为噻嗪类利尿药适合于多数高血压患者的初始及维持治疗。美国高血压协会(ASH)与国际高血压协会(ISH)联合颁布的《社区高血压管理临床实践指南》(ASH/ISH 指南)中推荐≥60 岁的老年高血压患者首选噻嗪类利尿药与 CCB 治疗。

（二）噻嗪类利尿药在高血压治疗中的应用

噻嗪类利尿药适用于大多数无利尿药禁忌证高血压患者的初始和维持治疗,尤其适合老年高血压、单纯收缩期高血压、伴肥胖或充血性心力衰竭的高血压患者。可作为二线用药与 RAS 抑制药联合用于合并 2 型糖尿病高血压患者。噻嗪类利尿药可与多种药物联用,起到更好的降压效果(表 7-1)。

表 7-1　噻嗪类利尿药的联合降压治疗

联合降压药物	优点
ACEI/ARB	噻嗪类利尿药与 ACEI/ARB 联合，一方面通过减少水钠潴留、扩张外周血管、抑制 RAS 等多重机制增强降压效果，另一方面 RAS 抑制药可减少噻嗪类利尿药所致的 RAS 激活和低血钾等不良反应，是目前公认可优先选择的联合降压治疗方案
CCB	CCB 能够促进肾脏排钠，与噻嗪类利尿药降压机制有部分重叠，都能导致交感神经系统和 RAS 激活，故噻嗪类利尿药与 CCB 联合更适用于低肾素型高血压如多数老年高血压患者
β 受体拮抗药	β 受体拮抗药通过降低心输出量、抑制交感神经活性和减少肾素分泌发挥降压作用，能够抑制噻嗪类利尿药所致的交感神经系统和 RAS 激活
保钾利尿药	噻嗪类利尿药与氨苯蝶啶或阿米洛利等保钾利尿药合用能减少低钾血症发生，预防低镁血症，部分增强降压效果

　　我国人群食盐摄入量普遍较高，北方地区日均 14~16g，南方地区日均 8~10g，远高于世界卫生组织（WHO）提出的食盐标准 6g/d。个体之间存在对盐的遗传易感性差异。噻嗪类利尿药的利钠缩容机制特别适宜于高盐摄入患者的血压控制。因此，就我国国情而言，噻嗪类利尿药对于提高我国高血压患者的血压治疗率和控制率的作用不可低估。

　　（三）利尿药在高血压治疗中的优势人群

　　利尿药降压的优势人群主要是老年高血压、难治性高血压、盐敏感性高血压、心力衰竭合并高血压患者等。

　　1. 老年高血压　1991 年发表的老年收缩期高血压（systolic hypertension in the elderly program，SHEP）研究是一项大规模、多中心、随机双盲的安慰剂对照试验。该研究入选了 4 736 例年龄≥60 岁的老年收缩期高血压患者，平均随访 4.5 年，结果发现氯噻酮治疗可显著降低脑卒中（36%）、非致死性心力衰竭（54%）和心肌梗死（33%）的发生率。ALLHAT 的 5 年随访结果表明，在 13 000 名年龄≥65 岁患者中，氯噻酮降低收缩压的效果要分别优于 ACEI（相差 2mmHg，$P<0.001$）和 CCB（相差 0.8mmHg，$P=0.03$）。HYVET 研究共纳入 3 845 例高龄高血压患者，平均年龄 83.5 岁。结果证实以吲达帕胺缓释片（1.5mg/d）为基础，必要时加用培哚普利的降压方案，在降压的同时显著降低了高龄高血压患者的全因死亡率和致死性脑卒中，并显著降低致死性和非致死性心力衰竭，且严重不良事件发生率明显降低。

　　利尿药适合用于老年人，因为相对年轻人而言，一方面老年人对盐更加敏感，而利尿药可以促进水钠排泄。另一方面，老年人 RAS 反应能力下降，低肾素型高血压多见，利尿药对低肾素型高血压效果更好。因此，许多高血压指南都建议>60 岁以上的老年人应首选利尿药治疗。

　　2. 难治性高血压　ASCOT—BPLA 是一项至今为止规模最大、在高血压并且至少合并其他三项危险因素的人群中评价不同降血压治疗方案长期有效性的临床研究。其难治性高血压亚组分析共包括 1 411 例患者，在已有 3 种降压药物基础上，加用螺内酯（平均剂量为 25mg）降压，中位数治疗时间为 1.3 年，结果治疗前后血压降低 21.9/9.5mmHg，并显著提高达标率。

　　PATHWAY-2 研究显示经 ACEI+CCB+利尿药治疗后血压仍不能达标的难治性高血压

患者,将螺内酯作为第四种降压药物较其他药物能够更显著地降低血压水平,进而提高降压达标率。这一研究证实了螺内酯在顽固性高血压治疗中的重要作用,对于指导顽固性高血压的药物治疗具有良好的实用意义。

AHA 2008 年发表的难治性高血压诊断、评估和治疗的声明指出:难治性高血压患者液体容量负荷重,未应用利尿药或利尿药剂量不足是难治性高血压的原因之一,增加利尿药剂量是控制难治性高血压的主要手段,利尿药尤其是长效利尿药对血压控制至关重要。

3. 盐敏感性高血压 盐敏感性指相对高盐摄入导致的血压升高,是存在于部分个体的一种血压对盐的遗传易感性。盐敏感性被认为是由于肾小球的滤过能力减低和/或肾小管钠再吸收的比率增加所导致。

中国医学论坛报 2013 年报道,中国一般人群中盐敏感者占 15%~42%,而高血压人群中 50%~60% 为盐敏感者,有高血压家族史的成人中盐敏感者为 65%,青少年中为 45%。黑人、老年人、停经女性、糖尿病、肥胖和代谢综合征患者中盐敏感者比例较高。盐敏感性高血压是高血压的一种特殊类型,同时也是难治性高血压的重要原因之一。

高盐摄入/盐敏感性增加容量负荷,导致血压升高。氢氯噻嗪作为利尿药可以降低高钠导致的容量负荷,有效降低血压。同时,ARB 又可以抵抗利尿药引起的 RAS 激活,进一步降低血压。故 ARB+氢氯噻嗪更适合高盐摄入人群。

Meta 分析显示高盐饮食显著增加心血管事件总体风险 17%,增加脑卒中发生风险达 23%,是心血管事件的独立危险因子。高盐饮食可激活局部组织 RAS,引起心、脑、肾和血管等靶器官损害。ARB/氢氯噻嗪协同抑制组织 RAS,降低血压,保护靶器官。ARB 和利尿药联合应用时对容量系统和 RAS 有双重抑制,相互协同,对于高盐摄入/盐敏感人群的高血压患者均会产生协同降压作用。

对盐敏感性高血压患者,通过 ARB+氢氯噻嗪的组合,可以最大限度地发挥 ARB 的效果,并得到倍增性的降压效果。

4. 心力衰竭合并高血压 高血压是心力衰竭的常见病因,急性心力衰竭或是慢性心力衰竭失代偿期均伴有水钠潴留。利尿药具有利尿排钠作用,可以消除患者体内过多滞留的液体,有效缓解患者症状,降低患者血压。大量的临床试验证实,心力衰竭是利尿药的强适应证。

在高血压伴心力衰竭的患者中,特别是轻微液体潴留的患者,各国指南均推荐噻嗪类利尿药作为首选药。如果单独使用噻嗪类利尿药不能控制液体潴留,则改用或加用袢利尿药。噻嗪类利尿药和袢利尿药作用部位不同,合用可以增加利尿效果,但两者合用往往不能进一步降低血压。

高血压合并心力衰竭时,只要无禁忌证,噻嗪类利尿药需与 RAS 抑制药合用,因为使用利尿药后激活 RAS 所致的有害作用,可被后者所抵消。目前噻嗪类利尿药、RAAS 抑制药和 β 受体拮抗药组成的三药联合方案,已成为轻中度心力衰竭的标准治疗。

RALES 研究发现,在 ACEI 与袢利尿药治疗基础上加用螺内酯(25mg/d),可进一步改善中重度心力衰竭(NYHA Ⅲ~Ⅳ级)患者的症状,降低病死率,延长生存期。

EPHESUS 研究入选了 6 642 例高危心力衰竭患者(急性心肌梗死后 3~14 天,左室射血分数≤40%),其伴或不伴心力衰竭临床症状。在标准心力衰竭治疗基础上,加用依普利酮(起始剂量为 25mg/d,最高剂量增至 50mg/d),结果发现全因死亡率、心血管病死亡或因心血管事件住院率依普利酮组明显下降,特别是依普利酮组头 30 天的心脏猝死较常规治疗组降低了 37%。原因主要与依普利酮降低心源性猝死,减少心力衰竭恶化住院有关。因此,醛固酮拮抗药在高血压合并心力衰竭,特别是 NYHA Ⅲ~Ⅳ级的心力衰竭治疗中具有重要的作用。

5. 其他类型高血压 对于原发性醛固酮增多症、低肾素型高血压、黑人高血压、肥胖人群的高血压患者而言,应用利尿药也具有良好的降压效果。

利尿药在使用过程中会出现电解质紊乱、糖代谢障碍、低血压、耳毒性等不良反应。其大多数并发症与使用的剂量和持续时间相关。在利尿药使用前和使用过程中定期监测血电解质、血脂、血糖和肾功能等,可以及时发现并纠正利尿药所致不良反应。

利尿药应用历史悠久,循证医学证据充分,降压疗效确切,高血压预后明显改善。各国指南均一致推荐利尿药是高血压单一或联合治疗的首选。临床应用过程中,避免单独大剂量长期应用,监测和及时处理不良反应,在保留利尿药降压优势和心血管获益的前提下有效避免其不良反应的发生。

二、治疗心力衰竭

心力衰竭是指心脏结构或功能性疾病导致心室和/或射血能力受损而引起的一组综合征,是大多数心血管疾病的最终归宿。利尿药从 20 世纪 40 年代开始应用于心力衰竭的治疗,仍是有效控制及充分消除液体潴留的首选药。

(一)利尿药在心力衰竭治疗中的地位

至今为止,各种慢性心力衰竭诊断与治疗指南中均指出,利尿药是唯一可以充分控制心力衰竭、液体潴留的治疗药物,可尽快减轻患者的临床症状,于数小时或数日内减轻肺水肿和外周性水肿,故常被作为治疗心力衰竭的基础药物。

2012 年 ESC 心力衰竭指南、2014 年中国心力衰竭诊断和治疗指南都提出,对于急性心力衰竭伴有体循环和/或肺循环淤血以及容量负荷(前负荷)过重的患者,都推荐尽早使用袢利尿药,可以迅速减少有效循环血量,降低肺毛细血管楔压,减轻心脏容量负荷(前负荷),改善患者的临床症状。

2014 年中国心力衰竭诊断和治疗指南将醛固酮受体拮抗药适用人群扩大至所有伴有症状的 NYHA Ⅱ~Ⅳ级的心力衰竭患者,其可改善患者预后。

(二)利尿药治疗心力衰竭的应用

1. 急性心力衰竭 利尿药可以在短时间内减少有效循环血量,降低肺毛细血管楔压,减轻心脏前负荷,改善患者临床症状。2012 年 ESC 心力衰竭指南、2014 年中国心力衰竭诊断和治疗指南都提出急性左心力衰竭的患者应尽早使用袢利尿药。

静脉使用袢利尿药也有扩张血管效应,在使用早期(5~30 分钟)其降低肺阻抗的同时也降低右房压和肺动脉楔压。其与慢性心力衰竭时使用利尿药不同,在严重失代偿性心力衰竭患者中使用利尿药能使前负荷恢复正常,可以在短期内减少神经内分泌系统的激活。特别是在急性冠脉综合征的患者,应使用低剂量的袢利尿药。

静脉使用袢利尿药(呋塞米、托拉塞米),有强效快速的利尿效果,在急性心力衰竭患者中优先考虑使用。在入院以前就可安全使用,应根据利尿效果和淤血症状的缓解情况来选择剂量。开始使用负荷剂量,然后继续静脉滴注呋塞米或托拉塞米,静脉滴注比一次性静脉注射更有效。噻嗪类利尿药和螺内酯可以联合袢利尿药使用,低剂量联合使用比高剂量使用一种药更有效,而且继发反应也更少。将袢利尿药和多巴酚丁胺、多巴胺或硝酸盐联合使用也是一种治疗方法,它比仅仅增加利尿药更有效,副反应也更少。

2. **慢性心力衰竭** 对于慢性心力衰竭患者,有液体潴留的患者均需利尿药治疗,推荐 NYHA Ⅱ~Ⅲ级的患者均应用利尿药治疗,而 NYHA Ⅰ级的心力衰竭患者以及从未出现过水钠潴留症状的心力衰竭患者,则不宜使用利尿药进行治疗。

由于利尿药可激活内源性神经内分泌因子活性,尤其是 RAS,因此应与 ACEI(或 ARB)联合应用,可有较好的协同作用。利尿药不仅能够在短时间内缓解心力衰竭症状,而且是 ACEI、ARB 以及 β 受体拮抗药等药物的作用基础。

在慢性心力衰竭的治疗中首选袢利尿药,噻嗪类利尿药以及螺内酯等保钾利尿药仅作为袢利尿药的辅助药物。对于 NYHA Ⅲ级以上的心力衰竭患者或心力衰竭伴 GFR <30ml/(min·1.73m^2)时,不宜应用噻嗪类利尿药。

由于慢性心力衰竭时,RAS 被激活,在血管紧张素 1 型受体(angiotensin type 1 receptor, AT1)介导下刺激肾上腺皮质球状带分泌大量的醛固酮,加之心力衰竭时由于肝淤血,致肝脏血流量减少,对醛固酮的降解作用减弱,使体内醛固酮显著增加,其升高幅度与心力衰竭严重程度成正比,与心力衰竭死亡率相关。醛固酮具有促进心脏间质细胞分裂增殖,促进心肌纤维化及心脏重塑,增加水钠潴留,使心力衰竭加重。因此对于 NYHA Ⅲ级以上心力衰竭患者,应于袢利尿药基础上加用小剂量螺内酯 20mg/d(或依普利酮 25~50mg/d),以拮抗醛固酮作用,可有效防止或逆转心肌纤维化及心脏重塑,并有轻微利尿作用,可有效改善心力衰竭患者的血流动力学异常,改善心力衰竭患者症状,降低其心血管事件发生率和死亡率。

利尿药应用一般从小剂量开始应用(如氢氯噻嗪的起始剂量为 25mg/d,呋塞米的起始剂量为 20mg/d,托拉塞米的起始剂量为 10mg/d),逐渐加量,直至尿量增加,以每日体重减轻 0.5~1.0kg 为宜。具体临床剂量见表 7-2。

表 7-2 利尿药治疗心力衰竭的临床剂量

利尿药		每天起始剂量/mg		每天常用剂量/mg	
袢利尿药	呋塞米	20~40		40~240	
	布美他尼	0.5~1.0		1~5	
	托拉塞米	5~10		10~20	
噻嗪类利尿药	氢氯噻嗪	25		12.5~100	
	美托拉宗	2.5		2.5~10	
	吲达帕胺	2.5		2.5~5	
醛固酮受体拮抗药(联合用药)		ACEI/ARB	—	ACEI/ARB	—
	螺内酯	12.5~25	50	50	100~200
	阿米洛利	2.5	5	20	40
	氨苯蝶啶	25	50	100	200

当心力衰竭患者的临床症状(肺部啰音消失、水肿消退、体重稳定)得到有效控制后,即可逐渐降低利尿药的使用剂量,并以最小的有效剂量维持长期用药。可通过监控患者每日的液体出入量、体重的变化及相应的临床症状,掌握利尿药的治疗效果。若患者的体重在 3

天内突然增加>2kg,则可为其增加利尿药的使用剂量;若患者在无液体潴留的情况下,出现了低血压、氮质血症,则应立即为其降低利尿药的使用剂量。

3. **顽固性心力衰竭** 尽管使用合理的药物治疗,患者仍在休息或轻微活动中出现症状或症状恶化称为顽固性心力衰竭。往往这些患者NYHAⅢ~Ⅳ级,左室射血分数<25%。顽固性心力衰竭多表现为顽固性右心力衰竭,患者严重的肝脏淤血,尿量减少,高度水肿,长期应用大剂量利尿药造成对各种利尿药耐药,水肿不断加重,进入恶性循环。

此时可采用以下方法对患者进行治疗:①静脉注射利尿药。如按照10~40mg/h的剂量为患者持续静脉滴注呋塞米。②联合应用2种或2种以上利尿药。③加用具有增加肾血流作用的药物。如按照100~250μg/min的剂量为患者短期使用小剂量的多巴胺进行静脉滴注或按照2~5μg/(kg·min)的剂量为患者短期使用小剂量的多巴酚丁胺进行静脉滴注。

此外,还可为出现利尿药抵抗现象的患者使用新型利尿药托伐普坦进行治疗。

三、治疗脑水肿

脑水肿主要是由于内源性或外源性的某种有害因素刺激所致,最常见的因素有严重颅脑损伤、颅内占位性病变、颅内急性出血、缺血或急性炎症反应等。脱水是目前临床上治疗脑出血并发急性脑水肿的主要手段。因此,在脑水肿的治疗中,渗透性利尿药和袢利尿药是十分重要的治疗手段。精氨酸加压素受体拮抗药也是治疗脑水肿的研究热点。

(一)渗透性利尿药

1. **甘露醇** 甘露醇的渗透浓度是血浆的3.6倍,是渗透性脱水剂中应用最广的药物,其降低颅内压安全、有效,是治疗脑水肿的首选药。

甘露醇的作用机制为通过提高血浆渗透压,将细胞间液中的水分转移至血管内部,使组织脱水。由于形成了血-脑脊液间的渗透压差,水分通过脑组织和脑脊液向血循环移动,经肾脏排出,减少细胞内外液量,以达到减轻脑水肿、降低颅内压的目的。另外,甘露醇可能对脑脊液的分泌起到抑制作用,增加再吸收并减少脑脊液容量,从而降低颅内压。

甘露醇大剂量使用可快速改善患者临床症状,但小剂量使用不良反应较小,故其使用剂量如今仍存在争议,既往主张1~2g/kg,近年来,有研究学者将药物剂量调整至0.5~1g/kg,认为既能起到相当的脱水降颅压效果,又能防止量过大发生惊厥。因其脱水可维持4~6小时,利尿可维持6~8小时,故对脑水肿严重患者多用快速静脉注射,间隔6~8小时。脑水肿高峰期过后,可逐渐延长给药时间直至停药。

需要注意的是,由于甘露醇可增加循环血量而增加心脏负荷,慢性心功能不全者禁用。而且由于人体不吸收甘露醇,体内绝大部分甘露醇经肾脏排泄,如果长期或大剂量使用甘露醇,可导致患者肾功能出现急性损伤。

2. **甘油果糖氯化钠注射液** 甘油果糖氯化钠注射液为新型脱水剂,其渗透性非常高,约是人体血浆的7倍,构成成分包括注射用水、甘油、氯化钠以及果糖等,其主要作用机制为通过高渗性脱水,减少脑脊液分泌,从而降低患者颅内压。

甘油果糖进入人体后,可释放出代谢产物,但其对肾脏无损害,可经肾脏排出。一项Meta分析研究结果表明,甘油果糖氯化钠注射液除了可以控制患者颅内压、消除其脑水肿、对氧自由基进行有效清除外,还对于水电解质起到保护功效,有助于提升其脑细胞整体活力。对脑水肿患者的治疗效果要比甘露醇注射液更为显著,电解质紊乱及肾功能损伤等副作用较甘露醇而言更少发生。

（二）袢利尿药

现临床上应用最广的为呋塞米,其可有效改善心肺肾功能障碍,利尿效果较为有效、迅速。

托拉塞米是新一代高效袢利尿药,托拉塞米与呋塞米相比,在治疗脑水肿上更具有优势。其利尿作用更强:10~20mg 托拉塞米相当于 40mg 呋塞米。起效迅速,药效持久:托拉塞米静脉用药 10 分钟起效,可维持 5~8 小时,呋塞米进入患者体内起效需 30 分钟,药效维持时间 5~6 小时。

降颅内压效果显著:临床研究结果表明,应用甘露醇联合托拉塞米治疗脑水肿,其利尿效果较甘露醇联合呋塞米更好,并明显提高了治疗的显效率和总有效率,降低了病死率和致残率,使用过程中不良反应少,能有效提高患者的生存、生活质量。

副作用少:托拉塞米具有醛固酮拮抗作用,使 K^+、Mg^{2+} 等电解质排泄量明显减少。由于其只有 20%~25% 经肾清除,故对肾衰竭患者用药同样安全。

抗自由基:托拉塞米能强烈抑制环氧合酶活性,减少前列腺素类合成,并减少氧自由基的增加,从而具有减轻脑损伤作用。

大量的临床实践表明托拉塞米在治疗脑水肿的过程中可以协同甘露醇或其他的脱水剂迅速降低颅内压,消除脑水肿,清除自由基,改善脑缺氧,有利于控制病情的发生发展。同时能促进神经系统功能的恢复,提高临床治疗效果和患者的生存质量,且发生不良反应少,值得在脑水肿的临床治疗中进一步推广应用。

（三）精氨酸加压素受体拮抗药

任何中枢神经系统疾病均可增加抗利尿激素的释放,同时脑水肿的患者在治疗过程中出现低钠血症,会导致 SIADH。抗利尿激素与肾集合管 V_2 受体结合促进水的重吸收,精氨酸加压素受体拮抗药考尼伐坦则促进水的排出,同时保留包括钠的一些电解质。

初步的研究报道指出,精氨酸加压素受体拮抗药可促进脑损伤患者渗透压的恢复,减少脑含水量,从而降低颅内压。精氨酸加压素受体拮抗药可使低钠血症患者血清钠水平恢复正常,就有可能减缓很多神经疾病引起的脑水肿,是当前临床治疗脑水肿的研究焦点。

四、治疗肝硬化腹水

肝硬化腹水为肝硬化最常见的并发症之一,一旦肝硬化患者出现腹水,其 1 年病死率约15%,5 年病死率约 44%。因此,规范化治疗腹水对延长肝硬化患者生存时间、改善生活质量有十分重大的意义。利尿是治疗肝硬化腹水的重要措施之一,规范使用利尿药有助于改善肝硬化腹水患者的预后。

（一）利尿药在治疗肝硬化腹水中的地位

各国的指南和共识中均肯定了利尿药在治疗肝硬化腹水中的核心位置。美国肝病学会（American Association for the Study of Liver Diseases,AASLD）2012 年版《成人肝硬化腹水诊疗指南》中的腹水一线治疗方案中唯一推荐的治疗腹水的药物为利尿药（其余包括病因治疗如抗病毒治疗及戒酒等、限钠饮食和饮食宣教、肝移植评估）。

欧洲肝病协会（European Association for the Study of the Liver,EASL）2010 年版的《肝硬化腹水、白发性腹膜炎和肝肾综合征临床实践指南》推荐首发的中度腹水的患者应接受一种醛固酮拮抗药治疗,如单用螺内酯。醛固酮拮抗药无应答的患者则应加用呋塞米。复发的腹水患者应给予醛固酮拮抗药+呋塞米联合治疗。

（二）利尿药治疗肝硬化腹水的应用

虽然呋塞米利尿作用强，由于肝硬化患者均有继发性高醛固酮血症引起的水钠潴留，所以利尿药首选醛固酮拮抗药螺内酯。Perez-Ayuso 等研究表明，单用螺内酯治疗腹水的疗效优于呋塞米。国内一些研究也显示对于肾功能良好的轻中度腹水患者，单用螺内酯与螺内酯联合呋塞米治疗腹水的疗效和安全性不具有明显差异。也有一些研究表明利尿药的联合治疗，疗效及安全性优于序贯治疗。

欧洲指南对于新发腹水患者，建议单用螺内酯，起始剂量为 100mg/d，由于醛固酮的作用很缓慢，故醛固酮拮抗药螺内酯的剂量应每 7 天调整 1 次，每次增加 100mg，逐步增加到最大剂量（400mg/d）。对于螺内酯加到最高剂量（400mg/d）无效时（腹水治疗无效的判断标准是：每周体质量下降<2kg）或出现高钾血症的患者，则应加用呋塞米，从 40mg/d，每次增加 40mg，逐步增加至最高剂量。呋塞米的最高剂量可达 160mg/d。美国指南则推荐螺内酯和呋塞米联合使用治疗肝硬化腹水，初始方案为口服螺内酯 100mg 联合呋塞米 40mg/d，如体重下降和尿钠排泄不充分，则可每 3～5 天保持 100∶40 的比例同步增加剂量。螺内酯最高剂量为 400mg/d，呋塞米为 160mg/d。

其他治疗腹水的二线利尿药包括噻嗪类利尿药易引起低钠血症，其余利尿药等由于缺乏大规模的随机对照研究，不推荐为常规治疗选用，必要时可作为替代选择。如螺内酯导致男性乳房发育，可选择阿米洛利（10～40mg/d）替代治疗。国际腹水协会提出如果患者没有肢体水肿，那么体重下降不要超过 0.5kg/d；如果患者有肢体水肿，那么体重下降不超过 1kg/d；对于有疗效、症状改善的腹水患者，应维持最少有效剂量的利尿药治疗，以减少利尿药引起的并发症。

欧洲指南指出对于有肾功能不全、电解质紊乱的肝硬化腹水患者，在使用利尿药过程中要严密进行临床及生化指标的监测，包括体重变化、血肌酐水平、血钾水平、血钠水平等；当患者出现严重低钠血症（血钠<120mmol/L）、进行性肾功能不全、肝性脑病程度加重或严重的肌痉挛，都应当停止使用呋塞米。

（三）利尿药治疗肝硬化腹水的新进展

国内外专家通过针对腹水形成机制的研究，对于治疗腹水的药物进行了新的探索，其中最受关注的是精氨酸加压素（AVP）V_2 受体拮抗药。

袢利尿药如呋塞米在近曲小管需要有机阴离子转运体从血管面分泌到管腔面，然后随滤过液一同转运至髓袢升支粗段发挥作用，故低蛋白血症、肾血流量下降等因素都会影响呋塞米的治疗效果及安全性。而 V_2 受体主要分布在肾脏集合管的血管面，因此此类药物在低蛋白血症、肾功能不佳时仍然可以发挥良好作用。AVP 受体拮抗药作为排水利尿药，还可以避免传统利尿药常出现的电解质紊乱。

托伐普坦Ⅲ期临床试验数据显示，在使用传统利尿药治疗无效或出现低钠血症时，加用托伐普坦 7.5mg/d，患者的腹水量减少，水肿症状明显改善。一些 Meta 分析结果也表明，AVP 受体拮抗药在治疗有症状的肝硬化腹水，尤其是常用利尿药治疗无效的难治性腹水患者时安全有效。

欧洲指南和美国指南均肯定了 AVP 受体拮抗药在治疗伴有高血容量性低钠血症患者方面的作用，但欧洲指南仅推荐了托伐普坦用于治疗肝硬化引起的严重高血容量性低钠血症（血钠<125mmol/L）。美国指南则不推荐使用 AVP 受体拮抗药，因为一项关于 AVP 受体拮抗药治疗肝硬化腹水的大样本多中心随机双盲对照试验发现在 52 周的随访过程中，其并

不能使肝硬化腹水患者在长期治疗中获益,并且有增加患者消化道出血及病死率的风险。

因此,关于 AVP 受体拮抗药治疗肝硬化腹水的长期效果及安全性仍有待进一步研究。

五、治疗急慢性肾功能不全

在临床上,利尿药常用于治疗急慢性肾功能不全的患者。

(一)利尿药治疗急性肾损伤

利尿药在防治急性肾损伤(AKI)上多已作为常规使用,但其利与弊一直存在争议。AKI 时肾脏维持容量平衡能力下降和丧失。少尿型 AKI 易发生容量负荷过多。容量负荷过多是利尿药常用的适应证。

AKI 时,患者肾小球滤过率急速下降,故用于防治 AKI 的利尿药主要为袢利尿药。同时,袢利尿药还能抑制前列腺素分解酶的活性,使 PGE_2 含量增加,扩张肾小管,降低肾血管阻力,致肾血流量增加,尤其是肾皮质深部血流量增加。由于它使流经致密斑的 Cl^- 减少,可减弱或阻断球-管反射,使肾小管血流量增加的同时不降低肾小球滤过率,增强尿液对肾小管的冲刷作用,减少小管梗阻,从而预防和治疗 AKI。

但一项对 552 例 AKI 患者的多中心研究显示,使用利尿药的 AKI 患者院内死亡率和肾功能不恢复的比例显著增加。一个对 62 项利尿药相关临床研究(其中 5 项为 RCT)的 Meta分析显示,使用袢利尿药对 AKI 患者死亡率及脱离透析的比例均无正面作用。

因此,在临床上,一般对于少尿型或无尿型 AKI 患者,在不伴有血容量不足的情况下可以使用利尿药。

在临床上使用呋塞米时可先给予试验剂量,遵循剂量递增的原则。根据液体潴留的程度,选择个体化的剂量,从 20～40mg 开始,依照治疗后的反应,决定是否加量。循证医学证据显示采用持续静脉滴注利尿药(如呋塞米 10～40mg,静脉滴注,每日总量不超过 500mg)较一次性大剂量使用利尿药能产生更大的利尿效应且不良反应较少。

渗透性利尿药甘露醇能稀释血浆、增加循环血容量、提高有效滤过压和肾小球滤过率,并能抑制缩血管物质,使肾血管扩张,急剧减少肾素的产生而改善肾脏的微循环,提高小管内渗透压而起到冲刷作用,也可以用于 AKI 的防治。甘露醇的使用剂量应为≤200g/d 或 48小时总剂量≤400g,否则反而会由于剂量过大而诱发 AKI。

(二)利尿药治疗慢性肾功能不全

慢性肾功能不全(chronic renal insufficiency,CRI)是指各种原因造成的慢性进行性肾实质损害,致使肾脏明显萎缩,不能维持其基本功能,临床出现以代谢产物潴留,水、电解质、酸碱平衡失调,全身各系统受累为主要表现的临床综合征。CRI 引起水肿在临床上很常见,可引发肾衰竭、心力衰竭,甚至危及生命。肾病水肿引起的胃肠道黏膜水肿会干扰药物的吸收,影响 CRI 的进一步治疗。

利尿药的选择由 GFR 水平和需要减少的细胞外液的容积决定。GFR≥30ml/(min·1.73m^2)的患者推荐使用噻嗪类利尿药,每日 1 次。临床上的噻嗪类利尿药主要有苄氟噻嗪、氢氯噻嗪、美托拉宗等。

由于噻嗪类利尿药仅使滤过 Na^+ 增加 5%～10%,自由水排泄减少,当肾功能中度受损时,则丧失其利尿作用,故 GFR<30ml/(min·1.73m^2)的患者不建议使用噻嗪类利尿药(其中美托拉宗除外,有报道称给予 14 例慢性肾功能不全肌酐清除率 1.2～2ml/min 的患者口服美托拉宗 150mg 均有利尿反应),而推荐使用袢利尿药,每日 1～2 次。临床上主要使用的袢

利尿药有呋塞米、托拉塞米、布美他尼 3 种。目前临床上呋塞米最为常用。

CRI 患者少尿期时,血钾变化较大,高钾血症多见,原则上不宜使用保钾利尿药。早期 CRF,无水钠潴留的患者,可采用钠扩容后利尿疗法。先服碳酸氢钠 3g/d,共 3 天,然后给予较大剂量的呋塞米,起始量为 100mg/d 静脉注射,使尿量能达到 2 000ml/d 左右,如未达到,可每日加倍剂量分 2 次使用,直至达到上述尿量为止,但每日呋塞米总剂量不宜超过 1g。可使血尿素氮下降,改善临床症状。对于晚期 CRF 患者,大多无利尿效应,仍是选择透析治疗。

CRI 并发严重水肿、急性左心力衰竭时一般选用强效利尿药(如呋塞米、布美他尼、托拉塞米等),呋塞米口服 20~40mg,1~3 次/d,如无效,可采用呋塞米 100~200mg 静脉推注;若呋塞米效果不佳时,噻嗪类利尿药联合袢利尿药可促进尿钠排泄。两者对肾单位不同部位进行连续阻断,产生所谓的超加性尿钠排泄效应。噻嗪类利尿药具有双重作用,噻嗪类利尿药的结构包括苯噻嗪核和磺酰胺基团,后者使噻嗪类利尿药保留了碳酸酐酶抑制药的特性,噻嗪类利尿药在肾脏远曲小管阻断 Na^+-Cl^- 转运和不同程度在近曲小管抑制碳酸酐酶,使流进髓袢升支粗段的 Na^+ 增多,有利于袢利尿药更好地发挥作用。袢利尿药在髓袢升支粗段抑制 Na^+-K^+-Cl^- 转运,使流入远曲小管的 Na^+ 增多,增强噻嗪类利尿药的排钠作用;还会增加 Ca^{2+} 排泄并传递到远曲小管,降低主细胞顶端 Na^+ 的传导率,进一步抑制尿钠吸收(作用类似钠通道阻滞药),从而能出现超加性尿钠排泄。长期袢利尿药治疗,由于上皮细胞的肥大和增生以及 Na^+-K^+-ATP 酶的活化,会出现利尿药耐受,给予噻嗪类利尿药可防止远曲小管 Na^+-K^+-ATP 酶的活化。

六、治疗肾病综合征

水肿是肾病综合征(nephrotic syndrome,NS)的临床表现之一(其余为低白蛋白血症、高脂血症、大量蛋白尿),因此利尿药在肾病综合征的临床应用中十分普遍。

(一)利尿药治疗肾病综合征的适应证

肾病综合征水肿的发生机制主要是原发肾脏疾病所致的水钠潴留,有可能是因为血容量不足(充盈不足学说),低白蛋白血症引起血浆胶体渗透压下降,水自血液进入组织间隙,引起水肿;血容量不足时又引起 RAS 激活,抗利尿激素分泌增加,肾小管对水钠重吸收增加,加重水肿。也有可能是血容量增多(过度充盈学说),原发肾脏损害致使肾单位远端功能障碍出现的水钠潴留,血容量增加,出现周身水肿,此类水肿称为高容量水肿。

由于肾病综合征水肿的患者其血容量可高可低,利尿药只适合于不伴有低循环血容量的患者,当患者血容量不足时应用利尿药会增加血栓栓塞风险,加剧低血容量状态。因此临床上需要根据不同的病情来调整利尿药的服药时间和剂量。目前可根据心率、血压、BUN 和尿浓缩及尿钠排泄分数(fractional excretion of sodium,FENa)来估计水肿患者的血容量。正常尿钠浓度为 30~40mmol/L,FENa% = 尿钠×血肌酐×100/血钠×尿肌酐。肾病综合征患者如果伴有低血容量时,表现为心动过速、血压偏低、BUN 升高,FENa 下降(常<0.2%)。这类患者在纠正血容量之前不宜使用口服或静脉用利尿药,只有不伴有低血容量的水肿患者(BUN 正常、FENa>1%)才能安全应用利尿药。

(二)利尿药治疗肾病综合征的应用

肾病综合征患者使用袢利尿药时,静脉注射给药,从小剂量开始,若无效则加倍剂量,经尝试确定有效剂量,呋塞米常用剂量为 40~80mg,显著低白蛋白血症和肾功能损伤患者常需较大剂量,一般不超过 200mg/d。肾病综合征患者血清白蛋白水平偏低,有研究显示,肾病综合征患者肾功能正常时呋塞米和白蛋白联用时比单用白蛋白或单用呋塞米的尿量、尿钠和尿氯的排泄都增高,同时也增加肾小球滤过率。一般静脉注射 30mg 呋塞米和 25mg 白蛋白就可以进一步增加尿量和 Na^+ 排泄,达到治疗效果。托拉塞米的剂量为呋塞米的一半。疗效不佳时可考虑静脉滴注给药,有研究显示静脉滴注有更好的排钠利水效果。

噻嗪类利尿药主要通过抑制远曲肾小管前段和近曲肾小管对氯化钠的重吸收,临床上应用的噻嗪类利尿药主要有苄氟噻嗪、氢氯噻嗪、美托拉宗等。噻嗪类利尿药仅使滤过 Na^+ 增加 5%~10%,自由水排泄减少,当肾功能中度受损时,则丧失其利尿作用,故 CKD 4~5 期的患者不建议使用噻嗪类利尿药。其中美托拉宗除外,有报道称给予 14 例慢性肾功能不全肌酐清除率 1.2~2ml/min 的患者口服美托拉宗 150mg 均有利尿反应。且袢利尿药与美托拉宗结合使用能增强整体治疗效果,还能缓解单用袢利尿药时的尿钙过多。

(三)利尿药治疗难治性肾病综合征

使用充分剂量的利尿药(如呋塞米 80mg)之后,水肿仍无改善的患者,可根据病情酌情增加袢利尿药的剂量或用药次数,直到有效的最大安全量(呋塞米 160~200mg/d,布美他尼 6~8mg/d,托拉塞米 80~100mg/d),从而改善肾病综合征肾小管对利尿药的低反应状态。

足够剂量的袢利尿药治疗 48 小时后仍不能达到利尿作用,可联合应用噻嗪类利尿药。噻嗪类利尿药和袢利尿药作用位点不同,联合使用有可能产生协同效应,还可拮抗肾病综合征时远端肾单位 Na^+ 重吸收的亢进过程。根据肾功能受损程度不同,一般予以口服美托拉宗 2.5~10mg/d,氢氯噻嗪 50~200mg/d,如果需要静脉给药,氯噻嗪 500~1 000mg/d。

大剂量使用袢利尿药和/或噻嗪类利尿药时常出现低钾血症,此时应联合应用保钾利尿药。

肾病综合征患者使用利尿药可以减轻水肿,改善症状,但使用同时,应先评估肾病综合征患者的临床特点和水肿程度,合理使用利尿药,并加强监测,从而避免利尿治疗的副作用,提高生活质量。

七、治疗药物和毒物中毒

急性的药物和毒物中毒时可以利用利尿药强迫利尿,加速毒物从肾脏排泄,从而减少体内毒物的浓度。

由于袢利尿药为强效利尿药,能将肾小管对 Na^+ 的重吸收由 99.4% 下降为 70%~80%。利尿作用快速而强,且不易导致酸中毒,是目前最有效的利尿药。因此治疗药物及毒物中毒常用的利尿药为袢利尿药。

八、治疗高钙血症和高钾血症

血钙高于 2.75mmol/L 时为高钙血症,重度高钙>3.5mmol/L(>14mg/dl),可导致一系列严重的临床征象。血钾高于 5.5mmol/L 称为高钾血症,>7.0mmol/L 则为严重高钾血症。当出现高钙血症、高钾血症后均需要及时处理。袢利尿药能增加水、钠、氯、钾、钙、镁、磷等的排泄,故能够治疗高钙血症及高钾血症。

1. 高钙血症 需首先使用生理盐水补充细胞外液容量。细胞外液容量补足后可使用呋塞米。呋塞米在促进尿钙排泄的同时,还可防止细胞外液容量补充过多。呋塞米应用剂量为 20~40mg 静脉注射。当高钙血症危象时,给予大剂量呋塞米加强治疗(80~120mg 每

2~3 小时)时,需注意水和电解质补充,最好能监测中心静脉压、血及尿电解质,以防发生水、电解质紊乱。由于噻嗪类利尿药促进基侧质膜的 Na^+-Ca^{2+} 交换,可减少肾脏钙的排泄,加重高血钙,因此绝对禁忌。

2. 高钾血症 袢利尿药、噻嗪类利尿药作为排钾利尿药,当出现高钾血症时可以口服或静脉注射此类利尿药,促进钾的排泄,应用剂量为呋塞米 40~80mg。而螺内酯、氨苯蝶啶、阿米洛利等保钾利尿药由于可能导致高血钾,碳酸酐酶抑制药和渗透性利尿药,以及正在研发中的新型利尿药如尿素通道蛋白抑制剂、水通道蛋白抑制剂、离子通道阻滞药和精氨酸加压素受

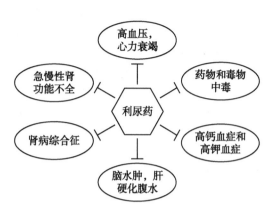

图 7-7 利尿药在临床中的应用

体拮抗药等在临床中亦将得到更加广泛的应用。利尿药在临床中的应用汇总见图 7-7。

第五节 研发中的利尿药

目前正在研发的针对新靶点的利尿药主要包括:尿素通道蛋白抑制剂、水通道蛋白抑制剂、孤啡肽受体激动剂和离子通道阻滞药等。

一、尿素通道蛋白抑制剂

尿素是哺乳动物体内蛋白质代谢的终末产物,大部分在肝脏合成、肾脏排泄。尿素是尿液中含量最丰富的溶质,占尿中总溶质的 40%~50%,尿中尿素浓度可高达血浆尿素浓度的 100 倍以上。尿素是参与尿浓缩机制的主要溶质,尿素通过逆流倍增和逆流交换过程中的肾内尿素循环机制,其浓度由外髓向内髓组织逐渐升高,和氯化钠一起形成肾皮质与肾髓质之间的渗透压梯度,从而使肾脏能够有效地浓缩尿液并防止体液丢失。尿素主要通过两种方式跨膜转运,简单扩散和通过特殊的膜蛋白——尿素通道蛋白(urea transporter,UT)的易化扩散,后者的转运速率是前者的 10~100 倍。

尿素通道蛋白是一组特异性通透尿素和尿素类似物的膜通道蛋白。至今为止,经分子克隆鉴定的 UT 家族已有 7 个成员。其中 UT-A1、UT-A3 和 UT-A4(只在大鼠)表达于肾集合管末端的上皮细胞,UT-A2 表达于肾髓袢降支细段上皮细胞(图 7-8)。UT-B 分布广泛,表达于肾脏直小血管降支内皮细胞、红细胞及多个组织器官。这些尿素通道蛋白介导肾内各特定部位的尿素通透性,在肾内尿素循环过程中起重

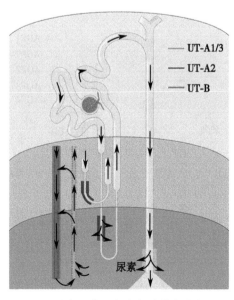

图 7-8 尿素通道蛋白在肾脏的表达部位和肾内尿素循环机制示意图

UT-A1/3
UT-A2
UT-B

尿素

要作用,参与尿浓缩机制。

肾内尿素循环机制(图 7-8)包括:①从髓袢升支细段至集合管内髓段对尿素的不通透和集合管对水的重吸收,导致尿素在集合管内高度浓缩;②内髓集合管末端依赖加压素调控的 UT-A1 和 UT-A3 对尿素高度通透,使浓缩的尿素扩散到内髓组织;③内髓组织的高浓度尿素通过直小血管升支的微孔进入血液,由直小血管升支从内髓带走的尿素,再经组织,通过直小血管降支表达的 UT-B 进入血液回到内髓,从而维持从肾外髓到内髓的尿素浓度梯度和渗透压梯度;④近曲小管末端主动分泌尿素和髓袢降支细段 UT-A2 介导的尿素通透性增加尿素在髓质的蓄积。此过程在尿浓缩机制中具有非常重要的意义。除直小血管升支内皮细胞以微孔方式通透尿素外,髓袢降支细段、集合管末端和直小血管降支对尿素的通透均由尿素通道蛋白介导。

利用尿素通道蛋白基因敲除小鼠模型进行肾脏生理学研究表明,UT-B 基因敲除小鼠摄水量及排尿量增加约 50%、尿渗透压降低约 1/3、尿尿素和血尿素浓度比值增高 2 倍,尿浓缩能力降低 50%,表现出"尿素选择性"利尿。UT-A1/UT-A3 基因双敲除小鼠表现出更为严重的尿浓缩障碍,尿浓缩能力下降 65%,其尿量比野生型小鼠高 3 倍,尿素在肾脏内髓的积聚也显著减少(为正常水平的 1/3)。所有 UT-A 和 UT-B 全敲除小鼠的尿浓缩能力下降更为严重,并且这些尿素通道蛋白敲除小鼠的尿量增加不引起机体电解质平衡紊乱。提示功能性敲除尿素通道可阻断肾内尿素循环通路,降低尿浓缩能力,在不影响肾小球滤过率和电解质平衡的情况下,产生尿素选择性利尿作用。因此,尿素通道蛋白可作为利尿作用新靶点。尿素通道蛋白抑制剂可作为新型利尿药产生尿素选择性利尿作用。

Verkman 实验室发现了具有体内利尿作用的 UT-B 抑制剂三唑硫噻嘧啶(triazolothienopyrimidine),该化合物能阻断尿素从直小血管升支转移到直小血管降支,使部分尿素不能回到肾髓质,从而进入血液循环,所以其利尿作用较弱并且会引起血尿素水平的升高。杨宝学研究组发现了更加强效的噻吩并喹啉类尿素通道蛋白抑制剂,其同时抑制 UT-A 和 UT-B,阻断尿素从集合管末端向髓质组织中扩散,可促进尿素直接排出,因此改变血尿素水平不明显。Verkman 实验室随后发现了 arylthiazole、γ-sultambenzosulfunamide、aminocarbonitrile 和 4-isoxazolamide 四类 UT-A1 抑制剂。与传统利尿药相比,尿素通道蛋白抑制剂显著的优势在于不引起机体水电解质紊乱,适用于慢性水潴留疾病患者的长期用药。

二、水通道蛋白抑制剂

水通道蛋白(aquaporin, AQP)是一种特异性通透水的膜通道蛋白,肾脏对水的重吸收主要通过 AQP 介导,进而完成尿浓缩,调节机体的体液平衡。哺乳动物中已经发现 13 个 AQP 亚型,AQP1~AQP4 在尿浓缩机制中发挥重要作用。AQP1 位于肾脏近曲小管及亨利袢降支的顶质膜与侧膜(图 7-9),主要介导原尿中水的重吸收。AQP2 主要分布在集合管主细胞的顶

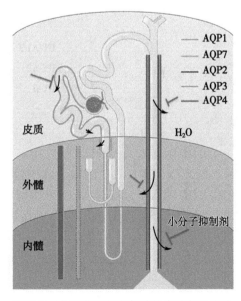

图 7-9 水通道蛋白在肾脏的表达部位和介导的尿浓缩机制示意图

质膜和细胞内囊泡,是精氨酸加压素敏感性水通道蛋白,精氨酸加压素通过调节 AQP2 的表达和移位改变集合管主细胞对水的通透性。高渗状态[600mOsm/(kg·H$_2$O)]可以显著增加 AQP2 的活性。AQP3 和 AQP4 分布在肾脏集合管上皮基底外侧膜。AQP3 对水、甘油、尿素等具有通透作用,在肾脏水分重吸收过程中发挥重要作用,AQP4 在集合管的跨上皮水转运过程中发挥作用。

在 AQP1、AQP2、AQP3 或 AQP4 基因敲除小鼠,以及 AQP1 和 AQP2 基因突变人体中可见明显的尿浓缩功能障碍。AQP1 功能缺陷使跨膜水通透性降低、近曲小管尿液的近等渗重吸收减少,同时降低了髓袢降支细段和直小血管的水通透性,损害肾皮质至内髓质间渗透梯度的形成。AQP2、AQP3 或 AQP4 功能缺失使集合管水通透性降低,阻碍集合管腔内尿液浓缩过程。特别是 AQP2 的异常可导致遗传性肾性尿崩症,其特点为多尿和低渗尿。水通道蛋白介导的水转运对肾脏尿浓缩功能至关重要,其特异性抑制剂有可能研发成为新型利尿药。

Migliati 等在研究布美他尼对脑水肿的作用时获得了一种布美他尼衍生物 AqB013,其已被证明具有抑制人 AQP1 和大鼠 AQP4 的功能(IC$_{50}$ 约 20μmol/L),这一化合物也于 2010 年在美国获得了水通道蛋白调节剂这一领域的第一个专利,然而在动物模型如脑损伤模型中并未显示有相关的效应。非常遗憾的是,一种 IC$_{50}$ 低达 25μmol/L 左右的 AQP1 抑制剂由于含有有机铅和有机锡可能有较大的毒性而被淘汰。

研究发现 1,3-丙二醇(1,3-propanediol,PDO)能够与 AQP4 结合有效地选择性抑制水通道蛋白。PDO 作为一种已被认为安全的化学药物,预测能够作为有效的利尿药,更深入完整的实验正在研究中。

三、孤啡肽受体激动剂

孤啡肽(nociception/orphanin FQ,NOP)可以影响 AVP 信号通路。内源性的孤啡肽可与孤啡肽受体(NOP receptor 1,ORL1)结合,在中枢参与痛觉调节、学习和抗焦虑等过程。重要的是 NOP 不论脑室注射还是静脉注射都可以下调 AVP 水平,可能是由于其作用于下丘脑的视上核,抑制了神经元合成和分泌 AVP 所致,AVP 水平的下调会促进水排泄而不影响其他溶质排泄。Hadrup 等合成了一种 NOP 受体激动剂 ZP120,研究中发现,ZP120 静脉注射不会通过血脑屏障,但却可以降低 AQP2 的表达,产生显著的利尿作用。

四、离子通道阻滞药

肾外髓钾离子通道(renal outer medullary potassium channel,ROMK,或称 Kir1.1)是内向型整流钾离子通道家族的成员之一。3 个 ROMK 异构体分别表达在肾单位的不同节段,包括髓袢升支粗段、远曲小管和集合管。在髓袢升支粗段,ROMK 作为 K$^+$ 分泌通道,功能上与 NKCC 偶联,参与 NaCl 跨膜重吸收。约 30% 总滤过的 NaCl 在髓袢升支粗段重吸收,导致髓质间质高渗透压,促进了水的重吸收和尿浓缩过程。Bartter's 综合征的患者和 ROMK 敲除小鼠的研究确认了 ROMK 可作为利尿药的新靶点,抑制其功能可降低血容量和血压,却不会影响血电解质水平。通过抑制 Na$^+$ 的重吸收、阻断 K$^+$ 的分泌,ROMK 阻滞药可能发挥排 Na$^+$ 保 K$^+$ 作用,由于 ROMK 参与多个肾小管节段的 NaCl 重吸收过程,其阻滞药可能发挥比传统袢利尿药、噻嗪类利尿药和保钾利尿药更有效的利尿效果。

Kir4.1/5.1 通道表达在远曲小管的基底膜,它们使 K$^+$ 通过基底膜重吸收以保持 Na$^+$-K$^+$ ATP 酶活性。Kir4.1/5.1 通过超极化基底膜和顶膜电位,分别促进电压控制的 Cl$^-$ 排出细胞和 Na$^+$ 进入细胞。Kir4.1/5.1 阻滞药可能通过直接抑制远曲小管上 NCC 介导的 NaCl 重吸收,发挥类似噻嗪类利尿药的作用。袢利尿药和噻嗪类利尿药在到达其起效位点之前首先需要通过上皮细胞有机酸转运体和多药耐药蛋白被分泌到肾小管管腔液中。而 Kir4.1/5.1 阻滞药可以直接靶向基底膜侧的通道蛋白,避免了利尿药分泌受限。Kir4.1 广泛分布于外周(肾和胃)和中枢神经系统(脑、脊髓、视网膜、耳蜗)。在肾中,Kir4.1 主要与 Kir5.1 形成异源四聚体。不能通过血脑屏障的 Kir4.1/5.1 小分子阻滞药可能成为具有潜力的利尿药。

氯通道(chloride channel,ClC)是一组阴离子选择性通道。在这一家族中,两个特异性表达于肾脏的成员 ClC-Ka 和 ClC-Kb 在 Cl^- 重吸收过程中发挥重要作用,因此它们可能成为新的利尿药靶点。ClC-Kb 位于髓袢升支粗段、远曲小管和集合管的基底膜面。ClC-Kb 的突变导致 Ⅲ型 Bartter's 综合征,症状是低钾性碱中毒、盐分流失和低血压。ClC-Ka 表达在髓袢升支细段的顶膜和底膜,其介导 Cl^- 转运,维持肾髓质溶质浓度梯度,促进水的重吸收。ClC-Kq(与人 ClC-Ka 同源)基因敲除小鼠表现为肾内髓的溶质浓度梯度减小,尿量增加,但尿 NaCl 排泄量和细胞外液体积未见明显变化。提示 ClC-Ka 抑制剂可用于治疗低钠血症及排水减少的疾病,包括心力衰竭失代偿期、肝硬化失代偿期、肾衰竭和精氨酸加压素分泌异常综合征。

Pendrin 是非 Na^+ 依赖的 Cl^--HCO_3^- 交换体。Pendrin 通过调控 HCO_3^- 浓度和集合管液 pH,调控上皮钠离子通道(ENaC)活性和尿 Na^+ 排泄。最近的研究发现 pendrin 和 NCC 的双重抑制引起留钾利尿作用,出现显著的尿 Na^+ 排出、细胞外液体积减少和肾衰竭。此外,这些小鼠出现了代谢性碱中毒和肾性尿崩症,但未出现低钾血症。Pendrin 和 NCC 的双重抑制减少了 NaCl 的重吸收却不会刺激 K^+ 的分泌。因此,pendrin 的抑制剂具有潜在优势——其与噻嗪类利尿药合用可起到更强的利尿作用却不引起低钾血症。

其他参与肾脏尿浓缩机制的离子通道蛋白还包括表达于近端小管的 Na^+-H^+ 交换体(NHE3),其基因敲除可引起尿浓缩能力降低,产生利尿作用。但这些离子通道功能阻滞引起的利尿作用可能影响机体电解质和酸碱平衡,安全性有待研究。

五、STE20/sps1 相关脯氨酸富丙氨酸激酶抑制剂

WNK[with no Lys(K)]激酶是一种高度保守的丝氨酸-苏氨酸激酶。在 2001 年,研究发现 WNK1 和 WNK4 的突变会导致家族性高钾血症性高血压,表现为高钾血症和代谢性酸中毒。WNK1 和 WNK4 的突变增加了远曲小管中 NCC 的活性,但是两种激酶并不是直接磷酸化转运蛋白,而是通过 STE20/sps1 相关脯氨酸富丙氨酸激酶(SPAK)发出信号。WNK 激酶家族主要作用于远曲小管的 NCC,此外对 ROMK、NKCC2 等也有作用。WNK1 能激活下游的 SPAK,继而磷酸化 NCC,促进远曲小管处 Na^+ 和 Cl^- 的重吸收。SPAK 在体内多表达在具有高水平的 NKCC1 的组织器官中,如脉络丛、肾上皮、唾液腺等;但是传入小动脉和肾小球膜是例外,尽管其也有丰富的 NKCC1 表达,SPAK 在肾脏中特异性地表达在髓袢升支粗段和远曲小管。

肾脏特异缺失 SPAK 的基因敲除小鼠表现为低血压伴有低钾血症、低镁血症和低钙尿,并且 NCC 的总表达量以及活化形式都减少了。这证实了 NCC 是 SPAK 作用靶点。但是 NKCC2 是否为 SPAK 的作用靶点并不清楚。因为模型小鼠的 NKCC2 磷酸化水平各不相同。SPAK 敲除小鼠表现 NKCC2 表达和磷酸化增加,而转入了催化活性失活的 SPAK 的敲除小鼠变现出 NKCC2 表达和磷酸化减少。最新研究表明 SPAK 的缺失不仅减少了 SPAK 的表达,还有其他 SPAK 同型抑制物的表达。SPAK 的失活特异性地减少了 NKCC2 磷酸化水平。

SPAK 小分子抑制剂能够抑制肾单位中 NaCl 的重吸收,相当于袢利尿药和噻嗪类利尿药联合用药的效果。并且 SPAK 抑制剂具有另一个潜在优势,即可能没有传统利尿药的副

作用,这有利于该抑制剂更广泛地用于治疗高血压等疾病。

六、心房利钠因子

心房利钠因子(atrial natriuretic factor,ANF)是一种由心房合成、储存和分泌的活性多肽,又称心钠素或心房钠尿肽(atrial natriuretic peptide,ANP)。具有强大的利钠、利尿、舒张血管、降低血压和对抗 RAS 和精氨酸加压素作用。冻干重组人脑利钠肽属国家一类新药,商品名为新活素。2001 年进行临床研究,2005 年 4 月取得新药证书和生产批件。目前用于左心功能不全的治疗。

七、天然药物

某些草本植物如肉桂、石刁柏、榅桲、番红花等有温和的利尿活性和较少的副作用,可以针对这些具有利尿作用的天然药物的活性成分进行研究,研发新型利尿药。

第六节 利尿药的研究方法

一、利尿药药效学评价模型

1. 代谢笼实验法 代谢笼实验法是评价药物利尿作用的经典方法,尤其适用于评价药效作用较久的待试药物。用代谢笼定时收集小动物尿液数小时或数天,检测尿量、尿渗透压、Na^+、K^+、Cl^- 及 pH 的变化值,计算单位时间动物对水和各溶质的排泄量,分析利尿作用机制。代谢笼实验法适用于大鼠及小鼠。为了减少尿液蒸发和粪便污染,应使用带特殊集尿装置的代谢笼。如短时间收集小鼠尿液,也可用烧杯、铝网及铝丝架自制简易代谢笼。实验过程中应控制环境气温及湿度,室温调控在 20℃ 左右为好。该实验方法大鼠较为常用。对人有利尿作用的药物在大鼠实验中一般均可获得较好的利尿效果。小白鼠尿量较少,且尿浓缩能力过高,对某些弱效利尿药不敏感。

2. 输尿管集尿法 评价待试药物作用较短者宜选用直接从输尿管收集尿液。此方法可检测单位时间尿量、尿渗透压、Na^+、K^+、Cl^- 及 pH 的变化值,分析利尿作用的药效和机制。该实验适用于较大的动物,如猫、犬或兔等。由于可在较短的时间内完成,受外界的影响也较少,然而实验是在麻醉下进行的,麻醉药可能对尿液形成有一定影响。如要避免麻醉药影响或需长时间观察,可预先通过手术将动物的输尿管移植并开口于腹壁,2 周后切口愈合,再将实验动物固定于特制的站架上,在动物清醒的状况下进行尿液收集。但是这种实验相对较复杂,筛选实验较少采用。该实验模型常选用犬或猫,家兔为素食动物,实验结果常不满意。

二、利尿药作用机制研究模型

1. 肾小管微穿刺技术 肾小管微穿刺技术于 1941 年开始应用于哺乳动物肾生理研究,近年来发展了微量注射、微量灌流等技术。可对离子及其他物质在肾小管的不同节段中转运过程进行精确研究,也常用于利尿药的作用部位和机制研究。实验动物常选择大鼠、小鼠或犬。随着转基因小鼠模型应用日渐增多,且小鼠实验成本低,选择小鼠作肾小管微穿刺越来越多。肾小管微穿刺技术通常用于测定肾小管不同节段某物质的浓度,如肾近曲小管、远曲小管、髓袢升支或降支、集合管等。在用药前及用药后穿刺肾小管的相应部位,收集标本,分析药物作用机制。

2. 截流分析实验法　截流分析实验法是一种分析肾小管各段转运功能的方法,利用这种方法可对利尿药作用部位进行初步分析。当给动物灌注高渗利尿药如甘露醇时,由于甘露醇不能被肾小管重吸收,在管腔内形成一定的渗透压,从而阻碍水的吸收,增加尿量、加速尿流。此时,如将一侧输尿管以动脉夹夹住,阻断截流,则阻断部位以上的肾小管腔内压即增加,当腔内压与肾小球滤过压相等时,肾小球滤过几乎停止,管腔内尿液处于相对静止状态。因此,在截流期间,任何一种能被分泌到肾小管重吸收的物质将继续被吸收;同样,任何一种能被肾小管分泌的物质也将继续被分泌到肾小管相应部位尿液中,肾小管各段尿液中溶质的浓度将随该段小管运转功能的特性而有不同。如髓袢升支管壁对水的通透性极低,而 NaCl 可不断被重吸收,水分则仍保留在管腔液中,因此,该段 Na^+ 浓度最低。而肌酐既不由肾小管分泌,也不被肾小管重吸收,它在尿中浓度的变化,可反映肾小管段水的重吸收情况。截流分析实验法较肾小管微穿刺技术简便易行,能初步对药物作用进行定位分析,但是这种定位不够精细,不能完全代替肾小管微穿刺技术的直接定位。

参考文献

[1] SICA D A. Diuretic use in renal disease. Nature Reviews Nephrology,2011,8(2):100-109.

[2] GAGNON K B,DELPIRE E. Molecular physiology of SPAK and OSR1:two Ste20-related protein kinases regulating ion transport. Physiol Rev,2012,92(4):1577-1671.

[3] ROUSH G C,SICA D A. Diuretics for hypertension:a review and update. Am J Hypertens,2016,29(10):1130-1137.

[4] DENTON J S,PAO A C,MADUKE M. Novel diuretic targets. Am J Physiol Renal Physiol,2013,305(7):931-942.

[5] LI F,LEI T,ZHU J,et al. A novel small-molecule thienoquinolin urea transporter inhibitor acts as a potential diuretic. Kidney Int,2013,83(6):1076-1086.

[6] YANG B. Transport characteristics of urea transporter-B. Subcell Biochem,2014,73:127-135.

[7] GARCIA M L,PRIEST B T,ALONSO-GALICIA M,et al. Pharmacologic inhibition of the renal outer medullary potassium channel causes diuresis and natriuresis in the absence of kaliuresis. J Pharmacol Exp Ther,2014,348(1):153-164.

[8] AKAIDA I,KAWAZOE S,KAJIMURA K,et al. Tolvaptan for improvement of hepatic edema:a phase 3,multicenter,randomized,double—blind,placebo—controlled trial. Hepatol Res,2014,44(1):73-82.

[9] YAN L,XIE F,LU J,et al. The treatment of vasopressin V_2-receptor antagonists in cirrhosis patients with ascites:a meta-analysis of randomized controlled trials. BMC Gastroenterol,2015,15(1):65.

[10] INHA A D,AGARWAL R. Thiazide diuretics in chronic kidney disease. Curr Hypertens Rep,2015,17(3):13.

[11] OH S W,HAN S Y. Loop diuretics in clinical practice. Electrolyte & Blood Pressure,2015,13(1):17-21.

[12] CIL O,HAGGIE P M,PHUAN P W,et al. Small-molecule inhibitors of pendrin potentiate the diuretic action of furosemide. J Am Soc Nephrol,2016,7(12):3706-3714.

[13] MICHAUD C J,MINTUS K C. Intravenous chlorothiazide versus enteral metolazone to augment loop diuretic therapy in the intensive care unit. Annals of Pharmacotherapy,2017,51(4):286-292.

[14] LI Y,WANG W,JIANG T,et al. Aquaporins in urinary system. Adv Exp Med Biol,2017,969:131-148.

[15] SICA D A,GEHR T W B,FRISHMAN W H. Use of diuretics in the treatment of heart failure in older adults. Heart Fail Clin,2017,3(3):503-512.

（刘娜　庄守纲　杨宝学）

第八章 抗 炎 药

【摘要】

抗炎药是指用于治疗组织受到损伤后所发生的炎症反应的药物。常用抗炎药包括甾体抗炎药和非甾体抗炎药。甾体抗炎药主要是糖皮质激素。糖皮质激素在治疗肾脏疾病中广泛应用于原发性肾小球疾病、继发性肾小球疾病以及间质性肾炎。非甾体抗炎药虽然具有较好的抗炎效果,但易诱发肾损伤,很少应用于肾炎的治疗。目前正在研发的抗炎药主要有糖皮质激素新制剂;亚硝基糖皮质激素;选择性糖皮质激素受体调节剂等。

第一节 抗炎药的发展史

炎症(inflammation)是具有血管系统的活体组织受到损伤后所发生的一种防御反应。血管反应是炎症过程的中心环节。早在公元 1 世纪,罗马学者 Aulus Cornelius Celsus 就在 *De Medicina* 一书中提出,炎症主要表现为患病部位红、肿、热、痛。19 世纪德国病理学家 Virchow 又把局部功能障碍列为炎症的第五个特征。

在炎症过程中,一方面损伤因子直接或间接造成细胞和组织的破坏,另一方面又通过炎症引起充血和渗出反应,以稀释、杀伤和包围损伤因子。同时,通过实质和间质细胞的再生使受损的组织得以修复和愈合。因此可以说炎症是损伤和抗损伤的统一过程。

抗炎药包括两大类:甾体抗炎药(steroid anti-inflammatory drug,SAID)和非甾体抗炎药(nonsteroid anti-inflammatory drug,NSAID)。

1. 甾体抗炎药 甾体抗炎药主要指肾上腺皮质所分泌的糖皮质激素(glucocorticoid)——氢化可的松(hydrocortisone)及其人工合成的衍生物,其具有较强的抗炎作用。

早在 1900 年,Solomon Solis-Cohen 首次报道了口服肾上腺提取物(肾上腺物质药片)能够缓解哮喘。1907 年 Kahn 证实了肾上腺素的直接支气管扩张效应,因此,人们认为肾上腺提取物缓解哮喘可能是肾上腺素的作用。但是,肾上腺素口服并不能被有效吸收,Solis-Cohen 所描述的口服肾上腺提取物的有效成分实为其中的糖皮质激素。

1949 年,Hench 和 Kendall 应用肾上腺皮质激素(可的松)和促肾上腺皮质激素治疗类风湿性关节炎获得奇效,由此揭开了糖皮质激素在临床上广泛应用的序幕。事实上,早在 1929 年 Hench 就注意到类风湿性关节炎患者在妊娠或黄疸时其症状显著缓解,表明机体的状态对类风湿具有明显的影响。Hench 认为类风湿性关节炎并不是直接感染所致,而是在一定条件下的可逆过程,是某些基本生物化学过程紊乱造成的。妊娠、黄疸等情况下,出现的某种特殊化学物质可纠正这种紊乱。Hench 的发现引起了美国化学家 Kendall 的极大兴趣。Kendall 用实验证明,从动物肾上腺皮质中分离出的化合物 A、B、E、F 等能恢复和提高动物抵抗有害刺激的能力。经过多年研究,Hench 等在 1948 年终于证明可的松具有抗炎作用。同年 9 月,Hench 和 Kendall 等尝试通过注射可的松治疗 14 例患有严重类风湿性关节炎的患者。他们对不同的患者采用不同的疗程及注射量,并依据病情、血沉等方面的变化调整治疗方案,结果取得了令人满意的效果。正如他们在《梅奥临床进展》(Mayo Clinic Proceeding)杂志所报道的:"14 例患者,在几天内肌肉和关节的僵硬明显减轻,疼痛和压痛缓解,关节和肌肉的功能明显改善。"然而,当停用糖皮质激素后,类风湿性关节炎的体征和症状又重新出现,再用激素仍可奏效。因此,Kendall、Reichstein 和 Hench 在 1950 年荣获诺贝尔生理学或医学奖。

可的松在成功用于治疗类风湿性关节炎之后,又在治疗结节性动脉炎、硬皮病、系统性红斑狼疮以及荨麻疹、哮喘等多种疾病时也取得了满意的疗效。可的松在临床上的应用成功,使得人们对激素热情高涨,以至许多人认为可的松是一个包治百病的万能药。但 Hench一再劝告世人,要限制使用可的松。因为他发现糖皮质激素尚有许多副作用,包括库欣综合征、感染、代谢紊乱、精神症状等。

1950 年研究人员认识到氢化可的松才是体内有活性的激素,而可的松并无生物学活性。为寻找作用强大而副作用小的药物,医药学家进行了不懈的努力,于 1954 年人工合成了两种化合物,一种是泼尼松(prednisone),又称强的松。它能抑制结缔组织的增生,降低毛细血管壁和细胞膜的通透性,减少炎性渗出,并能抑制组胺及其他毒性物质的形成与释放。当严重中毒性感染时,与大量抗菌药物配合使用,可有良好的降温、抗毒、抗炎、抗休克及促进症状缓解作用。另一种是强地松龙(prednisolone),其疗效与泼尼松相似,抗炎作用更强,水盐代谢作用很弱,在临床上也得到了广泛的应用。随着甾体化合物合成技术的发展,以及对其构效关系的系统研究,后来人们又根据需要合成了一些新化合物,如地塞米松(hexadecadrol)、倍他米松(betamethasone)等,其抗炎作用强,几乎无水钠潴留的副作用,从而再一次扩大了此类药物的应用范围。

近年来,为使糖皮质激素靶向作用于病灶,减少其全身毒副作用,一些新的制剂技术和释药系统也已应用于糖皮质激素药物的研发,如治疗克罗恩病的布地奈德肠溶缓释胶囊、治疗成人肾上腺皮质功能不全的氢化可的松缓释片、治疗类风湿性关节炎的泼尼松择时控释片等。新型糖皮质激素制剂的出现,不仅提高了临床疗效,且增加了安全性。

虽然可以从多个环节影响炎症和免疫过程,目前糖皮质激素仍然是治疗炎症性、免疫性疾病最有效的药物。随着科学技术的发展及对其构效关系的深入研究,新型糖皮质激素类药物及药物制剂也在持续研制和开发中,从而可使更多患者能够获益。

2. 非甾体抗炎药　非甾体抗炎药(NSAID)除具有抗炎作用外,还具有解热、镇痛、抗风湿的作用。

在古希腊及古罗马时期,人们发现用柳树皮的浸出液可以治疗炎症、疼痛及发热,后来证实其中起作用的成分是水杨酸。1899 年,德国化学家霍夫曼(Hoffmann)通过水杨酸乙酰化成功合成了具有抗炎和解热镇痛作用的乙酰水杨酸——阿司匹林(aspirin)。阿司匹林的上市,标志着现代抗炎治疗时代的开始。虽然在后半个世纪中,阿司匹林得到了广泛的应用,但也暴露了它的缺点:长期大剂量使用阿司匹林进行抗炎治疗,常出现一些不良反应,如胃肠道溃疡、出血或穿孔;听力损伤甚至失聪;此外还可出现肝脏损害等不良反应。

100 多年来,NSAID 发展迅速,目前已有百余种上千个品牌上市,从原有的乙酰苯胺类、吡唑烷酮类的基础上发展出许多新的品种和剂型。1948 年第一个非水杨酸类的 NSAID 保泰松问世,保泰松属于吡唑啉酮类药物,因其具有较强的抗炎和止痛作用,问世后在医药领域风靡 20 余年,终因其对骨髓的严重抑制作用和对其他系统的毒副反应被建议为慎用和废弃使用的药物。

20 世纪 60 年代,吲哚乙酸类药物(如吲哚美辛)上市,其具有较强抗炎、止痛和解热作用且价格低廉。但其不良反应同样突出,如对胃肠道的刺激,对神经系统的影响引起头晕等,以及对肾脏的影响等,因此不适于老年人及有心血管并发症者使用。有资料显示,长期使用吲哚美辛,对关节软骨有损伤。因此,该类药物也逐渐被新一代药物取代。

20 世纪 70 年代推出了以布洛芬为代表的丙酸类药物,以双氯芬酸钠(扶他林)为代表的苯乙酸类药物,以吡罗昔康为代表的喜康类药物,以依托芬那酯为代表的邻氨基苯甲酸类药物等。这些品种与阿司匹林相比,均以疗效更好,或副反应更少而广泛应用于临床,其中布洛芬和双氯芬酸钠更受青睐。

20 世纪 80 年代上市的同类产品有舒林酸、阿西美辛及萘丁美酮类等药物。进入 20 世纪 90 年代争相研究的则是选择性环氧合酶-2(cyclooxygenase-2,COX-2)抑制剂。

1998 年和 1999 年,不同公司的塞来昔布相继问世。与传统的 NSAID 相比,昔布类抗炎药因其只抑制 COX-2,而不抑制 COX-1,因而胃肠道不良反应的发生率显著降低。然而,2004 年,一项为期 3 年的临床试验——"罗非昔布预防腺瘤性息肉"提前结束,研究结果提示罗非昔布使患者心血管事件的相对危险增加。因此,默沙东公司在全球召回罗非昔布。不久之后,两项有关塞来昔布心血管安全性的研究结束,其中一项为应用塞来昔布预防结肠腺瘤的试验表明,每天服用 400mg 和 800mg 塞来昔布组的患者发生致命和非致命心血管事件的风险大约是服用安慰剂组的 2.5 倍。但是在另一项长期癌症研究中,每天服用 400mg 塞来昔布组的患者和安慰剂组相比没有增加心血管风险。稍后,美国国立卫生研究院报告的一项阿尔茨海默病预防研究显示,老年患者服用塞来昔布每天 400mg,最长达 3 年,也未发现心血管风险增加。

在过去的 20 多年内,有 5 个 NSAID 被撤出市场:1982 年上市仅 4 个月的苯噁洛芬、1983 年上市 29 个月的佐灭酸、1987 年上市 16 个月的舒洛芬、1998 年上市 11 个月的溴芬酸、2004 年 9 月 30 日撤出市场的罗非昔布。为了安全起见,辉瑞公司向临床医生提出了建设性的意见,要他们结合这个新的信息重新评估患者服用塞来昔布的风险和益处。2004 年 12 月 20 日,美国 FDA 发出声明,警告患者慎用传统的 NSAID 萘普生等,原因是一项研究发现,萘普生也可增加心血管疾病风险。声明建议患者服用本品的非处方药时,不得超出推荐剂量;若非医生建议,不要连续服用 10 天以上。

第二节 抗炎药的作用机制

一、减少脂性介质的合成和释放

生理状态下分泌的糖皮质激素(glucocorticoid),主要影响物质代谢过程,对脂肪、蛋白质、糖的生物合成和代谢进行调节。超生理剂量的糖皮质激素,可对机体发挥抗炎、抑制免疫应答、抗休克等作用,可用于多种肾脏疾病的治疗。

一般认为糖皮质激素治疗肾脏疾病是通过抗炎和免疫抑制作用实现的。糖皮质激素具有快速、强大而非特异性的抗炎作用。在炎症初期,糖皮质激素对毛细血管扩张能够产生抑制作用,从而减轻细胞损害、炎性物质的渗出和组织水肿等组织病理变化,改善机体的红、肿、痛、热等典型炎症症状。在炎症后期时,糖皮质激素主要通过对毛细血管和纤维母细胞的增生产生较强的抑制作用,从而使肉芽组织的生成得以减缓,最终使瘢痕和粘连等炎症后遗症的发生概率降低。同时,糖皮质激素对免疫的抑制作用也有助于对抗炎症反应。糖皮质激素能够对白细胞浸润、吞噬细胞对抗原的吞噬和处理产生抑制作用;调节淋巴细胞的数量和分布变化,干扰和阻断淋巴细胞的识别;阻碍补体成分附于细胞表面;抑制炎症因子的生成和抗体反应,对细胞免疫和体液免疫具有一定抑制作用。然而,由于炎症反应也属于机体自身防御的功能,因此糖皮质激素在对炎症产生抑制的同时也导致了机体的防御功能降低,增加了感染的概率。

随着对糖皮质激素分子生物学机制研究的深入,研究人员发现糖皮质激素与靶细胞胞浆内糖皮质激素受体结合是其发挥效应的先决条件。糖皮质激素-糖皮质激素受体复合物(glucocorticoid-glucocorticoid receptor complex,GC-GR 复合物)与核内靶基因附近的糖皮质激素反应元件(glucocorticoid receptor element,GRE)的特定核苷酸序列结合,促进或抑制靶基因的转录,从而产生特定的"效应蛋白质"发挥生物效应。另外,GC-GR 复合物对转录的促进或抑制作用,还需要蛋白质(受体和 RNA 多聚酶以外的蛋白质)的参与即蛋白质-蛋白质之间的相互作用。GC-GR 复合物除调节基因表达及控制基因转录外,还可影响蛋白质翻译过程。通过诱导特异性核糖核酸酶的合成,从而使 mRNA 降解,缩短 mRNA 的半衰期,这样就使具生物效应的蛋白质合成减少。

脂性介质是重要的炎性介质,主要包括前列腺素(prostaglandin,PG)、白三烯、血小板活化因子等,它们都是磷脂的代谢产物。脂性介质促进肾炎的具体过程为:磷脂在磷脂酶 A2 作用下产生花生四烯酸,然后在环氧合酶(COX)作用下产生前列腺素进而代谢产生白三烯和血小板活化因子。脂性介质尤其是血小板活化因子能导致肾小球内血小板和中性粒细胞聚积、系膜细胞收缩、破坏基底膜阴电荷屏障而加重肾小球病理损害。研究表明糖皮质激素通过抑制磷脂酶 A2 活性和 COX 活性,可有效地阻断脂性介质的合成和释放,这也是糖皮质激素治疗肾小球炎症的重要机制。

二、抑制炎症细胞因子的作用

炎症介质还包括肿瘤坏死因子(tumor necrosis factor,TNF)和多种白细胞介素(interleukin,IL),如 IL-1、IL-2、IL-3、IL-5、IL-6、IL-8 等。这些炎症介质也是重要的免疫调节因子,其中 IL-1、IL-6 和 TNF 在肾小球疾病的发生发展中占有十分重要的地位。细胞因子启动被认为是肾小球疾病发生的重要因素之一,它们加速肾小球内前凝血物质的表达,促进上皮细胞IV型胶原的合成;抑制基底膜硫酸肝素的合成从而暴露选择素粘连分子,导致炎性细胞渗出,血小板积聚,肾内凝血形成。IL-1、IL-6 还可使系膜细胞增殖和基质增生,加速肾小球硬化。此外,细胞因子还是脂性介质强有效的诱导剂,可诱导系膜细胞及炎性细胞合成前列腺素。糖皮质激素抑制细胞因子的作用是治疗肾小球疾病的中心环节。研究表明,糖皮质激素可使 IL-1、IL-3、IL-4、IL-5、IL-6、IL-8、TNF-α 和粒细胞-巨噬细胞集落刺激因子(granulocyte-macrophage colony stimulating factor,GM-CSF)等细胞因子合成减少。糖皮质激素抑制 TNF 是通过抑制其基因转录而实现,而对 IL-1、IL-3 和 GM-CSF 的影响则是通过抑制其翻译过程实现的。

糖皮质激素不仅使细胞因子生成减少,而且直接阻断其作用的发挥,已知细胞因子首先必须与相应受体结合,通过活化激活蛋白-1(activator protein-1,AP-1)促转录形成新的蛋白质或酶而起作用。任何环节的缺陷必将影响细胞因子的作用。糖皮质激素抑制外周淋巴细胞 IL-2 受体的表达,使该细胞膜 IL-2 受体数量减少,从而阻断 IL-2 对 T 淋巴细胞的促增殖作用。除此之外,更为重要的是糖皮质激素可减少 AP-1 促转录速度而阻断细胞因子的作用。已证明 AP-1 参与多种基因的转录,是多种细胞因子作用的关键。TNF-α 的致炎作用可因 AP-1 受 GC-GR 复合物的抑制而减弱。其次,GC-CR 复合物在核内可直接与 AP-1 结合,发生蛋白质-蛋白质作用,致使 AP-1 促转录作用消失。

糖皮质激素通过抑制细胞因子的合成和降低细胞因子活性有效地抑制了细胞因子的作用,而细胞因子作用减弱实质上即是抗炎作用。此外,糖皮质激素还可调节免疫,如 IL-1 减少可使辅助性 T 细胞(Th 细胞)活化障碍,进而影响 B 淋巴细胞抗体的产生,使肾小球内免疫复合物沉积减少。事实上,细胞因子参与了免疫反应的诸多环节,控制细胞因子也就抑制了免疫反应的诸多过程。不难看出糖皮质激素抗炎和抑制免疫的作用在受体机制方面有其共同性,两者相辅相成,不可完全分割。

三、抑制环氧合酶的活性

NSAID 是一类不含有甾体结构的抗炎药,通过抑制前列腺素的合成,抑制白细胞的聚集,减少缓激肽的形成,抑制血小板的凝集等发挥抗炎作用。目前临床上常用的 NSAID 如表 8-1 所示,该类药物具有抗炎、抗风湿、止痛、退热和抗凝血等作用。它们的共同作用机制是通过抑制 COX 的活性(如图 8-1 所示),阻断花生四烯酸转化为前列腺素和血栓素 A2(thromboxane A2,TXA2),从而抑制前列腺素引起的炎性反应。目前至少存在 2 种 COX 同工酶:COX-1 和 COX-2。其中,COX-1 对维持机体的正常生理功能具有重要作用,在胃肠、肾脏等正常组织中 COX-1 诱导产生的前列腺素可保护胃肠黏膜、平衡肾脏血流量,内皮释放的前列腺素有抗血栓作用。通常,NSAID 所引起的胃肠反应与抑制 COX-1 有关,而其抗炎止痛作用则与抑制 COX-2 相关。正常情况下细胞内 COX-2 水平很低,细胞受多种致炎因子或细胞因子诱导可产生大量的 COX-2,进而促进组织大量合成致炎性前列腺素,引起组织的炎性反应。

表 8-1 常见 NSAID 分类

化学分类	非选择性 COX 抑制剂	选择性 COX-2 抑制剂
水杨酸类	阿司匹林	—
苯胺类	对乙酰氨基酚	—
丙酸类	布洛芬	—
磺酰苯胺类	—	尼美舒利
苯乙酸类	双氯芬酸	—
吲哚乙酸类	吲哚美辛	依托度酸
芳基吡唑类	吡罗昔康	塞来昔布
吡唑酮类	保泰松	—
呋喃酮类	—	罗非昔布(1999 年上市,2004 年撤出市场)

NSAID 虽然具有较好的抗炎效果,但很少应用于肾炎的治疗,这是由于 NSAID 容易诱发肾损伤。特别是在高龄、有效循环血容量不足、基础肾脏病及合并用药和用药方式不当等情况下,NSAID 可通过不同机制诱发多种类型的肾脏损伤,如血流动力学紊乱介导的急性

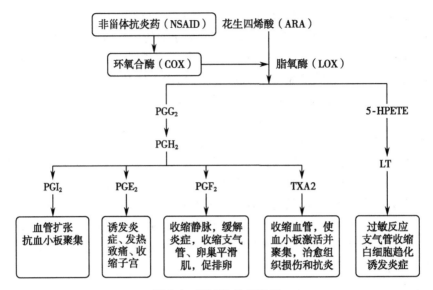

图 8-1　NSAID 抗炎机制

注:5-HPETE,5-hydroperoxy-6,8,11,14-eicosatetraenoic acid,5-氢过氧化二十四烯酸;
LT,leukotriene,白三烯。

肾衰竭,急性间质性肾炎、肾病综合征或肾乳头坏死,电解质及酸碱平衡紊乱等。据统计,许多的慢性肾衰竭患者可追溯到 NSAID 用药史。动物实验表明,肾单位有高水平 COX-2,并参与肾的发育。敲除 COX-2 基因的新生鼠和成年鼠肾明显发育不良、功能性肾单位减少及有严重肾病变,给犬静脉注射特异性 COX-2 抑制剂可引起明显的剂量相关的尿量和尿钠排泄减少,肾血流及肾小球滤过率下降。因此,肾脏功能障碍患者应尽可能避免使用 NSAID。

第三节　治疗肾脏疾病的抗炎药

由于大部分 NSAID 可能造成肾损伤,因此肾病的抗炎治疗以使用糖皮质激素为主。

糖皮质激素的种类繁多(如表 8-2 所示),可根据作用时间不同分成短效、中效和长效三种。①短效:作用时间 8~12 小时,如可的松、氢化可的松;②中效:作用时间 12~36 小时,如泼尼松、泼尼松龙、甲泼尼龙;③长效:作用时间 36~54 时,如地塞米松、倍他米松。

表 8-2　常用糖皮质激素

药物	类别	作用时间/h	抗炎作用(比值)	等效剂量/mg	血浆半衰期/min	一次口服常用量/mg
可的松	短效	8~12	0.8	25	90	12.5~25
氢化可的松	短效	8~12	1	20	90	10~20
泼尼松	中效	12~36	3.5	5	60	2.5~10
泼尼松龙	中效	12~36	4	5	200	2.5~10
甲泼尼龙	中效	12~36	5	4	180	2~8
倍他米松	长效	36~54	25~35	0.75	100~300	0.6~1.2
地塞米松	长效	36~54	30	0.75	100~300	0.75~1.5

注:表中抗炎作用的比值以氢化可的松为 1 计。

一、中效糖皮质激素

本类药物在体内作用持续时间约为 12~36 小时，为人工合成糖皮质激素。是肾脏病临床治疗上最常用的一类糖皮质激素。其升糖、抗炎作用都不是最优，但是副作用也较小，对下丘脑-垂体-肾上腺(hypothalamic pituitary adrenal axis,HPA)轴有负反馈作用，对水电解质的影响都介于长效和短效糖皮质激素之间，在可接受的范围内。所以，兼具药物的抗炎作用，并考虑其对自身肾上腺皮质功能的影响，中效糖皮质激素是三者中唯一可以长期应用的激素。

1. **泼尼松** 泼尼松(prednisone)又名强的松、去氢可的松。

氢化可的松有抗炎、免疫抑制、抗毒、抗过敏和抗休克等作用，泼尼松的药理作用基本与氢化可的松相同，但该药的抗炎和抗过敏作用较氢化可的松强。氢化可的松有水钠潴留、低血钾的不良反应，而泼尼松这些不良反应较轻，故较常用。

泼尼松血浆蛋白结合率约70%，泼尼松口服后 $t_{1/2}$ 为 2.6~3 小时，t_{max} 约 1.3 小时。需要注意的是，泼尼松本身没有活性，需要在肝脏中转化为泼尼松龙才有生物活性，继而发挥药理作用，因此肝功能不全患者，不宜使用此种药物。体内分布以肝中含量最高，依次是血浆、脑脊液、胸腔积液、腹水、肾，在血中该药主要与血浆蛋白结合，游离和结合型的代谢产物自尿中排出，部分以原型排出，小部分可经乳汁排出。

泼尼松可用于多种自身免疫性疾病和炎性疾病，包括：哮喘、慢性阻塞性肺疾病、慢性进行性皮质脱髓鞘脑病、风湿性疾病、过敏性疾病、溃疡性结肠炎和克罗恩病、肾上腺皮质功能不全，由于癌症引起的高钙血症、甲状腺炎、喉炎、严重的肺结核、荨麻疹、间质性肺炎、心包炎、多发性硬化症、肾病综合征、结节病等。

泼尼松还用于治疗偏头痛和丛集性头痛以及严重的口疮性溃疡。泼尼松亦可用于抗肿瘤治疗，可联合其他抗肿瘤药物治疗急性淋巴细胞性白血病、非霍奇金淋巴瘤、多发性骨髓瘤和其他激素敏感性肿瘤。

泼尼松可用于治疗失代偿性心力衰竭，增加对利尿药的肾脏反应，特别是对于使用大剂量祥利尿药的顽固性利尿药耐药的心力衰竭患者尤为如此。

泼尼松的不良反应与疗程、剂量、用药种类、用法及给药途径等密切相关，但应用生理剂量替代治疗时未见明显不良反应。泼尼松对 HPA 轴抑制作用较强，可表现为乏力、食欲减退、恶心、呕吐、血压偏低，长期治疗后该轴功能的恢复一般需要 9~12 个月。对钠潴留作用较可的松弱，一般不易引起电解质紊乱或水肿等不良反应。泼尼松大剂量或长期应用，与氢化可的松类似，可引起医源性库欣综合征，表现为满月脸、水牛背、皮肤变薄、多毛、水肿、低血钾、高血压、糖尿病等。其他不良反应还包括肌无力、肌萎缩、胃肠道刺激、消化性溃疡或肠穿孔、胰腺炎、水肿、青光眼、白内障、眼压增高、良性颅内压升高综合征等。泼尼松静脉迅速给予大剂量时可能发生全身性的过敏反应，表现为面部、鼻黏膜及眼睑肿胀、荨麻疹、气短、胸闷、喘鸣等。泼尼松用药后可见血胆固醇、血脂肪酸升高，淋巴细胞、单核细胞、嗜酸性粒细胞和嗜碱性粒细胞计数下降，多形核白细胞计数增加，血小板计数增加或下降。有的患者在停药后出现头晕、头痛、昏厥倾向、腹痛或背痛、低热、食欲减退、恶心、呕吐、肌肉或关节疼痛、乏力等，经仔细检查如能排除肾上腺皮质功能减退和原来疾病的复发，则可考虑为对糖皮质激素的依赖综合征。

2. **泼尼松龙** 泼尼松龙(prednisolone)又名氢化泼尼松、强的松龙。它于 1955 年被发现并被批准用于临床,被纳入 WHO 基本药物目录。

泼尼松龙的药理作用与泼尼松的药理作用相似,具有抗炎、免疫抑制、抗毒、抗休克作用。能对抗细菌内毒素对机体的刺激反应,减轻细胞损伤,发挥保护机体的作用。

泼尼松龙血浆蛋白结合率为 70% ~ 90%;本药口服后 t_{max} 为 1~2 小时,$t_{1/2}$ 为 2~4 小时;肌内注射本药吸收缓慢。在血中本药大部分与血浆蛋白结合,游离和结合型代谢产物自尿中排出,部分以原型排出,小部分可经乳汁排出。

泼尼松龙用于过敏性与自身免疫性炎症疾病,结缔组织疾病。如风湿病、类风湿关节炎、红斑狼疮、严重支气管哮喘、肾病综合征、血小板减少性紫癜、粒细胞减少症、急性淋巴性白血病、各种肾上腺皮质功能不足症、剥脱性皮炎、天疱疮、神经性皮炎、湿疹等。

泼尼松龙可引起的不良反应包括:食欲增加、体重增加、恶心和不适;感染风险增加;儿童心血管事件的发生;面部青紫、伤口愈合受损、皮肤变薄、皮疹、异常毛发生长等皮肤性效应;高血糖;胃壁肿胀、肝酶可逆性增加和胃溃疡风险等胃肠道影响;肌肉和骨骼异常,如肌无力/肌肉减退、骨质疏松症、长骨骨折、肌腱断裂和背部骨折;神经影响,包括不自主运动(抽搐)、头痛和眩晕行为等。大剂量长期使用本药后,还可能导致肾上腺功能不全。

3. 甲泼尼龙 甲泼尼龙(methylprednisolone,MP)又名甲基强的松龙、甲强龙,是中效糖皮质激素中唯一可用于冲击疗法的药物。因其与激素受体的结合率显著高于其他糖皮质激素药物,约是泼尼松的 23 倍,起效时间很快,因此可以迅速抑制酶的活性,并使激素特异性受体达到饱和。且甲泼尼龙对于 HPA 轴抑制作用弱,水溶性强易于达到血浆高浓度,故可大剂量冲击,快速控制症状。

甲泼尼龙为人工合成的、抗炎作用强的注射用类固醇,具有糖皮质激素的药理作用,与其他糖皮质激素相比,具有以下药理学特性和优点:①亲脂性和组织渗透性高;②有效药物浓度较高;③与受体的亲和力最高,是泼尼松的 23 倍,泼尼松龙的 6 倍;④与蛋白的结合为一种恒定的线性关系,游离部分与剂量成正比;⑤血浆清除率稳定,肾衰竭时清除率也不受影响;⑥水钠潴留不良反应较小,是最为理想的糖皮质激素制剂之一。

甲泼尼龙血浆蛋白结合率为 40% ~ 90%;血浆半衰期为 2.3~4 小时,生物半衰期为 12~36 小时;经肝脏代谢,代谢产物以葡糖醛酸盐、硫酸盐和非结合型化合物的形式随尿液排出。

甲泼尼龙作为风湿性疾病治疗中短期使用的辅助药物,还用于控制常规疗法难以处理的严重的或造成功能损伤的过敏性疾病以及严重的眼部急、慢性过敏和炎症。

甲泼尼龙不良反应同泼尼松等糖皮质激素。

4. 曲安西龙 曲安西龙(triamcinolone)又名氟羟氢化泼尼松、氟羟强的松龙。本药口服易吸收,需避光保存。其抗炎作用比氢化可的松、泼尼松均强,钠潴留作用较轻微。它的药理作用与泼尼松相同,因此其临床适应证与泼尼松基本相同,主要包括:系统性红斑狼疮等结缔组织病、肾病综合征等免疫性肾脏疾病、特发性血小板减少性紫癜等免疫性疾病、泼尼松所适用的其他疾病。不良反应同泼尼松等糖皮质激素。

5. 地夫可特 地夫可特(deflazacort)在 20 世纪 70 年代就已在多个国家用于抗炎和免疫抑制,并于 2017 年被 FDA 批准用于治疗 5 岁以上患者的杜氏肌营养不良症。其在体内可迅速代谢为有活性的 21-去乙酰地夫可特(desacetyldeflazacort),抗炎、抗过敏作用相当于泼尼松龙的 10~20 倍,可用于肾上腺皮质功能减退、自身免疫性疾病、过敏性疾病及血液系统疾病等。

本药不良反应类似泼尼松等糖皮质激素。

二、非甾体抗炎药

非甾体抗炎药(NSAID)用于临床已有 100 多年的历史,从原有的乙酰苯胺类、吡唑烷酮类的基础上发展出许多新的品种和剂型。目前临床上常用的 NSAID 包括阿司匹林、萘普生、萘丁美酮、对乙酰氨基酚、吲哚美辛、双氯芬酸、罗非昔布、布洛芬、尼美舒利及塞来昔布等,该类药物具有抗炎、抗风湿、止痛、退热和抗凝血等作用,在临床上广泛用于风湿性疾病、骨关节炎、类风湿性关节炎、软组织和运动损伤、炎性疾病、痛经及多种发热和各种疼痛症状的缓解。遗憾的是,NSAID 虽然具有较好的抗炎效果,但易诱发肾损伤,很少应用于肾炎的治疗。

第四节 糖皮质激素在肾脏疾病的应用

一、治疗原发性肾小球疾病

常见的原发性肾小球疾病包括微小病变肾病综合征、急性链球菌感染后肾炎、急进性肾炎、IgA 肾病、局灶节段性肾小球硬化、系膜增生性肾小球肾炎、膜增生性肾小球肾炎、膜性肾病。

(一)微小病变肾病综合征

微小病变肾病综合征是指临床表现为肾病综合征,光镜下肾小球结构大致正常、电镜下仅以足细胞足突广泛消失为主要特点的一类肾小球疾病。儿科的基本治疗思路为:应用泼尼松 60mg/(m^2·d)6 周,再用 40mg/48h 至少 6 周,以后缓慢减量。

(二)急性链球菌感染后肾炎

急性链球菌感染后肾炎属于免疫复合物型肾炎,补体系统激活后引起一系列免疫病理改变,治疗主要为对症处理,不支持糖皮质激素治疗。

(三)急进性肾炎

急进性肾炎指在肾炎综合征(血尿、蛋白尿、水肿和高血压)基础上短期内出现少尿、无尿,肾功能急骤进展的一组临床综合征。病理改变特征为肾小囊内细胞增生、纤维蛋白沉积、大新月体形成,又名新月体性肾炎。根据肾脏免疫病理分为 3 型:抗 GBM 抗体型、免疫复合物型、少免疫沉积型。抗 GBM 抗体型:标准治疗方案包括强化血浆置换同时给予糖皮质激素及环磷酰胺。甲泼尼龙(MP)0.5~1.0g/次,每日 1 次,3 次为一个疗程,继以口服泼尼松 1mg/(kg·d)至少 4 周,逐渐减量至 6 个月停药。免疫复合物型:给予糖皮质激素及环磷酰胺。MP 0.5~1.0g/次,每日 1 次,3 次为一个疗程,继以口服泼尼松 1mg/(kg·d)并于数周后逐渐减量。少免疫沉积型:多为原发性系统性小血管炎。

原发性系统性小血管炎的治疗分为诱导缓解期、维持缓解期以及复发的治疗。诱导缓解期治疗是应用糖皮质激素联合细胞毒性药物,对于重症患者应采取必要的抢救措施,包括大剂量 MP 冲击和血浆置换;维持缓解期主要是长期应用免疫抑制药伴或不伴小剂量糖皮质激素治疗。泼尼松(龙)初期治疗为每天 1mg/kg,4~6 周病情控制后,可逐步减量,治疗 6 个月后可减至 10mg/d 再维持 6 个月或整个疗程。MP 冲击疗法用于有重要脏器受损的重症患者(如存在小血管纤维素样坏死、细胞新月体和肺出血的患者)。多数在治疗初期,先应用 MP 0.5~1.0g/次,每日 1 次,3 次为一个疗程,继以口服泼尼松治疗,其方法同前。MP 强大的免疫抑制作用和抗炎作用有利于疾病的尽快控制,但应注意感染、水钠潴留等副作用。

（四）IgA 肾病

IgA 肾病特征是肾活检免疫病理在肾小球系膜区以 IgA 为主的免疫复合物沉积。IgA 肾病中应用糖皮质激素及免疫抑制药治疗一直是人们关注和争论的焦点。治疗原则推荐如下:尿蛋白<1g/d,肾功能正常,ACEI/ARB 作为首选治疗,不能控制蛋白尿或肾功能进展时可加用糖皮质激素或细胞毒性药物。尿蛋白 1~3.5g/d,肾功能正常,糖皮质激素治疗能减少蛋白尿。进展性 IgA 肾病,病理以活动性病变为主,糖皮质激素联合细胞毒性药物能延缓终末期肾衰竭的发生。对于符合新月体肾炎的患者需要强化免疫抑制治疗。

（五）局灶节段性肾小球硬化

非肾病水平蛋白尿患者,治疗的重点在于减少尿蛋白及防止硬化的进展,采用 ACEI/ARB。对于肾病综合征患者,建议足量激素,如泼尼松 1mg/(kg·d) 或 40~60mg/d 治疗应持续 4~6 月,超过 6 个月无效才被称为激素抵抗。激素抵抗者或依赖者可试用钙调蛋白抑制剂。

（六）系膜增生性肾小球肾炎

系膜增生性肾小球肾炎(mesangial proliferative glomerulonephritis,MsPGN)是一个病理形态学诊断,以弥漫性肾小球系膜细胞增生及不同程度系膜基质增多为主要病理特征,是免疫介导性炎性疾病。表现为肾病综合征型,给予糖皮质激素治疗。

（七）膜增生性肾小球肾炎

膜增生性肾小球肾炎(membranoproliferative glomerulonephritis,MPGN)特点是肾小球基底膜增厚、系膜细胞增生和系膜基质扩张。在一项针对儿童 MPGN 的非对照研究中,糖皮质激素 2mg/kg 隔日使用 1 年,3~10 年内逐渐减至 20mg 隔日维持,多数患者肾功能稳定,重复肾活检显示细胞增生减少,但硬化增多。另一项在 3~4 年内隔天使用糖皮质激素的对照研究亦支持以上结论,但糖皮质激素相关的副作用特别是高血压也较为明显。一项针对 19 例儿童 I 型 MPGN 患者的非对照研究提示糖皮质激素冲击治疗可能有效。近期的一项多中心研究指出该病治疗反应个体差异性较大,治疗方案应强调个体化。

（八）膜性肾病

膜性肾病是以肾小球基底膜上皮细胞下免疫复合物沉积伴 GBM 弥漫增厚为特征的一组疾病。治疗原则推荐如下:尿蛋白<3.5g/d,ACEI/ARB 作为首选治疗;尿蛋白 3.5~6g/d,肾功能正常,上述治疗病情无好转接受糖皮质激素治疗;尿蛋白>6g/d 及 3.5~6g/d 伴肾功能不全,首选糖皮质激素(泼尼龙 40~60mg/d)联合环磷酰胺(cyclophosphamide,CTX)治疗。

二、治疗继发性肾小球疾病

继发性肾小球疾病包括继发于自身免疫性疾病、代谢性疾病的肾损害,副蛋白血症肾损害,感染性疾病肾损害。常见的自身免疫性疾病导致的肾损害包括狼疮性肾炎、过敏性紫癜性肾炎。

（一）狼疮性肾炎

狼疮性肾炎的治疗包括免疫抑制治疗和支持治疗。免疫抑制治疗的强度应根据临床表现、血清学检查结果及肾脏病变的组织学活动度确定。对系膜增生性狼疮性肾炎,免疫抑制治疗的强度与病变的严重程度一致。常用的免疫抑制治疗方案包括糖皮质激素(如泼尼松龙)联合各种细胞毒性药物或其他免疫抑制药,如环磷酰胺、硫唑嘌呤或霉酚酯;此外还有钙调磷酸酶抑制剂。糖皮质激素是高效的免疫抑制药,是治疗狼疮性肾炎的基本药物。

系膜增生性狼疮性肾炎治疗时蛋白尿明显的患者,可以给予中等剂量糖皮质激素(如泼尼松龙 30~40mg/d)进行治疗。糖皮质激素减量可根据临床和血清学活动情况。轻度局灶增生性狼疮性肾炎的治疗可给予中等剂量的糖皮质激素,可同时联合应用硫唑嘌呤,或糖皮质激素减量时加用硫唑嘌呤。

重度局灶或弥漫增生性狼疮性肾炎的治疗:可分成两个部分,诱导缓解阶段和维持阶段。诱导缓解阶段持续 4~6 个月,应联合应用糖皮质激素和细胞毒性药物,使炎症状态尽快缓解,尽可能减少肾实质受损。随着疾病活动的缓解,维持阶段糖皮质激素开始减量,作用相对较弱,但毒性相对较小的药物可代替强效但毒性高的免疫抑制药。维持使用免疫抑制药的目标是防止疾病的复发、防止肾功能进展性损伤,同时尽量减少药物的副作用。诱导缓解阶段最常用的方案是泼尼松龙联合环磷酰胺。

膜性狼疮性肾炎的治疗:增生性和膜性狼疮性肾炎共同发生时,应给予中度到强化的免疫抑制治疗,通常用糖皮质激素联合细胞毒性药物治疗。但是,对于单纯膜性狼疮肾炎,治疗方案争议较大,尚无最佳治疗方案。

(二) 过敏性紫癜性肾炎

过敏性紫癜是免疫复合物性系统性小血管炎,糖皮质激素对缓解腹部及关节症状有效。过敏性紫癜性肾炎表现为较多新月体形成,可应用糖皮质激素联合环磷酰胺等细胞毒性药物。

(三) 代谢性疾病的肾损害、副蛋白血症肾损害、感染性疾病肾损害

一般以治疗原发病为主,不使用免疫抑制药。

三、治疗急性间质性肾炎

急性肾小管间质性肾炎(acute tubule interstitial nephritis, ATIN)简称急性间质性肾炎(acute interstitial nephritis, AIN),是由多种病因引起,临床表现为急性肾衰竭,病理以肾间质的炎性细胞浸润、肾小管呈不同程度变性为基本特征的一组临床病理综合征,通常肾小球、肾血管不受累或受累相对轻微。在各类病因导致的 AIN 中,药物和感染是最常见的原因。

药物相关急性间质性肾炎(drug associated acute interstitial nephritis, DAIN)是药物相关肾损害中最常见的类型之一。由于 DAIN 的发病机制以细胞免疫介导为主,故理论上免疫抑制治疗应是有效的,一般认为,如果停用致病药物数日后患者的肾功能未能得到改善、肾衰竭程度过重且病理提示肾间质弥漫性炎性细胞浸润,或肾脏病理显示肉芽肿性间质性肾炎者,有必要早期给予糖皮质激素治疗,常可获得利尿、加速肾功能改善的疗效。对于无感染征象的患者可以给予泼尼松 30~40mg/d,必要时可考虑用至 1mg/(kg·d)。若患者的肾功能在治疗后 1~2 周内获得改善,则可用药 4~6 周即停药,不宜用药时间过长。有个别报道用大剂量甲泼尼龙冲击治疗后可加速肾衰竭缓解,但因并无证据表明其疗效优于上述方案,故应慎用。

感染相关急性间质性肾炎(infection associated acute interstitial nephritis),针对可疑病原体给予积极的抗感染及支持治疗最为重要。一般认为,对于此类患者只要积极控制感染无须应用糖皮质激素治疗。也有学者认为,在系统性感染控制后若病情仍未见好转,可以考虑给予小剂量糖皮质激素短期治疗,可能有助于改善预后。

特发性急性肾小管间质性肾炎(idiopathic acute tubule interstitial nephritis)简称特发性急

性间质性肾炎,是指患者的临床表现为可逆性非少尿型急性肾衰竭、肾脏病理的组织学特征为典型急性间质性肾炎,但临床难以确定特定病因。由于此类间质性肾炎的发病机制及临床特点均提示免疫反应参加,临床上常给予糖皮质激素治疗。对病情较重者及伴有肉芽肿的特发性 AIN 者早期应用中等剂量糖皮质激素治疗,必要时可给予甲泼尼龙冲击治疗。

第五节 研发中的抗炎药

目前正在研发的用于长期及全身治疗的糖皮质激素主要有糖皮质激素新制剂、亚硝基糖皮质激素、选择性糖皮质激素受体调节剂等。

一、糖皮质激素新制剂

糖皮质激素广泛用于临床多种疾病的治疗已超过半个世纪,然而为了提高其治疗指数,降低其副作用,人们仍在进行不懈的探索。随着缓控释技术的提高,通过将糖皮质激素制成新型缓控释制剂而达到减少副作用、提高治疗指数的目的也是研究的方向之一。如 DuoCort Pharma 公司研发的氢化可的松缓释片(商品名 Plenadren),通过双重释放氢化可的松替代疗法模拟正常生理状态下皮质醇的作用,从而缓解肾上腺功能减退患者的痛苦,该药已于 2011 年在欧盟获准上市,成为 50 多年来获批用于肾上腺皮质功能不全的唯一新药。美国 Santarus 公司与 Cosmo 制药公司联合开发的布地奈德结肠缓释片(商品名 Uceris),采用多层骨架系统(MMX)专利技术将布地奈德控制性地释放和分布在整个结肠内,用于缓解轻中度溃疡性结肠炎,该药已于 2013 年初在美国成功上市。Nitec 公司研发的泼尼松择时控释片(商品名 Lodotra)采用了 Skye Pharma 公司的 Geoclock 专利技术,口服该片剂后不立即释放泼尼松,而是在 4 小时后释药,6 小时达血药浓度峰值。这样患者可以在晚上十点睡前服药,次日凌晨 2 点片剂开始释药,4 点到血药浓度峰值。该药目前在欧盟获批用于治疗类风湿关节炎及其引起的关节晨僵。并且 Nitec 公司已向美国 FDA 递交了新药申请,目前仍在进行Ⅲ期临床试验。同时 Nitec 公司还将进一步开展泼尼松择时控释片用于治疗严重哮喘和风湿性多肌痛等的相关研究。

二、亚硝基糖皮质激素

21 世纪初,由于一氧化氮释放型非甾体抗炎药(nitric oxide-releasing non-steroidal anti-inflammatory drug,NO-NSAID)被证明较其母体药物具有更好的抗炎效果和更低的毒性,因而人们开始尝试了一氧化氮释放型糖皮质激素(nitric oxide-releasing glucocorticoid,Nitrosterol)的设计。如 Oliveira MSS 等用亚硝基泼尼松龙(一氧化氮释放型泼尼松龙,NCX-1015)实验,结果表明 NCX-1015 在嗜酸性粒细胞招募的大鼠模型上较泼尼松龙发挥了更好的抗炎效果。John L. Wallace 等采用大鼠 carrageenan-airpouch 模型比较了氟尼缩松与亚硝基氟尼缩松(一氧化氮释放型氟尼缩松,NCX-1024)的抗炎效果,结果表明 NCX-1024 通过抑制 NF-κB 活化而减少白细胞增加和前列腺素 E_2(prostaglandin,PGE_2)的产生,其抗炎效果是氟尼缩松的 41 倍。但是一氧化氮释放型糖皮质激素也有其缺陷,即体内大量释放一氧化氮也可能导致炎症的产生,并且该类药物长期抗炎效果还有待观察。因而近几年来,一氧化氮释放型糖皮质激素似乎遇到了研发瓶颈,新的突破点有待发现。

三、选择性糖皮质激素受体调节剂

尽管目前的研究表明糖皮质激素发挥生理作用的途径包括基因组效应和非基因组效应，但最主要的还是前者，即糖皮质激素与胞质中的糖皮质激素受体（glucocorticoid receptor，GR）结合，形成 GC-GR 复合物转移至细胞核，发挥直接的蛋白质-蛋白质相互作用抑制促炎症因子 NF-κB 和激活蛋白-1（AP-1）等的转录调节作用；或者与靶基因的糖皮质激素应答元件（GRE）结合发挥转录活化作用。转录活化作用目前认为是糖皮质激素副作用的主要机制。因而如何保留糖皮质激素的转录抑制作用，减少甚至避免糖皮质激素的转录活化作用，将抗炎效果和副作用分开是研发新型糖皮质激素的主要方向。于是选择性糖皮质激素受体调节剂（selective glucocorticoid receptor modulator，SGRM）的开发应运而生。近年来，一些药物研发机构和公司已经开展了此方向的探索。通过对化合物库或者天然产物库进行高通量药物或前体药物筛选，或通过合成手段对已有的糖皮质激素进行结构改造，以期得到转录抑制与活化"分离"的选择性药物。目前已公布了多个甾体类和非甾体类 SGRM（化学结构见图 8-2）。

甾体类 SGRM 代表药物有 RU24858，是首个报道的 SGRM，对 GR 有很高的亲和力，其在细胞模型中表现了较弱的转录活化作用和有效的转录抑制作用，在多个动物模型中展现

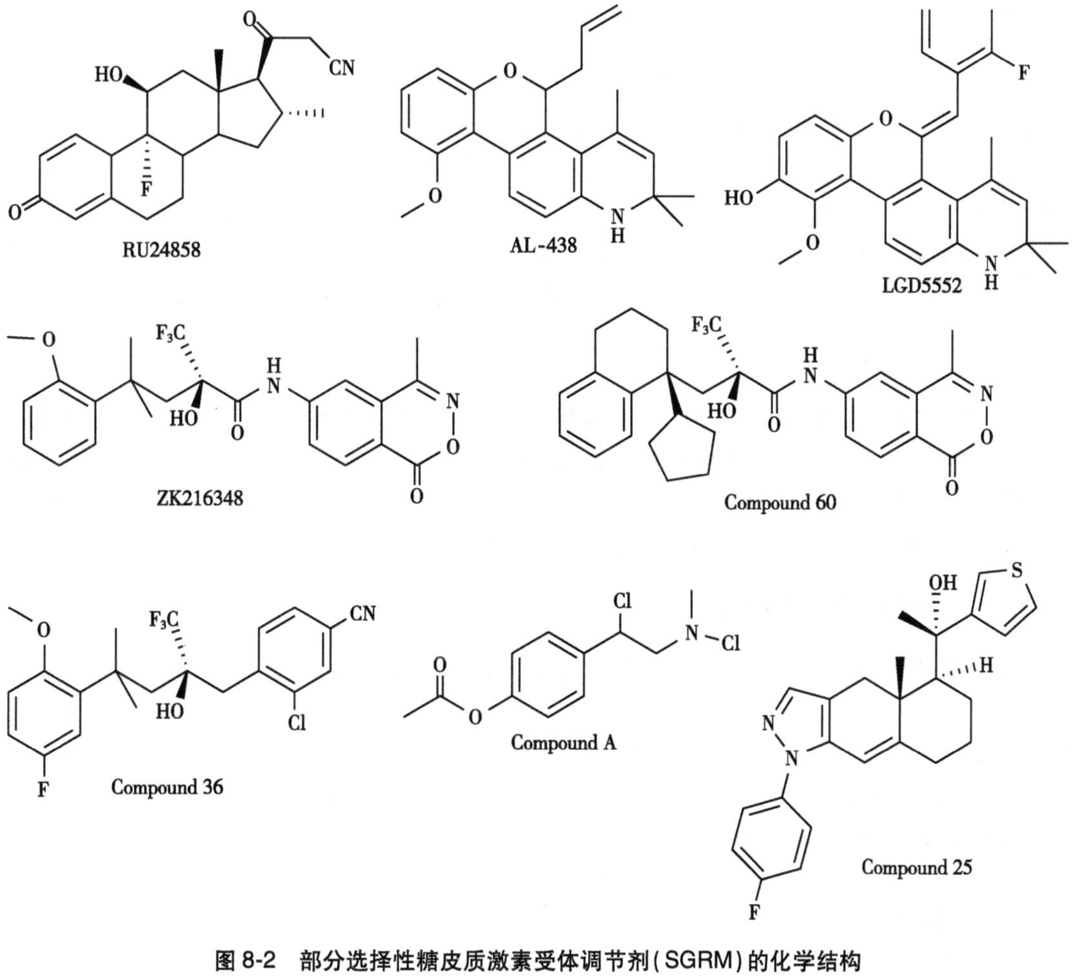

图 8-2　部分选择性糖皮质激素受体调节剂（SGRM）的化学结构

了与泼尼松类似的抗炎活性。然而 RU24858 仍然具有经典糖皮质激素带来的骨质疏松和胸腺萎缩等不良反应。研究认为可能是 RU24858 具有糖皮质激素样的甾核结构导致。后续开发的非甾体类 SGRM 确实证明了这一假设，其在体外实验中表现了转录抑制与活化的"分离"效果。

非甾体类 SGRM 主要有 AL-438、LGD5552、ZK216348、Compound 25、Compound 60、Compound 36、无杂环结构的 Compound A 等。

AL-438 与 LGD5552 具有类似的结构骨架，两者对 GR 均有高亲和性和高选择性，LGD5552 甚至在 GRE 驱动的报告基因实验中未显示任何转录活化作用，而表现出 GR 的完全拮抗作用。然而，在多种动物药效实验中两者均显示了与泼尼松类似的抗炎效果，同时并未发生血糖升高作用，骨形成也未见明显抑制。

ZK216348、Compound 60 和 Compound 36 均具有芳环链接桥上被氟烷取代的结构。细胞实验中 ZK216348 能有效抑制 IL-8、IL-12、p70 和 TNF-α 等炎症因子的分泌。在巴豆油诱导大鼠/小鼠耳肿胀模型中其具有与泼尼松龙类似的抗炎活性，但是无明显的体重下降、血糖升高、胸腺萎缩等经典糖皮质激素样副作用。Compound 60 在 GRE 驱动的报告基因实验中仅表现为部分激动剂，而在 NF-κB 应答原件驱动的报告基因实验中表现了较强的抑制效应（IC_{50} 为 8.69nmol/L）。Compound 36 对芳香化酶（aromatase）的诱导能力仅是地塞米松的 20%，表现为 GR 的部分激动作用，同时又能有效地抑制 IL-6 的分泌。

Compound 25 为含有芳基吡唑结构的化合物。具有很好的 GR 结合活性（IC_{50} 为 0.8nmol/L），同时能有效抑制 IL-6 和 TNF-α 等的产生，而对酪氨酸氨基转移酶（TAT）和谷氨酸合成酶（GS）的诱导能力低于泼尼松龙。Compound A 对 GR 有很高的亲和力，在 GRE 驱动的报告基因实验中未表现出任何激动活性，染色质免疫沉淀分析（ChIP）也证实 Compound A 不能诱导 GR 与 GRE 结合。但是 Compound A 可以通过抑制 NF-κB 的 p65 亚单元的转录而抑制 TNF-α 诱导的 IL-6 的生成。同时在小鼠关节炎模型中，Compound A 表现出了与地塞米松相似的强效抗炎活性，但无地塞米松导致的高血糖和高胰岛素血症的发生。

四、天然药物

近年来，随着天然药物的发展，尤其是我国人们对中药研究的不断深入，一些具有糖皮质激素样作用的天然产物被不断报道，有些甚至已经用于临床治疗。这些天然化合物一般具有温和的糖皮质激素样抗炎作用，而很少具有或几乎没有糖皮质激素的副作用。如甘草中的甘草酸和甘草次酸、雷公藤多苷、部分人参皂苷和知母多苷等。

五、JAK-STAT 抑制剂

酪氨酸激酶-信号转导及转录激活因子（Janus kinase-signal transducer and activator of transcription，JAK-STAT）通路参与调控炎症因子如 TNF-α、IL-6、IL-12、IL-23 以及其他生长因子包括促红细胞生成素、生长激素和表皮生长因子。配体受体结合激活 JAK 的自身磷酸化活性并进一步磷酸化激活 STAT 导致其移位至细胞核，促进其他促炎靶基因包括 MCP-1、GATA3、IL-24、LTB 和 SOC3 的转录。这些基因的表达增加是糖尿病肾病和狼疮性肾炎的主要基因特征。肾病动物模型也显示 JAK-STAT 通路的激活，而且非选择性 JAK 抑制剂（AG-490）显著降低了糖尿病鼠的蛋白尿排泄。

一个 Ⅱ 期临床试验研究了 JAK1/2 抑制剂 Barcitinib 在 129 例糖尿病肾病患者 24 周的治

疗效果。Barcitinib 治疗与 30% ~40% 蛋白尿减少相关。这类药物的副作用是减低血红蛋白水平,但没有观察到降低血压的副作用。目前尚不明确的是 Barcitinib 对蛋白尿的减少作用能否改善肾功能和减少死亡率。

六、MCP-1/CCR2 抑制剂

在特定的肾脏疾病中哪些细胞因子激活 JAK/STAT 通路目前尚未阐明。但是,单核细胞趋化蛋白-1(MCP-1),也称为趋化因子(C-C motif)配体 2,不仅受到 JAK/STAT 通路的正向调控,并且它还可以激活这一通路。MCP-1 是一个有 99 个氨基酸残基的分泌蛋白,与 T 细胞和巨噬细胞上的趋化因子受体 2(CCR2)作用,通过激活 JAK2 招募这些细胞到组织损伤部位。在蛋白尿肾病患者,MCP-1 在肾小管间质表达增加。糖尿病肾病患者 MCP-1 的尿排泄也有所增加,并且 MCP-1 的尿排泄越高与越差的预后相关。而阻断 CCR2 能够改善糖尿病小鼠的糖尿病肾病进展。

目前有几家制药公司已经建立了临床研究计划来测试 CCR2 抑制剂在人糖尿病肾病中的潜在治疗作用。两家公司分别正在进行 MCP-1/CCR2(CCX140)和 CCR2/CCR5(PF489791)口服受体抑制剂的临床开发,检测它们降低糖尿病肾病患者蛋白尿的效果。CCX140 在 332 例糖尿病肾病患者中进行了为期 52 周的 Ⅱ 期临床试验,结果达到了预计的主要目标,即 CCX140 联合 ACEI/ARB 治疗显著降低了尿白蛋白肌酐比值。CCX140 对蛋白尿的减少作用是否最终能够减缓糖尿病肾病患者肾功能恶化的速度仍有待进一步检验。

七、血管黏附蛋白 1 抑制剂

血管黏附蛋白 1 是内皮唾液酸糖蛋白,炎症诱导其细胞表达。血管黏附蛋白 1 具有单胺氧化酶活性并与白细胞黏附分子相互作用,促进白细胞进入炎症组织。Astellas 公司启动了一项 Ⅱ 期临床试验,研究血管黏附蛋白 1 抑制剂 ASP8232 对糖尿病肾病的治疗作用。结果显示,ASP8232 能够有效地减少糖尿病肾病患者的蛋白尿,并且显示了较好的安全性。对于该药物是否能够延缓糖尿病肾病的进展有待进一步的研究。

八、其他

目前有一些其他的抗炎药处于早期的开发阶段,其对肾脏疾病的治疗效果尚未得到临床验证。VPI-2690B 是一种单克隆抗体,与整合素 aVb3 的 C-loop 结构域结合。该抗体能够降低糖尿病大鼠的蛋白尿和糖尿病猪的动脉粥样硬化。VPI-2690B 治疗糖尿病肾病的 Ⅱ 期临床试验已经结束,目前仍未公开其结果。细胞凋亡信号调节激酶 1(ASK1)可被多种刺激激活,包括活性氧和 TNF-α。抑制 ASK1 在糖尿病肾病小鼠模型中能够改善肾小球硬化,但是没有减少蛋白尿。目前已经启动一项 Ⅱ 期临床试验考察选择性 ASK1 抑制剂 GS-4997 对糖尿病肾病的治疗作用。

第六节 抗炎药的研究方法

一、评价抗炎药药效学的肾脏疾病模型

药物诱导所建立的肾病模型方便、可靠,与人类肾脏病变具有较好的相似性。常用药物

有嘌呤霉素、柔红霉素、阿霉素等。嘌呤霉素模型于 1955 年由 Frank 等建立,其病理特征类似于人类微小病变肾病。具有周期短/成功率高的优点,但动物死亡率高,且嘌呤霉素不是临床上应用的药物,取得也比较困难。1967 年 Sternbergd 等给大鼠注射柔红霉素诱发肾病综合征,具有比嘌呤霉素更强的促肾病作用,且易于获得,模型制作简便,成功率高,仅需 1 次注射即可制成持续数月乃至 1 年不变的肾病模型。用阿霉素制作大鼠肾病模型于 1982 年由 Bertani 等首先报道,在肾脏疾病研究领域中广泛应用。阿霉素诱导的肾模型可分为急性模型和慢性模型。急性阿霉素肾病模型,即单次经鼠尾静脉注射 5~7.5mg/kg 阿霉素而诱发的,与人类微小病变肾病相似,为国内外公认的微小病变肾病模型,慢性阿霉素肾病模型是指通过多次注射阿霉素,或合并应用一侧肾切除的方法而诱导的局灶节段性肾小球硬化。但是,阿霉素会导致大鼠严重腹泻,甚至导致动物死亡,造模成功率低,且因腹泻严重影响药物特别是口服药物的筛选及研究。因此,近年来,许多学者在此基础上,采用减少阿霉素用量和缩短造模时间的方法对阿霉素肾病模型进行了改良,以降低死亡率。通过考察血清肌酐、尿素氮改变水平,蛋白尿变化及肾脏病理改变情况评判药物的治疗效果。

二、体外药效学评价模型

糖皮质激素在体内的作用主要是通过 GR 介导的。因此,基于 GR 的作用机制建立的高通量筛选模型可以用于糖皮质激素药物及新型糖皮质激素受体调节剂的筛选。有研究证实,通过哺乳动物单杂交技术,将核受体的配体结合域(LBD)与酵母转录因子 GAL4 的 DNA 结合域(DBD)融合成嵌合表达质粒,再与含 GAL4 特异响应元件 UAS 的报告质粒共转染到哺乳动物细胞中,通过测定下游报告基因表达量可用来评价配体的调节功能;同时,利用 GRα 的响应元件 GRE,与表达质粒共转染,检验化合物对 GRα 的转录激动活性,以此评价化合物对 GR 的调节效果,两种方法在体外活性测定中可以相互印证。模型中利用地塞米松作为阳性药,很好地测试了两个模型的灵敏性和可靠性,但该模型的适用性尚有待进一步验证。

参考文献

[1] SOLIS-COHEN S. The use of adrenal substances in the treatment of asthma. The Journal of the American Medical Association,1900,34:1164-1169.

[2] BREWIS R A L. Classical papers in asthma. London:Science Press,1990.

[3] BORDLEY J E,CAREY R A,HARVEY A M. Preliminary observations on the effect of adrenocorticotropic hormone in allergic diseases. Bull Johns Hopkins Hosp,1949,85(5):396-398.

[4] BOAZ M,SMETANA S,WEINSTEIN T,et al. Secondary prevention with antioxidants of cardiovascular disease in endstage renal disease (SPACE):randomised placebo-controlled trial. Lancet (North American Edition),2000,356(9237):0-1218.

[5] 叶任高,李幼姬,刘冠贤. 临床肾脏病学. 北京:人民卫生出版社,2007.

[6] 朱依谆. 药理学. 北京:人民卫生出版社,2011.

[7] GUAN Y C,JIANG L,MA L L,et al. Expression of glucocorticoid receptor isoforms and associations with serine/arginine-rich protein 30c and 40 in patients with systemic lupus erythematosus. Clinical & Experimental Rheumatology,2015,33(2):225.

[8] ZOU Y F,XU J H,PAN F M,et al. Glucocorticoid receptor genetic polymorphisms is associated with improvement of health-related quality of life in Chinese population with systemic lupus erythematosus. Clinical

Rheumatology,2015,34(9):1537-1544.

[9] JONES S A,MORAND E F. Glucocorticoids in 2015:New answers to old problems. Nat Rev Rheumatol, 2016,12(2):73-74.

[10] BUTTGEREIT F,SPIES C M,BIJLSMA J W. Novel glucocorticoids:where are we now and where do we want to go? Clin Exp Rheumatol,2015,33(4 Suppl 92):S29-S33.

[11] LIGHTMAN S L,GEORGE C L. Steroid hormones in 2013:Glucocorticoids:timing,binding and environment. Nat Rev Endocrinol,2014,10(2):71-72.

[12] REYNOLDS R M. Programming effects of glucocorticoids. Clin Obstet Gynecol,2013,56(3):602-609.

[13] Grbesa I,HAKIM O. Genomic effects of glucocorticoids. Protoplasma,2017,254(3):1175-1185.

[14] PARAGLIOLA R M,PAPI G,PONTECORVI A,et al. Treatment with Synthetic Glucocorticoids and the Hypothalamus-Pituitary-Adrenal Axis. Int J Mol Sci,2017,18(10):2201.

[15] LÜHDER F,REICHARDT H M. Novel Drug Delivery Systems Tailored for Improved Administration of Glucocorticoids. Int J Mol Sci,2017,18(9).

[16] TUTTLE K R,BROSIUS F C,ADLER S G,et al. JAK1/JAK2 Inhibition by baricitinib in diabetic kidney disease:results from a phase 2 randomized controlled clinical trials. Nephrol Dial Transplant,2018,33(11): 1950-1959.

（刘叔文　张爱华）

第九章 抗氧化药

【摘要】

抗氧化药是指减少体内活性氧,抑制氧化应激反应的药物。抗氧化药可分为内源性抗氧化药和外源性抗氧化药两类。内源性抗氧化药主要包括体内的各种抗氧化酶(如 SOD、CAT 和 GSH-Px 等)、金属(如铁、铜)、非蛋白类抗氧化物质(如维生素 C、维生素 E、谷胱甘肽和辅酶 Q 等)。外源性抗氧化物包括天然化合物和合成的药物(如多酚类、他汀类)等。抗氧化药在糖尿病肾炎、狼疮性肾炎等疾病的治疗中具有较好效果。

第一节 抗氧化药的发展史

1956 年 Denham Harman 提出衰老的自由基学说,认为衰老过程中的退行性变化是由于细胞正常代谢过程中产生的自由基的有害作用造成的。1990 年美国 Sohal 教授首次提出氧化应激(oxidative stress,OS)的概念,认为氧化应激在衰老过程中会导致细胞基因表达的变化,引起机体损伤。

随着研究的不断深入,当今理论认为氧化应激是指体内氧化性物质与抗氧化性物质之间的失衡,引起体内氧化性物质增加而最终可能导致的组织损害。当机体在受到各种有害刺激,如外源有毒物质、药物、重金属、缺血再灌入时,体内产生过多的自由基,引起氧化系统和抗氧化系统失衡,机体抗氧化防御能力减弱,从而造成组织器官损伤。人体内产生的自由基种类很多,其中活性氧(reactive oxygen species,ROS)与氧化应激密切相关。1922 年 Evans 和 Bishop 发现了维生素 E(vitamin E),因与动物的生育功能有关,故又名生育酚(totaxin)。1931 年,人们发现维生素 E 可防止脑软化和肌肉营养障碍,从此拉开了维生素 E 作用研究的序幕。到 20 世纪 60 年代,人们认识到维生素 E 分子中含酚羟基,易被氧化,具有抗氧化功能。随后体外试验证实维生素 E 具有良好的脂溶性,可优先与低密度脂蛋白结合避免其氧化,延长低密度脂蛋白氧化时间,从而减少脂质过氧化物的产生,保护生物膜的结构与功能,且与体内多种分解代谢酶的活性有关。

近年体外实验还证实,维生素 E 可通过信号转导途径抑制蛋白激酶 C 的活性,降低血小板的黏附性,阻止血管平滑肌的增殖,抑制单核巨噬细胞释放炎症介质。2000 年,Boaz 等报道了 109 名肾衰竭患者口服维生素 E 两年,可有效降低血液透析患者心血管事件发生率,且无不良反应发生,但对总死亡率及心血管死亡率无影响。近年体外维生素 E 抗氧化的技术也应用于临床,如维生素 E 透析膜可显著改善其生物相容性,改善血液透析患者氧化应激状态,使过氧化氢酶和总抗氧化能力增加,降低红细胞黏滞度,减少溶血,改善内皮细胞功能,而且可以显著降低主动脉钙化指标及颈动脉内膜的厚度,较之口服维生素 E 疗效更好。最新研究证实,每天口服维生素 E 200mg,持续 7 天,能显著抑制白细胞呼吸爆发产生 ROS,为维生素 E 抗氧化作用提供了最直接的证据。近年来不断有研究报道维生素 E 在慢性肾衰竭和肾间质纤维化等肾脏疾病中的预防和改善作用。临床上也有许多将其与其他药物联合用于肾脏疾病的实例。

众所周知,除维生素 E 之外,维生素 C(vitamin C)也具有强还原性,能直接清除羟自由基等多种自由基,还原脂质过氧化物,改善血管内皮细胞功能,增加铁的吸收。2005 年,Shi 等报道将维生素 C 加入透析用水中也可明显降低血液透析患者体内氧化型低密度脂蛋白(oxidized low density lipoprotein,OX-LDL)水平,改善氧化应激状态。近年来,肾脏疾病专家开始重视给予糖尿病肾炎、肾衰竭等肾脏病患者补充维生素 C。

多酚类化合物(polyphenols)其分子结构中有若干酚羟基,具有良好的清除自由基的能力,而作为抗氧化物被广泛应用于医药领域。多酚可分为两类,一类是多酚的单体,即非聚合物,包括各种黄酮类化合物、绿原酸类、没食子酸和鞣花酸,也包括一些连接有糖苷基的复合类多酚化合物;另一类则是由单体聚合而成的低聚体或多聚体,统称单宁类物质,包括缩合单宁中的原花色素和加水分解型单宁中的没食子单宁和鞣花单宁等。在肾脏疾病抗氧化中应用的多酚类化合物主要有茶多酚和丹参多酚。其中,茶多酚是治疗慢性肾小球肾炎安全有效的药物。

研究发现,他汀类药物也具有较好的抗氧化能力,临床上可用于预防动脉粥样硬化,降低心血管疾病发生率,改善血管内皮细胞功能等。在肾病综合征患者中应用也已证明其有保护血管内皮细胞的功能,血液透析患者中应用该药也显示出抗氧化、抗炎症的作用,可降低 C 反应蛋白(C-reactive protein,CRP)和转化生长因子-β(transforming growth factor-β,TGF-β)水平,稳定动脉粥样硬化斑块。

2001 年,Andrews 等发现 N-乙酰半胱氨酸是含巯基的化合物,可有效改善心脏、肝脏、肺等脏器的缺血再灌注损伤,动物实验中能直接清除羟基从而减轻再灌注损伤。因其具有直接清除反应性氧化物的能力或作为还原性物质增加细胞总的还原贮备,可能改善心血管及外周血管的功能,因此在慢性肾衰竭患者中进行补充有望改善患者的预后。

综上所述,氧化应激的发生,可使机体 ROS 增加,加重炎症反应和组织损伤。因此,应用抗氧化药抑制机体氧化反应,减少 ROS,对因氧化应激造成的炎症反应和组织损伤具有保护作用。近年来,多项研究表明,抗氧化药维生素 C、维生素 E、多酚类药物、他汀类药物等,对糖尿病肾病、慢性肾炎、慢性肾衰竭等疾病的缓解具有较好效果。

第二节　抗氧化药的作用机制

在生理条件下,机体中的氧化系统和抗氧化系统之间保持着一种平衡状态。虽然,ROS 在维持正常的细胞信号转导和调控方面发挥着重要的作用。然而,当机体 ROS 增加,ROS 可以与蛋白质、脂肪、核酸、碳水化合物以及其他分子发生强烈反应并使之变性,引起炎症反应、凋亡、纤维化和细胞增殖。ROS 是氧代谢过程中产生的正常中间代谢产物,包括羟自由基($\cdot OH$)、超氧阴离子自由基($O_2^- \cdot$)、过氧化氢(H_2O_2)、一氧化氮自由基($NO \cdot$)和脂质过氧化物等。线粒体是 ROS 的一个重要来源,在大多数细胞中超过 90% 的氧是在线粒体中消耗的,其中 2% 的氧在线粒体内膜和基质中被转变成为氧自由基。

多项研究表明,氧化应激在肾脏疾病的发生和发展中发挥重要作用。研究发现,氧化应激不仅存在于轻中度肾衰竭患者中,同样也存在于接受透析治疗的肾衰竭终末期患者中。氧化应激对糖尿病肾病和慢性肾衰竭等肾脏疾病的发病机制和并发症具有的重要作用。抗氧化药可阻断自由基对组织细胞的氧化性损伤作用,从而保护细胞功能和治疗肾脏疾病。

正常机体具有完善的抗氧化机能(如图 9-1),包括歧化超氧阴离子的超氧化物歧化酶(superoxide dismutase,SOD)、消除 H_2O_2 的过氧化氢酶(CAT)及谷胱甘肽过氧化物酶(glutathione peroxidase,GSH-Px),也包括维生素 E、维生素 C、谷胱甘肽(glutathione,GSH)和辅酶 Q 等,它们具有增强酶促防御系统的功能。当机体抗氧化能力减弱,如抗氧化酶(SOD、CAT 和 GSH-Px 等)活力降低或抗氧化物质(GSH、维生素 E、维生素 C 等)减少也会引起氧化应激反应,同时 ROS 又可激活炎症细胞释放炎症介质。反过来,炎症因子也可以促进氧化应激,许多研究认为这是经神经酰胺刺激线粒体产生 ROS 介导的,由此形成恶性循环,加重肾脏炎症。因此,改善细胞及微环境氧化状态可能改善慢性肾衰竭患者的症状及并发症,近年临床已开始通过多种途径干扰肾脏内 ROS 的产生,包括应用抗氧化药、清除炎症介质、抑制炎性细胞活性等方面。

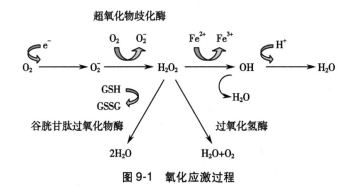

图 9-1 氧化应激过程

一、减少氧自由基生成

维生素 E 具有很轻的抗氧化功能。即其苯环的羟基失去电子或 H^+,以清除氧自由基和过氧化物或抑制磷脂酶 A2 和脂氧酶,以减少氧自由基的生成,它本身生成 α-生育酚氧化物、α-生育醌或 α-生育酚氢醌(图 9-2)。维生素 E 具有良好的脂溶性,可优先与低密度脂蛋白结合避免其氧化,延长低密度脂蛋白氧化时间,从而减少脂质过氧化物的产生,保护生物膜的结构与功能,减少肾细胞受损,从而减轻肾内炎症过程。

二、直接清除羟自由基

维生素 C 具有强还原性,能直接清除羟自由基等多种自由基,抑制血管细胞的脂质过氧化反应,改善血管内皮细胞功能。维生素 C 能有效抑制低密度脂蛋白的脂质过氧化反应的开启。同时,维生素 C 通过诱导 SOD 的活性,可增加细胞清除自由基的能力。在有氧气和铁存在时,维生素 C 很容易生成毒性很大的抗坏血酸自由基,尿酸可以有效地将铁从组织中移走,防止生成抗坏血酸自由基。维生素 C 也能够显著抑制由双电子氧化物次氯酸诱导的低密度脂蛋白和血浆蛋白的氧化反应,表明维生素 C 能够抵御次氯酸从而产生抗氧化保护。

另外,维生素 C 还能够与其他抗氧化药协同抗氧化。Packer 等首先发现维生素 C 能够

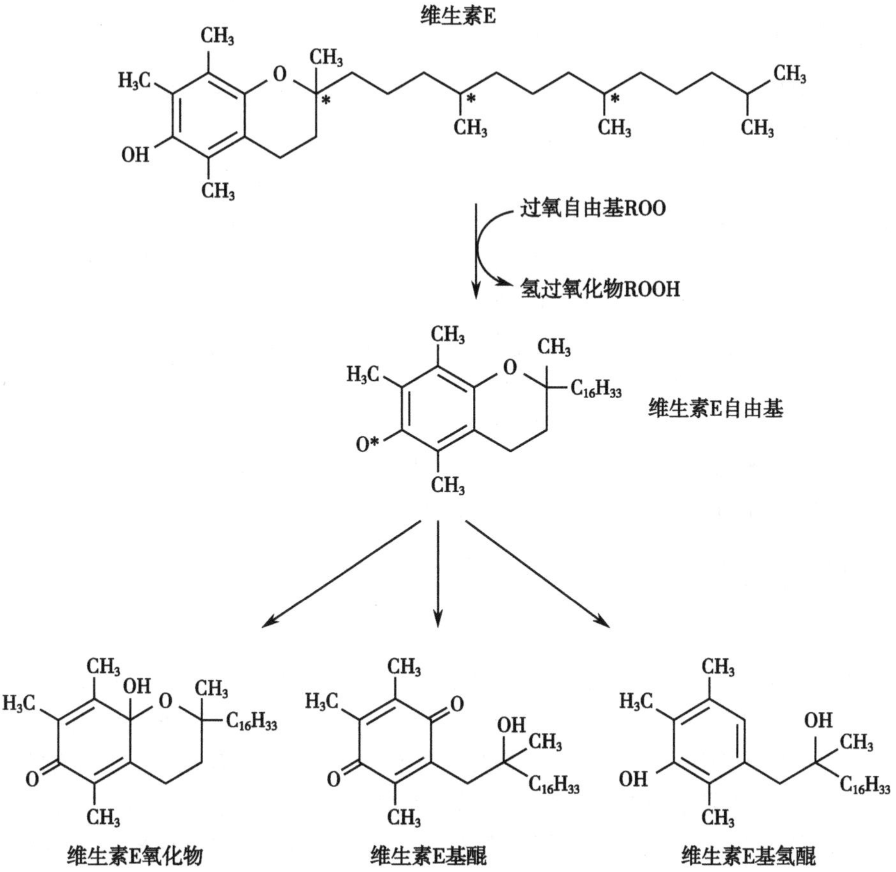

维生素E

图 9-2 维生素 E 氧化代谢过程

将生育酚形成的氧化物还原为维生素 E。

维生素 C 也可以通过影响内皮型一氧化氮合酶(eNOS)的活性来保障 NO 的合成。正常 eNOS 的活化需要辅助因子,如 NADPH、黄素腺嘌呤二核苷酸和四氢生物蝶呤等。当这些辅助因子缺乏时,eNOS 将不诱导 NO 的生成而是促进超氧阴离子生成。

既往有报道将维生素 C 加入透析用水中也可明显降低血液透析患者体内 OX-LDL 水平,改善氧化应激状态。还有研究显示,透析患者血中维生素 C 浓度可作为心血管事件的预测指标,这更引起专家对肾衰竭患者补充维生素 C 的重视。

三、终止自由基链反应

茶多酚(tea-polyphenols,TP)作为茶叶中最主要的活性物质,其低氧化还原电位和酚基的供氢能力,使其成为一类出色的天然抗氧化剂。茶多酚可以抑制、清除机体内产生的过量自由基,并能竞争性地与自由基结合,终止自由基的链反应。由于茶多酚是很好的免疫调节剂,还有抗凝和改善血液流变学等功效,曾被用于原发性肾病综合征患者的治疗。茶多酚在阳离子化牛血清白蛋白(C-BSA)肾炎和 Masugi 肾炎的模型中均可降低蛋白尿、减少血清肌酐和尿素氮含量从而改善炎症,表明茶多酚对内源和外源抗原性肾炎具有较好的治疗效果。

植物来源的多酚类药物不良反应较少,但仍有个别患者在使用丹参多酚酸盐后出现过敏反应,主要表现为心慌、胸闷、呼吸急促,可能伴随大面积皮疹,因此使用中应密切观察。

四、降低循环中 OX-LDL 含量

他汀类药物具有抗氧化,改善血管内皮细胞功能等。其抗氧化功能与其结构有关,5 位碳原子上的羟基是重要的活性基团,6 位碳原子含 C ═C 双键结构,7 位碳原子连接吲哚环,这使得羟基易于氧化脱氢形成酮基,与 C ═C 及吲哚环形成稳定的共轭体系。现体外实验已证实他汀类药物可延长 LDL 氧化时间,降低循环中 OX-LDL 的含量。

他汀类药物增加内皮一氧化氮合酶(eNOS)mRNA 的稳定性,且减少小窝蛋白(该蛋白抑制 eNOS 的活性,高胆固醇患者体内此种蛋白增加)使 NO 产生增加,维持 NO 与过氧化物的平衡,进而改善内皮细胞的功能,干扰动脉粥样硬化的进展。现有研究证实,他汀类药物降低血液透析患者心血管疾病的死亡率及总死亡率,推论此种作用与药物降低中间密度脂蛋白(intermediate density lipoprotein,IDL),升高 HDL,降低 OX-LDL 有关。在肾病综合征患者中应用也已证明其有保护血管内皮细胞的功能,血液透析患者中应用该药也显示出抗氧化、抗炎症的作用,可降低 CRP 和 TGF-β 水平,稳定动脉粥样硬化斑块。

五、清除过氧化氢

谷胱甘肽是谷氨酸、半胱氨酸和甘氨酸组成的三肽物质。还原型谷胱甘肽是主要的活性状态,也是细胞内主要的抗氧化物,它能提供含巯基的半胱氨酸结合自由基等有害物质,能清除过氧化氢或其他过氧化物,抗脂质过氧化,减轻自由基对内皮细胞的损害,此外还原型谷胱甘肽的抗氧化作用还与其降解产物甘氨酸有关,甘氨酸具有强大的稳定细胞膜功能。因此,谷胱甘肽被认为是最重要的生物组织抗氧化物质之一,补充外源性还原型谷胱甘肽可维持细胞膜的完整性,稳定膜蛋白减轻细胞损伤。研究表明,人和物种随年龄增加,组织中谷胱甘肽水平一直呈下降趋势,如果它的水平下降到年轻时的 50%,死亡即将来临。大量研究表明还原型谷胱甘肽可用于治疗慢性肾衰竭、急性肾损伤和肾小球肾炎等疾病。

第三节　治疗肾脏疾病的抗氧化药

抗氧化药可分为内源性和外源性两类。内源性抗氧化药主要包括体内的各种抗氧化酶(如 SOD、CAT 和 GSH-Px 等)、金属(如铁、铜)、非蛋白类抗氧化物质(如维生素 C、维生素 E、谷胱甘肽和辅酶 Q 等)。外源性抗氧化药包括天然化合物和合成的药物。

1. **维生素 E**　维生素 E(vitamin E)为淡黄色油状物,天然维生素 E 主要存在于植物油、麦胚油、葵花油、花生油和玉米油中,含量丰富,蔬菜、豆类和谷类中含量也多。维生素 E 是由生育酚(包括 d-α-生育酚、d-β-生育酚、d-γ-生育酚、d-δ-生育酚)和生育三烯酚(包括 d-α-生育三烯酚、d-β-生育三烯酚、d-γ-生育三烯酚、d-δ-生育三烯酚)构成的 8 种相关化合物的统称,自然界以 α-生育酚分布最广。

维生素 E 50%~80% 在肠道吸收,吸收需要有胆盐与饮食中脂肪存在,以及正常的胰腺功能。与血浆 β 脂蛋白结合,贮存于全身组织,尤其是脂肪中,贮存量可供 4 年所需。在肝内代谢,多量经胆汁排泄,少数从肾脏排出。

维生素 E 常用口服剂量为每次 10~100mg,每天 1~3 次。

2. **维生素 C**　维生素 C(vitamin C)也称抗坏血酸、抗坏血病维生素,其具有氧化还原作用。人体摄入维生素 C 每日推荐需要量时,体内约贮存 1 500mg,如每日摄入 200mg 维生素

C 时,体内贮存量约 2 500mg。肝内代谢,极少量以原型或代谢产物经肾排泄。当血浆浓度>14μg/ml 时,尿内排出量增多。

一般治疗常用量:口服,饮食补充每日 50~100mg;慢性透析患者每日 100~200mg;维生素 C 缺乏,每次 100~200mg,每日 3 次,至少服 2 周。

3. 他汀类药物 他汀类药物具有明显的调血脂作用,降低 LDL-C 的作用最强,TC 次之,降 TG 作用很小,而 HDL-C 略有升高。该类药物还具有抗氧化作用。

4. 谷胱甘肽 谷胱甘肽(glutathione,GSH)是一种含 γ-酰胺键和巯基的三肽,由谷氨酸、半胱氨酸和甘氨酸组成,存在于几乎身体的每一个细胞。谷胱甘肽作为体内一种重要的抗氧化剂,能够清除掉人体内的自由基;由于 GSH 本身易受某些物质氧化,所以它在体内能够保护许多蛋白质和酶等分子中的巯基不被有害物质氧化,从而保证蛋白质和酶等分子生理功能的正常发挥,可用于治疗慢性肾衰竭、急性肾损伤和肾小球肾炎等疾病。

第四节 抗氧化药在肾脏疾病的应用

多项临床试验发现,给予慢性肾衰竭患者补充维生素 E 600mg/d,用药 8~9 周,可有效减轻患者体内的存在的氧化应激状态,抑制肾纤维化并延缓慢性肾衰竭的进程。此外,临床还常用维生素 E 与其他药物联合治疗急性肾损伤,显示出较好的疗效。虽然维生素 E 具有抗氧化功能,并可用于多种疾病的预防和治疗,但补充维生素 E 并非越多越好。首先,维生素 E 是一种脂溶性维生素,过多摄入会与维生素 K 产生拮抗,从而影响维生素 K 的吸收,产生出血倾向。另外,缺铁性贫血患者在应用铁剂治疗的同时服用大量维生素 E,可妨碍铁的吸收。如长期每日服用维生素 E 300mg 以上,可使机体免疫功能下降,体内 T 淋巴细胞、B 细胞和单核吞噬细胞系统功能低下,从而容易发生各种疾病。服用维生素 E 400mg 以上,会发生头痛、眩晕、恶心、视物模糊以及月经过多或闭经,甚至因血小板聚集而形成血栓,出现高血压、动脉硬化性心脏病、甲状腺功能减退,肥胖患者发生血栓性静脉炎或肺栓塞。服用维生素 E 800mg 以上并连续使用 3 周后,会出现肌酸尿和血清肌酸激酶活性升高,可使高血压、心绞痛、糖尿病等疾病病情加重。还可使激素代谢紊乱,如闭经或月经过多、乳房增大肿痛,还可使血中胆固醇和甘油三酯水平升高,免疫功能减退。大剂量长期服用维生素 E 还可能会发生生殖功能障碍,或引起动物肝脏脂肪浸润,因此凡有严重肝胆疾病,且长期服用水杨酸类药物或服用抗凝血药双香豆素,而造成凝血酶原过低以及一切具有出血倾向疾病的患者,应用该药时都应特别小心。

有报道将维生素 C 加入透析用水中也可明显降低血液透析患者体内 OX-LDL 水平,改善氧化应激状态。还有研究显示,透析患者血中维生素 C 浓度可作为心血管事件的预测指标。尽管观察到肾衰竭患者摄入不足,但补充维生素 C 引起血中浓度过度增高,从而导致高草尿酸血症可能增加心血管事件的发生率,因此长期给药仍应慎重。Makoff 认为透析患者每天口服补充 60mg 是安全且必要的。若怀疑为亚临床缺乏,可每周补充 1.0~1.5g 或每透析间期口服 300mg。但是长期或大剂量服用维生素 C 可能引起诸多不良反应,如影响胃肠道症状、贫血、泌尿系统结石、诱发痛风和过敏反应等。因此,应用维生素 C 应尽可能在医师指导下,口服或静脉注射维生素 C,不可无指征地乱用与滥用。

肾脏病患者普遍存在脂代谢紊乱,不同肾脏疾病脂代谢紊乱的形式不同,慢性肾衰竭患者最常见为甘油三酯增高、高密度脂蛋白降低。他汀类药物属于 HMG-CoA 还原酶抑制剂,通过抑制肝脏内胆固醇合成的限速酶 HMG-CoA 还原酶而达到减少胆固醇合成、降低胆固醇水平的目的。他汀类药物治疗通常是安全的,其不良反应主要发生在皮肤、消化系统、神经系统、肝脏和肌肉等。这些不良反应通常为轻度或短暂性,较为严重的不良反应包括横纹肌溶解与肝酶异常。

大量研究表明还原型谷胱甘肽可清除过氧化氢或其他过氧化物,抗脂质过氧化,减轻自由基对内皮细胞的损害,用于治疗慢性肾衰竭、急性肾损伤和肾小球肾炎等疾病。

第五节　研发中的抗氧化药

近年来虽然大量研究寻找抗氧化应激对糖尿病肾病、肾病综合征、肾衰竭等肾脏病患者进行抗炎治疗可能存在的益处,但目前研究还存在诸多问题:①实验中是否选择有效抗氧化药,是否使用合适的剂量;②实验中反应氧化应激的指标是否选择恰当;③实验开始干预的时间是否选择恰当,持续时间是否够长;④实验中所选择的观察对象是否合适。解决了这些问题才能设计出更合理、更有效的实验,所得结果也更可信。

研发中的抗氧化药包括 pyridorin(NephroGenex 公司),一种维生素 B_6 类似物,目前已经完成了一项对糖尿病肾病的Ⅲ期临床试验。此外,GKT137831(Genkyotex 公司)是选择性的 NADPH 氧化酶(NOX1/4)抑制剂,在一项Ⅱ期临床试验中没有在糖尿病肾病患者中达到减少白蛋白/肌酸酐比值(albumin to creatinine ratio,ACR)的主要目标。

第六节　抗氧化药的研究方法

一、研发抗氧化药的高通量筛选模型

近年来,有研究以内源性抗氧化通路 Keap1-Nrf2-ARE 信号通路为依据,利用抗氧化反应元件(ARE)调控荧光素酶报告基因(Luc)表达的重组质粒载体,转染人胚肾上皮细胞Hek293,建立 Hek293-ARE 细胞模型,并将其用于抗氧化药的筛选。由于细胞中的 ROS 是参与代谢反应的重要物质,也是产生氧化损伤的主要诱因,因此有研究利用分子探针(如DCFH-DA 荧光探针)来检测细胞内 ROS 水平,从而评价活性产物在细胞水平上的抗氧化活性,进行抗氧化药的筛选。

COX-2 是花生四烯酸代谢途径中的关键酶,通过催化花生四烯酸生成一系列前列腺素,在炎症、神经退变及肿瘤中起着重要作用。有研究在昆虫 Sf-9 细胞中表达大量人 COX-2 蛋白,建立 COX-2 抑制剂高通量筛选模型。并将其用于研究中药丹参提取物隐丹参酮的抗氧化活性及其作用机制。该模型还被用于研究中药雷公藤提取物雷公藤甲素的抗炎及免疫抑制活性。

二、评价抗氧化药活性的动物模型

在整体动物水平进行氧化胁迫造模,常用的诱导剂有 H_2O_2、百草枯、1-甲基-4-苯基吡啶离子、鱼藤酮、次氯酸、多巴胺、脂多糖、偶氮二异丁基二盐酸盐和环磷酰胺等,这些诱导剂在动物体内可诱导产生过量的 ROS 并加速个体衰亡。因此,通过检测动物模型的生存时间可以评价活性产物对氧化胁迫的缓解作用,在这方面应用较多的主要有秀丽线虫、果蝇等低等

模式动物。对小鼠、大鼠、家兔等寿命较长的哺乳动物,大多数采用 D-半乳糖致衰老、急性缺氧、挤压伤、局部组织缺血再灌注损伤等方式进行氧化损伤造模,然后可通过检测血液和组织匀浆中的 ROS 水平、抗氧化酶活性和脂质过氧化物含量来评价活性产物的体内抗氧化活性。

参考文献

[1] BOAZ M,SMETANA S,WEINSTEIN T,et al. Secondary prevention with antioxidants of cardiovascular disease in endstage renal disease(SPACE):randomised placebo-controlled trial. Lancet(North American Edition),2000,356(9237):0-1218.

[2] 叶任高,李幼姬,刘冠贤. 临床肾脏病学. 北京:人民卫生出版社,2007.

[3] 朱依谆. 药理学. 北京:人民卫生出版社,2011.

[4] ANGIUS F,FLORIS A. Liposomes and MTT cell viability assay:An incompatible affair. Toxicol in Vitro,2015,29(2):314-319.

[5] WANG Q,YANG F,GUO W,et al. Caenorhabditis elegans in Chinese medicinal studies,making the case for aging and neurodegeneration. Rejuvenation Research,2014,17(2):205-208.

[6] BAZZAN M,VACCARINO A,MARLETTO F. Systemic lupus erythematosus and thrombosis. Thrombosis Journal,2015,13(1):16.

[7] SKAGGS B J,HAHN B H,MCMAHON M. Accelerated atherosclerosis in patients with SLE|[mdash]|mechanisms and management. Nature Reviews Rheumatology,2012,8(4):214.

[8] PEGOREIGOSA J M,RÚAFIGUEROA Í,LÓPEZLONGO F J,et al. Analysis of disease activity and response to treatment in a large Spanish cohort of patients with systemic lupus erythematosus. Lupus,2015,24(7):535-535.

[9] XIAO L,LI H,ZHANG J,et al. Salidroside protects Caenorhabditis elegans neurons from polyglutamine-mediated toxicity by reducing oxidative stress. Molecules,2014,19(6):7757-7769.

[10] ZHANG X,DAN L,XU L,et al. Berberine activates Nrf2 nuclear translocation and inhibits apoptosis induced by high glucose in renal tubular epithelial cells through a phosphatidylinositol 3-kinase/Akt-dependent mechanism. Apoptosis An International Journal on Programmed Cell Death,2016,21(6):721.

[11] BREYER M D,SUSZTAK K. The next generation of therapeutics for chronic kidney disease. Nat Rev Drug Discov,2016,15:568-588.

[12] DE ZEEUW D,RENFURM R W,BAKRIS G,et al. Efficacy of a novel inhibitor of vascular adhesion protein-1 in reducing albuminuria in patients with diabetic kidney disease(ALBUM):a randomised,placebo-controlled,phase 2 trial. Lancet Diabetes Endocrinol,2018,6:925-933.

[13] BREYER M D,SUSZTAK K. Developing treatments for chronic kidney disease in the 21st century. Semin Nephrol,2016,36:436-447.

（刘叔文　王丽）

第十章 免疫抑制药

【摘要】

　　免疫抑制药是一类抑制细胞及体液免疫反应的药物。临床常用的免疫抑制药包括糖皮质激素、抗代谢药、钙调磷酸酶抑制药、雷帕霉素靶蛋白抑制药、中草药及生物制剂类等。免疫抑制药主要用于各种原发性和继发性肾小球病如原发性肾病综合征和狼疮性肾炎等疾病的治疗，其副作用主要与药物的作用机制及应用时间长短相关。目前免疫抑制药进展以生物制剂类为主，包括免疫检查点抑制药、补体抑制药和靶向 T 细胞及 B 细胞的相关分子等。

第一节　免疫抑制药的发展史

　　免疫类药物是 20 世纪后期发展起来的一类新的作用于免疫系统的药物，这类药物通过调节机体的免疫功能、纠正异常的免疫反应而达到治疗目的。免疫类药物可根据正、负两方面的免疫调节作用，分为免疫增强药与免疫抑制药。

　　免疫抑制药是一类可抑制细胞免疫及体液免疫反应的药物，临床上主要用于器官移植排斥反应、炎症性及自身免疫性疾病的治疗。多数免疫抑制药对人体的免疫系统作用缺乏特异性和选择性，因而既可抑制免疫病理反应，又可干扰正常免疫应答；既可抑制体液免疫，又能抑制细胞免疫。早在 1914 年，Murphy 就报道了有机化合物苯可导致免疫抑制。自此以后，一系列免疫抑制药经研制并应用于临床（图 10-1）。

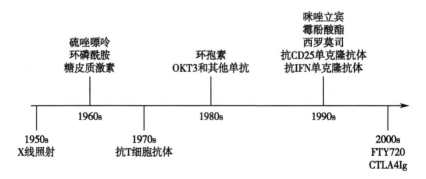

OKT3，CD3 单克隆抗体；IFN，干扰素；FTY720，芬戈莫德；CTLA4Ig，细胞毒性 T 细胞抗原 4。

图 10-1　免疫抑制药研发史

　　20 世纪 80 年代以来，干预免疫细胞、免疫分子以及免疫反应特定过程的药物层出不穷，主要包括以下七类：

　　1. 糖皮质激素　糖皮质激素（glucocorticoid，GC）又名"肾上腺皮质激素"，是由肾上腺皮质分泌的一类甾体激素,也可由化学方法人工合成。糖皮质激素是正常人体内重要的生理性物质,具有调节糖、脂肪和蛋白质的生物合成和代谢的作用,还具有抗炎作用。糖皮质激素是临床上应用广泛的一类免疫抑制药。

1949 年,Edward 与 Philip 两位研究者发现了肾上腺皮质激素,并阐明了其结构和生物学效应。20 世纪 60 年代,糖皮质激素被首次应用于器官移植,并取得较好的疗效。糖皮质激素对单核巨噬细胞、中性粒细胞、T 淋巴细胞和 B 淋巴细胞等多种免疫细胞均有较强的抑制作用,因此也用于免疫抑制治疗的诱导和维持阶段。糖皮质激素与其他免疫抑制药联用,可有效降低排斥反应的发生率。尽管免疫抑制药的发展日新月异,但糖皮质激素目前仍是基础免疫抑制治疗方案中的重要药物,甚至在急性排斥反应时,大剂量激素冲击治疗可起到挽救移植物的作用。

2. 抗代谢药 抗代谢药主要是抑制 DNA 合成过程中所需原料物质的生成,从而阻滞细胞生存和复制所必需的代谢途径,最终导致细胞死亡。其化学结构与体内的核酸或蛋白质代谢产物相似。

(1) 硫唑嘌呤(azathioprine, AZA):1953 年,George Hitchings 与其助手 Gertrude Elion 在研究抗癌药物的过程中,成功研制出抗癌新药 6-巯基嘌呤(6-mercaptopurine, 6-MP)。1960 年 Schwartz 和 Dameshek 发现 6-巯基嘌呤能减弱皮肤移植的排斥反应。硫唑嘌呤是 6-巯基嘌呤的咪唑衍生物,可产生烷基化作用,损伤 DNA 分子,抑制核酸的生物合成和细胞增殖。1962 年,Murray 医生首次成功地实施了尸体肾移植,同时改用硫唑嘌呤作为免疫抑制药,移植肾的存活时间有了突破性的进展。至今,硫唑嘌呤仍是肾移植排斥反应的三联疗法(硫唑嘌呤+环孢素+泼尼松)的重要组成药物。

(2) 吗替麦考酚酯(mycophenolate mofetil, MMF):1986 年,Gosio 从青霉菌培养液中发现具有抗代谢作用的霉酚酸(mycophenolic acid, MPA)。人们通过后续研究,进一步开发出霉酚酸的酯类前体药物——吗替麦考酚酯。1995 年,吗替麦考酚酯被美国 FDA 批准用于同种异体肾移植急性排斥的预防治疗。1998 年,吗替麦考酚酯被批准在心脏移植患者中应用。尽管许多新的嘌呤和嘧啶类抑制药已应用于器官移植,但目前吗替麦考酚酯仍然是替代硫唑嘌呤的首选药物。

(3) 来氟米特(leflunomide, LEF):1985 年,Bartlett 博士首次在大鼠佐剂性关节炎模型中揭示了来氟米特的免疫抑制和抗炎作用。1998 年,FDA 批准来氟米特在美国上市,适应证为成人活动性类风湿关节炎。2009 年,来氟米特治疗狼疮性肾炎的新适应证获得我国 FDA 的批准。

3. 微生物代谢产物 真菌、放线菌和细菌等均能产生不同化学结构的免疫抑制药。最早发现的微生物来源的免疫抑制药是 20 世纪 60 年代硫唑嘌呤等分离出来的化合物 Ovalicin(卵假散囊菌素),Ovalicin 由真菌 *Pseudeurotium ovalis* 产生,能够较强地抑制淋巴细胞增殖和淋巴瘤细胞的 DNA 合成,但由于其毒副作用较大而未能应用到临床。目前临床常用的与微生物相关的免疫抑制药主要有以下几类:

(1) 环孢素(cyclosporin):1978 年,科研人员从土壤真菌中分离出环孢素,环孢素是一种亲脂性的含 11 种氨基酸的环寡多肽。1983 年,FDA 批准抗真菌药物环孢素作为免疫抑制药应用于实体器官移植抗排斥反应和抑制骨髓移植受者的移植物抗宿主反应(graft versus host reaction, GVHR)和自身免疫病的治疗。1991 年,Liu 等发现环孢素可与细胞内一类特定的蛋白质亲环素(cyclophilin, CyP)结合,形成复合物后可抑制钙调磷酸酶(calcineurin,

CaN)的活性。

（2）他克莫司（tacrolimus，FK506）：1984年，在日本大阪筑波地区，研究人员通过发酵纯化的方式从一种霉菌中分离出他克莫司。1989年，美国 Thomas Starzl 教授首次在临床使用他克莫司。他克莫司是从土壤真菌的肉汤培养基中提取的一种大环内酯类抗生素，其免疫抑制作用比环孢素强 10~100 倍，且和环孢素合用具有明显的协同作用，因而很大程度上降低了临床使用剂量和治疗费用，同时不良反应也明显减弱。但因其治疗窗狭窄，临床上需定期监测药物浓度和用药个体化，从而减少毒副作用。

（3）雷帕霉素（rapamycin，RAPA）：雷帕霉素又名西罗莫司，是1975年 Vezina 等从太平洋 Easler 岛土壤样品中分离的一种吸水链霉菌所产生的亲脂性三烯含氮大环内酯抗生素类免疫抑制药，雷帕霉素主要用于抗实体器官的移植排斥反应。1999年，雷帕霉素口服液（雷帕明）作为器官移植抗排斥药物，通过美国 FDA 批准并被投放市场。

4. 烷化剂

（1）环磷酰胺（cyclophosphamide，CTX）：环磷酰胺是氮芥衍生物，其作用机制与氮芥相似，为细胞周期非特异性药物。自1958年 Gross 首先报道其抗癌活性以来，环磷酰胺已被广泛应用于临床。20世纪70年代中期即已发现，在抗原对绵羊血红细胞致敏前2天给予低剂量的环磷酰胺，可增强迟发性过敏反应而不影响机体产生抗体反应，当时认为这可能是由于环磷酰胺抑制了抑制性 T 细胞（suppressor T cell，Ts）的细胞活性，而对 B 细胞活性无影响。Shand 等将环磷酰胺在体外与大鼠肝微粒体、辅因子等培养后，将环磷酰胺活性成分继续与小鼠（经放射线照射）脾细胞培养，再将此脾细胞输入受体小鼠，发现经此处理的脾细胞失去了产生抗体的能力。该研究证实了环磷酰胺产物能够通过抑制小鼠肺辅助性 T 细胞（helper T cell，Th），使之不能促进对绵羊红细胞产生抗体；也说明，环磷酰胺在体外无活性，需经体内肝细胞酶系统处理产生代谢产物成为活性结构后，才能发挥其免疫效应。

（2）苯丁酸氮芥（chlorambucil，CB）：1946年，Louis Goodman 和 Alfred Gilman 发现芥子气有杀死淋巴组织的效果，揭开了其免疫抑制治疗的序幕。氮芥属于烷化剂，通过破坏细胞 DNA 结构而阻断 DNA 复制，最终导致细胞死亡。Goodman 应用氮芥对67名淋巴瘤和白血病的患者进行治疗，取得了较好的疗效。1948年，约有150名晚期癌症患者接受了氮芥化疗。

5. 生物制剂类

（1）多克隆抗体：常用的多克隆抗体有抗淋巴细胞球蛋白（antilymphocyte globulin，ALG）和抗胸腺细胞球蛋白（antithymocyte globulin，ATG）。这两种蛋白都是通过用人淋巴细胞或胸腺细胞作为抗原免疫马、羊、兔等动物，然后从动物血清中分离后制成含有抗人淋巴细胞或胸腺细胞的抗体。其免疫抑制机制可能是上述蛋白结合于淋巴细胞表面而导致淋巴细胞溶解；或封闭淋巴细胞表面受体，使受体失去识别抗原的能力。ALG 和 ATG 临床主要用于肾、心、肝、肺等器官移植过程中防止排斥反应。ALG 和 ATG 与其他免疫抑制药合用，可减少各药的用量并提高移植成功率。

（2）单克隆抗体：CD3 单克隆抗体（orthoclone，OKT3）是鼠 IgG_2 的免疫球蛋白，也是抗人成熟 T 细胞共同分化抗原 CD3 的单克隆抗体，它主要针对 T 淋巴细胞表面 CD3 分子，抑制 T 淋巴细胞的增殖与分化，还可破坏已经建立的 T 细胞功能，以达到抗排斥的目的。1986年美国 FDA 批准 OKT3 成为第一个正式用于临床治疗移植排斥反应的单克隆抗体，现临床上 OKT3 主要用于糖皮质激素治疗无效的肾移植排斥反应。

6. 中药提取制剂

（1）雷公藤多苷（multiglycosides of tripterygium wilfordii，GTW）：作为中国传统医学中一种常用的中草药，已有700多年的历史，具有活血化瘀、清热解毒、杀虫止血等功能。早在1936年，赵承嘏首先从雷公藤根部提取到萜类色素雷公藤红素（tripterine）。至今为止80多种成分已被提取，主要为生物碱类、二萜类、三萜类、倍半萜类及糖类。其中生物碱类和二萜类是雷公藤的主要活性成分。20世纪60年代，雷公藤被应用于治疗类风湿性关节炎，因见效快、疗效确切而备受青睐，后逐渐被西方学者认可。我国从1977年开创用雷公藤治疗肾炎，最初用的是原生药汤剂，之后使用雷公藤多苷片。

（2）芬戈莫德（fingolimod，FTY720）：是1994年日本Fujita教授从中药冬虫夏草（子囊菌亚门赤僵菌）培养液中，提取分离出的一种具有免疫抑制活性的鞘氨醇样物质——多球壳菌素（myriocin，ISP-1），然后对其进行化学修饰后得到一种新的化合物FTY720，即芬戈莫德。芬戈莫德的化学结构与作用机制均不同于目前所采用的免疫抑制药，芬戈莫德可使外周血中淋巴细胞出现"归巢现象"，而循环中的T、B淋巴细胞数减少，从而减弱对移植物的攻击而不影响自然杀伤细胞（NK细胞）、粒细胞及单核细胞功能。动物实验和Ⅲ期临床试验均表明，芬戈莫德的强大免疫抑制活性和独特的药理作用，不仅能预防排斥反应的发生，还可逆转已经发生的排斥反应。除自身具有免疫抑制活性外，芬戈莫德与其他免疫抑制药（如环孢素、雷帕霉素、他克莫司）联合使用，具有良好的协同增效作用，不良反应小且生物利用度较高。

（3）青蒿素（artemisinin）：青蒿入药，最早见之于约公元前168年马王堆三号汉墓出土的帛书《五十二病方》，其后在《神农本草经》《大观本草》及《本草纲目》等均有记载。从历代本草及方书医籍的记载，青蒿入药治疗疟疾，是经过长期的临床实践经验所肯定的。1971年以来，中医研究院青蒿素研究小组通过整理有关防治疾病的古代文献和民间单验方并结合实践经验发现，中药青蒿乙醚提取的中性部分具有显著的抗疟作用。在此基础上，研究者于1972年从青蒿中分离出活性物质——青蒿素，并于1976年通过化学反应、光谱数据和X射线单晶衍射方法，证明青蒿素为一种含有过氧基的新型倍半萜内酯，分子式为$C_{15}H_{22}O_5$。

7. 新型免疫抑制药

目前临床常用的免疫抑制药存在多种不良反应，如感染、肝肾损伤、神经毒性、肿瘤等，限制了其在临床上的广泛应用。新型小分子免疫抑制药在近几年发展迅速，在临床上取得了良好的治疗效果。以1-磷酸鞘氨醇（sphingosine-1-phosphate，S1P）受体激动剂、二氢乳清酸脱氢酶（dihydroorotate dehydrogenase，DHODH）抑制药、蛋白激酶C（protein kinase C，PKC）抑制药以及Janus激酶（Janus kinase，JAK）抑制药等为代表的新型小分子免疫抑制药及其与免疫相关的新靶点的发现，为高效特异免疫抑制药的开发提供了新的思路。随着对人类免疫系统更加深入的认识，将会有更多高效、低毒的小分子免疫抑制药出现。

免疫抑制药在器官移植、自身免疫性疾病、肿瘤治疗等方面发挥着不可替代的作用，因而对其不同功效的研发脚步从未停止。然而，免疫抑制药的应用仍受到其诸多副作用的限制，副作用的产生多与免疫抑制药物靶点在体内分布广泛且药物对靶点的选择性低有关。因此，寻找新的免疫系统疾病治疗靶点以及开发针对这些靶点的高效、低毒、高选择性的免疫抑制药仍是研究和开发新型药物的方向。

第二节 免疫抑制药的作用机制

不同种类的免疫抑制药,药理学机制可能不同,主要取决于其作用于免疫应答的不同时期。免疫应答是在抗原刺激下机体免疫系统发生的一系列变化,可分为 3 期。①感应期:是巨噬细胞和 T、B 细胞识别和处理抗原的阶段;②增殖分化期:免疫活性细胞被抗原激活,在协同刺激分子的参与下,增殖、分化并免疫活性物质;③致敏淋巴细胞或抗体与相应靶细胞或抗原接触,产生细胞免疫或体液免疫效应。免疫抑制药在免疫反应的不同时期,通过抑制免疫细胞的活化、成熟(如环孢素、他克莫司等),抑制细胞因子的产生及活性(如糖皮质激素等),抑制嘌呤或嘧啶的合成而干扰免疫细胞代谢(如硫唑嘌呤、甲氨蝶呤),阻断免疫细胞表面分子信号途径(如单克隆抗体等)等过程,从而抑制机体异常免疫反应。大多数免疫抑制药在免疫反应的诱导期发挥作用,也可抑制免疫细胞的增殖和部分作用于免疫反应的效应阶段。

一、抑制免疫应答反应

1. 糖皮质激素 糖皮质激素是临床常用的免疫抑制药,包括泼尼松、泼尼松龙和地塞米松等。糖皮质激素其作用广泛而复杂,且随剂量不同而异。生理情况下所分泌的糖皮质激素主要影响物质代谢过程,超生理剂量的糖皮质激素则发挥抗炎、免疫抑制等药理作用。糖皮质激素主要抑制细胞免疫反应,大剂量还可抑制体液免疫,并对免疫反应的各个时期、多个环节均有抑制作用。糖皮质激素可抑制 IL-2 基因转录及 IFN-γ、TNF-α 和 IL-1 等多种细胞因子的基因表达,抑制抗原和丝裂原诱导的 T 细胞增殖、巨噬细胞的抗原提呈和吞噬作用,从而抑制免疫反应诱导及效应过程。糖皮质激素还可以通过多种途径发挥抗炎作用,如干扰花生四烯酸代谢;抑制多种炎症细胞趋化、游走和聚集;抑制炎症介质产生;嗜酸细胞脱颗粒;淋巴因子释放;稳定溶酶体膜,抑制溶酶体蛋白水解酶释放等。此外,糖皮质激素还可减少组胺、5-羟色胺及其他过敏物质的形成和释放,减轻过敏反应。

2. 烷化剂 烷化剂是抗细胞增殖类药物中的一种类型,主要包括环磷酰胺和苯丁酸氮芥。总体而言,烷化剂免疫抑制作用强而持久,对体液免疫抑制作用较为显著,其中环磷酰胺还具有一定程度的抗炎作用。环磷酰胺主要药理机制为:环磷酰胺在机体内经肝脏微粒体作用被分解为醛磷酰胺,醛磷酰胺进入淋巴细胞后形成丙烯醛或磷酰胺氮芥,可直接引起细胞 DNA 双链交联,干扰细胞分裂周期中的 G2 期和 S 期,杀伤处于增殖相的淋巴细胞,减少循环中淋巴细胞数目,也对受抗原刺激进入分裂相的 T、B 细胞均有抑制作用,对分裂速度快的 B 细胞比 T 细胞更为敏感,因而对体液免疫抑制作用较强。环磷酰胺也可有效抑制迅速增殖的 T 细胞亚群,如抑制性 T 细胞(Ts),显著降低 NK 细胞的活性,从而抑制初次和再次体液免疫与细胞免疫过程。苯丁酸氮芥对淋巴组织有较高的抑制作用,低于中毒剂量时可迅速、显著地使淋巴样组织萎缩,抑制抗体的合成。

3. 甲氨蝶呤、硫唑嘌呤与 6-巯基嘌呤 是常用的抗代谢药。其中硫唑嘌呤最为常用,它在体内被代谢为 6-硫鸟嘌呤核苷酸,后者通过假性反馈机制干扰黄嘌呤代谢途径的各个环节,进而抑制细胞 DNA、RNA 及蛋白质的合成,导致细胞死亡,阻断 T、B 细胞及 NK 细胞的生物学效应,因此硫唑嘌呤同时抑制细胞免疫和体液免疫反应。此外,硫唑嘌呤对 T 淋巴细胞的抑制作用较强,较小剂量即可抑制细胞免疫,故对细胞免疫的抑制作用强于对体液免疫的作用,主要用于肾移植的排斥反应和类风湿性关节炎、系统性红斑狼疮等多种自身免疫性疾病的治疗。

4. **吗替麦考酚酯** 是一种真菌抗生素的半合成衍生物,在体内被肠道和血液中的酯酶水解释放出霉酚酸。霉酚酸可高效、选择性、非竞争性、可逆地抑制次黄嘌呤单核苷磷酸脱氢酶,阻断鸟嘌呤核苷酸的从头合成,使鸟嘌呤核苷酸耗竭,进而阻断 DNA 的合成。由于抗原激活的 B 细胞和 T 细胞高度依赖嘌呤的从头合成途径,因此霉酚酸可高度选择性地作用于淋巴细胞。吗替麦考酚酯抑制 T 细胞和 B 细胞的增殖和抗体生成,抑制细胞毒性 T 细胞的产生。此外,霉酚酸还可以诱导活化的 T 细胞凋亡,减少淋巴细胞归巢,减轻单核细胞的浸润和炎症反应;通过抑制岩藻糖、甘露糖糖基向淋巴细胞膜转运,从而抑制活化淋巴细胞与上皮细胞或靶细胞黏附,保护靶细胞免受杀伤。

5. **来氟米特** 是一个具有抗增生活性的异噁唑类免疫抑制药。经口服吸收后,来氟米特在肠道和肝脏内迅速转化为活性代谢产物 A771726 而发挥免疫抑制作用。低浓度来氟米特通过抑制二氢乳酸脱氢酶活性,阻断嘧啶的从头合成途径,影响 DNA 和 RNA 合成,使活化的淋巴细胞处于细胞周期 G1/S 交界处或 S 期休眠。高浓度时来氟米特则抑制细胞内蛋白酪氨酸激酶 P56^{KK} 和 MEK 活性,影响 IL-2、IL-3、IL-4、CSF、GM-CSF 和 TNF-α 等多种细胞因子诱导的细胞分裂,抑制活化的 T、B 淋巴细胞增殖,减少抗体生成。此外,来氟米特还具有明显的抗炎作用。

6. **巴利昔单抗和达珠单抗** 两者是针对 IL-2 受体 α 单链的单克隆抗体,两者均可阻断 Th 细胞上的 IL-2 受体从而发挥免疫抑制效应。OKT13 是利用杂交技术制备的具有专一特异性的单克隆抗体,是鼠的 IgG$_2$ 的免疫球蛋白,在急性排斥反应中,OKT13 能特异性地与 T 细胞膜上的抗原 CD3 相结合,阻止 CD3 信号转导及其功能,产生免疫抑制作用及抗排斥反应。

7. **ALG 和 ATG** 两者是采用动物或人的淋巴细胞或胸腺细胞、胸导管淋巴细胞或培养的淋巴细胞免疫动物(马、羊、兔等)获得抗淋巴细胞血清,经提纯得到抗淋巴细胞球蛋白。ALG 和 ATG 能选择性地与 T 淋巴细胞结合,在血清补体参与下,使外周血淋巴细胞裂解,对 T、B 细胞均有破坏作用,但对 T 细胞的作用较强,可封闭淋巴细胞表面受体,使受体失去识别抗原的能力。能有效抑制各种抗原引起的初次免疫应答,但对再次免疫应答作用较弱。

二、抑制钙调磷酸酶

钙调磷酸酶抑制药包括环孢素和他克莫司等。钙调磷酸酶是一种 T 细胞活化后调节 IL-2 基因启动子功能的丝氨酸-苏氨酸磷酸酶,钙调磷酸酶抑制药可选择性作用于钙离子依赖的信号转导系统,使钙离子磷酸酶失去活性,细胞内钙浓度增高,从而抑制依赖活化 T 细胞核因子的基因转录,包括一些早期 T 细胞激活所需要的细胞因子,如 IL-2、IL-3、IL-4、GM-CSF 和 TNF-α 等。

环孢素是一种从真菌代谢产物中提取获得的含 11 个氨基酸的环状多肽,是一种强效的免疫抑制药,但对急性炎症反应无作用。环孢素进入淋巴细胞后,与环孢素结合蛋白结合,进而与钙调磷酸酶结合形成复合体,抑制钙调磷酸酶活性,从而抑制 IL-2、IL-3、IL-4、TNF-α 和 IFN-γ 等细胞因子的基因转录,阻止辅助细胞激活,使 Th 细胞明显减少并降低 Th 与 Ts 的比例。环孢素对 T 细胞介导的细胞免疫作用强,对 B 细胞的抑制作用弱,可部分抑制 T 细胞依赖的 B 细胞反应。也可以间接通过干扰素的产生而影响 NK 细胞的活力。此外,环孢素还可以增加 T 细胞内 TGF-β 的表达,TGF-β 对 IL-2 诱导的 T 细胞增殖有强大的抑制作用,也能抑制抗原特异性的细胞毒性 T 细胞产生。

他克莫司是从筑波链霉菌分离提取的二十三元环大环内酯类抗生素,其药理作用机制与环孢素相似,同属于钙调磷酸酶抑制药。他克莫司进入细胞后与细胞内他克莫司结合蛋白形成复合物抑制钙调磷酸酶,使活化 T 细胞核因子及其他核因子不能脱磷酸而向细胞核内转位,从而抑制 IL-2、IL-1β、IL-3、IL-4、IL-6、TNF-α 等细胞因子的基因转录,抑制细胞因子的产生及 T 细胞的活化和增殖,抑制细胞毒性 T 细胞的产生,抑制 Th 细胞依赖的 B 细胞增殖及产生免疫球蛋白的能力,产生强大免疫抑制作用。

三、抑制雷帕霉素靶蛋白

雷帕霉素是吸水链霉菌所产生的一种亲脂性三烯含氮大环内酯抗生素类免疫抑制药。雷帕霉素结构与他克莫司相似,但作用机制不同。雷帕霉素进入细胞后,与他克莫司结合蛋白结合,形成复合物,这种复合物不能与钙调素结合,而是与细胞内靶蛋白 mTOR 结合,抑制mTOR 的磷酸化,从而抑制 mTOR 的活化,阻止细胞由细胞周期 G1 期向 S 期的转变,抑制 T细胞增殖和 T 细胞辅助细胞依赖型 B 细胞的增生。也抑制 IL-2、IL-3、干扰素等淋巴细胞的生成和 IL-2 受体的表达。

四、其他机制

除上述免疫抑制药以外,临床上一些常用的具有免疫抑制作用的中药,如雷公藤、青蒿素等,其具体的药理作用机制如下:

1. **雷公藤**　雷公藤含有多种活性成分,具有抗炎、抗免疫、抗肿瘤等多种药理作用,常用于治疗类风湿性关节炎、系统性红斑狼疮、慢性肾炎、肾病综合征等自身免疫性疾病。雷公藤及其衍生物可诱导活化的淋巴细胞发生凋亡,高剂量雷公藤还可以抑制 T 细胞的增殖。在非细胞毒性剂量下,雷公藤抑制活化的 T 细胞产生 IL-2 的能力与环孢素相同。雷公藤还可有效抑制抗体的生成及移植物抗宿主反应和迟发型超敏反应,但对 B 细胞增殖无明显作用。此外,雷公藤还可以抑制 IL-1、IL-2、IL-6、IL-8、TNF-α 等多种细胞因子的合成。因此,雷公藤是具有明确免疫抑制作用的中药,其作用途径广泛而复杂。

2. **青蒿素**　青蒿素又名黄花蒿素,由植物黄花蒿茎叶中所提取,其衍生物主要有双氢青蒿素、青蒿琥酯、蒿甲醚和蒿乙醚等。青蒿素及其衍生物都是新型的中药免疫调节药物,均可通过多种途径发挥免疫抑制作用。青蒿琥珀能显著抑制抗双链 DNA 抗体的产生,降低免疫复合物在肾脏沉积和蛋白尿的水平。蒿甲醚可通过抑制 IL-2、IFN-γ 的产生,抑制 T 细胞的增殖和分化;通过抑制细胞周期蛋白 cyclinD3、周期蛋白依赖性蛋白激酶 CDK6 的表达及 CDK 抑制蛋白 p27^{kip} 的降解,蒿甲醚使 T 细胞停留在细胞周期的 G0/G1 期,使之不能进入细胞分裂周期的 G1/S 期而影响 T 细胞的增殖;蒿甲醚还通过干扰 T 细胞 Ras-Raf1-ERK1/2信号通路,阻碍 Th$_1$ 细胞分化、促进 Th$_2$ 细胞分化,抑制 T 细胞介导的免疫反应。双氢青蒿素能够有效抑制内毒素诱导的小鼠体内 B 淋巴细胞的增殖,影响 B 细胞介导的体液免疫反应。此外,青蒿素及其衍生物还可以通过减少 IL-1、IL-6、TNF-α 等炎症因子的产生,抑制核因子 NF-κB 的活性,发挥直接的抗炎作用。

3. **芬戈莫德**　芬戈莫德是从冬虫夏草中提取分离并经化学修饰的一种具有免疫抑制活性化合物,是 S1P 受体阻断药。芬戈莫德与 S1P 受体 1 结合并减少其在细胞的表达,减少淋巴细胞从淋巴器官释放,促进淋巴细胞归巢,减少外周血中的淋巴细胞,从而减少病灶部位的淋巴细胞,抑制免疫反应。但芬戈莫德对外周单核细胞、粒细胞及红细胞的数目没有影响,也不损伤病毒感染机体后淋巴细胞的活化、增殖和免疫记忆功能。此外,芬戈莫德还可以诱导淋巴细胞尤其是 T 细胞的凋亡,通过调节淋巴细胞表面黏附蛋白的表达,加快 B 细胞和 T 细胞的游走及归巢,延迟效应 T 细胞到达移植器官的时间。因此,芬戈莫德主要用于抑制器官移植所引起的排斥反应,还可以用于治疗重症肌无力、多发性硬化症、自发性皮炎等自身免疫性疾病。

第三节　治疗肾脏疾病的免疫抑制药

免疫抑制药的临床应用距今已有半个多世纪的历史,随着医学研究的发展,免疫抑制药的种类逐渐增加。根据免疫抑制药的研制和发展过程,免疫抑制药可大致分为:第一代,以糖皮质激素为代表;第二代,以环孢素和他克莫司为代表;第三代,以雷帕霉素和吗替麦考酚酯为代表;第四代,以抗 IL-2 受体单克隆抗体为代表。根据合成方法又可大致分为:微生物酵解产物,如环孢素、他克莫司和雷帕霉素等;完全有机合成物,如糖皮质激素和硫唑嘌呤等;半合成化合物,如吗替麦考酚酯等;生物制剂,如 ALG 和 ATG 等。而实际临床应用中常将其分为以下六类:糖皮质激素,如泼尼松和甲基泼尼松龙等;抗代谢药,如硫唑嘌呤、吗替麦考酚酯和来氟米特等;微生物代谢产物,如环孢素、他克莫司和雷帕霉素等;烷化剂,如环磷酰胺和苯丁酸氮芥等;生物制剂,如 ALG 和 ATG 等;中药提取制剂,如 GTW 等。

一、糖皮质激素

糖皮质激素是一类由肾上腺皮质分泌的甾体激素,也可由化学方法人工合成。糖皮质激素的种类繁多,根据其半衰期分为短效、中效和长效三类(详见第八章)。

二、抗代谢药

随着分子免疫学基础理论和免疫药理学的深入研究,新型抗代谢类免疫抑制药的研究已取得很大进展,并已在临床上广泛应用。这些药物均主要通过抑制嘌呤或嘧啶核苷酸的生物合成,进一步抑制淋巴细胞的增殖活化而发挥作用。

1. **硫唑嘌呤**　硫唑嘌呤的作用主要是通过抑制腺嘌呤和鸟嘌呤的合成,进而抑制DNA、RNA 的合成而发挥其免疫抑制作用。硫唑嘌呤口服吸收良好,进入体内后很快被分解为 6-巯基嘌呤,然后再分解代谢生成多种氧化和甲基化的衍生物,随尿排出体外,24 小时尿中排泄量为 50% ~ 60%,48 小时内大便排出 12%,血药浓度达峰时间为 1 小时,半衰期为3~4 小时。

硫唑嘌呤在 1981 年获得美国 FDA 批准,用于类风湿性关节炎的治疗。但由于硫唑嘌呤不良反应较多且严重,对于较多疾病的治疗已不作为首选用药,通常是在单用糖皮质激素疗效不佳时作为联合用药选择之一。硫唑嘌呤起始剂量为 1~3mg/(kg·d),应用剂量应根据临床治疗反应和患者耐受程度而定。当治疗效果明显时,用药剂量应减少至可保持此治疗效果的最低水平。如 3 个月内患者临床病情无改善,应考虑停用硫唑嘌呤。一般而言,硫唑嘌呤所需维持量为 1~3mg/(kg·d),具体用药取决于临床治疗需要和个体反应,包括血液学指标所示的耐受程度。同时合并有肝和/或肾功能不全的患者,硫唑嘌呤应酌情减量。

一般情况下患者对硫唑嘌呤耐受性良好，但也可能出现以下不良反应：恶心、呕吐是常见的不良反应，见于餐后口服硫唑嘌呤或静脉输注硫唑嘌呤的患者。硫唑嘌呤引起的过敏反应常在用药2周后出现，患者可表现为休克、发热、皮疹等，多见于男性，急性变态反应综合征少见。脱发常见于使用该药物的移植患者。急性胰腺炎亦有发生，常见于克罗恩病患者。

由于硫唑嘌呤的骨髓抑制作用，患者常发生贫血，感染机会增加，用药期间应常规检测患者血常规。此外，硫唑嘌呤与别嘌醇等药物合用时，骨髓抑制作用会显著增强。硫嘌呤甲基转移酶（thiopurine S-methyltransferase，TPMT）参与硫唑嘌呤作用机制中的多个关键步骤。硫唑嘌呤首先在硫嘌呤甲基转移酶作用下转化为免疫抑制药的前体药物6-巯基嘌呤。随后，硫嘌呤甲基转移酶部分参与6-巯基嘌呤的甲基化，生成非活性代谢产物6-甲基巯嘌呤，这一甲基化过程防止了6-巯基嘌呤进一步转化为活性的、具有细胞毒性的硫鸟嘌呤核苷酸（thioguanine nucleotide，TGN）代谢产物。然而，硫嘌呤甲基转移酶基因变异的患者硫嘌呤甲基转移酶活性减弱或丢失，应用硫唑嘌呤治疗后硫鸟嘌呤核苷酸代谢产物增加，发生严重骨髓抑制的风险也增加。

接受过烷化剂治疗的患者若接受硫唑嘌呤治疗，其患恶性肿瘤的风险增加。并且硫唑嘌呤增加器官移植患者皮肤癌的发生风险，推测其原因可能与硫唑嘌呤导致6-硫鸟嘌呤在患者DNA中堆积有关，因而当患者暴露在紫外线下时易诱发皮肤恶性肿瘤。

2. 吗替麦考酚酯 吗替麦考酚酯主要是通过抑制鸟嘌呤核苷酸合成，从而降低淋巴细胞在慢性炎症部位的聚集。该药口服后在体内迅速水解为活性代谢产物霉酚酸，因此口服吸收迅速，吸收率平均为94%，单剂口服后约40分钟~1小时血浆药物浓度达到高峰，血浆蛋白结合率高达98%，只有少量游离的霉酚酸发挥生物学活性。

临床上吗替麦考酚酯常用于预防和治疗器官移植后排斥反应，也可用于不能接受其他免疫抑制药或者疗效不佳的类风湿性关节炎、系统性红斑狼疮、原发性或继发性肾小球肾炎等自身免疫性疾病。吗替麦考酚酯一般口服给药，常用剂量为1.5~3g/d，与硫唑嘌呤相比，吗替麦考酚酯的肝、肾毒性较小。

在诱导治疗阶段吗替麦考酚酯使用剂量较大，患者可能发生细菌或病毒感染，尤其是肺部细菌感染，可能来势凶猛，此时应及时减量或停用吗替麦考酚酯，并选用针对性抗生素治疗。治疗期间，患者也可辅助使用免疫增强药，如胸腺肽等增强机体免疫力，减少感染发生；部分患者可出现腹泻、腹胀、腹痛等，多在减量后好转，并且患者对胃肠道反应可逐渐耐受，此时吗替麦考酚酯剂量又可逐渐增加至原剂量；吗替麦考酚酯骨髓抑制的发生率远远小于环磷酰胺，但若患者临床发生血白细胞计数小于$3.0×10^9$/L时，吗替麦考酚酯应减半量，白细胞计数恢复后，吗替麦考酚酯剂量可恢复到原剂量。吗替麦考酚酯导致患者出现贫血的情况罕见，如出现严重贫血则应停药。血小板减少也罕见；肝功能损伤比较少见，一般出现谷丙转氨酶的一过性升高，多无须停药，常在2~4周恢复正常。

3. 来氟米特 来氟米特作为免疫抑制药，最早用于类风湿性关节炎的治疗，其药理作用主要是通过阻断嘧啶合成从而抑制细胞和体液免疫反应。该药口服吸收后在胃肠黏膜和肝脏中迅速转变为活性代谢产物A771726，主要分布在肝、肾和皮肤组织内，体内血浆蛋白结合率为99.3%，43%经肾脏代谢而从尿中排泄，48%经胆汁从粪便排泄。来氟米特可单用或与其他免疫抑制药联合治疗各种类型肾小球肾炎，一般最初3~5天给予负荷剂量50~100mg/d，之后给予维持剂量20~30mg/d。

来氟米特最常见的不良反应有腹泻、瘙痒、脱发、皮疹等,约20%的患者可发生可逆性肝酶活性升高和一过性白细胞下降等,但这种症状随着时间的推移可以改善。如腹泻持续存在,需减少来氟米特剂量。其他少见不良反应包括眩晕、消化不良、皮疹、脱发等。不足10%患者可出现肝功能异常、血细胞减少,故服用此药时,应注意监测肝功能和血常规。此外,也有关于来氟米特诱发剥脱性皮炎的个案报道。

三、微生物代谢产物

近年来由于生命科学的发展和各种学科的相互交叉、渗透,与微生物相关的免疫抑制药种类越来越多。

1. 环孢素　环孢素能抑制聚羟基脂肪酸酯等有丝分裂原、抗OKT13及同种异体抗原刺激引起的T细胞的活化和混合淋巴细胞反应。该药口服吸收不完全,个体差异较大,血浆蛋白结合率可高达90%,主要经肝脏代谢,经胆道排泄至粪便中排出,仅有6%经肾脏排泄。

临床上环孢素主要用于肾脏、心脏、肝脏等器官移植后的抗排斥反应,也可用于原发性肾病综合征、类风湿性关节炎、系统性红斑狼疮等自身免疫性疾病的治疗。环孢素在肾病综合征中的应用一般为$3\sim5mg/(kg\cdot d)$,用药期间注意监测肾功能及血药浓度,一般维持在$100\sim200ng/ml$,合用地尔硫草等药物可增加药物浓度。

环孢素药物不良反应包括:牙龈肿胀、抽搐、消化性溃疡、胰腺炎、发热、呕吐、腹泻、高胆固醇血症、呼吸困难、高血压、高钾血症、肾毒性和肝毒性和致病菌机会性感染增加等。肾移植后应用环孢素可引起高尿酸血症、痛风,其机制可能与环孢素引起肾小球滤过率下降,尿酸的清除减少有关,进而导致高尿酸血症引起痛风发生。

2. 他克莫司　他克莫司与环孢素同属钙调磷酸酶抑制药,与环孢素相比,他克莫司有如下特点:免疫抑制作用是环孢素的数十倍到数百倍;肝、肾移植受体的急、慢性排斥反应较弱;细菌和病毒感染率较环孢素治疗者低。此外,因他克莫司有较强的亲肝性,大大降低了肝移植患者的临床使用剂量,可降低原治疗费用的$1/3\sim1/2$,同时不良反应也明显降低。该药口服经胃肠道吸收,主要经由肝脏代谢,97%的代谢产物经胆汁排出,口服生物利用度为$4\%\sim89\%$,个体差异显著。目前除用于器官移植后预防和治疗排斥反应外,尚用于治疗系统性红斑狼疮、原发性肾病综合征等疾病。起始剂量一般为$0.15mg/kg$,分2次服用,最好在空腹或至少进食前1小时或进食后$2\sim3$小时服用,以达到最大吸收量,用药期间监测药物的血浆浓度,一般为$5\sim10ng/ml$。

口服他克莫司可出现以下不良反应:感染、心脏损伤、高血压、视物模糊、肝毒性、肾毒性、高钾血症、低镁血症、高血糖、糖尿病以及多种神经系统症状,如失眠多梦、抑郁、可逆性后部脑病综合征等。此外,他克莫司可增加病毒感染风险,如带状疱疹病毒和多瘤病毒。他克莫司还有致癌和致基因突变作用。移植手术后应用他克莫司的患者罹患肿瘤的风险增加,最常见的如非霍奇金淋巴瘤和皮肤癌,与药物应用时间和个体敏感性有关。

局部应用他克莫司,最常见的不良反应是皮肤瘙痒和烧灼感,对阳光和热敏感性增强。亦可见流感症状、头疼、咳嗽和眼部烧灼感。此外,有研究显示,他克莫司和吡美莫司用于湿疹治疗可导致癌症风险增加,该观点目前尚有争议。

3. 雷帕霉素　雷帕霉素是土壤细菌中分离的一种新型的大环内酯类抗生素,与他克莫司的结构相似,但和他克莫司相比,雷帕霉素可阻断T、B细胞的钙依赖性和非钙依赖性的信号转导通路。该药口服吸收迅速,血浆蛋白结合率90%以上,主要经肠道排泄。目前主要用于肾脏移植患者术后的免疫抑制治疗,临床上多建议雷帕霉素与环孢素和糖皮质激素合用。肾移植患者第 1 日雷帕霉素负荷量为 6mg,后续维持剂量为 2mg/d。在其他肾脏疾病中的应用尚处于研究阶段。

雷帕霉素主要不良反应包括:头痛、头晕、鼻出血、关节疼痛。实验室检查可见以下异常:血细胞三系减少、高甘油三酯血症、高胆固醇血症、高血糖、肝酶升高、乳酸脱氢酶升高、低钾血症、低镁血症等。此外,类似于其他免疫抑制药,雷帕霉素有增加感染的机会,可能增加肺炎发生风险。有报道称,肺毒性是雷帕霉素治疗的严重并发症,尤其是接受过肺移植手术的患者。间质性肺炎的发生没有剂量依赖性,有潜在肺疾病的患者更易发生。

四、烷化剂

烷化剂是一类化学性质高度活泼的化合物,属于细胞毒性药物,在体内能形成碳正离子或其他具有活泼的亲电性基团的化合物,进而与细胞中的生物大分子(如 DNA、RNA、酶等)中含有丰富电子的基团发生共价结合,使 DNA、RNA、生物酶等丧失活性或使 DNA 分子发生断裂,导致细胞死亡。常用的烷化剂有环磷酰胺、苯丁酸氮芥等。

1. **环磷酰胺** 环磷酰胺属于氮芥类烷化剂,口服易吸收,迅速分布全身,约 1 小时后达血浆峰浓度,在肝脏转化为磷酰胺氮芥,约 50% 的代谢产物与蛋白结合,静脉注射后血浆半衰期为 4~6 小时,48 小时后 50%~70% 经肾脏排出。

环磷酰胺主要用于系统性血管炎、类风湿性关节炎、系统性红斑狼疮和原发性肾病综合征的治疗。其治疗效应主要与累积剂量有关,现今由于其不良反应较多,该药的临床应用受到限制。环磷酰胺的用法用量:50~150mg/d,分 2 次口服,或静脉滴注,4mg/kg,1 次/d,可用到总剂量 8~10g;中等剂量间歇给药,0.6~1g/次,每 5~7 日 1 次,疗程和用量同上;亦可 1 次大剂量给予 20~40mg/kg,间隔 3~4 周再用。

环磷酰胺的不良反应与药物剂量累积有关,包括化疗引起的恶心和呕吐、骨髓抑制、胃痛、出血性膀胱炎、腹泻、皮肤或乳头色素沉着、脱发、嗜睡。肺损伤罕见,但临床上可见急性肺炎和慢性进展性肺纤维化。心肌毒性是高剂量使用环磷酰胺患者的主要问题。环磷酰胺代谢产物丙烯醛有毒性,作用于膀胱上皮引起出血性膀胱炎。对接受环磷酰胺的患者给予美司钠,预防膀胱毒性,可能的机制是该药物能与尿液中的丙烯醛结合,使其失活。间歇性使用环磷酰胺减少药物的累积剂量,可以减少膀胱与丙烯醛的接触,同时也具有治疗狼疮性肾炎的效应。使用环磷酰胺后出现白细胞减少症和淋巴瘤,使患者常有各种细菌、真菌及机会致病菌感染。口服环磷酰胺通常比静脉注射冲击治疗发生感染的风险大。由于环磷酰胺的膀胱毒性,膀胱癌的发生率常增加。除此之外,环磷酰胺也使其他恶性肿瘤的发生率增加 2~4 倍,以皮肤、骨髓、口咽部的恶性肿瘤常见,这些肿瘤的发生风险与环磷酰胺的累积剂量有关。

2. **苯丁酸氮芥** 苯丁酸氮芥也是一种氮芥类烷化剂,低剂量苯丁酸氮芥可选择性抑制淋巴细胞。较环磷酰胺相比,苯丁酸氮芥免疫抑制诱导时间明显延长,且较少发生严重的骨髓抑制。苯丁酸氮芥口服吸收完全,生物利用度大于 70%,达峰时间为 2~4 小时,24 小时内60% 随尿排出。

该药对多种肿瘤有抑制作用,如慢性淋巴细胞性白血病、多发性骨髓瘤等;尚可用于系统性红斑狼疮、类风湿性关节炎以及难治性肾病综合征的治疗。用法:一般每日 0.1~0.2mg/kg,每日 1 次或分 3~4 次口服,连用 3~6 周,一疗程总量可达 300~500mg。

骨髓抑制是使用苯丁酸氮芥最常见的并发症，表现为贫血、嗜中性粒细胞减少症、血小板减少。停用药物后，骨髓抑制可逆转。与其他烷化剂类似，苯丁酸氮芥可以导致恶性肿瘤的发生。其他不常见的不良反应有：肠胃不适，如恶心、呕吐、腹泻和口腔溃疡；药物相关性肺炎；中枢神经系统症状，如肌肉颤搐、共济失调、幻觉；肝毒性；不孕；脱发。

五、生物制剂

生物制剂类免疫抑制药主要是利用生物技术合成的单克隆和多克隆抗体。由于多克隆抗体多为异种来源，并且因其特异性不高，不良反应多等缺陷，限制了其临床应用；而单克隆抗体较多为人源性，且特异性高，不良反应也大大降低，临床用药较为广泛。

1. **ALG 和 ATG** ALG 是用人淋巴细胞免疫动物获得的抗体，现已能用单克隆抗体技术生产，特异性高，安全性好。它可与淋巴细胞结合，在补体的共同作用下，使淋巴细胞裂解。适用于器官移植的排斥反应，尤其是肾移植术后，对多种自身免疫性疾病如肾小球肾炎、系统性红斑狼疮、类风湿性关节炎以及再生障碍性贫血等也有一定疗效。用法用量：马来源的 ALG 每次 4~20mg/kg，兔来源的 ALG 每次 0.5~1mg/kg，肌内注射，每日 1 次或隔日 1 次，14 日为一疗程；马来源的 ALG 每次 7~20mg/kg，稀释于 50~100ml 等渗盐水中，于 4~6 小时内滴完，每日 1 次。

ATG 是用人的胸腺细胞免疫马、兔等动物，抽取致敏动物的血液，经分离纯化而得。用于预防和治疗器官移植的排斥反应，也可用于自身免疫性疾病。兔来源的 ATG 2.5~4.0mg/(kg·d)，共 5 天，用生理盐水稀释后，先皮试，然后缓慢经大静脉滴注，如无过敏反应，则全量在 8~12 小时内滴完；同时静脉滴注氢化可的松，1/2 剂量在 ATG 滴注前，另 1/2 剂量在滴注后用。

ALG 或 ATG 的常见不良反应包括：类变态反应，在输注过程中出现的发热、多样性皮疹、关节和肌肉酸痛等；血清病反应，发生率约为 30%，主要表现为高热、皮疹、关节酸痛和蛋白尿等，严重者可出现喉头水肿。多发生在 ALG 或 ATG 治疗后 7~14 天，个别患者的血清病反应可反反复复，持续 1 个月；感染和出血加重；继发其他克隆性疾病，发生率为 5%~10%，如急性髓性白血病、骨髓增生异常综合征、阵发性睡眠性血红蛋白尿；肝肾功能异常。

2. **OKT3** OKT3 为第一个用于临床的抗 T 细胞的单克隆抗体，是静脉给药类免疫抑制药。该抗体是鼠源 IgG2a 单克隆抗体，可预防急性同种异体排斥反应，具有中等强度的免疫抑制效应。OKT3 最早用于治疗肾移植术后排斥反应，后来陆续扩展到肝脏、心脏移植术后的急性排斥反应。用法用量：5mg/(kg·d)静脉滴注 10~14 天。但由于通常所用的 OKT3 单抗为鼠源性，如果在临床反复多次应用可能产生抗异种蛋白的过敏反应。

OKT3 为鼠源性蛋白，因此变态反应的发生概率较高，应用过程要谨慎，尤其是在给药后 48 小时要严密观察。首剂注射 OKT3 后，OKT3 与 T 细胞上的 CD3 结合，激活 T 细胞释放炎症因子如 TNF-α 和 IFN-γ。这些细胞因子的释放引起机体一系列症状，比如发热、寒战、肌痛、头痛、恶心和腹泻，甚至引起窒息、心搏骤停和急性肺水肿。但值得注意的是，OKT3 的不良反应多于首剂给药后短时间发生，但也有的延迟数天或数周才出现。患者一般表现为一过性的发热、寒战、胸痛。约有 5% 的患者可能会出现呼吸困难、癫痫、脑病、脑膜炎、肾功能不全、移植物梗死。但发生超敏反应较为罕见。

3. **抗 CD20 单克隆抗体** 利妥昔单抗（rituximab）是抗 CD20 人鼠嵌合型单克隆抗体，最早用于 B 细胞淋巴瘤的治疗。随着研究的进展，目前已获批准的适应证还包括类风湿性关节炎、慢性淋巴细胞白血病、原发性小血管炎等 B 细胞相关性疾病。在临床使用中一般以利妥昔单抗 500mg 加入生理盐水 500ml 中稀释,首次滴入速度为 50mg/h,随后可每隔 30 分钟增加 50mg/h,最大可达 400mg/h。成年人使用剂量按 $375mg/m^2$ 计算,每周 1 次,共 4 次。

利妥昔单抗可引发严重不良反应,导致死亡和残疾。不良反应包括:严重的输液反应;心搏骤停;细胞因子释放综合征;肿瘤溶解综合征引起急性肾衰竭;感染,如乙肝复发、进展性多灶性脑白质病变(progressive multifocal leukoencephalopathy,PML);免疫毒性,可损耗淋巴癌患者 70% ~ 80% 的 B 细胞;肺毒性;肠梗阻、肠穿孔。

美国 FDA 报道,有两例系统性红斑狼疮患者应用利妥昔单抗治疗后死于 PML。PML 由约翰·坎宁安病毒(John Cunningham virus,JCV)活化引起,JCV 是位于大脑的常见病毒,一般处于潜伏期,一旦活化将导致死亡或严重的脑损伤。据报道,利妥昔单抗可能是导致淋巴癌患者发生慢性戊型肝炎的辅因子。戊型肝炎感染通常是急性感染,提示利妥昔单抗及淋巴癌可能削弱了机体免疫系统对该病毒的免疫作用。

六、中药提取制剂

随着中药研究的发展,中药免疫抑制药由于其具有毒副作用小、药理作用广泛、双向调节等优势,日益受到医药界的关注,如 GTW、芬戈莫德和青蒿素等。

1. GTW GTW 是从卫矛科植物雷公藤根提取精制而成的脂溶性成分混合物,其生理活性是由多重成分协同产生,其免疫抑制作用是多靶点、多部位的。该药吸收迅速,血药浓度在 5~15 分钟迅速达峰,组织分布广泛,甚至可分布到脑和睾丸组织。主要经肝脏代谢。临床中用于治疗各种肾小球肾炎以及类风湿性关节炎、系统性红斑狼疮等多种自身免疫性疾病。用法:一般 1~1.5mg/kg,分 3 次饭后口服。

GTW 的副作用主要发生在消化系统、骨髓及血液系统、泌尿系统、生殖系统、心血管系统和神经系统。胃肠道不良反应是 GTW 临床应用中发生频率最高的症候群。主要表现为口感、恶心、乏力、食欲缺乏、腹痛、腹泻、黄疸、转氨酶升高等。GTW 血液系统的主要不良反应包括白细胞、血小板下降,严重者可出现粒细胞缺乏和全血细胞减少。GTW 可引起少尿或多尿、水肿、肾功能异常等肾脏损害,严重者可出现急性肾衰竭。GTW 对生殖、内分泌系统的抑制作用明显,如女子月经紊乱、月经量少或闭经;男子精子数量减少、活力下降。GTW 对心血管系统的影响主要表现为心悸、胸闷、心律失常、血压升高或下降、心电图异常。对神经系统的影响包括头昏、头晕、嗜睡、失眠、神经炎、复视等。其他的不良反应还有皮疹、瘙痒、脱发、面部色素沉着等。

2. 芬戈莫德 芬戈莫德是子囊菌冬虫夏草的有效成分 ISP-1 经过化学修饰后合成,化学名为 2-氨基-2-[2-(4-辛基苯基)乙基]-1,3-丙二醇。芬戈莫德为 S1P 受体阻断药,主要是作用于 S1P1 受体而发挥其免疫抑制作用。芬戈莫德的应用尚处于临床试用阶段,主要用于器官移植排斥反应的治疗,以及重症肌无力、多发性硬化症等自身免疫性疾病,与现有的免疫抑制药相比,具有用量小、活性高、毒副作用少的优点。

芬戈莫德最常见的不良反应是头痛和疲乏感。也可产生致死性感染和心动过缓,亦有一例关于出血性脑炎的病例报道。可引起黄斑水肿,导致视力下降。欧洲药品管理局建议医生加强对首次使用该药物患者的监测,包括治疗前的心电图检测,以及首剂治疗后 6 小时内持续检测心电图,每隔 1 小时测量一次血压和心率。

3. 青蒿素 青蒿素及其衍生物蒿甲醚、青蒿琥酯、二氢青蒿素等是 FDA 认证和 WHO

提倡用于治疗疟疾的安全有效的首要药物。临床和基础研究发现,青蒿素及其衍生物还具有免疫抑制活性,可用于治疗系统性红斑狼疮、类风湿性关节炎、接触性皮炎等。用法:一般为第 1 个月每次口服 0.1g,每日 2 次;第 2 个月每次 0.1g,每日 3 次;第 3 个月每次 0.1g,每日 4 次。

青蒿素毒性低,使用安全,一般无明显不良反应。少数病例出现食欲减退、恶心、呕吐、腹泻等胃肠道反应,但不严重,可自行恢复;过敏反应罕见,一旦出现则比较严重;水混悬剂对注射部位有轻度刺激;个别患者服用后可出现一过性转氨酶升高,轻度皮疹;可见长期使用高剂量的青蒿素导致肝炎的个案报道。

第四节 免疫抑制药在肾脏疾病的应用

一、治疗原发性肾小球疾病

免疫抑制药在原发性肾小球病中主要用于肾病综合征(nephrotic syndrome,NS)和急进性肾炎(rapidly progressive glomerulonephritis,RPGN)。

(一)肾病综合征

肾病综合征是一组因多种肾脏疾病导致肾小球滤过膜损伤引起大量蛋白随尿液丢失继发相应的病理生理改变的一组疾病。肾病综合征的诊断指标包括:大量蛋白尿,≥3.5g/24h,或 $3.5g/(1.73m^2 \cdot 24h)$;低白蛋白血症(≤30g/L);水肿;高脂血症。其中前两项为诊断所必需的。

肾病综合征的病因分为家族遗传性肾病综合征、原发性肾病综合征和继发性肾病综合征。原发性肾病综合征诊断主要依靠排除家族遗传性和继发性肾病综合征。继发性肾病综合征的病因很多,我国主要为糖尿病肾病、系统性红斑狼疮肾炎、乙肝病毒相关肾炎、肾淀粉样变、肿瘤、药物、毒物及感染等引起的肾病综合征;家族遗传性肾病综合征常见为 Alport 综合征、脂蛋白肾病等。引起原发性肾病综合征的临床病理类型包括:膜性肾病、微小病变肾病、系膜增生性肾炎、局灶节段性肾小球硬化、膜增生性肾炎等。国内资料表明膜性肾病占第一位(约 1/3),其次为微小病变(约占 1/4)。近年来,伴随空气污染特别是 PM 2.5 的暴露,我国膜性肾病的发病有明显增长的趋势。

免疫抑制药在肾病综合征中的应用如下:

1. 微小病变肾病 微小病变肾病(minimal change disease,MCD)又称微小病变性肾小球病(minimal change glomerulopathy),是指临床表现为肾病综合征,光镜下肾小球结构大致正常、电镜下仅以足细胞足突广泛消失为主要特点的一类肾小球疾病。原发性微小病变肾病发病高峰在儿童及青少年,占 10 岁以内儿童肾病综合征的 70%~90% 及成人肾病综合征的 10%~30%,中年较少见,老年人比例又有所上升。微小病变肾病多为突然起病,常有前驱感染的诱因,水肿一般较明显,甚至可表现为重度的胸、腹水。血尿不突出,血压大多正常,大多数患者肾功能正常。

激素治疗可使肾病综合征缓解,诊断明确后应尽快使用激素治疗以使肾病综合征尽早缓解。使用糖皮质激素有相对禁忌证或不能耐受大剂量糖皮质激素的患者,建议口服环磷酰胺或钙调磷酸酶抑制药。

该病易于复发,对于频繁复发或激素依赖者,建议口服环磷酰胺 $2~2.5mg/(kg \cdot d)$,共

8周;我国患者一般为100mg/d,累积量6~8g。一些观察性研究显示,环磷酰胺对于激素依赖性的微小病变肾病患者有较好的效果。Mak等研究发现,应用环磷酰胺治疗激素依赖性的微小病变肾病患者,平均随访9.1年仍有80%维持缓解。也有报道发现静脉应用环磷酰胺治疗成人微小病变肾病有效的报道。

使用环磷酰胺后仍复发和希望生育能力不受影响的患者,建议使用钙调磷酸酶抑制药[环孢素3~5mg/(kg·d)]或他克莫司0.05~0.1mg/(kg·d),分2次口服,治疗1~2年,或他克莫司0.05mg/(kg·d)(12小时药物谷浓度5ng/ml左右),分2次口服;完全缓解后,逐步减量至维持缓解的最小剂量,维持1~2年。在一项52例的随机对照研究中,环孢素联合糖皮质激素[泼尼松0.8mg/(kg·d)]较单纯糖皮质激素[泼尼松1mg/(kg·d)]能够更快地达到缓解,提示环孢素不仅可以减少糖皮质激素的剂量,还可以更好地促进缓解。

对于不能耐受糖皮质激素、环磷酰胺和钙调磷酸酶抑制药的患者,建议使用吗替麦考酚酯500~1 000mg/次,每日2次,共1~2年,吗替麦考酚酯有助于加快激素的减量速度。来氟米特治疗微小病变肾病也有类似的效果,10~20mg/d口服,共1~2年。近年来还有利妥昔单抗治疗频繁复发的激素依赖型微小病变肾病患者的小规模报道。用法为:每次静脉滴注375mg/m²,每半年1次,至少4次;或每次静脉滴注1g,每6个月1次,共2次。能够帮助减停激素,减少复发。

2. 局灶节段性肾小球硬化　局灶节段性肾小球硬化(focal segmental glomerulosclerosis, FSGS)是一组比较常见的肾小球病变,其光镜特点是肾小球局灶(部分肾小球)节段性(部分毛细血管襻)硬化,在疾病的进程中可不同程度地伴有球囊粘连,足细胞增生、肥大、空泡变性,玻璃样变,节段性内皮细胞及系膜细胞增生,肾小管上皮细胞损伤,肾小管萎缩,肾间质纤维化,泡沫细胞形成(毛细血管襻内或肾间质中)以及肾间质淋巴、单核细胞浸润。免疫荧光检查表现为节段性IgM和/或补体C3呈颗粒状、团块状在毛细血管襻(硬化部位)和系膜区沉积,可伴有相对较弱的IgG、IgA沉积;也可全部阴性。局灶节段性肾小球硬化发病机制尚不清楚,但足细胞损伤是其中的核心环节。

关于原发性局灶节段性肾小球硬化的病理分型,目前国际上仍使用国际肾脏病理学会局灶节段性肾小球硬化工作组2003年提出的病理分型建议,分为以下五个亚型。非特异型:至少一个肾小球呈节段性细胞外基质增多、毛细血管闭塞,可伴有节段性毛细血管塌陷而无相应的足细胞增生;门部型:至少一个肾小球呈现门部(肾小球血管极)玻璃样变,或者>50%的节段性硬化的肾小球具有门部的硬化和/或玻璃样变;细胞型:至少一个肾小球呈节段性毛细血管内增生堵塞管腔,伴或不伴泡沫细胞及核碎裂;尖端型:至少一个肾小球呈现位于尿极的节段性病变(靠近尿极的25%的外围毛细血管襻),可以是细胞性病变或硬化,但一定要有球囊粘连或者是足细胞与壁层上皮细胞、肾小管上皮细胞的汇合;塌陷型:至少一个肾小球呈节段性或球性塌陷并且伴有足细胞增生和肥大。

该病可见于任何年龄,无显著发病高峰,青少年稍多,男性较常见;临床表现为:患者有不同程度的蛋白尿,60%以上为肾病综合征,约50%患者有不同程度血尿,1/3患者起病时伴有高血压、肾功能不全,常有肾小管功能受损表现。

对表现为肾病综合征的特发性FSGS患者使用糖皮质激素和免疫抑制药,而对于未达到肾病综合征水平蛋白尿患者,治疗的重点在于减少尿蛋白及防止硬化的进展,采用ACEI/ARB。泼尼松每日顿服1mg/kg(最大剂量80mg)或隔日顿服2mg/kg,初始大剂量糖皮质激素使用至少4周;如果能耐受,应用至完全缓解,但最长不超过16周。

对于激素不能耐受或激素抵抗的患者,首选钙调磷酸酶抑制药。两项随机对照研究显示,对于激素抵抗型 FSGS 肾病综合征患者,环孢素较安慰剂能更有效诱导蛋白尿缓解,两项研究的缓解率分别是 60% 和 69%,其中一项研究显示,使用环孢素的另一个优点是减缓肾功能恶化,治疗组和对照组血肌酐(Scr)翻倍患者的比例分别是 25% 和 52%。

有限的观察性研究表明,他克莫司可作为环孢素的替代药物。Segarra 等应用他克莫司[剂量为 0.15mg/(kg·d),药物谷浓度为 5~10ng/ml]治疗了 25 例环孢素抵抗或依赖的 FSGS 患者;其中环孢素依赖患者和环孢素后续抵抗者的缓解率为 100%,环孢素作为初始治疗并出现抵抗的患者的缓解率为 62%。

其他药物包括吗替麦考酚酯、雷帕霉素、利妥昔单抗治疗局灶节段性肾小球硬化的有效性,还有待进一步的研究证实。

3. 膜性肾病　膜性肾病(membranous nephropathy,MN)是以肾小球基底膜上皮细胞下免疫复合物沉积伴肾小球基底膜弥漫增厚为特征的一组疾病,病因未明者称为特发性膜性肾病(idiopathic membranous nephropathy,IMN)。

膜性肾病确切的发病机制虽仍未明,但已认识到本病是由针对肾小球上皮细胞膜上某些抗原的自身抗体与该抗原结合后脱落并沉着于上皮细胞下,再激活补体引起损害。2009年,Beck 等在 70% 的特发性膜性肾病患者血清中发现了针对足细胞抗原 M 型磷脂酶 A2 受体(phospholipase A2 receptor,PLA2R)的自身抗体,它与疾病的发生、发展有密切的关系。现有大量的研究表明,补体复合物 C5b-9 在膜性肾病中的致病作用主要通过激活足细胞来表现,包括:诱导足细胞产生氧自由基;刺激足细胞产生各种蛋白酶,如金属蛋白酶导致肾小球基底膜(glomerular basement membrane,GBM)损伤;影响足细胞的微丝骨架结构,使裂隙膜的主要构成蛋白 nephrin 与 podocin 分离并重新分布,引发蛋白尿;上调足细胞 COX-2,使细胞内质网受损;通过促进足细胞产生 TGF-β,增加细胞外基质,导致 GBM 增厚及肾小球硬化;促进足细胞凋亡,从 GBM 上脱落。

特发性膜性肾病起病隐袭,水肿逐渐加重,患者中 80% 表现为肾病综合征,其余为无症状蛋白尿。20%~55% 的患者有镜下血尿(变形红细胞),肉眼血尿罕见(多见于肾静脉血栓形成或伴新月体肾炎时);20%~40% 伴有高血压。大多数患者起病时肾功能正常,但有 4%~8% 的患者存在肾功能不全,部分患者可于多年后逐步进展为慢性肾衰竭。肾病综合征的各种并发症均可在该病见到,但比较突出的是血栓、栓塞合并症,常见于下肢静脉血栓、肾静脉血栓及肺栓塞,发生率约为 10%~60%。

对于少量蛋白尿的特发性膜性肾病患者,应予以基本治疗,包括限盐、休息、适量运动、控制血压以及使用 ACEI/ARB 减少尿蛋白。对于肾病综合征水平蛋白尿患者,治疗应参考 2012 年改善全球肾脏病预后组织(Kidney Disease:Improving Global Outcomes,KDIGO)发布的《KDIGO 肾小球肾炎临床实践指南》,该指南推荐仅在患者出现肾病综合征并有下列至少一项情况时,才考虑应用糖皮质激素和免疫抑制药:①在 6 个月的控制血压和降低尿蛋白的观察期内,患者尿蛋白持续超过 4g/d 并且在基线 50% 以上,未见下降趋势;②出现严重的、致残的或有生命威胁的与肾病综合征有关的症状;③诊断特发性膜性肾病之后的 6~12 个月血肌酐(serum creatinine,Scr)升高 ≥30%,同时估算的肾小球滤过率(estimated glomerular rate filtration,eGFR)不低于 25~30ml/(min·1.73m^2),且除外其他原因引起的肾功能恶化。而对于 Scr 持续 >3.5mg/dl[>309μmol/l 或 eGFR<30ml/(min·1.73m^2)]、超声下肾脏体积明显缩小或者合并严重、致命性感染的患者不应再给予免疫抑制药治疗。

糖皮质激素联合烷化剂是治疗肾病综合征水平蛋白尿特发性膜性肾病患者的经典方案之一。经典意大利方案用法是甲基泼尼松龙联合苯丁酸氮芥,甲基泼尼松龙 1g/d 静脉滴注 3 天,接着口服 0.4mg/(kg·d)27 天后,改为口服苯丁酸氮芥 0.2mg/(kg·d)30 天,上述治疗循环 3 次,总疗程半年。也可以应用甲基泼尼松龙 1g/d 静脉滴注 3 天,接着口服 0.5mg/(kg·d)共 27 天后,改为口服环磷酰胺 2mg/(kg·d)共 30 天,上述治疗交替 3 次。我国患者一般采用足量糖皮质激素联合口服环磷酰胺 100mg/d(累积量 8~12g)的疗法。

在研究激素联合细胞毒性药物的同时,以加拿大的 Cattran 为代表的另一些学者对环孢素进行研究。在对 51 位患者的多中心前瞻随机对照研究中,服用环孢素(3.7±2.0)mg/(kg·d)联合低剂量泼尼松龙 0.15mg/(kg·d)半年以上,与安慰剂联合低剂量泼尼松龙组比较缓解率分别为 75% 和 22%,保持 1 年以上者为 39% 和 13%,两组肾功能情况一致,未见环孢素出现严重副作用,但未重复肾活检比较肾间质的变化。环孢素造成肾毒性常见于用量大于 5mg/(kg·d)或用于有广泛肾间质纤维化的患者,小剂量环孢素长期使用安全有效,为特发性膜性肾病的治疗多了一项选择。目前推荐,对于环孢素治疗有效的患者,应将疗程延长到至少 1 年。长期的低剂量环孢素 1.5mg/(kg·d)可作为达到完全或部分缓解患者的长期维持治疗,尤其对于那些易于复发的患者。

一个来自中国的随机对照研究对特发性膜性肾病患者进行研究,比较了他克莫司治疗 6~9 个月与口服环磷酰胺 4 个月的疗效(两组均同时使用泼尼松 8 个月并最后减停)。结果显示,无论是蛋白尿的完全或部分缓解率(79% 比 69%),还是随访 12 个月的治疗相关不良事件,两组均无显著性差别。两组患者均有大约 15% 的复发。这一研究支持短期使用他克莫司(联合或不联合糖皮质激素)作为口服烷化剂的替代方案。

除了糖皮质激素联合烷化剂或钙调磷酸酶抑制药的治疗,也有其他一些免疫抑制药用于特发性膜性肾病的初始治疗,包括利妥昔单抗、吗替麦考酚酯等,然而还需要进一步的研究证实有效性和安全性。

4. 膜增生性肾炎　膜增生性肾小球肾炎(membranoproliferative glomerulonephritis,MPGN),又名系膜毛细血管性肾小球肾炎(mesangial capillary glomerulonephritis,MCGN),其特点是肾小球基底膜增厚、系膜细胞增生和系膜基质扩张。又由于部分患者系膜基质扩张、将肾小球分割成若干小叶区,故又称为分叶性肾炎。临床上该病患者常常表现为肾病综合征伴血尿、高血压和肾功能损害。

关于膜增生性肾小球肾炎的分型,目前主张应结合发病机制及病理特点将膜增生性肾小球肾炎分为免疫复合物介导型及补体介导型两型。免疫复合物介导型,即经典的膜增生性肾小球肾炎 I 型及 III 型;补体介导型包括经典的膜增生性肾小球肾炎 II 型即致密物沉积病(dense deposit disease,DDD)及表现为膜增生性肾小球肾炎的 C3 肾小球肾炎。

对于原发性膜增生性肾小球肾炎,尚无有效治疗方法,也缺乏大规模的循证医学研究的证据。既往研究多集中在儿童患者,对于成人患者的治疗经验不多,多参考儿科方案。

糖皮质激素治疗儿童膜增生性肾小球肾炎有一定效果,但是在成人膜增生性肾小球肾炎中的疗效目前尚无较大规模的研究进行评价。有证据显示抗血小板治疗可延缓成人膜增生性肾小球肾炎病变进展。关于免疫抑制药在膜增生性肾小球肾炎中的研究较少。一项针对 5 例成人膜增生性肾小球肾炎患者治疗的研究显示:使用吗替麦考酚酯(起始最大剂量为 2g/d,维持剂量平均为 1.1g/d,共应用 18 个月)联合激素治疗后,12 个月后尿蛋白由 5g/d 降至 2g/d,18 个月后降至 2.6g/d,但在未治疗组尿蛋白无变化。

5. 系膜增生性肾炎　系膜增生性肾炎包括 IgA 肾病和非 IgA 性系膜增生性肾炎,本文主要介绍前者。

IgA 肾病(IgA nephropathy,IgAN)是最常见的原发性肾小球疾病之一,其病理学特征是以肾脏免疫荧光病理显示 IgA 为主的免疫球蛋白在肾小球系膜区沉积。IgA 肾病可发生在任何年龄,以青壮年为主,16~35 岁的患者占总发患者数的 80%,其临床表现多样,主要表现为血尿,可伴有不同程度的蛋白尿、高血压和肾脏功能受损,可导致终末期肾脏病。

IgA 肾病临床表现多种多样,可以呈各种肾小球疾病的临床综合征表现,最常见的临床表现为发作性肉眼血尿和无症状性血尿和/或蛋白尿。40%～50% 的患者表现为发作性肉眼血尿,常发生在上呼吸道感染(少数伴有肠道或泌尿道感染等)后 72 小时内出现。蛋白尿多为轻度,10%～24% 的患者出现大量蛋白尿,甚至肾病综合征,尤其在亚洲人中多见。有的患者表现为无症状性尿检异常,多为体检时发现。IgA 肾病患者中高血压的发生率较高,随着病程的进展高血压的发生率增高,可发生恶性高血压、并为最主要的引起恶性高血压的肾实质疾病。IgA 肾病特征的免疫病理表现是以 IgA 为主的免疫球蛋白在肾小球系膜区呈颗粒状或团块状弥漫沉积,常伴补体 C3 沉积。光镜主要表现为弥漫性肾小球系膜细胞增生,系膜基质增加。

IgA 肾病的基础治疗是以 ACEI/ARB 为主导的降压和降蛋白的治疗。根据 KDIGO 指南,当蛋白尿>0.5g/d,建议使用长效 ACEI/ARB 治疗。在蛋白尿<1g/d 患者,血压的控制目标应当是<130/80mmHg;当蛋白尿>1g/d 血压控制目标<125/75mmHg。经过 3～6 个月最佳的支持治疗(包括使用 ACEI/ARB 和控制血压治疗)后蛋白尿仍然持续性≥1g/d 且 eGFR>50ml/min 的患者接受 6 个月的糖皮质激素治疗。近期的一项国际多中心的随机对照研究研究显示,糖皮质激素治疗 IgA 肾病可以减少蛋白尿和肾脏终点的发生,但也会显著增加感染等合并症。

关于免疫抑制药在 IgA 肾病中的应用,一般仅限于进展性 IgA 肾病或新月体性 IgA 肾病。有随机对照试验(RCT)研究显示,进展性 IgA 肾病(Scr 每年升高超过 15%,或 Scr 133~250μmol/L)并且病理以活动性病变为主、肾小球硬化不超过 50% 患者可以加用糖皮质激素联合环磷酰胺治疗:泼尼松龙 40mg/d 并在 2 年内减至 10mg/d,环磷酰胺 1.5mg/(kg·d)治疗 3 个月后给予硫唑嘌呤 1.5mg/(kg·d)治疗 2 年,随访时间为 2~6 年,结果表明,免疫抑制药治疗组蛋白尿的减少和肾衰竭的进展都优于对照组。关于吗替麦考酚酯:目前来自东方和西方的 RCT 研究,结果不尽一致,而且对于肾功能不全[eGFR<60ml/(min·1.73)m²]患者,糖皮质激素联合吗替麦考酚酯可能会引起迟发型重症肺炎包括卡氏肺囊虫肺炎,应谨慎使用。对于新月体型 IgA 肾病,治疗方案应参照 Ⅱ 型新月体肾炎治疗,应当强化免疫抑制治疗,即甲泼尼龙冲击、继之以糖皮质激素联合环磷酰胺治疗。

(二)急进性肾炎

急进性肾炎是在急性肾炎综合征(血尿、蛋白尿、水肿和高血压、肾衰竭)的基础上短期内出现少尿、无尿、肾功能急剧恶化,病理特征为肾小囊内细胞增生、纤维蛋白沉积、新月体形成,故又称为新月体肾炎(crescentic glomerulonephritis,CGN)。我国目前采用的新月体肾炎的诊断标准为肾穿刺标本中 50% 以上的肾小球有大新月体(新月体占肾小囊面积 50% 以上)形成。

新月体肾炎病因多样。根据肾脏免疫病理将其分为三型:抗 GBM 抗体型、免疫复合物型和寡免疫沉积型。抗 GBM 抗体型的免疫病理特点为 IgG 和 C3 沿肾小球毛细血管袢呈线条样沉积,免疫复合物型为免疫球蛋白和补体成分呈颗粒样或团块样沿肾小球毛细血管襻和系膜区沉积,而寡免疫沉积型则无明显免疫球蛋白成分沉积。随着抗 GBM 抗体和抗中性粒细胞胞浆抗体(ANCA)的发现,证明多数新月体肾炎与上述两种自身抗体相关。来自我国和美国的资料均显示,寡免疫沉积型新月体肾炎是其中最常见的类型。

对于抗 GBM 抗体型中单纯抗 GBM 抗体阳性新月体肾炎,目前认为在疾病的早期(如出现少尿之前,或肾功能下降到依赖透析之前)应用强化血浆置换并联合应用糖皮质激素及细胞毒性药物可有一定疗效,后者包括甲基泼尼松龙静脉滴注,连续 3 天,接着应用口服泼尼松 1mg/(kg·d)至少 4 周,然后逐步减量,口服环磷酰胺 2mg/kg 共 8 周。本病预后凶险,如无及时治疗,患者多进展至终末期肾衰竭,很少有自发缓解的可能。临床上出现少尿或无尿、血肌酐>600μmol/L 及肾活检中 85% 的肾小球有大新月体形成是该病预后不好的指标。

目前对于免疫复合物型新月体肾炎的治疗方案尚无较好的对照研究,因此目前所采用和介绍的治疗方案是从既往的临床经验而来。虽然该型新月体肾炎在不同的肾小球疾病的基础上发生,但发展到新月体肾炎时常用甲基泼尼松龙静脉冲击联合免疫抑制药治疗。甲基泼尼松龙静脉滴注(500~1 000mg)每天或隔日一次,连续 3 次为一个疗程,被认为是对此病最安全和有效的,接着应用口服泼尼松 1mg/(kg·d)并于数周后逐渐减量。目前有限的资料证实该疗法可使 75%~80% 的患者肾功能有所恢复并至少在短期内不需要透析治疗。环磷酰胺(口服或静脉给药)应与糖皮质激素合用。如发生于狼疮性肾炎等系统性疾病的患者还应按照该原发病的治疗方案进行维持缓解治疗。

寡免疫沉积型新月体肾炎的基本治疗方案为糖皮质激素联合环磷酰胺,分为诱导缓解和维持缓解两个阶段。诱导缓解治疗的目标是尽快控制病情,尽量达到完全缓解;而维持缓解治疗的目标是减少疾病复发,保护肾功能。诱导缓解一般先应用血浆置换或甲基泼尼松龙冲击疗法,特别是对于重症急性肾衰竭(起病时肾功能已达到透析水平)者,血浆置换较甲基泼尼松龙冲击治疗更有利于患者摆脱透析。泼尼松(龙)的起始剂量为 1mg/(kg·d),4~6 周后逐渐减量,在随后的 6 个月内逐渐减量至 10mg/d 维持。口服环磷酰胺的起始剂量为 2mg/(kg·d),静脉滴注为每个月 0.6~1.0g,连续应用 6 个月或直至病情缓解。环磷酰胺常见的副作用为肝功能损害、骨髓抑制、消化道症状、性腺抑制、出血性膀胱炎和致癌作用。因此应用环磷酰胺应注意监测血白细胞计数和肝功能。对于 ANCA 相关的肾小球肾炎应用环磷酰胺治疗时,间断静脉冲击(0.75g/m²)和口服用药(2mg/(kg·d))相比,患者的存活率、缓解率、缓解的时间、复发率和肾功能无显著性差异,而更为重要的是应用静脉冲击者的白细胞减少和严重感染的发生率显著减少。在维持缓解治疗阶段,虽然环磷酰胺对治疗 ANCA 相关小血管炎具有肯定的疗效,但由于其长期使用而导致的毒副作用,因此尽可能用其他副作用较小的免疫抑制药来替代环磷酰胺。硫唑嘌呤 2mg/(kg·d)是在维持缓解治疗阶段能够替代环磷酰胺证据最强的药物,其证据主要来自欧洲血管炎研究组的随机对照研究,应用硫唑嘌呤替代环磷酰胺用于系统性小血管炎的维持缓解治疗,随访 18 个月,两组患者的复发率没有显著性差别。其他二线药物包括吗替麦考酚酯、来氟米特等。

二、治疗继发性肾小球疾病

继发性肾小球病主要包括继发于自身免疫性疾病的肾小球病、感染性疾病继发的肾小球病、代谢性疾病肾损害(包括糖尿病、高尿酸血症以及肥胖等)以及肿瘤相关的肾损害(包括血液系统肿瘤,如白血病、淋巴瘤或多发性骨髓瘤;实体肿瘤,如肺癌、胃癌、乳腺癌和结肠癌等)以及肾脏淀粉样变性病等,其中与应用免疫抑制药治疗关系密切的主要是继发于自身免疫性疾病的肾小球病和感染性疾病继发的肾小球病等,作为本文的论述重点。

(一)继发于自身免疫性疾病的肾小球病

在继发性肾小球疾病中,由于自身免疫性疾病所继发者是一大类最常见且最重要的疾病,也是免疫抑制药最常应用的疾病,常见的包括狼疮性肾炎、原发性小血管炎肾损害、过敏性紫癜性肾炎、抗 GBM 肾炎等。

1. 狼疮性肾炎　系统性红斑狼疮(systemic lupus erythematosus,SLE)是一种多因素(遗传、性激素、环境、感染、药物、食物、遗传背景等)参与的系统性自身免疫性疾病。患者突出表现有多种自身抗体并通过免疫复合物等途径造成全身多系统受累。肾脏是其最常受累的器官,称为狼疮性肾炎(lupus nephritis,LN)。狼疮性肾炎的病因和发病机制尚不清楚,遗传因素与环境因素相互作用,引起免疫反应异常而致病。

不同病理类型的狼疮性肾炎患者应采取不同的治疗策略。对于Ⅰ型狼疮性肾炎(轻微系膜性狼疮性肾炎),由于患者临床上无肾脏受累的表现,且与患者肾功能的长期预后不相关,故对其治疗主要是根据肾外狼疮的临床表现决定是否加用糖皮质激素和免疫抑制药。对于系膜增生型狼疮性肾炎(Ⅱ型)中蛋白尿明显的患者,可给予中等量糖皮质激素或钙调磷酸酶抑制药。对于Ⅴ型狼疮性肾炎,如果患者表现为非肾病水平蛋白尿,应主要使用ACEI/ARB 为主导的方案来控制蛋白尿和高血压,并根据狼疮肾外表现的程度来决定糖皮质激素和免疫抑制药的使用;对于表现为肾病水平蛋白尿的患者,应联合使用糖皮质激素及免疫抑制药治疗,后者包括环磷酰胺、钙调磷酸酶抑制药以及吗替麦考酚酯等。对于Ⅴ型合并Ⅲ型(局灶性狼疮性肾炎)或Ⅳ型狼疮性肾炎(弥漫性狼疮性肾炎)的患者应选择与Ⅲ型或Ⅳ型相同的治疗方案。对于Ⅵ型狼疮性肾炎(进展硬化型狼疮性肾炎),应根据狼疮肾外表现的程度决定是否使用糖皮质激素及免疫抑制药治疗。

对于Ⅲ型和Ⅳ型狼疮性肾炎,治疗包括两个阶段,即初始治疗(诱导治疗)及维持治疗。

初始治疗:初始治疗应使用糖皮质激素联合环磷酰胺或吗替麦考酚酯。糖皮质激素起始剂量常用口服泼尼松最大量为 1mg/kg,根据患者临床情况在使用 6~12 周内逐渐减量。环磷酰胺常用的方案为静脉滴注,剂量为 0.5~1g/m²,每月 1 次,共 6 个月,这一方案亦称为"NIH 方案"。一项在白种人中的随机对照研究表明低剂量静脉滴注环磷酰胺(500mg,每 2 周 1 次,共 3 个月),亦称为"欧洲-狼疮方案",疗效与 NIH 方案相仿;但是由于此项研究并未纳入重度狼疮性肾炎患者,因此,目前尚不清楚在重度Ⅲ/Ⅳ型狼疮性肾炎或者在其他种族患者中两种方案的疗效是否一致。口服环磷酰胺[1.0~1.5mg/(kg·d)、共 2~4 个月]的方案可作为静脉注射环磷酰胺的替代治疗方案,关于口服环磷酰胺是否较静脉注射副作用大,目前尚无一致结论。近年来,吗替麦考酚酯越来越多地应用于狼疮性肾炎的治疗。早在 21世纪初,来自中国香港的一项随机对照研究显示:糖皮质激素联合吗替麦考酚酯(最大剂量3g/d)使用 6 个月与糖皮质激素联合口服环磷酰胺治疗弥漫增生型狼疮性肾炎可获得相似的缓解率,但此项研究未包括重度狼疮性肾炎患者。Ginzler 等的一项为期 24 周的随机对照研究纳入了 140 例狼疮性肾炎的患者,对比吗替麦考酚酯(起始剂量 1g/d,最大剂量 3g/d)和每月静脉滴注环磷酰胺(0.5g/m² 体表面积,最大剂量 1.0g/m² 体表面积)诱导缓解的疗效和安全性,结果显示吗替麦考酚酯组的疗效和安全性均优于环磷酰胺组。但随后的一项大规模的随机对照研究随机即 ALMS 研究纳入了 370 例狼疮性肾炎患者,包括Ⅲ型、Ⅳ型和Ⅴ

型,比较了吗替麦考酚酯与上述每月静脉滴注环磷酰胺的效果,其结果显示在 6 个月时患者对吗替麦考酚酯和静脉滴注环磷酰胺的治疗缓解相似,两组之间出现严重感染和死亡等副作用的比例也没有显著性差异。来自中国人群随机对照研究比较了对Ⅳ型合并Ⅴ型狼疮性肾炎患者联合使用他克莫司(4mg/d)、吗替麦考酚酯(1g/d)及口服糖皮质激素治疗(又称为"多靶点"治疗)与静脉注射环磷酰胺(0.75g/m²,每月 1 次,持续 6 个月)加口服糖皮质激素治疗的疗效。在 6 个月时,接受多靶点治疗的患者 90% 达到完全或部分缓解,而使用环磷酰胺组的该比例为 45%(P=0.002),随后来自中国的一项多中心研究也证实了这一结果。但这一方案在其他种族人群中尚缺乏研究。

维持治疗:当初始治疗成功后(诱导缓解),应进行不少于 1 年的维持治疗。维持治疗的原则是免疫抑制药(常用的是硫唑嘌呤或吗替麦考酚酯等)联合小剂量的糖皮质激素(泼尼松≤10mg/d 或其他等效剂量的糖皮质激素)。对于不能耐受吗替麦考酚酯和硫唑嘌呤的患者,可使用钙调磷酸酶抑制药和小剂量的糖皮质激素。患者在应用糖皮质激素联合每月一次静脉滴注环磷酰胺诱导缓解后,随机分成每 3 个月一次静脉滴注环磷酰胺、口服硫唑嘌呤 1~3mg/(kg·d)或口服吗替麦考酚酯 500~3 000mg/d。在超过 72 个月的随访中,使用硫唑嘌呤或吗替麦考酚酯维持治疗的患者,达到死亡或慢性肾脏病的混合终点的比例显著少于环磷酰胺组,且副作用更少。一项多中心、双盲的随机对照研究比较了硫唑嘌呤 2mg/(kg·d)和吗替麦考酚酯 2g/d 用于狼疮性肾炎维持缓解的疗效和安全性。共入选 227 例达到诱导缓解的患者,在为期 3 年的维持治疗中,吗替麦考酚酯对于维持肾脏缓解的疗效优于硫唑嘌呤。进一步的分析发现,吗替麦考酚酯的这一优势并不依赖于初始治疗或患者人种的影响。

2. 原发性小血管炎肾损害　原发性血管炎是指一组病因不明、以血管壁的炎症和纤维素样坏死为病理特征的系统性疾病。根据受累血管的大小将系统性血管炎分为三类,即大血管炎、中等血管炎和小血管炎。在原发性小血管炎中,部分疾病与 ANCA 密切相关,后者是其特异性的血清学诊断工具,因而称之为 ANCA 相关性小血管炎(ANCA associated small vasculitis,AAV)。AAV 的病因尚不清楚。目前认为是在易感遗传背景下由某些环境因素诱发,后者包括感染、药物以及职业接触史等。AAV 的发病机制主要与 ANCA、中性粒细胞、补体和血管内皮细胞的交互作用相关。

AAV 可见于各年龄组,但尤以老年人多见,患者常有不规则发热、疲乏、关节肌肉疼痛和体重下降等非特异性全身症状。肾脏受累时,活动期常呈现血尿,多为镜下血尿,可见红细胞管型,并伴蛋白尿;缓解期患者血尿可消失。肾功能受累常见,半数以上表现为急进性肾小球肾炎。患者起病急性或隐匿性,通常从局部开始发病,如肉芽肿性多血管炎(granulomatous polyangiitis,GPA)多首先累及上呼吸道,逐渐进展成伴有肾受累的系统性疾病,肾脏病变可轻重不等。相比较而言,霉酚酸的肾脏受累发生率较高,而且可以呈肾脏为唯一受累器官。肾外器官受累最值得注意的是肺脏病变,临床症状可有哮喘、咳嗽、痰中带血甚至咯血。GPA 常累及上、下呼吸道,肺部可见非特异性炎症浸润、中心空洞或多发性空洞。此外,可以有眼、耳鼻咽喉部的受累。肾脏病理变化基本以寡免疫沉积性坏死性新月体肾炎为特征。

AAV 的治疗分为诱导缓解、维持缓解的治疗。诱导缓解治疗是应用糖皮质激素联合细胞毒性药物(如环磷酰胺或利妥昔单抗);维持缓解治疗主要是长期应用免疫抑制药(如硫唑嘌呤和吗替麦考酚酯等)伴或不伴小剂量激素治疗。

（1）诱导缓解治疗：目前，糖皮质激素联合环磷酰胺仍然是治疗 AAV 的标准方案，能够使 90% 以上的患者临床显著缓解。泼尼松（龙）初期治疗为 1mg/(kg·d)，4~6 周，病情控制后可逐步减量。环磷酰胺口服剂量一般为 2mg/(kg·d)，持续 3~6 个月。近年来环磷酰胺静脉冲击疗法越来越受到推崇，常用方法为 0.75g/m²，每月 1 次，连续 6 个月。环磷酰胺静脉冲击与口服治疗的诱导缓解率和复发率均相似，但由于静脉冲击疗法的环磷酰胺累计剂量小，因此感染等不良反应的发生率显著偏低。

糖皮质激素联合利妥昔单抗可以作为非重症 AAV 或应用环磷酰胺有禁忌的患者的另一可选择的方案，其循证医学证据来源于欧洲血管炎研究组的两个大型随机对照研究，分别称之为 RITUXIVAS 研究和 RAVE 研究。在 RITUXIVAS 研究中，44 名新发的 AAV 患者按照 3∶1 的比例随机分配到利妥昔单抗（375mg/m²，每周 1 次，共 4 次）加环磷酰胺（15mg/kg，共 2 次，分别在第 1 次和第 3 次给予利妥昔单抗时应用）治疗组和环磷酰胺治疗组（15mg/kg，每 2 周 1 次，共 3 次，继之以每 3 周 1 次，最多 10 次），两组患者均接受甲泼尼龙的冲击治疗继之以口服糖皮质激素，两组的缓解率和严重不良事件的发生率均相仿。在 RAVE 研究中，入组了 197 名 AAV 患者，随机分配到糖皮质激素联合利妥昔单抗（375mg/m²，每周 1 次，共 4 次）和糖皮质激素联合环磷酰胺 2mg/(kg·d) 治疗组，利妥昔单抗组的缓解率不低于环磷酰胺组。

（2）维持缓解治疗：诱导缓解结束之后就进入维持缓解治疗，其目的是减少患者的复发。鉴于长期应用环磷酰胺的副作用，在进入维持缓解治疗之后，应选用其他副作用较小的免疫抑制药来替代环磷酰胺。维持缓解治疗可供选择的免疫抑制药较多，列举如下。

硫唑嘌呤 2mg/(kg·d) 是在维持缓解治疗阶段能够替代环磷酰胺证据最强的药物，其证据主要来自 EUVAS 的环磷酰胺或硫唑嘌呤作为血管炎缓解疗法（cyclophosphamide or azathioprine as a remission therapy for vasculitis，CYCAZAREM）研究，应用硫唑嘌呤可以替代环磷酰胺用于系统性小血管炎的维持缓解治疗。该研究入组了 144 名经过糖皮质激素和环磷酰胺诱导缓解的 AAV 患者，随机分为两组，一组接受环磷酰胺 1.5mg/(kg·d)，另一组改为硫唑嘌呤 2mg/(kg·d)，随访 18 个月，两组患者的复发率没有显著性差别。这项 RCT 研究的重要意义在于，当 AAV 患者达到诱导缓解之后，应及时将环磷酰胺替换为硫唑嘌呤，后者可以达到与环磷酰胺相仿的维持缓解的功效，同时可以减少环磷酰胺的累积剂量，避免长期应用环磷酰胺所造成的副作用。在应用硫唑嘌呤期间应密切监测外周血白细胞计数，警惕其骨髓抑制作用。

吗替麦考酚酯用与维持缓解治疗具有副作用较小的优点，早年间的一些非对照研究提示，吗替麦考酚酯可以用于 AAV 的维持缓解治疗。但来自欧洲血管炎研究组的 IMPROVE 研究中，共入组 156 名达到诱导缓解的 AAV 患者，随机入组接受吗替麦考酚酯（起始剂量 2g/d）或硫唑嘌呤[起始剂量 2mg/(kg·d)]治疗，结果显示吗替麦考酚酯对于防止复发的疗效不及硫唑嘌呤。因此目前吗替麦考酚酯多作为二线方案使用，尤其适用于不能够应用硫唑嘌呤的患者。

来氟米特用于 AAV 维持缓解治疗的研究始于 2004 年，Metzler 等报道 20 例 GPA 患者用来氟米特（30~50mg/d）进行维持缓解治疗获得成功。但该组的 RCT 研究对比了来氟米特（30mg/d）与甲氨蝶呤（20mg/w）用于进行维持缓解治疗的疗效与安全性，结果表明，来氟米特组复发较少但副作用较多，包括高血压、白细胞减少等。

（3）复发的治疗：尽管初始的诱导治疗可以使多数患者获得完全缓解或部分缓解，但这些患者大多面临疾病复发的风险,疾病复发是进展到终末期肾脏病(ESRD)的独立危险因素。根据其严重程度,复发可以分为严重复发和轻微复发,前者是指危及生命或重要脏器的复发,此时应根据初始治疗的方案进行诱导缓解治疗。

3. 抗 GBM 肾炎   抗 GBM 肾炎是经典的自身免疫性肾脏病。抗 GBM 肾炎是指循环中的抗 GBM 抗体在脏器中沉积所引起的一组自身免疫性疾病。其特点是外周血中可以检测到抗 GBM 抗体和/或肾活检 GBM 上见到 IgG 呈线样沉积。该病主要受累的脏器是肺脏和肾脏。病变局限在肾脏时称为抗 GBM 肾炎,肺、肾同时受累时称为 Goodpasture 病。目前统称为抗 GBM 肾炎。目前认为呼吸道感染、吸入碳氢化合物和吸烟等可使肺泡毛细血管壁受损,基底膜成分暴露从而导致自身免疫反应,产生抗肺泡基底膜抗体并与 GBM 有交叉反应,从而引起肾小球肾炎和肺出血。肾脏病理可见 IgG 沿 GBM 呈线样沉积。光镜多为新月体肾炎,且多处于同一发展阶段。少数患者可继发于其他肾小球疾病,因此也可合并原发疾病的临床及病理表现。

抗 GBM 肾炎的标准治疗方案包括强化血浆置换治疗同时给予糖皮质激素和环磷酰胺治疗。由于循环中的抗 GBM 抗体具有直接致病性,因此治疗的原则是尽早尽快清除循环中的自身抗体,同时抑制抗体的产生。血浆置换治疗的主要目的是清除循环中已经存在的抗 GBM 抗体以及其他的炎症介质;环磷酰胺的治疗可以抑制抗体的进一步产生;而激素的主要作用则是抑制抗 GBM 抗体在肾脏所产生的严重的炎症性损伤。

血浆置换能够快速清除循环中的抗 GBM 抗体,显著改善预后。其方案是:每次置换量 50ml/kg,最多 4L/次);每天置换 1 次,直至抗体转阴,或者连续置换 14 次;采用 5% 的白蛋白作为置换液,每次置换结束后静脉输注 200~400ml 新鲜冰冻血浆,对于有肺出血的患者,或者近期拟接受肾活检或手术的患者,可应用新鲜冰冻血浆作为置换液以改善凝血功能。临床上出现少尿或无尿、血肌酐>600μmol/L 及肾活检中>85% 的肾小球有大新月体形成是该病预后不好的指标。不再建议应用血浆置换,除非出现肺大出血时用于挽救生命。

糖皮质激素应用甲泼尼龙 7~15mg/(kg·d)(最大量不超过 1g/d)静脉滴注,连续 3 天,接着口服泼尼松 1mg/(kg·d),至少 4 周,之后逐渐减量,至 6 个月停药。环磷酰胺应早期应用,并尽快达到累积剂量,以阻止抗体的持续产生。环磷酰胺可以口服,2mg/(kg·d),也可静脉注射,起始剂量为 0.5g/m² 体表面积,累积剂量为 6~8g。对于老年、肾功能不全或白细胞减少的患者,可酌情调整用量。近年来有个例报道尝试使用硫唑嘌呤、环孢素、吗替麦考酚酯或利妥昔单抗替代环磷酰胺的治疗,但均起效较慢且疗效不佳。

(二)感染性疾病继发的肾小球病

许多感染性疾病可以继发肾小球病,包括乙型肝炎病毒、丙型肝炎病毒、流行性出血热、感染性心内膜炎等。本文重要论述乙肝病毒相关性肾炎和丙肝病毒相关性肾炎。

1. 乙肝病毒相关性肾炎   乙型肝炎病毒(hepatitis B virus,HBV)简称乙肝病毒,属于 DNA 病毒。我国是乙肝病毒相关性肾炎高发国家,主要表现为膜性肾病及膜增殖性肾炎。乙肝病毒相关性肾炎多见于儿童及青少年,男性多见,临床表现为肾炎综合征合并肾病综合征。发病初期血清补体 C3、C4 及 C1q 降低,循环免疫复合物阳性。患者血清中存在目前或既往 HBV 感染证据,甚至存在 HBV-DNA 复制。组织病理学上乙肝病毒相关的膜性肾病特点:光镜下除可见弥漫性肾小球基底膜增厚及钉突外,增厚的基底膜还常呈链环状,并伴有明显的系膜增生;免疫荧光检查除了 IgG 及 C3 呈颗粒样沿毛细血管壁沉积外,也常有 IgM、IgA 及 C1q 沉积;电镜检查可见大块电子致密物呈多部位分布,见于上皮下、基底膜内、内皮下及系膜区。根据上述表现，有人认为这种乙肝病毒相关的膜性肾病在某些方面既具有特发性膜性肾病，又具有原发性膜增殖性肾炎的病理特点，也称之为"非典型膜性肾病"。

由于乙肝病毒相关性肾炎为乙肝病毒所致，因此有乙肝病毒活动复制时应积极抗病毒治疗。乙肝病毒复制阴转后，部分 HBV 相关肾炎患者蛋白尿也可减轻甚至阴转。对于没有乙肝病毒复制的患者，治疗方案可以参考特发性膜性肾病应用 ACEI/ARB 控制蛋白尿，对于大量蛋白尿、肾病综合征的患者，可以使用糖皮质激素联合免疫抑制药治疗，但免疫抑制治疗可延迟 HBV 中和抗体的产生、促进乙肝病毒 DNA 复制而加重病情。只有严重低蛋白血症和大量蛋白尿时，且病毒复制指标阴性时才可应用。用药时需要监测乙肝病毒复制指标。

2. 丙肝病毒相关性肾炎　丙型肝炎病毒（hepatitis C virus，HCV，简称丙肝病毒）相关性肾炎包括三种类型，即冷球蛋白血症性肾小球肾炎、膜增生性肾小球肾炎和膜性肾病。临床表现多为混合型冷球蛋白血症所致的系统性血管炎，呈慢性反复发作的临床过程。皮肤受累表现为紫癜、荨麻疹和雷诺现象；可有关节痛；多发性单神经炎；可有口眼干燥；肺部受累可变为肺间质纤维化。肾脏损害多表现为蛋白尿、血尿和轻到中度肾功能不全，可有肾病综合征。急性肾损伤多与肾小球毛细血管管腔内大量血栓形成或血管炎有关。实验室检查表现为抗丙肝病毒抗体和/或 HCV-RNA 阳性，转氨酶升高，血清冷球蛋白阳性、类风湿因子阳性，免疫固定电泳可有免疫球蛋白 IgM 的 κ 轻链为主的 M 带，低补体血症表现为严重补体 C4 下降，但补体 C3 水平可正常或轻度下降。肾脏病理表现为膜增殖性肾炎，可为冷球蛋白血症性肾炎。光镜肾小球严重内皮细胞增生、大量单核细胞和多形核白细胞浸润，内皮细胞下无定形物质沉积，电镜可见冷球蛋白结晶。

在 HCV 相关性肾炎的治疗中，抗病毒的治疗具有重要意义，包括联合应用 IFN-α 和利巴韦林及聚乙二醇化干扰素联合利巴韦林，对治疗 HCV 相关冷球蛋白血症性肾炎有效。对 HCV 合并混合型冷球蛋白血症患者表现为肾病综合征、或进展性肾功能恶化、或急性冷球蛋白血症发作时应选择血浆置换或利妥昔单抗或环磷酰胺，并联合静脉滴注甲泼尼龙和抗病毒治疗。

第五节　研发中的免疫抑制药

近年来，以生物制剂类为主的免疫抑制药的基础研究和应用取得广泛进展，主要包括：免疫检查点抑制药、钙调磷酸酶抑制药、补体抑制药和靶向 T 细胞及 B 细胞相关分子等（表 10-1）。

表 10-1　新型免疫抑制药的作用靶点、机制及应用

类别	名称	靶点	作用机制	疾病应用举例
免疫检查点抑制药	抗 CTLA-4 特异性抗体	CTLA-4	恢复抗肿瘤免疫	血液肿瘤、实体肿瘤
	抗 PD-1-PD-L 特异性抗体	PD-1-PD-L 轴	恢复抗肿瘤免疫	血液肿瘤、实体肿瘤
钙调磷酸酶抑制药	伏环孢素	钙调磷酸酶	抑制 IL-2、IL-4、IFN-γ 和 GM-GSF 的活化	实体器官移植、葡萄膜炎和银屑病
	子囊霉素	钙调磷酸酶	抑制 T 细胞增殖	特应性皮炎

类别	名称	靶点	作用机制	疾病应用举例
补体抑制药	eculizumab	C5	阻止补体 C5a 的释放和 C5b-9 的生成	非典型溶血性尿毒症综合征
	CCX168（avacopan）	C5a 受体	阻止 C5a 与其受体结合,抑制补体末端级联反应	ANCA 相关性肾炎
	compstatin（Cp40）	C3	抑制 C3 裂解	C3 肾炎
	重组可溶性 CR1	C3b 和 C4b	灭活 C3b 和 C4b,抑制 C3 活化	C3 肾炎
	C1 酯酶抑制药	C1 酯酶	抑制补体经典通路	肾移植排斥反应
	OMS721	MASP-2	阻断甘露聚糖结合凝集素途径	血栓性微血管病
靶向 T 细胞相关分子	etrolizumab	MAdCAM-1	抑制 MAdCAM1 与整合素 α4β7 的相互作用,抑制 T 细胞归巢	溃疡性结肠炎
	vedolizumab	α4β7 整合素	抑制 MAdCAM1 与整合素 α4β7 的相互作用,抑制 T 细胞归巢	炎症性肠病
	sirukumab	IL-6	阻断 IL-6 与其受体结合介导的炎症级联信号	类风湿性关节炎
靶向 B 细胞相关分子	tabalumab	B 细胞活化因子	中和 B 细胞活化因子	类风湿性关节炎
	双特异性单克隆抗体	TNF-α、IL-6 和 IL-17	联合阻滞两种细胞因子	类风湿性关节炎
	利妥昔单抗	CD20	与 B 细胞上的 CD20 结合,引起 B 细胞溶解	淋巴瘤

一、免疫检查点抑制药

正常的免疫微环境中,组织感染或损伤时,抗原提呈细胞(antigen presenting cell,APC)上的主要组织相容性复合体(major histocompatibility complex,MHC)分子可提呈抗原激活 T 细胞,T 细胞增殖并分泌毒素杀伤被感染细胞。而为避免自身过度的炎症反应对周围组织产生损伤,在随后的免疫应答中 T 细胞分泌炎症因子减少。这种免疫激活和自身抑制反应的动态平衡,主要由 APC 和 T 细胞之间的细胞膜受体与细胞表面或细胞质中可溶性配体相结合而调控。其中膜表面表达的抑制信号蛋白分子,也被称为免疫检查点(immune checkpoint),它发挥维持自身免疫耐受的作用。而在肿瘤免疫中,免疫检查点分子抑制细胞毒性 T 细胞活化与功能,增强免疫抑制细胞的功能,导致机体产生免疫逃逸。因此阻断免疫检查点信号,恢复机体抗肿瘤免疫作用,可延缓肿瘤发展进程。

CD28/CTLA-4(CD152)-CD80/86 和 PD-1-PD-L(programed death 1-programed death ligand)两对分子免疫调节轴是目前主要的研究热点(图 10-2)。CD28 是 T 细胞活化信号所需的共刺激因子,CTLA-4 是表达于活化 T 细胞上的免疫共抑制受体,上述两者的配体都是 CD80 和 CD86 两个分子,受体和配体相互结合后产生刺激性/抑制性信号,上调/下调 T 细胞活化。抗 CTLA-4 和 PD-1-PD-L 特异性抗体已在临床试验中展现出良好的应用前景。

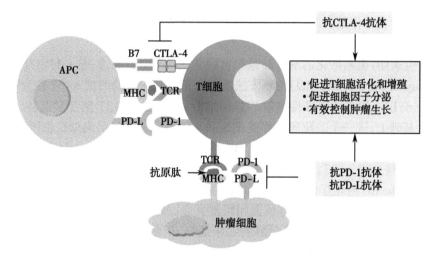

APC,抗原提呈细胞;MHC,主要组织相容性复合体;TCR,T 细胞抗原受体;PD-1,程序性死亡受体-1;PD-L,程序性死亡受体配体;B7,配体蛋白;CTLA-4,细胞毒性 T 细胞抗原4。

图 10-2　肿瘤细胞与免疫系统相互作用示意图

二、钙调磷酸酶抑制药

伏环孢素(voclosporin,VCS)(ISA247)是环孢素上 1 个氨基酸的甲基被乙烯基取代的半合成抑制药,它存在同分异构体。VCS 进入淋巴细胞后,与胞内环孢素结合形成 VCS-环孢素复合物,该复合物再通过抑制钙调磷酸酶,进而抑制 IL-2、IL-4、IFN-γ 和 GM-GSF 的活化而发挥免疫抑制作用。VCS 与环孢素具有高亲和力,可大幅减少用药量,从而降低药物毒性。体外实验显示,VCS 的免疫抑制活性是环孢素的 3~4 倍。目前 VCS 已在实体器官移植、葡萄膜炎和银屑病患者中得到应用。

子囊霉素(ascomycin,FK520)为二十三元大环内酯类的化合物,也是他克莫司衍生物,作用方式与他克莫司相同。FK520 是从吸水链霉菌(*Streptomyces hygroscopicus*)产物中分离得到的他克莫司天然衍生物,在结构上与他克莫司的区别仅在于 21 位上烯丙基转变为乙基。微生物酶解产物 FK520 是 FK506 结合蛋白(FK506 binding protein,FKBP)的配体,FK520-FKBP 复合物可有效抑制钙调磷酸酶的活性和体外 T 细胞的增殖。近来有研究表明,FK520-FKBP 复合物不仅能抑制淋巴细胞非特异性多克隆活化增殖,而且能显著抑制抗原特异性 T 细胞的增殖。吡美莫司(pimecrolimus)是一个半合成的 FK520 衍生物。与他克莫司相比,吡美莫司-FKBP 复合物抑制钙调磷酸酶的能力约为他克莫司-FKBP 复合物的1/3,但吡美莫司具有更好的亲脂性,对皮肤有更好的亲和力,用药后引起全身性免疫应答较为轻微,因此现临床上吡美莫司多被用于治疗中度特应性皮炎。

三、抗 α4β7 整合素单克隆抗体

α4β7 整合素主要表达于黏膜淋巴细胞、NK 细胞和嗜酸性粒细胞，α4β7 整合素表达于记忆 T 淋巴细胞表面的离散亚型可优先迁移至胃肠道黏膜。黏膜地址素细胞黏附分子-1（mucosal addressin cell adhesion molecule-1，MAdCAM-1）主要表达于肠内皮细胞，对 T 淋巴细胞归巢至肠道淋巴组织起重要作用。MAdCAM-1 与整合素 α4β7 结合可促进慢性炎症，因此抑制两者的相互作用，抑制 Th1、Th2、Th17 和调节性 T 细胞（regulatory cell，Tr）归巢至结肠和其他组织，可发挥抑制炎症作用。

实验研究表明，阻断活化的淋巴细胞归巢到炎症状态中的肠道，是一种治疗炎症性肠病（inflammatory bowel disease，IBD）的新方法。进入Ⅲ期临床试验的抗 α4β7 整合素抗体 vedolizumab，对于 IBD 的诱导和维持缓解均显示出疗效。在抗 α4β7 整合素抗体 vedolizumab 应用成功的基础上，进一步的靶向治疗 T 细胞归巢的治疗药物目前尚处在临床试验阶段，包括抗 MAdCAM-1 抗体 PF-00547659 和抗 β7 整合素抗体 etrolizumab。etrolizumab 不仅抑制 MAdCAM-1 与整合素 α4β7 的相互作用，还抑制肠道 T 细胞上的 αE 受体与肠上皮细胞上 E 钙黏蛋白（Ecadherin）的相互作用，同时抑制炎症组织中的 Th9 和 CD8[+] T 细胞的记忆作用。抑制 T 细胞归巢可抑制局部 T 细胞积累和肠道炎症。然而，尽管现已有 etrolizumab 在Ⅱ期临床试验中用于诱导溃疡性结肠炎缓解的临床证据，仍然缺乏 etrolizumab Ⅲ期临床研究关于其疗效和安全性的相关报道。

四、补体抑制药

大量的实验和临床证据表明，补体激活参与多种肾小球疾病的发生，但补体激活级联反应的启动机制因疾病发病机制不同而异。肾小球中补体激活的下游损伤性效应，如细胞的直接激活和损伤、血管活性改变、炎症细胞趋化和针对抗原的适应性免疫应答。药物特异性阻断补体级联激活通路中的具体环节，可有效抑制补体激活相关组织器官损伤。

1. C5 抑制药 eculizumab 是一种与补体 C5 以高度亲和力结合的单克隆抗体，它可阻止补体级联末端 C5a 的释放和 C5b-9 的生成，从而有效抑制补体末端级联反应。同时，eculizumab 对 C3 裂解无抑制作用，该药物本身无促炎作用，目前美国 FDA 已批准 eculizumab 治疗非典型溶血性尿毒综合征（atypical hemolytic-uremic syndrome，aHUS），eculizumab 也是第一个批准用于肾小球疾病的补体抑制药。目前，尽管 eculizumab 已成为 aHUS 标准用药选择之一，但因其与补体 C5 的高度亲和力、作用的特异性和较强的免疫抑制作用，该药引起机体感染的风险也大大增加。

2. C5a 受体抑制药 CCX168（avacopan）是一种 C5a 受体选择性抑制药，通过阻止 C5a 与其受体的结合，有效抑制补体末端级联反应，从而减少补体介导的促炎因子的产生，降低血管的通透性及其对血管壁的损害。目前 CCX168 已应用于抗中性粒细胞胞质抗体（ANCA）相关性肾炎Ⅱ期临床试验，取得了一定的疗效。

3. C3 抑制药 有实验证据表明，在肾小球疾病模型中 C3a 促进肾小球和肾小管间质损伤。C3 片段在 C3 肾炎（C3 glomerulonephritis，C3G）中可能发挥重要作用。在 H 因子缺陷的 C3G 小鼠中，C5 缺乏能够阻止中性粒细胞浸润和新月体形成，但并不能阻止肾小球损伤的进展。同样，应用 C5 抑制药 eculizumab 可减少肾小球炎症，但无法逆转肾脏中电子致密物沉积和组织学损伤。因此，C3 抑制药通过作用于 C3 阻断补体激活级联系统，可望成为

C3G 治疗的有效手段。Compstatin(Cp40)是一个周期性 C3 裂解肽抑制药,可经静脉或皮下给药。尽管 Cp40 不能阻断小鼠动物模型中 C3 活化,但能够有效阻断 C3G 患者血清补体活化。值得注意的是,除了上述补体蛋白的参与,C3G 患者可以有其他多种不同的潜在的分子缺陷。

4. 重组可溶性补体受体 1(soluble complement receptor1,sCR1) CR1 是 C3b 和 C4b 的灭活因子,可通过所有的补体激活途径而抑制 C3 激活。临床研究表明 sCR1 能够阻断 C3G 患者血清中的补体激活。一个 C3G 的 8 岁患者接受七次 sCR1 后,血清中补体激活减少(如补体 C3 水平升高和 sC5b-9 降低),但重复肾活检发现,肾小球中 C3 沉积并未明显减少。C3b 可辅助清除免疫复合物,所以从理论上而言,药物阻断补体 C3,可能会产生免疫复合物介导肾损伤的副作用。

5. C1 酯酶抑制药 C1 酯酶抑制药是补体经典途径激活的特异性抑制药,可有效地阻止由肾小球内免疫复合物或结合肾小球表位的免疫球蛋白介导的补体激活。C1 酯酶抑制药已被批准用于 C1 酯酶缺乏的患者,该药物被证明可抑制补体经典通路激活。研究表明,C1 酯酶抑制药应用于肾移植排斥反应患者 I 期临床试验,用药是安全的。此外,单克隆抗体 TNT009 也被用于临床疾病中抗体介导的排斥反应。

甘露聚糖结合凝集素相关丝氨酸蛋白酶-2(mannose-binding lectin-associated serine protease-2,MASP-2)的单克隆抗体 OMS721:该药现已应用于血栓性微血管病患者的 II 期临床试验,并对于激素依赖性肾小球疾病,如 IgA 肾病、狼疮性肾炎和膜性肾病和 C3G 患者,也已处于 II 期临床研究。目前尚不明确阻断甘露聚糖结合凝集素途径,是否会产生优于定位补体级联内的其他蛋白质的疗效作用。

五、共刺激因子拮抗药

阿巴西普是 T 细胞共刺激因子 B7-1(CD80)的拮抗药。在正常人肾小球足细胞上 B7-1 基本上不表达。多种蛋白尿动物模型中检测到足细胞表达 B7-1。临床上,一些肾病患者肾活检组织染色中也可观察到 B7-1 表达,如原发性局灶节段性肾小球硬化(fFSGS)。表达上调的足细胞 B7-1 可能通过损伤足细胞裂孔隔膜,破坏肾小球滤过屏障,促进蛋白尿,因此 B7-1 成为蛋白尿肾脏疾病新的分子靶点。阿巴西普可诱导局灶节段性肾小球硬化蛋白尿缓解。

六、靶向 CD20 的单克隆抗体

CD20 是一个大小为 35kDa 的蛋白分子,在早期至晚期各个阶段的 B 淋巴细胞上皆存在高表达。利妥昔单抗在与 CD20 结合后,CD20 不被内化和从细胞膜上脱落,也不以游离抗原形式进入血循环,不会与抗体竞争性结合。利妥昔单抗与 B 淋巴细胞上的 CD20 结合,从而引起 B 细胞溶解。引起细胞溶解的可能机制包括补体依赖的细胞毒性(complement dependent cytotoxicity,CDC)和抗体依赖细胞介导的细胞毒作用(antibody-dependent cell-mediated cytotoxicity,ADCC)。

七、靶向 IL-6 的单克隆抗体

B 淋巴细胞在自身免疫应答过程中同时存在正向和负向调节作用。它通过产生抗体发挥免疫功能,这属于正向调节作用;B 淋巴细胞分泌 IL-10、IL-4 发挥免疫抑制作用,这一类

B 淋巴细胞称为调节性 B 细胞。

Sirukumab 是一种实验性抗 IL-6 单克隆抗体,可高亲和力、特异性地结合细胞因子 IL-6,阻断 IL-6 与其受体的结合,阻断细胞因子介导的炎症级联信号。IL-6 是类风湿性关节炎(rheumatoid arthritis,RA)患者血清和关节滑液中含量最丰富的一种细胞因子,其水平与疾病活动度和关节破坏程度密切相关,因此 IL-6 是促进 RA 疾病进展过程中的关键因子之一。sirukumab 应用于药物难治或不耐受的中度至重度活动性 RA 患者的Ⅲ期临床试验(SIRROUND-T)发现,与安慰剂组比较,接受 sirukumab 皮下注射(50mg,每 4 周 1 次和 100mg,每 2 周 1 次)的患者,用药后耐受性良好,临床症状得到快速完全缓解。sirukumab 用药后 RA 疾病活动度下降,疗效显著。

中和 B 细胞活化因子(B-cell-activating factor,BAFF)的单克隆抗体 tabalumab:BAFF 主要由单核细胞、树突状细胞及 T 细胞产生,可促进 B 细胞成熟和分化,并参与自身免疫,在免疫应答中起重要作用,膜型 BAFF 主要表达于抗原提呈细胞,经蛋白酶水解后成为可溶性的 BAFF。RA 中 BAFF 表达增加,因此中和、阻滞 BAFF 可能是治疗 RA 的有效方法。tabalumab 是人源性的中和 BAFF 的单克隆抗体,可与两种存在形式的 BAFF 结合并中和 BAFF。遗憾的是,tabalumab 在针对甲氨蝶呤抵抗的 RA 患者的Ⅲ期临床试验中,并不能使患者得到疗效获益,该研究被迫提前终止。

八、双特异性单克隆抗体

双特异性单克隆抗体在癌症、白血病和淋巴瘤中应用广泛。其中抗 CD3-CD19 BiTE 亚型双特异性单克隆抗体具有去除 B 细胞的作用,在 B 细胞白血病和淋巴瘤中治疗效果显著。近年来,研究者也开始关注其在自身免疫性疾病中的应用潜力。体外研究发现,联合阻滞 TNF-α 和 IL-17 对释放趋化因子、细胞因子或基质酶的抑制作用更显著。在关节炎小鼠中,与单一阻滞 TNF-α 或 IL-17 比较,TNF-α 和 IL-17 的双特异性单克隆抗体能更有效抑制炎症、骨和软骨的进行性破坏。

双特异性抗体可与细胞表面两个不同的抗原或一个或两个不同抗原决定簇分子结合,这种双分子亲和力使其具有潜在优势。对于 RA 的发病机制是多因素的,使用双特异性抗体可能同时抑制炎性细胞因子如 TNF-α 和 IL-6,或 TNF-α 和 IL-17,可能单一抑制 IL-17 或 TNF-α 更有效。疾病新的重要致病机制逐渐被发现,双特异性单克隆抗体的双靶点特点使其有一定应用前景。

第六节 免疫抑制药的研究方法

开展免疫抑制药的药效学和药物代谢动力学研究,有助于进一步了解药物的作用机制及代谢情况,增加疗效,减少药物的毒副作用。

一、免疫抑制药的药效学研究方法

免疫抑制药免疫调节的生物学标志物能够反映个体的免疫应答,体现免疫抑制药的生物学效应,也可用来研究药物的作用机制以及不同药物之间的相互作用。反应免疫抑制药的药效学指标主要有细胞因子的合成、目标酶的活性、淋巴细胞的增殖、免疫耐受标志物以及细胞免疫应答标志物等。

（一）细胞因子的合成

细胞因子是判断机体免疫功能的一个重要指标,能够反映免疫抑制药对机体免疫功能的影响。检测细胞因子的方法主要有生物活性检测法、免疫学检测法、分子生物学法和细胞内细胞因子的检测等。

1. 生物活性检测法 生物活性检测法是根据细胞因子特定的生物活性而设计的检测法。由于各种细胞因子具有不同的活性,如刺激细胞增殖、维持细胞存活、抑制细胞生长、溶解或杀灭细胞、抗病毒、促进细胞趋化、刺激细胞生成集落等。因此,选择某一细胞因子独特的生物活性,即可对其进行检测。生物活性检测法可分为细胞增殖法、靶细胞杀伤法、细胞因子诱导的产物分析法和细胞病变抑制法等。

（1）细胞增殖法:是根据许多细胞因子具有细胞生长因子活性,能在体外刺激细胞生长的原理,测定细胞增殖情况反映细胞因子活性。可通过检测细胞代谢活性、腺苷三磷酸（adenosine triphosphate,ATP）含量以及活细胞荧光标记、增殖细胞标记等,反应细胞增殖情况。细胞增殖过程中,活性增加的乳酸脱氢酶可使外源性的四唑盐或者阿尔玛蓝还原成带有颜色的还原产物。通过分光光度计或者酶标仪检测含有染料培养基的吸光度,从而反映细胞代谢活性与增殖能力。ATP 是细胞的直接能量来源,其细胞内含量反映增殖信息。死亡细胞内几乎不含 ATP,而细胞裂解物中的 ATP 与细胞数之间呈线良好的线性关系。目前应用广泛的检测 ATP 方法为萤火虫荧光素酶法,原理为荧光素酶可催化荧光素氧化,同时消耗 ATP,如果 ATP 存在,则荧光素发光,发光量与 ATP 含量呈现线性关系。羟基荧光素二醋酸盐琥珀酰亚胺酯是一种可穿透细胞膜的荧光染料,穿透细胞膜后与胞内蛋白共价结合,并随分裂过程均分到子代细胞中,利用流式细胞仪进行分析。此外,利用抗原抗体反应检测如 ki-67、增殖细胞核抗原（proliferating cell nuclear antigen,PCNA）等细胞增殖特异性表达蛋白,可识别增殖细胞。

（2）靶细胞杀伤法:是利用某些细胞因子能在体外杀伤靶细胞的原理,测定细胞增殖情况反映细胞因子活性。将纯化的效应细胞加或不加细胞因子培养制备效应细胞,采用同位素或者荧光染料等标记靶细胞,并将效应细胞与靶细胞按比例共培养,以单独效应细胞及单独靶细胞作为对照组,最后采用流式细胞仪等检测细胞的杀伤率。

（3）细胞因子诱导的产物分析法:是根据某些细胞因子可刺激特定细胞产生生物活性物质而设计的实验方法,通过测定诱导生成的产物反映细胞因子的活性。如 IL-15 可以增加 $CD8^+T$ 细胞 IFN-γ、TNF-α 的分泌,TGF-β 可以增加肾脏固有细胞金属蛋白酶的表达等。

（4）细胞病变抑制法:是根据病毒可造成靶细胞的损伤,而干扰素等可抑制病毒所导致的细胞病变而设计方法,因此可利用细胞病变抑制法检测这类因子。如在靶细胞环境中加入细胞因子培养,然后在体系中加入荧光蛋白标记的病毒液,同时设置只加病毒的病毒对照组和不加细胞因子及病毒的空白对照组,最后在荧光显微镜下观察,荧光蛋白的表达与病毒感染复制量呈正相关。

生物活性检测法是根据药物的生物效应或功能主治,利用整体动物、器官、离体组织、细胞以及微生物等实验系统,以检测药物生物活性,反映了细胞因子在生物体内的活性状态,是一种基本的和必需的细胞因子测定方法。细胞因子的受体亲和性高,细胞因子浓度 $10^{-30} \sim 10^{-15}$ mol/L 时即可体现生物作用,灵敏度高。但是由于细胞因子之间生物活性常有交叉,该类方法特异性较差。

2. 免疫学检测法 免疫学检测法是基于可溶性细胞因子抗原特性而设计的方法。常用的方法主要有酶联免疫吸附法(enzyme-linked immunosorbent assay,ELISA)、放射免疫分析法(radioimmunoassay,RIA)和免疫放射分析法(immune radiation assay,IRA)。

细胞因子 ELISA,多采用双抗夹心法和竞争抑制法。RIA 一般为竞争抑制法,而 IRA 则采用双抗夹心法。包被的抗体可用多抗或混合单抗,以提高检测的灵敏度。目前国内、外使用的细胞因子检测试剂盒大多采用双抗体夹心 ELISA。将已知抗体锚定在微量滴定板孔中,加入含有待测抗原的生物样品,抗原抗体特异性结合,加入与待测抗原特异反应的酶联抗体,形成"夹心",最后加入酶底物,产生有色的酶解产物,用酶标仪等检测吸光度。

免疫学检测法具有简单快速、特异性高、敏感性高和易于标准化等特点,但常规的免疫学检测方法不能区分细胞因子的结构形式和活性状态。一般认为,免疫学方法不能取代生物学方法,两种方法可从不同的角度反映细胞因子的存在,联合应用较好。免疫学检测法可用于评价机体免疫功能,在评价免疫抑制药疗效中发挥重要作用。

3. 分子生物学法　分子生物学法是利用细胞因子的基因探针,检测特定细胞因子基因表达的一类技术。目前所有公认的细胞因子的基因均已克隆化,故能较容易地得到某一细胞因子的 cDNA 探针,或者根据已知的核苷酸序列人工合成寡聚核苷酸探针。目前应用较多的是对细胞因子 mRNA 的分析,常使用 RNA 印迹法(Northern blotting)、逆转录酶-聚合酶链反应(reverse transcription-polymerase chain reaction,RT-PCR)、原位杂交等检测方法。

RT-PCR 的基本原理是根据细胞因子的基因序列,设计特异引物扩增目的基因。提取生物样本中的总 RNA,经逆转录获得 cDNA,并进行扩增。细胞因子 mRNA 是半衰期很短的低拷贝 mRNA,RT-PCR 相对于 RNA 印迹法和原位杂交检测等方法灵敏度更高,是目前检测细胞因子最敏感的方法,尤其适用于极微量的标本和细胞因子低表达的标本,现发展为半定量和定量检测,可较为准确地进行细胞因子的定量测定。能够在早期发现机体的变化,并有利于分子机制的探讨。RT-PCR 灵敏度过高极易出现假阳性结果,因此,每次试验应设立阴性对照。此外,有时细胞表达 RNA,但并不翻译,使得分子生物学法的结果与生物活性检测法和免疫学检测法并不一致,需结合分析。

4. 细胞内细胞因子的检测　该类方法可以从单细胞水平,检测不同细胞亚群产生的细胞因子前体部分,借以了解细胞内细胞因子的量和产生细胞因子的细胞类型,并且可以研究细胞内细胞因子产生的动力学。常用的方法主要有流式细胞术和酶联免疫斑点法(enzyme-linked immunospot assay,ELISPOT)。其中,以流式细胞术较为常用。

流式细胞术的操作步骤主要包括:分离制备细胞、活化细胞、封闭细胞表面 Fc 受体、细胞表面抗原染色、固定和通透、细胞内细胞因子染色、流式细胞仪测定和结果分析。ELISPOT 引入生物素、亲和素放大系统后,灵敏度大为提高,在测定产生细胞因子的阳性细胞百分率方面与流式细胞术相当,但流式细胞术可同时分析产生细胞因子的细胞类型和其他因子的产生情况,且结果更为客观。

上述四种方法,各有优缺点,可互相弥补。生物活性检测法比较敏感,可直接测定生物学功能,是最可靠的方法,适用于各种实验目的,是科研部门最常用的方法。不足之处,需要长期培养依赖性细胞株,检测耗时长,步骤繁杂,影响因素多,不容易熟练掌握。免疫学检测法比较简单、迅速、重复性好,但结果只代表相应细胞因子的量而不代表活性,且敏感性低于生物活性检测法。分子生物学法只能检测基因表达情况,不能直接提供相关因子的浓度及活性等资料,主要用于机制探讨。细胞内细胞因子的检测快速、简便,无须组织培养,可以全血分析,保留细胞及生化微环境,更准确反应体内情况,灵敏度高,可在同一细胞内检测多种细胞因子。

（二）目标酶的活性

免疫抑制药作用于目标酶，从而发挥生物学效应，可以通过目标酶的活性观察免疫抑制药的免疫调节作用。环孢素和他克莫司的目标酶为钙调磷酸酶，吗替麦考酚酯的目标酶是次黄嘌呤核苷磷酸脱氢酶（hypoxanthine nucleotide dehydrogenase，IMPDH），雷帕霉素和依维莫司的目标酶为 P70S6 激酶。最初用于测定 IMPDH 活性的方法为放射性同位素法。随后，Glander P 等采用高效液相紫外检测法测定其活性，此法在外周血单核细胞中有很好的重复性。

放射性同位素法一般用放射性同位素标记酶底物，酶催化底物后分离带放射性同位素标记的产物并进行测定，从而检测反应进行的速度，体现目标酶的活性。高效液相紫外测定法是将底物、酶以及反应所需的物质共同加入体系中，在特定的条件下进行反应，将反应产物用有机溶剂进行抽提，加入高效色谱柱，电脑控制的记录仪自动绘出光吸收曲线，通过峰面积计算酶活性。

评价目标酶的活性，能够很好地反映出与之相应的免疫抑制药的药效学效应，然而，该方法的缺陷在于，当不同作用机制的药物联合应用时，评价目标酶的酶活性则不能反映出药物联合应用时所产生的有效效应。

（三）淋巴细胞的增殖

淋巴细胞的增殖和分化是机体免疫应答过程的一个重要阶段，因此，检测淋巴细胞的增殖水平是研究免疫抑制药的一种常用方法。评价淋巴细胞增殖的方法，有 DNA 合成检测法、流式细胞术检测细胞在不同细胞周期的 PCNA 表达法以及可以检测到 7~10 次细胞分裂的荧光染料染色法。此外，淋巴细胞表面抗原在 T 淋巴细胞活化和纯系扩增过程中表现活跃，尤其是在共刺激、黏附和凋亡过程中。最常被评估的标志物是 IL-2 受体（CD25），调节淋巴细胞激活的第 3 次信号就是由 IL-2 和 IL-2 受体联合介导的。CD95（Fas）和 CD69 在免疫系统已经活化的细胞中表达增多，通过细胞凋亡而结束细胞应答，也是两个非常有意义的标志物。

如 DNA 合成法，因为细胞内 DNA 的含量是恒定的，测定 DNA 含量进行细胞计数更为准确。将细胞用特定荧光染料进行染色，使用酶标仪检测荧光值，在多个时间点进行检测可以计算出细胞群的平均增殖率。检测新合成 DNA 是一种准确分析单个细胞或细胞群细胞增殖的方法。其中 Click-iT EdU 分析是一种基于检测核酸类似物 EdU 整合到 DNA 内的情况来测定新 DNA 合成率的方法。反应条件温和，可以选择一系列明亮的 Alexa Flour 做染料，使结果更为丰富直观。适用于培养的细胞或组织切片，可用荧光显微镜观察，也可进行微孔板高温超导分析或进行细胞裂解液微孔板检测。

淋巴细胞增殖与活化的抑制是非特异性的，它可以监测免疫抑制药联合用药后对免疫系统的协同效应，并且可能有助于进一步了解药物的作用机制和药物联合应用时的相互作用机制。

（四）免疫耐受标志物

肾移植中有时会出现一种免疫耐受状态，即移植器官在没有给予免疫抑制药的情况下被机体所接受，或者在减少免疫抑制药用量时自发地达到了这种状态，直到完全抑制排斥。目前，很多研究者都致力于寻找可靠的生物标志物，来确定患者是否具有在无免疫抑制药的情况下有达到这种免疫耐受状态的倾向。

　　调节性 T 细胞抑制免疫活性,在维持免疫耐受状态中起主要作用。研究者发现,可以根据血液中 Treg 水平,筛选对减少免疫制剂用量非常敏感的患者,并将 CD4$^+$、CD25$^+$、FoxP3$^+$作为移植患者逐渐减少免疫抑制药用量的生物标志物。这有助于寻找刺激免疫耐受产生的方案,以减少免疫抑制药的用量,提高治疗的安全性。

(五) 细胞免疫应答标志物

　　测定 T 淋巴细胞(CD4$^+$)经植物凝集素刺激有丝分裂后细胞内 ATP 的增加值,为一种测定移植患者整体免疫应答的新方法。大部分免疫系统 CD4$^+$ 的功能直接或间接依赖 ATP 的量,ATP 是细胞能量的来源,并且为大部分免疫系统效应器提供能量。根据 ATP 水平可将免疫应答分为低(<225ng/ml)、中(225~525ng/ml)、高(>525ng/ml)三类。低 ATP 时患者感染的概率高,而高 ATP 时患者发生移植排斥的概率高。尽管 CD4$^+$ T 细胞内 ATP 的浓度是确定患者是否有免疫过度抑制或药物毒性的良好的生物标志物,但该标志物需要与其他标志物联合应用才能更好地发挥作用。

二、免疫抑制药的药代动力学研究方法

　　免疫抑制药的代谢存在较大的个体差异,影响药物的药效及毒副作用,所以研究免疫抑制药的药代动力学具有重要价值。临床上多采用治疗药物监测(therapeutic drug monitoring,TDM)以调整药物剂量,而研究用于检测生物样本中免疫抑制药含量的方法,主要有免疫分析法和高效液相色谱法(high performance liquid chromatography,HPLC)。近年来,药物基因组学迅速发展,为免疫抑制药在不同个体达到靶浓度治疗方案的设定,提供了重要帮助,同时有利于个体化治疗的实现。

　　免疫分析法包括:荧光偏振免疫分析法(fluorescence polarization immunoassay,FPIA)、微粒子酶联免疫法(microparticle enzyme immunoassay,MEIA)、酶倍增免疫测定技术(enzyme-multiplied immunoassay technique,EMIT)等。免疫分析法具有自动化程度高、可大批量连续测定等优点,但试剂盒成本贵,单位样本测定费用高,不同的免疫分析法往往需要不同的仪器设备。此外,免疫分析法的专属性相对较差,内源性物质或代谢产物常影响测定结果的准确度。

　　荧光偏振免疫分析法常用于测定半抗原的药物浓度。反应体系内除待测抗原外,同时加入一定量用荧光素标记的小分子抗原,两者与有限的特异性抗体竞争结合。当待测药物浓度高时,其与大部分抗体结合,而荧光素标记的小分子抗原多呈游离状态,在液相中转运速度较快,所以检测到的荧光偏振程度较低。相反,当待测药物浓度较低时,荧光素标记的小分子抗原多与抗体结合,形成大分子复合物,导致偏正强度较高。所以荧光偏振程度与待测药物浓度成反比。

　　微粒子酶联免疫法是以磁珠作为载体包被抗体,利用磁珠能被磁场吸引在磁场作用下发生力学移动的特性,加入标本后,标本中的抗原与磁性抗体形成复合物,磁力作用协助复合物与其他非特异性物质快速分离。再加入碱性磷酸酶标记的二抗,形成磁珠包被抗体-抗原-酶标记抗体复合物,最后加入酶底物,其在激发态与基态的动力学变化中发生发光反应,由全自动免疫分析系统收集信号。微粒子酶联免疫法所用固相磁粉颗粒极微小,增加包被表面积,增加抗原或抗体的吸附量,加快反应速度,使清洗和分离更简便,从而减少污染,降低交叉污染概率。

　　酶倍增免疫测定技术的基本原理是半抗原与酶结合形成酶标半抗原,保留半抗原和酶

的活性。当酶标半抗原与抗体结合后，酶与抗体密切接触，影响酶的活性中心而抑制其活性。反应后酶活力大小与标本中半抗原的量呈比例关系，可根据酶活力的测定结果推算标本中半抗原的量。

液相色谱质谱联用（liquid chromatography-tandem mass spectrometry, LC-MS）技术以及液相色谱串联质谱（liquid chromatography-tandem mass spectrometry with mass spectrometry, LC-MS/MS）技术的发展，为免疫抑制药 TDM 研究提供了有力的分析工具。基本原理为以液相色谱作为分离系统，质谱为检测系统，样品在色谱部分与流动相分离，被离子化后，经质谱的质量分析将离子按质量数分开，经检测器得到质谱图。LC-MS 或 LC-MS/MS 结合了 LC 的高度分离能力和 MS 准确灵敏的定性、定量能力，具有专属性极高、准确、灵敏、快速、检测限低和所需样本量少等特点，尤其适合生物样本中微量药物的定量分析。LC-MS 或 LC-MS/MS 虽然前期设备投入成本很高，但后期监测过程中的成本很低，测定过程不受内源性物质或代谢产物的干扰，结果更加准确可靠，分析时间短，而且可以同时测定多种药物，没有免疫分析方法试剂盒供应不及时的困扰，完全可以满足免疫抑制药常规 TDM 工作的需要。

随着药物基因组学与药物遗传学研究的发展，目前已知，药物无效或药物毒性的个体风险，与个体对某种特定药物代谢的差异有关。例如，CYP3A 和药物转运体 P-糖蛋白（P-gp）等，其基因多态性与他克莫司代谢密切相关。CYP3A 和 ATP 结合盒转运体 A1（ABCA1）等基因多态性，与环孢素和雷帕霉素代谢密切相关。利用分子生物学技术分析患者的遗传学特征，研究患者体内药物代谢特点，从而实现药物治疗的个体化，尤其在确定用药的初始剂量、改善患者预后等方面具有良好的实用价值。

参考文献

[1] ZOU X F, GU J H, CUI Z L, et al. CXC chemokine receptor type 4 Antagonism ameliorated allograft fibrosis in rat kidney transplant model. Exp Clin Transplant, 2017, 15(4):448-452.

[2] AHLMANN M, HEMPEL G. The effect of cyclophosphamide on the immune system: implications for clinical cancer therapy. Cancer Chemother Pharmacol, 2016, 78(4):661-671.

[3] XU X, WANG G, CHEN N, et al. Long-term exposure to air pollution and increased risk of membranous nephropathy in China. J Am Soc Nephrol, 2016, 27(12):3739-3746.

[4] ZHAO D Q, LI S W, SUN Q Q. Sirolimus-based immunosuppressive regimens in renal trans plantation: a systemic review. Transplant Proc, 2016, 48(1):3-9.

[5] LV J, ZHANG H, WONG M G, et al. Effect of oral methylprednisolone on clinical outcomes in patients with IgA nephropathy: the TESTING randomized clinical trial. JAMA, 2017, 318(5):432-442.

[6] SINGH J A, HOSSAIN A, KOTB A, et al. Treatments for Lupus Nephritis: A Systematic Review and Network Metaanalysis. J Rheumatol, 2016, 43(10):1801-1815.

[7] HUANG B, ZHANG H, GU L, et al. Advances in immunotherapy for glioblastoma multiforme. J Immunol Res, 2017, 2017:3597613.

[8] MIGLIORINI D, DUTOIT V, WALKER P R, et al. Brain tumor immunotherapy: Illusion or hope? Bull Cancer, 2017, 104(5):476-484.

[9] DART R J, SAMAAN M A, POWELL N, et al. Vedolizumab: toward a personalized therapy paradigm for people with ulcerative colitis. Clin Exp Gastroenterol, 2017, 10:57-66.

[10] ZUNDLER S, SCHILLINGER D, FISCHER A, et al. Blockade of αEβ7 integrin suppresses accumulation of CD8+ and Th9 lymphocytes from patients with IBD in the inflamed gut in vivo. Gut, 2017(11):1936-1948.

[11] THURMAN J M. Many drugs for many targets：novel treatments for complement-mediated glomerular disease. Nephrol Dial Transplant,2017,32(suppl 1)：i57-i64.

[12] VIGLIETTI D,GOSSET C,LOUPY A,et al. C1 Inhibitor in acute antibody-mediated rejection nonresponsive to conventional therapy in kidney transplant recipients：a pilot study. Am J Transplant, 2016, 16 (5)：1596-1603.

[13] KALDEN J R. Emerging therapies for rheumatoid arthritis. Rheumatol Ther,2016,3(1)：31-42.

[14] SMOLEN J S,WEINBLATT M E,VAN DER H D,et al. Efficacy and safety of tabalumab,an anti-B-cell-activating factor monoclonal antibody,in patients with rheumatoid arthritis who had an inadequate response to methotrexate therapy：results from a phase III multicentre,randomised,double-blind study. Ann Rheum Dis, 2015,74(8)：1567-1570.

[15] FISCHER J A,HUEBER A J,WILSON S,et al. Combined inhibition of tumor necrosis factor alpha and interleukin-17 as a therapeutic opportunity in rheumatoid arthritis：development and characterization of a novel bispecific antibody. Arthritis Rheumatol,2015,67(1)：51-62.

（马坤岭　陈旻）

第十一章 抗凝血药

【摘要】

由于肾脏疾病患者体内凝血-纤溶系统失衡,抗凝血药在肾脏疾病中的应用日益广泛。当慢性肾脏疾病发展至终末期肾病时,往往需要血液透析维持患者生命,而在这类患者中存在血栓和出血的双重风险。传统抗凝血药存在出血风险较大、治疗期间需频繁监测等缺点。新型口服抗凝血药剂量固定、治疗窗宽,有逐步代替传统抗凝血药的趋势,但也存在无特异性拮抗药的缺陷,故抗凝血药在肾脏疾病中的应用指征及安全性显得尤为重要。

第一节 抗凝血药的发展史

抗凝血药(anticoagulants)发展至今已有超过 100 年的历史,随着现代科学技术的不断发展,抗凝血药的种类及应用理念也取得了重大进展。

1914 年比利时人 Hustin 首先发现枸橼酸钠可防止血液凝固,同年阿根廷人 Agoto 将枸橼酸钠用于血液保存;1915 年 Lewisohn 报道用枸橼酸钠抗凝的方法输血安全有效;1916 年美国约翰霍普金斯大学 McLean 在肝组织匀浆中发现肝素(heparin)有抗凝作用;1937 年,多伦多科学家 Best 等人成功提纯了肝素,经纯化和大量药理毒理实验后用于临床。

20 世纪 30 年代,美国威斯康星大学的 Link 从甜苜蓿叶中发现了一种可使牛发生出血性疾病的物质——双香豆素(droxycoumarin)。1941 年,双香豆素开始被用作杀鼠药。随后 Link 在双香豆素的基础上研发了一系列具有抗凝作用的杀鼠药并将其中作用最强的命名为华法林(warfarin)。1954 年,美国 FDA 正式批准华法林作为口服抗凝血药用于临床治疗血栓栓塞性疾病。随后的研究证实双香豆素抗凝血药的作用机制是作为维生素 K 拮抗药,抑制肝脏合成依赖维生素 K 的凝血因子(Ⅱ、Ⅶ、Ⅸ、Ⅹ因子)。

普通肝素的发现开启了抗凝治疗的历史篇章,而双香豆素类口服抗凝血药的出现极大方便了临床应用。但是,普通肝素和双香豆素类药物可抑制多种凝血因子,导致出血等不良反应发生率较高;同时普通肝素存在分子质量大、半衰期短、需要频繁监测凝血指标以及易引起肝素诱导的血小板减少症(heparin-induced thrombocytopenia,HIT)等缺点。因此,科学家们开始寻找能特异性抑制某一种凝血因子,且出血等不良反应发生率低的新型抗凝血药。

1974 年,舒洛地特首次上市,标志着类肝素类抗凝血药正式应用于临床。舒洛地特是由快速移动肝素(fast mobility heparin,FMH)和硫酸皮肤素(dermatan sulfate,DS)组成的混合物。除了舒洛地特,类肝素还包括达那肝素,达那肝素是一种由硫酸乙酰肝素、DS 和硫酸软骨素三种葡萄糖胺聚糖组成的混合物,用于预防和治疗深静脉血栓(deep vein thrombosis, DVT)和 HIT。上述类肝素类抗凝血药主要通过增强抗凝血酶Ⅲ(antithrombin Ⅲ, AT-Ⅲ)的活性发挥抗凝作用。与肝素相比,类肝素类药物抗Ⅹa 的作用高于抗Ⅱa 的作用,因此出血等不良反应的发生率较低。

1987 年,那屈肝素作为全球第一个低分子肝素(low molecular weight heparin, LMWH)开始应用于临床。LMWH 是从普通肝素分离或由普通肝素降解后再分离而得,其抗凝机制与普通肝素相似,即通过与 AT-Ⅲ结合而发挥作用。但 LMWH 分子链较短,主要通过作用于Ⅹa 因子而发挥抗凝作用,不能与 AT-Ⅲ和凝血酶同时结合形成复合物。由于 LMWH 具有半衰期较长、生物利用度高、不需频繁监测凝血指标、较少引起 HIT 等优点,逐步取代了普通肝素。该类药物还包括磺达肝癸钠和依达肝素,其中依达肝素的半衰期较长,若出现出血并发症难以处理,故临床应用较少。

1884 年,Haycraft 首先在水蛭的唾液里发现了一种具有抗凝作用的物质——水蛭素。1957 年,Markwardt 从水蛭中成功分离出天然水蛭素。1997 年,重组水蛭素——来匹芦定上市,用于预防和治疗 HIT 患者的血栓栓塞性疾病。同类药物比伐芦定、地西芦定分别于2000 年、2009 年在美国上市。水蛭素是目前发现最强的天然凝血酶特异性抑制药,其通过与凝血酶按 1∶1 的比例以非共价的形式结合成可逆复合物,从而阻止凝血酶催化的凝血过程以及凝血酶诱导的血小板活化反应,达到抗凝目的。临床资料发现,重组水蛭素比肝素类药物有更高的安全性和有效性。在此基础上,人工合成的非水蛭素类凝血酶直接抑制药陆续问世。阿加曲班于 2000 年上市,是人工合成的左旋精氨酸衍生物。阿加曲班对凝血酶具有高度选择性,通过可逆地与凝血酶活性位点结合,抑制凝血酶催化的纤维蛋白形成及血小板聚集,进而发挥抗凝作用。该作用不依赖于 AT-Ⅲ,主要用于严重肾功能不全和 HIT 患者的抗凝治疗。达比加群酯于 2000 年上市,该药物是达比加群的前药,属于非肽类直接凝血酶抑制药。口服后在体内转化为有直接抗凝活性的达比加群,通过结合于凝血酶上的纤维蛋白特异性结合位点,阻止纤维蛋白原(fibrinogen, FIB)裂解为纤维蛋白,从而阻断凝血的最后步骤及血栓形成。达比加群酯于 2010 年首先获得美国 FDA 批准用于非瓣膜性心房颤动(atrial fibrillation, AF)患者的卒中和全身血栓栓塞性疾病的预防。

2008 年,新型口服抗凝血药利伐沙班上市,标志着第一个口服直接Ⅹ因子抑制药开始应用于临床。同类药物中阿哌沙班、依度沙班于 2011 年上市,贝曲沙班于 2017 年上市。沙班类药物对Ⅹa 因子有高度的选择性,它与Ⅹa 因子的活性位点结合后阻断Ⅹa 因子与底物的相互作用,从而发挥抗凝作用。主要用于预防和治疗 DVT,外科手术后的肺栓塞(pulmonary embolism, PE)以及预防 AF 导致的脑卒中。

第二节　抗凝血药的作用机制

一、拮抗凝血酶Ⅲ

AT-Ⅲ是血浆中一种重要的天然抗凝蛋白,由肝脏及血管内皮细胞产生,属于丝氨酸蛋白酶抑制分子家族,是凝血酶及凝血因子Ⅸa、Ⅹa、Ⅺa、Ⅻa 等含丝氨酸的蛋白酶抑制药。AT-Ⅲ通过其精氨酸位点与凝血酶等凝血因子的丝氨酸活性中心以肽键相结合,形成 AT-Ⅲ-

凝血因子复合物而灭活凝血酶及凝血因子Ⅸa、Ⅹa、Ⅺa和Ⅻa。

肝素类抗凝血药的作用依赖于AT-Ⅲ,该类药物通过结合AT-Ⅲ而使其发生构象改变,从而使其更易与凝血酶等活化的凝血因子相结合,使凝血因子灭活而发挥抗凝作用。一旦肝素-AT-Ⅲ-凝血因子复合物形成,肝素即从复合物上解离,再与另一个AT-Ⅲ分子结合而被反复利用。

二、拮抗维生素K

维生素K又叫凝血维生素,是具有叶绿醌生物活性的一类物质。维生素K是γ-羧化酶的辅酶,主要参与肝脏合成凝血因子Ⅱ、Ⅶ、Ⅸ、Ⅹ及抗凝血蛋白C和抗凝血蛋白S等的活化过程,促进这些凝血因子前体蛋白分子γ-羧化作用,使其具有活性。在羧化过程中,氢醌型维生素K被转化为环氧型维生素K,后者在环氧还原酶和还原型烟酰胺腺嘌呤二核苷酸(reduced nicotinamide adenine dinucleotide,NADH)作用下又还原为氢醌型,继续参与羧化反应。当维生素K缺乏或环氧型维生素K还原受阻时,凝血因子Ⅱ、Ⅶ、Ⅸ、Ⅹ的合成停滞于前体状态,进而导致凝血过程受阻,发挥抗凝作用。

双香豆素类药物为维生素K拮抗药,其抗凝作用机制主要是竞争性抑制维生素K环氧还原酶,阻断维生素K由环氧型向氢醌型转变,从而阻断维生素K的再循环利用,抑制凝血因子Ⅱ、Ⅶ、Ⅸ、Ⅹ的活性功能(图11-1)。

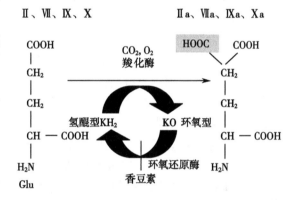

图11-1 香豆素类药物的作用机制

三、拮抗凝血因子Ⅱa和Ⅹa

非维生素K拮抗剂口服抗凝血药(non-vitamin K antagonist oral anticoagulant,NOAC)是新型口服抗凝血药,该类药物不同于肝素或华法林等作用于多个凝血因子,它仅通过抑制某一个凝血因子发挥抗凝作用。目前新型口服抗凝血药特指作用于凝血过程中最重要的两个靶点Ⅱa和Ⅹa的直接抑制药。

凝血酶Ⅱa在凝血过程中具有核心作用。直接凝血酶抑制药特异性抑制凝血酶Ⅱa的活性,从而阻止FIB裂解为纤维蛋白,阻断了凝血过程的最终步骤。该类药物不仅可以灭活游离凝血酶,也可灭活与纤维蛋白结合的凝血酶。代表药物包括重组水蛭素、阿加曲班、达比加群酯等。

凝血因子Ⅹa是外源性及内源性凝血途径的交汇点。直接Ⅹa因子抑制药通过与Ⅹa因子的活性位点结合,阻止凝血酶原转变为凝血酶,从而发挥抗凝作用。代表药物包括阿哌沙班、利伐沙班、依度沙班等。

由于这两类药物都是针对单个有活性的凝血因子,其抗凝作用不依赖于AT-Ⅲ,口服起效快,与华法林相比半衰期较短,且与食物和药物之间很少有相互作用,口服使用无须监测常规凝血指标,极大方便了医生和患者。

第三节 治疗肾脏疾病的抗凝血药

一、依赖抗凝血酶Ⅲ的抗凝血药

（一）肝素

肝素（heparin）是一种硫酸化的糖胺聚糖混合物，相对分子质量为 3 000~30 000Da。因与大量硫酸基和羧基共价结合而带有大量负电荷，呈强酸性，主要从猪肠黏膜或牛肺脏中获得。其作用机制为肝素与血浆中 AT-Ⅲ 结合，引起 AT-Ⅲ 的构象改变，使 AT-Ⅲ 所含的精氨酸残基更易与凝血酶的丝氨酸残基结合，从而使凝血酶和含丝氨酸残基的其他凝血因子，如Ⅷa、Ⅸa、Ⅹa、Ⅺa 等灭活，产生抗凝作用。值得注意的是，肝素不仅可与 AT-Ⅲ 结合抑制Ⅹa 活性，还通过长度不少于 13 个碳的糖基侧链与Ⅱa 结合而抑制Ⅱa 活性。肝素可使血液中活化部分凝血活酶时间（activated partial thromboplastin time，APTT）轻度延长，对凝血酶原影响弱，对抗Ⅹa 因子活性较强。肝素的抗血栓作用除与其强大的抗凝作用有关外，也与其抗血小板、影响血管内皮功能、降低血液黏度等综合作用有关。

肝素通常静脉给药，但应注意不能与碱性药物合用。静脉注射后，大部分（80%）与血浆蛋白结合，不能透过胸膜、腹膜和胎盘，不进入乳汁中。主要在肝脏中经肝素酶分解代谢，低剂量肝素由单核吞噬细胞系统清除和降解。其降解产物或肝素原型（高剂量时）经肾脏排泄。肝素的生物半衰期因剂量而异，个体差异较大。肺气肿、PE 患者半衰期缩短，肝、肾功能严重不全患者半衰期明显延长。

肝素在临床主要应用于：①血栓栓塞性疾病，如 DVT、PE 和周围动脉血栓栓塞等。②弥散性血管内凝血（disseminated intravascular coagulation，DIC），是肝素的主要适应证，应早期使用，防止 FIB 及其他凝血因子耗竭而发生继发性出血。③心血管手术、心导管检查、血液透析及体外循环抗凝等。

出血是肝素的主要不良反应，表现为各种黏膜出血、关节腔积血和伤口出血等。严重出血者可静脉缓慢注射硫酸鱼精蛋白对抗。长期使用肝素可引起骨质疏松和自发性骨折等。

（二）低分子肝素

低分子肝素（LMWH）是指相对分子质量小于 8 000Da 的肝素。它们是从普通肝素分离或由普通肝素降解后再分离而得。与普通肝素相比，LMWH 具有以下特点：①抗栓作用较强而抗凝作用较弱；②LMWH 作用时间长，生物利用度高，半衰期较长，在体内不易被清除；③LMWH 与血小板第 4 因子（platelet factor 4，PF4）结合较少，且其负电荷区较少，与血小板表面正电荷区的亲和力较弱。因此 LMWH 不易引起血小板减少，出血副作用较少，目前已逐渐取代普通肝素用于临床。

依诺肝素（enoxaparin）和那屈肝素（nadroparin）是较为常用的 LMWH，相对分子质量为 3 500~5 500Da。皮下注射后吸收迅速、完全，3 小时血浆活性最高，活性可持续 24 小时。体外抗Ⅹa/Ⅱa 活性比值分别为 4:1 和 3.2:1，抗血栓形成作用强而持久。

LMWH 主要用于：①治疗 DVT；②预防静脉血栓栓塞性疾病；③血液透析时防止体外循环凝血发生；④与阿司匹林同时使用治疗不稳定型心绞痛或非 ST 段抬高型心肌梗死。

皮下注射为本药常规给药途径。本药毒性小、安全，较少发生出血，如误入静脉或大剂量皮下注射可引起严重出血，可用硫酸鱼精蛋白部分对抗，偶见 HIT。

（三）类肝素类药物

舒洛地特（sulodexide）是从动物小肠中分离提取的天然葡萄糖胺聚糖，属于一种新型低分子肝素类药物，由 80% 的 FMH 和 20% 的 DS 组成，相对分子量为 9 000Da，可快速被血管内皮摄取。舒洛地特的两种成分具有协同增效的抗凝作用。舒洛地特抗凝作用依赖于 AT-Ⅲ，主要与抑制Ⅹa 因子有关，而对凝血酶的影响很小。舒洛地特可激活纤溶酶原，促进纤维蛋白溶解；还可抑制血小板聚集和凝血酶释放，降低血液黏度，从而发挥抗血栓及溶栓作用。另外，舒洛地特可直接与肾小球基底膜肝素受体结合，维持血管壁上正常的负电荷，促进内源性肝素产生，抑制细胞增殖，预防肾脏微血栓形成。舒洛地特还可通过 p38 丝裂原活化蛋白激酶（mitogen-activated protein kinase，MAPK）途径抑制足细胞血管内皮生长因子（vascular endothelial growth factor，VEGF）合成，进而保护足细胞，发挥肾脏保护作用。

类肝素类药物主要用于有血栓形成风险的血管疾病患者或糖尿病肾病患者。该类药物可引起胃肠道不良反应，如恶心、呕吐和上腹痛等。出血较少见，严重时可用硫酸鱼精蛋白对抗。

二、拮抗维生素 K 的抗凝血药

香豆素类（coumarin）药物为维生素 K 拮抗药，该类药物包括华法林、双香豆素（droxy-coumarin）、醋硝香豆素（acenocoumarol）、苯丙香豆素（phenprocoumon）等，它们均含有 4-羟基香豆素的基本结构。

香豆素类药物抗凝作用机制主要是竞争性抑制维生素 K 环氧还原酶，阻断维生素 K 由环氧型向氢醌型转变，从而阻断维生素 K 的再循环利用，抑制凝血因子Ⅱ、Ⅶ、Ⅸ、Ⅹ在肝脏的合成。故该类药物在体外无抗凝作用，体内抗凝作用缓慢而持久。华法林口服吸收迅速而完全，生物利用度达 100%，蓄积于肝脏，血浆浓度大约 90 分钟达峰值，97% 与血浆蛋白结合，能透过胎盘。

香豆素类药物常规应用于 AF 和心脏瓣膜病所致的血栓栓塞、心脏瓣膜修复术、髋关节手术后。华法林临床应用的优点为：口服有效，作用强，生物利用度高，作用维持时间长。缺点为：显效慢，作用过于持久，与多种药物或食物有相互作用。

出血是香豆素类药物主要的不良反应。皮肤坏死和胆汁淤积性肝损害是少见的不良反应，停药后可消失，可致畸胎，孕妇禁用。

三、直接抑制凝血酶Ⅱa 的抗凝血药

（一）重组水蛭素

重组水蛭素（recombinant hirudin）是根据水蛭的有效抗凝成分水蛭素，经由基因重组技术制成，主要包括来匹芦定（lepirudin）、地西芦定（desirudin）、比伐芦定（bivalirudin）等。水蛭素对凝血酶具有高度亲和力，是目前最强的特异性直接凝血酶抑制药。水蛭素不仅阻断 FIB 转化为纤维蛋白，而且对激活凝血酶的因子Ⅴ、Ⅷ、Ⅻ以及凝血酶诱导的血小板聚集均有抑制作用，因此具有强大而持久的抗血栓作用。该类药物口服不吸收，静脉注射后进入细胞间隙，并迅速被消除。主要以原型经肾脏排出，半衰期约 1 小时。皮下注射后血药浓度维持时间较长，可达 8 小时以上。与肝素比较，水蛭素具有以下优点：①抗凝作用不需要 AT-Ⅲ存在，但比肝素弱，故较少引起出血；②水蛭素仅抑制凝血酶介导的血小板聚集，不影响血小板的数量和功能；③对与纤维蛋白结合的凝血酶也有抑制作用，故其抗血栓作用强而持久，

对溶栓治疗后血管再栓塞有良好的预防作用。

临床上主要用于防治动脉和静脉血栓性疾病,可用于急性心肌梗死后溶栓的辅助治疗。对冠状动脉成形术后再狭窄、DIC、血液透析中血栓形成的治疗,临床疗效优于肝素,也可用于 AT-Ⅲ 缺乏和血小板减少症患者的抗凝治疗。

(二) 阿加曲班

阿加曲班(argatroban)为精氨酸衍生物,通过与凝血酶的催化部位结合,抑制凝血酶的蛋白水解作用,阻碍 FIB 的裂解和纤维蛋白形成,抑制凝血酶诱导的血小板聚集及分泌作用,最终抑制纤维蛋白的交联,并促使纤维蛋白溶解。本药半衰期短,治疗安全范围窄,且过量无拮抗药,需监测 APTT,使其维持于治疗前的 1.5~2.5 倍。本药还可局部用于移植物上,以防血栓形成。

(三) 达比加群酯

达比加群酯(dabigatran etexilate)是一种新型人工合成的直接凝血酶抑制药,属非肽类凝血酶抑制药。该药口服吸收迅速,经血浆和肝脏酯酶水解为具有直接抗凝血酶活性的达比加群而发挥抗凝作用。达比加群通过结合凝血酶纤维蛋白特异性结合位点,阻止 FIB 裂解为纤维蛋白,从而阻断了凝血过程的最终步骤及血栓形成。同时达比加群可抑制凝血酶诱导的血小板聚集。该药生物利用度为 56%,半衰期为 12~17 小时,80% 以原型经肾脏排泄,故肾功能不全患者需减量。

临床主要用于预防存在以下一个或多个危险因素的成人非瓣膜性 AF 患者的卒中和全身性栓塞的发生风险:①先前曾有卒中、短暂性脑缺血发作或全身性栓塞;②左心室射血分数<40% 伴有症状的心力衰竭,NYHA≥2 级;③年龄≥75 岁;④年龄≥65 岁,且伴有糖尿病、冠心病或高血压中任一疾病。出血是主要的不良反应,该类药物无特异性拮抗药。

四、直接抑制凝血因子 Ⅹa 的抗凝血药

该类药物直接作用于活化的凝血因子 Ⅹa,对 Ⅹa 因子有高度选择性,通过竞争性结合 Ⅹa 因子的活性位点阻断其与凝血酶的相互作用,发挥抗凝效应。该类药物安全性高,起效快,但无有效拮抗药。

(一) 利伐沙班

利伐沙班(rivaroxaban)口服生物利用度为 80%,达峰时间为 2~4 小时,半衰期为 7~11 小时,33% 经肾脏排泄,67% 经肝脏代谢后由粪便排泄。因此利伐沙班不建议用于中、重度肝损伤患者。由于利伐沙班蛋白结合率高达 92%~95%,因此药物过量无法通过血液透析清除,非特异性浓缩凝血酶原复合物已证实可对抗过量利伐沙班引起的出血。临床主要用于:①治疗 DVT 和/或 PE;②非瓣膜性 AF 患者预防卒中和全身性栓塞;③髋、膝关节置换术后预防 DVT。

(二) 阿哌沙班

阿哌沙班(apixaban)口服生物利用度 60%,达峰时间为 3~4 小时,半衰期为 8~15 小时,主要经肝脏代谢,27% 经肾脏排泄,其余经消化道排泄。轻、中度肾功能不全患者可用,重度肝损伤或伴有出血倾向者不宜应用。临床主要用于:①髋、膝关节成形术后预防 DVT;②非瓣膜性 AF 患者预防卒中。

（三）依度沙班

依度沙班（edoxaban）为高选择性 X a 因子抑制药，对 X a 因子的选择性较凝血酶高10 000 倍，半衰期为 8~10 小时，50% 经肾脏排泄，肾功能不全患者应减量，严重肝损伤患者应慎用。临床主要用于：①治疗 DVT 和/或 PE；②非瓣膜性 AF 患者预防卒中和全身性栓塞；③髋、膝关节置换术后预防 DVT。

（四）贝曲沙班

贝曲沙班（betrixaban）口服后达峰时间为 3~4 小时，半衰期约为 19 小时，主要经胆道排泄，约 17% 经肾脏排泄，是目前经肾脏排泄最少的 X a 因子抑制药，可用于严重肾功能不全患者，但需减量。贝曲沙班临床主要用于预防急性发病但未行手术患者的静脉血栓栓塞和PE。该药是目前用于预防急性重症患者静脉血栓栓塞及并发症的唯一口服抗凝血药，降低静脉血栓栓塞发生率的同时不增加出血风险。

第四节　抗凝血药在肾脏疾病的应用

一、抗凝血药在非透析肾脏病患者的应用

（一）非透析肾脏病患者体内凝血功能的特点

肾脏疾病涉及免疫学损伤、凝血-纤溶系统失衡、补体与激肽系统激活等，通常由多种免疫与炎症细胞及其释放与募集的细胞因子参与其病理生理过程。当肾脏受到损伤时，体内多种免疫细胞被活化，而后进入肾小球，激活单核吞噬细胞系统，导致白细胞介素-1（interleukin-1，IL-1）、肿瘤坏死因子（tumor necrosis factor，TNF）及组织因子的释放，这些因子可激活外源性凝血系统；同时，肾小球内原位免疫复合物或循环免疫复合物沉积激活补体，致使内皮细胞受损，内皮下胶原纤维暴露，从而激活内源性凝血系统（图 11-2）。在肾穿刺活检患者的肾组织中，通常可见纤维蛋白沉积和微血栓形成（图 11-3）；在肾病患者的血液和尿液标

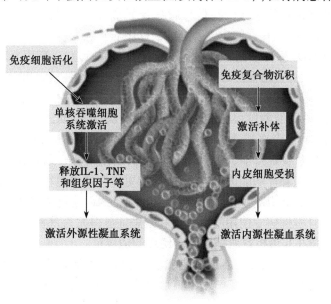

图 11-2　肾损伤时内、外源性凝血系统激活机制

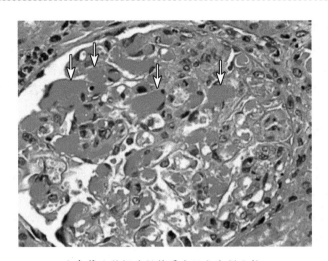

白色箭头所指为纤维蛋白沉积和微血栓。

图 11-3　肾活检组织中可见纤维蛋白沉积和微血栓形成

本中,也可检测到凝血-纤溶系统的分子标志物如 FIB、纤维蛋白降解产物(fibrin degration product,FDP)表达增加。研究表明,与肾功能正常患者相比,中度肾功能不全患者血栓栓塞的风险增加 2.5 倍,而重度肾功能不全患者血栓栓塞的风险增加 5.5 倍。

在各种肾脏疾病中,肾病综合征并发血栓栓塞的风险最大,这是由其病理生理特点所决定的。肾病综合征是以大量蛋白尿、低蛋白血症、水肿以及高脂血症为主要临床表现的一组综合征。其中,低蛋白血症和高脂血症是引起血液高凝状态从而诱发血栓形成的重要原因。另外,因肾小球滤过屏障受损导致大分子蛋白包括 AT-Ⅲ、蛋白 C 及蛋白 S 等抗凝因子的丢失;低蛋白血症刺激肝脏合成脂蛋白、FIB 及凝血因子Ⅴ、Ⅶ、Ⅷ、Ⅸ、Ⅻ等增多;血浆胶体渗透压下降,血液浓缩,血黏度增高;血小板黏附、聚集和释放功能增加;治疗过程中糖皮质激素和利尿药的使用等,这些因素共同造成抗凝与促凝、抗栓与促栓系统的失衡,从而形成高凝状态。研究表明,PE 和肾静脉栓塞是肾病综合征常见的并发症,其中 PE 更为常见。因此,抗凝治疗在肾脏疾病尤其是肾综合征的治疗中非常重要。

慢性肾脏病(CKD)患者存在出血和血栓形成的双重风险,早期因肾小球滤过屏障受损导致抗凝因子的丢失、低蛋白血症导致肝脏代偿性的合成脂蛋白和 FIB 增多等因素,主要表现为高凝状态;晚期因尿毒症毒素导致血小板功能紊乱而使出血风险增加。同时,CKD 患者常合并 AF、冠心病、下肢静脉血栓、PE、周围血管疾病等,需要进行抗凝或抗血小板治疗。终末期肾脏病(ESRD)患者血液透析时需使用抗凝血药以保证透析过程的顺利进行。然而,部分抗凝血药需要经过肾脏排泄,在 CKD 患者中长期使用会导致其在体内蓄积,半衰期延长而增加出血风险。随着肾功能进行性下降,药物更易在体内蓄积,再加上尿毒症相关因素如凝血功能和血小板功能紊乱等,使用抗凝血药出血的风险也随之增加。因此,掌握各种抗凝血药在不同时期肾脏疾病中使用的适应证和禁忌证显得尤为重要。

(二)抗凝血药在非透析肾脏病患者中使用的适应证

1. 临床指征　①肾病综合征伴严重高脂血症,利尿药反应差;②肾静脉血栓或外周静脉血栓;③四肢干燥而腹水为突出表现;④四肢麻木及疼痛,已排除其他原因;⑤舌下静脉淤血征明显;⑥乳糜腹水。

2. 实验室指征　①血小板和血红蛋白升高;②FIB 升高;③APTT/凝血酶原时间(prothrombin time,PT)缩短;④血 FDP 正常,而尿 FDP 升高;⑤血液流变学证据;⑥血浆Ⅷ因子相关抗原升高;⑦组织型纤溶酶原激活物(tissue-type plasminogen activator,t-PA)下降,纤溶酶原激活物抑制物-1(plasminogen activator inhibitor 1,PAI-1)升高。

3. **肾脏病理指征** ①微血栓;②毛细血管内瘀血;③新月体形成;④纤维蛋白相关抗原(fibrinogen-related antigen,FRA)阳性;⑤肾小球内Ⅷ因子相关抗原存在;⑥肾组织 t-PA/尿激酶型纤溶酶原激活物(urokinase plasminogen activator,u-PA)表达下降。

4. **病理类型指征** ①膜性肾病;②膜增生性肾炎;③新月体肾炎;④系膜增生性肾炎;⑤IgA 肾病(Lee 分级Ⅲ级以上);⑥溶血性尿毒综合征(hemolytic uremic syndrome,HUS);⑦血栓性血小板减少性紫癜。

5. **其他指征** ①长期使用大剂量激素者;②有脑血栓及脑梗死病史者;③有血小板活化的证据:β-血小板蛋白(β-thromboglobulin,β-TG)、血小板颗粒膜蛋白-140(granule membrane protein-140,GMP-140)阳性。

(三)常用抗凝血药的用药特点

1. **肝素** 肝素可静脉推注或皮下注射,一般首剂量 75~80U/kg,维持剂量 18U/(kg·h);严重肾功能不全者可给予首剂量 60U/kg,维持剂量 18U/(kg·h);也可将肝素 12 500U 用生理盐水稀释至 50ml,用微泵以 500U/h 静脉泵入。应注意出血不良反应,推荐采用活化凝血时间(activated coagulation time,ACT)进行监测,也可采用 APTT 来监测,使 ACT/APTT 维持在正常值的 1.2~1.5 倍。

2. **低分子肝素** LMWH 可皮下注射,4 000U,每日 2 次。主要经肾脏清除,随着肾功能的下降可在体内蓄积。应注意出血不良反应,通常监测抗 Xa 因子活性,使其活性维持在 400~1 000U/L 范围内。不同的 LMWH 因制作工艺不同存在较大的药代动力学差异。

3. **华法林** 华法林应用时需监测 PT 和国际标准化比值(international normalized ratio,INR)来调整剂量,INR 的目标值为 2~3,亚洲人群 INR 控制在 1.8~2.5 时血栓和出血发生率最低。CKD 患者需更加密切地监测 INR。华法林初始应用剂量 2.5~3mg,2~4 周达标。用药前常规测 INR,用药后第 3 天再次测定,如在 1.5 以下,可增加 0.5mg/d;如在 1.5 以上,可暂时不变,7 天后再查,如此时较基础水平变化不大,可增加 1mg/d。用药第 1 周至少查 3 次 INR,1 周后改为每周 1 次,直到第 4 周。INR 达到目标值并稳定后,每 4 周测 1 次。与肾功能正常的患者相比,严重肾功能不全患者需要较低剂量的华法林即可达到治疗水平的 INR。肌酐清除率在 30~59ml/min 时,华法林的维持剂量可降低 10%;肌酐清除率<30ml/min 时,华法林的维持剂量可降低 20%,这是由于 CKD 患者肝 CYP450 酶水平下降所致。

4. **新型维生素 K 拮抗药** 新型维生素 K 拮抗药是一种华法林类似物,无须经肝 CYP450 酶代谢,无复杂的药物相互作用,无须监测 PT 和 INR,可用维生素 K_1 拮抗。目前这种新型维生素 K 拮抗药——卡法林正处于Ⅲ期临床试验阶段。

5. **舒洛地特** 常用注射剂治疗 15~20 天后改为胶囊服用 30~40 天,即 45~60 天为一个疗程,一年至少使用 2 个疗程。注射液:每天 1 支,肌内注射或静脉注射。口服软胶囊:250LSU,每日 2 次,距离用餐时间要长,如在早上十点和晚上十点服用。

6. **直接Ⅱa 因子抑制药**

(1)达比加群酯:达比加群 80% 以原型经肾脏排泄,肾功能不全患者需减量。肾功能正常时的半衰期为 12~17 小时,中度肾功能不全(肌酐清除率 30~50ml/min)延长至 13~23 小时;重度肾功能不全(肌酐清除率小于 30ml/min)延长至 22~35 小时。临床用药时可用

APTT 定性评价达比加群的水平和活性,但不同试剂的敏感性差异很大;也可在服药 12~24 小时后监测药物的谷浓度。如 APTT 超过正常值上限的 2 倍,则提示出血风险增加。根据欧洲食品与药品管理局推荐:CKD 1、2、3a 和 3b 期,150mg,每日 2 次;CKD 4 期,75mg,每日 2 次;CKD 5 和 5D 期,不推荐使用。

(2) 阿加曲班:主要经肝 CYP450 酶代谢清除,再经过胆汁通过粪便排泄。该药开始使用的前 2 日每日 60mg,以适当量的液体稀释后,经 24 小时持续静脉滴注,后 5 日每日早晚各 1 次,每次 10mg,每次静脉滴注 3 小时。需监测 APTT,使其维持于治疗前的 1.5~2.5 倍。

(3) 重组水蛭素及其类似物:该类药物主要经肾脏排泄,在肾功能不全患者中的药物半衰期可超过 35 小时,因此当肌酐清除率<60ml/min 时应减量,严重肾功能不全患者应禁用。重组水蛭素不能被血液透析清除,但可被血液滤过或血浆置换清除。比伐芦定一般推荐首剂量为 1mg/kg,随后改为每小时 2.5mg/kg 静脉滴注,持续 4 小时,后续根据需要酌情减量,连续滴注时间不可超过 1 天。需监测 APTT,使其维持在正常范围的 1.5~2.5 倍。

7. 直接 X a 因子抑制药 此类药物安全性高,起效快,需监测抗 X a 因子活性,无有效拮抗药。

(1) 依度沙班:因 50%经肾脏排泄,肾功能不全患者应减量,严重肝损伤患者应慎用。根据欧洲食品与药品管理局推荐:CKD 1、2 和 3a 期,60mg,每日 1 次;CKD 3b 和 4 期,30mg,每日 1 次;CKD 5 和 5D 期,不推荐使用。

(2) 贝曲沙班:是目前经肾脏排泄最少的 X a 因子抑制药,可用于严重肾功能不全患者,但需减量。第一天单剂量给予 160mg,随后每天 80mg,维持 35~42 天,进餐时服用。

(3) 利伐沙班:33%经肾脏排泄,67%经肝脏代谢后由粪便排泄。该药可剂量依赖性地延长 PT 和 APTT,临床应用时无须监测。根据欧洲食品与药品管理局推荐:CKD 1、2 和 3a 期,20mg,每日 1 次;CKD 3b、4、5 和 5D 期,15mg,每日 1 次。

(4) 阿哌沙班:主要经肝脏代谢,27%经肾脏排泄,其余经消化道排泄。轻中度肾功能不全患者可用,重度肝损伤或伴有出血倾向者不宜应用。无特异性拮抗药。根据欧洲食品与药品管理局推荐:CKD 1、2 和 3a 期,5mg,每日 2 次;CKD 3b、4、5 和 5D 期,如符合以下条件中的两项(年龄大于 80 岁,体重小于 60kg,或血肌酐大于 1.5mg/dl),则采用 2.5mg,每日 2 次。

二、抗凝血药在血液透析患者的应用

随着肾功能持续进展至 ESRD,患者往往需要进行肾脏替代治疗(renal replacement therapy,RRT)来维持生命,其中血液透析是 ESRD 患者主要的 RRT 方式。然而,ESRD 患者存在出血和血栓栓塞的双重风险。因此,在血液透析患者中合理应用抗凝血药显得尤为重要。

(一) ESRD 患者体内凝血功能特点

1. ESRD 患者存在血栓栓塞的高危风险 ESRD 患者体内存在多种凝血功能异常,包括蛋白 C 水平下降,PAI-1 和 t-PA 水平升高,同时,脂蛋白 a 和 FIB、凝血酶和抗凝血酶复合物、血管性血友病因子(von Willebrand Factor,vWF)多聚体水平的升高导致纤溶酶被抑制。这种凝血因子的异常导致 ESRD 患者发生卒中的风险增加 6~10 倍。同时,一项研究表明 ESRD 患者中合并 AF 的占 11.6%,而这些合并 AF 的 ESRD 患者与不合并 AF 者相比,死亡率增加 2 倍,卒中发生率增加 3 倍。以上这些因素均表明 ESRD 患者血栓栓塞的风险很高。

2. ESRD 患者存在出血的高危风险 尿毒症毒素抑制血小板活化,花生四烯酸代谢异常导致血栓烷 A2(thromboxane A2,TXA2)产生减少,细胞内钙动员异常,血小板腺苷二磷酸

（adenosine diphosphate，ADP）、肾上腺素和血清素产生减少，血小板膜糖蛋白 Ⅱ$_b$/Ⅲ$_a$（glyco-protein Ⅱ$_b$/Ⅲ$_a$，GP Ⅱ$_b$/Ⅲ$_a$）与 vWF 结合的异常激活，血管前列环素 I$_2$（prostacyclin I$_2$，PGI$_2$）形成增加。同时，血小板通过 vWF 与损伤的血管壁结合不够，肾性贫血导致血小板与血管壁的结合力下降等。由于以上原因，与正常人群相比，ESRD 患者脑出血的风险增加 10 倍，硬膜下血肿的风险增加 10~20 倍，消化道出血的风险增加 100 倍。

（二）血液透析常用抗凝血药

血液透析是 ESRD 患者的主要治疗手段，而透析过程的顺利进行，有赖于体外循环的通畅，因此，抗凝治疗是保证血液透析顺利进行的重要环节。透析过程中常用的抗凝血药主要有肝素、低分子肝素、阿加曲班和枸橼酸钠等。

1. 肝素 肝素是血液透析最常用的抗凝血药。血浆半衰期为 90 分钟，肾功能不全时可延长至 3 小时，不能被血液透析或血液滤过清除。下述情况推荐选择普通肝素作为抗凝血药：①临床上无出血性疾病的发生和风险；②无显著的脂代谢和骨代谢的异常；③血浆 AT-Ⅲ 活性大于 50%；④血小板计数、APTT、PT、INR、D-二聚体正常或升高。但不同血液净化模式肝素所用剂量不同：①血液透析、血液滤过或血液透析滤过，一般在动脉端给予首剂量 0.3~0.5mg/kg，追加 5~10mg/h，持续静脉泵入，在透析结束前 30~60 分钟停止追加。②血液灌流、血浆吸附或血浆置换，一般在动脉端给予首剂量 0.5~1.0mg/kg，追加 10~20mg/h，持续静脉泵入，在透析结束前 30 分钟停止追加。③连续性肾脏替代治疗（continuous renal replacement therapy，CRRT），采用前稀释者，一般首剂量 15~20mg，追加 5~10mg/h，持续静脉泵入；采用后稀释者，一般首剂量 20~30mg，追加 8~15mg/h，持续静脉泵入，均在透析结束前 30~60 分钟停止追加。需监测 ACT 和 APTT，使从血液净化管路静脉端采集样本的 ACT/APTT 维持于治疗前的 1.5~2.5 倍。

2. 低分子肝素 LMWH 也是血液透析过程中常用的抗凝血药，主要通过肾脏清除，平均半衰期约为 2.5~6 小时，在肾功能不全患者中半衰期明显延长，与体内抗凝血酶结合后不被血液透析或血液滤过清除。下述情况推荐选择 LMWH 作为抗凝血药：①临床上无出血性疾病；②血浆 AT-Ⅲ 活性大于 50%；③血小板数量基本正常，但有明显脂代谢或骨代谢异常，或APTT、PT、INR 轻度延长等具有潜在出血风险。一般给予 60~80U/kg 静脉注射。血液透析、血液灌流、血浆吸附或血浆置换无须追加剂量；CRRT 患者可每 4~6 小时给予 30~40U/kg 静脉注射，治疗时间越长，给予的追加剂量应逐渐减少。建议无出血倾向的透析患者抗 Ⅹa 因子的活性维持在 500~1 000U/L，伴有出血倾向的血液透析患者维持在 200~400U/L。

LMWH 因分子量较小，部分成分可被滤器清除，而与体内抗凝血酶结合后不被滤器清除，因此，LMWH 应直接静脉注入患者体内，而不宜从肝素泵追加剂量。

3. 类肝素类药物 如达那肝素，主要经肾脏清除，半衰期约 24 小时，在肾功能不全患者中可延长至 48 小时，不被血液透析清除。推荐首剂量给予 750~2 500U，随后以 1~2U/（kg·h）维持。需监测 Ⅹa 因子活性，使其维持在 250~350U/L。无特异性拮抗药，可采用新鲜冰冻血浆或Ⅶa 对症治疗。

4. 阿加曲班 阿加曲班半衰期为 20~40 分钟，肝功能异常时半衰期可延长 2~3 倍。肾功能不全患者无须减量。高通量透析膜可将其清除。下述情况可选用阿加曲班作为抗凝血药：①临床上存在明确的活动性出血性疾病或明显的出血倾向；②APTT、PT 和 INR 明显延长；③合并 HIT；④AT-Ⅲ 活性小于 50%。需监测 ACT 和 APTT，使从血液净化管路静脉端采集样本的 ACT/APTT 维持于治疗前的 1.5~2.5 倍。临床对于抗凝血酶缺乏、HIT 或合并出血性疾病,有明显出血倾向的患者,阿加曲班首剂量为 0.1mg/kg,追加剂量为 0.05mg/kg。对于高危出血倾向患者,也可给予首剂量 250μg/kg,追加剂量 2μg/(kg·min),持续滤器前给药;也可在 CRRT 中使用,给予 1~2μg/(kg·min),持续滤器前给药,在血液净化结束前 20~30 分钟停止追加。

5. 枸橼酸钠　枸橼酸钠又称柠檬酸钠,在肝脏、骨骼肌和肾脏皮质等部位进入三羧酸循环并完全氧化代谢产生碳酸氢盐,停止输入半小时后,即可完全代谢。使用无钙透析液/置换液时,在体外循环管路滤器前持续从动脉端输注 4% 枸橼酸钠,初始泵速为血流速度(blood flow rate,BFR)的 2.0%~2.5%,即泵速(ml/h)=(1.2~1.5)×BFR(ml/min),调整速度使滤器后的游离钙离子浓度在 0.25~0.35mmol/L,在管路静脉端持续输注 10% 葡萄糖酸钙溶液,泵速为枸橼酸泵速的 6.1%,或在管路静脉端持续输注 10% 氯化钙溶液,泵速为枸橼酸泵速的 2%,调整速度使外周静脉或动脉游离钙离子浓度在 1.0~1.2mmol/L。也可采用含钙透析液/置换液进行体外枸橼酸抗凝。使用过程主要监测游离钙水平及血气分析。控制滤器后游离钙离子浓度在 0.25~0.35mmol/L,以保证抗凝的有效性;控制滤器前游离钙离子浓度在 1.0~1.2mmol/L,以保证抗凝的安全性。另外,也可监测 ACT 或 APTT,从血液净化管路静脉端采集样本的 ACT 或 APTT 维持于治疗前的 1.5~2.5 倍。

6. 其他抗凝血药

(1) 前列环素:透析开始前 10~15 分钟给予输注前列环素 4ng/(kg·min),随后持续输注(6±0.6)ng/(kg·min)。

(2) 甲磺酸萘莫司他:是一种人工合成的丝氨酸蛋白酶抑制药,相对分子量 540Da,半衰期短,仅为 5~8 分钟。推荐剂量为 0.1~0.5mg/(kg·h)。可用 APTT 监测,使滤器前的 APTT 值大于正常值的 2~2.5 倍。注意该药带有正电荷,易被吸附于带负电荷的透析膜上,因此不被推荐用于聚丙烯腈膜的透析器。

2012 年 KDIGO 指南推荐:①对于没有高危出血风险、没有凝血功能障碍且未接受有效全身抗凝治疗的患者,间断 RRT 抗凝推荐使用普通肝素或 LMWH,而非其他抗凝血药(1C);如果患者没有枸橼酸抗凝禁忌证,CRRT 抗凝建议使用局部枸橼酸抗凝而非肝素(2B);对于具有枸橼酸抗凝禁忌证的患者,CRRT 抗凝建议使用普通肝素或 LMWH,而非其他抗凝血药(2C)。②对于高危出血风险患者,如果未使用抗凝治疗,推荐 CRRT 期间采取以下抗凝措施:对于没有枸橼酸抗凝禁忌证的患者,建议 CRRT 期间使用局部枸橼酸抗凝,而不应使用其他抗凝血药(2C);对于有高危出血风险的患者,建议 CRRT 期间避免使用局部肝素化(2C)。③对于合并 HIT 的患者,推荐停用所有肝素类药物,并推荐在 RRT 中使用直接凝血酶抑制药(如阿加曲班)或 Xa 因子抑制药(如达那肝素或磺达肝素),而不应使用其他抗凝血药或无肝素抗凝方式(1A)。④对于合并 HIT 且未出现严重肝衰竭的患者,推荐使用阿加曲班作为抗凝血药,而不是其他血栓抑制药或 Xa 因子抑制药(2C)。

第五节　研发中的抗凝血药

目前在预防和治疗血栓方面,传统抗凝血药维生素 K 拮抗药和肝素类药物在临床上仍具有重要地位。但肝素类药物需经非肠道途径给药,维生素 K 拮抗药治疗窗窄,这两类药物出血副作用发生率较高,因此治疗期间需频繁监测抗凝效果及评估出血风险。传统抗凝血药的这些缺点促进了新型口服抗凝血药的出现。新型口服抗凝血药具有可预测的药代动力学与药效学,口服给药,治疗窗较宽,不需频繁监测抗凝效果与调整剂量。尽管上述优点使其在临床上有逐步代替传统抗凝血药的趋势,但发生严重出血反应时无特异性拮抗药。因此寻找新的兼具较好抗血栓作用和较少出血倾向的药物具有重要意义。

XI活化形成XIa是内源性凝血途径激活的必要步骤。在凝血级联反应中,XIa可促使凝血酶的产生,而凝血酶可反馈激活XI,从而放大凝血级联反应。因此,针对XIa靶点的药物可通过阻断内源性途径发挥抗血栓形成作用。XI基因缺失的纯合子小鼠APTT与野生型相比显著延长,但出血时间不受影响。上述表型与人类XI严重缺乏仅会出现轻度出血的表型相似。

2003 年,Gruber 和 Hanson 比较了抗XI抗体和大剂量肝素抗血栓形成的效果,发现肝素治疗导致 APTT、PT 和出血时间明显延长,而抗XI抗体治疗只引起 APTT 的延长,对 PT 和出血时间影响较小。随后有研究进一步比较了XIa 肽类抑制药(0.25mg/kg)和肝素(50U/kg 快速注射后 25U/kg 连续输注)的抗血栓形成效果,发现两者都能显著抑制血栓形成。但XIa 肽类抑制药拮抗血栓形成的同时对出血影响极小。上述结果提示XIa 可能是抗凝治疗的一个更加安全的分子靶标。

目前针对XIa 抑制药的研发仍处于起步阶段,其抑制药种类主要包括单克隆抗体、反义寡核苷酸、小分子抑制药以及多肽/蛋白类抑制药等,大部分仍处于临床前期或候选药物阶段。

一、单克隆抗体

在研药物主要有 aXIMab、XI-5108 以及 14E11 等。其中 aXIMab 是一种鼠抗人XI A3 结构域的单克隆抗体。动物实验显示静脉注射 2mg/kg 的 aXIMab 可在 10 天内几乎完全抑制血浆XIa 活性,进而抑制凝血酶的形成和血小板的激活,减少动静脉内瘘的血栓生成,但对出血时间无影响。

二、反义寡核苷酸

主要候选药物为 ISIS 416858,目前已进入临床实验。I 期临床试验显示,ISIS 416858 可剂量依赖性抑制XIa 活性,延长患者 APTT,但未出现与药物相关的出血症状。受试者心电图、肝功能及肾功能也未有明显变化。该药物的 II 期临床试验(观察 ISIS 416858 对全膝关节置换患者 DVT 的防治及出血的影响)尚在进行中。从目前的研究结果看,XI-反义寡核苷酸(antisense oligonucleotide,ASO)非常有望成为出血副作用小的新型抗凝血药,但起效较慢,需要数周时间才能达到抗栓效果。

三、小分子抑制药

已发现的XIa 小分子抑制药主要包括 BMS-262084、BMS-962212、硫酸五没食子酰葡萄糖苷、单硫酸苯并呋喃、四氢喹啉和芳烃硼酸等的衍生物。其中,BMS-262084 抑制XIa 活性强(IC_{50}=2.8nmol/L),且对XIa 选择性高,可以延长正常人和大鼠血浆 APTT 2 倍以上,对 PT 无影响。动物实验显示 BMS-262084 可明显抑制 DVT、动脉血栓及动静脉内瘘血栓的生成,但对组织因子引起的血栓无影响,而且高出 2 倍有效剂量的 BMS-262084 对出血时间无影响。

四、多肽/蛋白类抑制药

蛋白酶连接素 2 分子结构中的 Kunitz 型蛋白酶抑制活性部位 PN2KPI 是Ⅺa 的生理性失活剂,对Ⅺa 有很强的选择性抑制活性(K_i=0.81nmol/L)。动物实验证实 PN2KPI 能有效防止血栓形成且不引起出血,但其对胰蛋白酶的强抑制活性(K_i=0.03nmol/L)可能会限制其应用。

第六节   抗凝血药的研究方法

一、血栓动物模型

(一)氯化铁血栓模型

该模型是将浸润了 $FeCl_3$ 溶液的滤纸外敷在暴露的血管壁上。其原理为:血管局部应用 $FeCl_3$ 溶液后,铁离子通过胞吞-胞吐途径进入血管腔,由于高价铁离子的氧化作用,导致内皮损伤,引起血小板激活、黏附、聚集,进而诱导血栓形成。该模型的优点为:血管闭塞时间与 $FeCl_3$ 溶液的浓度和滤纸滞留时间呈正相关,形成的血栓为富含血小板、纤维蛋白和红细胞的混合型血栓,制作方法简单,容易控制,重复性好,且接近临床自发性血栓形成的组织形态学特征,适合溶栓研究。缺点为:该方法会造成透壁的血管壁损伤,临床较为罕见。此模型的关键点是控制好 $FeCl_3$ 溶液诱导血栓形成的阈浓度和时间窗,使其既能有效诱导血栓形成,形成的血栓又对抗血栓药敏感,以便评价抗凝、溶栓药的治疗效果。该模型还可与血管狭窄或血管结扎模型相结合,并可用于转基因动物模型上,对分析血栓相关性疾病的作用机制,开发新型抗凝、溶栓药物发挥重要作用。

(二)血管结扎模型

该模型是暴露动物血管后,使用无过敏原性手术线进行血管结扎。其原理为:结扎血管造成血流完全阻滞后,引起局部血流瘀滞、缺氧,造成血管内皮细胞损伤,从而启动内源性凝血系统;同时,血管壁产生严重的炎症反应,进一步诱导血栓形成。此方法的关键点是血管结扎的时间,通常结扎 2 小时后,模型动物血栓形成率为 60%~80%,结扎 6 小时后,血栓形成率为 100%,一般以血栓形成的百分率或血栓质量作为评价指标。该模型的优点为:可造成完全的血管闭塞,简便易行,成模时间短,重复性好,效果可靠,成功率高。缺点为:可造成低血压,且血栓不可吸收,无法恢复该处血流,与临床差异较大。该模型可用于溶栓药物体内抗血栓作用的评价。

(三)血管狭窄模型

该模型是使用血管夹夹住血管,每 15 秒夹 2 次,共持续 30 秒。使用聚丙烯线与血管方向平行放置,用手术缝线将血管与聚丙烯线紧密缠绕在一起,然后将聚丙烯线取出,使血流得以恢复。此方法的关键点是对血管狭窄程度及成模时间的控制,这将决定血栓形成的大小。该模型将产生层状血栓,应用于血栓形成的动力学与药效学研究。缺点为:血栓形成大小差异大,有的可完全闭塞血管,有的则不足以堵塞血管。该模型是早期的血栓形成动力学和药物治疗方案的有效性研究模型。

(四)电解模型

最早由 Cooley 等在鼠股静脉上完成。该模型是暴露动物血管后,在血管的上游段进行结扎,下游保持开放。使用一根针头连接一根镀银铜丝,镀银铜丝一端插在皮下组织内,另一端插在下游血管内。在线路上加以 $25\mu A$ 的电流,持续 15 分钟。通电可导致针头一端释放自由基,可观察到针头插入位点附近的血管内皮细胞剥落,造成了一个血栓形成的环境,然后打开被结扎血管,随后可在血管内形成层状血栓。造模 2 天后形成急性血栓,14 天后是慢性血栓。该方法的优点是:以针头插入的血管壁损伤点为中心形成血栓,血栓尺寸稳定,且不影响血管内温度,有持续的血流通过,可产生可靠持续的血栓,但缺点是血栓形成后尺寸相对较小,手术时间较长。该模型有利于研究抗血栓药物,较符合临床血栓形成的特点。

(五)光化学法

该模型是通过静脉注射光敏剂四氯四碘荧光素二钠(虎红)后激光照射血管诱导血栓形成。模型所用光敏剂的剂量及所用激光强度本身一般不会损伤血管内皮细胞,光化学反应是血栓形成的根本原因。虎红在单色绿光下产生并释放单态氧,使血管内皮细胞膜上的多不饱和脂肪酸发生脂质过氧化反应,不仅使细胞膜的通透性改变,钙离子内流增加,而且脂质过氧化物增加可破坏前列环素与血栓素的平衡,促使血小板聚集与黏附,激活凝血过程,形成血栓。化学反应还可引起内皮细胞收缩,进一步破坏内皮细胞的细胞膜,并使它从血管壁上脱落下来暴露出内皮下层的基底膜,引起血小板发生黏附,同时内皮下层胶原进一步促进血小板黏附和聚集,诱导血栓形成。该方法的关键点是控制光敏剂的剂量和光照时间,为避免损伤过重可采用分步照射法,即在第二次注射光敏剂时剂量减半。该方法定位性好,可连续观察,刺激强度可调,重复性强,成功率高,模型稳定、可靠。但不足之处为:成栓较小,不足以堵塞主要血管通路。该模型可广泛应用于抗血栓药物的筛选评价以及血栓形成与血流变性之间关系的研究。

二、抗凝血药药效学评价方法

抗凝血药的药效研究中反映凝血功能的实验指标包括:凝血时间(clotting time,CT)、PT、APTT、FIB、凝血酶时间(thromboplastin time,TT)及抗 Xa 因子生色实验等。本章简要介绍两种实时动态测定血栓块大小的方法。

(一)荧光成像技术

荧光成像技术利用远红外线优越的组织穿透性,采用近红外荧光基团 IR-786 标记血小板,在保持血小板活性的情况下将血小板通过静脉注入动物血管内,然后损伤血管,造成血栓,通过对标记血小板荧光值的观测,实时监测血栓的形成情况。血栓形成后,可给予待测样品,实时动态地观察实验样品的溶栓效果。

(二)活体显微镜技术

活体显微镜技术是使在显微镜上所观察到的标本的图像直接显示在与之连接的荧光屏上。该技术最早应用于研究活体白细胞与血管壁的相互作用。随着技术的发展,该项技术逐渐应用于血栓形成的机制研究和药物对血栓的作用研究,通过借鉴白细胞滚动的方法研究活体血栓的形成情况。

参考文献

[1] LEE S A,NOEL S,SADASIVAM M,et al. Role of immune cells in acute kidney injury and repair. Nephron, 2017,137(4):282-286.

[2] BAUER A,LIMPERGER V,NOWAK-GOTTL U. End-stage renal disease and thrombophilia. Hamostaseolo-

gie,2016,36(2):103-107.

[3] SAHEB SHARIF-ASKARI F,SYED SULAIMAN S A,SAHEB SHARIF-ASKARI N. Anticoagulation therapy in patients with chronic kidney disease. Adv Exp Med Biol,2017,906:101-114.

[4] LUTZ J,JURK K. Antiplatelet agents and anticoagulants in patients with chronic kidney disease-from pathophysiology to clinical practice. Curr Pharm Des,2017,23(9):1366-1376.

[5] HUGHES S,SZEKI I,NASH M J,et al. Anticoagulation in chronic kidney disease patients-the practical aspects. Clin Kidney J,2014,7(5):442-449.

[6] CHEN S,FANG Z,ZHU Z,et al. Protective effect of sulodexide on podocyte injury in adriamycin nephropathy rats. J Huazhong Univ Sci Technolog Med Sci,2009,29(6):715-719.

[7] LUTZ J,JURK K,SCHINZEL H. Direct oral anticoagulants in patients with chronic kidney disease:patient selection and special considerations. Int J Nephrol Renovasc Dis,2017,10:135-143.

[8] 陈香美. 血液净化标准操作规程. 北京:人民军医出版社,2010.

[9] Kidney Disease:Improving Global Outcomes (KDIGO) Acute Kidney Injury Work Group. KDIGO clinical practice guideline for acute kidney injury. Kidney inter,Suppl,2012,2:1-138.

[10] MEGA J L,SIMON T. Pharmacology of antithrombotic drugs:an assessment of oral antiplatelet and anticoagulant treatments. Lancet,2015,386(9990):281-291.

[11] MOHAMMED B M,MATAFONOV A,IVANOV I,et al. An update on factor XI structure and function. Thromb Res,2018,161:94-105.

[12] GRUBER A,HANSON S R. Factor XI-dependence of surface-and tissue factor-initiated thrombosis propagation in primate. Blood,2013,102(3):953-955.

[13] ELY L K,LOLICATO M,DAVID T,et al. Structural basis for activity and specificity of an anticoagulant anti-FXIa monoclonal antibody and a reversal agent. Structure,2018,26(2):187-198.

（张春　钟丹丹　何方方　周家国）

第十二章 抗感染药物

【摘要】

泌尿系统感染是临床常见的感染性疾病之一,多见于女性,首发多为大肠埃希菌为主的革兰氏阴性菌感染所致。但在儿童、男性患者以及免疫功能低下的患者,革兰氏阳性菌、病毒、支原体和真菌的感染亦不少见。泌尿系统感染治疗药物的选择应该根据细菌培养及药敏结果选用合适抗菌药物,且必须具有肾毒性小、在肾脏浓度高、不良反应小的特点。还应根据病变部位、病情严重程度以及是否存在复杂因素而合理用药和确定疗程。目前临床中常用的药物包括第二、三代头孢菌素和喹诺酮类药物,研发中的新药包括第五代头孢菌素、喹诺酮类以及碳青霉烯类和抗真菌药如沙康唑等。

泌尿系统感染,又称尿路感染(urinary tract infection,UTI),简称尿感,是指病原体侵犯尿路黏膜或组织引起的泌尿系统感染性疾病。根据感染部位,尿路感染可分为上尿路感染和下尿路感染,前者为肾盂肾炎,后者主要为膀胱炎、尿道炎、前列腺炎。根据有无基础疾病,尿路感染还可分为复杂性尿感和非复杂性尿感。根据有无基础疾病,尿路感染还可分为复杂性尿感和非复杂性尿感。好发于育龄女性,男女比例约为1:8,其易感因素包括尿道梗阻、膀胱输尿管反流、有创性操作、妊娠、糖尿病及高龄、免疫缺陷。

尿路感染95%以上是由单一细菌引起的。其中90%的门诊患者和50%左右的住院患者,其病原菌是大肠埃希菌,此菌血清分型可达140多种,致尿路感染型大肠埃希菌与患者粪便中分离出来的大肠埃希菌属同一种菌型,多见于无症状菌尿或无合并症的尿路感染;变形杆菌、产气杆菌、肺炎克雷伯菌、铜绿假单胞菌、粪链球菌等见于再感染、留置导尿管、有合并症的尿路感染;白念珠菌、新型隐球菌感染多见于糖尿病及使用糖皮质激素和免疫抑制药的患者及肾移植后;金黄色葡萄球菌多见于皮肤创伤及吸毒者引起的菌血症和败血症;病毒支原体感染虽属少见,近年来有逐渐增多趋向。多种细菌感染见于留置导尿管、神经源性膀胱、结石、先天性畸形和阴道、肠道、尿道瘘等。

女性尿道相对短,肛门距离尿道口近,因此临床上女性尿路感染比男性更普遍。但是阴道内存在的乳酸杆菌、正常尿流和黏膜防御因子可以提供保护屏障。绝经前阴道内有产过氧化的乳酸杆菌群,可以预防尿路病原增殖。因绝经后雌激素水平下降,导致乳酸杆菌减少,阴道pH上升,两者易引起病原增殖。引起尿潴留的机械性异常因素易导致尿路感染,包括盆腔器官脱垂或抗尿失禁手术相关的尿路梗阻、下尿路憩室或结石。功能异常导致的尿潴留,如逼尿肌收缩功能低下或神经源性膀胱导致的膀胱排空不全同样也可引起尿路感染。慢性肾盂肾炎(chronic pyelonephritis)常由于复杂性尿路感染迁延不愈所致,根据基础病因不同分三个类型:①伴有反流的慢性肾盂肾炎(反流性肾病);②伴有阻塞的慢性肾盂肾炎(梗阻性慢性肾盂肾炎);③特发性慢性肾盂肾炎。其中前两种类型尤为常见。

常用抗生素为喹诺酮类、第二代和第三代头孢菌素；对革兰氏阳性球菌感染的患者，可选择第一代头孢菌素；对真菌感染的患者，可选用抗真菌药。随着超级耐药菌和混合性感染的出现，泌尿系统感染的治疗更加复杂，也需要进一步规范。

第一节　抗感染药物的发展史

抗生素（antibiotic）也称抗菌素，是由一种生物产生的化学物质，能对另一种生物造成破坏。这个单词来源于 Louis Pasteur 的学生 Paul Vuillemin 于 1889 年首创的"antibiosis"（抗生）一词，意思是一个生命毁坏另一个生命体的过程。古埃及人、中国人及生活在中美洲的印第安人都用过霉菌来治疗感染的伤口，但是他们都不了解霉菌具有的抗菌特性与治疗疾病之间的关系。

1871 年外科医生 Joseph Lister 发现一个现象：被霉菌污染的尿液里细菌不能生长，于是开始对此现象进行研究。1928 年秋的一个星期五英国细菌学家 Alexander Fleming 在培养皿中培养细菌时，也偶然发现从空气中偶然落在培养基上的青霉菌长出的菌落周围没有细菌生长，他认为是青霉菌产生了某种化学物质，分泌到培养基里抑制了细菌的生长。1942 年牛津大学的病理学家 Howard Florey 和其同事化学家 Ernst Boris Chain 发现了普鲁卡因青霉素的生成过程，1943 年商业化生产并正式进入临床治疗。在第二次世界大战期间珍贵的青霉素被送上战场，挽救了许多士兵的生命。青霉素是人们发现的第一个抗生素。1945 年三人共同获得诺贝尔生理学或医学奖。青霉素也治愈了梅毒和淋病，而且在当时没有任何明显的副作用。

来源于人工合成化合物的抗菌药物被称为人工合成抗菌药物。1936 年，德国化学家 Gerhard Domagk 发现了世界上第一种磺胺药——百浪多息（prontosil）。磺胺的临床应用开创了现代人工合成抗菌药物治疗的新纪元。

1944 年美国微生物学家 Selman Waksman 先后从土壤细菌和放射线菌中提取出了链霉素，并且制成了治疗结核病的链霉素，开启了氨基糖苷类药物的先河。同年氯霉素也被发现，并主要针对痢疾、炭疽病菌，治疗轻度感染。但因效力不高，毒性较大，实用性不大而较少人关注。

1948 年四环素类抗生素陆续出现，这是最早由链霉菌产生或经半合成制取的一类碱性广谱抗生素，在当时是一种很好的快速抑菌药，对多种革兰氏阳性菌和阴性菌及立克次体属、支原体属、螺旋体等均有效。其中金霉素（1948 年）和土霉素（1948 年）等几个天然抗生素于 20 世纪 40 年代后期首次发现，是第一批报道的四环素类成员。继后又开发了其他四环素类药物，既有天然化合物[四环素（1953 年）、去甲金霉素（1965 年）]，又有半合成产物[甲烯土霉素（1965 年）、多西环素（1967 年）、米诺环素（1972 年）]。尽管开发了约 100 种四环素类抗生素，但仅有上述 7 种用于临床和兽医。四环素类抗生素在 20 世纪 60~70 年代广泛应用，其中金霉素、四环素和土霉素鉴于其广谱、使用方便、经济等特点为临床常用。细菌在体外对四环素的耐药性产生较慢，但同种之间呈交叉耐药，以致细菌对四环素类药物的耐药现象颇为严重，一些常见病原菌的耐药率很高。因而目前其临床效果受到一定的影响。

1956 年礼来公司发明了万古霉素，曾经被称为抗生素的最好武器。因为它对革兰氏阳性杆菌细胞壁、细胞膜和 RNA 有三重杀菌机制，不易诱导细菌对其产生耐药。后出现去甲万古霉素，1975 年又发现替考拉宁，合称为糖肽类药物。其中后者在抗菌活性、药代动力学特性及安全性方面均优于前两者。

1980 年喹诺酮类药物出现,随后又合成一系列含氟的新喹诺酮类药物,通称为氟喹诺酮类。喹诺酮类药物分为四代。第一、二代喹诺酮类,主要用于泌尿系统感染和肠道感染,但因疗效差、耐药性增加,现已少用。目前临床应用较多的为第三代喹诺酮类,其抗菌谱进一步扩大,常用药物有诺氟沙星、氧氟沙星、环丙沙星、氟罗沙星等。第四代喹诺酮类与前第三代药物相比在结构上进行修饰,有助于加强抗厌氧菌活性和抗革兰氏阳性菌活性并保持原有的抗革兰氏阴性菌的活性,不良反应更小,但价格较贵。半数产品半衰期延长,如加替沙星与莫西沙星。

截至目前,科学家已经发现了近万种抗菌药物。但因为绝大多数毒性太大,适合作为治疗人类的药品还不到百种。且抗菌药物并不只是抑制微生物生长,有些能够抑制寄生虫生长,有的可以用来治疗心血管疾病,还有的可以抑制人体的免疫反应,可以用在器官移植手术中。在 20 世纪 90 年代以后,科学家们把抗生素的范围扩大了,统称生物药物素。

第二节 抗感染药物的作用机制

不同种类抗菌药物分别通过抑制细菌细胞壁的合成、增加细胞膜通透性、干扰蛋白质的合成以及抑制核酸的转录和复制等作用起到杀菌或抑菌作用。泌尿系统感染治疗的目的在于缓解症状、清除潜在感染源、预防和治疗全身脓毒症、预防并发症。目前常用抗菌药物包括喹诺酮类、β-内酰胺类药物中的第二代和第三代头孢菌素以及氨基糖苷类。但细菌培养为革兰氏阳性菌或合并混合感染时会选择第一代头孢菌素或碳青霉烯类及抗真菌药等。其中 β-内酰胺类药物、糖肽类药物如万古霉素属于繁殖期杀菌药,氨基糖苷类、喹诺酮类、杆菌肽类和多黏菌素类属于静止期杀菌药,而磺胺类则属于慢效抑菌药。

一、抑制细胞壁合成

β-内酰胺类药物指化学结构中具有 β-内酰胺环的一大类抗生素,包括临床常用的青霉素及其衍生物、头孢菌素类、碳青霉烯类,以及头霉素类、硫酶素类、单环 β-内酰胺类等其他非典型 β-内酰胺类药物。它们可与细菌胞质膜上的青霉素结合蛋白(PBP,如转肽酶、内肽酶和羧肽酶等)结合,阻碍细菌细胞壁肽聚糖合成,进而影响细胞壁的形成,致使细菌细胞壁缺损而丧失渗透屏障的保护作用,细菌菌体膨胀变形,裂解而死。青霉素对革兰氏阳性菌的作用强是因为此类细菌的细胞壁主要由肽聚糖层组成,而革兰氏阴性菌的细胞壁主要由磷脂构成,仅含少量肽聚糖,在肽聚糖层外面还有一完整的细胞外膜,而且菌体内渗透压也高。

糖肽类药物由链霉素或放线菌产生,为线性多肽,在结构上都具有高度修饰的七肽骨架,作用靶点在细菌细胞壁,与细胞壁肽聚糖合成中的 D-丙氨酰-D-丙氨酸形成复合物,抑制细胞壁合成。其作用部位与 β-内酰胺类药物不同,不与青霉素类竞争结合部位,也与其他抗生素无交叉耐药现象。临床常用的有万古霉素、去甲万古霉素和替考拉宁。万古霉素可以高亲和力结合到敏感菌细胞壁前体肽聚糖末端的丙氨酸,阻断细菌细胞壁的高分子肽聚糖合成,造成细胞壁损伤而杀死细菌,尤其对正在分裂增殖的细菌呈现快速杀菌作用。同时,通过直接抑制转葡基酶来抑制细胞壁。替考拉宁与万古霉素不同的是在肽骨架上多了脂肪酸侧链,提高了亲脂性,更易渗入组织和细胞,且具有较长的抗生素后效应。

棘白菌素类药物如卡泊芬净,属于作用于真菌细胞壁合成的抗菌药物,其抑制真菌细胞

壁主要成分 β-1,3-D-葡聚糖的合成。β-1,3-D-葡聚糖合成酶是维持真菌细胞壁完整性的重要物质,人类不存在 β-1,3-D-葡聚糖。棘白菌素类作为 β-1,3-D-葡聚糖合成酶的非竞争性抑制剂,可抑制其生物活性导致真菌细胞壁通透性增加,细胞溶解死亡。

用于深度真菌感染的三唑类药物包括氟康唑、伊曲康唑、伏立康唑和处于研究阶段的泊沙康唑、帕索康唑、雷夫康唑等。其主要靶酶是 14a-脱甲基酶(14a-DM),利用咪唑环和三唑环上的第 3 位或第 4 位氮原子镶嵌在该酶的 CYP450 蛋白的铁原子上,抑制真菌细胞膜必要成分麦角甾醇合成酶,使麦角甾醇合成受阻,破坏真菌细胞壁的完整性,抑制其生长繁殖。该品对白念珠菌、大小孢子菌、新型隐球菌、表皮癣菌及荚膜组织胞浆菌等均有强力抗菌活性。

二、影响细胞膜通透性

多烯类抗生素包括两性霉素、两性霉素 B 脂质体和制霉菌素,属于抗真菌药。此类药物通过与真菌细胞膜磷脂双分子层上的甾醇发生交互作用,导致细胞膜产生水溶性通道,使细胞膜的通透性改变和代谢异常,细胞内容物流失导致菌体死亡。

多黏菌素类是从多黏芽孢杆菌培养液中分离出来的一类多肽类抗生素,其结构中的亲水基团聚阳离子环可与细胞膜中磷脂的磷酸基形成复合物,干扰膜的生物学功能。因革兰氏阴性菌的磷脂较多,故对革兰氏阴性菌作用更强,属于窄谱抗生素,尤其是对鲍曼不动杆菌、铜绿假单胞菌所致的感染治疗。

三、抑制蛋白质合成

核糖体是所有活细胞中蛋白质的合成位点,由蛋白质和 RNA 组成。细菌核糖体为70S,由 30S 和 50S 亚基组成。而哺乳动物是 80S,由 40S 和 60S 亚基组成。在常用剂量下,此类抗生素对宿主细胞蛋白质的合成无明显毒副作用。

1. **作用于 30S 的抗生素**　氨基糖苷类药物属于静止期杀菌药,通过以高亲和力结合30S 核糖体亚单位的 16S rRNA 解码区上的 A 位点而抑制细菌蛋白质的合成,诱导细菌合成错误蛋白以及阻抑已合成蛋白的释放,导致细菌死亡,其抑制蛋白的过程包括起始、延伸和终止三个阶段。氨基糖苷类药物杀菌作用呈浓度依赖性,杀菌速度和持续时间与浓度呈正相关;仅对需氧菌有效,尤其是对需氧革兰氏阴性杆菌的抗菌作用强,对厌氧菌无效;具有明显的抗菌后效应和首次接触效应;在碱性环境中抗菌活性增强。四环素类抗生素也可与核糖体的 RNA 部分结合发挥抗菌活性。

2. **作用于 50S 的抗生素**　利奈唑胺为人工合成全新类别的噁唑烷酮类抗菌药物。可与细菌 50S 亚基上核糖体 RNA 的 23S 位点结合,抑制 mRNA 与核糖体链接,阻止形成 70S始动复合物,从而抑制细菌蛋白质的合成。抗菌谱与万古霉素类似,但对耐万古霉素的粪肠球菌和屎肠球菌仍有效。对厌氧菌亦有良好抗菌活性,对卡他莫拉菌和流感嗜血杆菌具有中度活性。

四、影响叶酸和核酸代谢

1. **抑制四氢叶酸合成**　磺胺类药物的作用机制有多种学说,其中 Wood-Fields 学说得到大家公认,也被实验所证实。对氨基苯甲酸(PABA)是叶酸的组成成分,叶酸又是微生物生长必需的物质,也是构成体内叶酸辅酶的基本原料。而磺胺类药物与 PABA 分子的形状、大小及电荷分布十分相近,故可与细菌生长繁殖所必需的 PABA 产生竞争性拮抗作用,从而干扰细菌的酶系统对 PABA 的利用。

2. **抑制 DNA 回旋酶**　喹诺酮类药物是人工合成的含 4-喹诺酮母核的抗菌药物。分子基本骨架为苯并杂环或并杂环结构,主要抑制细菌拓扑异构酶Ⅱ和Ⅳ,进一步造成细菌 DNA 的不可逆损害,而使细菌细胞不再分裂。它们对细菌显示选择性毒性。当前,一些细菌对许多抗感染药物的耐药性可因质粒传导而广泛传播。本类药物则不受质粒传导耐药性的影响,因此,本类药物与许多抗菌药物间无交叉耐药性。

3. **作用于核酸合成**　抗真菌药如 5-氟胞嘧啶等,属于作用于核酸合成的抗真菌药。

第三节　治疗泌尿系统感染的药物

在泌尿系统感染中,首选的抗感染药物必须在肾脏中浓度高、肾毒性小,且主张对初次患病的患者单药使用;对复杂性泌尿系统感染的患者,以及由其导致的菌血症和败血症患者,可根据药敏结果两药、三药联合使用;不同临床表现,给予药物的途径和疗程亦不相同;老人、儿童、孕妇的泌尿系统感染,其用药也有其必须考虑的方面。

常用于泌尿系统感染的抗感染药物有喹诺酮类、第二代和第三代头孢菌素及氨基糖苷类;对球菌感染的患者,可选择第一代头孢菌素;对真菌感染的患者,可选用抗真菌药。真菌导致的泌尿系统感染,常见真菌为白假丝酵母菌等,常见于抵抗力低下或者长时间使用抗感染药物的混合感染患者。

本节主要介绍目前用于治疗泌尿系统感染的临床常用抗感染药物,其中包括喹诺酮类、头孢菌素类、碳青霉烯类、氨基糖苷类、糖肽类、磺胺类、呋喃类药物。

一、喹诺酮类药物

1. **氧氟沙星**　氧氟沙星(ofloxacin,又名氟嗪酸)为第三代喹诺酮类药物,抗菌谱广,尤其对需氧革兰氏阴性杆菌抗菌活性高,对肠杆菌科的大部分细菌,包括枸橼酸杆菌、阴沟杆菌、产气肠杆菌、大肠埃希菌属、志贺杆菌、肺炎克雷伯菌、沙门菌属、变形杆菌、弧菌属、耶尔森菌等在体外具有良好的抗菌作用。常对多重耐药菌也具有抗菌活性。对青霉素耐药的淋病奈瑟菌、产酶流感嗜血杆菌和莫拉菌属等有高度抗菌作用,对甲氧西林敏感的葡萄球菌具有抗菌活性,对肺炎链球菌、溶血性链球菌和粪肠球菌仅具有中等抗菌活性。对铜绿假单胞菌和沙眼衣原体、支原体、军团菌也有一定的抗菌作用。本药与其他抗菌药物未见交叉耐药性;此外对麻风分枝杆菌和结核分枝杆菌亦有效。对厌氧菌的抗菌活性差。

用于急性单纯性下尿路感染,一次 0.2g,每日 2 次,疗程 5~7 天。复杂性尿路感染,一次 0.2g,每日 2 次,疗程 10~14 天。细菌性前列腺炎,一次 0.3g,每日 2 次,疗程 6 周。衣原体尿道炎,一次 0.3g,每日 2 次,疗程 7~14 天。单纯性淋病,单次口服 0.4g。

氧氟沙星的不良反应包括:食欲减退、恶心、呕吐、腹泻、腹痛、嗜睡、失眠、头痛、眩晕。亦可出现皮疹、瘙痒;偶可见渗出性多形性红斑及血管神经性水肿、癫痫发作、精神异常、烦躁不安、意识混乱、幻觉、震颤以及血尿、发热、皮疹等间质性肾炎表现;静脉炎、结晶尿,多见于大剂量应用时。哺乳期妇女及 18 岁以下青少年禁用。

2. **左氧氟沙星**　左氧氟沙星(levofloxacin)是氧氟沙星的左旋体,作用强度为氧氟沙星的两倍。对大肠埃希菌、克雷伯菌属、变形杆菌属、沙门菌属、志贺菌属和流感嗜血杆菌、嗜肺军团菌、淋病奈瑟菌等革兰氏阴性菌有较强的抗菌活性。对金黄色葡萄球菌、肺炎链球菌、化脓性链球菌等革兰氏阳性菌和肺炎支原体、肺炎衣原体也有抗菌作用,但对厌氧菌和肠球菌的作用较差。

用于急性单纯性下尿路感染,一次 0.1g,每日 2 次,疗程 5~7 天。复杂性尿路感染,一次 0.2g,每日 2 次,疗程 10~14 天。细菌性前列腺炎,一次 0.2g,每日 2 次,疗程 6 周。重症感染者,治疗剂量可增至每日 0.6g,分 3 次服。静脉滴注,成人一次 0.1~0.2g,每日 2 次。

左氧氟沙星的不良反应同氧氟沙星。

3. 环丙沙星 环丙沙星(ciprofloxacin)为第三代喹诺酮类药物,抗菌谱和作用机制同氧氟沙星。抗菌活性是诺氟沙星及依诺沙星的 2~4 倍,尤其对需氧革兰氏阴性杆菌抗菌活性高。对青霉素耐药的淋病奈瑟菌、产酶流感嗜血杆菌和莫拉菌属有高度抗菌作用,对肺炎链球菌、溶血性链球菌和粪肠球菌仅具有中等抗菌活性,对甲氧西林敏感的葡萄球菌具有抗菌活性。

用于轻度泌尿系统感染,每日 0.5~1g,分 2 次口服,疗程 7~14 天;重症或复杂性病例疗程需静脉滴注,每日 0.2~0.6g,但速度不宜过快,分 2 次滴注,每次时间约 1 小时。淋病,单次口服 0.25~0.5g。

环丙沙星的不良反应及禁忌证同氧氟沙星。

4. 洛美沙星 洛美沙星(lomefloxacin)为第三代喹诺酮类药物、抗菌谱广。对革兰氏阴性菌、阳性菌和部分厌氧菌均具有抗菌活性。与其他抗菌药物之间未见交叉耐药性。对大肠埃希菌、志贺菌属、肺炎克雷伯菌、变形杆菌属、肠杆菌属具有高度的抗菌活性;流感杆菌、淋球菌等对本药亦呈高度敏感性;对不动杆菌、铜绿假单胞菌等假单胞菌属亦有一定的抗菌作用;对葡萄球菌属、肺炎链球菌、溶血性链球菌、支原体和厌氧菌均无效。对革兰氏阳性菌的抗菌活性与诺氟沙星相同,强于依诺沙星;对革兰氏阴性菌的作用与依诺沙星相同,弱于诺氟沙星。

用于轻度泌尿系感染,每次 0.4g,每日 1 次口服;或每次 0.3g,每日 2 次。不良反应及禁忌证同氧氟沙星。

5. 依诺沙星 依诺沙星(enoxacin,又名氟啶酸、福禄马)为第三代喹诺酮类药物,体外抗菌谱和抗菌活性与环丙沙星相似,对多重耐药的肠杆菌科仍高度敏感。

用于急性单纯性下尿路感染,每次 0.2g,每日 2 次,疗程 5~7 天。复杂性尿路感染,每次 0.4g,每日 2 次,疗程 10~14 天。单纯性淋球菌性尿道炎,单剂口服 0.4g。依诺沙星的不良反应及禁忌证同氧氟沙星。

6. 氟罗沙星 氟罗沙星(fleroxacin,又名多氟沙星、多氟哌酸)为第三代喹诺酮类药物。对革兰氏阴性菌包括大肠埃希菌、肺炎杆菌、变形杆菌属、伤寒沙门菌、副伤寒沙门菌、志贺菌属、阴沟肠杆菌、产气肠杆菌、枸橼酸菌属、黏质沙雷菌、铜绿假单胞菌、脑膜炎奈瑟菌、流感嗜血杆菌、摩拉卡他菌、嗜肺军团菌、淋病奈瑟菌等均有较强的抗菌作用。对葡萄球菌属、溶血链球菌等革兰氏阳性球菌亦具有中等抗菌作用。

单纯性尿路感染、淋球菌性尿道炎,静脉滴注:一次 0.2~0.4g,每日 1 次,疗程 7~14 天。沙眼衣原体尿道炎,每日 0.4g,一次顿服,疗程 5 天。氟罗沙星的不良反应参阅环丙沙星。禁忌证同氧氟沙星。

7. 莫西沙星 莫西沙星(moxifloxacin)为第四代人工合成的广谱、具有抗菌活性的 8-甲氧基氟喹诺酮类药物,主要经肝脏代谢。对革兰氏阳性菌、革兰氏阴性菌、厌氧菌、抗酸菌和非典型微生物如支原体、衣原体和军团菌有广谱抗菌活性,且抗菌性强、不易产生耐药,对常见耐药菌的肺炎链球菌、嗜血杆菌属、卡他莫拉菌属以及肺炎支原体、肺炎衣原体和肺炎军团菌等均较敏感。

用于复杂性泌尿系统感染,每次 400mg,每日 1 次,静脉给药,疗程 5~10 天。

莫西沙星耐受性较好,主要的不良反应为恶心、腹泻、眩晕、头痛、腹痛;少数患者可出现严重的肝毒性和中毒性表皮坏死松解症;光过敏现象发生低于左氧氟沙星。对本药或喹诺酮类药物过敏者禁用,可诱发癫痫发作。妊娠期及哺乳期妇女、儿童禁用,肝功能受损（Child Pugh C）以及转氨酶升高大于正常上限 5 倍以上患者禁用。应避免用于 Q-T 间期延长患者。

8. 加替沙星　加替沙星（gatifloxacin,又名革替沙星）为第四代氟喹诺酮类药物,为 8-甲氧氟喹诺酮类外消旋化合物,体外具有广谱的抗革兰氏阴性和阳性菌的活性,其 R-和 S-对映体抗菌活性相同。对金黄色葡萄球菌（仅限于对甲氧西林敏感的菌株）、肺炎链球菌等革兰氏阳性菌和大肠埃希菌、流感和副流感嗜血杆菌、肺炎克雷伯菌、卡他莫拉菌、淋病奈瑟菌、奇异变形杆菌等革兰氏阴性菌有良好杀菌作用。对肺炎衣原体、嗜肺性军团杆菌、肺炎支原体也有效。

用于复杂性泌尿系感染,每次 400mg,每日 1 次,口服或静脉给药,疗程 5~10 天。对单纯性淋球菌性尿道炎,可用单剂 400mg 静脉滴注。

加替沙星耐受性较好,不良反应少。患有 Q-Tc 间期延长,低血钾未纠正或急性心肌缺血患者应避免使用。妊娠期及哺乳期妇女、儿童禁用。

9. 帕珠沙星　帕珠沙星（pazufloxacin,又名派佐沙星、甲磺酸帕珠沙星）为新型氟喹诺酮类药物,具有抗菌谱广、抗菌作用强的特点。对革兰氏阳性菌和阴性菌的活性均优于氧氟沙星,对革兰氏阳性菌的活性与环丙沙星、托氟沙星相当,而比诺氟沙星、氧氟沙星、氟罗沙星高 4 倍以上。对铜绿假单胞菌引起的感染是已有喹诺酮类药物中活性最强的品种。对金黄色葡萄球菌、链球菌和耐其他喹诺酮类药物的铜绿假单胞菌有一定的作用。

用于复杂性泌尿系感染,静脉滴注,每次 300~500mg,每日 2 次,疗程 7~14 天。

帕珠沙星的不良反应主要为胃不适、腹泻、头晕、皮疹、低血糖、过敏反应等。可能会引起急性肾衰竭,对已有肾功能减退患者,减少剂量或延长时间。可发生伴有血便的严重肠炎。如果出现腹痛或频繁的腹泻,应立即停药并采取相应的防治措施处理。偶可出现间质性肺炎、横纹肌溶解、过敏性休克、表皮脱落坏死（Lyell 综合征）、跟腱炎、肌腱断裂。

二、头孢菌素类药物

1. 头孢氨苄　头孢氨苄（cefalexin）为半合成的第一代口服头孢菌素类药物。对金黄色葡萄球菌（包括耐青霉素菌株）、溶血性链球菌、肺炎球菌、大肠埃希菌、奇异变形杆菌、肺炎克雷伯菌、流感嗜血杆菌、卡他球菌、沙门菌和志贺菌等有一定抗菌作用。胃肠吸收完全,吸收量可达给药量 80%~100%。蛋白结合率较低,仅 6%~15%。能快速穿透至脓液内,但不能进入细胞内,亦不能透过血脑屏障。

单纯性膀胱炎者,每 12 小时 500mg 口服。肾功能减退的患者减量。儿童,每日 25~50mg/kg,每日 4 次口服。

服药后常见胃肠道反应,可出现暂时性肝功能异常和 Coombs 试验阳性。少数患者可能出现血红蛋白降低、血小板减少、中性粒细胞减少、嗜酸性粒细胞增多;伪膜性肠炎也有报告;少数患者可出现肾功能异常;也可见头晕、复视、耳鸣、抽搐等神经系统反应。对头孢氨苄或磺胺类药物及青霉素过敏性休克史者禁用。无尿者慎用。

2. 头孢唑林 头孢唑林(cefazolin)为半合成的第一代头孢菌素类药物。对革兰氏阴性菌的作用较强,对葡萄球菌的 β-内酰胺酶耐药性较弱。抗菌谱类似头孢氨苄,对葡萄球菌(包括产酶菌株)、链球菌(肠球菌除外)、肺炎链球菌、大肠埃希菌、奇异变形杆菌、肺炎克雷伯菌、伤寒杆菌、白喉杆菌、李斯特菌、梭状芽孢杆菌、炭疽杆菌、流感嗜血杆菌、产气肠杆菌、志贺菌及奈瑟菌属等有抗菌作用。

泌尿系感染,一次 1g,每日 2 次,肌内或静脉注射。革兰氏阳性菌所致轻度感染,一次 0.5~1g,每日 2~3 次;中度或重症感染,一次 0.5~1g,每日 3~4 次;极重感染,一次 1~1.5g,每日 4 次。

头孢唑林的不良反应常见皮疹、红斑、药物热、支气管痉挛等过敏反应,偶见过敏性休克和伪膜性肠炎。肾功能减退患者应用高剂量(每日 12g)的本药时可出现脑病反应。偶见白念珠菌引起的二重感染。使用前需要皮试。

3. 头孢羟氨苄 头孢羟氨苄(cefadroxil)为半合成的第一代口服头孢菌素,其作用类似头孢氨苄,对金黄色葡萄球菌、溶血性链球菌、凝固酶阴性葡萄球菌、肺炎链球菌、大肠埃希菌、奇异变形杆菌、沙门菌属、志贺菌属、流感嗜血杆菌、淋球菌、肺炎克雷伯菌等有抗菌作用。

每日 1~2g,分 2~3 次,也可 1 次服下。肾功能不全者,首次服 1g,以后按肌酐清除率制订给药方案。血液透析可有效清除药物。

4. 头孢拉定 头孢拉定(cefradine)为第一代头孢菌素。本药不但抑制细菌细胞壁合成,还可抑制细胞分裂所需的胞壁水解酶抑制因子,可进而促使细菌胞壁崩解。对本药敏感的细菌包括金黄色葡萄球菌、表皮葡萄球菌、溶血性链球菌、凝固酶阴性葡萄球菌、肺炎链球菌、大肠埃希菌、奇异变形杆菌、肺炎克雷伯菌、痢疾杆菌、沙门菌属、奈瑟菌等。厌氧革兰氏阳性菌对本药多敏感。本药对淋球菌有一定作用,对产酶淋球菌也具活性;对流感嗜血杆菌的活性较差。

每日 1~2g,分 3~4 次口服。肌内注射、静脉注射或滴注,每日 2~4g,分 4 次注射。肾功能不全者按患者肌酐清除率制订给药方案。

长期用药可致菌群失调,维生素 B 族、维生素 K 缺乏,二重感染等不良反应。

5. 头孢呋辛 头孢呋辛(cefuroxime)为半合成的第二代头孢菌素。对革兰氏阳性菌的抗菌作用弱。对革兰氏阴性菌作用强。本药蛋白结合率约为 30%。用药后 8 小时,89% 以原型由尿中排出。

肌内注射或静脉注射,一次 750~1 500mg,每日 3 次;严重感染,可一次 1 500mg,每日 4 次。肾功能不全者减量或延长给药间期。

不良反应参阅头孢唑林。对头孢菌素类药物过敏者禁用。

6. 头孢克洛 头孢克洛(cefaclor)为半合成口服第二代头孢菌素,具有广谱抗菌作用。对金黄色葡萄球菌、化脓性链球菌、溶血性链球菌、表皮葡萄糖球菌、肺炎链球菌、大肠埃希菌、奇异变形杆菌、流感嗜血杆菌等有良好的抗菌作用。卡他莫拉菌和淋病奈瑟菌对本药很敏感。

成人一次 250mg,每 8 小时 1 次口服;重症感染时,剂量可加倍,但每日剂量不可超过 4g。小儿,每日 20~40mg/kg,分 3 次口服,但每日总剂量不超过 1g。

不良反应参阅头孢氨苄。长期应用可致菌群失调,还可引起继发性感染。

7. 头孢西丁　头孢西丁(cefoxifin)为半合成新型抗菌药物,其母核与头孢菌素相似,且抗菌作用也类似,习惯列入第二代头孢菌素。对大肠埃希菌、肺炎克雷伯菌、流感嗜血杆菌、淋球菌、奇异变形杆菌、吲哚阳性变形杆菌等有抗菌作用。本药还对一些厌氧菌有良好的作用,如消化球菌、消化链球菌、梭状芽孢杆菌、拟杆菌。

成人轻度感染者,一次 1~2g,每日 3~4 次肌内注射或静脉注射;重度感染者 1 日可达 12g。儿童(2 岁以上)每日 80~160mg/kg,分 3~4 次。肾功能不全者按其肌酐清除率制订给药方案。

不良反应参阅头孢呋辛。长期用药可发生菌群失调和二重感染,还可引起维生素 K 和维生素 E 缺乏。

8. 头孢噻肟　头孢噻肟(cefotaxime,也称头孢氨噻肟)为半合成的第三代头孢菌素。对革兰氏阳性菌的作用与第一代头孢菌素近似或较弱,对链球菌属(肠球菌除外)抗菌作用较强。对革兰氏阴性菌有较强的抗菌效能。其中奈瑟菌属、流感嗜血杆菌、大肠埃希菌、奇异变形杆菌、肺炎克雷伯菌、沙门杆菌等对本药很敏感;枸橼酸杆菌对本药中度敏感;沙雷杆菌、吲哚阳性变形杆菌等对本药也有一定的敏感性。

一般泌尿系统感染,每日 2g,每日 2 次,肌内注射或静脉注射;中等或较重感染,每日 3~6g,分 3 次给予;极重感染,1 日不超过 12g,分 6 次静脉给药。败血症,每日 6~8g,分 3~4 次静脉给药。淋病,每日 1g,肌内注射;重度感染者,每日 2~3g 静脉滴注。小儿,肌内注射或静脉注射,1 日量为 50~100ml/kg,分 2~3 次给予。婴幼儿不能肌内注射。

头孢噻肟可致皮疹、发热、瘙痒等过敏反应。也可出现食欲缺乏、恶心、呕吐、腹泻和肝功能异常等消化系统表现,也可见一过性血尿素氮和肌酐增高。偶见白细胞、中性粒细胞、血小板减少,嗜酸性粒细胞增多。长期用药可致二重感染,如念珠菌病、伪膜性肠炎等。严重肾功能不全者慎用。

9. 头孢曲松　头孢曲松(ceftriaxone)为半合成的第三代头孢菌素。对革兰氏阴性菌的作用强,对革兰氏阳性菌有中度的抗菌作用。主要敏感菌有金黄色葡萄球菌、链球菌属、嗜血杆菌属、奈瑟菌属、大肠埃希菌、肺炎克雷伯菌、沙雷杆菌、各型变形杆菌、枸橼酸杆菌、伤寒杆菌、痢疾杆菌、消化球菌、消化链球菌、梭状芽孢杆菌等。铜绿假单胞菌、肠杆菌属对本药也敏感。产酶金黄色葡萄球菌、耐氨苄西林的流感嗜血杆菌、耐第一代头孢菌素和庆大霉素的一些革兰氏阴性菌常可对本药敏感。

一般感染,肌内注射或静脉注射,每日 1g,1 次给予;严重感染,每日 2g,分 2 次给予。淋病,单次用药 250mg;严重感染,静脉滴注,每日 1g 或 2g。

不良反应参阅头孢噻肟钠。服用本药者禁止饮酒。

10. 头孢哌酮　头孢哌酮(cefoperazone)为半合成的第三代头孢菌素。对大多数的革兰氏阴性菌敏感,对革兰氏阳性菌的作用较弱,仅对溶血性链球菌和肺炎链球菌较为敏感,对葡萄球菌(甲氧西林敏感株)仅具有中度作用。流感嗜血杆菌、淋病奈瑟菌和脑膜炎奈瑟菌对本药高度敏感。本药对多数革兰氏阳性厌氧菌和某些革兰氏阴性厌氧菌有良好作用。

一般感染,一次 1~2g,每日 2~4g,每 12 小时 1 次;严重感染,一次 2~4g,每日 6~8g,每 8 小时 1 次。接受血液透析者,透析后应补给 1 次剂量。成人每日剂量不超过 9g,但免疫缺陷患者有严重感染时,剂量可加大至每日 12g。小儿常用量,每日 50~200mg/kg,分 2~3 次静脉滴注。

头孢哌酮可干扰体内维生素 K 的代谢,造成出血倾向,大剂量或长期用药时尤应注意。对头孢菌素类药物过敏者禁用。肝功能不全及胆道阻塞患者禁用。

11. 头孢他啶 头孢他啶(ceftazidime)为半合成的第三代头孢菌素。对革兰氏阴性菌的作用突出,对大肠埃希菌、肠杆菌属、肺炎克雷伯菌、枸橼酸杆菌、奇异变形杆菌、普通变形杆菌、流感嗜血杆菌(包括耐氨苄西林菌株)、脑膜炎球菌等有良好的抗菌作用。对铜绿假单胞菌的作用强,强过其他 β-内酰胺类和氨基糖苷类药物,对某些拟杆菌也有效。对于细菌产生的大多数 β-内酰胺酶高度稳定,故其对上述革兰氏阴性菌中多重耐药菌株仍可具有抗菌活性。本药对消化球菌和消化链球菌等厌氧菌具有一定抗菌活性,但对脆弱拟杆菌抗菌作用差。

一般泌尿系感染每日剂量为 1g,分 2 次肌内注射。中度感染,一次 1g,每日 2~3 次,肌内注射或静脉注射。严重感染,一次可用 2g,每日 2~3 次,静脉滴注或静脉注射。婴幼儿常用剂量为每日 30~100mg/kg,分 2~3 次静脉滴注。

长期用药可发生菌群失调和二重感染,可引起念珠菌病及维生素 K、维生素 B 缺乏。

12. 头孢吡肟 头孢吡肟(cefepime)是对革兰氏阴性菌和阳性菌均有抗菌活性的第四代头孢菌素。对肠杆菌属、大肠埃希菌、肺炎克雷伯菌、奇异变形杆菌、铜绿假单胞菌、金黄色葡萄球菌[耐甲氧西林金黄色葡萄球菌(MRSA)除外]、肺炎链球菌、化脓性链球菌有效;在体外显示有抗菌作用的微生物有:表皮葡萄球菌[耐甲氧西林表皮葡萄球菌(MRSE)除外]、腐生链球菌、无乳链球菌、醋酸钙不动杆菌、枸橼酸杆菌、流感嗜血杆菌(包括产 β-内酰胺酶菌株)、哈夫尼亚菌、卡他莫拉菌(包括产 β-内酰胺酶菌株)、摩根杆菌、普通变形杆菌、普鲁威登菌、沙雷杆菌。

头孢吡肟在体内分布良好,85% 药物以原型随尿排出。常用剂量为每日 2~4g,分 2 次给予。极严重感染可每日 6g,分 3 次给予。

对本药或磺胺类药物过敏者、无尿者、肝昏迷者、严重电解质紊乱者禁用。

三、碳青霉烯类药物

目前临床常用品种为:亚胺培南、美罗培南、比阿培南和厄他培南。目前主要用于多重耐药菌但对本类药物敏感的需氧革兰氏阴性杆菌所致的重症感染、脆弱拟杆菌等厌氧菌与需氧菌混合感染的重症患者、病因未明的免疫缺陷患者中的重症患者,以及第三代、第四代头孢菌素及复合制剂疗效不佳的败血症患者。碳青霉烯类抗菌药物剂量偏高时可引起中枢神经系统不良反应如惊厥、抽搐、头痛等。另外应注意菌群失调和二重感染等问题。严重肾功能损害者慎用。

1. 亚胺培南-西司他丁钠 亚胺培南-西司他丁钠(imipenem/cilastatin sodium)为复方药,具有第一代头孢菌素强大的抗革兰氏阳性菌的作用特点,又具有第三代头孢菌素对革兰氏阴性杆菌,包括耐药阴性杆菌的极强抗菌活性。抗菌谱几乎包括了临床上所有有意义的致病菌。西司他丁无抗菌作用,但在体内可抑制肾细胞分泌的脱氢肽酶-1(DHP-1),阻断亚胺培南在肾脏内代谢,从而提高泌尿道亚胺培南原型药物的浓度。适用于多种病原体所致和需氧/厌氧菌引起的混合感染,以及在病原菌未确定前的早期治疗。

用于中、重度泌尿系统感染,静脉滴注 500mg,每 8 小时 1 次。

不良反应有恶心、呕吐、伪膜性肠炎,皮疹、皮肤瘙痒;可出现嗜酸性粒细胞升高。肝功能损害少见。对 β-内酰胺类药物过敏者慎用。严重肾功能不全者、中枢神经系统疾病患者、过敏体质者慎用。婴儿、妊娠期妇女及哺乳期妇女使用本药应权衡利弊。

2. 美罗培南 美罗培南(meropenem)通过其共价键与参与细胞壁合成的青霉素结合蛋白结合,从而抑制细菌细胞壁的合成,发挥抗菌作用。本药对革兰氏阳性菌和革兰氏阴性菌均敏感,尤其对革兰氏阴性菌有很强的抗菌活性。90%以上的铜绿假单胞菌菌株对其高度敏感,最小抑菌浓度<4mg/L;全部嗜血菌(包括耐氨苄西林菌株)对其高度敏感,最小抑菌浓度为0.06~1mg/L;淋球菌对美罗培南也高度敏感,其抑制活性强于亚胺培南15倍;表皮葡萄球菌、腐生葡萄球菌和其他凝固酶阴性葡萄球菌对美罗培南敏感;粪肠球菌的大多数菌株对美罗培南高度或中度敏感;美罗培南可抑制几乎全部的脆弱拟杆菌;厌氧菌如消化链球菌属、丙酸杆菌属、放线菌属等也对美罗培南敏感。

成人,一次0.5g,每8小时1次。肌酐清除率为26~50ml/min者,每12小时给药1g;肌酐清除率为10~25ml/min者,每12小时给药0.5g;肌酐清除率<10ml/min者,每24小时给药0.5g。小儿,一次10~20mg/kg,每8小时1次。

不良反应包括皮疹、瘙痒、药物热、腹泻、恶心、呕吐、便秘。偶见过敏性休克、胆汁淤积性黄疸、失眠、焦虑、意识模糊、眩晕、神经过敏、感觉异常、幻觉、抑郁、痉挛、鼻出血、胃肠道出血和腹腔积血。注射给药时可致局部疼痛、红肿、硬结,严重者可致血栓性静脉炎。

3. 比阿培南 比阿培南是新型1β-甲基碳青霉烯类药物,通过抑制细菌细胞壁的合成而发挥抗菌作用。对革兰氏阳性、革兰氏阴性的需氧和厌氧菌有广谱抗菌活性。抗革兰氏阴性菌,特别是绿脓杆菌的活性比亚胺培南强;对需氧性革兰氏阳性菌的抗菌活性稍低于亚胺培南;抗厌氧菌活性与亚胺培南相似。本药对人肾脱氢肽酶-1(DHP-1)稳定,可单独给药而不需要与DHP-1抑制剂合用。

尿路感染时0.3g静脉滴注,每日2次。可根据患者年龄及病情增减,但每日最大剂量不可超过1.2g。

最常见不良反应为皮疹、皮肤瘙痒、恶心、呕吐、腹泻。间质性肺炎、伪膜性肠炎、肌痉挛、意识障碍、肝功能损害和急性肾功能不全少见。对本药过敏者和正在服用丙戊酸钠者禁用。对碳青霉烯类、青霉素类及头孢菌素类药物过敏者慎用。有癫痫病史者或中枢神经系统疾病者慎用。

四、氨基糖苷类药物

氨基糖苷类为广谱抗生素,是由氨基糖和氨基环醇通过氧桥连接而成的苷类抗菌药物。有来自链霉菌的链霉素、来自小单胞菌的庆大霉素等天然氨基糖苷类及阿米卡星等半合成的氨基糖苷类药物。

1. 阿米卡星 阿米卡星(amikacin)对许多肠道革兰氏阴性杆菌所产生的氨基糖苷类钝化酶稳定,不会被此类酶钝化而失去抗菌活性。对多数肠杆菌科细菌,如大肠埃希菌、肺炎克雷伯菌属、肠杆菌属、变形杆菌属、志贺菌属、沙门菌属、枸橼酸杆菌属、沙雷菌属等均有良好作用。对铜绿假单胞菌及其他假单胞菌、不动杆菌属、产碱杆菌属等亦有良好作用;对脑膜炎奈瑟菌、淋病奈瑟菌、流感嗜血杆菌、耶尔森菌属、胎儿弯曲菌、结核杆菌及某些非结核分枝杆菌属亦具较好抗菌作用。革兰氏阳性球菌中本药仅对葡萄球菌属中甲氧西林敏感菌株有良好抗菌作用。

成人单纯尿路感染,每12小时0.2g。

阿米卡星的耳毒性和肾毒性与卡那霉素相近,故肾功能减退者、脱水者、老年患者及使用强效利尿药的患者应慎用或减量。其他副作用尚有恶心、呕吐、头痛、药物热、关节痛、贫血及肝功能异常等。个别患者可出现过敏性休克。

2. 妥布霉素　妥布霉素(tobramycin,又名硫酸妥布拉霉素)对革兰氏阴性杆菌及一些阳性菌具有良好的抗菌作用,大肠埃希菌、铜绿假单胞菌及金黄色葡萄球菌对本药的敏感率达80%~90%;本药对流感嗜血杆菌、肺炎克雷伯菌、产气肠杆菌、变异变形杆菌、吲哚阳性变形杆菌、沙雷菌、痢疾杆菌、产碱杆菌等,也均具良好的抗菌作用。与庆大霉素有交叉耐药。

静脉滴注,2~3mg/kg,分2~4次给药;严重感染,每日4~5mg/kg,临床症状改善后应降至每日3mg/kg。婴儿和儿童,每日3~5mg/kg。肾功能减退或老年患者,需减少首剂用药量或延长给药间隔。

不良反应主要是对第八对脑神经及肾脏有毒性,可有听力减退、头昏、眩晕、耳鸣等,以及蛋白尿、管型尿、血尿素氮和血肌酐升高等肾损伤表现。

3. 奈替米星　奈替米星(netilmicin)为氨基糖苷类药物西索米星的衍生物。对氨基糖苷乙酰转移酶(AAC)稳定。抗菌谱与庆大霉素、妥布霉素相似,但对金黄色葡萄球菌、肠道细菌更为有效。本药特点是对肠杆菌科细菌如大肠埃希菌、肺炎克雷伯菌属、变形杆菌属、志贺菌属、沙门菌属、枸橼酸杆菌属、沙雷菌属、铜绿假单胞菌、硝酸盐阴性杆菌等具良好抗菌作用。

成人,每日3~4mg/kg,分2次给药;重度感染,每日4~6.5mg/kg,分2~3次给药。新生儿,每日4~6.5mg/kg;婴儿和儿童,每日5~8mg/kg,分2~3次给药。也可每日4.5~6mg/kg,一次肌内注射。

奈替米星可有轻度听力损害及肾损害,能引起过敏反应如发热、药物热、面部潮红、气喘等。大剂量使用可导致急性肾衰竭及神经系统症状。偶有肝脏转氨酶升高、面部及四肢麻木、周围神经炎、视物模糊。长期用药可致菌群失调和二重感染。过敏反应可见。

4. 依替米星　依替米星(etimicin)是半合成水溶性抗生素。具有广谱抗菌活性,抗菌谱类似奈替米星。对一些耐庆大霉素的病原菌仍有较强作用。肌内注射后迅速吸收,约0.6小时血药浓度达到峰值。本药在肾脏分布浓度最高,24小时内原型在尿中的排泄量约为80%。

用于轻度和中度泌尿系统感染,每日200mg,静脉滴注1小时,每日1次,连用3~7天。

不良反应为耳毒性、肾毒性、神经肌肉阻滞,尤见于肾功能不全和使用剂量过大的患者。个别病例可见肝功能指标轻度升高,但停药后即恢复正常。其他罕见的反应有恶心、皮疹、静脉炎、心悸、胸闷及皮肤瘙痒等。

五、糖肽类药物

1. 万古霉素　万古霉素(vancomycin)仅对革兰氏阳性菌产生强大的杀菌作用,包括敏感葡萄球菌及耐甲氧西林表皮葡萄球菌(MRSE)、耐甲氧西林金黄色葡萄球菌(MRSA)。一般不用于放线菌、所有革兰氏阴性菌和分枝杆菌所致感染。

重症泌尿系感染,静脉注射500mg,每日2次,3日后减量为每日500mg,每日1次,滴注时间不得少于1小时,疗程5~7天。

万古霉素常规剂量很少发生耳毒性和肾毒性。可引起斑状皮疹和过敏性休克。快速输注本药,可出现皮肤潮红、红斑、荨麻疹、心动过速和低血压等症状。肾功能减退时慎用。输液浓度过高可致血栓性静脉炎。液体外渗可致组织坏死。使用时需要监测血药浓度。

2. 去甲万古霉素　去甲万古霉素(norvancomycin)对葡萄球菌属、各种链球菌及肠球菌属、棒状杆菌属等多数革兰氏阳性菌均有良好抗菌作用。口服不吸收。静脉滴注给药1g,可在多数组织中达到治疗浓度。不透过血脑屏障。成人$t_{1/2}$为6~8小时,应用后24小时内,80%以上的药物自尿中排泄。

成人每日0.8~1.6g,分2~3次静脉滴注。小儿每日16~24mg/kg,分2次静脉滴注。

少数患者可出现皮疹、恶心、静脉炎、耳鸣、听力减退,个别患者出现肝、肾功能损害。

3. 替考拉宁 替考拉宁(teicoplanin,又名太古霉素)为多个化学结构非常相似的化合物组成的抗生素混合物。其抗菌谱与万古霉素相似,但对金黄色葡萄球菌的作用比万古霉素强数倍,对其他革兰氏阳性菌如葡萄球菌、链球菌、肠球菌和大多数厌氧阳性菌也都敏感。

替考拉宁用于各种严重的革兰氏阳性菌感染所致泌尿系感染患者,血药浓度不应小于10mg/L。可以采用静脉注射或肌内注射。负荷剂量:每日400mg,每12小时1次,连续3次;维持剂量:400mg,每日1次。肾功能不全者前3天仍按常规量,第4天开始按血药浓度调整剂量。

替考拉宁耐受性好,不良反应轻微,很少需要中断治疗,严重不良反应少见。其肾毒性较万古霉素更低。有报道可引起血小板下降,建议治疗期间进行血常规检查两次。妊娠期及哺乳期妇女、小儿、严重肾功能不全患者慎用。本药与万古霉素可能有交叉反应,对万古霉素过敏者慎用本药。

4. 利奈唑胺 利奈唑胺(linezolid)抗菌谱与万古霉素类似,但对耐万古霉素的粪肠球菌和屎肠球菌仍有效,包括伴发的菌血症。对厌氧菌亦有良好抗菌活性。对卡他莫拉菌和流感嗜血杆菌具有中度活性。

用于细菌培养为革兰氏阳性菌或怀疑中重度混合性细菌的泌尿系统感染患者,600mg,口服或静脉注射,12小时1次,连续10~12天。

利奈唑胺最常见的不良反应为腹泻、头痛和恶心;呕吐、失眠、便秘、皮疹、头晕、发热可见;可导致二重感染;可能会出现血小板减少,停药后可恢复,使用中应每周进行全血细胞计数检测;也有报道会引起周围神经病、乳酸酸中毒。

六、磺胺类药物

磺胺甲噁唑甲氧苄啶复方制剂(sulfamethoxazole trimethoprim compound,SMZ/TMP,又称复方新诺明)是目前用于尿路感染的主要磺胺类药物。磺胺甲噁唑是中效磺胺,甲氧苄啶属于磺胺增效剂,一般配方为5:1。SMZ/TMP抗菌谱广、吸收较迅速,不良反应小,对脑膜炎球菌、大肠埃希菌、变形杆菌、肺炎克雷伯菌、鼠疫杆菌作用较强。

用于下尿路感染如急性膀胱炎的治疗。SMZ 800mg,TMP160mg,每12小时1次。

磺胺类药物的不良反应包括过敏、对骨髓白细胞的抑制,进入胎盘引起胎儿核黄疸。另外,磺胺类药物在酸性尿液中溶解度低,容易生成一种溶解度更低的结晶,导致排尿困难或血尿。磺胺类药物还可抑制B族维生素在肠道合成,故服用一周后,应同时补充B族维生素。

七、呋喃类药物

呋喃妥因(nitrofuratoin,又名呋喃坦丁、呋喃坦啶)为硝基呋喃类合成抗菌药物,抗菌谱广,对大多数革兰氏阳性菌和革兰氏阴性菌均有抗菌作用,如金黄色葡萄球菌、大肠埃希菌、白色葡萄球菌及化脓性链球菌。作用机制尚不十分清楚。可能与干扰细菌体内氧化还原酶系统,从而阻断其代谢过程有关。

主要用于敏感菌所致的单纯性下尿路感染,如急性膀胱炎;也可用于尿路感染的预防。

口服,成人每次 0.1g,每日 2~3 次,疗程 5 天。采用长期抑菌疗法的患者需减量使用。1 个月婴儿禁用。1 个月以上小儿,每 6 小时 1 次,按体重 1.25~1.75mg/kg 给药。对于 GFR<30ml/min 的患者无效。

不良反应包括较常见的恶心、呕吐、腹泻,建议与食物同服;偶有过敏反应,如红斑、皮疹、药物热及气喘;可以引起溶血性贫血和周围神经炎。

八、抗真菌药

1. 氟康唑 氟康唑(fluconazole)对新型隐球菌、白念珠菌及其他念珠菌、黄曲菌、烟曲菌、皮炎芽生菌、粗球孢子菌、荚膜组织胞浆菌等有抗菌活性。

口服,第 1 日 400mg,以后每日 200mg,疗程 4 周或症状消失后再用 2 周。肾功能不全者减少用量。注射给药的用量与口服量相同。静脉滴注速度约为 200mg/h。

氟康唑较常见不良反应为皮疹、恶心、呕吐、腹痛、腹泻及味觉异常。偶见剥脱性皮炎(常伴随肝功能损害发生)。其他包括头痛、头晕、血细胞减少和肝毒性。对本药或其他吡咯类药物过敏者禁用。

2. 伏立康唑 伏立康唑(voriconazole)为第二代三唑类抗真菌化合物。抗菌谱广,对分枝杆菌、链孢霉菌属以及所有曲霉菌均有杀菌活性。对耐氟康唑的克柔念珠菌、光滑念珠菌、白念珠菌耐药菌株等也有抗菌作用。

口服:负荷剂量(第一个 24 小时),患者体重≥40kg,每 12 小时给药 1 次,每次 400mg;患者体重<40kg,每 12 小时给药 1 次,每次 200mg。维持剂量,患者体重≥40kg,每日给药 2 次,每次 200mg;患者体重<40kg,每日给药 2 次,每次 100mg。静脉滴注:负荷剂量(第一个 24 小时),每 12 小时给药 1 次,每次 6mg/kg。维持剂量,每日给药 2 次,每次 4mg/kg。

伏立康唑常见不良反应为视觉障碍、发热、头痛、皮疹、恶心、呕吐、腹泻、腹痛、周围性水肿以及呼吸功能紊乱。妊娠期及哺乳期妇女禁用,肝、肾功能不全者慎用,12 岁以下儿童不推荐使用。

3. 卡泊芬净 卡泊芬净(caspofungin)属于棘白菌素类抗真菌药,是由 *Glarea Lozoyensis* 发酵产物合成的一种半合成脂肽化合物。能在体外抑制许多丝状真菌和酵母菌细胞壁 β-1,3-D-葡聚糖的合成。对多种致病性曲霉菌属和念珠菌属具有抗菌活性。

卡泊芬净主要用于经验性治疗中性粒细胞减少、伴发热患者的可疑真菌感染以及对其他治疗无效或不能耐受的侵袭性曲霉菌病。缓慢静脉滴注,第一天 70mg 负荷剂量,随后每日 50mg。病程取决于患者临床反应。确诊真菌感染的患者,至少需要 14 天的疗程。在中性粒细胞恢复正常和临床症状缓解后治疗还需持续至少 7 天。

卡泊芬净罕见不良反应有肝功能异常,与组胺介导相关的颜面水肿。可能与药物相关的实验室检查异常包括低白蛋白、低血钾、低血镁、白细胞减少、血小板减少、高钙血症等。

4. 两性霉素 B 两性霉素 B(amphotericin B)是从结节状链霉菌中产生的多烯类广谱抗真菌药,与真菌细胞膜上的甾醇结合,损伤膜的通透性,导致真菌细胞内钾离子、核苷酸、氨基酸等内容物外漏,影响正常代谢而起抑菌作用。高浓度有杀菌作用。对本药敏感的真菌有新型隐球菌、孢子丝菌属、念珠菌属、组织胞浆菌、环孢子菌属等。

静脉滴注,开始用小剂量开始,一般按 1mg、3mg、5mg、10mg 逐日递增到一日 0.7mg/kg。每日给药 1 次,滴注速度通常为 1~15ml/min,总剂量为 2~3g。

两性霉素 B 毒性较大,可有发热、寒战、头痛、食欲缺乏、恶心、呕吐等反应,静脉用药可引起血栓性静脉炎。对肾脏有损害作用,可致蛋白尿、管型尿,定期检查发现尿素氮或血肌酐明显升高时,应停药或降低剂量。尚有白细胞下降、贫血、血压下降或升高、肝功能损害、复视、周围神经炎、皮疹等反应。使用期间可出现心率加快,甚至心室颤动,多与注入药液浓度过高、速度过快、用量过大以及患者低血钾有关。

第四节 抗感染药物在肾脏疾病的应用

一、治疗急性单纯性肾盂肾炎

对仅有轻度发热和/或肋脊角叩痛的患者,可口服抗生素治疗。如果用药后 48~72 小时仍未见效,则应根据药敏试验调整治疗方案。治疗后应追踪复查,如用药 14 日后仍有菌尿,则继续根据药敏试验结果选择敏感抗生素,再治疗 6 周。对发热超过 38.5℃、肋脊角压痛、血白细胞升高或出现严重的全身中毒症状,疑有上尿路感染者,首先应静脉给药,在退热 72 小时后,再改用口服抗菌药物(喹诺酮类、第二代或第三代头孢菌素等)完成 2 周疗程。抗菌药物的选择:推荐用于初始经验治疗的抗菌药物有氟喹诺酮、氨基青霉素(如氨苄西林、阿莫西林)加 β-内酰胺酶抑制剂、第二代或第三头孢菌素;推荐用于初始治疗失败后或严重病例经验治疗的抗菌药物有氟喹诺酮、第三代头孢菌素、氨基糖苷类、碳青霉烯类抗菌药物,必要时可以联合药物治疗。

二、治疗急性单纯性膀胱炎

目前多采用短程疗法。可选择采用呋喃妥因、喹诺酮类、第二代或第三代头孢菌素抗菌药物。绝大多数患者经单剂疗法或 3 日疗法治疗后,菌尿可转阴,但必须于治疗后 4~7 天复查。

三、治疗复杂性尿路感染

复杂性尿路感染细菌谱的特点是大肠埃希菌感染比例降低,而产超广谱 β-内酰胺酶菌株比例和肠球菌感染比例升高。

在获得药敏试验结果之前,采用经验性治疗,推荐应用主要经肾脏排泄的氟喹诺酮类,如左氧氟沙星(500mg 静脉或口服,每日 1 次);环丙沙星(200mg 静脉滴注,每日 2 次)。对重症患者或初始经验性治疗失败患者,可选择酰脲类青霉素(如哌拉西林、美洛西林)加 β-内酰胺酶抑制剂,也可选用第二代或第三代头孢菌素、氨基糖苷类。第二代头孢菌素(如头孢呋辛、头孢替安、头孢孟多)对革兰氏阴性菌的杀菌活性显著增加,同时保持了对葡萄球菌属较高的杀菌活性。而第三代头孢菌素对革兰氏阴性菌有很高的杀菌活性,对葡萄球菌杀菌活性较弱,药代动力学特征与第二代头孢菌素相比区别不大。一般推荐疗程 7~14 天,可依据病情需要延长至 21 天。对于长期留置导尿管或尿路支架管的患者,应尽量缩短治疗时间,以避免细菌耐药。建议治疗结束后 5~9 天以及 4~6 周进行尿培养。

对于多重耐药和重症感染,可与碳青霉烯类药物联合使用。本类药物均为水溶性药物,一次给药 0.5g 或 1g,可在组织达到良好分布,半衰期为 1 小时,尿回收率约为 60%~75%,主要从肾脏排泄,故肾功能减退患者要适当减量。透析时药物可以被清除,透析后应予以补充。其中比阿培南与亚胺培南相似,对革兰氏阳性菌与阴性菌、厌氧菌及各种耐药菌均有很强抗菌作用,对鲍曼氏不动杆菌、绿脓杆菌比阿培南活性是亚胺培南的 2 倍,对肾 DHP-1 比美洛培南稳定,起效更快,中枢安全性更高,肾毒性几乎为零。静脉滴注 300mg,$t_{1/2}$ 为 1.5 小时,24 小时尿中排除 60%~70%。治疗尿路感染有效率为 91%,不良反应少。厄他培南

对一系列 β-内酰胺酶引起的水解均有较好的稳定性,包括青霉素酶、头孢菌素酶以及超广谱 β-内酰胺酶,但可被金属 β-内酰胺酶水解,抗菌谱、抗菌活性与亚胺培南相似,生物利用度为 90%,消除半衰期长达 3.3~4 小时,主要经肾排泄,24 小时内排出 35%~55%,每日 1 次给药 1g,治疗各种社区重度与混合感染都获得良好的疗效。西司他丁与亚胺培南 1:1 合用,可阻断亚胺培南肾内代谢并消除肾毒性;倍他米隆以 1:1 的比例与帕尼培南合用,可竞争性抑制帕尼培南向肾小管分泌,降低其在肾小管的浓度。

四、治疗孕妇泌尿系统感染

孕妇容易合并尿路感染,与怀孕期间尿路局部的卫生、逐渐增大的胎儿对输尿管的压迫等有关。常表现为两种情况,一种是具有典型临床表现的尿路感染患者;一种是无任何临床表现,仅在尿液常规检查时发现尿中细菌数增多,被称为无症状性菌尿。对于前者,根据患者临床症状的严重程度、尿培养的结果,选择合适的抗菌药物,进行积极治疗,且在疗程结束后,每月复查随访,直至孕期结束。在早期妊娠阶段,磺胺嘧啶、呋喃妥因、氨苄西林被认为是相对安全的。在晚期妊娠阶段,磺胺嘧啶应避免使用,因为可导致胎儿核黄疸。甲氧苄啶通常不用,因为动物实验证明高剂量对胎儿有毒性。氟喹诺酮类也不用,因为可能影响胎儿的软骨发育。四环素族(特别是妊娠 5 月后)及氯霉素不宜使用。

对于无症状性菌尿孕妇,早在 80 年代,一些欧洲等国家的临床试验研究就认为,对此类孕妇应该进行常规筛查,且认为抗感染药物治疗可以减少上、下尿路感染的发生率,也能改善胎儿的状况,减少产出低体重儿和早产儿的概率。抗菌药物的选择包括:阿莫西林 500mg 口服,每 8 小时 1 次,3~5 天;阿莫西林-克拉维酸 500mg 口服,每 12 小时 1 次,3~5 天;头孢氨苄 500mg 口服,每 8 小时 1 次,3~5 天。但最近有报道认为目前所有的 RCT 研究还不能确定,对于无症状的菌尿孕妇,常规筛查和积极的抗感染药物治疗是否真正有助于减少胎儿的早产率和孕妇尿路感染的发生不能确定。

五、治疗儿童泌尿系统感染

对于急性非复杂性小儿尿路感染,建议仍按传统的 7~14 天治疗。儿童尿路感染的治疗一般不选用氟喹诺酮类药物,因为会影响儿童的软骨发育。儿童复发性尿路感染,尤其是有瘢痕形成或存在膀胱输尿管反流的患儿,应给与长程的预防性治疗,可使用磺胺甲噁唑甲氧苄啶复方制剂(TMP 4~6mg/kg,SMZ 20~30mg/kg,每 12 小时 1 次)或呋喃妥因(每日 2mg/kg 顿服)治疗。长期预防治疗至少 1 年。2 个月以下婴儿禁用。

六、抗泌尿系统感染药物应用注意事项

泌尿系统感染是临床常见感染性疾病,以革兰氏阴性杆菌感染为主。近年来由于广谱的第三代头孢菌素的应用,已引起较多耐药菌株的出现,特别是产超广谱 β-内酰胺酶菌株的出现,给临床治疗带来极大困难。

抗菌治疗方案包括抗菌药物的选用品种、剂量、给药次数、给药途径、疗程等,需综合考虑病原菌、感染部位、感染程度和患者的生理、病理情况。在制订治疗方案时应遵循《抗菌药物临床应用指导原则》,注意以下几点。

1. 品种选择 抗菌药物品种的选用原则上应根据细菌药敏试验的结果而定。因此有条件的医疗机构,对临床诊断为泌尿系统感染的患者应在开始抗菌治疗前及时留取合格尿标本,在怀疑存在血行感染时应留取血标本送病原学检测,以尽早明确病原菌和药敏试验结

果,并据此调整抗菌药物的治疗方案。

对于临床诊断为细菌性感染患者,在未获知病原菌药敏试验结果前,可根据患者的感染部位(上尿路还是下尿路)、发病情况、发病场所(医院感染还是社区感染)、既往抗菌药物用药史及其治疗反应等推测可能的病原体。并结合当地细菌耐药性监测数据,先给予抗菌药物经验性治疗。待获知病原学检测及药敏试验结果后,结合先前的治疗反应调整用药方案。对培养结果阴性的患者,应根据经验治疗的效果和患者情况采取进一步诊疗措施。此外,应根据不同药物的药代动力学特点并结合患者感染部位选择抗菌药物。对于下尿路感染,应选择尿中药物能达到有效浓度的抗菌药物,否则即使体外药敏试验显示为敏感,但尿中药物浓度不足,也不能有效清除尿中病原菌,如卡泊芬净、米卡芬净和伏立康唑,尿标本分离的真菌通常对这些药物有很高的敏感性,但因这些药物尿中浓度低,不能用于治疗真菌所致的下尿路感染。而对于上尿路感染患者,因不能除外血行感染,故所选择抗菌药物不仅需要在尿中有高浓度,血液中也需要保证较高浓度。呋喃妥因和磷霉素氨丁三醇等药物可在尿液中具有很高的浓度,但其血药浓度较低,故仅用于治疗下尿路感染,而不能用于治疗上尿路感染。左氧氟沙星和β-内酰胺类药物的血药浓度和尿药浓度均高,既可用于治疗下尿路感染,又可用于治疗上尿路感染。

2. **给药剂量** 按各种抗菌药物的治疗剂量范围给药。治疗上尿路感染,尤其是严重感染时,抗菌药物剂量宜较大(治疗剂量范围高限);而治疗单纯性下尿路感染时,由于多数药物尿中药物浓度远高于血药浓度,则可应用较小剂量(治疗剂量范围低限)。同时,要根据肝、肾功能情况调整给药剂量。

3. **给药途径** 对于下尿路感染的患者,应选取口服吸收良好的抗菌药物,不必采用静脉或肌内注射给药。仅在下列情况下可先予以注射给药:①不能口服或不能耐受口服给药的患者(如吞咽困难者);②患者存在可能明显影响口服药物吸收的情况(如呕吐、严重腹泻、胃肠道病变或肠道吸收功能障碍等);③所选药物有合适抗菌谱,但无口服剂型;④患者对治疗的依从性差。对于上尿路感染,初始治疗多选用静脉用药,病情稳定后可酌情改为口服药物。抗菌药物的局部应用如前列腺注射和膀胱灌注抗菌药物宜尽量避免。目前有循证医学证据的膀胱灌注给药只有对氟康唑耐药念珠菌导致的膀胱炎,可膀胱灌注两性霉素 B。

4. **给药次数** 为保证药物在体内发挥最大药效,杀灭感染灶病原菌,应根据药代动力学/药效动力学原理、患者病情严重程度和肝、肾功能状况等决定给药次数。抗菌药物分为时间依赖性抗菌药物和浓度依赖性抗菌药物。时间依赖性抗菌药物的浓度达到一定程度后再增加浓度抗菌作用无明显增强,其抗菌效果与药物浓度高于最低抑菌浓度(T>MIC)相关,即感染部位游离药物浓度高于 MIC 时间越长,抗菌效果越好。这一类药物包括β-内酰胺类和碳青霉烯类等,除半衰期长的头孢曲松和厄他培南外,大多需要一日多次给药。浓度依赖性抗菌药物如喹诺酮类和氨基糖苷类,药物浓度越高抗菌效果越好,因此这类药物大多一日一次给药。

5. **疗程** 抗菌药物疗程因感染不同而异,对于急性单纯性下尿路感染,疗程基本少于 7 天。但上尿路感染,如急性肾盂肾炎疗程一般为 2 周。对于反复发作尿路感染,可根据情况进行长期抑菌治疗。

6. **耐药菌群的用药选择** 至今总共有大于 200 种β-内酰胺酶可使大多数β-内酰胺类药物失去抗菌活性。近 10 年来随着耐药菌在全球播散加剧,西班牙的研究表明诱发产超广谱β-内酰胺酶菌株流行的危险因素有:年龄>60 岁、女性、合并糖尿病、尿路逆行性操作、门诊 2 次或 2 次以上使用氨基青霉素类、头孢菌素类或喹诺酮类药物史。近来研究还表明,革兰氏阴性杆菌的多重耐药株还可进一步扩散,这些产酶的耐药基因可以在细菌间相互传播,诱发泛耐药的菌株导致治疗失败。尿路感染常见耐药菌的抗菌药物选择方案见表 12-1。

表 12-1 尿路感染常见耐药菌的抗菌药物选择方案

耐药菌株	首选抗菌药物	备选抗菌药物
产超广谱 β-内酰胺酶大肠埃希菌	哌拉西林/他唑巴坦	亚胺培南/西司他汀
	替莫西林	美罗培南
	头孢替坦	多黏菌素
	阿米卡星	
	磷霉素	
	呋喃妥因	
产超广谱 β-内酰胺酶铜绿假单胞菌	哌拉西林/他唑巴坦	亚胺培南/西司他汀
	头孢美唑	美罗培南
	头孢西丁	
	阿米卡星	
产超广谱 β-内酰胺酶不动杆菌	头孢哌酮/舒巴坦	多黏菌素
	亚胺培南/西司他汀	替加环素
	美罗培南	
耐甲氧西林金黄色葡萄球菌	万古霉素	利奈唑胺
	去甲万古霉素	达托霉素
	替考拉宁	奎奴普丁/达福普丁
耐万古霉素肠球菌	氨苄西林/舒巴坦	达托霉素
	利奈唑胺	奎奴普丁/达福普丁
	阿米卡星	

第五节 研发中的抗感染药物

抗感染药物是当今开发与应用研究最为活跃的一类药物。经历了天然抗生素、半合成抗生素的两个发展阶段,80 年代后出现抗生素发展的第三个高峰,表现为酶抑制剂、免疫调节剂、抗肿瘤活性物质、杀虫剂等药理活性物质占有相当大比例的药物研发。近年来细菌耐药成为临床抗生素使用面临的最大问题之一。如金黄色葡萄球菌或大肠埃希菌,为了躲避抗生素的追杀,可以躲入宿主的尿道上皮细胞,导致持续性或复杂性泌尿系统感染。2007—2011 年中国 CHINET 细菌监测数据显示,鲍曼不动杆菌对碳青霉烯类药物亚胺培南和美罗培南的耐药率分别从 37.6% 和 42.7% 升至 60.4% 和 61.4%。而在泌尿系统标本中,2020年 CHINET 细菌监测数据则显示,52 263 株泌尿道标本分离菌的主要菌种,排名前 5 的分别是:大肠埃希菌、屎肠球菌、肺炎克雷伯菌、粪肠球菌和铜绿假单胞菌;45 459 株大肠埃希菌对抗菌药物的耐药率分别为:氨苄西林 84.9%、哌拉西林 72.2%、左氧氟沙星 53.9%。

近年上市的新抗菌药物在对付耐药菌感染方面未有显著进展。处于临床试验阶段的候选抗菌药物也大多针对革兰氏阳性菌感染。

一、β-内酰胺类药物

生产 β-内酰胺酶是细菌对 β-内酰胺类药物耐药的主要途径。β-内酰胺酶抑制剂可有效抑制 β-内酰胺酶的产生,故将其与 β-内酰胺类药物联合使用是降低耐药性发生的有效机制之一。近年来已经上市或处于研发中的 β-内酰胺类化合物和 β-内酰胺酶抑制剂及其复方制剂有:zerbaxa(又称 CXA-201,头孢洛扎/他唑巴坦复方)、zavicefta(头孢他啶/阿维巴坦复方)、CXL(头孢洛林酯/阿维巴坦复方)、头孢地尔(又称 S-649266,GSK-2696266)、氨曲南-阿维巴坦复方、亚胺培南/西司他丁、TD-1792、CB-027、FBI-1671、BAL30072 等十余种。其中用于治疗尿路感染的主要有:

Zerbaxa:在 2014 年研发上市,是由头孢洛扎和 β-内酰胺酶抑制剂他唑巴坦按照质量比 2∶1组成的复方制剂。对 MDR 铜绿假单胞菌有极高活性。在复杂性尿路感染治疗中,该复方制剂疗效不亚于左氧氟沙星,和甲硝唑联合使用治疗复杂性尿路感染时疗效不亚于美罗培南。该复方 2014 年 12 月获美国 FDA 批准用于治疗成人复杂性腹内感染和复杂性尿路感染。

Zavicefta(头孢他啶/阿维巴坦复方):已于 2019 年 5 月获中国国家药品监督管理局(NMPA)批准,主要用于治疗复杂性腹腔内感染和复杂性尿路感染,适用于治疗方案有限或无其他可选治疗方案的肾盂肾炎患者。其中头孢他啶是第三代头孢菌素,对包括铜绿假单胞菌和肠杆菌科在内的革兰氏阴性菌具有良好活性。阿维巴坦为非 β-内酰胺类的 β-内酰胺酶抑制剂。阿维巴坦可强化头孢他啶的抗菌作用,大幅降低头孢他啶对肠杆菌科细菌的最低抑菌浓度,并能逆转某些细菌对头孢他啶产生的耐药性。

头孢地尔(又称 S-649266,GSK-2696266):是一种铁载体头孢菌素,本药与三价铁结合,并由细菌转铁蛋白通过外膜被转运到细菌胞内。头孢地尔对所有已知类型的 β-内酰胺酶都稳定。2017 年完成的 Ⅱ 期临床研究结果显示在复杂性尿路感染的治疗中,头孢地尔显示出非劣效于亚胺培南/西司他丁,治愈率为 72.6%,而亚胺培南/西司他丁组为 54.6%。正在进行 2 项Ⅲ期的临床试验(APEKS-NP 研究和 CREDIBLE-CR 研究),主要评估头孢地尔对治疗不同部位耐碳青霉烯病原体感染的疗效和安全性。

氨曲南-阿维巴坦是单酰胺环类氨曲南和 β-内酰胺酶抑制剂阿维巴坦的复方注射剂,主要用于治疗多重耐药(multi-drug resistant,MDR)革兰氏阴性菌感染。阿维巴坦与氨曲南共同使用,可以增强氨曲南的抑菌活性。同时具有药代动力学稳定、耐受性强和无严重毒副作用的特点。

碳青霉烯类药物是治疗革兰氏阴性菌引起的严重院内感染的首选药物。正在研发中碳青霉烯类药物包括托莫培南、SMP-601、CP5484、SM-368589、SM-375769。其中托莫培南是对 MRSA 和铜绿假单胞菌均有良好抗菌活性的注射型抗生素,其抗菌活性是亚胺培南和美罗培南的 4 倍,半衰期是亚胺培南和美罗培南的 2 倍。SMP-601 和 CP5484 是另外两种处于临床前研究的新型静脉注射用抗生素。而 SM-368589 和 SM-375769 为 SM-295291 和 SM-3699262 的口服酯型前体药物,肠道吸收好,对 DHP-1 稳定,对 MRSA、耐青霉素菌株的肺炎链球菌、化脓性链球菌、粪肠球菌、肺炎克雷伯菌、流感嗜血杆菌等均有良好抗菌活性。肾毒性和神经毒性较亚胺培南低。

二、喹诺酮类药物

在保持早期氟喹诺酮抗革兰氏阴性菌活性的基础上,提高抗革兰氏阳性菌活性是近年来的研究方向之一。

DC-159a 为最新合成广谱 8-甲氧基氟喹诺酮类化合物,同时作用于细菌 DNA 促旋酶和拓扑异构酶Ⅳ,对拓扑异构酶的 IC_{50} 是细菌的 300 倍,且有很好的药代动力学性质和安全性以及更低的耐药性。对各种呼吸道感染动物模型的体内疗效优于已经上市的其他同类药物,对多耐药性肺炎链球菌的活性与吉米沙星相当,对分枝杆菌具有很好敏感性。

三、氨基糖苷类药物

正在临床前研究的低毒性第三代氨基糖苷类药物中,最具代表性的是由美国开发的 plazomicin。2015 年美国 FDA 批准 plazomicin 完成Ⅲ期临床试验,并于 2018 年 6 月获批以商品名 zemdri 上市。多项研究显示 plazomicin 可用于碳青霉烯类耐药和产超广谱 β-内酰胺酶的肠杆菌科细菌所致的复杂性尿路感染成人患者。

四、糖肽类药物

奥利万星(oritavancin,LY333328)是第二代糖肽类药物,是对糖肽类母核进行结构修饰,在 4 位氨基酸上增加疏水侧链后得到的 N-氯二苯基衍生物,其抗耐万古霉素肠球菌的活性比母体高 80~1 000 倍,对多种耐药革兰氏阳性菌具有良好的抗菌活性。最近,美国开发了一种新的抗体——抗生素缀合物(antibody-antibiotic conjugate,AAC),能够靶向杀灭躲在宿主细胞中金黄色葡萄球菌。临床前试验表明,与标准万古霉素相比,AAC 清除被感染小鼠体内的金黄色葡萄球菌的效果要好很多。

五、新靶点抗感染药物

Fab1 抑制剂:烯酰-酰基载体蛋白(烯酰-ACP)还原酶 Fab1 是细菌脂肪酸生物合成中必需的酶,其对反式-2-烯酰-ACP 还原为酰基-ACP 具有催化作用,是选择性抗菌治疗的一个靶点。API-1252、CG4004462 和 CG400549 都是 Fab1 抑制剂,通过皮下注射、口服或静脉注射,对多种敏感性和耐药性表型金黄色葡萄球菌和表皮葡萄球菌具有良好抗菌活性。

蛋氨酰-tRNA 合成酶抑制剂:蛋氨酰-tRNA 合成酶是存在于革兰氏阳性菌中的一个特定作用靶点。其代表药 REP8839 于 2006 年进入Ⅰ期临床试验后,发现对 MRSA、耐莫匹罗星和耐万古霉素表型菌株的金黄色葡萄球菌等具有优秀的体外抑菌活性,体内较易出现耐药性,但局部用药疗效好。

细胞壁合成抑制剂:默诺霉素是一种磷酸糖脂类抗生素,能作为细菌细胞壁合成通路中糖基转移酶的底物,阻止细菌细胞壁合成。默诺霉素对革兰氏阳性菌有广谱抗菌活性。2007 年在日本上市的达托霉素是唯一一种具有全新结构和作用机制的、具有独特环状结构的环脂肽类抗菌药物,通过扰乱细胞膜对氨基酸的转运,从而阻碍细菌细胞壁肽聚酶的生物合成,并破坏细菌的细胞膜,使其内容物外漏而达到杀菌目的,在临床上仅用于治疗由革兰氏阳性菌引起的院内感染,尚未表现出明显的耐药性。

单克隆抗体:随着基因测序技术快速发展,人源化单克隆抗体药物成为临床试验中数量增长最快的生物技术药物。因为抗体药物的高特异性、结构柔性好,其用于抗感染治疗前景好,但价格昂贵。

抗菌多肽:大多数抗菌肽具有抑菌和杀菌活性。但目前仅有少量抗菌肽产品处于临床试验。Pexiganan 的合成类似物有 22 个氨基酸。对糖尿病足溃疡和假单胞菌具有杀菌活性。rBPI-(21)属于细胞通透性杀菌多肽,对革兰氏阴性菌具有高度选择性,对血液中脂多糖(LPS)具有中和作用。

第六节　抗感染药物的研究方法

近年来,随着抗感染药物耐药谱不断变迁,新药研发严重滞后。2014 年 WHO 发布了全球耐药报告,指出抗感染药物耐药菌正蔓延至全球各地。细菌耐药严重威胁人类健康,尤其是对于重症患者,亟须敏感度、特异度更高的检测方法,以便快速确定感染细菌类型和进行抗菌药物敏感性试验,以指导临床选择抗菌药物和相应剂量。

传统的检测药物敏感性的方法包括肉汤稀释法、琼脂稀释法、E-Test 法和纸片扩散法等。但是传统方法获得药敏试验结果所需时间长、易导致漏诊、误诊和延误治疗。近年来,伴随分子生物学技术发展和适应于现场快速诊断的微型化、便携化抗菌药物敏感性检测方法得到快速发展。

一、自动化检测仪

微生物自动鉴定及药物敏感性测试系统结合微量快速培养基和微量升华反应系统,实现了药物敏感性检测的自动化和机械化,更为快速和简便。目前上市的产品有法国生物梅里埃公司 VITEK、Microscan 公司的 Walk Way SI 和 BD 的 Phoenix 等。采用的方法为比浊法,检测所需时间仅 5~20 分钟。

二、实时荧光定量聚合酶链式反应检测方法

以实时荧光定量聚合酶链式反应(qPCR)为基础的检测方法,其中包括反转录 PCR 法、Real-time PCR 和变性梯度凝胶电泳法(denaturing gradient gel electro phoresis,DGGE)等也被用于细菌耐药基因的检测。

三、微流控芯片的药敏检测方法

微流控芯片将生化领域中的样品前处理、检测等操作,经由微纳米通道集成一块一厘米级别芯片上应用于临床诊断。近年还有微流控 pH 感应器,监测细菌在培养基中所产生的代谢废物,可反映细菌的功能改变。有效光学厚度(effective optical thickness,EOT)作为光学信号,可反映由 pH 变化引起的壳聚糖水凝胶的溶胀,通过测定 EOT 增加率,确定抗菌药物对细菌的抑制反应。培养时间不同,MIC 值明显不同,未来对细菌培养中 MIC 值检测将是研究的另一种探索。微流控检测细胞膜机械压力的方法是根据荧光标记的生物膜颜色的不同区分细菌表型为易感或抗性,以此反映细菌的敏感性,分别用甲氧西林耐药、敏感的质控菌作为模型,建立监测体系,用 16 株临床分离的金黄色葡萄球菌进行验证。研究中每 2 分钟检测 1 次,连续监测 60 分钟,即可提供一个客观的敏感性评价标准。也有学者尝试采用单细胞检测敏感性。Baltekin 等采用微流控芯片捕获临床分离样本中的细菌,用显微镜观察多个单细胞在不同浓度下的生物反应状况,30 分钟即可获得细菌对氨苄西林、阿莫西林/克拉维酸、左氧氟沙星等临床治疗泌尿系感染常用的 9 种抗感染药物敏感性结果。但未涉及肠球菌属等其他类抗感染药物。

四、飞行时间质谱

基质辅助激光解析电离飞行时间质谱(MALDI-TOF-MS)是一种新型的软电离生物质

谱。其原理是先将生物分子电离,离子在电场作用下加速飞过飞行管道,根据到达检测器的飞行时间不同形成蛋白质指纹谱,然后经软件与数据库中标准指纹图谱进行对比,即可确定所检微生物的类型,具有灵敏度高、准确、快速的优势。MALDI-TOF-MS 技术主要应用于菌种的鉴定,而在致病菌耐药性方面的检测还有争议。

五、全基因组测序

随着人类基因组计划的完成,全基因组测序也进入细菌耐药方面的研究。全基因组测序能够提供检测样品的完整序列,通过数据库分析可发现大量的信息,但价格贵,分析时间长,一直用于某些特殊菌株的测序。Zankari 等提出了将全基因组测序应用于临床常规检测的观点,并收集了 200 株菌,包含伤寒沙门杆菌、大肠埃希菌、粪肠球菌、屎肠球菌 4 个菌种,将所有菌株全基因组测序结果和药敏试验比较,符合率为 99.74%。

但是上述检测方法也存在不足:①PCR、基因芯片、飞行时间质谱和微流控芯片技术不能检测到新的耐药机制,可导致治疗不足。②PCR、基因芯片、飞行时间质谱和全基因组测定技术不能确定含有耐药基因的菌株是否处于耐药状态,容易产生过度治疗;③PCR、基因芯片、飞行时间质谱和全基因组测定技术不能提供 MIC 值,无法指导临床用药剂量。

参考文献

[1] LI X,CHEN Y,GAO W,et al. A 6-year study of complicated urinary tract infections in southern China:prevalence,antibiotic resistance,clinical and economic outcomes. Ther Clin Risk Manag,2017,13:1479-1487.

[2] DIMKIĆ I,STANKOVIĆ S,NIŠAVIĆ M,et al. The Profile and Antimicrobial Activity of Bacillus Lipopeptide Extracts of Five Potential Biocontrol Strains. Front Microbiol,2017,8:925.

[3] ZHU L,WANG N,YANG W,et al. Population pharmacokinetics of intravenous moxifloxacin 400 mg once-daily dosage in infected patients. J Infect Chemother,2014,20(10):621-626.

[4] MCCARTHY M W,WALSH T J. Meropenem/vaborbactam fixed combination for the treatment of patients with complicated urinary tract infections. Drugs Today (Barc),2017,53(10):521-530.

[5] ANGELESCU K,NUSSBAUMER-STREIT B,SIEBEN W,et al. Benefits and harms of screening for and treatment of asymptomatic bacteriuria in pregnancy:a systematic review. BMC Pregnancy Childbirth. ,2016,16(1):336.

[6] 王海燕. 肾脏病学. 3 版. 北京:人民卫生出版社.

[7] 尿路感染诊断与治疗中国专家共识编写组. 尿路感染诊断与治疗中国专家共识(2015 版)——尿路感染抗菌药物选择策略及特殊类型尿路感染的治疗建议. 中华泌尿外科杂志,2015,36(4):245-248.

[8] 汪复,朱德妹,胡付品,等. 2007 年中国 CHINET 细菌耐药性监测. 中国感染与化疗杂志,2008,8(5):325-333.

[9] 胡付品,郭燕,朱德妹,等. 2020 年 CHINET 中国细菌耐药监测. 中国感染与化疗杂志,2021,21(4):377-387.

[10] VAN DER ZEE A,ROORDA L,BOSMAN G,et al. Multi-centre evaluation of real-time multiplex PCR for detection of carbapenemase genes OXA-48,VIM,IMP,NDM and KPC. BMC Infect Dis,2014,14:27.

[11] BALTEKIN Ö,BOUCHARIN A,TANO E,et al. Antibiotic susceptibility testing in less than 30 min using direct single-cell imaging. Proc Natl Acad Sci U S A. 2017,114(34):9170-9175.

(付荣国　赵伟昊　李柯)

第十三章　单克隆抗体

【摘要】

人源单克隆抗体是近年通过分子生物学技术研发出的一类与特定抗原特异性结合的新型生物制剂。根据作用机制不同可将其主要分为抑制 B 细胞活化、抑制 T 细胞激活及免疫应答、中和或拮抗炎症细胞因子及阻断补体激活等四大类。因其具有功能特异性强、效价高、安全性好、毒副作用少等优点,目前已有效用于治疗肾脏疾病,其中主要研发的单克隆抗体包括利妥昔单抗、贝利单抗、阿达木单抗、英夫利昔、托珠单抗、依库丽单抗等。

第一节　单克隆抗体的发展史

抗体一词源于德语"anticörper",1891 年由德国医学家 Paul Ehrlich 提出,并将其比喻为"神奇子弹"。在 19 世纪 90 年代,细菌学家 Von Behring 和 Kitasato 发现将微量的导致破伤风或白喉的细菌多次注射给动物,其血液中可产生中和这些微生物致病毒素的化学物质,将这些化学物质注射到其他动物体内可以使被注射动物免患破伤风或白喉,以此奠定了体液免疫基础,这些抗毒素的化学物质即为我们今天熟知的抗体。

1847 年 Bence Jones 在多发性骨髓瘤患者尿液中发现本周氏蛋白,后来证实本周氏蛋白为均一的抗体轻链。1957 年 Burnet 提出抗体产生的克隆选择学说,认为每一个 B 细胞表面都有识别一种特异性抗原的受体,当 B 细胞与特异性抗原反应时,特异性抗原能够诱导特异性 B 细胞发生克隆性繁殖并产生一种抗体,即单克隆抗体(monoclonal antibody,mab),简称单抗,从而奠定了单克隆抗体制备的理论基础。1986 年美国 FDA 批准的首个抑制移植排斥反应的抗 CD3 的单克隆抗体——莫罗单抗(muromomab,抗 CD3,OKT3),为鼠源性单抗。目前尚无鼠源性单抗应用于肾脏病。鼠源性单抗在临床使用会产生人抗鼠抗体(human anti-mouse antibody,HAMA),且易被清除等,因此鼠源性单抗人源化势在必行。

为了克服鼠源性单抗的免疫原性和易被清除所致药效低的问题,1984 年 Morrison 等人成功地构建了第一个人鼠单抗即"嵌合抗体"。该抗体人源成分高达 70% 以上,实现了抗体的高度人源化,很大程度上减弱了人抗鼠抗体反应,被认为是抗体发展史上的里程碑。1997 年美国 FDA 批准上市的利妥昔单抗(rituximab,RTX)、1998 年上市的英夫利昔单抗均属于嵌合抗体。利妥昔单抗除应用于自身免疫性疾病、肿瘤、器官移植等领域外,还用利妥昔单抗治疗多种肾脏疾病:膜性肾病,狼疮性肾炎(lupus nephritis,LN),IgA 肾病,抗肾小球基底膜肾病。英夫利昔单抗适用于Ⅴ型狼疮性肾炎和抗中性粒细胞胞质抗体(ANCA)相关性小血管炎(ANCA-associated vasculitis,AAV)肾损害患者在内的多种自身免疫性肾脏病。虽然嵌合抗体提高了人源化程度,但仍有鼠源成分的存在,并未完全解决鼠抗体的免疫原性问题。鼠单克隆抗体可变区的人源化应运而生。

1986 年,Jones 等人成功构建了第一个人源化抗体。与嵌合抗体相比,改形抗体进一步减少了抗体中鼠源部分的比例,进一步减轻了 HAMA 反应。美国 FDA 2007 年批准的治疗非典型溶血性尿毒综合征(atypical hemolytic uraemic syndrome,aHUS)的依库丽单抗(eculizumab)和 2010 年批准的托珠单抗(tocilizumab),其目前可应用于狼疮性肾炎和 AAV 肾损害,即为两种鼠源性抗体人源化后获得的单克隆抗体生物制剂。以上几种人源化的单克隆抗体仍存在一定的局限性,如降低免疫原性和抗原性,构建方法程序烦琐且筛选工作量大。

随着科学技术的不断进步,单克隆抗体进入了一个崭新的发展阶段,"完全的人源性单克隆抗体"被认为是用于人类疾病临床治疗的理想抗体。迄今为止,已经有超过 50 种完全的人源性单克隆抗体应用于临床治疗多种疾病。2002 年 FDA 批准上市目前可治疗 AAV 的阿达木单抗(adalimumab)和 2011 年批准上市治疗系统性红斑狼疮(systemic lupus erythematosus,SLE)的贝利单抗(belimumab)即为完全的人源性单克隆抗体生物制剂。

另外,单克隆抗体生物制剂的研究正在向抗体分子量越来越小与功能越来越多的方向进展。此类单克隆抗体生物制剂正在研发中。

第二节 单克隆抗体的作用机制

目前单克隆抗体日益广泛地应用于肿瘤、自身免疫性疾病及免疫相关肾病等多种疾病的临床防治。了解单克隆抗体的作用机制是实现精准化治疗的必要前提。目前处于临床前研究以及上市的单克隆抗体种类繁多,本节主要讨论目前临床常用单克隆抗体治疗肾脏疾病的药理学机制,包括如下四个方面:①打靶 B 细胞表位抗原,抑制 B 细胞活化;②打靶 T 细胞表位抗原,抑制 T 细胞功能;③中和或拮抗炎症细胞因子;④阻断补体激活形成膜攻击复合物。

一、抑制 B 细胞活化

B 细胞活化后在组织内形成浆细胞,进而过度产生抗体导致多种自身免疫性疾病。B 细胞在骨髓中发育并在外周淋巴器官中成熟。在自身免疫性疾病中,当 B 细胞侵袭人体正常组织时,通常会发生凋亡,为了生存,B 细胞需要生长因子的刺激。B 细胞的成熟和增殖、亲和力增加、免疫球蛋白类型转换需要由 B 细胞活化因子(B-cell activating factor,BAFF)激活的信号通路完成。BAFF 可以结合到主要表达在成熟 B 细胞表面的三种受体即 BAFF 受体(BAFF receptor,BAFFR)、钙调和亲环素配基相互作用因子(transmembrane activator and calcium-modulator and cytophilin ligand interactor,TACI)和 B 细胞成熟抗原(B-cell maturation antigen,BCMA)。增殖诱导配体(aproliferation-inducing ligand,APRIL)是另一种 B 细胞生长因子,通过与 B 细胞受体 TACI 和 BCMA 相互作用促进 B 细胞的发展,作用于这些 B 细胞激动分子的生物制剂已经被有效地用于治疗多种自身免疫性疾病。贝利单抗为抗 BAFF 单克隆抗体,阻止 BAFF 与三种 B 细胞受体结合,从而全方位阻断 B 细胞活化导致 B 细胞无法产生抗体,FDA 已批准用于治疗系统性红斑狼疮。

另一种抑制 B 细胞活化的药物是结合 B 细胞特异的分化抗原(cluster of differentiation,CD)导致 B 细胞耗竭的单克隆抗体。CD20 为 B 细胞表面特异的分化抗原,其可能参与 B 细胞的增殖、分化、信号转导和钙离子的跨膜传递。CD20 分子仅表达在前 B 细胞、未成熟 B 细胞、成熟 B 细胞以及活化的 B 细胞和 B 淋巴瘤细胞表面,而在浆细胞、淋巴多能干细胞、造血多能干细胞、正常血细胞及其他组织表面均不表达。利妥昔单抗即为特异性结合 B 细胞表面 CD20 分子的单克隆抗体,通过特异性与 CD20 结合,清除 B 细胞。B 细胞表面其他特异性 CD 分子,如 CD22 和 CD74 等都成为单克隆抗体消除 B 细胞的靶点(如图 13-1)。

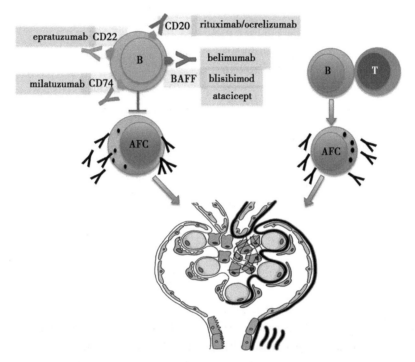

AFC,antibody forming cell,抗体形成细胞;BAFF,B-cell activating factor,B 细胞活化因子;B,B cell,B 细胞;T,T cell,T 细胞。

图 13-1　打靶 B 细胞的单克隆抗体作用位点

二、抑制 T 细胞激活及免疫应答

B 细胞还可以作为抗原提呈细胞(APC)将主要组织相容性复合体(MHC)Ⅱ类分子传递给 CD4[+]T 细胞,从而激活同源 T 细胞,T 细胞与 B 细胞之间的相互联系在自身免疫性疾病中非常重要。目前使用的传统免疫抑制药是通过抑制 CD4[+]T 细胞的免疫应答来治疗自身免疫性疾病。单克隆抗体可特异性结合 T 细胞激活所需的上游信号蛋白或表面 CD 抗原来抑制 T 细胞的活化而抑制 T 细胞的活性达到治疗自身免疫性疾病的目的。当 CD4[+]T 细胞识别通过 APC 呈递的抗原时,需要额外的信号诱导 T 细胞激活和分化。APC 表面的 CD40 和 CD80/86 受体作为成对危险信号,即 Toll 样受体(Toll-like receptor,TLR)配体或 IFN-α 的反应发生偶联,刺激 T 细胞的激活与分化。一些单克隆抗体如 abatacert 可通过结合 CD80/CD86 表面抗原特异性阻断 T 细胞活化;还有一些单克隆抗体如 daclizumab 结合 IL-2 受体抑制 T 细胞的激活与增殖(如图 13-2)。

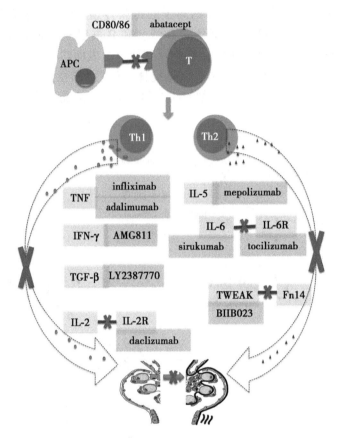

APC, antigen presenting cell, 抗原提呈细胞；Th1, helper T cell-1, 辅助性 T 细胞-1；Th2, helper T cell-2, 辅助性 T 细胞-2；TNF, tumor necrosis factor, 肿瘤坏死因子；IFN-γ, interferon-γ, 干扰素-γ；TGF-β, transforming growth factor-β, 转化生长因子-β；IL-2, interleukin-2, 白介素-2；IL-2R, interleukin-2 receptor, 白介素-2 受体；IL-5, interleukin-5, 白介素-5；IL-6, interleukin-6, 白介素-6；IL-6R, interleukin-6 receptor, 白介素-6 受体；TWEAK, TNF-related weak inducer of apoptosis, 肿瘤坏死因子样弱凋亡诱导因子；Fn14, fibroblast growth factor-inducible 14, 成纤维细胞生长诱导因子 14。

图 13-2　打靶 T 细胞及拮抗其分泌的炎症细胞因子的单克隆抗体作用机制

三、中和或拮抗炎症细胞因子

　　除上述通过阻断 T 细胞上游信号或结合 T 细胞本身表面抗原达到抑制 T 细胞活性的单克隆抗体外，目前还研发出另一大类通过特异性中和 T 细胞分泌的多种炎症细胞因子来抑制 T 细胞的免疫活性的单克隆抗体生物制剂。$CD4^+$ T 细胞一旦被上游信号激活，可在 IL-2 的作用下发生增殖，分化为辅助性 T 细胞亚群（Th0）。在细胞因子 IL-4、IL-6、IL-12、IL-23、IFN-γ 和 TGF-β 作用下最终分化为 Th1、Th17 与 Th2 细胞，这些辅助 T 细胞进而通过释放一系列炎症细胞因子参与自身免疫性疾病的发生发展。该类单克隆抗体可以特异性结合不同的炎症细胞因子，从而阻断 T 细胞的亚分化，终末分化及效应细胞因子的逐层作用达到抑制 T 细胞活化导致的自身免疫性细胞损伤。例如，AMG811 阻断 IFN-γ 从而抑制 Th1 细胞亚群的分化。tocilizumab 为抗 IL-6R 单克隆抗体，能够抑制 Th0 细胞向 Th17 细胞分化（如图 13-2）。

四、阻断补体激活

即使靶向清除了 B 细胞和 T 细胞,补体系统仍然会激活。抑制补体反应,阻止膜攻击复合物(membrane attack complex,MAC)的形成,能从免疫反应的终点抑制疾病的发生与进一步发展。依库丽单抗是一种重组人源化单克隆抗体,能够特异性结合补体成分 C5,抑制 C5 活化为 C5a 和 C5b,从而阻止 C5b-9 MAC 的形成,发挥从补体通路保护细胞的作用(如图 13-3)。

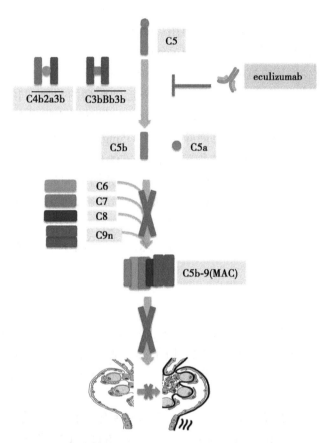

图 13-3　阻断补体形成 MAC 的单克隆抗体

第三节　治疗肾脏疾病的单克隆抗体

过去几十年,激素和非特异性免疫抑制药作为治疗免疫相关肾脏疾病唯一治疗方案,但是传统激素或免疫抑制药长期使用不可避免地产生诸多副作用。近年来,随着对单克隆抗体生物制剂深入研究,已有 63 种单克隆抗体生物制剂被美国 FDA 批准应用于临床治疗多种疾病。最初应用于肿瘤及自身免疫性疾病治疗的单克隆抗体,逐渐应用于治疗肾脏病中的原发性及继发性肾小球疾病。本节主要介绍应用于肾脏疾病的单克隆抗体的药理作用及用法用量。

一、利妥昔单抗

利妥昔单抗(rituximab)是抗 CD20 单克隆抗体,其特异性识别表达在各阶段的 B 细胞表面的 CD20。利妥昔单抗是第一个人工嵌合的抗 CD20 单克隆抗体,商品名为美罗华,1997 年美国 FDA 批准并首先被应用于治疗非霍奇金淋巴瘤,后来其应用逐渐扩展至自身免疫性贫血、风湿性疾病等领域。近年来,利妥昔单抗也被应用于免疫介导的肾小球疾病。

利妥昔单抗与 CD20 结合后,利妥昔单抗-CD20 复合体移动到细胞膜的脂质筏上与鞘磷脂磷酸二酯酶酸 3b 发生交互反应,继而杀伤 B 细胞。B 细胞的杀伤过程目前有三种途径:B 细胞淋巴瘤 2(B cell lymphoma 2)基因和 caspase 依赖的和非依赖的途径引起的 B 细胞的凋亡,抗体依赖细胞介导的细胞毒作用(antibody-dependent cell-mediated cytotoxicity,ADCC),补体依赖的细胞毒性(complement dependent cytotoxicity,CDC)。利妥昔单抗通过降低 B 细胞水平,减少循环中抗体的产生和机体的免疫反应,从而达到治疗免疫介导的肾病的目的(如图 13-1)。初始治疗方案一般参照 B 淋巴细胞瘤的剂量,归纳起来有三种:单剂疗法,即一次性静脉输注利妥昔单抗 200mg;二剂疗法,静脉输注利妥昔单抗 1g,第 15 天后再次输注利妥昔单抗 1g;四剂疗法,每周静脉输注 $375mg/m^2$(每次剂量不大于 500mg),连续 4 周。维持治疗方案有两种:①监测 B 细胞数量,当 $CD19^+$B 细胞上升至总淋巴细胞数量的 1%~7% 时,患者虽然未复发,仍予以追加剂量。②固定时间间隔后重复治疗,给予首剂量的利妥昔单抗后 6 个月、12 个月重复给药。利妥昔单抗治疗肾脏疾病方面应用广泛:原发性肾小球疾病包括膜性肾病、激素依赖或抵抗的微小病变肾病、局灶节段性肾小球硬化、膜增生性肾小球肾炎、纤维样肾小球病;继发性肾小球疾病包括狼疮性肾炎、AAV 肾损害、抗肾小球基底膜肾病。

二、贝利单抗

2011 年 3 月 9 日美国 FDA 批准贝利单抗(belimumab,Benlysta),即 B 细胞刺激因子(B lymphocyte stimulator,BLys)的抑制剂,用于治疗活动期、自身抗体阳性的成年系统性红斑狼疮患者,该组患者同时接受常规系统性红斑狼疮标准化治疗包括固醇类激素、抗疟药、免疫抑制药和非甾体抗炎药的治疗。

BLys 是 B 细胞生长所必需的因子,属于 BAFF 家族,可与 B 细胞上的相应受体结合从而刺激 B 细胞的生长分化。贝利单抗是一种人源 $IgG_{1\lambda}$ 单克隆抗体,可特异性地阻断可溶性 BLys 与 B 细胞上受体的结合。贝利单抗并不直接与 B 细胞结合,而是通过结合 BLys 来抑制 B 细胞的生存,其作用包括减少自身反应性 B 细胞及减少 B 细胞分化为可产生免疫球蛋白的浆细胞(如图 13-1)。贝利单抗仅用于静脉输注,输注时间为 1 小时。推荐给药方法:按 10mg/kg 剂量前 3 次每隔 2 周给药 1 次,以后每隔 4 周给药 1 次。贝利单抗用于治疗同时接受标准疗法的活动期、自身抗体阳性的系统性红斑狼疮成人患者。

三、阿达木单抗

肿瘤坏死因子-α(TNF-α)是一种多效性的细胞因子,在免疫炎症中起重要作用,TNF-α可能参与了蛋白尿的发生和纤维化的进程。阿达木单抗(adalimumab)是只含有人多肽序列的重组全人源免疫球蛋白单克隆抗体,以高度的亲和力和特异性与可溶性 TNF-α 结合,但不与 TNF-β 结合,从而阻断 TNF-α 的致炎作用(如图 13-2)。按体表面积 $24mg/m^2$ 皮下注射,每2周1次。目前阿达木单抗应用于治疗局灶节段性肾小球硬化和AAV。

四、英夫利昔

英夫利昔(infliximab)是一种人鼠嵌合的抗TNF-α IgG$_{1κ}$单克隆抗体,一方面可特异结合可溶性和细胞膜表面的TNF-α,形成牢固的三聚体,从而封闭TNF-α与其自然受体的结合,使TNF-α丧失生物活性,抑制TNF-α引起的免疫及炎症反应;另一方面,英夫利昔与细胞膜表面特异性的抗原结合,通过激活经典的补体激活途径和ADCC导致细胞溶解;此外,英夫利昔还可以与外周血中激活的T细胞结合,使T细胞凋亡(如图13-2)。在第0、2、6、10周5mg/kg静脉输注。英夫利昔初步适用于V型狼疮性肾炎和AAV肾损害患者。

五、托珠单抗

托珠单抗(tocilizumab)是全球首个针对IL-6R的人源化单克隆抗体。托珠单抗与IL-6R发生特异性结合,阻断IL-6信号转导,从而减少急性时相反应物、减少B细胞活化、抑制T细胞向Th17细胞的分化(如图13-2)。托珠单抗8mg/kg,每4周静脉滴注1次。托珠单抗初步适用于成人狼疮性肾炎和AAV患者。

六、依库丽单抗

依库丽单抗(eculizumab)是2007年被美国FDA和欧盟委员会认可的定向治疗阵发性睡眠性血红蛋白尿的药物,后被用于治疗儿童型溶血性尿毒综合征(hemolytic uremic syndrome,HUS)。eculizumab可与补体蛋白C5以高亲和力特异性结合,抑制后者分裂成C5a和C5b,从而阻断终末补体复合物C5b-C9 MAC的形成(如图11-3)。一般情况下,患者体重大于40kg,初始阶段,每周900mg静脉输注,连续4周;维持治疗,第5周1 200mg静脉输注;然后每两周1 200mg静脉输注。患者体重30~40kg,初始治疗,每周600mg静脉输注,连续2周;维持治疗,第3周900mg静脉输注,然后每两周900mg静脉输注。

依库丽单抗可用于治疗HUS引起的急性肾损伤。治疗膜增殖性肾小球肾炎、重链沉积病的药物临床试验正在进行中。此外,还有其他单克隆抗体生物制剂正在应用于肾脏病的临床试验中,如抗TGF-β单抗resolimumab和抗TNF-α单抗adalimumab应用于治疗局灶节段性肾小球硬化;B细胞表面的TACI受体单抗阿塞西普(abatacept)、抗肿瘤坏死因子样弱凋亡诱导因子(TWEAK)抗体BIIB023、抗CD74抗体milatuzumab治疗狼疮性肾炎;IL-2R单抗达丽珠单抗治疗韦格纳肉芽肿;抗TGF-β单抗LY2382770治疗糖尿病肾病等。

第四节　单克隆抗体在治疗肾脏疾病的应用

一、治疗原发性肾小球疾病

细胞免疫及体液免疫介导了不同的原发性肾小球疾病的发病机制,成为单克隆抗体的临床应用主要适应证之一(表13-1)。

表 13-1　原发性肾小球疾病中免疫相关的病理生理机制及应用中的单克隆抗体

原发性肾小球疾病	肾脏免疫相关的病理生理机制	应用中的单克隆抗体
膜性肾病	PLA2R 或 THSD7A 等 肾小球毛细血管祥沉积	利妥昔单抗
IgA 肾病	IgA 或以 IgA 为主的免疫复合物 系膜区沉积	利妥昔单抗
微小病变肾病	T 细胞介导	利妥昔单抗
局灶节段性肾小球硬化	T 细胞介导	利妥昔单抗 fresolimumas 阿达木单抗 阿巴西普
膜增生性肾小球肾炎	IgG 和/或 C3 弥漫肾小球内或 基底膜内沉积	利妥昔单抗 依库丽单抗
纤维样肾小球病	淀粉样纤维物质肾小球沉积	利妥昔单抗

注:PLA2R,anti-phospholipase-A2-receptor,磷脂酶 A2 受体抗体;THSD7A,anti-thrombospondin type-1 domain-containing 7A,血小板反应结构域蛋白 7A。

（一）膜性肾病

膜性肾病(MN)是引起成人肾病综合征的最常见病因,可分为原发性膜性肾病和继发性膜性肾病。原发性膜性肾病目前被认为由自身 PLA2R 抗体或 THSD7A 抗体与足细胞内相应抗原结合,是免疫复合物介导的肾小球疾病。在膜性肾病中应用的单克隆抗体主要是利妥昔单抗。

2002 年起就有利用利妥昔单抗治愈原发性膜性肾病的报道,随后又有个案报道或观察性研究表明利妥昔单抗在高危或难治的原发性膜性肾病患者中可使疾病得到缓解,稳定肾功能。有学者认为利妥昔单抗可作为治疗原发性膜性肾病的一线用药。Ruggenti 等随访观察利妥昔单抗治疗 100 名原发性膜性肾病患者,诱导缓解应用四剂疗法,维持治疗检测 CD20$^+$B 细胞计数,给予第二疗程,29 个月时 65 名患者达到部分或完全缓解;随访至少 4 年的 24 名患者部分或完全缓解,并且获得完全缓解的患者的肾小球滤过率均有所提高。Fervenza 等 2010 年在小样本膜性肾病患者中发现应用利妥昔单抗的四剂疗法治疗原发性膜性肾病 1 年完全或部分缓解率为 50% ,2 年完全或部分缓解率为 80% 。2019 年完成的大样本 MENTOR 研究证实利妥昔单抗与环孢素在诱导膜性肾病缓解无明显差异,但是在维持治疗阶段优于环孢素。目前应用利妥昔单抗治疗原发性膜性肾病的大规模随机对照试验(RCT)研究已完成或正在进行中:包括 GEMRITUX(ClinicalTrials. gov ID:NCT01508468)、STARMEN(ClinicalTrials. gov ID:NCT01955187)等。更多 RCT 的结果将为利妥昔单抗治疗原发性膜性肾病提供更多循证医学证据。

利妥昔单抗安全性高,不良事件的发生率低,多数为轻到中度,且可逆。如首次输液反应,表现为患者在第一次输注过程中出现发热、寒战、胸闷、气促、低血压等。也有文献报道,应用利妥昔单抗会出现急性肿瘤溶解综合征、细胞因子释放综合征、肺部病变、心律失常、心源性猝死、心功能不全、进行性多灶性白质脑病等罕见不良反应。

（二）IgA 肾病

IgA 肾病(IgAN)是指肾小球系膜区以 IgA 沉积为主的原发性肾小球疾病,是导致我国终末期肾脏病(end-stage renal disease,ESRD)最常见的原发性肾小球疾病。近年研究证实免疫复合物、补体、炎症因子均参与 IgA 肾病的发生与发展,被学者普遍公认的机制为 B 细胞产生大量铰链区缺陷 IgA_1 分子在肾小球内的沉积。理论上利妥昔单抗对 IgA 肾病的治疗应该有效。

2013 年马凤申等人报道一例 21 岁女性 IgA 肾病患者,病理 Hass 分级为 II 级,应用传统激素和免疫抑制药无效,给予利妥昔单抗每周静脉输注 $375mg/m^2$,连续 4 周,治疗 1 个月后尿蛋白水平较前明显减少,血清白蛋白水平较前明显增加。半年后复查尿蛋白水平进一步减少,血清白蛋白进一步升高。2017 年梅奥诊所的一项多中心、开放性 RCT 临床试验表明利妥昔单抗治疗后 1 年内肾功能与尿蛋白都没有明显的改善。其研究者分析该阴性结果的原因可能与样本量少、疾病的严重程度及阶段有关,还有利妥昔单抗可能无法减少 IgA 肾病中的特殊抗体 IgA_1。建议利妥昔单抗对治疗 IgA 肾病的有效性需要更多临床试验研究验证。

另外,blisibimod 是一种含有 4 个 BAFF 结构域的嵌合抗体。BAFF 参与 B 细胞的生存、增殖、活化,BAFF 水平的提高与 B 细胞介导的免疫性疾病有关。blisibimod 可以结合 BAFF 从而抑制 BAFF 与其受体的结合,进而抑制 B 细胞的活化,减少抗体的产生。blisibimod 治疗 IgA 肾病的临床试验 BRIGHT-SC 已从 2015 年开始,目前正在进行中(ClinicalTrials. gov ID:NCT02062684)。

(三) 微小病变肾病

微小病变肾病(MCD)是儿童及年轻成人最常见的肾病综合征病因。通常认为 MCD 是 T 细胞介导的疾病,一般采用激素和钙调磷酸酶抑制药(calcineurin inhibitor,CNI)治疗。肾病综合征缓解后的反复复发和激素抵抗是治疗 MCD 的挑战,为改善患者预后,利妥昔单抗作为新型治疗药物,也用于治疗儿童激素和 CNI 依赖的特发性肾病综合征。多个病例报道,观察性研究都证实了利妥昔单抗治疗儿童特发性肾病综合征的有效性和安全性。一项多中心双盲 RCT(UMTN000001405)指出利妥昔单抗的四剂疗法能有效诱导缓解儿童复发性肾病综合征和激素依赖的肾病综合征。目前尚缺乏利妥昔单抗治疗 MCD 的大规模 RCT 研究。

(四) 局灶节段性肾小球硬化

局灶节段性肾小球硬化(FSGS)占我国原发性肾病综合征的 5% ~ 10%。T 细胞及其分泌的炎症细胞因子被证实参与 FSGS 的发病机制。类似于 MCD,FSGS 患者也易出现肾病综合征缓解后复发或激素抵抗或激素依赖。单克隆抗体在 FSGS 中的治疗作用值得探索。目前治疗 FSGS 的主要单克隆抗体有:

1. 利妥昔单抗 虽然目前尚未证实 FSGS 为抗体介导的发病机制,但是利妥昔单抗用于治疗 FSGS 的研究已有数个报道。有研究证实利妥昔单抗治疗成功的 FSGS 患者可获得长期缓解,并可停用其他药物,且不会增加感染及不良反应的风险,现有的相关证据主要来自小样本病例报告。一项 Meta 分析得出利妥昔单抗能降低难治性肾病综合征患者的蛋白尿水平,提高患者缓解率,延长无复发生存期。几个多中心的观察性试验表明利妥昔单抗治疗 FSGS 患者,尤其对激素依赖的肾病综合征患者有较好疗效。关于利妥昔单抗治疗 FSFS 患者的 RCT 研究也表明利妥昔单抗治疗 FSGS 疗效不逊于传统免疫抑制药疗法,利妥昔单抗对常规药物无效的难治性 FSGS 患者治疗安全有效。

2. 阿巴西普 阿巴西普(abatacept)是抑制 T 细胞活性的一种单克隆抗体,能够与 T 细胞表面的 CD80 和 CD86 的配体结合,从而抑制 T 细胞活化的信号转导,抑制 T 细胞活化(如图 13-2)。abatacept 治疗 FSGS 仅见于儿童 FSGS 个案报道,研究结果显示无效。

3. fresolimumas fresolimumas 是一种完全重组的抗 TGF-β 综合性单克隆抗体,直接

抑制 TGF-β（Ⅰ、Ⅱ和Ⅲ型）。TGF-β 被广泛证实参与 FSGS 的发生与发展，在 FSGS 中，fresoli-mumas 通过抑制 TGF-β，理论上可能抑制系膜基质的增生。小剂量 fresolimumas（1mg/kg）用于 36 例激素抵抗性 FSGS 患者试验性治疗，尿蛋白/尿肌酐比值与安慰剂比较有显著疗效。

4. 阿达木单抗 目前应用阿达木单抗（24mg/m² 皮下注射，每 2 周 1 次）治疗 FSGS 的临床试验 FONTII（ClinicalTrials. gov ID：NCT00814255）结果提示阿达木单抗在 FSGS 中具有一定疗效；另一项临床试验（ClinicalTrial. govID：NCT00193648）已完成，结果尚待报告。

（五）膜增生性肾小球肾炎

膜增生性肾小球肾炎（MPGN），主要是 IgG 与补体 C3 介导发病的肾小球疾病，占我国原发性肾病综合征的 10%～20%。糖皮质激素及细胞毒性药物仅对部分儿童 MPGN 病例有效，成人疗效差，病变进展快，发病 10 年进展为 ESRD 的比例可达 50%。因此，探讨单克隆抗体生物制剂在 MPGN 中的治疗效果意义重大，目前应用于 MPGN 的单克隆抗体有：

1. 利妥昔单抗 利妥昔单抗治疗 MPGN 已完成临床试验 ClinicalTrials. gov ID：NCT00275613，结果提示利妥昔单抗能够减少Ⅰ型 MPGN 的蛋白尿，但是一年内不能改善患者的肾功能。

2. 依库丽单抗 依库丽单抗已在少数 MPGN 病例中证实有效。最新临床试验证实依库丽单抗治疗新月体进展型 C3 肾小球肾炎完全缓解率达 23%，部分缓解率也达 23%。目前 RCT 临床试验 EAGLE（ClinicalTrials. gov ID：NCT02093533）正在进行中，结果尚待报道。

（六）纤维样肾小球病

纤维样肾小球病（FGP）是指肾小球内存在类似淀粉样纤维物质，且淀粉样物质特殊染色阴性，不伴有系统性损害的一类肾小球疾病。目前治疗 FGP 的单克隆抗体主要是利妥昔单抗。利妥昔单抗对 FGP 的治疗作用主要见于个案报道，多个案例报道了利妥昔单抗治疗 FGP 的安全性和有效性。

二、治疗继发性肾小球疾病

因继发性肾小球疾病的发病机制主要由自身免疫抗体介导，为单克隆抗体在临床的应用提供了更为确切的适应证。代谢相关的糖尿病肾病及非典型溶血性尿毒综合征也得到少数临床验证（表 13-2）。

表 13-2 继发性肾小球疾病中免疫相关的病理生理机制及应用中的单克隆抗体

继发性肾小球疾病	肾脏免疫相关的病理生理机制	应用中的单克隆抗体
自身免疫性疾病肾损害		
狼疮性肾炎	多种免疫复合物沉积"满堂亮"	利妥昔单抗
		ocrelizumab
		阿巴西普
		依帕珠单抗
		贝利单抗
		阿塞西普
		milatuzumab
		sirukumab
		托珠单抗
		英夫利昔
		BIIB023
		AMG 811

续表

继发性肾小球疾病	肾脏免疫相关的病理生理机制	应用中的单克隆抗体
ANCA 相关性小血管炎肾损害	主要为 MPO-ANCA 和 PR3-ANCA	利妥昔单抗 贝利单抗 托珠单抗 阿达木单抗 美泊利单抗 英夫利昔 达利珠单抗
抗肾小球基底膜病	IgG 沿基底膜线性沉积	利妥昔单抗
代谢相关性肾损害		
糖尿病肾病	细胞因子	LY2382770
其他		
非典型溶血性尿毒综合征	补体	依库丽单抗

（一）狼疮性肾炎

狼疮性肾炎是系统性红斑狼疮的肾脏损害,约有 50% 以上的患者有肾损害的表现,肾活检显示肾脏受累几乎为 100%。多种自身抗体形成的免疫复合物于肾小球内的沉积是引起系统性红斑狼疮肾损害的主要机制。系统性红斑狼疮成为多用单克隆抗体应用治疗的主要适应证。

1. 利妥昔单抗　利妥昔单抗治疗狼疮性肾炎的药理学机制和用法用量同前。2002 年首次报道利妥昔单抗对标准免疫抑制治疗无效的系统性红斑狼疮患者具有一定疗效,随后又有病例、观察性研究报道了利妥昔单抗对系统性红斑狼疮或狼疮性肾炎治疗的有效性。然而 EXPLORER 试验未能证实在免疫抑制治疗基础上加用利妥昔单抗具有更佳疗效。LUNAR 试验也未证实在激素联合吗替麦考酚酯治疗的基础上添加利妥昔单抗的辅助治疗对增殖型狼疮患者的有效性。有系统评价也指出用利妥昔单抗治疗系统性红斑狼疮未获得明显效果。但是国内兰州大学李建华等人对利妥昔单抗治疗狼疮性肾炎作了系统评价,得出在常规治疗狼疮性肾炎的基础上加上利妥昔单抗可以提高狼疮性肾炎患者的临床缓解率,降低系统性红斑狼疮活动程度。

2. ocrelizumab　ocrelizumab 是第二代抗 CD20 的药物,是用小鼠的 2H7 通过人重组技术产生的一种完全人源化抗 CD20 的单抗。ocrelizumab 与 CD20 抗原的胞外区结合后,可使抗体依赖细胞介导的细胞毒作用(ADCC)增加 2~5 倍,可减少输注综合征的发生。BE-LONG 试验纳入 381 名严重狼疮性肾炎患者,遗憾的是因出现感染相关的不良事件,该试验被迫提前终止。但是从目前已得到的数据来看,ocrelizumab 可提高狼疮性肾炎的缓解率。

3. 依帕珠单抗　依帕珠单抗(epratuzumab)是人源化单克隆抗体,是首个靶向 CD22 的系统性红斑狼疮治疗用药。CD22 抗原表达于成熟 B 细胞表面,可调节 B 细胞的活化和转化。依帕珠单抗与 CD22 结合,起到抑制 B 细胞的作用。2012 年在华盛顿举行的美国风湿病学院的年度学术会议报道给予患者依帕珠单抗 360mg/m² 或 720mg/m² 缓慢静脉输注,两项国际多中心随机对照研究(ALLEVIATE-1 及 ALLEVIATE-2)和非盲拓展研究 SL0006 对该药进行了临床研究评价。虽然两项 ALLEVIATE 临床试验均因供药问题而过早结束,但现有研究结果显示依帕珠单抗治疗中、重度系统性红斑狼疮安全有效。该药发生率较高的不良反应有鼻咽炎、鼻窦炎、上呼吸道感染以及尿路感染。严重不良反应发生率为 10%,包括肺炎、尿路感染。

4. **贝利单抗**　BILL-52 临床试验证实在非严重的狼疮性肾炎和未累及中枢神经系统的系统性红斑狼疮患者随访 52 周后,系统性红斑狼疮标准治疗联合贝利单抗组的缓解率高于其对照组。BILL-76 临床试验也证实类似的结论。上述两个临床试验都证实了贝利单抗在治疗系统性红斑狼疮方面的有效性和安全性。鉴于 BILL-52 和 BILL-76 未对严重活动性狼疮性肾炎或累及神经系统的系统性红斑狼疮的有效性进行评价,2012 年开始的 BILL-狼疮性肾炎试验纳入了活动期的狼疮性肾炎患者,试验已完成,2019 年发表在 NEJM。在使用贝利单抗的过程中可能出现输液反应、超敏反应、感染、恶性肿瘤、抑郁症等不良反应。

5. **blisibimod**　blisibimod 治疗狼疮性肾炎的临床试验 CHABLTS7.5(ClinicalTrials.gov ID:NCT02514967)已完成,于 2023 年写入 KDIGO。

6. **milatuzumab**　milatuzumab 是以 CD74 为作用靶点的全人抗体,CD74 具有调节巨噬细胞和树突状细胞迁徙的作用,表达在 CD27$^-$ 初始 B 细胞表面的 CD74 还能调节 B 细胞的迁移黏附,所有它能够通过调节初始 B 细胞治疗自身免疫性疾病。给予 milatuzumab(250mg 或 150mg 每周一次,连续 4 次,皮下注射)治疗系统性红斑狼疮的临床试验(ClinicalTrials.gov ID:NCT01845740)正在进行中。

7. **阿巴西普**　在系统性红斑狼疮患者中于第 1、15、29、57 天予以 30mg/kg 阿巴西普静脉输注,然后每 4 周 10mg/kg 静脉输注,观察其疗效的临床试验(ClinicalTrials.gov ID:NCT01714817)正在进行中。

8. **阿塞西普**　阿塞西普属于 Fc 受体小分子单抗,与 B 细胞表面的 BAFF 和 APRIL 结合,调节 B 细胞的活性。目前已开展多项应用阿塞西普(150mg 每周 2 次皮下注射,注射 4 周后,150mg 每周 1 次至 52 周)治疗系统性红斑狼疮或狼疮性肾炎临床验证。APRIL-系统性红斑狼疮(ClinicalTrials.gov ID:NCT00573157)证实阿塞西普有效治疗系统性红斑狼疮并且 150mg 剂量优于 75mg。对阿塞西普治疗系统性红斑狼疮的有效性和安全性的又一临床试验 ADDRESS Ⅱ(ClinicalTrials.gov ID:NCT019725908)已完成,ClinicalTrials.gov ID:NCT02070978 正在进行中。狼疮性肾炎的临床试验(ClinicalTrials.gov ID:NCT00573157)因患者出现严重感染和高 γ-球蛋白血症而终止。临床试验(ClinicalTrials.gov ID:NCT01369628)已完成,结果待报告。

9. **sirukumab**　sirukumab 是一种实验性人抗细胞 IL-6 单克隆抗体,可高亲和力和特异性地结合细胞因子 IL-6,抑制 IL-6 介导的炎性作用。IL-6 被认为在自身免疫性疾病中发挥着关键作用。目前,sirukumab 处于 Ⅲ 期临床研发,用于多种免疫性疾病的治疗。应用 100mg/kg sirukumab 静脉注射,每 4 周 1 次,共注射 6 次,治疗活动性狼疮性肾炎的临床试验(ClinicalTrials.gov ID:NCT01273389)已完成,结果尚待报告。

10. **托珠单抗**　托珠单抗(tocilizumab)为抗 IL-6 受体的单克隆抗体。给予成人狼疮性肾炎患者托珠单抗 8mg/kg,每 4 周静脉滴注 1 次,临床试验(ClinicalTrials.gov ID:NCT00046774)结果提示托珠单抗可改善狼疮性肾炎患者的肾功能,但是未显示减少蛋白尿水平的疗效。托珠单抗的主要不良反应表现为皮疹、感染、肝酶异常、中性粒细胞计数降低、血小板计数降低、胃肠道疾病、神经系统疾病等。

11. **BIIB023**　BIIB023 是一种全人的单克隆抗体,直接对抗 TWEAK,TWEAK 与 Fn14 结合后具有多种生物学功能,如调节多种细胞的迁徙、增殖、凋亡、炎症等。研究报道活动性狼疮性肾炎患者尿中 TWEAK 水平升高,提示 TWEAK 在狼疮性肾炎中有致病作用。BIIB023 能够阻止 TWEAK 与 Fn14 的结合,抑制下游信号的传导,从而治疗狼疮性肾炎。给予狼疮性肾炎患者 3mg/kg 或 20mg/kg BIIB023 静脉输注,每月 1 次。临床试验 ATLAS(ClinicalTrials.gov ID:NCT01499355)和 ClinicalTrials.gov ID:NCT01930890 目前已完成,但是没有统计学数据证实 BIIB023 治疗狼疮性肾炎的有效性。

12. AMG811 AMG811 是对抗 IFN-γ 的单克隆抗体,有小样本研究证实 AMG811 治疗狼疮性肾炎的安全性但是未能改善蛋白尿,关于 AMG811 对狼疮性肾炎治疗的安全性和有效性临床试验(ClinicalTrials.gov ID:NCT00818948、ClinicalTrials.gov ID:NCT02291588、ClinicalTrials.gov ID:NCT01164917)已完成,验证结果等待报告中。

13. 英夫利昔 英夫利昔在 Ⅴ 型狼疮性肾炎患者中作用的临床试验 TRIAL 因未能募集足够的志愿者而终止。

(二) 抗中性粒细胞胞质抗体相关性小血管炎肾损害

抗中性粒细胞胞质抗体相关性小血管炎(AAV)是一类以中小血管坏死性炎症为特征的自身免疫性疾病。包括肉芽肿性多血管炎(granulomatous polyangiitis,GPA)、显微镜下多血管炎(microscope polyangiitis,MPA)、嗜酸性肉芽肿性多血管炎(eosinophilic granulomatous with polyangiitis,EGPA)。肾脏是 AAV 常见的受累器官,肾脏一旦受累易进展为终末期肾脏病,预后不良。因此,有效治疗 AAV 肾损害尤为重要。目前多种单克隆抗体生物制剂应用于 AAV 肾损害的治疗。

1. 利妥昔单抗 2001 年 4 月美国 FDA 批准利妥昔单抗联合激素治疗 AAV,随后多个观察性研究、随机对照临床试验都证实利妥昔单抗可有效诱导治疗 AAV。2010 年的新英格兰医学杂志发表的多中心、随机双盲试验(RAVE 研究和 RITUXVAS 研究),结果表明利妥昔单抗在诱导血管炎缓解的疗效不劣于口服环磷酰胺(cyclophosphamide,CTX)。作为诱导缓解治疗,利妥昔单抗对治疗复发性、难治性、重症或有 CTX 禁忌(如粒细胞减少症等危险因素)的 AAV 患者有优势。同样利妥昔单抗在 AAV 患者维持缓解的治疗中有一定的疗效。2013 年 8 月新英格兰医学杂志发表了一篇利妥昔单抗在 AAV 中的应用的报道,结果表明:在严重的 AAV 患者中,单疗程的利妥昔单抗在维持和诱导缓解治疗的过程中,与连续常规的免疫抑制疗法具有相同的疗效。MAINRITSAN 研究显示利妥昔单抗可有效降低 AAV 的复发率,作为维持缓解治疗,无论基线是复发还是新诊断的疾病,利妥昔单抗在避免主要复发作用方面优于硫唑嘌呤,但硫唑嘌呤成本更低廉。利妥昔单抗对 AAV 肾损害患者与肾脏未受累患者具有相同的疗效。

法国血管炎研究小组建议利妥昔单抗为 AAV 诱导治疗的首选方案,可用于难治性或反复 AAV 的复发。具体建议如下:①利妥昔单抗与 CTX 对初发未治的 AAV 患者的疗效相同,对于有 CTX 禁忌的患者推荐应用利妥昔单抗。传统治疗失败的难治性或复发的血管炎患者推荐应用利妥昔单抗。伴有头颈部损害的 GPA 患者,传统治疗失败时推荐应用 CTX。对于血管炎儿童,用糖皮质激素联合 CTX 诱导缓解无效时或者疾病复发且出现糖皮质激素或 CTX 副作用时,考虑使用利妥昔单抗。传统治疗失败的 EGPA 推荐使用利妥昔单抗。②诱导缓解期经常采用方案如下:利妥昔单抗的使用剂量为每周 375mg/m²,连续使用 4 周,四剂疗法治疗结束。或 1 000mg 一次,2 周后重复一次相同剂量。③定期监测血管炎活动指标,如血清 ANCA 滴度再次持续增高可重复使用利妥昔单抗。应用利妥昔单抗时不推荐同时使用 CTX,严重的威胁生命或损害器官的急进性肾炎患者可考虑使用 CTX。没有证据证明利妥昔单抗使用后可用传统免疫抑制药序贯治疗。为迅速控制疾病,可用口服或静脉应用糖皮质激素联合利妥昔单抗开始治疗。没有证据指导糖皮质激素的减量或停用。④没有确切的证据证实利妥昔单抗使感染事件的发生率升高。推荐应用利妥昔单抗至少一个月之前进行疫苗接种。

2. **贝利单抗** 贝利单抗缓解 AAV 的临床试验 BREVAS(ClinicalTrials.gov ID:NCT01663623)目前已完成。

3. **托珠单抗** 有报道托珠单抗能够使 MPA 患者缓解并维持稳定。

4. **阿达木单抗** 有临床试验得出阿达木单抗能够改善 AAV 肾损害患者的肾功能。

5. **美泊利单抗** 美泊利单抗是通过 DNA 重组技术产生的一种 IL-5 拮抗剂单克隆抗体,可降低血嗜酸性粒细胞水平,多个案例报道证实美泊利单抗能够治疗难治 EGPA,维持其稳定状态。但是关于临床试验 MATOCSS(ClinicalTrials.gov ID:NCT00527566),750mg 美泊利单抗静脉输注后,并没有证实其有效性。

6. **英夫利昔** ACTIVE 实验,未能证实英夫利昔在 AAV 患者中的肾脏保护作用。RATTRAP(ClinicalTrials.gov ID:NCT00307593)已完成,目前没有数据。

7. **达丽珠单抗** 达丽珠单抗是一种重组并人源化的 IgG$_1$(G 亚型免疫球蛋白)抗靶向嵌合体(targeting chimeras,TAC)抗体,其含 90% 人 IgG 序列和 10% 的鼠序列。其功能类似于 IL-2R 拮抗剂,与 IL-2R 复合物(在激活的 T 细胞表面表达)的 a-亚单位或 TAC 亚单位高特异性结合,从而抑制 IL-2 介导的淋巴细胞激活,也就是抑制了排斥反应过程中细胞免疫的关键通道。有报道指出达丽珠单抗能够治疗韦格纳肉芽肿,对于复发的韦格纳肉芽肿患者应用高剂量的达丽珠单抗(1mg/kg 于第 0、2、4 周静脉输注后每月 1 次,至 18 个月,共用 20 次。)也能起到治疗作用。临床试验 ClinicalTrials. gov ID:NCT00040248 已完成,但是目前还没有数据。

(三)抗肾小球基底膜病

抗肾小球基底膜病(anti-glomerular basement membrane disease,AGBMD)是罕见的免疫介导的急进性肾小球肾炎,常伴有新月体的形成,IgG 沿肾小球基底膜线性沉积。用于治疗 AGBMD 的单抗主要是利妥昔单抗。

(四)糖尿病肾病

糖尿病肾病(diabetic nephropathy,DN)是糖尿病最常见的微血管并发症之一。无论 1 型还是 2 型糖尿病 30%~40% 的患者可出现肾损害,而 2 型糖尿病中约 5% 的患者在被诊断为糖尿病的同时就已存在肾损害,研究发现 TGF-β 参与 DN 的发生与发展,因此抗 TGF-β 单抗——LY2382770 理论上可治疗糖尿病肾病。关于 LY2382770 的临床试验 ClinicalTrials. gov ID NCT01113801 予以 2mg、10mg、50mg LY2382770 每月 1 次皮下注射,共 12 次,该试验已经终止但是还未获得数据。

(五)非典型溶血性尿毒综合征

非典型溶血性尿毒综合征(atypical haemolytic uraemic syndrome,aHUS)是一种补体失调性疾病,病情易反复,预后很差,25% 的患者在急性期死亡,50% 以上发展为终末期肾病。以补体成分为作用靶点的单克隆抗体在治疗 aHUS 中起重要作用。美国 FDA 已批准依库丽单抗治疗儿童和成人 aHUS。两项临床试验都证实依库丽单抗有效治疗 aHUS。

总之,单克隆抗体生物制剂在治疗原发及继发性肾小球疾病方面展示了其良好的应用潜力,表现出特异性强、效价高、安全性好、毒副作用少等优点,为肾脏病临床医生提供了一个新的靶向治疗手段。在此,关于常用单克隆抗体在肾小球疾病的作用靶点与功效,不同单克隆抗体在肾脏病中的适应证,用法用量,已完成与进行中的循证医学临床验证及其验证结果进行如下总结(表 13-3)。在肾小球疾病中的肾脏细胞内的作用机制总结如图 13-4。

表 13-3 常用单克隆抗体生物制剂在肾脏病中应用

单克隆抗体生物制剂	作用靶点/功能	肾脏病适应证	临床验证名称与类型	用法用量	验证结果
利妥昔单抗	CD20/抑制 B 细胞	膜性肾病	个案报道	初始治疗方案:单剂疗法,二剂疗法,四剂疗法。维持治疗:①监测 B 淋巴细胞数量,当 CD19$^+$B 淋巴细胞上升至总淋巴细胞数量的 1% ~ 7% 时,患者虽然未复发,仍予以追加剂量。②固定时间间隔后重复治疗,给予首剂量的利妥昔单抗后 6 个月,12 个月重复给予	有效
			观察性研究		有效
			GEMRITUX(RCT)		进行中
			MENTOR(RCT)		进行中
			STARMEN(RCT)		进行中
		IgA 肾病	个案报道		有效
			RCT		无效
		MCD	个案报道		有效
			观察性研究		有效
			UMTN000001405(RCT)		有效
		局灶节段性肾小球硬化	个案报道		有效
			观察性研究		有效
			RCT		有效
			META		有效
		膜增生性肾小球肾炎	RCT		有效
		抗 GBM	个案报道		有效
		纤维样肾小球病	个案报道		有效
		狼疮性肾炎	个案报道		有效
			观察性研究		有效
			EXPLORER(RCT)		无效
			LUNAN(RCT)		无效
			META(2 项)		无效/有效
		AAV	个案报道		有效
			观察性研究		有效
			RAVE(RCT)		有效
			RITUXVAS(RCT)		有效
			MAINRITSAN(RCT)		有效
			META		有效

续表

单克隆抗体生物制剂	作用靶点/功能	肾脏病适应证	临床验证名称与类型	用法用量	验证结果
ocrelizumab	CD20/抑制B细胞	狼疮性肾炎	BELONG（RCT）	400mg或100mg静脉输注，每2周一次,输注2次,后每16周输注一次	有效
依帕珠单抗	CD22/抑制B细胞	IgA肾病	ALLEVIATE-1/-2（RCT）	$360mg/m^2$ 或 $720mg/m^2$ 缓慢静脉输注	有效
			SL0006（RCT）		有效
milatuzumab	CD74/抑制B细胞	狼疮性肾炎	RCT-SLDE	250mg或150mg,一周一次,连续4次,皮下注射	进行中
贝利单抗	BAFF/抑制B细胞	狼疮性肾炎	BILL-76/52（RCT）	按10mg/kg剂量前3次每隔2周给药1次,以后每隔4周给药1次,静脉输注	有效
			BILL-狼疮性肾炎（RCT）		作为附加治疗有效
阿塞西普	BAFF、APRIL/抑制B细胞	狼疮性肾炎	APRIL-系统性红斑狼疮（RCT）	150mg每周2次皮下注射,注射4周后,150mg每周1次至52周	有效
			ADDRESSII（RCT）		进行中
			RCT		待报告
blisibimod	BAFF/抑制B细胞	IgA肾病	BRIGHI-SC	诱导治疗：100mg一周3次,共8周,皮下注射;维持治疗：200mg每周一次,共16周,皮下注射	进行中
阿巴西普	CD80/CD86/抑制T细胞	局灶节段性肾小球硬化	个案报道	1、15、29、57天时予以30mg/kg静脉输注,然后每4周10mg/kg静脉输注	无效
		狼疮性肾炎	RCT		有效
BIIB023	TWEAK	狼疮性肾炎	ATLAS（RCT）	3mg/kg或20mg/kg静脉注射,每月1次	无效
达丽珠单抗	IL-2R	AAV	个案报道	1mg/kg于第0、2、4周静脉注射后每月1次,至18个月,共用20次	有效
			RCT		待报告
AMG 811	IFN-γ	狼疮性肾炎	RCT	—	待报告

续表

单克隆抗体生物制剂	作用靶点/功能	肾脏病适应证	临床验证名称与类型	用法用量	验证结果
阿达木单抗	TNF-α	局灶节段性肾小球硬化	FONTII（RCT）	24mg/m² 皮下注射,每2周一次	提示有效
			RCT		待报告
		AAV	前瞻性研究		有效
英夫利昔	TNF-α	狼疮性肾炎	TRIAL（RCT）	0、2、4、10周 5mg/kg 静脉注射	未完成
美泊利单抗	IL-5	AAV	个案报道	750mg 静脉注射	有效
			MATOCSS（RCT）		无效
sirukumab	IL-6	狼疮性肾炎	RCT	100mg/kg 静脉注射,每4周1次,共注射6次	待报告
托珠单抗	IL-6R	狼疮性肾炎	RCT	8mg/kg,每4周静脉滴注1次	有效
		AAV	个案报道（MPA）		有效
LY2387770	TGF-β	DN	RCT	2mg,10mg,50mg,每月1次皮下注射,共12次	待报告
依库丽单抗	C5a/抑制补体	膜增生性肾小球肾炎	个案报道	初始阶段:每周900mg 静脉注射,连续4周;维持治疗:第5周 1 200mg 静脉注射,然后每两周 1 200mg 静脉注射	有效
			EAGLE（RCT）		进行中
		非典型溶血性尿毒综合征	RCT		有效

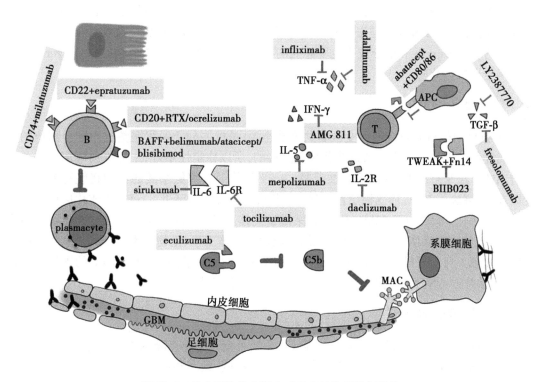

图 13-4 单克隆抗体在肾小球疾病的作用机制总结

第五节　研发中的单克隆抗体

随着抗体工程技术的发展,单克隆抗体(简称单抗)生物制剂经历了从 100% 的鼠源性单抗到人鼠嵌合单抗再到全人源单抗的飞跃进展,使得单克隆抗体生物制剂在免疫性疾病(包括免疫性肾病)、肿瘤、器官移植等各领域都得到了广泛的应用。目前单克隆抗体的研发趋势主要有以下两个方面:一方面,以 Fab(抗原结合片段)抗体、单链(single chain fragment variable,scFv)抗体、单域抗体(single domain antibody,sdAb)等为代表的单克隆抗体分子片段,这些单克隆抗体分子片段分子量小,抗原结合部位仅仅局限于重链和轻链的可变区,但是它们不仅保持了亲本鼠单抗的亲和力和特异性,还有利于药代动力学以及药效学参数,更便于生产。另一方面,以 $F(ab')_2$ 片段、双特异性抗体、抗体药物偶联物等为代表的人造新型的单克隆抗体分子。这类分子是应用两个或两个以上的生物功能的分子形成融合蛋白或是将抗体与传统治疗药物相偶联,从而使该抗体具有多效价、多特异性、多功能或减少不良反应的作用。

一、Fab 抗体

Fab 抗体仅含 Fab 分子,分子量小于 50kD,Fab 段由完整的轻链(恒定区 CL 和可变区 VLCL)和重链 Fd 段(第一恒定区 CH1 和可变区 VH)通过一个二硫键连接形成异二聚体。Fab 抗体因分子片段仅占整个抗体的 1/3,它仅含有一个抗原结合位点,比完整的单克隆抗体具有更好的组织和肿瘤的渗透性和流动性,免疫原性低、结合力高、循环半衰期短等优点,可用于提高抗肿瘤的活性和免疫原性,常用于实验室研究和临床治疗。Fab 抗体发展跟完整的单克隆抗体的发展阶段类似,也是经历了鼠源性抗体、人鼠嵌合抗体、人源化抗体和全人抗体四个阶段。1994 年美国 FDA 批准的用于冠状动脉粥样硬化心脏病中具有抗血小板、预防血栓功能的 abciximab 就是嵌合的抗体片段,2006 年批准的治疗新生血管性年龄相关的黄斑变性的 ranibizumab 和治疗成人克罗恩病的抗 TNF-α PEGylated Fab(PEG-certolizumab)片段就是全人抗体片段。

二、scFv 抗体

Fv 抗体由轻链和重链的可变区非共价键连接,是抗体分子保留完整抗原结合部位的最小功能片段。该片段由于是通过非共价键连接的,所以稳定性不好,十分容易解离。需要采用适当的方法来解决 Fv 片段稳定性问题。scFv 抗体通过寡氨基酸的序列将轻链和重链可变区连接,解决了 Fv 抗体的稳定性问题,其亲和力没有明显降低。scFv 抗体片段比 Fab 抗体片段更小,分子量小于 25kD,但它仍保留了抗体与抗原的特异性,可通过大肠埃希菌表达,scFv 抗体因其高溶解性,多个结构域,广泛用于抗体工程、生物技术、肿瘤研究、生物医学应用等领域。目前还没有美国 FDA 批准上市的 scFv 抗体,但多种研发 scFv 的项目正在进行,如以治疗冠心病为目的的 pexelizumab 正在进行临床试验。

三、单域抗体

单域抗体(sdAb)是指通过基因工程仅含重链可变区的单克隆抗体片段,分子片段比 Fv 抗体更小,分子量为 12~15kD,它包含抗体可变结构域,跟完整单抗一样具有与抗原特异性结合的能力。目前没有美国 FDA 批准上市的 sdAb,但有多个项目在临床研究,如

GSK1995057 是肿瘤坏死因子受体（tumor necrosis factor receptor，TNFR）的结构域抗体，正在进行临床试验。

四、最小识别单位

此外，还有一种比单域抗体还小的分子片段成为最小识别单位，仅占全抗体的 1%，虽仅含单一的互补决定区（CDR），但仍具有结合抗原的能力。

五、F(ab')$_2$ 片段

顾名思义，F(ab')$_2$ 片段就是通过基因工程将 2 个 Fab 片段的连接，分子量大约为 100kD，与 Fab 片段相比，F(ab')$_2$ 保留抗原性和特异性的同时，降低了免疫原性，并且延长了半衰期。2011 年美国 FDA 批准的首个治疗蝎毒特效药 anascorp 就是 F(ab')$_2$ 抗体片段。

六、双特异性抗体

双特异性抗体将两个不同抗体的片段组合在一起，由两个重链和两个轻链组成，但是重链与轻链来源于不同的抗体，可以与两种特异的抗原结合，其打靶功效更高。例如 BiTEs 就是人工的双特异性分子，由两个不同来源的 scFv 结合，既可以与 CD3 受体，又可以结合肿瘤细胞特异性分子。目前 BiTEs 治疗非霍奇金淋巴瘤的临床试验正在进行。

七、抗体药物偶联物

抗体药物偶联物（antibody-drug conjugate，ADC）是将单克隆抗体与抗癌制剂偶联的新一类的靶向抗体药物，主要用于癌症的治疗。与传统的治疗药物相比，ADC 具有抗体的靶向功能，在特异性杀死肿瘤细胞的同时减少了其副作用。2013 年正式上市的 T-DM1 即是一个抗体药物偶联物，经过将人源化的 trantuzymab（抗 HER2/neu 抗体，治疗乳腺癌）与化疗药物偶联后，达到 trantuzymab 的副作用减少一半的功效。

第六节 单克隆抗体的研究方法

鼠源性抗体和人鼠嵌合抗体在临床使用中都被人体免疫系统识别，出现了不同程度的人抗鼠抗体反应，导致单克隆抗体清除增加半衰期变短，减弱疗效。研发免疫原性更弱，特异性和药效更强，应用广而副作用小的人源化抗体和全人源抗体成为人们关注的热点。基于此，随着分子生物学技术的发展，对单克隆抗体制剂的研究方法由最初传统的小鼠杂交瘤制备技术，改进为嵌合抗体制备技术，研发出由转基因小鼠与噬菌体抗体库技术获得的全人源抗体，到目前发展为应用核糖体展示技术及 RNA-多肽融合的无细胞转化技术获得高特异性、高亲和力的全人源抗体。

一、杂交瘤抗体制备技术

最初的杂交瘤抗体制备技术的基本原理是利用聚乙二醇作为细胞融合剂，将具有产生抗体的小鼠脾细胞与具有不断繁殖能力的小鼠骨髓瘤细胞在体外进行融合，在 HAT 培养基（hypoxanthine-aminopterin-thymidine medium，HAT medium）的作用下，只让融合成功的杂交瘤细胞生长，经过反复的免疫学检测筛选和单个细胞培养（克隆化），最终获得既能产生所需单克隆抗体,又能不断繁殖的杂交瘤细胞系,将这种细胞扩大培养,接种于小鼠腹腔,在其产生的腹水中即可得到高效价的单克隆抗体。但是鼠源性单克隆抗体在人体内应用时,存在主要组织相容性抗原和超敏反应问题。为克服这一问题,嵌合抗体制备技术应运而生。

二、嵌合抗体制备技术

随后的嵌合抗体制备技术的原理是利用 DNA 重组技术,将小鼠抗体基因上的可变区中 CDR 与人抗体基因上的恒定区进行重组后导入骨髓瘤细胞中进行表达。根据所用的载体质粒标记基因产物,选用适当的抗生素或者其他试剂进行筛选,然后用与传统杂交瘤抗体技术类似的方法克隆出能够分泌人鼠嵌合抗体的细胞株。这种单克隆抗体的基因只有 CDR 是鼠源成分,其余基因成分均为人源的,从而实现了抗体的人源化。这种人鼠嵌合抗体不仅具有与鼠源性单抗相同的特异性、亲和力和产量,还可以根据不同的需要接上不同亚类的人恒定区基因来改变抗体的功能,使用更加灵活。但由于鼠源 CDR 的存在,并未完全解决鼠抗体的免疫原性问题,全人源抗体才是理想的单克隆抗体。

三、转基因小鼠抗体制备技术

该技术是将人抗体基因的微位点转入转基因小鼠体内,在小鼠体内进行重排、表达,与小鼠细胞的信号转导机制相互作用,即在机体受到抗原刺激时,这些人源抗体基因片段可被选择、表达,活化小鼠 B 细胞为浆细胞,分泌全人源抗体。这项技术的不足之处是转进小鼠体内的抗体基因的微粒点仅 30kb 左右,这种抗体库在面对抗原多样性时,其抗体应答显得单薄而不足。此后,应用基因打靶技术将编码人抗体重链和 κ 链的基因片段 DNA 全部转到自身抗体基因位点已被灭活的小鼠基因组中,再经过繁育筛选,建立了稳定的转基因小鼠品系。这样得到的转基因小鼠对特异的抗原能产生高亲和力的人抗体。用传统的杂交瘤技术,将表达特异抗体的转基因小鼠 B 细胞和骨髓瘤细胞融合,获得杂交瘤细胞系,产生人源抗体。

四、噬菌体抗体库技术

噬菌体抗体库技术产生的单克隆抗体也是全人源抗体,是目前最成熟、应用最广泛的抗体库技术。其基本原理是利用基因工程技术克隆人抗体的重链可变区和轻链可变区的全套基因,将克隆的基因插入噬菌体编码衣壳蛋白的基因中,由于噬菌体外壳具有表达抗体蛋白的能力,所以可以在噬菌体表面以融合蛋白的形式展示。这样,噬菌体表面表达特定抗体片段,噬菌体核心 DNA 中则含有该抗体片段的基因。噬菌体抗体库技术的最大优点是噬菌体库容量大,筛选效率高。不足之处是受表达系统的限制,抗体库的库容不足以支持获得稀有抗体,并且对噬菌体或表达宿主的生长或功能产生抑制作用的抗体也难以获得。

转基因小鼠和噬菌体抗体库技术均依赖于细胞技术和体内基因的表达,所建库的容量和分子的多样性最终要受到胞内环境、转化效率等诸多因素的限制。因此,建立不受细胞转染和表达等因素影响的完全体外展示系统成为必然。

五、核糖体展示技术

新发展的核糖体展示技术属于无细胞转化方法,即利用蛋白质合成细胞器核糖体作为基因型和表型相偶联的纽带,形成抗体-核糖体-mRNA 复合物是核糖体展示技术的基本原理。首先通过聚合酶链式反应(polymerase chain reaction,PCR)扩增目的抗体基因 DNA 文库,同时加入启动子、核糖体结合位点和颈环,在无细胞翻译系统(如 *E.coli* 裂解液和麦胚提取物)中进行孵育,核糖体与 mRNA 结合,并在 mRNA 分子上移动组装肽链,形成"mRNA-蛋白质-核糖体"复合体。最后通过免疫学检测方法筛选出感兴趣的复合体,通过 RT-PCR 扩增包括一些特殊的 PCR 技术,如性别 PCR、错配 PCR 等结合,最终获得高特异性、高亲和力的抗体。核糖体展示系统的抗体筛选过程与噬菌体展示系统的过程相类似。但是核糖体是相对分子量为 200kD 的大分子,而一个典型的肽库或抗体库中可供选择的分子大小一般都小于 100kD,所以核糖体展示技术在筛选过程中,核糖体大分子和被展示的小分子之间由于空间位阻可能会产生一些不可预知的变化,导致目标分子的丢失。为克服该缺点,RNA-多肽融合技术应需而生。

六、RNA-多肽融合技术

RNA-多肽融合技术也是一种无细胞转化技术,利用嘌呤霉素将 mRNA 的 3′末端和抗体蛋白质的羧基端共价结合在一起,又称为共价体展示技术,mRNA 展示技术,或体外病毒技术。具体方法是抗体库中的 DNA 转录出 mRNA 后,在 mRNA 的 3′端共价连接一个嘌呤霉素标记的 DNA 片段,作为合成的衔接物。在无细胞系统进行翻译时,核糖体到达 mRNA 分子末端稳定在 mRNA 与 DNA 片段的结合处,此时嘌呤霉素进入核糖体的酰氨化位点,在肽酰转移酶的作用下与多肽之间形成稳定的酰胺键。所得到的多肽-嘌呤霉素-mRNA 复合物与核糖体分离后可直接进行筛选。多肽-嘌呤霉素-mRNA 复合物较 mRNA-核糖体-蛋白复合物更为稳定,足以筛选到高亲和性的抗体。

单克隆抗体制备技术经过数十年的尝试与改进,从最初研发的鼠源性单克隆抗体未在肾脏病领域应用,到目前单克隆抗体已经在肾脏病有了广泛的应用和较好的疗效。作为嵌合抗体的代表,利妥昔单抗应用于膜性肾病、狼疮性肾炎、抗肾小球基底膜肾病等多种肾脏疾病;英夫利昔单抗适用于 V 型狼疮性肾炎和 AAV 肾损害等。人源化抗体依库丽单抗用于非典型溶血性尿毒综合征;托珠单抗应用于狼疮性肾炎和 AAV 肾损害,人源化抗体阿达木单抗可治疗 AAV;贝利单抗可治疗系统性红斑狼疮。随着生物科学技术的发展,会有更多治疗肾脏疾病的单克隆抗体问世。

参考文献

[1] KAUFMANN S H E. Emil von Behring:translational medicine at the dawn of immunology. Nat Rev Immunol,2017,17(6):341-343.

[2] FURIE R,ROVIN B H,HOUSSIAU F,et al. Two-Year,Randomized,Controlled Trial of Belimumab in Lupus Nephritis. N Engl J Med,2020,383(12):1117-1128.

[3] FERVENZA F C,APPEL G B,BARBOUR S J,et al. Rituximab or cyclosporine in the treatment of membranous nephropathy. N Engl J Med,2019,381(1):36-46.

[4] VINCENTI F,FERVENZA F C,CAMPBELL K N,et al. A Phase 2,double-blind,placebo-controlled,randomized study of fresolimumab in patients with steroid-resistant primary focal segmental glomerulosclerosis. Kidney Int Rep,2017,2(5):800-810.

[5] LE QUINTREC M,LAPEYRAQUE A L,LIONET A,et al. Patterns of clinical response to eculizumab in patients with C3 glomerulopathy. Am J Kidney Dis,2018,72(1):84-92.

[6] RUGGENENTI P,RUGGIERO B,CRAVEDI P,et al. Rituximab in steroid-dependent or frequently relapsing idiopathic nephrotic syndrome. J Am Soc Nephrol,2014,25(4):850-863.

[7] IIJIMA K, SAKO M, NOZU K, et al. Rituximab for childhood-onset, complicated, frequently relapsing nephrotic syndrome or steroid-dependent nephrotic syndrome: a multicentre, double-blind, randomised, placebo-controlled trial. The Lancet,2014,384(9950):1273-1281.

[8] HOGAN J,RESTIVO M,CANETTA P A,et al. Rituximab treatment for fibrillary glomerulonephritis. Nephrol Dial Transplant,2014,29(10):1925-1931.

[9] MYSLER E F,SPINDLER A J,GUZMAN R,et al. Efficacy and safety of ocrelizumab in active proliferative lupus nephritis:results from a randomized, double-blind, phase Ⅲ study. Arthritis Rheum, 2013, 65(9): 2368-2379.

[10] GINZLER E M,WAX S,RAJESWARAN A,et al. Atacicept in combination with MMF and corticosteroids in lupus nephritis:results of a prematurely terminated trial. Arthritis Res Ther,2012,14(1):R33.

[11] GEETHA D,SPECKS U,STONE J H,et al. Rituximab versus cyclophosphamide for ANCA-associated vasculitis with renal involvement. J Am Soc Nephrol,2015,26(4):976-985.

[12] LEGENDRE C M,LICHT C,MUUS P,et al. Terminal complement inhibitor eculizumab in atypical hemolytic-uremic syndrome. N Engl J Med,2013,368(23):2169-2181.

[13] SPIESS C,ZHAI Q,CARTER P J. Alternative molecular formats and therapeutic applications for bispecific antibodies. Mol Immunol,2015,67(2 Pt A):95-106.

[14] KOHLER G,MILSTEON C. Continuous cultures of fused cells secreting antibody of predefined specificity. Nature,1975,256(5517):495-497.

[15] HUDSON P J,SOURIAU C. Engineered antibodies. Nat Med,2003,9(1):129-134.

（周华　栾军军　焦聪聪）

第十四章　治疗慢性肾脏病药

【摘要】

临床上常用的可治疗及延缓慢性肾脏病(CKD)进展的药物主要包括抗高血压药物(血管紧张素转化酶抑制药、血管紧张素Ⅱ受体阻滞药)、抗肾性贫血治疗药物、控制 CKD 矿物质和骨异常药物等。掌握治疗 CKD 药物的药理学机制、有效合理的药物治疗可以延缓 CKD 进展,提高 CKD 患者的生活质量、生存率,降低死亡率,改善患者的预后。严格掌握用药适应证及禁忌证,合理用药,避免药物不良反应。

第一节　治疗慢性肾脏病药的发展史

(一) 抗高血压药发展史

高血压是慢性肾脏病(chronic kidney disease,CKD)患者常见临床症状,是 CKD 进展的重要危险因素,药物控制血压达标是延缓 CKD 进展的重要手段。

第一种降压药物肼屈嗪是 1950 年代发现的非特异性血管扩张药。其后陆续在 1960 年代研发阻滞血管平滑肌细胞钙通道的药物,在 1970 年代末期研发阻滞周围交感神经元突触后 α 肾上腺素能受体的降压药物。在 1980 年代发现了血管紧张素转化酶抑制药对肾素-血管紧张素系统(RAS)的阻断作用,在 1990 年代发现了血管紧张素Ⅱ受体阻滞药,而后又发现了直接的肾素抑制药。经近 20 余年来的循证医学研究证实肾素-血管紧张素系统抑制药(RASi)、血管紧张素转化酶抑制药(ACEI)、血管紧张素Ⅱ受体阻滞药(ARB)可延缓肾脏病进展,减少终末期肾病(ESRD)的发生。

(二) 抗肾性贫血药物

肾性贫血是晚期 CKD 患者常见并发症,纠正肾性贫血可改善 CKD 患者的生活质量及生存预后。尽管 CKD 贫血的发病机制是多因素的,但促红细胞生成素(EPO)产量下降和肾质量下降被认为是主要的病因。目前外源性补充重组人促红细胞生成素(rh-EPO)与铁已成为治疗 CKD 贫血的标准治疗方法。

EPO 是由间质细胞合成和分泌的一种氨基酸糖蛋白激素,可响应组织中氧气水平的下降来刺激骨髓中红细胞的产生。于 1977 年首先从贫血患者的尿液中分离出来人类 EPO,并陆续分离出其基因并成功克隆,从而使 rh-EPO 成为一种治疗药物。第一个 rh-EPO,即依泊汀 α,是由 Amgen 公司生产并在 1989 年开始在美国用于治疗透析患者贫血。第一个非 α-EPO-epoetin β 药物最初由勃林格·曼海姆(Boehringer Mannheim)研发,于 1988 年推出 Eprex,于 1990 年在欧洲以罗可曼 Recormon® 获准进入临床,并且 Recormon 快速进入世界卫生组织(WHO)指南。1997 年,罗氏(Roche)作为 Recormon 的优化配方在欧洲重新引入

NeoRecormon®(epoetin beta),其赋形剂含量的变化很小,以适应冻干剂型并能更方便地进行皮下给药。

第一代 EPO 的半衰期约为 8 小时,需要频繁给药才可以维持合适的血红蛋白水平。因此,需要研发更好的"下一代 EPO",以延长药物的消除半衰期,并减少维持合适血红蛋白水平所需的剂量。经结构优化,Amgen 开发出 darbepoetin α(Aranesp®),其为一种经过修饰的高糖基化的 epoetin,在选择位点的 5 个氨基酸进行高度唾液酸化。Aranesp 获得美国 FDA 和欧洲药品管理局(EMA)的批准,在 2001 年,罗氏(Roche)将大的聚乙二醇化聚合物链引入依泊汀结构中,从而大大增加了药物的分子量(30.4~60kD),开发出了长效 EPO 药物甲氧基聚乙二醇 epoetin β(Mircera®)。

第二节　治疗慢性肾脏病药的作用机制

CKD 为各种原因引起的慢性肾脏结构和功能障碍(肾脏损害病史大于 3 个月),包括肾小球滤过率正常和不正常的病理损伤、血液或尿液成分异常,以及影像学检查异常,或不明原因肾小球滤过率下降[<60ml/(min·1.73m^2)]超过 3 个月。引起 CKD 的疾病包括各种原发的、继发的肾小球肾炎、肾小管损伤和肾血管的病变等。早期发现和早期治疗 CKD 可以显著地防止病情恶化成为慢性肾功能不全、肾衰竭,明显提高生存率。对于 CKD 的治疗,包括原发病的治疗、各种危险因素的处理以及延缓慢性肾功能不全的进展。

一、抗高血压

抗高血压药物中被证实可以延缓 CKD 进展的药物主要指血管紧张素转化酶抑制药(ACEI)、血管紧张素 Ⅱ 受体阻滞药(ARB)等。

(一) 抑制血管紧张素转化酶

ACEI 竞争性抑制血管紧张素转化酶(angiotensin converting enzyme,ACE),减少血管紧张素 Ⅱ(angiotensin Ⅱ,Ang Ⅱ)形成,进而减少去甲肾上腺素能神经末梢释放去甲肾上腺素(norepinephrine,NE);减少组织内缓激肽分解,增加花生四烯酸、前列腺素 I$_2$(prostaglandin I$_2$,PGI$_2$)、前列腺素 E$_2$(PGE$_2$)合成,产生扩血管效应。由于 ACEI 能选择性扩张出球小动脉,降低肾小球毛细血管内的压力,可改善肾小球内"高灌注、高压力、高滤过"状态、缓解肾小球硬化发展。

ACEI 还具有改善肾小球滤过膜选择通透性、保护肾小球足细胞、减少蛋白尿、减少细胞外基质蓄积、提高对胰岛素的敏感性、抗氧化和改善脂质代谢等作用,因而减少肾损伤,此为非血流动力学效应。

(二) 阻断血管紧张素受体

Ang Ⅱ 1 型受体(Ang Ⅱ receptor 1,AT1)介导 Ang Ⅱ 收缩血管、升高血压、促进细胞增殖、参与组织修复和炎症过程等。ARB 同时抑制包括经非 ACE 途径在内的 Ang Ⅱ 活性,因此对 RAS 阻断作用完全(图 14-1)。AT1 阻断后,Ang Ⅱ 将更多与 Ang Ⅱ 2 型受体(Ang Ⅱ receptor 2,AT2)结合,发挥与 AT1 相拮抗的生物学作用。ARB 不影响激肽代谢,无咳嗽等不良反应,无首剂低血压反应,疗效不受 ACE 基因多态性影响,可抑制非 ACE 催化产生 Ang Ⅱ 效应,如抑制单核细胞趋化蛋白-1(MCP-1)、肿瘤坏死因子-a(TNF-a)、白介素-6(IL-6)、白介素-1(IL-1)等表达。

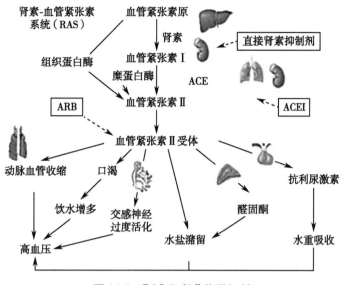

图 14-1　RAS 阻断药作用机制

二、抗肾性贫血

目前抗肾性贫血的主要药物包括:红细胞生成刺激剂(erythropoiesis-stimulating agent,ESA)以及低氧诱导因子-脯氨酰羟化酶抑制剂(hypoxia inducible factor-proline hydroxylase inhibitor,HIF-PHI)等。临床使用主要药物为促红细胞生成素(EPO)。在 EPO 刺激下,细胞表面 EPO 受体迅速发生同源二聚化而被激活,受体连接胞质蛋白酪氨酸激酶 JAK2 磷酸化酪氨酸,促进靶细胞增殖分化。EPO 能快速启动原癌基因 *c-myc* 表达,发挥抗凋亡并维持细胞存活作用,使红系祖细胞存活并向成熟红细胞分化。

三、纠正慢性肾脏病-矿物质和骨异常

慢性肾脏病-矿物质和骨异常(chronic kidney disease-mineral and bone disorder,CKD-MBD)是指钙、磷(通常为高磷血症)、甲状旁腺激素(parathyroid hormone,PTH)、成纤维细胞生长因子 23(fibroblast growth factor 23,FGF23)及维生素 D 代谢的异常,骨转换、骨矿化、骨量、骨骼长度生长或者骨强度的异常以及骨外钙化等一类综合征,该术语由 2006 年 KDIGO 工作组提出。目前各临床实践指南主要针对高磷血症、继发性甲状旁腺功能亢进治疗,分述如下:

(一)纠正高磷血症

高磷血症是 CKD 4 期以上常见并发症,研究证实与死亡、心血管事件发生密切相关。磷结合剂是目前临床上治疗高磷血症的主要药物,可分为含钙磷结合剂、不含钙磷结合剂两种。磷结合剂可结合肠道中的磷,形成难溶于水的磷复合物,随粪便排出,减少小肠对磷的吸收。

含钙磷结合剂:如碳酸钙(calcium carbonate)、醋酸钙(calcium acetate)等,在肠道中钙离子与食物中的磷酸盐有效结合,以减少磷吸收。非含钙磷结合剂:含铝磷结合剂如氢氧化铝(aluminum hydroxide)、碳酸铝(aluminum carbonate)及铝碳酸镁(hydrotalcite)等含铝药物的铝离子在肠内与磷酸盐结合成不溶解的磷酸铝自粪便排出。碳酸镧(lanthanum carbonate)3 价镧阳离子化合物与磷酸盐有很强的亲和力,镧离子在胃内酸性环境中,从碳酸盐中释放出

来,与食物中的磷结合,形成不溶性的化合物以减少磷经消化道吸收。司维拉姆(renagel)化学成分是含阳离子的聚丙烯胺,主要在近端小肠与磷结合,且胃酸抑制剂不降低结合效率,可降低血清总胆固醇和低密度脂蛋白水平及血磷水平。含铁的磷结合剂如 SBR759,是由三价铁和淀粉组成的多聚体粉剂,在酸性或中性条件下可迅速、选择性与磷紧密结合。

(二) 抑制继发性甲状旁腺功能亢进

1. 活性维生素 D 及其类似物作用 活性维生素 D 及其类似物可直接作用于甲状旁腺,降低甲状旁腺激素(PTH)基因转录、减少甲状旁腺细胞增殖、抑制 PTH 合成与分泌;同时增加甲状旁腺维生素 D 受体(vitamin D receptor,VDR)数目、提高甲状旁腺对钙敏感性,恢复正常钙调定点。此外,活性维生素 D 也可间接促进小肠对钙吸收,提高血钙水平,反馈性抑制 PTH 分泌。新型维生素 D 类似物保留了骨化三醇结构中的 A 环,能与甲状旁腺 VDR 结合发挥作用,还能通过 VDR 的介导使早幼粒细胞向单核细胞分化,并抑制 T 细胞增生、增加树突状细胞成熟和存活而发挥免疫调节作用。

2. 激动钙敏感受体 钙敏感受体激动剂又称拟钙剂,代表药物为西那卡塞(calcimimetics),其作用于甲状旁腺钙敏感受体(calcium sensitive receptor,CaSR),通过提高其对血流中钙水平敏感性,降低 PTH 分泌。在降低血清 PTH 同时,也可降低血清钙、磷水平,并减少高钙血症的发生。

四、纠正高钾血症

高钾血症是 CKD 常见的并发症,是导致 CKD 患者死亡风险的重要原因。高钾血症通常定义为血清 $K^+ \geqslant 5.0 mmol/L$。高钾血症的具体治疗方法包括给予静脉补钙、胰岛素、碳酸氢钠、利尿药、阳离子交换树脂(如聚磺苯乙烯钠、patiromer 等),严重者应予以紧急透析治疗。此处仅介绍阳离子交换树脂治疗高钾血症的药理学机制。

口服钠离子交换树脂(sodium ion exchange resin)后,在胃部酸性环境中钠离子被氢离子取代成为氢型树脂。氢型树脂与肠道中钾离子、铵离子进行交换,体内过多钾离子被除去,并随粪便排出。口服聚苯乙烯磺酸钙树脂(polystyrene sulfonic acid calcium resin)后,树脂中阳离子在胃部酸性环境中主要被氢离子交换,与肠道中钠离子、钾离子、铵离子等交换后随粪便排出。

新型降钾药 patiromer 是一种不可吸收的人工合成聚合物,其活性成分主要是 α-氟羧酸钙(α-calcium fluoro carboxylic acid),经过胃肠道时部分钙离子被氢离子替代,而到达结肠的碱性环境时酸根解离,余下部分与游离钾离子结合,从而使过多钾离子随粪便排出。

ZS-9 是一种对钾离子和铵离子具有高选择性的微孔硅酸锆(zirconium silicate)无机化合物,能够选择性地清除体内过多的钾离子。不仅能够降低患者的血钾浓度,同时能安全、有效地维持患者的血钾浓度于正常范围内,预防高钾血症的复发。

五、改善肾功能

复方 α 酮酸为含 4 种酮氨基酸钙、1 种羟氨基酸钙和 5 种氨基酸的复方制剂,可提供必需氨基酸并减少氨基酸的摄入,利用非必需氨基酸的氮转化为氨基酸,因此可减少尿素合成,减少尿毒症毒素蓄积。不引起残存肾单位的高滤过,并可改善高磷血症和继发性甲状旁腺功能亢进,改善肾性骨营养不良。配合低蛋白饮食,预防和治疗蛋白质代谢失调,延缓肾功能损伤进展。

第三节 常用延缓慢性肾脏病进展及治疗并发症的药物

一、延缓慢性肾脏病进展的抗高血压药物

（一）血管紧张素转化酶抑制药

1. 第一类药物为活性化合物，其代谢产物也有活性，代表药物为卡托普利，半衰期短，不良反应较多。

2. 第二类药物为前体药物，需经肝脏代谢后才具有活性，半衰期长，不良反应少，代表药物为依那普利、培哚普利、贝那普利、雷米普利和福辛普利，其中贝那普利和福辛普利可经肝肾双途径排泄。

3. 第三类药物不经肝脏代谢，经肾脏原型排出的药物，代表药物为赖诺普利，更适用高血压伴肝功能不全者。

ACEI 与组织 RAS 的亲和力越强，对组织 RAS 的阻断越完全，对靶器官的保护作用越大。各种 ACEI 对组织 RAS 的亲和力排序：贝那普利>雷米普利>培哚普利>依那普利>福辛普利>卡托普利。

（二）血管紧张素Ⅱ受体阻滞药

ARB 是一类治疗高血压药物，尤其是合并肾脏疾病。目前上市的 ARB 是针对 AT1 型受体的。临床使用的 AT1 受体阻滞药为非肽类药物，依据结构可分为两类。

1. **联苯四氮唑类** 包括氯沙坦（losartan）、缬沙坦（valsartan）、厄贝沙坦（irbesartan）、坎地沙坦酯（candesartan cilexetil）及他索沙坦（tasosartan）。

2. **非联苯四氮唑类** 包括依普罗沙坦（eprosartan）及替米沙坦（telmisartan）。

二、治疗肾性贫血的药物

（一）重组人促红细胞生成素

1989 年世界首个重组人促红细胞生成素（rh-EPO）制剂 Epogen 获美国 FDA 批准上市，目前 rh-EPO 已成为临床上广泛应用治疗 CKD 贫血的最为有效的药物。常用的 rh-EPO 为短效的 EPO，包括 epoetin alfa 和 epoetin beta，半衰期短，每周 2~3 次给药，室温下不稳定，需冷藏保存。epoetin alfa 根据不同的剂量分为注射剂 2 000IU/瓶、3 000IU/瓶、4 000IU/瓶、5 000IU/瓶、6 000IU/瓶、10 000IU/支。epoetin beta 代表的药物为倍他依泊汀。

（二）新红细胞生成刺激蛋白

新红细胞生成刺激蛋白（novel erythropoiesis stimulating protein，NESP）为第 2 代 EPO，是高糖基化 EPO 类似物，通用名为达依泊汀 α（darbepoetin alfa），具有更长的半衰期和更高的生物学活性，在室温条件下更加稳定。2001 年欧洲和美国正式批准 darbepoetin alfa 第一个长效 EPO 制剂上市。

（三）持续性促红细胞生成素受体激活药

持续性促红细胞生成素受体激活药（continuous erythropoietin receptor activator，CERA）是最新一代的长效 ESA，分子质量较大，体内半衰期为 130 小时，故给药间隔更长，可每 2 周 1 次，维持阶段每月 1 次，2007 年获 EMA 批准上市。目前我国并未上市。

（四）低氧诱导因子-脯氨酰羟化酶抑制药

详见第十八章。

三、治疗慢性肾脏病矿物质和骨异常的药物

（一）针对高磷血症的磷结合药

1. 含铝的磷结合药　含铝的磷结合药如氢氧化铝,可导致血铝水平升高,长期使用会引起体内铝的蓄积,导致铝相关性骨病及脑病,基本不用。

2. 含钙的磷结合药　含钙的磷结合药主要包括碳酸钙和醋酸钙,是临床最为常用的肠道内磷结合剂,醋酸钙的降磷作用要强于碳酸钙。含钙磷结合剂的缺点是在降磷的同时,由于钙被吸收可导致高钙血症和钙磷乘积升高,增加了血管、软组织钙化风险,在和活性维生素 D 同时服用时更易发生。

3. 新型磷结合药　新型磷结合药为非含铝、含钙的磷结合剂,如司维拉姆和碳酸镧。

（1）司维拉姆(sevelamer):因不含铝、钙等金属,故不升高血钙,安全性更高。盐酸司维拉姆(renagel):于 1998 年经美国 FDA 批准上市,化学成分是含阳离子的聚丙烯胺。碳酸司维拉姆(renvela)是替代盐酸司维拉姆的新一代产品,2007 年 12 月 FDA 批准其用于临床。

（2）碳酸镧(lanthanum carbonate):是一种有效的非钙非合成树脂类磷结合剂,镧是自然界的稀有金属之一,在胃内酸性环境中,镧从碳酸盐中释放出来,与食物中的磷结合,形成不溶性、不易被消化道吸收的磷酸镧。

（二）针对继发性甲状旁腺功能亢进的药物

1. 活性维生素 D 及其类似物

（1）非选择性维生素 D 受体(VDR)激动剂骨化三醇[$1,25$-$(OH)_2D_3$]和阿法骨化醇[α-$(OH)D_3$],是目前常用的活性维生素 D。阿法骨化醇需在肝脏 25-羟化酶作用下转化为骨化三醇后才能发挥作用。

（2）选择性维生素 D 受体(VDR)激动剂代表药物为帕立骨化醇(paricalcitol),是维生素 D 类似物,发生高钙血症和高磷血症危险更低。度骨化醇(doxercalciferol)是继帕立骨化醇之后在美国获准上市的第二种维生素 D 类似物,氟骨三醇口服也能有效降低血液透析患者 PTH 水平,同时血清钙变化很少。

2. 钙敏感受体激动剂　钙敏感受体激动剂又称拟钙剂,西那卡塞(calcimimetics)是目前唯一一个拟钙剂,能够迅速抑制 PTH 分泌,降低血清 PTH 水平。抑制甲状旁腺组织增生,降低破骨细胞活性,减少骨再吸收,增加骨皮质密度。

四、减少尿毒症毒素蓄积药物

复方 α 酮酸(α-keto acid)为含 4 种酮氨基酸钙、1 种羟氨基酸钙和 5 种氨基酸的复方制剂,其组分为消旋酮异亮氨酸钙 67mg、酮亮氨酸钙 101mg、酮苯丙氨酸钙 68mg、酮缬氨酸钙 86mg、消旋羟蛋氨酸钙 59mg、赖氨酸醋酸 105mg、苏氨酸 53mg、色氨酸 23mg、组氨酸 38mg、酪氨酸 30mg。商品名为开同、科罗迪。复方 α 酮酸可提供必需氨基酸,并利用非必需氨基酸的氮转化为氨基酸,因此可减少尿素合成,减少尿毒症毒素蓄积。

第四节　治疗慢性肾脏病药的合理应用

CKD 时肾小球滤过率和肾小管的转运功能下降,药物的结合、代谢、清除均会发生改变,进而影响药物的疗效和增加不良反应的发生。治疗 CKD 药物选择及应用时,应做到合

理选择、合理用药,严格掌握药物适应证,选择疗效确切、具有肾脏保护且肾毒性小的药物,并结合患者估算的肾小球滤过率(eGFR)水平、肾小管功能及其他机体指标(如肝脏功能状态、血清白蛋白水平、酸碱度及水的分布情况等)调整剂量,特别是以原型经肾脏排泄的药物剂量,并注意药物之间的相互作用,以保证药物的安全性及有效性,防止药物滥用。

一、治疗高血压

(一)CKD 患者(未透析)降压药物的合理选择

ACEI/ARB 在治疗伴有蛋白尿的 CKD 患者中作为首选,使用时应从小剂量开始,逐渐增加剂量,注意肾功能变化。血肌酐超过 3mg/dl 患者需谨慎应用,应定期监测血肌酐及血钾变化。

二氢吡啶类钙通道阻滞药(CCB)对血肌酐和血钾无明显影响,是高血压患者最常用的降压药物之一,CKD 1~5 期患者均可安全使用。该类药物起效迅速,作用平稳,老年患者高血压首选 CCB。

利尿药中噻嗪类利尿药在严重肾功能不全时慎用,袢利尿药如呋塞米和托拉塞米可应用于 CKD 合并高血压的患者中,降压效果较好而通常被认为是治疗 CKD 合并高血压患者的首选药物之一。主要不良反应是低钾血症和影响血脂、血糖、血尿酸代谢。醛固酮拮抗药螺内酯可引起高血钾,不宜与 ACEI/ARB 合用,肾功能不全患者慎用。

(二)血液净化对降压药物的影响

血液净化治疗时许多降压药物的药代动力学会发生改变,因此需要调整。

1. **ACEI** 贝那普利及福辛普利的蛋白结合率高(达 95%),不被血液透析清除,无须透析后增加给药,其他 ACEI 均需透析后追加剂量。

2. **ARB** 厄贝沙坦、氯沙坦、缬沙坦及替米沙坦的蛋白结合率高(达 90%~99%),不被血液透析清除,无须调整用药剂量。

3. **钙通道阻滞药** 此类药物蛋白结合率较高,如硝苯地平控释片、苯磺酸氨氯地平及盐酸贝尼地平蛋白结合率为 95%~98%,不被血液透析清除,透析患者无须调整用药剂量。

二、抗感染

与正常肾功能的患者相比,CKD 患者的抗生素药代动力学显著不同,在 CKD 患者中应适当调整经肾脏排泄的抗生素剂量或给药间隔时间,避免可能增加的药物毒副作用。

(一)CKD 患者抗生素的调整方法

CKD 时应首选肾毒性相对较小的抗生素,如确需使用有肾毒性的药物,则要相应减少抗生素剂量或延长抗生素使用间隔,严格按照药物说明书中要求的 eGFR 或肌酐清除率(Ccr)调整药物剂量,尽量做到个体化治疗。当 CKD 患者合并有严重感染,需要给予强力有效的抗菌治疗时,首次用药应达到有效浓度,以后可使用维持剂量。

1. **青霉素类** eGFR<15ml/(min·1.73m^2)患者中大剂量应用此类药物存在结晶尿风险;eGFR<15ml/(min·1.73m^2)患者中大剂量应用青霉素(最大剂量 6g/d)存在神经毒性风险。

2. **氨基糖苷类** 当 eGFR<60ml/(min·1.73m^2)时应减量和/或延长用药间隔,监测血清药物浓度(谷值和峰值),避免药物副作用。

3. **大环内酯类** eGFR<30ml/(min·1.73m^2)患者中应减量 50%。

4. **喹诺酮类**　eGFR<15ml/(min·1.73m^2)患者中应减量50%。

5. **四环素**　eGFR<45ml/(min·1.73m^2)时应减量。

6. **抗真菌药物**　应避免在eGFR<60ml/(min·1.73m^2)患者中应用两性霉素。氟康唑在eGFR<45ml/(min·1.73m^2)时维持剂量减少50%。氟胞嘧啶在eGFR<60ml/(min·1.73m^2)时减量。

（二）CKD患者中应用抗生素的注意事项

严格掌握抗生素的用药指征、规范联合用药与预防用药指征,避免抗生素导致的肾损伤。及时发现抗生素肾损伤,停用可疑药物,并依据致病机制和病情的严重程度给予不同的治疗,若出现需肾脏替代治疗指征,应及时行连续肾脏替代治疗(CRRT)。

1. **常见肾损伤抗生素**　包括两性霉素B、新霉素、头孢霉素Ⅱ、庆大霉素、链霉素、卡那霉素、丁胺卡那霉素、妥布霉素、多黏菌素、万古霉素、磺胺类药物等。

2. **偶见肾损伤药物**　新青霉素(Ⅰ、Ⅱ、Ⅲ)、氨苄西林、羧苄西林、金霉素、土霉素、利福平、乙胺丁醇等。

（三）血液净化对抗生素的影响

血液净化治疗CKD患者时,常导致抗生素血药浓度降低,为了维持其有效抗生素治疗浓度,需要在血液透析治疗期间及治疗之后及时补充药物剂量。

1. **血液透析对药物的影响**　接受血液透析治疗患者的血流量、透析方式及透析器的选择,以及疾病本身等因素均可影响药物的代谢情况。由于血液透析是一种间断治疗,应每次透析后补充被清除的药物。

2. **腹膜透析对药物的影响**　腹膜透析是一种持续治疗,应根据机体清除量与腹膜透析清除量之和调整抗生素剂量和用药间隔。

3. **CRRT对药物的影响**　临床上进行CRRT时可以通过直接检测或估计CRRT对抗生素药物的清除或直接监测血药浓度来调整抗生素的剂量。如果CRRT的清除量较大,除了需要根据肾功能状况调整抗生素剂量外,还要根据CRRT的清除量对抗生素剂量进行调整或补充。

4. **抗生素剂量的调整及血药浓度的监测**　为了避免抗生素治疗剂量不足所带来的临床疗效差,对于治疗窗大、毒性低的药物,建议将预测药物剂量增加30%左右来保证足够疗效,而对于治疗窗窄、毒副作用大的抗生素则需要密切监测血药浓度。

三、其他药物应用原则

1. **非甾体抗炎药(NSAID)**　如阿司匹林、布洛芬、吲哚美辛、保泰松等,避免在eGFR<30ml/(min·1.73m^2)患者中应用,不推荐在eGFR<60ml/(min·1.73m^2)患者中长期应用。尤其是老年患者,以免加重CKD进展。

2. **中草药**　避免服用关木通、青木香、广防己等含有马兜铃酸的中草药,可诱发肾间质损伤,发生马兜铃酸肾病,进而出现肾衰竭。含有雄黄、朱砂、黄丹、轻粉等及其制剂等金属的汤药应慎用,使用不当也会干扰体内生物酶活性而损害肾脏。

3. **其他药物**　地高辛需检测血药浓度,eGFR<60ml/(min·1.73m^2)时禁用。低分子量肝素在eGFR<30ml/(min·1.73m^2)时剂量减半,高出血风险患者考虑转换为常规肝素或监

测血浆抗 Xa 因子。阿片类药物在 eGFR<60ml/(min·1.73m^2)患者中减量应用,在 eGFR<15ml/(min·1.73m^2)患者中谨慎使用。其他潜在的肾毒性药物如应用锂、钙调神经磷酸酶抑制剂的患者应该定期监测 eGFR、电解质及药物浓度。

第五节　研发中的治疗慢性肾脏病药

一、肾素抑制药

在 RAS 中,肾素抑制药的作用底物是血管紧张素原(angiotensinogen,AngG),抑制 RAS 的上游,且为整个系统中的限速步骤,即抑制了血管紧张素转化为血管紧张素 I,从而抑制了整个 RAS 的功能。自 20 世纪 70 年代以来,科学家们一直在努力开发具有可接受的口服生物利用度的强效肾素抑制药。以雷米克林(remikiren)为代表的第一代肾素抑制药由于其口服生物利用度低、药效差等缺点,最终未能通过临床试验。第二代肾素抑制药阿利吉仑(aliskiren)由诺华公司与瑞士 Speedel 公司共同研发,于 2007 年被美国 FDA 批准上市,也是第一个被批准上市的非肽类小分子肾素抑制药。2008 年 1 月 18 日,美国 FDA 批准诺华公司的复方阿利吉仑+氢氯噻嗪(aliskiren+hydrochlorothiazide,Tekturna HCT,在海外商品名为 Rasilez)上市。2012 年 4 月,美国 FDA 发布,糖尿病或肾损伤患者服用肾素抑制药联合 ACEI/ARB 存在风险。自 2008 年开始,瑞士 Speedel 公司宣布开始研发新一代肾素抑制药,先导化合物 spp635 已通过 II a 期临床试验。

二、DPP-4 抑制药

二肽基肽酶-4(DPP-4)又称 T 细胞表面抗原 CD25,是一种细胞表面的丝氨酸蛋白酶。DPP-4 是一种体内酶,在肠道中表达最高,能分解一种由肠道细胞分泌的胰高血糖素样肽-1(GLP-1)蛋白质,该蛋白质可以通过刺激胰岛素、抑制升糖素、抑制胃排空和使胰岛细胞重生的方式降低血糖。DPP-4 抑制药可以使 DPP-4 失活,从而不分解 GLP-1,达到治疗 2 型糖尿病的效果。目前上市的 DPP-4 抑制药如表 14-1 所示。

表 14-1　代表性 DPP-4 抑制药

通用名	商品名	上市年份	批准上市机构
西格列汀	捷诺维	2006	FDA
维格列汀	佳维乐	2007	EU
沙格列汀	安立泽	2009	FDA
利格列汀	欧唐宁	2011	FDA

近年来,越来越多的研究表明,DPP-4 抑制药可以阻止糖尿病肾病发生肾纤维化。研究表明,DPP-4 抑制药通过抑制 DPP-4 与阳离子独立型 6-磷酸甘露糖受体(CIM6PR)结合,进而抑制 TGF-β,从而抑制肾纤维化。作用机制如图 14-2 所示。

DPP-4 抑制药的应用给 2 型糖尿病的治疗带来新的希望。随着对 DPP-4 抑制药的不断

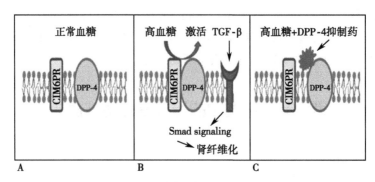

图 14-2　DPP-4 抑制药抑制糖尿病肾病发生肾纤维化的分子机制

认识,研发新的具有较高选择性、安全性、耐受性、长效性且更加完善的药物,能够更安全有效地治疗糖尿病。

三、内皮素受体拮抗药

内皮素 ET 系统具有强大的血管收缩和异肽纤维化作用。人类基因组含有 3 种不同的内皮素基因,分别编码 ET-1、ET-2、ET-3,其中 ET-1 是人类肾脏中主要的及生物相关的亚型,其在肾髓质中的浓度高于人体中任何一种器官。内皮素受体分为 ETA 和 ETB 两种受体。ETA 受体存在于血管平滑肌细胞,调节血管收缩和细胞增殖,而 ETB 受体主要存在于内皮细胞,其激活通过前列环素和一氧化氮导致血管舒张。目前,已经研发出选择性和非选择性内皮素受体拮抗药,在高血压、心力衰竭和肾脏疾病的动物模型中显示出可喜的实验结果。CKD 患者血浆中 ET-1 升高,升高程度与蛋白尿及肾损伤的严重程度密切相关。ETA 受体激活促进足细胞、系膜细胞功能异常,引起炎症和氧化应激,导致蛋白尿和肾小球硬化。因此封闭 ETA 受体可以对 CKD 患者产生肾保护作用。选择性 ETA 受体拮抗药 avosentan 和 atrasentan 目前仍处于临床Ⅲ期研究阶段。

四、肿瘤坏死因子受体拮抗药

肿瘤坏死因子(TNF)超家族成员具有调节细胞增殖、分化、炎症和细胞死亡等多种反应。其中一些细胞因子,如 TNF-α 在肾脏疾病中已经得到了广泛的研究,并且被证明可以介导肾脏损害。在啮齿类动物实验中,TNF-α 拮抗剂可以降低新月型肾小球肾炎炎症反应,以及改善肾梗阻引起的肾纤维化。目前已上市的 TNF-α 拮抗药有 3 种,分别为英夫利昔单抗(infliximab)、依那西普(etanercept)、阿达木单抗(adalimumab)。

五、缺氧诱导因子稳定药

缺氧诱导因子(hypoxia-inducible factor,HIF)通过改变某些类型的细胞基因表达以协调全身性缺氧的生理反应,导致肾脏和肝脏促红细胞生成素(EPO)合成增加,提高铁的吸收和利用,并改变骨髓微环境,促进红系祖细胞的成熟和增殖。HIF 稳定药在体内通过与酮戊二酸竞争而抑制 HIF-α 的降解。因此 HIF 稳定药的主要功能是通过模拟肾脏中的低氧环境来促进 EPO 的表达。HIF 稳定药由于其口服给药的特点,使其适用于非透析的 CKD 及腹膜透析患者。目前,HIF 稳定药的研发处于临床研究阶段或刚刚获批上市如 FG-4592(roxadustat),如表 14-2 所示。

表 14-2 处于临床研究阶段的 HIF 稳定剂

药物名称	公司	临床阶段
FG-4592(roxadustat)	Fibrogen	Ⅲ期(NDD CKD,HD)完成
AKB-6548	Akebia Therapeutics	Ⅱ期(NDD CKD)完成
GSK1278863	Glaxo Smith Kline	Ⅱa期(NDD CKD,HD)完成
BAY 85-3934(molidustat)	Bayer Pharmaceuticals	Ⅱb期(NDD CKD,HD)进行中
JTZ-951	Akros Pharmaceuticals	Ⅰ期(HD)完成
DS-1093a	Daiichi Sankyo	Ⅰ期(CKD 3b-4)进行中

六、糖基化抑制药

糖尿病肾病患者体内存在高水平的晚期糖基化终末产物(AGE),在动物模型实验中表明,AGE 通过上调 TGF-β 直接导致系膜细胞及足细胞的损伤。AGE 受体表达在足细胞中,抑制 AGE 受体的活性可以下调 TGF-β 的表达、减少系膜扩张及基底膜增厚。因此,抑制 AGE 的形成似乎是一个有吸引力的治疗选择,可以抑制糖尿病肾病发病机制,延缓糖尿病肾病的进展。糖基化抑制药盐酸吡哆胺(pyridoxamine dihydrochloride)是一个有效的 AGE 抑制药,并且可以抑制氧化应激反应。此外,盐酸吡哆胺是致病活性羰基类物质化学清除剂,也能够抑制脂质过氧化反应过程中脂质过氧化终产物的形成。这些研究结果表明,盐酸吡哆胺可能是一种新的治疗糖尿病肾病的药物。目前盐酸吡哆胺处于Ⅲ期临床研究阶段。

第六节 治疗慢性肾脏病药的研究方法

一、降压药物药效学评价动物模型

(一)自发性高血压大鼠模型

自发性高血压大鼠(SHR)及其亚系是目前国际上公认的最接近人类原发性高血压的动物模型。目前遗传性高血压大鼠有多种品系,如 GH(遗传性高血压大鼠)、SHR(自发性高血压大鼠)、SHRSP(易卒中自发性高血压大鼠)、DS(Dahl 盐敏感大鼠)等。应用最广泛的是突变系 SHR。SHR 高血压发生率为 100%,成年鼠血压水平一般>26.6kPa。SHR 高血压并发症与人相似,如脑梗死、脑出血,心肌梗死、心肌纤维化,肾小球硬化、肾间质纤维化。

(二)应激性高血压动物模型

应激是指机体对各种应激源的刺激所表现出来的非特异性反应。应激性高血压大鼠的造模过程接近于人类应激性高血压的形成过程。而且,该大鼠模型还具有造模容易、重复性强等特点。应激的方法很多,许多人采用刺激脉冲随机变动的足底电击结合噪声的复合刺激为应激源对雄性大鼠实施刺激,均建成应激性高血压动物模型。

(三)肾血管性高血压动物模型

肾血管性高血压为一侧或两侧肾动脉主干或分支狭窄、阻塞使肾血管流量减少导致肾缺血引起的高血压,为继发性高血压最常见的病因。肾性高血压的造模方法源于 1934 年

Goldblatt 等的经典实验,其具体方法为先夹闭左肾动脉 4 小时引起大鼠血压急性升高后再开放血管,使蓄积的肾素释放到循环血液中,催化 Ang Ⅱ 生成,导致急性血压升高。

二、治疗糖尿病肾病药物药效学评价动物模型

(一) 药物注射诱导 1 型糖尿病肾病动物模型

糖尿病肾病是糖尿病的常见严重慢性微血管并发症之一,创建其合理的动物模型是研究糖尿病肾病的基础。目前常见的 1 型糖尿病肾病模型是通过药物注射链脲霉素(STZ)/四氧嘧啶(ATX),该类药物可以特异性作用于胰岛 β 细胞,导致机体血糖水平升高,同时伴随炎症因子的表达,最终造成实验动物部分胰岛功能的破坏。造模后大鼠模型组动物空腹血糖≥16.7mmol/L 或小鼠模型组空腹血糖≥13.9mmol/L、蛋白尿升高、病理上可发现肾小球体积增大、基底膜增厚等。

(二) 高脂高能饮食诱导转基因 2 型糖尿病肾病动物模型

KKA 小鼠是一种毛色基因(A^y)突变的 2 型糖尿病小鼠,其编码皮毛颜色信息的(A^y)基因位于小鼠 2 号染色体上,该基因 a/a 纯合子时,小鼠皮毛表达正常的黑色,当出现黄色基因(Y)变异为 Ayla 杂合子时,小鼠皮毛呈现黄色,但同时也会发生一系列的包括高血糖、高血脂以及高胰岛素血症的代谢紊乱综合征。建模过程通过给予 KKA 小鼠高脂高能饮食配合建立 2 型糖尿病肾病模型小鼠。

三、治疗慢性肾脏病的天然药物研究方法

计算机网络药理学法:网络药理学是基于系统生物学的理论,对生物系统的网络分析,选取特定信号节点(nodes)进行多靶点药物分子设计的新学科。网络药理学强调对信号通路的多途径调节,提高药物的治疗效果,降低毒副作用,从而提高新药临床试验的成功率,节省药物的研发费用。为了更有效地治疗慢性肾脏病、心血管疾病、免疫系统疾病等复杂疾病,基于分子网络的多靶点药物发现理念逐渐成为一种新的趋势,而中药整体、辨证、协同的用药观再一次引起了药物发现领域的极大兴趣。中药在治疗复杂慢性疾病方面有确切的疗效和较小的毒副作用。中药网络药理学从分子网络调控的水平上阐明中药的作用机制,为多靶点药物发现提供有益的启示和借鉴,并有可能从临床有效的中药反向开发现代多组分、多靶点的新药。

参考文献

[1] MA T K,KAM K K,YAN B P,et al. Renin-angiotensin-aldosterone system blockade for cardiovascular diseases:current status. Br J Pharmacol,2010,160(6):1273-1292.

[2] DEL VECCHIO L,LLCATELLI F. An overview on safety issues related to erythropoiesis-stimulating agents for the treatment of anaemia in patients with chronic kidney disease. Expert Opin Drug Saf,2016,15(8):1021-1030.

[3] FAN S,ROSS C,MITRA S,et al. A randomized,crossover design study of sevelamer carbonate powder and sevelamer hydrochloride tablets in chronic kidney disease patients on haemodialysis. Nephrol Dial Transplant,2009,24(12):3794-3799.

[4] BOVER J,URENA P,RUIZ-GARCIA C,et al. Clinical and Practical Use of Calcimimetics in Dialysis Patients With Secondary Hyperparathyroidism. Clin J Am Soc Nephrol,2016,11(1):161-174.

[5] BUSHINSKY D A,WILLIAMS G H,PITT B,et al. Patiromer induces rapid and sustained potassium lowering

in patients with chronic kidney disease and hyperkalemia. Kidney Int,2015,88(6):1427-1433.

[6] PACKHAM D K,RASMUSSEN H S,LAVIN P T,et al. Sodium zirconium cyclosilicate in hyperkalemia. N Engl J Med,2015,372(3):222-231.

[7] GARNEATA L,MIRCESCU G. Effect of low-protein diet supplemented with keto acids on progression of chronic kidney disease. J Ren Nutr,2013,23(3):210-213.

[8] KDIGO Work Group. KDIGO clinical practice guideline for the management of blood pressure in chronic kidney disease. Kidney Inter Suppl,2012,2(5):337-414.

[9] KDIGO Clinical Practice Guideline Working Group. KDIGO clinical practice guideline for anemia in chronic kidney disease. Kidney Int,2012,2(Suppl 4):279-335.

[10] 中国医师协会肾内科医师分会肾性贫血诊断和治疗共识专家组. 肾性贫血诊断与治疗中国专家共识（2014 修订版）. 中华肾脏病杂志,2014,30(9):712-716.

[11] Kidney Disease:Improving Global Outcomes(KDIGO)CKD-MBD Work Group. KDIGO clinical practice guideline for the diagnosis,evaluation,prevention,and treatment of chronic kidney disease-mineral and bone disorder(CKD-MBD). Kidney Int Suppl,2009,(113):S1-130.

[12] VERBEECK R K,MUSUAMBA F T. Pharmacokinetics and dosage adjustment in patients with renal dysfunction. Eur J Clin Pharmacol,2009,65:757-773.

[13] KANASAKI K,SHI S,KANASAKI M,et al. Linagliptin-mediated DPP-4 inhibition ameliorates kidney fibrosis in streptozotocin-induced diabetic mice by inhibiting endothelial-to-mesenchymal transition in a therapeutic regimen. Diabetes,2014,63:2120-2131.

[14] SCHIDROTH J,RETTIG-ZIMMERMANN J,KALK P,et al. Endothelin type A and B receptors in the control of afferent and efferent arterioles in mice. Nephrol Dial Transplant,2011,26:779-789.

[15] LEWIS E J,GREENE T,SPITALEWIZ S,et al. Pyridorin in type 2 diabetic nephropathy. J Am Soc Nephrol,2012,23:131-136.

[16] LEE M J,KIM M Y,Mo J S,et al. Indirubin-3′-monoxime,a derivative of a Chinese anti-leukemia medicine,inhibits Notch1 signaling. Cancer Lett,2008,265:215-225.

[17] RAMOS-VARA J A,MILLER M A. When tissue antigens and antibodies get along:revisiting the technical aspects of immunohistochemistry--the red,brown,and blue technique. Veterinary Pathology,2014,51(1):42-87.

[18] ZHOU M,MA H,LIN H,QIN J. Induction of epithelial-to-mesenchymal transition in proximal tubular epithelial cells on microfluidic devices. Biomaterials,2014,35:1390-1401.

[19] ZHOU M,ZhANG X,WEN X,et al. Development of a functional glomerulus at the organ level on a chip to mimic hypertensive nephropathy. Sci Rep,2016,6:31771.

（林洪丽　方明）

第十五章 治疗尿酸性肾病药

【摘要】

临床常用的治疗高尿酸血症、尿酸性肾病药主要包括以嘌呤代谢关键酶为靶点的抑制尿酸产生药物、以肾小管尿酸转运体为靶点的促进尿酸排泄药物、尿酸氧化酶类分解尿酸药、黄嘌呤氧化还原酶和肾小管尿酸转运体双重抑制药及非甾体抗炎药、糖皮质激素和碱化尿液的药物。目前尚有许多降尿酸药物处于临床试验阶段,如乌地辛、来辛奴拉、选择性尿酸转运体-1 抑制药等。

第一节 治疗尿酸性肾病药的发展史

尿酸是一种弱的有机酸,分子量为 168Da。尿酸主要分布在血浆、细胞外液和滑膜液,只有 4%～5% 的尿酸与血浆蛋白结合。高尿酸血症(hyperuricemia,HUA)是指正常嘌呤饮食下,非同日两次空腹血尿酸水平:男性>420μmol/L,女性>360μmol/L。女性在绝经后血尿酸水平接近男性,这可能与雌激素影响尿酸的排泄有关。高尿酸血症可以导致痛风、慢性尿酸性肾病、急性尿酸性肾病和尿酸性结石,并且对肾脏和心血管系统有直接损伤作用。

20 世纪 40 年代,当时青霉素短缺且价格昂贵,一些药物如对氨马尿酸、卡磷酰胺等被提出作为治疗药物阻止肾脏清除抗生素。1950 年,出于这个目的 Sharpe 和 Dohme 介绍了丙磺舒,其毒性小,能够延长生物学效应的半衰期,并且显著抑制肾小管分泌青霉素。丙磺舒还抑制肾小管重吸收其他有机弱酸,如尿酸、泛酸等。丙磺舒是第一个获得广泛接受的促尿酸排泄的药物,并且被广泛用于治疗慢性痛风。

1960 年,Rundel 等研发了抑制尿酸生成的药物别嘌醇(allopurinol),其为黄嘌呤氧化酶抑制药(xanthine oxidase inhibitor,XOI),能够阻止黄嘌呤氧化酶(xanthine oxidase,XO)的作用,而抑制次黄嘌呤、黄嘌呤被氧化成尿酸,使血中的尿酸浓度降低,尿中尿酸排泄减少。别嘌醇在临床上得到广泛的应用。

1971 年,SanofiSynthelabo 公司研发出促进尿酸排泄的药物苯溴马隆(benzbromarone)。作为促进尿酸排泄的安全而有效的药物,苯溴马隆来自香豆酮的衍生物,临床上用于加快排泄尿酸和治疗痛风,曾先后在亚洲、南美洲、欧洲的 20 多个国家上市。在我国,苯溴马隆是目前处方量最大的降尿酸药物。

2008 年,新型抑制尿酸生成的药物非布司他(febuxostat)在欧洲上市。2009 年,非布司他作为选择性的 XOI 被美国 FDA 推荐用于痛风的治疗。其为非竞争性的 XOI,化学结构与别嘌醇不同,它在对别嘌醇过敏的患者中不易引起超敏反应。

2010 年,促进尿酸分解的药物——尿酸氧化酶普瑞凯希(puricase capsugel)被美国 FDA 批准上市,该药物主要针对其他药物治疗无效的顽固性痛风或有大量痛风石沉积的患者。截至目前,尚有许多降尿酸药物处于临床试验阶段如 BCX4208、RDEA-594、选择性尿酸转运体-1(URAT-1)抑制药等。相信随着高尿酸血症研究的不断深入,将有更多的新药问世。

第二节　治疗尿酸性肾病药的作用机制

一、抑制尿酸产生

尿酸是人体内细胞代谢及饮食中嘌呤核苷酸的最终代谢产物。人体尿酸池的总量为 $1\sim1.2g$,每日的更新率为 $0.6\sim0.7g$。尿酸 80% 来源于自体细胞,而从摄入的动物性或其他富含嘌呤的食物分解代谢所产生的尿酸占 20%(图 15-1)。虽然在各组织中都存在嘌呤合成,但尿酸只在含有 XO 的肝脏和小肠组织中产生,肾脏也可能产生一部分。

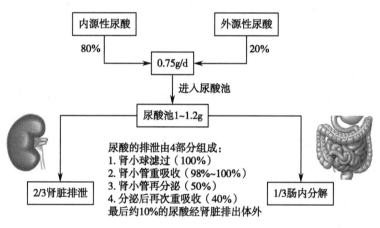

图 15-1　尿酸的产生与代谢

在由嘌呤核苷酸代谢形成尿酸的环节中,涉及多种酶的参与,其中较为重要的包括次黄嘌呤-鸟嘌呤磷酸核糖转移酶(hypoxanthine-guanine phosphoribosyltransferase,HGPRT)、XO、腺嘌呤磷酸核糖转移酶(adenine phosphoribosyltransferase,APRT)等。细胞中的嘌呤核苷酸在核苷酸酶的作用下水解成核苷,核苷经过核苷磷酸化酶的作用,分解成自由碱基和 1-磷酸核糖。嘌呤碱既可以参加核苷酸的补救合成,又可以进一步分解。腺苷脱氨酶将腺嘌呤核糖核苷酸脱氨生成次黄嘌呤,后者在 XO 的作用下氧化成黄嘌呤,在同一酶作用下黄嘌呤最终分解生成尿酸;鸟嘌呤核糖核苷酸生成鸟嘌呤,后者转变成黄嘌呤,最后也生成尿酸(图 15-2)。

药物可以通过抑制嘌呤分解代谢途径上的关键酶抑制尿酸的合成,根据作用靶点又分为:①XO 抑制药,如别嘌醇、非布司他和托匹司他(topiroxostat)。XO 抑制药为降尿酸一线药物。当发展到痛风肾病阶段或出现肾功能异常时,建议首选非布司他。托匹司他的最大特点

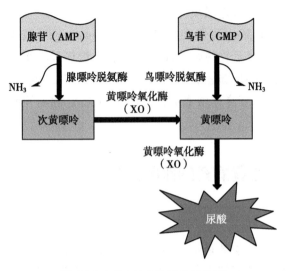

图 15-2 嘌呤核苷酸的分解代谢

为其代谢产物 100% 从胆汁排泄,对肾安全性高。②嘌呤核苷酸磷酸化酶抑制药,如乌地辛(ulodesine,BCX4208),该类药物尚未用于临床,目前处于临床观察阶段。

二、促进尿酸排泄

肾脏是排泄尿酸最主要的器官。人体每日产生尿酸的 2/3 由肾脏排泄,剩余的 1/3 排入肠道后,由大肠埃希菌酶解,这一过程叫尿酸的酶解。随着肾衰竭的进展,消化道排泄的尿酸大大增加以保持血尿酸水平正常。另外,通过反馈抑制作用,相应减少尿酸的合成量。

肾对尿酸的转运排泄主要经过肾小球滤过、近端肾小管的重吸收、分泌和分泌后再吸收 4 个步骤。位于近端肾小管的管腔侧的 URAT-1 和特异性有机阴离子转运体(organic anion transporter,OAT)等将尿酸盐从管腔侧向肾小管细胞内运送,在肾小管细胞内尿酸盐被电压依赖性的 URAT 向基底膜侧转运,调节体内尿酸平衡。

药物可通过抑制肾脏近曲小管对尿酸的重吸收,促进肾尿酸的排泄,降低血尿酸水平。这类药物也是一线降尿酸药物。根据作用靶点分为:①非选择性近曲小管的管腔侧的 URAT-1 抑制药,如丙磺舒、苯溴马隆、磺吡酮等均属于此类药物。②选择性 URAT-1 抑制药,如 RDEA-594、URAT-1 抑制药。③兼有降尿酸作用的药物,如非诺贝特、氯沙坦、阿托伐他汀钙等通过抑制肾小管对尿酸的重吸收或促进肾小管尿酸分泌,促进肾尿酸的排泄。

三、分解尿酸

尿酸氧化酶可将尿酸分解为分子量更小的尿囊素排出体外,降尿酸作用强,是二线降尿酸药物,主要用于难治性痛风的治疗。目前临床使用的尿酸氧化酶主要为重组尿酸氧化酶,代表药物为拉布立酶和普瑞凯希。这两种药物均已获得美国 FDA 批准上市。

第三节　常用治疗尿酸性肾病药

治疗尿酸性肾病的药物主要包括降尿酸的药物和治疗尿酸肾病的辅助性药物。目前直接降尿酸的药物备受关注,主要包括以嘌呤代谢关键酶为靶点的降尿酸药物、以肾小管尿酸转运体为靶点的降尿酸药物、尿酸酶类药物、黄嘌呤氧化还原酶和肾小管尿酸转运体的双重抑制药及具有降尿酸作用的其他药物等类型,如表 15-1 所示。当然常用药物中不能缺少其他辅助性用药,如痛风急性发作时药物和碱化尿液的药物以及部分中药制剂等。

表 15-1 降尿酸药物

降尿酸药物	常用药	新药
以嘌呤代谢关键酶为靶点的降尿酸药物 （抑制尿酸生成）	别嘌醇（allopurinol） 非布司他（febuxostat） 托匹司他（topiroxostat）	BCX4208
以肾小管尿酸转运体为靶点的降尿酸药物 （促进尿酸排泄）	苯溴马隆（benzbromarone） 丙磺舒（probenecid） 磺吡酮（sulfinpyrazone） 来辛奴拉（RDEA 594）	MBX-102 RDEA3170 UR-1102
尿酸酶类药物 （分解尿酸）	拉布立酶（rasburicase） 普瑞凯希（pegloticase）	
双重靶点抑制药		KUX-1151 RLBN-1001
具有降尿酸作用的其他药物	氯沙坦、非诺贝特、 阿托伐他汀、二甲双胍、 曲尼司特、左旋托非索泮	

一、抑制尿酸产生的药物

1. 别嘌醇 别嘌醇（allopurinol）为治疗高尿酸血症的首选药物。别嘌醇为非特异性 XO 抑制药，且仅对还原型 XO 有效，对氧化型无效。别嘌醇口服后经胃肠道吸收，在肝内代谢为有活性的羟嘌呤醇，经肾脏排出体外。适用于原发和继发性高尿酸血症和痛风患者，特别是尿酸生成增多的患者；同时适用于反复发作的痛风患者以及有痛风石形成的患者；也可用于尿酸性肾结石以及尿酸性肾病的患者，伴有肾功能不全的高尿酸血症及痛风患者。如果肾功能是正常的，别嘌醇的初始剂量应为 100mg/d，根据血尿酸水平逐渐调整剂量，直到血尿酸水平达标，常规剂量为 300~400mg/d，最大剂量为 800mg/d。如果有肾功能不全，应随时调整剂量。300mg/d 的剂量对于 85% 的患者都是有效的。痛风石在血尿酸降至 300~360mmol/L（5~6mg/dl）后 6~12 个月，逐渐溶解。应当注意的是，在肾功能不全的时候，需要根据肾功能下降水平调整别嘌醇的用量（表15-2）。

表 15-2 根据肌酐清除率调整别嘌醇用量

肌酐清除率/（ml/min）	别嘌醇用量
≥90	300mg/d
60~89	200mg/d
30~59	100mg/d
10~29	50~100mg/d
<10	谨慎使用

大多数人可以很好地耐受别嘌醇，但是也有人有严重的过敏反应，包括重症多形性红斑、大疱性表皮坏死松解症、剥脱性皮炎，另外可使肾功能受损，或者出现肝炎等。其他如新型的 XO/脱氢酶的抑制药 TXM-67，适用于别嘌醇过敏者。别嘌醇与硫唑嘌呤和 6-巯基嘌呤间相互作用，因此临床应用时应注意。6-巯基嘌呤和硫唑嘌呤是嘌呤合成的抑制药，其代谢受别嘌醇的抑制，因此在与别嘌醇同时服用时，剂量应减至常用量的 25%。

2. 非布司他　非布司他(febuxostat)是痛风患者降尿酸的一线药物。非布司他是一种噻唑羧酸衍生物,能通过非竞争机制与 XO 结合,抑制 XO 的活性,抑制尿酸的生成,非布司他不但抑制还原型 XO 的生成,而且抑制氧化型 XO,此外,非布司他不干扰嘌呤和嘧啶的合成,不良反应较别嘌醇小。非布司他通过肝脏代谢为非活性物质,49% 通过肾脏排泄,45% 通过粪便排泄,属于双通道排泄药物,因此中度肾功能不全患者不需要调整剂量。非布司他适用于长期处于高尿酸血症的慢性痛风患者,但不推荐治疗并无临床症状的高尿酸血症患者。推荐的初始剂量为 40mg,每日 1 次,2 周后若血尿酸水平未达标患者,可将剂量增至80mg,每日 1 次。最初使用后,由于减少了血尿酸水平,导致尿酸盐从沉积组织中动员,因此可能导致痛风发作频率增加。为了阻止痛风发作,可以合用非甾体抗炎药或者秋水仙碱作为预防性治疗。

非布司他相对于别嘌醇的优势在于对于轻中度肾功能不全患者不需要调整剂量,药物相互作用少,相对安全,不良反应较少,对于痛风石溶解率高。非布司他最常见的不良反应为腹泻、恶心、皮疹及肝功能异常,偶见房室传导阻滞和房颤。本药为 XO 抑制药,与 XO 底物如硫唑嘌呤、巯嘌呤和茶碱合用时,非布司他对酶的抑制作用可能引起这些药物血药浓度升高,毒性增强。因此,本药禁止与硫唑嘌呤、巯嘌呤和茶碱合用。

3. 托匹司他　托匹司他(topiroxostat)是一种新的高选择性 XO 抑制药。体内研究表明,托匹司他剂量和时间依赖性地降低氧嗪酸钾诱导的高尿酸血症大鼠的血尿酸水平,其ED_{50} 值为 0.15mg/kg,显示出高效的特点。已于 2013 年 6 月在日本获得批准上市。一项来自日本多中心、随机、双盲对照研究结果表明,托匹司他 120mg/d 对高尿酸血症患者的降尿酸作用与别嘌醇 200mg/d 相当,但是该药可能会引起转氨酶的升高。一项 22 周随机对照研究表示,对Ⅲ期慢性肾脏病的高尿酸血症患者应用该药 160mg/d 可有效降低血尿酸水平。

二、促进尿酸排泄的药物

1. 苯溴马隆　苯溴马隆(benzbromarone)为苯骈呋喃衍生物,为促尿酸排泄药,作用机制主要是通过抑制近曲小管对尿酸的重吸收,从而促进尿酸排泄,降低血中尿酸浓度。苯溴马隆可以完全抑制 URAT-1 对尿酸的转运,是目前最强效的利尿酸药物。起始剂量25~50mg/d,常用剂量 50~100mg/d,最大剂量 100mg/d,一日一次口服。2006 年 EULAR痛风治疗指南和 2007 年 BSR 痛风指南均指出苯溴马隆可用于轻中度肾功能不全患者。一般认为 Ccr>20ml/min 者,使用苯溴马隆不会加重肾脏负担。由于促尿酸排泄药物均通过抑制肾小管对尿酸的重吸收,促进尿酸从肾脏排泄,因此使用该类药物后,肾小管中尿酸的浓度增加。为防止形成结石,必须大量饮水,每日饮水量超过 1 500~2 000ml,以稀释原尿中尿酸的浓度,促进尿酸从肾脏排泄。同时注意碱化尿液,可口服碳酸氢钠片、枸橼酸氢钾钠,使尿 pH 维持在 6.2~6.9,以增加尿酸在原尿中的溶解度。

苯溴马隆对于轻中度肾功能不全患者也可服用,可长期用于治疗高尿酸血症及痛风。苯溴马隆对于 Ccr<20ml/min 者禁用;孕妇及可能怀孕妇女以及哺乳期妇女禁用;泌尿系结石、肾积水、多囊肾、海绵肾等导致尿液排出障碍的患者禁用。毒性轻微,少数可有消化道症状、皮疹等,罕见肝功能异常等。

2. 丙磺舒　丙磺舒(probenecid)是临床上最早使用的降尿酸药物,可抑制尿酸盐在近曲小管的主动再吸收,增加尿酸盐的排泄而降低血中尿酸盐的浓度。主要在痛风发作间期和慢性期使用以控制高尿酸血症。也用于噻嗪类利尿剂所致或有发生痛风危险的高尿酸血症的治疗，一般不作为癌症治疗所致高尿酸血症的辅助治疗。目前该药被列为二线降尿酸药物。该药物经胃肠道吸收，在肝脏代谢，代谢产物经肾脏排泄。起始剂量为 250mg，每日 2次，血尿酸不达标者可加至 500mg，每日 2 次，剂量范围为 500~2 000mg/d，分 2~3 次口服。

丙磺舒抑制青霉素类和对氨水杨酸类药物的排泄，延长这些药物在机体的药理活性，增强其疗效和毒性。少数患者可见胃肠道反应、皮疹、药物热。对磺胺类药物过敏者及肾功能不全者禁用，孕妇及哺乳期妇女、泌尿系结石者、胱氨酸尿症者禁用。

3. 磺吡酮 磺吡酮（sulfinpyrazone）竞争性抑制尿酸盐在近曲小管主动再吸收，从而增加尿酸从尿中排泄，降低血中尿酸浓度。本药排泄尿酸作用较丙磺舒强，副作用较丙磺舒小。本药在欧美国家使用，中国鲜有使用报道。起始剂量为 50mg，每日 2 次，常用剂量为100~200mg，每日 2 次或 3 次，最大用量为 800mg/d。磺吡酮常见不良反应为消化道刺激症状。长期服用可导致白细胞和血小板减少，故需要监测血常规。与食物同服或同碳酸氢钠片同服可减少药物对胃肠道刺激及减少尿酸在泌尿道沉积。

4. 来辛奴拉 来辛奴拉（lesinurad，RDEA594）是抗 HIV 逆转录蛋白酶抑制药RDEA806 的活性代谢产物，不具有抗病毒活性，但它能抑制 URAT-1 和 OAT4 的尿酸转运功能，从而促进尿酸在肾的排泄。该药 2 次 Ⅱb 临床试验表明，给予轻、中度肾损伤的痛风受试者服用 200mg/d、400mg/d 或 600mg/d，肾尿酸排泄增多，其血尿酸水平降低程度与肾功能正常的痛风受试者类似，且未发现严重不良反应，提示肾功能轻、中度损伤不影响该药的疗效，尤其适用于肾功能受损的患者。另一项多中心开放性临床试验研究了非布司他（40mg/d 或80mg/d）与该药（400mg/d）联合用药持续 7 天，然后在第 8 天将来辛奴拉剂量改为 600mg/d继续与非布司他联合用药持续 7 天，结果显示，几乎 100% 的受试者都实现了血尿酸水平<357mmol/L、297.5mmol/L 和 238mmol/L 的目标，而且未发现严重不良反应，提示联合使用作用机制互补的药物产生的降尿酸作用比增加单一药物剂量的效果更显著。相似的研究发现：本药联合别嘌醇治疗难治性痛风可呈剂量相关性降低血尿酸，提高应答率，也具有良好的耐受性。与传统促进尿酸排泄的药物比较，其肝毒性很小，且对轻、中度肾功能不全者有效。

该药已于 2015 年 12 月经美国 FDA 批准上市，因其具有导致肾结石形成、一过性肌酐升高和其他肾脏损伤，FDA 发出黑框警告：该药单独应用或高于批准剂量可能导致肾功能不全，可联合 XOI 用于高尿酸血症和/或痛风的治疗。

三、分解尿酸的药物

人类没有尿酸酶，静脉注射尿酸酶药物可以将尿酸分解为尿囊素，因此补充尿酸氧化酶成为降尿酸治疗的新方法。对于严重的痛风、化疗高尿酸血症、器官移植后环孢素导致的高尿酸血症的治疗和预防都有很好的效果。目前市场上的尿酸酶均为低等动物的尿酸氧化酶，人尿酸氧化酶尚未研发成功。商品化的尿酸酶主要有两类，分为非重组尿酸氧化酶及重组尿酸氧化酶。经研究发现非重组尿酸氧化酶临床耐受性差，易诱发过敏反应，G-6-PD 缺乏患者甚至出现溶血反应。

1. 拉布立酶 拉布立酶（rasburicase）是一种重组尿酸氧化酶，催化尿酸氧化为水溶性更高的尿囊素从肾脏排泄，从而降低血清尿酸水平。该药物在英国、德国和美国先后上市。推荐成人剂量为 0.2mg/kg/d，加入 50ml 生理盐水，30 分钟左右输完，疗程 5~7 天。对于肝肾功能不全的患者不需要调整剂量。本药适用于预防及治疗血液病、恶性肿瘤患者的急性高尿酸血症,特别适用于放化疗所致高尿酸血症。它起效快但作用时间短,降尿酸作用速度虽明显优于别嘌醇,但其与输液反应、过敏反应、高铁血红蛋白血症和 G-6-PD 缺乏引起的溶血高度相关。对于孕妇、哺乳期妇女及 G-6-PD 缺乏者禁用。本药常见的不良反应为发热、恶心、呕吐和皮疹,也有患者表现为腹泻、头痛和过敏。

2. 普瑞凯希 普瑞凯希(pegloticase)是一种聚乙二醇重组尿酸氧化酶,在美国和欧洲被开发和应用,它经静脉给药用于治疗严重和难治性痛风。它是第 1 个不经胃肠道吸收的痛风治疗药,有显著的降尿酸能力,并且在重度痛风受试者中促进痛风石的重吸收。与拉布立酶相比,其优点是免疫原性降低,半衰期延长。本药 2010 年已在美国被批准上市,使用方法为将 8mg 加入 250ml 生理盐水中,滴注时间不少于 2 小时,每 2~4 周给药 1 次,至少连用 6 个月。本药降尿酸迅速,促进尿酸结晶的溶解,并减少机体尿酸池的含量。适用于传统治疗无效的反复痛风发作的难治性痛风患者,以及对降尿酸药物不能耐受的痛风患者。临床研究显示,本药并不影响慢性肾脏病患者的肾小球滤过,基于慢性肾脏病各阶段的安全性没有显著差异性,可降低血清尿酸水平。主要的不良反应有痛风发作、心血管事件、输注反应、过敏反应,其中过敏反应和输注反应被 FDA 在说明书中给予黑框警告。由于本药可在体内产生高滴度的普瑞凯希抗体,因此随着用药时间延长,降尿酸效果下降。对于儿童、孕妇、哺乳期妇女及 G-6-PD 缺乏者禁用。本药不能与其他降尿酸药物合用。

四、兼有降尿酸作用的药物

1. 氯沙坦 目前许多观察都发现氯沙坦(losartan)能促进尿酸的排泄,而且在其他 ARB 中尚未观察到上述现象。氯沙坦被证实可以减少噻嗪类药物导致的高血压人群中的高尿酸血症。而且氯沙坦的利尿酸作用对肾脏无副作用,因为它可以同时使尿 pH 增加。由于该药物对肾脏有很好的安全性,对高血压患者伴有高尿酸血症是一个很好的选择。有关资料显示,氯沙坦在降压的同时,能使血尿酸在原来的基础上进一步下降 7%~15%,由于氯沙坦降尿酸作用较弱,因此不能单独用于降尿酸使用,需要与其他降尿酸药物联合使用。

2. 非诺贝特 非诺贝特(fenofibrate)可直接作用于近曲小管上的 URAT-1,抑制尿酸的重吸收,促进肾尿酸排泄。非诺贝特在降三酰甘油的同时可以降尿酸,有资料显示非诺贝特可使血尿酸在原有的基础上,进一步下降 15%~30%。并且在应用别嘌醇治疗的基础上,加用非诺贝特,血尿酸可继续下降 19%,尿酸清除率较前增高 36%。并且非诺贝特具有抗炎特性,可以提高尿 pH,降低尿路结晶的风险。

3. 阿托伐他汀钙 有关资料显示,阿托伐他汀钙(atorvastatin calcium)在降胆固醇和三酰甘油的同时,可使血尿酸进一步下降 6%~10%,此药适用于痛风合并高胆固醇血症的患者。

4. 二甲双胍 有关资料显示,二甲双胍(metformin)长期应用有一定降尿酸效果,其降低血尿酸的机制可能是通过抑制游离脂肪酸的合成从而减少尿酸的生成,因此对于糖尿病合并高尿酸血症和痛风的患者优先选择用药。

5. 曲尼司特 曲尼司特(tranilast)是日本开发的一种有效的抗过敏药物,已在亚洲广泛应用了 40 多年,用于临床治疗支气管哮喘、特应性鼻炎、特应性皮炎和瘢痕瘤。近期研究发现曲尼司特以一种可逆和非竞争性的方式抑制由 URAT-1、GLUT9、OAT4 和 OAT10 介导的尿酸盐的转运,而苯溴马隆和丙磺舒是以一种不可逆的方式抑制的。该药和别嘌醇联合应用治疗高尿酸血症正处于Ⅱ期临床试验中。

6. 左旋托非索泮　左旋托非索泮（levotofisopam）是托非索泮的 S-对映体，属于苯二氮类化合物，其药理作用包括镇静、抗癫痫、抗痛风及治疗嘌呤和嘧啶代谢紊乱，其降尿酸具体机制暂未明确，考虑与增强尿酸排泄有关。2 项针对左旋托非索泮Ⅰ期临床研究显示，该药在健康人体内具有快速降尿酸作用。在美国杜克大学一项研究中，13 例受试者经过左托非索泮 500mg/d 治疗 7 天后，Ⅱ期均低于 60mg/L，平均降低 39mg/L。在前期的这些临床研究中，左托非索泮耐受性良好，无严重不良事件和明显的实验室异常发生。其降尿酸机制的更多相关研究正在进行中。

五、碱化尿液的药物

尿液中的尿酸存在非离子化（即游离尿酸）和离子化（尿酸盐）两种形式。作为弱有机酸，尿酸在碱性环境中可转化为溶解度更高的尿酸盐，有利于尿酸的溶解及从尿液排泄，减少尿酸沉积造成的肾损害，但尿 pH 过高（pH>7.0），尿液过度碱化，反而容易形成草酸钙或其他类型肾结石，或者在尿酸结石表面形成磷酸盐外壳，从而阻止其进一步溶解。因此在降尿酸治疗同时应该碱化尿液，尤其是在开始用促尿酸排泄药物期间，但碱化尿液应适度，应定期检测尿 pH，使 pH 维持在 6.2~6.9，同时保持每日尿量≥2 000ml。碱化尿液的药物主要有以下几种。

1. 碳酸氢钠　临床最常用的碱化尿液药物。常用剂量每次 1g，每日 3 次，需与其他药物至少间隔 1~2 小时。该药物服用后在胃内产生 CO_2，增加胃内压，常见嗳气、反酸、腹胀等症状，也可加重胃溃疡。长期大量服用可引起碱血症及电解质紊乱、充血性心力衰竭、水肿，肾功能不全者慎用。胃轻瘫、胃痛原因不明、上消化道溃疡、出血及新近手术患者及老年人慎用。高血压患者服用时增加钠负荷导致血压一步升高。避免与大量牛奶和奶制品同服，以防发生乳-碱综合征。

2. 枸橼酸氢钾钠　本药主要作用为碱化尿液，溶解尿酸结石和防止新结石的形成。也可作为胱氨酸结石和胱氨酸尿的维持治疗。常用剂量早中各 3g，晚 6g，监测尿 pH，根据尿 pH 调整用量，维持尿 pH 在 6.2~6.9。当本药与醛固酮拮抗药、保钾利尿药、血管紧张素转化酶抑制药、非甾体抗炎药和外周镇痛药合用时可能会引起高钾血症。注意监测血钾，对于需要限制钠摄入的患者注意防止钠负荷增加。

第四节　治疗尿酸性肾病药的临床应用

一旦确诊高尿酸血症（HUA）、尿酸性肾病及痛风，应立即对患者进行宣教及生活方式干预。HUA 患者需要综合和长期的全程管理，按照血尿酸水平及合并的临床症状、体征，决定药物起始治疗时机，并制订相应的治疗目标，进行分层管理。HUA 经非药物干预疗效不佳时采用药物治疗。HUA 已证实是慢性肾脏病的独立危险因素。对于尿酸性肾病患者，药物治疗也需要个体化、分层、达标、长程管理，逐步调整剂量。

一、治疗高尿酸血症

对于轻度 HUA 患者，一般对患者进行宣教及生活方式干预，主要干预措施简单总结下：维持理想体重，体重过高时应缓慢减重，每月以减重 1~2kg 为宜。快速减重会引发组织分解,造成大量尿酸的产生,引起急性的痛风发作。但急性发病期不宜减重。饮食治疗尤为重要,需要平衡膳食,适量摄入蛋白质和脂肪,补充充足维生素和矿物质,大量饮水,禁用刺激性食品,不饮或少饮酒,选择低嘌呤饮食,禁用高嘌呤食物,如动物内脏、沙丁鱼、凤尾鱼、鲭鱼、小虾、扁豆、黄豆、肉汤及菌藻类等。在上述干预无效/不佳,或血清尿酸(SUA)太高超出治疗时机时,可应用药物治疗。治疗药物主要是降尿酸和碱化尿液治疗。在此基础上,注意避免短期内血尿酸水平波动过大诱发痛风急性发作。

(一)降尿酸治疗

需根据病因、合并症及肝肾功能选择药物。依照 2017 年制定的《中国高尿酸血症相关疾病诊疗多学科专家共识》意见,药物治疗原则见表 15-3。对于无临床表现的单纯 HUA,降尿酸的起始治疗时机是 SUA>540μmol/L,治疗目标是 SUA<420μmol/L,不建议 SUA 降至 180μmol/L 以下。

表 15-3 药物降尿酸治疗原则

临床表现	药物降尿酸起始治疗时机	治疗目标
• (1)痛风性关节炎发作≥2 次;或(2)痛风性关节炎发作 1 次,且同时合并以下任何一项:年龄<40 岁、有痛风石或关节腔尿酸盐沉积证据、尿酸性肾石症或肾功能损害(≥G2 期)、高血压、糖耐量异常或糖尿病、血脂紊乱、肥胖、冠心病、卒中、心功能不全	开始治疗	SUA<360μmol/L;出现痛风石、慢性痛风性关节炎,或痛风性关节炎频繁发作者治疗目标 SUA<300μmol/L;不建议 SUA 降至 180μmol/L 以下
• (1)痛风性关节炎发作 1 次;或(2)无痛风发作,但出现以下任何一项:尿酸性肾石症或肾功能损害(≥G2 期)、高血压、糖耐量异常或糖尿病、血脂紊乱、肥胖、冠心病、卒中、心功能不全	SUA>480μmol/L	同上
• 无	SUA>540μmol/L	SUA<420μmol/L;不建议 SUA 降至 180μmol/L 以下

注:SUA 为血清尿酸;肾功能损害(G2 期)指估算的肾小球滤过率(eGFR)60~89ml/(min·1.73m²);痛风性关节炎频繁发作指发作≥2 次/a。

1. 抑制尿酸生成药物 对于 HUA 治疗,常用药物包括别嘌醇和非布司他等。

别嘌醇成人初始剂量为 50~100mg/d,每 2~5 周测血尿酸水平 1 次,未达标患者每次可递增 50~100mg,最大剂量为 600mg/d。肾功能不全患者起始剂量每日不超过 1.5mg/eGFR(估算的肾小球滤过率)。G3~G4 期患者推荐剂量为 50~100mg/d;G5 期患者禁用。

非布司他因其主要通过肝脏清除,在肾功能不全和肾移植患者中具有较高的安全性,G1~G3 期患者无须调整剂量,G4~G5 期患者慎用。初始剂量为 20~40mg/d,2~5 周后血尿酸不达标者,逐渐加量,最大剂量为 80mg/d。

2. 促尿酸排泄药物 常用药物是苯溴马隆。成人起始剂量为 25~50mg/d,2~5 周后根据血尿酸水平调整剂量至 75mg/d 或 100mg/d,早餐后服用;eGFR 20~60ml/(min·1.73m²)患者推荐 50mg/d。eGFR<20ml/(min·1.73m²)或尿酸性肾石症患者禁用。服用时须碱化尿液,将尿液 pH 调整至 6.2~6.9,心肾功能正常者维持尿量 2 000ml 以上。

3. 新型降尿酸药物 包括尿酸酶和选择性尿酸重吸收抑制药。尿酸酶包括拉布立酶和普瑞凯希。拉布立酶主要用于预防和治疗血液系统恶性肿瘤患者的急性 HUA,尤其适用于放化疗所致的 HUA。普瑞凯希适用于大部分难治性痛风,可用于其他药物疗效不佳或存在禁忌证的成年难治性痛风患者。普瑞凯希主要不良反应包括严重心血管事件、输液反应和免疫原性反应。

选择性尿酸重吸收抑制药:RDEA594(lesinurad)用于单一足量使用 XOI 仍不能达标的痛风患者,可与 XOI 联合使用。服药的同时加强水化,服药前须评估肾功能,G3b~G5 期患者不建议使用。

(二) 碱化尿液治疗

一般单纯 HUA 患者,无特殊病因,无合并症、肝肾功能异常及药物禁忌证,可以只应用降尿酸药物治疗,而在接受降尿酸药物,尤其是促尿酸排泄药物治疗的患者及尿酸性肾石症患者,推荐将尿 pH 维持在 6.2~6.9,以增加尿中尿酸溶解度。尿 pH 过高增加磷酸钙和碳酸钙等结石形成风险。临床常用碳酸氢钠和枸橼酸盐制剂(包括枸橼酸氢钾钠、枸橼酸钾和枸橼酸钠,以前者最为常用)。枸橼酸氢钾钠起始剂量为 2.5~5.0g/d,服用期间需监测尿 pH 以调整剂量。急性肾损伤或慢性肾衰竭(G4~G5 期)、严重酸碱平衡失调及肝功能不全患者禁用。

二、治疗慢性尿酸性肾病

慢性尿酸性肾病发病机制是持续 HUA 尿酸钠结晶沉积在肾髓质间质组织,激活局部 RAS,损伤内皮细胞,引起肾小球高压力、慢性炎症反应、间质纤维化等病理改变。HUA 患者出现肾小管功能障碍,如夜尿增多、低比重尿、小分子蛋白尿等,提示存在慢性尿酸性肾病。尿酸升高水平与肾功能损伤程度可不匹配,排除其他慢性肾脏病后可考虑诊断,但通常很难与合并 HUA 的其他慢性肾脏病鉴别,确诊往往需要肾活检证实肾组织中有尿酸盐结晶沉积。晚期慢性尿酸性肾病可导致肾小球滤过率下降和慢性肾衰竭。

慢性尿酸性肾病一旦确诊即开始非药物治疗,疗效不佳者根据尿酸水平及合并症开始药物治疗。出现肾功能损害(G2 期及以上)、尿酸性肾石症患者血尿酸超过 480μmol/L 即开始降尿酸治疗,治疗目标值<360μmol/L。如合并严重痛风(如痛风石、慢性关节炎、痛风频繁发作)患者应更严格控制血尿酸水平,治疗目标值<300μmol/L,但不建议降至 180μmol/L 以下。

三、治疗急性尿酸性肾病

急性尿酸性肾病是严重的 HUA 导致过量尿酸沉积并阻塞肾小管引起的少尿或无尿性急性肾损伤,多见于肿瘤溶解综合征。急性尿酸性肾病可发生尿路梗阻,出现腰痛、少尿或无尿。急性肾损伤若合并血尿酸显著升高(>900μmol/L)应考虑急性尿酸性肾病,确诊常需肾活检,排除小管间质性肾炎等。肾脏病理可见肾小管不同程度变性、坏死,伴有部分肾小管萎缩和肾间质纤维化。肾小球无明显病变或毛细血管袢缺血皱缩。偏振光显微镜可见到肾小管腔内尿酸结晶沉积。

急性尿酸性肾病通常可逆,重在预防。高风险患者积极静脉补液,心肾功能允许情况下将尿量维持在 80~100ml/(m² · h)。首选重组尿酸酶,或 XOI 将血尿酸控制在 300μmol/L 以下。确诊急性尿酸性肾病患者需要紧急处理,及时有效的治疗下肾功能有望恢复正常。治疗措施包括:①严格低嘌呤饮食。②水化治疗,在没有禁忌情况下,每日液体摄入量应达到3 000ml,保持尿量达到80~100ml/(m²·h)。③根据治疗前尿酸水平和/或发生肿瘤溶解综合征的风险选用降尿酸药物。治疗前血尿酸<480μmol/L、肾功能无严重受损且发生肿瘤溶解综合征风险仅为中低度的患者可采用别嘌醇治疗,而治疗前血尿酸水平已经升高的患者建议选用尿酸酶治疗。非布司他临床资料较少,仅在不宜或不能使用尿酸酶、别嘌醇的患者中谨慎使用。④必要时血液透析治疗。

四、治疗尿酸性肾石症

随着生活水平的提高和饮食结构的改变,尿酸性肾石症发病率呈上升趋势。美国尿酸结石占泌尿系结石8%~14%,我国占5.1%,仅次于草酸钙结石。尿液中尿酸溶解度下降和过饱和是尿酸结石形成的前提。尿酸性肾石症常表现为腰痛和血尿。急性梗阻时可引起急性肾损伤,表现为发热、少尿、无尿、肾积水、血肌酐升高等。慢性梗阻可引起肾积水和肾实质萎缩,甚至发展为终末期肾病。

尿酸性肾石症患者尿液pH常低于6.0,尿沉渣检查可见尿酸盐结晶。肾脏B超可见高回声区伴声影。尿酸性结石X线摄片不显影(阴性结石),阴性结石需与肾脏黄嘌呤、次黄嘌呤结石鉴别,后两者在碱性环境中不能溶解。若混有草酸钙、磷酸钙等成分,则表现为密度不一的结石影。静脉肾盂造影表现为充盈缺损。CT对尿酸性肾石症的诊断很有帮助,尿酸结石CT值为300~400HU,低于胱氨酸结石,但高于血块、肿瘤等病变。建议对已排出的结石进行结石成分分析以明确诊断。尿酸性肾石症治疗可采用排石疗法、体外冲击波碎石和/或手术治疗。排石疗法适于结石直径0.5~1.0cm,且未导致尿路梗阻、感染或疼痛等症状的患者,包括一般疗法、中医中药和溶石疗法。一般疗法包括增加液体摄入、限制高嘌呤饮食及适当运动。中药治疗常采用排石颗粒、尿石通等药物。溶石疗法临床上常采用枸橼酸氢钾钠颗粒口服。体外冲击波碎石和手术治疗在本书中不再赘述。

五、治疗慢性肾脏病合并高尿酸血症

治疗时机及靶目标值同慢性尿酸性肾病。慢性肾脏病患者的HUA治疗药物根据原发病、并发症及肾功能情况进行选择。慢性肾脏病(G4~G5期)患者的痛风急性发作时不宜使用NSAID,可给予糖皮质激素短期口服或关节内注射,也可根据eGFR酌情采用低剂量秋水仙碱治疗。糖皮质激素可以在肾功能不全患者的痛风急性发作时给药。全身给药时,口服泼尼松0.5mg/(kg·d)连续用药5~10天停药,或者0.5mg/(kg·d)用药2~5天后逐渐减量,总疗程7~10天。不宜口服用药时,可考虑静脉使用糖皮质激素。使用糖皮质激素应注意预防不良反应发生,避免使用长效制剂。急性发作仅累及1~2个大关节,全身治疗效果不佳者,可考虑关节腔内注射短效糖皮质激素,避免短期内重复使用。也可以低剂量秋水仙碱治疗。推荐在痛风发作12小时内尽早使用,超过36小时后疗效显著降低。根据肾功能情况评估用药剂量:eGFR 35~49ml/(min·1.73m²)时每日最大剂量0.5mg;eGFR 10~34ml/(min·1.73m²)时每次最大剂量0.5mg,隔日1次;eGFR<10ml/(min·1.73m²)或透析患者禁用。注意秋水仙碱的不良反应,常见有恶心、呕吐、腹泻、腹痛等胃肠道反应,出现肝功能异常、肾脏损害、骨髓抑制等,这些不良反应随剂量增加而增加,出现时应立即停药。NSAID使用过程中需监测肾功能,严重慢性肾脏病(G4~G5期)未透析患者不建议使用。

慢性肾脏病患者的降尿酸治疗可以降低肾小球尿酸负荷,延缓慢性肾脏病进展,依据个体化治疗原则选择抑制尿酸生成药物和/或促尿酸排泄药物。肾功能受损可能增加别嘌醇的毒性,治疗需要从低剂量起始并小心滴定。非布司他在轻中度肾功能不全患者(G1~G3期)和轻中度肝损伤患者(Child-Pugh 分级 A/B)中应用无须调整剂量,G4~G5 期患者谨慎使用。促尿酸排泄药物苯溴马隆可用于轻中度肾功能不全[eGFR 20~60ml/(min·1.73m²)]患者,推荐 50mg/d,尿酸性肾石症和重度肾功能不全[eGFR<20ml/(min·1.73m²)]患者禁用。

为防止慢性肾脏病患者降尿酸治疗时诱发痛风发作,治疗同时需预防性使用秋水仙碱。eGFR<10ml/(min·1.73m²),或透析患者禁用,可考虑短期应用小剂量糖皮质激素。

第五节 研发中的治疗尿酸性肾病药

一、嘌呤核苷磷酸化酶抑制药

乌地辛(BCX-4208)是一种嘌呤核苷磷酸化酶(purine nucleoside phosphorylase,PNP)抑制药,与 XOI 或选择性黄嘌呤氧化还原酶(XOR)抑制药相比,能更强地抑制尿酸前体的产生。该药Ⅱ期临床试验给予 85 名痛风患者服用不同剂量(40~240mg/d),结果表明 80mg/d给药组中 30% 痛风受试者的血尿酸水平降到<357μmol/L,21% <297.5μmol/L,但无<238μmol/L 的患者;240mg/d 给药组中 77% 的患者的血尿酸降到<357μmol/L、54% <297.5μmol/L、23% <238μmol/L,并且给药组的不良反应与安慰剂组比较未见显著差异,但高剂量组腹泻(20%)和出疹(13%)情况较低剂量组更多。在另一项Ⅱ期临床试验中,研究了该药低剂量(20mg/d、40mg/d 和 80mg/d)联合不同剂量的别嘌醇的降尿酸效果,发现有协同降低 SUA 的作用,当服用乌地辛 40mg/d 和别嘌醇 300mg/d 时全部受试者的 SUA 降到了<357μmol/L。值得注意的是,虽然其作为一种 PNP 抑制药,有显著的降尿酸效果,但由于PNP 缺乏时会引起免疫缺陷和自身免疫性疾病,所以安全性不是很理想。

二、肾小管尿酸转运体抑制药

1. **维立诺雷** 维立诺雷(verinurad,RDEA3170)是继来辛奴拉之后的新一代 URAT-1选择性抑制药,是 Ardea Bioscience 公司在来辛奴拉的基础上结构优化后得到,与来辛奴拉相比在治疗痛风方面有更大的潜力。研究发现,RDEA3170 体外对 URAT-1 转运尿酸的抑制作用是苯溴马隆的 3 倍,是磺吡酮和丙磺舒的 100 倍。在日本痛风患者和无临床症状的高尿酸血症患者中已完成Ⅰ期临床试验,证实了其降尿酸作用。结果表明,其给药剂量为 5~12.5mg/d,血尿酸水平平均降低>60%。目前,Ⅱa 期临床试验将维立诺雷(2.5~20mg)联合非布司他降尿酸治疗,结果显示其降尿酸效果为剂量依赖性,且联合治疗组较对照组降尿酸效果显著,试验药物剂量范围内没有观察到药物相互作用,耐受性良好。

2. **阿卤芬酯** 阿卤芬酯(arhalofenate,MBX-102)是卤芬酯(降脂酰胺,halofenate)的对映体,通过抑制肾小管 URAT-1、OAT4 和 OAT10,减少尿酸的重吸收,且在体内和体外MSUC-诱发的炎症模型中,该药减少了 IL-1 的产生。提示该药不仅有促尿酸排泄作用,还有抗炎作用。Ⅱ期临床试验表明,健康志愿者和糖尿病受试者服用该药 600mg/d,3~6 个月,血尿酸水平普遍降低 20%~40%,大多数受试者的血尿酸水平正常,并未因肾功能受损而影响其促尿酸排泄作用。与 300mg 的别嘌醇相比,800mg 的阿卤芬酯明显减少了尿酸水平。阿卤芬酯有很好的耐受性,而且更安全。Ⅱ期临床研究表明:阿卤芬酯和非布司他通过补充机制降低了血尿酸,两者的结合比单独的药物使血尿酸有更大的减少,而且这种组合看起来很安全,并有希望成为严重肾衰竭时可应用的一种降尿酸药,目前计划进行Ⅲ期评估。

3. UR-1102 是一种新型促尿酸排泄药。体外实验研究表明,与苯溴马隆相比,该药具有对 URAT-1 更强的抑制作用和更高的选择性,猴子体内有选择性地抑制 OAT1 和 OAT3,从而获得强烈的抑制尿酸反应,而且增加实验猴的尿酸排泄分数,其效价强于苯溴马隆,对痛风或高尿酸血症患者来说可能是一种新的治疗方法。关于该药物的 Ⅱ 期临床试验结果提示 UR-1102 主要从肝脏中代谢,肠道和肾脏代谢相对作用较小。

三、黄嘌呤氧化还原酶和肾小管尿酸转运体双重抑制药

XOR 在尿酸生成过程中起到关键作用,而 URAT-1 则与尿酸肾排泄过程中尿酸的重吸收环节相关,所以能对 URAT-1 和 XOR 有双重作用的药物,不但阻断了尿酸的生成,还促进了尿酸的排泄,因此对痛风的治疗有着深远的意义,但目前发现的此类药物非常少。

1. KUX-1151 是第 1 个进入临床试验的具有对 XOR 和 URAT-1 双重作用的药物,它作为一种新的高尿酸血症治疗药物,在日本进行临床研究,对其安全性和有效性进行临床评价,相关试验结果尚未报道。

2. RLBN-1001 作为一种抗癌药物,在其治疗过程中偶然发现降尿酸的作用。在一项关于 RLBN-1001 Ⅰ 期临床试验中,20 例患者在接受每日 5 次的 RLBN-1001 降尿酸治疗后,血尿酸从 57mg/L 的平均基线水平降至最低 13mg/L,其通过抑制 URAT-1 可增加约 10 倍的尿酸排泄率而具有显著的降尿酸活性。RLBN-1001 的某些代谢产物还具有抑制 XOR 的作用。此外,RLBN-1101 的类似物 RLBN2023、RLBN2024、RLBN3022 等在 RLNB-1101 的基础上进行了优化,据报道具有更强的活性,抑制 XOR 的活性是别嘌醇的 4 倍,对 URAT-1 的抑制作用与来辛奴拉相当。

四、中药及天然产物

痛风从传统中医上讲属于"脚气""痹证""历节病"的范畴。与西医从分子细胞水平等多方面研究针对痛风的药物疗效及作用机制不同,我国中医对于高尿酸血症、痛风的临床治疗积累了非常丰富的经验,具有药效确切、方法多样、不良反应少等优势,所以近年来中草药及天然药物中治疗痛风药物受到越来越多学者的关注和研究。一些中药可以通过抑制 XO 的活性发挥作用,如肉桂细枝甲醇提取物、野菊花、泽兰、芹菜素等均有降尿酸作用。栀子、车前草等可调控尿酸盐转运体的表达,减少尿酸的重吸收,促进尿酸排泄。目前研究还显示部分中药活性成分具有降尿酸作用:其中葛根素茶多酚、芹菜素、皂苷化合物可以通过抑制 XOR 活性发挥降尿酸作用;芦丁、槲皮素、芒果苷等黄酮类化合物可通过下调 URAT-1、GLUT9 蛋白及 mRNA 的表达发挥降尿酸作用;甜菜碱、荷叶碱等生物碱类化合物能明显下调 mURAT-1 和 mGLUT9 的表达水平,上调 mOAT1 和 mABCG2 的表达水平,促进尿酸排泄。

第六节　治疗尿酸性肾病药的研究方法

一、尿酸性肾病动物模型

目前尿酸性肾病动物模型根据制作原理不同分为如下几类:促进尿酸生成的动物模型、

抑制尿酸排泄的动物模型和混合型的动物模型。根据肾功能测定,包括血肌酐(Scr)、血尿素氮(BUN)以及尿酸的测定均高于正常值,说明尿酸性肾病造模成功。其肾脏病理主要累及大部分肾小管和间质:间质细胞萎缩,有胶原纤维充填,局灶性间质纤维化伴大量淋巴和单核细胞的浸润;肾小管萎缩,部分肾小球体积缩小,与肾小囊壁粘连,肾小囊腔消失,一部分扩张的肾小管呈现矮小低平的上皮细胞,肾间质中有尿酸盐结晶沉积,引起灶性的异物巨细胞反应。远端肾小管中可出现蛋白管型,部分肾小管管腔内见矩形或无定型尿酸结晶。不同方法制作模型的肾脏病理学改变稍少有不同。

（一）促进尿酸生成的动物模型

1. 腺嘌呤法　腺嘌呤法主要通过增加腺嘌呤摄入,导致尿酸生成增加,尿酸结晶沉积于肾脏,从而引起尿酸性肾病的造模方法。其机制可能为:①慢性肾衰竭时,由于体内理化因素的变化,抑制了 XO 活性,从而使尿酸合成减少;②肠道是细菌分解尿酸的主要部位,在严重肾衰竭时,肠道尿酸的分解可能成为尿酸代谢的主要去路;③大鼠有尿酸酶,使尿酸进一步分解为尿囊素排出体外,从而使血尿酸水平降低。增加腺嘌呤的摄入虽能复制出稳定与时效较长的动物模型,但用此法复制出来的尿酸性肾病的发病机制为肾后梗阻从而导致肾功能损害,属继发性尿酸性肾病。当机体摄入大量腺嘌呤时,异常高浓度的腺嘌呤在 XO 的作用下转变为极难溶于水的 2,8-羟基腺嘌呤,沉积于肾小管,引起肾小管阻塞,进而造成肾损害,使血尿酸、肌酐、尿素氮同步升高,并不是由于血尿酸升高到一定程度出现肾小管功能异常后影响至肾小球而造成的,尿酸升高只是其症状之一。使用该法复制的尿酸性肾病模型存在后期血尿酸降低,甚至低于正常组。临床上尿酸性肾病的发生主要是由体内嘌呤代谢的紊乱引起的血尿酸生成过多或尿酸排泄过少造成的,故此模型与人类慢性尿酸性肾病发生机制不尽相符。

2. 酵母法　酵母法是通过在饲料中加入酵母粉,干扰机体正常的嘌呤代谢,使 XO 活性增加,加速尿酸的生成,进而导致尿酸性肾病的造模方法。酵母造模是最新的造模方法,这种造模方法具有塑模造价低、模型稳定、重复性好、时效长,肾功能损害较轻,其机制与人类的发病机制较为接近等优点。但因大鼠不喜吃酵母粉,故使用酵母粉饲喂大鼠造模时大鼠体重急剧下降,体质差,其存在饲喂困难和病死率高这两个缺点,在一定程度上影响实验效果。

（二）抑制尿酸排泄的动物模型

1. 抑制尿酸排泄法　抑制尿酸排泄法主要通过给动物服用抑制尿酸排泄的药物,如乙胺丁醇、烟酸等,或者同时给予产生尿酸的原料,使尿酸排泄减少,血尿酸增高,进而损伤肾功能引起尿酸性肾病的动物模型方法。抑制尿酸排泄法属继发性高尿酸血症,与人类慢性尿酸性肾病的发病机制有一定差距。

2. 抑制尿酸酶活性法　此法主要通过抑制实验动物体内尿酸氧化酶的活性,而使尿酸分解减少,体内尿酸堆积增多来复制尿酸性肾病的动物模型。采用在饲料中加入 5% 的尿酸氧化酶抑制药氧嗪酸(oxonic acid)与 1% 的尿酸,限量喂食雄性 Wistar 大鼠,造模 3 天血尿酸即明显升高,高尿酸血症形成。造模第 18 天出现肾脏损害,痛风性肾病形成。单次灌胃次黄嘌呤联合皮下注射氧嗪酸钾诱导 ICR 小鼠,也可以使血尿酸水平升高。

3. 基因重组法　通过基因重组或者基因敲除的方法复制动物模型是近年来的一个热点。通过破坏小鼠尿酸氧化酶基因,再用基因重组法,获得尿酸酶缺乏的突变小鼠,造成高尿酸血症模型小鼠,所复制的模型具有稳定的特性,但这些小鼠的存活期不足 4 周,不便于实验研究,目前不算是理想的动物模型。

（三）混合型的动物模型

目前我国对该病动物模型的主要制备方法是把抑制尿酸排泄的药物加上尿酸产生的原料给动物服用,使血尿酸增高,尿酸排泄减少。如选择黄嘌呤、次黄嘌呤、腺嘌呤 1~2 种再联合盐酸乙胺丁醇连续灌胃。

二、研究尿酸性肾病药物体外实验方法及模型

（一）尿酸干预肾脏固有细胞

目前研究认为长期持续 HUA,尿酸钠结晶沉积在肾髓质间质组织,激活局部肾素-血管紧张素系统,损伤内皮细胞,引起肾小球高压力、慢性炎症反应、间质纤维化等病理改变。为了进一步研究 HUA 对肾脏的损伤机制,体外培养不同的细胞系,如肾小管上皮细胞系、内皮细胞系,系膜细胞甚至足细胞,以不同浓度的尿酸干预来模拟人体 HUA 环境。在此基础上还可以进行新药探索、药物评估及作用机制研究。

（二）离体肾脏灌流技术

离体肾脏灌流(isolated perfused kidney,IPK)技术是最早被用来研究肾脏的生理和生化功能,之后主要用于研究肾功能、药物肾脏代谢、排泄及药物的相互作用等方面,对研究药物肾脏排泄及其相互作用具有特别的价值。体内尿酸大部分由肾脏经尿排出体外,因此有部分研究人员应用离体肾脏灌流的方法评价促尿酸排泄药物。用离体动物肾脏灌流模型发现和评价促尿酸排泄药物作用,条件易于控制,能排除在体情况下体内尿酸滤过负荷不同所造成的差异,同时与细胞模型相比,更接近尿酸体内肾脏排泄过程。模拟生理条件的灌流量及灌注压,保持正常肾脏功能是模型成败的关键。

（三）转基因技术

随着生命科学的发展,转基因技术已经非常成熟,利用转基因细胞技术研究尿酸肾病,如转 *URAT-1* 基因的细胞模型已被用来研究尿酸摄取。

三、体外研究黄嘌呤氧化酶和筛选黄嘌呤氧化酶抑制药方法

体外获取 XO 是研究基体氧化还原反应的重要内容,也是研究 XOI 类药物的基础,目前主要是由牛奶和微生物两大类来源,通过一定的反应体系筛选出相应纯度的 XO。因 XO 来源的不同,其酶结构差异较大。整个提取过程的关键在于反应条件,包括酶浓度、底物浓度、反应体系 pH、反应温度和反应时间等条件的设定。随着科技的发展,利用计算机软件对不同来源的 XO 进行蛋白质结构对比,结合现有 XOI 分子结构进行计算机模拟分子对接实验,提高 XO 筛选的纯度和精度。

抗高尿酸血症药物筛选也是重要内容,XOI 的体外筛选方法包括紫外分光光度法、电化学法、高效液相色谱法(high performance liquid chromatography,HPLC)和超高效液相色谱法(ultra high performance liquid chromatography,UPLC)等,但都存在不同的缺点。

紫外分光光度法为体外筛选 XOI 最常用的方法。该方法通过测定特定波长下吸光度的变化来预测底物黄嘌呤或产物尿酸含量的变化,进而进一步计算待测物对 XO 的抑制作用,该方法目前可实现高通量快速筛选,是一种快速高效的筛选方法。但是由于该法不是专属性实验,且很多天然产物成分复杂,单体化合物的结构也变化多样,这造成待测样品本身具有一定的紫外吸收,因此该法的筛选结果会出现假阳性或假阴性结果。

电化学法是一种新型的筛选方法,是通过测定尿酸的简单快捷的计时电流分析法而进

行体外筛选 XOI 的方法。该法采用丝网印刷技术,利用吸附法将羧基化的多壁碳纳米管修饰在电极表面。该法简单快速、成本低,但是结果易受溶液中的常见离子和有机物的影响,导致结果不准确。

HPLC 的原理是以液体为流动相,采用高压输液系统,将具有不同极性的单一溶剂或不同比例的混合溶剂、缓冲液等流动相泵入装有固定相的色谱柱,在柱内各成分被分离后,进入检测器进行检测。HPLC 具有快速、高效、高灵敏度特点,被广泛应用于分析或分离复杂药物成分。目前 HPLC 被大多用于测定黄嘌呤或尿酸的含量以及血浆中 XO 活性的测定。通过 HPLC 测定酶促反应体系中底物黄嘌呤在反应前后含量的变化,进而考察待测样品对 XO 的抑制作用。HPLC 操作简单、快速、可靠且易推广,为 XOI 的初步筛选提供了新途径。

UPLC 是一种体外筛选 XOI 的新方法,与传统的 HPLC 相比,UPLC 的速度、灵敏度及分离度分别是 HPLC 的 9 倍、3 倍及 1.7 倍,它缩短了分析时间,同时减少了溶剂用量,降低了分析成本。该方法专属性好,准确度高,可以避免上述方法的缺陷。但该方法操作复杂,对实验设备要求较高,一般普通实验室不易具备。

参考文献

[1] CRITTENDEN D B,PILLINGER M H. New therapies for gout. Annu Rev Med,2013,64:325-337.

[2] BURNS C M,WORTMANN R L. Gout therapeutics:new drugs for an old disease. Lancet,2011,377(9760):165-177.

[3] GEORGE C,MINTER D A. Hyperuricemia. Treasure Island(FL):StatPearls,2019.

[4] 邹和建,刘湘源,周京国,等. 实用痛风病学. 北京:人民军医出版社,2016.

[5] BECKER M A,BARAF H S,YOOD R A,et al. Long-term safety of pegloticase in chronic gout refractory to conventional treatment. Ann Rheum Dis,2013,2(9):1469-1474.

[6] YUAN H,HU Y,ZHU Y,et al. Metformin ameliorates high uric acid-induced insulin resistance in skeletal muscle cells. Mol Cell Endocrinol,2017,443:138-145.

[7] 高尿酸血症相关疾病诊疗多学科共识专家组. 中国高尿酸血症相关疾病诊疗多学科专家共识. 中华内科学杂志,2017,56(3):235-248.

[8] VARGAS-SANTOS A B,NEOGI T. Management of gout and hyperuricemia in CKD. Am J Kidney Dis,2017,70(3):422-439.

[9] RICHETTE P,DOHERTY M,PASCUAL E,et al. 2016 updated EULAR evidence-based recommendations for the management of gout. Ann Rheum Dis,2017,76(1):29-42.

[10] BISCAGLIA S,CECONI C,MALAGU M,et al. Uric acid and coronary artery disease:An elusive link deserving further attention. Int J Cardiol,2016,213:28-32.

[11] EDWARDS N L,SO A. Emerging therapies for gout. Rheum Dis Clin North Am,2014,40(2):375-387.

[12] DEEKS E D. A Review in hyperuricaemia of gout. Drugs Aging,2017,34(5):401-410.

[13] DIAZ-TORNE C,PEREZ-HERRERO N,PEREZ-RUIZ F. New medications in development for the treatment of hyperuricemia of gout. Curr Opin Rheumatol,2015,27(2):164-169.

[14] PASCART T,RICHETTE P. Investigational drugs for hyperuricemia,an update on recent developments. Expert Opin Investig Drugs,2018,27(5):437-444.

[15] 唐子猗,青玉凤. 降尿酸药物治疗高尿酸血症及痛风的现状及研究进展. 中华风湿病学杂志,2019,23(3):199-204.

[16] 闫祯昕,非尹,李雪晨,等. 黄嘌呤氧化酶抑制剂抑制药筛选体系的建立. 中国药理学通报,2019,35(10):1471-1477.

（李　冰）

第十六章　治疗肾结石药

【摘要】

肾结石内科治疗包括大量饮水,调节饮食,酸化或碱化尿液,适时采用噻嗪类利尿药、枸橼酸盐、别嘌醇、正磷酸盐、抗生素、尿素酶抑制药等。溶石疗法适合一些特殊成分的结石,如尿酸结石和胱氨酸结石等。针对不同成分的结石,采用的溶石药物不同。排结石药用于直径比较小的结石,常用的有α受体拮抗药、钙通道阻滞药、非甾体抗炎药、糖皮质激素等。排石药物中,循证医学仅证明α受体拮抗药具有加速排石作用。此外尚有一些处于研发阶段的肾结石治疗药物,如草酸降解酶 reloxaliase、草酸合成抑制药司替戊醇等。

第一节　治疗肾结石药的发展史

2 000 多年前的《黄帝内经·素问》中描述尿石症为"石淋"。古代的神父或医生们通常用咒语、妖术加上由植物、动物和尿液组成的"药品"来治疗患者。

盖伦(Galen,公元 131—200 年)是希腊解剖学家、内科医生和作家,他认为肾结石是肾脏脓肿、溃疡形成或者出血的后果,他建议用酒、蜂蜜、欧芹和黄蒿籽治疗泌尿系结石。Galen 去世后,古希腊的医学思想在阿拉伯得到了传承,医学家 Avicenna(公元 980—1037 年)描述用月桂、柏枝、蝎子的灰和油、蛋壳、蜈蚣和瓜籽来溶解结石。欧洲中世纪时期,有关结石的治疗进展甚微。现代医学认为,肾结石的治疗旨在解除患者痛苦、排除结石、保护肾功能,尽可能预防其复发。1983 年,Menou 和 Pak 发现低枸橼酸尿症是肾结石的常见原因之一,1985 年美国 FDA 批准枸橼酸钾用于治疗肾结石。目前选择治疗肾结石的方式是根据患者的全身情况、结石的大小、数目、结石的成分、有无梗阻、感染、积水、肾实质的损害程度以及结石复发的预防等方面,制订具体的精准化防治方案。

第二节　治疗肾结石药的作用机制

药物是治疗肾结石的重要手段,其机制包括溶结石、抑制结石增大及促进结石排出等。

一、溶结石及抑制结石增大

肾结石的形成与机体代谢异常密切相关,包括钙代谢异常、尿酸代谢异常、胱氨酸代谢异常、泌尿系统感染等。有效地溶结石及抑制结石增大是药物治疗肾结石的重要策略,此类药物可用于碎石后的辅助治疗以及碎石后相关并发症的预防及治疗,如肾绞痛、石街形成等。

（一）纠正钙代谢异常

草酸钙结石是最常见的泌尿系结石类型,约 3/4 的泌尿系结石含有草酸钙,其中绝大多数为特发性草酸钙结石病,这是一种复杂的、多病因的疾病,普遍认为是遗传、环境和代谢等综合性的因素引起,危险因素包括高草酸尿、高钙尿、低枸橼酸尿、高尿酸尿及成石抑制物缺乏。枸橼酸制剂、磷酸盐、利尿药等分别改善上述一个或多个危险因素发挥作用。

1. 枸橼酸防治结石形成 15% ~ 63% 的肾结石患者伴有低枸橼酸尿。低枸橼酸尿症是泌尿系结石的重要原因。枸橼酸防治结石形成的机制主要基于化学基础。

（1）与钙离子的络合作用:枸橼酸结构中具有 3 个羧基和 1 个羟基,羧基之间的距离为 3 个 C—C 键长度。在溶液中,枸橼酸可与 Ca^{2+} 形成含有 1 个五元环和 1 个六元环的络合物,该络合物稳定性高、难于解离,且溶解度高,络合物形成后,尿液中钙离子浓度降低,草酸钙的饱和度降低,草酸钙结晶的形成受抑制。

（2）封闭尿石晶体生长的活性位点:枸橼酸根可与各型草酸钙晶体发生吸附,与晶体中的钙更好配位,从而抑制晶体的生长,例如,直接抑制草酸钙的自发成核,抑制草酸钙晶体生长并防止已形成的草酸钙晶体聚集,减少以草酸钙为核的其他异质性结石的形成。

（3）提高尿液 pH:80% 的枸橼酸钾被吸收后,在体内氧化,只保留钾离子而产生碱负荷。尿 pH 升高后,首先可使得酸性类结石如尿酸结石和胱氨酸结石的溶解度增加,如 pH <5.5 时,尿中的尿酸均呈过饱和状态,在 pH<5.0 时尿酸结晶析出,而当尿 pH 由 5.0 增到 7.0 时,尿酸溶解度可增加 10 倍。

（4）增强尿中成石抑制药活性:枸橼酸钾可增强尿中其他抑制药如焦磷酸盐和部分大分子的抑制活性,这也是枸橼酸盐预防草酸钙结石的重要机制。

另外,研究提示,枸橼酸钾可诱导二水草酸钙和三水草酸钙的生成,减小一水草酸钙晶体比表面积,从而有利于防治草酸钙结石的形成。

2. 磷酸盐防治钙结石 磷酸盐作为较早运用于预防含钙结石的一类药物,主要有正磷酸盐、焦磷酸盐、二磷酸盐和多聚磷酸盐等。

（1）降低尿液饱和度并增强尿液中成石抑制药的作用:正磷酸盐具有酸化尿液 (pH 5.8)及减少尿钙排泄的作用。临床研究发现,口服正磷酸盐(相当于每天约 1 000mg 磷)治疗后,患者尿液中的钙排泄量降低,磷酸盐的排泄量增大,使得草酸钙在尿液中的溶解度增大,从而减小尿液中草酸钙的过饱和度,降低肾结石复发。动物实验也发现,大鼠食入适量含磷(0.225%)的食物,尿液的过饱和度减小,能够抑制结石形成。

焦磷酸盐可抑制尿石生长。口服正磷酸盐后,尿液中的焦磷酸盐的排泄量和肾脏内的焦磷酸盐的清除率均增大约 3 倍,其作用机制可能是正磷酸盐干扰了肾小管对焦磷酸盐的重吸收,或是降低了焦磷酸盐在肾脏内的水解作用而成。

需要注意的是,如果尿液中排泄的磷酸盐过多,会降低血清中磷酸盐浓度,诱发高钙尿症。同时,因尿液中磷酸盐的排泄增加,导致形成高磷酸盐尿,增大尿液的饱和度,反而促进结石复发。

（2）抑制磷酸钙和草酸钙晶体生长和聚集:焦磷酸盐是一种有效的尿石生长抑制药,它能够抑制磷酸钙和草酸钙晶体生长和聚集。体外实验表明,当在人造尿中添加的焦磷酸钠 $(Na_4P_2O_7)$ 浓度高于 0.1mmol/L 后,草酸钙晶体的生长速率、成核速率和晶体数量呈直线下降。研究发现,低浓度焦磷酸盐通过表面作用抑制尿石形成,高浓度下则和尿液中的游离态的 Ca^{2+} 发生络合作用抑制草酸钙结石形成。

正常人尿液中的焦磷酸盐的排泄量约 34μmol/d,而结石患者则相对较低,患者尿液中焦磷酸盐的浓度低可能是尿石形成的重要原因。

3. 利尿药降低尿钙浓度 噻嗪类利尿药具有降低尿钙浓度作用,其主要作用于肾远端小管,促进钙的重吸收。此类药物还可促进尿镁、锌的排泄。噻嗪类药物能够纠正肾钙漏,因而也能够纠正继发性甲状旁腺功能亢进、维生素 D 合成增多以及肠道钙的吸收过多所引起的高钙尿症,所以是治疗肾性高尿钙的理想药物。

噻嗪类利尿药治疗肾性高尿钙的主要缺点是产生低枸橼酸尿和低血钾。因此,许多学者主张将枸橼酸钾与噻嗪类利尿药联合应用。

需要注意其他类型利尿药可能导致肾结石和肾钙沉积。如碳酸酐酶抑制药抑制近端肾小管 HCO_3^- 再吸收,增加 HCO_3^- 排泄,尿液呈碱性,尿中磷酸钙溶解度减低,易沉积发生肾结石。醋唑磺胺(diamox)治疗青光眼发生肾结石较一般人群高,袢利尿药呋塞米抑制肾钙再吸收致高钙尿症,易发生肾钙沉积和肾结石。保钾利尿药氨苯蝶啶可在尿中呈棕色颗粒管型,形成肾结石和膀胱结石。氨苯蝶啶及其代谢产物在尿中浓度过饱和,析出结晶并与蛋白基质结合,从而形成肾结石。

4. 磷酸纤维素减少肠道对钙的吸收 磷酸纤维素(phosphocellulose)是一种不能被肠道吸收的离子交换树脂,口服后在肠道内能与钙结合成不溶性复合物,故可减少肠道对钙的吸收而降低尿钙。一般仅用于通过控制饮食及噻嗪类药物不能控制的、不伴有骨病且血磷正常的吸收性高钙尿症患者。

(二)纠正尿酸代谢异常

近年来肾结石发病率明显升高,其中尿酸性肾结石占有很大比例,仅次于钙盐结石。在中国,尿酸性肾结石发病率占肾结石发病率的 8%~10%。约 20% 的原发性痛风患者合并尿酸性肾结石,而继发性痛风可达 40%。在全球其发病率均处于逐年升高的阶段,给患者带来极大危害。

尿酸性肾结石的发病机制尚未完全揭示,高尿酸尿症、低尿量、持续低尿液 pH 等是已明确的造成尿酸性肾结石的危险因素,故治疗药物作用机制包括以下几个方面:

1. 抑制尿酸合成 人体中尿酸的来源有外源性和内源性两种途径。外源性尿酸主要以食物摄取为主,内源性尿酸是人体内嘌呤底物在一系列酶的作用下产生的终产物,内源性尿酸占总尿酸来源的 80%。

研究显示,尿酸代谢过程中,促进尿酸合成的酶,如 5-磷酸核酸-1-焦磷酸合成酶、腺嘌呤磷酸核苷酸转移酶、磷酸核糖焦磷酸酰胺转移酶和 XO 活性增高,都会导致尿酸异常增高。其中 XO 的活性异常增高是尿酸合成过多的关键环节,故 XO 成为降低尿酸药物的重要靶点。

(1)抑制次黄嘌呤及黄嘌呤转变成尿酸:已上市的嘌呤类 XO 抑制药有别嘌醇(allopurinol)。别嘌醇在体内被转变为别黄嘌呤,别嘌醇和别黄嘌呤均可与氧化态的 XO 在钼蝶呤辅酶活性位点结合,竞争性地抑制 XO 与次黄嘌呤及黄嘌呤的结合,从而抑制次黄嘌呤及黄嘌呤转变成尿酸(图 16-1),次黄嘌呤及黄嘌呤可直接被排出体外。别嘌醇的另一作用方式是抑制核苷酸合成,最终导致尿酸生成减少。

(2)抑制 XO 的氧化态和还原态:虽然嘌呤类似

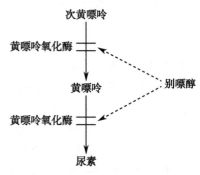

图 16-1 别嘌醇作用机制示意图

物在临床上得到了广泛应用和认可,但此类药物需经肾排泄,药物本身及其代谢产生的核苷酸和核苷酸衍生物增大了肾功能不全患者引起更多严重不良反应的概率,所以非嘌呤类 XO 抑制药的研究成为近年治疗痛风病的热点。

非布司他(febuxostat),是由日本 Teijin 公司研制一种全新高效的非嘌呤类 XO 抑制药(图 16-2),对 XO 的 IC_{50} 值为 1.4nmol/L,可抑制 XO 的氧化态和还原态,其活性比别嘌醇提高了 3~4 个数量级。非布司他与 XO 的作用方式:①药物分子占据了 XO 与酶底物的疏水通道。②噻唑环上甲基以非极性头部进入酶的疏水口袋,是离钼蝶呤中心最近的部分;羧基是作为极性头部进入酶亲水口袋的必需基团,成为与酶结合最紧密的部位。③苯环与噻唑环之间的转角,有利于与酶的空间结合。④其他基团通过氢键与酶的相应氨基酸残基结合。⑤苯环及 4 位的异丁氧基和 3 位的氰基起稳定和疏水作用,对活性有重要影响。

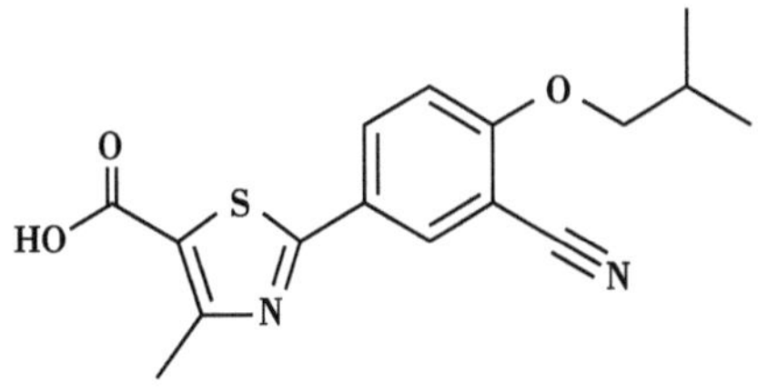

图 16-2 非布司他化学结构式

2. 促进尿酸排泄 尿酸排泄减少是高尿酸血症的主要发病机制。肾脏首先通过 Na^+ 依赖性单羧酸转运体 SLC5A8 和 SLC5A12 以及双羧酸转运体 SLC13A3 在肾管状细胞中富集单羧酸和双羧酸离子,然后借助 URAT-1 和 OAT4 与肾小管管腔中的尿酸离子进行交换而重吸收尿酸。顶膜上的果糖转运体(fructose transporter)SLC2A9 在尿酸重吸收中也扮演着重要角色,重吸收的尿酸可通过果糖转运体 SLC2A9 离开肾小管细胞。SLC2A9、URAT-1、SLC17A1 及 OAT4 的基因变异与痛风关系密切。

促尿酸排泄药的作用机制主要是抑制尿酸盐在近曲小管的主动再吸收,增加尿酸盐的排泄而降低血中尿酸浓度,促进尿酸盐溶解,本类药物主要包括丙磺舒(probenecid)和苯溴马隆(benzbromarone)等。

丙磺舒,又名羧苯磺胺,大部分通过肾近曲小管主动分泌而排泄,因脂溶性大,易被再吸收,故排泄慢。它是苯甲酸的衍生物,通过竞争性抑制 URAT-1,抑制肾近端小管对尿酸盐的再吸收(图 16-3),促进尿酸的排泄,使尿酸血浆浓度降低,减少尿酸的沉积,促进尿酸沉积物的再吸收。

苯溴马隆可同时作用于 URAT-1、果糖转运体 SLC2A9(或称 GLUT9)和 OAT4 发挥强大的促尿酸排泄活性,抑制尿酸盐在肾小管重吸收而发挥作用(图 16-4)。

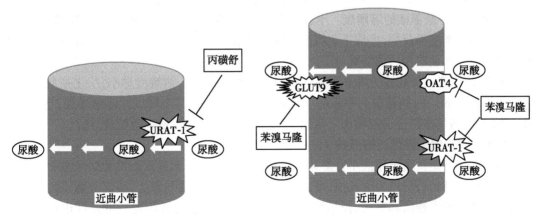

图 16-3 丙磺舒作用机制示意图　　图 16-4 苯溴马隆作用机制示意图

3. 促进尿酸代谢　尿酸酶可催化尿酸代谢、氧化生成尿囊素。尿囊素水溶性为尿酸的5~10倍,更容易被肾脏排泄。由于人体内没有尿酸酶而无法实现这一转化过程。通过补充尿酸氧化酶将体内尿酸分解为尿囊素排出体外而降尿酸,这也是高尿酸血症治疗的策略之一。

这类药物以拉布立酶(rasburicase)和普瑞凯希(Pegloticase)为代表。拉布立酶是重组黄曲霉尿酸氧化酶(recombinant aspergillus flavus urate oxidase,RAFUO),普瑞凯希是一种聚乙二醇尿酸酶。

两者均有快速、强大的降尿酸作用。临床研究表明,拉布立酶能够快速降低血清尿酸水平,溶解痛风石,对高尿酸血症疗效较别嘌醇显著,尤其适用于不耐受常规疗法的患者。但拉布立酶具有很高的免疫原性,容易引起超敏反应,此外,其半衰期短,仅为18小时,需反复给药,由于价格昂贵,不利于临床广泛使用。与拉布立酶相比,普瑞凯希优点是免疫原性降低、半衰期延长,2010年9月该药在美国首次获得批准上市。

4. 碱化尿液　尿液中的尿酸以游离尿酸和尿酸盐两种形式存在,尿酸盐在水中的溶解度相当于尿酸的20倍。游离尿酸与尿酸盐在尿中的比例由pH所确定。pH降低,游离尿酸比例增加,尿酸的溶解度降低。尿酸是一种弱有机酸,当尿液碱化时,不易溶解的尿酸转化成易溶解的尿酸盐阴离子。使用药物使尿pH接近7.0时不仅可以预防尿酸结石的形成,也可使已形成的尿酸结石发生溶解。碱化尿液药物有碳酸氢钠、枸橼酸制剂。

（三）纠正胱氨酸代谢异常

胱氨酸结石较少见,大约占到肾结石的1%。胱氨酸结石是由于遗传性代谢紊乱,尿中胱氨酸过饱和而成石。

胱氨酸尿症的治疗目的是减少尿液中胱氨酸的排泄和增加其溶解度,药物治疗的方法包括:①限制饮食以减少胱氨酸的产生和排泄。②将胱氨酸转变成溶解度大的化合物。常用药物包括青霉胺、巯丙酰甘氨酸、乙酰半胱氨酸及卡托普利等,它们都是硫醇类,其作用机制是基于硫醇类二硫化物交换反应,交换之后,可使难溶的胱氨酸转变成水溶性的二硫化物衍生物。③采用尿液碱化剂增加胱氨酸的溶解度。

1. 降低血浆和尿中胱氨酸水平　青霉胺(penicillamine)是青霉素的代谢产物,同细胞外液及尿路内胱氨酸进行二硫化物交换反应,形成半胱氨酸青霉胺二硫化物,降低血浆胱氨酸水平,减少其在肾小球滤过。半胱氨酸-青霉胺的溶解度要比胱氨酸大50倍,因此能预防胱氨酸结石的形成。服用6~12个月,可使已形成的胱氨酸结石逐渐溶解。

2. 提高尿中胱氨酸的溶解度　卡托普利(captopril)是一种ACEI,亦含有巯基,与同胱氨酸发生硫醇类交换反应,生成半胱氨酸巯甲丙脯酸二硫化物,结合后可使胱氨酸的溶解度提高200倍。长期应用可预防胱氨酸结石形成。

3. 碱化尿液　胱氨酸的溶解度具有pH依赖性,pH越低,溶解度愈小,反之则愈大。在生理范围的尿pH中,胱氨酸几乎不溶。当pH升至7.5时,其溶解度才逐渐增加,当pH超过7.5时,其溶解度将会迅速增加。常用枸橼酸制剂碱化尿液,增加胱氨酸溶解。

（四）减少感染性结石的形成

感染性结石是指由于尿液中分解尿素的病原体感染泌尿系统而形成的磷酸铵镁和磷酸钙结石。感染性结石特点为生长快,可在较短时间内填充肾盏与肾盂,故部分感染性结石呈鹿角状。结石并发梗阻和感染,极易导致肾积脓,肾功能受损,并可发生继发性出血。目前采用经皮肾镜取石和体外冲击波碎石联合治疗,使感染性结石的治疗取得了良好的效果。

因术后残余结石率及结石复发率很高,又因术后约>40%患者存在持续的尿路感染。因此,药物治疗是感染性结石治疗的重要辅助方法。

感染性结石的形成需要三个条件的共同作用:①分泌尿素酶的细菌引起尿路感染;②尿液中有氨存在;③尿呈碱性,pH>7.2。因此,感染性结石的药物治疗包括下列几个方面:抗感染治疗、酸化尿液和抑制尿素酶。

1. 抗感染治疗 抗感染治疗对于感染性结石的防治具有十分重要的作用。所有结石患者术前需进行尿菌检查及尿培养,尿细菌培养转阴后才能行手术治疗。

导致感染性结石的细菌多为奇异变形杆菌,故可应用青霉素类抗生素,临床上常用青霉素和氨苄西林,其可有效控制90%的各种变形杆菌。标准的口服氨苄西林方案可将细菌尿素酶的产量减少99%,从而延缓结石生长并抑制结石再发。

2. 酸化尿液 感染性结石的溶解高度依赖尿液的pH,当尿液酸化,pH<6.5时,结石的溶解度增加。常用的酸化剂有:

(1)左旋蛋氨酸(L-methionine):其代谢产物为氢离子和硫酸根。服用左旋蛋氨酸1 500mg尿液pH可降至6.0~6.2。

(2)氯化铵(ammonium chloride):口服本药1g,每天2~3次,可使尿液pH保持于5.8~6.2。需要注意的是,长期服用氯化铵可引起尿液氨的排泄增加,从而抵消了它的酸化作用。另外,因为氯化铵能够加重体内的代谢性酸中毒,肾功能不全的患者禁止服用氯化铵。

3. 抑制尿素酶 细菌分泌的尿素酶分解尿素,使尿液呈碱性,这是感染性结石形成过程中的一个重要环节。因此,抑制尿素酶的活性,减少尿素的分解,可以延缓感染性结石的生长,有利于预防新的结石形成。

乙酰氧肟酸(acetohydroxamic acid,AHA)具有与尿素相似构型的酰胺基,与尿素酶生成螯合物。抑制尿素酶的活性,从而使尿素分解减少,尿氨浓度下降,pH降低。可溶解尿石和防止感染性尿路结石的形成。体外实验表明,当尿中加入氨水或尿素酶,使尿液碱化,可形成磷酸镁铵和磷灰石结晶而发生沉淀。尿液中缺乏尿素时,即使有变形杆菌生长,也不能变成碱性尿,无结晶形成。凡细菌不产生或仅产生微量尿素酶时,不会形成结晶。尿液中有变形杆菌并产生尿素酶时,加入AHA后,可防止尿液碱化及结晶形成。

二、促进结石排出

α受体拮抗药、钙通道阻滞药、前列腺素生成酶抑制药、性激素、糖皮质激素均有松弛泌尿生殖道平滑肌、促进结石排出的作用。

(一)拮抗α受体

输尿管存在α和β肾上腺素受体,主要是α_1受体。α_1受体拮抗药能舒张输尿管平滑肌,减弱蠕动频率和幅度,可降低壁段输尿管压力,增强尿液的传输能力和尿流脉冲,相应增加输尿管结石上方的压力,在结石周围的壁段建立了一个压力梯度,舒张膀胱颈平滑肌和尿道平滑肌,最终形成一个较强的推力促使结石排出。此外,α_1受体拮抗药还能作用于脊髓的C型快反应纤维以及交感神经节后神经元,切断疼痛传导至中枢神经系统的通路,减少排石过程中的肾绞痛。

(二)阻滞钙通道

输尿管的基本功能单位是平滑肌细胞,随钙离子浓度变化而发生反应。当钙离子浓度升高时,平滑肌收缩,反之舒张。输尿管结石可导致输尿管痉挛,阻碍结石排出。研究发现,钙通道阻滞药能阻止钙离子从细胞外流入平滑肌细胞,对动物、人的输尿管平滑肌的收缩痉挛有抑制作用,抑制结石刺激引起的输尿管痉挛。

虽然动物实验及一些临床观察均证实,钙通道阻滞药可以加快结石排出、缩短排石时间,但钙通道阻滞药对结石排出的作用从循证医学方面尚存在争议,故钙通道阻滞药是否有利于结石排出有待进一步研究明确。

(三) 减轻局部炎症和水肿

结石梗阻输尿管后可引起近段尿液滞留,使肾内压迅速增高,这可刺激输尿管和肾髓质合成和分泌 PGE_2。PGE_2 不仅会引起组织炎性水肿,而且还能扩张入球小动脉、抑制血管升压素作用,进一步导致肾内压增高,引起肾绞痛。此外,前列腺素通过一些内在相关机制诱发肾盂和输尿管张力增加、输尿管局部的炎症及水肿。

非甾体抗炎药为前列腺素合成酶抑制药,能抑制前列腺素的合成,具有解热镇痛及抗炎的作用,不仅对肾输尿管绞痛十分有效,还可以减轻肾盂输尿管压力、局部炎症及水肿,舒张输尿管平滑肌,这些都有利于尿路结石排出。其中双氯芬酸钠已被中华医学会泌尿外科分会推荐作为输尿管结石的药物排石手段之一。

临床研究发现,双氯芬酸用药组与对照组相比,排石率并没有明显的统计学差异。虽然双氯芬酸钠没有影响排石率,但是它对防治肾绞痛的复发有明显统计学意义。

也有人对使用非甾体抗炎药持怀疑态度,因为前列腺素在梗阻早期可以扩张血管,维持一定的肾小球滤过率,对于一些肾功能处于临界边缘的患者,使用非甾体抗炎药可抑制前列腺素的生成,有可能使肾功能恶化。

(四) 解痉止痛

水肿是阻碍结石排出的一个重要因素,即使小的结石亦可致结石周围输尿管黏膜炎症,进而导致不同程度水肿,产生输尿管管腔狭小甚至梗阻。糖皮质激素因其强大的抗炎作用,减轻炎症、水肿及输尿管平滑肌的收缩和痉挛,临床研究证实,糖皮质激素常联合钙通道阻滞药或 α 受体拮抗药,可提高排石率,缩短排石时间,减少止痛药的用量。

许多实验和临床研究表明,性激素具有扩张输尿管和促进排结石的作用,但是起效比较缓慢。黄体酮可以使输尿管平滑肌松弛,从而起到解痉止痛的作用,有利于结石排出。此外黄体酮具有竞争性拮抗醛固酮的作用,能够促进钠、氯的排泄,产生利尿作用,有利于结石的排出,在输尿管结石治疗中有一定疗效。

第三节 常用的治疗肾结石药

一、溶结石及抑制结石药

(一) 枸橼酸制剂

早在 1985 年,美国 FDA 批准枸橼酸钾作为单味药治疗低枸橼酸尿性草酸钙结石、尿酸结石及轻中度高尿酸尿性草酸钙结石。作为临床药物,枸橼酸及其盐具有无毒、价廉、副作用小、可长期服用等优点而被广泛应用。

临床上常用的枸橼酸制剂是枸橼酸钾(potassium citrate),另外还有枸橼酸钠、枸橼酸钾钠、枸橼酸氢钾钠、枸橼酸镁钾等。枸橼酸钠因摄入过多的钠离子抑制了钙离子重吸收,有可能加速钙盐的结晶,因此不建议在临床上使用过多的枸橼酸钠制剂。使用枸橼酸钾钠和枸橼酸氢钾钠也存在钠离子摄入增多的情况,但长期随访发现其仍可降低结石形成率及复发率。枸橼酸镁钾可升高尿液 pH 及尿镁、枸橼酸水平,升高的镁离子可与钙离子竞争草酸根离子,使草酸水平及草酸钙饱和度下降,降低结石发生率和复发率,在抑制尿酸结石和草酸钙结石方面较枸橼酸钾更有效。

枸橼酸制剂口服后大部分迅速被胃肠道吸收。体内主要分布于细胞外液,细胞内液除离子状态外,钾 90% 由肾脏排泄,10% 由粪便排出。主要用于草酸钙结石治疗。大量国内外的临床研究均发现,长期服用枸橼酸制剂能升高尿液 pH 及尿枸橼酸水平,降低草酸钙饱和度及尿钙水平,使患者结石形成率降低。本药也用于治疗尿酸结石。碱化尿液是溶解和预防尿酸结石的关键。尿液碱化时,不易溶解的尿酸转化为易溶解的尿酸阴离子。枸橼酸钾作为一种碱性物质,服用后能有效升高尿液 pH,将尿酸转化为溶解度较高的尿酸盐,使结晶不易析出,并可使已形成的尿酸结石溶解,从而起到防治尿酸结石的作用。由于当尿液 pH 由 5.0 增至 7.0 时,尿酸溶解度增加了 10 倍。但是当 pH 超过 7.0 时,可能会增加磷酸钙过饱和度,使磷酸钙晶体析出,所以一般将尿液 pH 维持在 6.2~6.8。

另外枸橼酸钾也可用于胱氨酸结石治疗。胱氨酸的溶解度具有 pH 依赖性,理论上 pH 在 7.5 以上,胱氨酸的溶解性才会明显增加。但若尿 pH 高于 7.2,可能会诱发磷酸钙的沉淀,因此,尿液碱化疗法的治疗窗很窄。采用枸橼酸钾碱化尿液时,将尿液 pH 调整到 7.0 附近为宜。

需要注意的是,由于磷酸钙、鸟粪石等感染性结石的治疗需要酸化尿液,加之尚无枸橼酸钾防治感染性结石的研究,因此不建议使用枸橼酸钾治疗明确诊断或疑似感染性结石,以及合并严重泌尿系感染的结石。

枸橼酸钾的首次剂量根据低枸橼酸尿的程度决定,如患者尿枸橼酸低于 0.53mmol/d,枸橼酸钾的剂量应为 60mmol/d,分 3 次口服;如低枸橼酸尿程度较轻,开始剂量可为 30~40mmol/d,一般用药 1 小时后尿中枸橼酸浓度及 pH 增高达到高峰并维持 12 小时。维持治疗 1~4 个月,应复查尿枸橼酸,必要时应调整剂量。一般当患者尿 pH 低于 5.1 时,剂量应为 60mmol/d,尿 pH 可维持在 6~7;如尿 pH 在 5.1~5.5,可用 40mmol/d 维持。

枸橼酸制剂口服可有胃肠道刺激症状,如恶心、呕吐、咽部不适、胸痛、腹痛、腹泻,甚至消化性溃疡及出血。在空腹、剂量较大及原有胃肠道疾病者更易发生。滴注浓度过高、速度较快时,刺激静脉引起疼痛。应用过量、滴注速度较快或原有肾功能损害时易发生高钾血症,表现为乏力、手足口唇麻木、肌张力减退、反射消失、循环衰竭、心律失常、传导阻滞等高钾血症征象。一旦出现高钾血症,应立即处理:A. 立即停止补钾;B. 静脉输注高浓度葡萄糖注射液和胰岛素,10%~25% 葡萄糖注射液 300~500ml,每 20g 葡萄糖加胰岛素 10U。C. 静脉滴注 5% 碳酸氢钠注射液 100~200ml,无酸中毒者可使用 11.2% 乳酸钠注射液,特别是 QRS 波增宽者。钙剂对抗钾的心脏毒性,未应用洋地黄类药物时,给予 10% 葡萄糖酸钙注射液 10ml 静脉注射 2 分钟,必要时重复使用。

含钾的枸橼酸制剂在高钾血症,洋地黄中毒所致的完全性房室传导阻滞不伴低钾血症,闭尿、无尿时禁用。下列情况慎用:①肾功能不全、尿少时慎用。②肾上腺皮质功能减退者。③家族性周期性麻痹,低钾性麻痹应予补钾,但需鉴别高钾性或正常血钾性周期性麻痹。④胃肠道梗阻、慢性胃炎、溃疡病、食管憩室、溃疡性肠炎者,不宜口服钾盐,因此时钾对胃肠道的刺激增加,加重病情。⑤传导阻滞性心律失常,尤其是应用洋地黄类药物时。⑥大面积烧伤、肌肉创伤、严重感染、大手术后 24 小时内和严重溶血,上述情况本身可引起高钾血症。

（二）噻嗪类利尿药

噻嗪类利尿药治疗肾性高尿钙的理想药品,能够纠正继发性甲状旁腺功能亢进、维生素 D 合成增多以及肠道钙的吸收过多所引起的高钙尿症。噻嗪类利尿药适应证有:出现持续性或频发性的肉眼血尿、结石和/或有排尿异常者(尿频、尿急、尿痛甚至排尿困难)。一般来说,成人需要长期服用氢氯噻嗪,推荐 6 周疗程的治疗方法,剂量为 $1\sim2mg/(kg\cdot d)$。通常在用药的第 2 个周末,尿钙即显著下降。

由于噻嗪类药物治疗可导致患者出现低钾血症及低枸橼酸尿症,故治疗期间同时补充枸橼酸钾。

（三）磷酸纤维素钠

磷酸纤维素钠(sodium cellulose phosphate)为非吸收性离子交换树脂,口服后在肠道内与钙结合成不溶性复合物,减少肠钙吸收,使尿钙排泄降低。适用于治疗吸收性高钙尿患者。主要不良反应是胃肠道不适及腹泻,由于其减少肠钙吸收,长期应用可导致骨质疏松。儿童和孕妇慎用。

用本药期间应注意:①当用于正常钙或肾再吸收的高钙尿患者时,可引起钙的负平衡和刺激甲状旁腺,因而禁用于肾性高钙尿症、原发性甲状旁腺功能亢进、生长期儿童、绝经后妇女以及过度骨钙动员性疾病的患者。②本药在肠道内与镁、锌结合,可引起体内镁和锌缺乏。因此,用药期间应该补充镁和锌。③由于肠腔中与草酸结合的钙盐减少,因此应限制富含草酸的饮食,以免引起高草酸尿症。

由于磷酸纤维素钠可导致胃肠道不适及腹泻,近年来已经很少在临床上使用。

（四）正磷酸盐

正磷酸盐(orthophosphate)通过降低尿液钙饱和度及增大尿液中抑制药的抑制作用来发挥作用。由于导致尿磷水平明显增加,因此用于治疗低磷酸盐血症吸收性高钙尿。

正磷酸盐常见不良反应是腹泻,一般从小剂量开始逐渐适应。长期应用可导致水钠潴留,引起血压升高。并发感染的结石患者禁止使用本药。

（五）抗胱氨酸尿药物

青霉胺、巯丙酰甘氨酸、乙酰半胱氨酸及卡托普利等都是硫醇类,通过二硫化物交换反应,将难溶的胱氨酸转变成水溶性的二硫化物衍生物。

1. **青霉胺**　是第一个口服治疗胱氨酸结石的药物,于 1963 年被发现。其口服吸收良好,1 小时达血药浓度峰值;分布至全身各部,以血浆和皮肤中最高,可通过胎盘;与蛋白结合后可进入关节滑膜液,其浓度为血浆浓度的 $50\%\sim80\%$;少量可储存于组织中,在不同的组织和器官中存留的时间不同,在富含胶原和弹性蛋白的组织中存留较久,$t_{1/2}$ 为 90 小时,停药后 3 个月血浆中还可测出青霉胺;经肝脏代谢,由肾脏排泄,24 小时排出 80%。

由于不良反应多,本药只用于其他治疗无效胱氨酸尿患者。青霉胺治疗的目的是使尿液中胱氨酸的浓度降低至溶解度 1 200mmol/L 以下。通常每天 $1\sim2g$,分 4 次服用,一般从小剂量开始服用,耐受良好时可逐渐增加剂量。

本药不良反应较多,迫使接近 50% 的患者停止服用。包括急性药物变态反应(发热、皮疹、关节痛),味觉障碍及药物诱导的蛋白尿,神经障碍及味觉和嗅觉异常等。有研究者推荐增加服用维生素 B_6,可减少患者神经方面的并发症。

2. **卡托普利**　卡托普利是一种 ACEI,是常用的高血压药物。有人认为其疗效优于其他巯基药物,但也有人认为其疗效还不确定。该药主要适用于标准治疗失效或合并高血压者,起始剂量为12.5~50.0mg/d,以后逐渐增加到75~150mg/d,其副作用的严重程度低于其他巯基药物,主要是引发低血压。

由于巯基药物有致畸性,妊娠期间,尤其是妊娠前3个月,应避免使用上述药物。

(六)乙酰氧肟酸

乙酰氧肟酸是研究最多的一种尿素酶抑制药,能阻止尿素分解、酸化尿液,预防感染性尿石的形成和复发。与抗生素联合应用,可提高疗效。在取石术后或体外震波碎石术后立即用药,有助于溶解残留的结石碎屑。临床随机对照实验证实,该药抑制了结石生长。

乙酰氧肟酸的首期剂量为250mg,2次/d,连用3~4周。若患者能耐受,可将剂量增加至250mg,3次/d。口服后吸收迅速,代谢产物为乙酰胺和CO_2。CO_2通过呼吸排出,而乙酰胺从尿液排泄,这种排泄率与肌酐清除率成正比。多次用药后易蓄积。

乙酰氧肟酸的毒副作用较多,由于该药明显的副作用限制了其临床应用。常见的副作用有胃肠道紊乱和神经症状,如头痛、震颤、焦虑、幻觉等。其他症状包括脱发、皮疹、静脉炎、感觉迟钝、肌软弱、溶血性贫血等。副作用的发生可能与药物的剂量较高、肾功能减退引起的药物积蓄有关,降低剂量后症状会减轻或消失。

二、排结石药

中国泌尿外科疾病诊断治疗指南推荐药物排石疗法的适应证为:①结石直径小于0.6cm;②结石表面光滑;③结石以下尿路无梗阻;④结石未引起尿路完全梗阻,停留于局部少于2周;⑤尿酸结石和胱氨酸结石等特殊成分的结石;⑥经皮肾镜、输尿管镜碎石及体外冲击波碎石术(extracorporeal shock wave lithotripsy,ESWL)术后的辅助治疗。

α受体拮抗药、钙通道阻滞药、前列腺素生成酶抑制药、性激素、糖皮质激素均有松弛泌尿生殖道平滑肌、促进结石排出的作用。但至今,循证医学仅证明α受体拮抗药具有加速排石作用,如坦索罗辛(tamsulosin)、特拉唑嗪(terazosin)、多沙唑嗪(doxazosin)、坦索罗辛(tamsulosin)都被证明能增加远端输尿管结石的排除率。

三、植物药

植物来源的药物治疗肾结石具有悠久的历史,近年来,有关这类药物防治肾结石作用及其机制的研究方面取得了可喜的成绩。

小檗碱(berberine),又称黄连素,是一种异喹啉生物碱,以小檗碱为主要成分的几种药用植物均具有治疗肾石病的药用价值。体外实验发现,小檗碱加入大鼠肾匀浆中呈现出浓度依赖性(50~150μg/ml)抗氧化作用,其抗氧化作用比抗氧化剂对照药丁基羟基甲苯略强。给予Wistar大鼠小檗碱(5~20mg/kg)治疗,在尿液增加同时,伴随着pH升高和Na^+和K^+的排泄增加以及Ca^{2+}排泄减少,其作用类似于氢氯噻嗪。通过在饮用水添加0.75%乙二醇形成大鼠草酸钙肾结石模型,发现小檗碱(10mg/kg)可预防和消除草酸钙晶体在肾小管沉积。这些结果说明小檗碱防治草酸钙结石的机制包括:抗氧化、利尿、碱化尿液、降低尿钙等。

在埃及,从植物Ammi visnaga L.(也叫"Khella")中提取得到的茶一直用于治疗肾结石。研究者通过饮用水中加入0.75%的乙二醇和1%的氯化铵建立大鼠高草酸尿症模型。给予动物Khella提取物(Khella extract,KE;125mg/kg、250mg/kg或500mg/kg)口服14天。肾组织病理学检查发现,KE显著降低了草酸钙晶体沉积的发生率。此外,可显著提高尿枸橼酸盐浓度,同时降低草酸的排泄量。与提取物KE相比,Khella的两种主要成分khellin和

visnagin 也显著降低了肾中草酸钙沉积的发生率。然而,这两种化合物都没有影响尿枸橼酸盐或草酸的排泄,提示其作用机制不同于 KE。研究发现,KE 治疗组肾草酸盐晶体沉积的发生率与柠檬酸的排泄、尿液 pH 之间呈显著相关,提示 KE 的作用机制可能与影响枸盐酸盐吸收有关。作者的实验结果表明,KE 和化合物 khellin 和 visnagin 可能对高草酸钙肾结石有治疗作用,但其机制可能不同,还有待进一步研究。

金钱草是我国传统医学中治疗泌尿系结石的代表药。近年来实验研究证实了其抑制草酸钙肾结石形成的作用,并且发现其作用与如下机制有关:

1. 尿液中的钙离子可与金钱草中的黄酮类羰基和酚羟基发生络合反应,尿液中钙离子浓度降低,阻止了草酸钙类结石沉积。

2. 金钱草黄酮结构中的羟基可与草酸根的羧基产生氢键作用,降低游离的草酸根离子浓度,抑制草酸钙结晶的生长。

3. 金钱草中的黄酮成分具有抗氧化的作用,可降低肾小管上皮细胞丙二醛含量及一氧化氮表达,抑制草酸钙结晶形成。

4. 具有利尿、增强输尿管蠕动作用,促进尿中草酸钙结晶的排泄。

5. 增加尿液枸盐酸盐水平,抑制结石产生。

第四节　治疗肾结石药的临床应用

一、治疗急性肾结石发作

(一)治疗肾绞痛

1. 非甾体抗炎药　这类药物通过抑制环氧合酶,减少前列腺素合成,降低痛觉神经末梢对致痛物质敏感性,具有中等程度镇痛作用。

常用双氯芬酸和吲哚美辛等。双氯芬酸使用方法为 50mg,肌内注射。需要注意,该药会影响肾功能不全患者肾小球滤过率,但对肾功能正常者不会产生影响。吲哚美辛用法为 25mg,口服,或吲哚美辛栓剂 100mg,肛塞。

2. 阿片类镇痛药　属于麻醉类镇痛药。通过激动中枢神经系统的阿片受体,减少 P 物质释放,缓解疼痛,具有较强的镇痛镇静作用,属于强效类镇痛药。

常用药物有二氢吗啡酮、哌替啶、曲马多等。二氢吗啡酮的使用方法为 5~10mg,肌内注射。哌替啶用法为 50~100mg,肌内注射。曲马多用法为 100mg,肌内注射。

由于本类药物治疗剂量增加输尿管平滑肌和膀胱括约肌的张力,导致尿潴留,故治疗肾绞痛时不单独使用,一般需要联合解痉药。

3. 解痉药

(1) M 胆碱受体阻滞药:通过松弛输尿管平滑肌,缓解痉挛。常用药物有硫酸阿托品和山莨菪碱。使用方法:硫酸阿托品肌内注射,每次 0.3~0.5mg,0.5~3mg/d,山莨菪碱肌内注射 5~10mg/次,1~2 次/d。

两者不良反应相似,有口干、面红、心率增快、轻度扩瞳、视近物模糊等。个别患者有心率加快及排尿困难等,多在 1~3 小时内消失。用量过大出现中毒症状,可用新斯的明或氢溴酸加兰他敏解除症状。山莨菪碱排泄快(半衰期为 40 分钟),无蓄积作用,对肝肾无损害。

(2) 黄体酮:可松弛和扩张输尿管平滑肌,又有利尿的作用。肾绞痛发作的患者可肌内注射黄体酮,每次注射 20mg,2 次/d,可连续注射 10 天。

（3）钙通道阻滞药:通过松弛输尿管平滑肌、解除输尿管痉挛和降低肾血管阻力,来达到缓解肾绞痛的目的。常用药物为硝苯地平,使用方法为肾绞痛发作时在舌下含服该药 10~20mg,一般用药 5~16 分钟疼痛即可明显缓解,有效率高可达到 93%,尤其适用于合并有高血压的肾绞痛患者。不良反应为眩晕、头痛、无力、皮肤潮红、灼热等,但多数患者平卧半小时后上述症状即可消失,并不影响继续用药。

对首次发作的肾绞痛治疗应从非甾体抗炎药开始,如不能缓解疼痛,可换用其他药物,或结石直径大于 6mm 时,考虑外科治疗。

（二）排石

绝大多数结石可以通过微创治疗将结石粉碎并排出体外,只有少数比较小的肾结石选择药物排石。

药物排石适用于:结石直径小于 6mm,表面光滑,结石以下尿路无梗阻,经皮肾镜、输尿管镜碎石及体外冲击波碎石术后的辅助治疗,以及特殊成分结石,如尿酸结石、胱氨酸结石等。

排石方法:综合采用以下措施,一般排石治疗 1~2 个月。

1. 大量饮水 每天 2 000~3 000ml,昼夜均匀。

2. 适度运动 根据结石不同部位选择体位排石。

3. 溶石疗法 主要应用于尿酸结石和胱氨酸结石。

（1）尿酸结石:口服别嘌醇,根据血尿尿酸值调整剂量。口服枸橼酸氢钾钠或碳酸氢钠,碱化尿液,维持尿液 pH 6.5~6.8。

（2）胱氨酸结石:口服枸橼酸氢钾钠或碳酸氢钠,碱化尿液,维持尿液 pH 7.0 以上。治疗无效者,应用青霉胺,但注意药物副作用。

二、防治肾结石

（一）防治含钙肾结石

1. 大量饮水 保持每天摄入水在 2 500~3 000ml,使每天尿量保持在 2 000~2 500ml,尿比重低于 1.010,以达到良好的尿液稀释度,阻止尿路结石成分达到过饱和状态,防止结石复发。

2. 饮食调节 调整饮食结构,保持营养平衡,增加富含枸橼酸的水果摄入。

（1）饮食钙含量:由于低钙饮食虽能降低尿钙排泄,但可能导致骨质疏松及增加尿液草酸排泄,故现多采用摄入正常钙质含量饮食,限制动物蛋白和钠盐摄入。成人每天钙摄入量为 1.0~1.2g,建议食用含钙高乳制品、豆腐、虾皮等食品。因为不加控制的高钙饮食会增加尿液饱和度,不利于结石预防,故不建议饮食含钙以外的补钙。通过药物补钙来预防钙结石的复发仅适用于肠源性高草酸尿症,方法为口服 200~400mg 枸橼酸钙。

（2）限制饮食草酸含量:草酸钙结石患者尤其是高草酸尿症患者需避免摄入甘蓝、杏仁、花生、甜菜、菠菜、大黄、红茶、可可粉等富含草酸的食物。

（3）限制钠盐摄入:高钠饮食会增加尿钙的排泄,故每天摄入钠应少于 2g。

（4）限制过量摄入蛋白质:高蛋白饮食会引起尿钙和尿草酸盐排泄增多,且尿枸橼酸排泄减少,降低尿 pH,诱发含钙结石形成。建议每天动物蛋白摄入量在 0.8~1.0g/kg。

（5）其他:包括减轻体重、增加粗粮及纤维素饮食,以及高尿酸症者避免高嘌呤饮食。

3. 药物防治

（1）枸橼酸盐：包括枸橼酸氢钾钠、枸橼酸钾、枸橼酸钠、枸橼酸钾钠、枸橼酸钾镁等制剂。枸橼酸钾、枸橼酸钠都具有良好的治疗效果。临床研究表明，枸橼酸钾预防结石复发的作用比枸橼酸钠强，其机制为钾盐碱化尿液效果比钠盐好，且钾盐无钠盐增加尿钙排泄的作用。钾盐口感好，患者依从性更好。

（2）噻嗪类利尿药：噻嗪类利尿药主要有氢氯噻嗪、三氯噻唑及吲达帕胺等。它们能够促进远曲小管对钙的重吸收，从而减少尿钙的排泄，因此，适用于伴高钙尿症的含钙结石患者。由于结石患者与正常人尿钙的排泄值有很大的重叠，所以噻嗪类利尿药对于高钙尿症和正常尿钙的结石患者均具有保护作用。一般来说，成人多采用 6 周疗程氢氯噻嗪治疗方法，儿童则缺乏长期用药的经验。

（3）磷酸纤维素钠：是一种与钙有亲和力，但不被肠道吸收的离子交换树脂。它可在肠道内与钙结合，形成一种不能被肠道吸收的复合物而由粪便排出。一般仅用于通过控制饮食及噻嗪类药物不能控制的、不伴有骨病且血磷正常的吸收性高钙尿症患者。

用法是每次进食时，冲服 2.5~5g 的磷酸纤维素钠。由于本药可引起高草酸尿症和低镁尿症，故不推荐用于预防结石复发。

（4）正磷酸盐：无机磷酸盐可以减少 $1,25\text{-}(OH)_2D_3$ 的合成，并且抑制肠钙吸收，减少钙排泄。应用于伴有高钙尿症的含钙肾结石患者，但目前还缺乏足够证据证明其有效性，故不作为预防肾结石药物。

（二）防治尿酸结石

关键环节为增加尿量、提高尿液 pH、减少尿酸形成。

1. 大量饮水 保证每天尿量大于 2 000ml。

2. 碱化尿液 使尿液 pH 维持在 6.5~6.8，可以给予枸橼酸钾 2~3g，3 次/d，或碳酸氢钠 1.0g，3 次/d。

3. 减少尿酸生成 血尿酸或尿尿酸升高者，口服别嘌醇 300mg/d。

（三）防治感染性结石

1. 饮食 采用低钙低磷饮食。采用氢氧化铝或碳酸铝凝胶，它们可以与小肠的磷离子结合形成不溶的磷酸铝，降低肠道对磷的吸收和尿磷排泄。

2. 抗生素 根据药敏试验结果选择抗生素。抗生素使用起始阶段剂量相对较大（治疗剂量），1~2 周后，尿液达到无菌状态，之后可将药物剂量减半（维持剂量）并维持 3 个月。

3. 酸化尿液 可用蛋氨酸、氯化铵酸化尿液提高磷酸盐溶解度。

4. 尿素酶抑制药 严重感染者使用乙酰氧肟酸。

（四）防治胱氨酸结石

1. 饮食 限制钠盐摄入，每天摄入不超过 2g。多摄入以蔬菜、谷物为主的低蛋白饮食，避免过多食用富含胱氨酸的食物（大豆、小麦、鱼、肉、豆类、蘑菇等），以减少胱氨酸的排泄。

2. 大量饮水 大量饮水以增加胱氨酸溶解度，保证每天尿量大于 3 000ml。

3. 碱化尿液 使尿液 pH 达到 7.5 以上。可以给予枸橼酸氢钾钠 1~2g，3 次/d。

第五节 研发中的治疗肾结石药

自 20 世纪 80 年代枸橼酸钾被用于预防结石以来，还没有新的结石治疗药物上市，主要是因为进行临床试验需要长期观察以证明药效,从而加大了研发难度,但一些初步的研究结果给人们带来了曙光。

一、重组草酸降解酶

草酸钙结石是肾结石最主要的种类。美国 Allena 制药公司开发的 Reloxaliase（ALLN-177）是一种口服重组草酸降解酶。其酶活性依赖于锰,通过催化草酸盐转化为甲酸盐和二氧化碳,减少胃肠道草酸盐吸收,从而减少尿液中草酸盐排泄。ALLN-177 从枯草杆菌中提取,由大肠埃希菌表达获得,目前处于Ⅲ期临床研究阶段。该产品分别于 2016 年和 2017 年获得美国、欧盟孤儿药认定,用于治疗治疗肠道或原发性高草酸尿和高草酸血症。

临床Ⅰ期随机、双盲研究发现,30 名志愿者在摄取高草酸、低钙饮食后,24 小时尿草酸排泄量从（27.2±9.5）mg/d 增加到（80.8±24.1）mg/d,ALLN-177（7 500U/每餐,3 次/d）治疗 7 天后,这一指标降为（67.2±18.8）mg/d,与安慰剂组相比 $P=0.000\ 2$。ALLN-177 Ⅱ期初步研究中,共招募 32 名高草酸尿症并有肾结石病史患者。经过 ALLN-177（7 500U/每餐,3 次/d）4 天治疗,尿草酸排泄量从治疗前 77.7mg/d 降到 63.7mg/d,这一数值的降低导致尿草酸钙过饱和指数由 11.6 下降到 8.8。治疗期间尿液 pH、钙、枸橼酸盐、镁及其他与结石有关的危险因素均没有发生变化。研究过程中,仅部分受试者有轻微的胃肠道反应,如腹胀、恶心、消化不良。所有受试者心电图以及血液生化检测未见明显变化。综上,ALLN-177 具有起效迅速、降低草酸盐特异性强、耐受性好的特点。

二、抑制草酸合成药

司替戊醇（stiripentol）是一种上市抗癫痫药物,主要用于治疗 Dravet 综合征。它能抑制神经元乳酸脱氢酶 5（lactate dehydrogenase 5 enzyme,LDH5）。肝脏合成草酸时,其最后一步由 LDH5 催化乙醛酸合成草酸,后者再由尿液排泄,故推测司替戊醇可能通过抑制草酸合成,进而降低尿草酸浓度,抑制尿结石形成。体外研究发现,5μg/ml、10μg/ml、50μg/ml、100μg/ml 司替戊醇都能显著降低肝细胞草酸盐合成,且作用呈剂量依赖性。体内研究发现,给大鼠口服司替戊醇（每天 200mg/kg）两天,其尿草酸排泄显著下降。在乙二醇急性肾毒性模型及羟脯氨酸慢性肾毒性大鼠模型中,口服司替戊醇也可显著减少大鼠尿草酸排泄,减少肾脏草酸钙晶体沉积,改善肾功能。给 Dravet 综合征的患者服用司替戊醇后,尿草酸盐排泄也明显低于对照组患者。一个患有高草酸尿症患者接受司替戊醇治疗几周后,尿草酸盐排泄降低了三分之二。上述研究结果提示,司替戊醇在降低尿草酸排泄,减少肾结石生成,特别是在治疗遗传性高草酸尿症方面具有良好前景。

三、尿酸转运体-1 抑制药

URAT-1 是目前促进尿酸排泄药物的一个新型靶标,其基因突变所导致的 URAT-1 活性增加或基因表达增加是高尿酸血症的重要发病机制之一。lesinurad（RDEA594）是一种新近上市的用于治疗痛风的增加尿酸排泄口服药,可抑制肾脏近端小管尿酸转运子 URAT-1。lesinurad 存在药效活性较弱、剂量大、可能带来肾毒性等问题,临床上需要开发药效更高的 URAT-1 抑制药。将该药化学结构进行进一步修饰,华润赛科药业、山东大学相继合成了咪唑并吡啶疏乙酸类衍生物和吡啶并咪唑类衍生物并进行了药效学评价。他们采用氧嗪酸钾连续灌胃诱发大鼠高尿酸血症模型,灌胃给予受试药,7 天后动物血尿酸浓度显著降低,尿尿酸浓度显著增加,表明其具有促进尿酸排泄,降低血尿酸水平的作用,且有部分衍生物在20mg/kg 剂量下的作用与 lesinurad 40mg/kg 作用相当,提示其体内降尿酸作用可能强于lesinurad,可作为全新结构的药物先导物进一步研究。

第六节　治疗肾结石药的研究方法

一、草酸钙结石模型

(一) 动物模型

草酸钙结石动物模型根据制作原理不同分为增加尿液草酸含量的动物模型和转基因动物模型。造模后肾功能指标,包括血肌酐、尿素氮、尿草酸分泌量均高于正常对照。肾组织病理学变化包括肾组织肿胀,表面点状分布黄白色结晶或钙化,肾小球轻度萎缩,肾小管管腔明显扩张,管腔内存在弥漫散布无色透明、大多呈连续片状结晶,结晶体主要位于近曲小管和远曲小管,上皮细胞明显肿胀、变性、坏死,管腔扩张,肾间质淋巴和单核细胞浸润。

1. 增加尿液草酸含量的动物模型

(1) 增加草酸前体物质摄入:包括乙二醇法、乙醇酸法和羟脯氨酸法。乙二醇是草酸代谢通路上中间代谢产物。乙醇酸是草酸前体,在体内乙醇酸氧化酶等催化作用下转化成草酸。生理条件下,羟脯氨酸首先在线粒体中代谢成乙醛酸,随后由丙氨酸乙醛酸转氨酶代谢成甘氨酸,或通过乙醇酸还原酶生成乙醇酸。最后,乙醇酸被乳酸脱氢酶氧化成草酸。增加乙二醇、乙醇酸或羟脯氨酸摄入,都将导致动物体内草酸含量增加而形成草酸钙结石。上述方法中,乙二醇法是复制肾结石模型最常用的方法,也是新药评审中规定选用的方法,而羟脯氨酸法与临床上摄入过多蛋白而引起肾结石的发病机制相似。

(2) 小肠切除法:回肠切除或旁路手术后,胆汁和胰腺的活动减少,从而触发脂肪吸收不良,引起草酸钙复合物减少,游离草酸盐增加,随后草酸盐在结肠中被大量吸收,导致尿中草酸排泄增加。通常在回肠切除术实施后,结合低钙高草酸饮食进行造模。这种方法与临床上因小肠切除或接受小肠旁路术而引起的高草酸尿症、肾钙沉着以及肾结石的发病机制一致。

2. 基因敲除动物模型

(1) GRHPR 基因敲除模型:Ⅱ型原发性高草酸尿是由于乙醛酸还原酶(glyoxylatereductase,GR)和羟基丙酮酸还原酶(hydroxypyruvate reductase,HPR)功能失调,引起乙醛酸还原为乙醇酸,以及羟基丙酮酸盐还原为 D-甘油酸酯减少,随后增加的乙醛酸盐将被氧化为草酸盐,导致高草酸尿症和肾结石产生。采用 GR/HPR 双敲除小鼠,同时在饲料中添加羟脯氨酸,一个月后可获得稳定的肾结石模型。

(2) Slc26a6$^{-/-}$ 敲除果蝇模型:Slc26a6 离子转运体广泛分布于人体内包括肠道和肾脏在内的上皮组织,能够转运草酸,在草酸钙结石形成中起了重要作用。在果蝇中,Prestin 蛋白为 Slc26a6 转运体的同源物,并且在果蝇马氏管(Malpighian tubule)中高表达,也是一种离子转运体,能够转运草酸,将草酸从血腔分泌到马氏管腔内。应用 GAL4/UAS(上游激活序列)系统和 RNAi 技术,选择性地敲除果蝇马氏管中的 Prestin 基因,然后用含草酸钠的培养基对 Prestin 敲除果蝇进行饲喂,可建立马氏管中的结石形成模型。

由于啮齿类动物繁殖较快、饲养便利,且肾脏解剖结构和体内草酸的代谢过程与人类相似,是常用的模式动物。研究发现,应用诱导大鼠肾结石的方法形成高草酸负荷,无法在小鼠肾脏内形成草酸钙晶体,这一差异的机制不清,故实验研究多以大鼠为研究对象。而大鼠不同性别对肾结石形成也有影响。有研究发现,乙醇酸在雄性大鼠体内代谢为草酸,而在雌性大鼠体内代谢为甘氨酸,这是由于受到性激素的影响,肝脏乙醇酸氧化酶和丝氨酸丙酮酸转氨酶的活性不同导致的,故雌性鼠体内对肾结晶形成有天然抗性,实验研究对象以雄性大鼠为多。近年有实验室利用豚鼠、兔、狗、猫、羊、猪等较大型动物也成功建立了肾结石模型,其建模的方法类似于鼠类建模。

与啮齿类动物相比,果蝇繁殖快、饲养简便成本低,解剖结构简单,其肾脏系统由肾原细胞和马氏管组成,这一系统与人的肾单位有高度相似性。另外超过 70% 的人类致病基因在果蝇基因组中能找到同源基因,它们功能区域的同源性可达到 80%~90%,故利用果蝇作为模式动物筛选肾结石治疗药物具有极大优势。但果蝇作为模式动物也有如下缺陷:首先果蝇尿液的形成主要通过主动分泌水和电解质形成而不是超滤,这与哺乳类不同。另外,果蝇的体积过于微小,实验结果主要通过观察马氏管结石形成来判断,尚无法收集果蝇血、尿标本进行检测,故不能提供生化和免疫等研究证据。综上,果蝇模型一般作为尿结石治疗药物的初筛,随后采用啮齿类动物模型对药物进行进一步研究。

(二) 草酸钙结石体外实验方法及模型

1. 细胞模型 肾小管上皮细胞受损伤后,可能引起膜的极性丧失、磷脂酰丝氨酸外翻、整合素易位等一系列变化,导致细胞表面大量的草酸钙晶体黏附位点暴露,促进草酸钙晶体黏附于细胞,以此为核心,逐渐形成结石。细胞模型研究方法为:将培养的肾小管上皮细胞置于草酸钙过饱和溶液中一定时间,观察结晶与细胞表面的黏附,以及晶体生长情况,并结合 X 射线衍射对草酸钙晶体进行表征。目前使用较多的细胞系有 Hampshire 猪肾上皮细胞 (LLC-PK1)、Madin-Darby 犬肾脏 (MDCK) 细胞、大鼠髓质内层集合管 (IMCD) 细胞、大鼠肾上皮细胞 (NRK-52E)、原代培养的人肾脏细胞等。

2. 草酸钙结晶模型

(1) 琼脂凝胶草酸钙晶体生成模型:草酸钙晶体有三种水合形式,热力学稳定的一水草酸钙、亚稳态的二水草酸钙和热力学不稳定的三水草酸钙。其中一水草酸钙和二水草酸钙是泌尿系结石的主要成分。琼脂中存在的羟基氧、醚氧和醛氧,对钙产生静电吸引和较强的配位作用,使得界面处的钙离子浓度较高,诱导局部的晶体 $C_2O_4^{-}$ 浓度增大,为了满足电荷要求,进一步吸引更多的钙离子,导致局部的过饱和,促进草酸钙晶体成核。药物实验方法为:把含 0.2mol/L 草酸钠的 1% 琼脂溶液趁热注入玻璃试管中,待凝后将含药物或不含药的 1% 琼脂溶液注入,待凝后,加入 0.1mol/L 氯化钙溶液。三次加入液体的体积比为 1:1:1。封好管口,置 37℃ 培养箱中培养。3 天后取出结晶置于载玻片上,光学显微镜下观察药物对草酸钙晶体晶型生成类型和比例的影响。

(2) 草酸钙晶体溶解模型:在体外模拟尿液环境,采用药物处理草酸钙结晶物,通过测定反应体系中钙离子浓度的变化,评价药物在体外促进草酸钙结晶溶解的能力。方法为:准确称取一定量草酸钙结晶置于锥形瓶中,加入模拟尿液 (pH 4.0 的醋酸盐缓冲液含 NaCl、枸橼酸三钠、Na_2SO_4、NaH_2PO_4、$MgSO_4$、KCl、NH_4Cl),再别加入药物,混匀后,37℃ 恒温振荡进行溶解反应,定时取样检测体系中钙离子浓度的变化,评价药物对草酸钙结晶的溶解作用。

(3) 草酸钙非种晶饱和衰退系统:本方法采用分光光度法,在非种晶饱和衰退系统中进行草酸钙成核和聚集测定。方法为:10.0mmol Ca^{2+} 混合溶液加入 1.0mmol $C_2O_4^{-}$ 溶液中,产生草酸钙过饱和,析出晶体,测量 620nm 处的吸光度,连续记录 20 分钟,测量和计算结晶形成诱导时间、吸光度上升曲线的斜率和下降曲线的斜率等参数,结合扫描电镜,可以动态观察草酸钙结晶的过程和形态,体外观察药物的作用。

二、遗传性高钙尿模型

遗传高钙尿结石大鼠模型是人工进行 70 代近亲繁殖而获得的遗传模型,具有与特发性高钙尿症患者相同的病理生理改变,即血清钙在正常范围内,但肾小管对钙重吸收减弱导致尿钙增加,尿钙排泄高于正常 8~10 倍,绝大部分会自然形成肾结石,因此,这种模型是研究遗传性高钙尿理想的动物模型。

三、磷酸镁铵结石模型

磷酸镁铵结石属于感染性结石(鸟粪石)。泌尿系感染时细菌产生的尿素酶将尿素分解为氨和 CO_2,氨水合成氢氧化铵,增加尿 pH,铵与尿中的镁和磷酸根结合成磷酸镁铵呈高度过饱和而析出。此类结石多发生于有感染的肾盏、肾盂或膀胱内,有时形成于异物周围或包裹在原发非感染结石的表面。建模方法主要有以下两种:

1. 植入带菌的异物　异物多采用锌片,也可用铅片,直径约 0.5cm,重 15~50mg。通过手术将异物植入大鼠膀胱,一般 1~2 个月可在异物周围形成磷酸镁铵结石。本方法成石率高(100%),由于创伤大,大鼠的死亡率也高(30%~50%)。

2. 植入细菌　将变形杆菌直接注入动物膀胱,或将葡萄球菌悬浮液用细导管经尿道注入膀胱,分别在 1 周左右或 2~3 个月后膀胱内可形成磷酸镁铵结石。

本方法大鼠的死亡率低(10% 以下),但细菌易从尿道随尿冲出,在膀胱内难达足够浓度,模型形成结石的周期较长,成石率也低(40%~50%)

参考文献

[1] MORGAN M S C,PEARLE M S. Medical management of renal stones. BMJ,2016,352(52):1-12.

[2] MARIEN T,MILLER N L. Treatment of the infected stone. Urol Clin North Am,2015,42(4):459-472.

[3] XU H,ZISMAN A L,COE F L,et al. Kidney stones:an update on current pharmacological management and future directions. Expert Opin Pharmacother,2013,14(4):435-447.

[4] YE P,YANG S,ZHANG W,et al. Efficacy and tolerability of febuxostat in hyperuricemic patients with or without gout:a systematic review and meta-analysis. Clin Ther,2013,35(2):180-189.

[5] OJHA R,SINGH J,OJHA A,et al. An updated patent review:xanthine oxidase inhibitors for the treatment of hyperuricemia and gout(2011—2015). Expert Opin Ther Pat,2017,27(3):311-345.

[6] KERN A,GRIMSBY G,MAYO H,et al. Medical and dietary interventions for preventing recurrent urinary stones in children. Cochrane Database Syst Rev,2017,11(11):CD011252. doi:10. 1002/14651858.

[7] CHUNG J,GRANJA I,TAYLOR M G,et al. Molecular modifiers reveal a mechanism of pathological crystal growth inhibition. Nature,2016,536(7617):446-450.

[8] COE F L,WORCESTER E M,EVAN A P. Idiopathic hypercalciuria and formation of calcium renal stones. Nat Rev Nephrol,2016,12(9):516-533.

[9] DAS P,GUPTA G,VELU V,et al. Formation of struvite urinary stones and approaches towards the inhibition-A review. Biomed Pharmacother,2017,6:361-370.

[10] BECKNELL B,CARPENTER A R,BOLON B,et al. Struvite urolithiasis and chronic urinary tract infection

in a murine model of urinary diversion. Urology,2013,81(5):943-948.

[11] KASOTE D M,JAGTAP S D,THAPA D,et al. Herbal remedies for urinary stones used in India and China: A review,J Ethnopharmacol,2017,203:55-68.

[12] MARANGELLA M. Medical management of urinary calculi:up to date 2016. Urologia,2016,83(3): 110-123.

[13] ZISMAN A L. Effectiveness of treatment modalities on kidney stone recurrence. Clin J Am Soc Nephrol, 2017,12(10):1699-1708.

[14] LE DUDAL M,HUGUET L,PEREZ J,et al. Stiripentol protects against calcium oxalate nephrolithiasis and ethylene glycol poisoning. J Clin Invest,2019,130:2571-2577.

[15] LINGEMAN J E,PAREEK G,EASTER L,et al. ALLN-177,oral enzyme therapy for hyperoxaluria. Int Urol Nephrol,2019,51(4):601-608.

[16] 王宁,杨欢,陈志强.果蝇模型在肾结石研究中的应用进展.中华泌尿外科杂志,2016,37(5):398-400.

[17] HÉLOÏSE B,JEAN-PHILIPPE H. Experimental models of renal calcium stones in rodents. World J Nephrol, 2016,5(2):189-194.

[18] 那彦群,叶章群,孙颖浩,等.中国泌尿外科疾病诊断治疗指南.北京:人民卫生出版社,2014.

（陈晓红）

第十七章 治疗多囊肾病药

【摘要】

目前尚无理想的治疗多囊肾病药，主要是对症进行治疗，如用 ACEI 进行降压治疗和保护肾脏。如果 PKD 发展为 ESRD 则需要采取透析、肾移植等方法进行替代治疗。随着对 PKD 发生发展的病理生理机制的深入研究，已经发现了许多新的药物干预靶点，一些有治疗前景的活性化合物正在进行临床前和临床试验研究中。V_2R 拮抗药托伐普坦已被美国 FDA 批准为首个用于延缓 ADPKD 进展的治疗药物。

第一节 治疗多囊肾病药的发展史

公元前 460 年希波克拉底描述了一种酷似多囊肾病（polycystic kidney disease，PKD）的疾病。1956 年 Bristowe 在伦敦病理学会上首次报道了 1 例囊性肾病合并囊性肝病的病例。但是，随着遗传学和分子生物学的发展，直到近几十年，我们才逐渐对 PKD 有了比较深入的认识。

PKD 是人类常见的单基因遗传病。根据其遗传学特性主要分为：常染色体显性多囊肾病（autosomal dominant polycystic kidney disease，ADPKD）和常染色体隐性多囊肾病（autosomal recessive polycystic kidney disease，ARPKD）。其中 ADPKD 是最常见的威胁人类健康和生命的单基因遗传性肾病，发病率高达 1/1 000～1/400，占我国终末期肾病（ESRD）病因的第 4 位。ADPKD 主要是由于 *Pkd1*（85%）和 *Pkd2*（15%）基因突变导致。*Pkd1* 和 *Pkd2* 基因分别编码多囊蛋白 1（polycystin 1，PC1）和多囊蛋白 2（polycystin 2，PC2）。ADPKD 常累及全身多个系统，临床表现包括肾囊泡、疼痛、出血、高血压、肾功能损害及 ESRD 等，并有累及消化系统、心血管系统、中枢神经系统及生殖系统等肾外表现。ADPKD 病程长，给患者和社会造成了极大的经济负担。据统计，ADPKD 患者在 60 岁以后，约有 50% 以上的患者会进展到 ESRD。目前，仅精氨酸加压素 2 型受体（type-2 vasopressin receptor，V_2R）拮抗药托伐普坦被美国 FDA 批准用于治疗 ADPKD，但其会引发多尿、口渴及肝毒性等副作用。因此，尚需开发更为安全、有效的药物阻止 ADPKD 的发生与发展。

近年来，有关 ADPKD 分子生物学的研究证明，该病致病基因 *Pkd1* 或者 *Pkd2* 编码的蛋白质 PC1 或 PC2 结构和功能异常导致的下游相关信号转导通路紊乱是 ADPKD 发生与发展的关键环节。因此，阻断或激活异常信号通路已成为未来治疗 ADPKD 的主要研究方向。目前临床上针对 ADPKD 的治疗策略主要以缓解症状和支持治疗为主，如镇痛、抗生素预防感染、控制血压等。KDIGO 于 2014 年在爱丁堡召开了 ADPKD 专题会议，对 ADPKD 的诊断和治疗进行了深入讨论,达成了部分共识,提出了有待研究的问题,为制定《ADPKD 临床实践指南》奠定了基础。目前,ADPKD 成人高血压控制目标还未确定,可参考 2012 年《KDIGO 临床实践指南》关于慢性肾脏病(CKD)血压控制的部分:目标血压 ≤ 140/90mmHg。ACEI 是对症治疗高血压的首选药物。根据患者合并症或并发症制订个体化血压控制目标,如合并左心衰竭、颅内动脉瘤、糖尿病、蛋白尿患者,目标血压应降低到≤130/80mmHg。最新研究发现 ACEI 治疗 ADPKD 的益处不仅仅限于控制血压,而且可以抑制肾囊泡的生长、预防或逆转左心室肥厚。囊泡压迫导致腰部胀痛明显的患者,可行囊泡穿刺抽液、腹腔镜或外科囊泡去顶减压手术进行治疗。

另外,研究人员已开展大量关于缓解 ADPKD 进展药物的临床前和临床试验(表 17-1):主要有 V_2R 拮抗药托伐普坦(tolvaptan)、哺乳动物雷帕霉素靶蛋白(mammalian target of rapamycin,mTOR)抑制药西罗莫司(sirolimus)和依维莫司(everolimus)、生长抑素类似物(somatostatin analogue,SSTA)奥曲肽(octreotide)、他汀类药物洛伐他汀(lovastatin)和普伐他汀(pravastatin)等,其中 V_2R 拮抗药托伐普坦(samsca)已被美国 FDA 批准为首个用于延缓 ADPKD 进展的治疗药物。2015 年,日本的托伐普坦获得欧盟上市许可,主要用于初始治疗后证明显示疾病快速进展的 CKD 处于 1~3 期的 ADPKD 患者。近些年,托伐普坦也已在欧洲和美国被许可用于延缓 ADPKD 进展。托伐普坦的出现代表了 ADPKD 患者管理中的一个重要的医学突破。医疗专业人员第一次可以改善这一疾病的进展,保持肾脏的功能,并由此可能改善患者的生存质量与长期结局。该药物的上市许可是基于一项为期 3 年的随机、双盲及安慰对照 TEMPO 3:4的Ⅲ期临床试验数据。在这项试验中,托伐普坦治疗的受试者的肾脏总体积(total kidney volume,TKV)增加比率明显低于安慰剂治疗患者,两组受试者每年的 TKV 增加比率分别为 2.80% 与 5.51%。此外,研究发现托伐普坦可以明显减少 ADPKD 患者出现的肾功能恶化、肾区疼痛、高血压或蛋白尿。另外,日本完成了对 ADPKD 患者长期(3 年)应用托伐普坦进行安全性评价的临床试验,研究结果与 TEMPO 3:4试验结果类似,同时证明长期应用托伐普坦不会引起肝脏进行性病理改变。3 项随机对照试验(RCT)研究发现生长抑素类似物兰瑞肽和奥曲肽能延缓 PKD 进展;奥曲肽 ALADIN 研究无统计学意义,另外一项 300 例 RCT 研究正在进行中。此外,有关 HMG-CoA 还原酶抑制药的研究结果发现普伐他汀在其中一项临床研究中有助于延缓 PKD 进展,而另一项则无统计学意义。其他新型药物如乙酰化酶 1 抑制药维生素 B_3 也正处于临床试验阶段。

表 17-1　治疗 ADPKD 药物的相关临床试验

药物	试验阶段及名称(或主导人、编号)	样品量(n)	治疗效果
V_2R 拮抗药			
托伐普坦	TEMPO(临床Ⅲ期) (已于 2018 年被美国 FDA 批准 用于治疗 ADPKD)	1 445	eGFR 改善:每年$-2.61ml/(min \cdot 1.73m^2)$ vs$-3.81ml/(min \cdot 1.73m^2)$($P<0.001$) TKV 改善:每年 2.8% vs 5.5%($P<0.001$)
	REPRISE(临床Ⅲ期)	1 337	eGFR 改善:每年$-2.34ml/(min \cdot 1.73m^2)$ vs$-3.61ml/(min \cdot 1.73m^2)$($P<0.001$)

续表

药物	试验阶段及名称(或主导人、编号)	样品量(n)	治疗效果
ACEI 和 ARB			
赖诺普利 + 替米沙坦对比赖诺普利	HALT-PKD(临床Ⅲ期)	早期:558	eGFR 和 TKV 无明显差异
		晚期:486	eGFR 和 TKV 无明显差异
生长抑素拟似物			
奥曲肽	Hogan,et al	34	iGFR:一年内 5.1ml/(min·1.73m^2) vs 7.2ml/(min·1.73m^2)($P=0.6$)
			TKV 增加:每年 0.3% vs 8.6%($P=0.05$)
	Ruggenenti,et al	12	eGFR:-2.5ml/(min·1.73m^2) vs-3.2ml/(min·1.73m^2)($P=$NS)
			TKV 增加:6 个月内 2.2% vs 5.9%($P<0.05$)
	ALADIN	75	eGFR:3 年内-3.9ml/(min·1.73m^2) vs-5.0ml/(min·1.73m^2)($P=$NS)
			TKV 增加:每年 46.2ml vs 143.7ml($P=0.03$)
兰瑞肽	van Keimpema,et al	54	肌酐:-2μmol/L vs 4μmol/L($P=$NS)
			TKV 增加:每 24 周-1.5% vs 3.4%($P=0.02$)
	DIPAK	309	临床Ⅲ期,正在进行
帕瑞肽	NCT01670110	48	临床Ⅱ期,正在进行
mTORC1 抑制药			
依维莫司	Walz,et al	433	eGFR:2 年内-3.9ml/(min·1.73m^2) vs-5.0ml/(min·1.73m^2)($P=0.15$)
			TKV 增加:1 年内 102ml vs 157ml($P=0.02$)
			TKV 增加:2 年内 230ml vs 301ml($P=0.06$)
西罗莫司	RAPYD	55	雷米普利 vs 雷米普利+高剂量 vs 雷米普利+低剂量
			eGFR:2 年内-2.8ml/(min·1.73m^2) vs 4.5ml/(min·1.73m^2) vs 0.8ml/(min·1.73m^2)($P=$NS)
	SUISSE	100	eGFR:0.2ml/(min·1.73m^2) vs-3.5ml/(min·1.73m^2)($P=0.07$)
			TKV 增加:2 年内 36ml vs 15ml vs 14ml($P=$NS)

续表

药物	试验阶段及名称(或主导人、编号)	样品量(*n*)	治疗效果
	Braun,et al	30	低剂量 vs 高剂量 vs 标准组(一年内) iGFR:7.7ml/(min · 1.73m²) vs 1.6ml/(min · 1.73m²) vs −11.2ml/(min · 1.73m²)(*P*<0.01) TKV 增加:18 个月内 99cm³ vs 97cm³(*P*=0.26)
	SIRENA-II	40	TKV 增加:9.3% vs 4.8% vs 7.8%(*P*=0.29) 由于安全性问题停止试验
他汀类			
普伐他汀	Cadnapaphornchai,et al	110	肌酐清除率:126ml/min vs 126ml/min(*P*=0.98) >20% 高度校正 TKV 增加:46% vs 68%(*P*=0.03)
	Fassett,et al	49	eGFR:2 年内−1.3ml/(min · 1.73m²) vs −0.31ml/(min · 1.73m²)(*P*=0.07)
酪氨酸激酶抑制药			
伯舒替尼	NCT01233869	172	临床 II 期,正在进行
Tesevatinib	NCT03096080	18	临床 I 期,正在进行
其他			
烟酰胺(维生素 B₃)	NCT02140814	10	结果尚未报道
	NCT02558595	36	临床 II 期,正在进行
二甲双胍	NCT02656017	96	临床 II 期,正在进行
	NCT02903511	50	临床 II 期,正在进行
PPARγ 激动剂:吡格列酮	NCT02697617	28	临床 II 期,正在进行
醛固酮拮抗药:螺内酯	NCT01853553	60	结果尚未报道
摄入水	NCT00784030	13	结果尚未报道

注:比较治疗组与安慰剂组,除非另有说明。eGFR:估计的肾小球滤过率;iGFR:¹²⁵I-碘酞酸盐 GFR;TKV:肾脏总体积;NS:不显著。

目前处于研究阶段的一些药物,如雷公藤甲素、罗格列酮及 mTOR 抑制药等,虽取得了一定的治疗效果,但尚未应用于临床。其中 mTOR 抑制药如西罗莫司、依维莫司是近几年研究比较多的一类药物。其主要机制是通过抑制多囊蛋白下游的 mTORC1 复合体的激活达到抑制囊泡增大的治疗目的。西罗莫司和依维莫司在各种 ADPKD 实验动物模型中具有显著疗效,但是,在临床试验中效果不佳。因此,mTOR 抑制药对于 ADPKD 的治疗作用仍需进一步深入研究。

中国 ADPKD 患者的特征是年龄依赖性的 TKV 增大和肾功能下降。中国男性 ADPKD 患者病情比女性严重,在过去的 20 年中国 ADPKD 的分子诊断取得了很大的进展。中国肾脏病学家于 2000 年采用 PCR 和 HPLC 及近些年采用二代测序方法发现了许多新的 PKD 基因突变的 ADPKD 患者。ADPKD 进展的主要风险预测因子包括年龄、PKD 基因表型、性别、eGFR 和 TKV。中国目前尚无上市的治疗 ADPKD 的药物,仅有靶向于 mTOR 和 cAMP 的临床试验正在开展。另外,还有一些中药单体的临床前和临床试验正在开展中。目前中医在治疗 ADPKD 方面主要采取保守治疗,如中药海昆肾喜胶囊、金水宝和百灵胶囊等具有一定的疗效。中医整体和辨证论治的观念认为 PKD 是外因和内因共同作用的结果,通过梯级导流,逐步让囊泡液体排出,达到使囊泡逐步缩小的目的。另外,还有一些中药单体的临床前和临床试验正在开展中。例如,雷公藤甲素已经在中国开展临床试验,用于治疗 ADPKD 患者;姜黄素、银杏内酯 B 和灵芝三萜等单体化合物治疗 PKD 的临床前研究正在进行中。

综上所述,新型靶向治疗药物的出现将为临床治疗 ADPKD 带来新的希望。因此,尽管国内外的研究者一直致力于摸索延缓 PKD 进展的干预措施,并且取得了一些成果,但由于许多治疗方法在不同的动物模型及人体表现出疗效的差异,并且存在不同程度的药物不良反应,临床应用也受到了极大的限制。

第二节　治疗多囊肾病药的作用机制

目前 ADPKD 的研究热点主要集中于致病基因表达产物,即 PC1 和 PC2 的结构、功能、亚细胞定位,纤毛在 PKD 中的作用及多囊蛋白与血管异常的关系。用影像学方法评价 PKD 进展的分子发病机制,为临床彻底治愈 ADPKD 奠定基础。经典的细胞囊泡表型变化主要包括囊泡上皮细胞过度增殖、囊液分泌、细胞外基质重构和纤毛功能失调等。近年来的研究结果提示细胞囊泡表型已经被扩展,主要改变包括代谢、自噬、炎症、氧化应激和表观修饰等,它们在囊泡发生、生长或疾病进展中发挥了重要作用。

虽然目前对 PKD 仍缺乏有效的治疗手段,但随着细胞分子生物学的发展,有关 PKD 分子发病机制的研究正深入开展,发现 ADPKD 发病与细胞中多条信号转导通路的异常有关。通路之间相互影响,形成一个庞大的信号转导网络,共同对囊泡上皮细胞的增殖、生长、分化、凋亡及分泌等各方面造成影响,最终导致 PKD 的发生和进展。而且,目前肾脏病专家推荐 ADPKD 患者采用优化的生活方式和联合用药的治疗策略。例如,ACEI/ARB、他汀类药物(尤其适用于伴发脂代谢紊乱和心血管疾病的患者)和托伐普坦(CKD 1~3 期和 ADPKD 快速进展的患者)是常见的联合用药方案。由于大量临床前和临床研究结果证明许多信号分子有希望成为药物治疗靶点,因此,本节主要对目前拟作为 PKD 治疗策略的药物干预靶点及其作用机制进行简单概述(图 17-1)。

一、调控细胞内钙信号

纤毛致病学说是 ADPKD 发病的重要假说之一。肾小管和集合管上皮细胞顶膜上的纤毛无运动功能,必须依赖一个非常重要的生理过程即纤毛内运输来完成。驱动蛋白和胞质

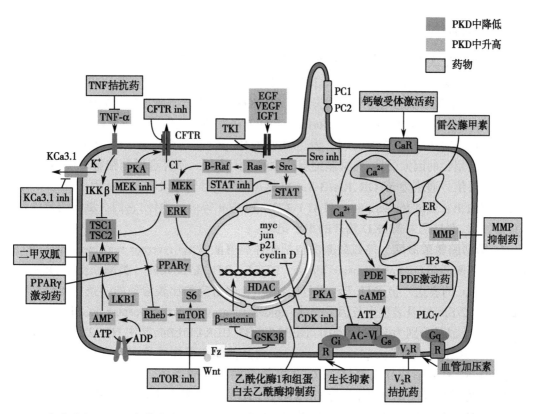

PC1,多囊蛋白 1;PC2,多囊蛋白 2;TNF-α,肿瘤坏死因子 α;CFTR,囊性纤维化跨膜受体;STAT,信号转导及转录激活因子;AC-Ⅵ,腺苷酸环化酶 6;CDK,细胞周期蛋白依赖性激酶;AMPK,AMP 激酶;TSC,结节性硬化复合体;PPARγ,过氧化物酶体增殖物激活受体 γ;MMP,基质金属蛋白酶;PDE,磷酸二酯酶;TKI,酪氨酸激酶抑制药。

图 17-1 ADPKD 的病理机制及药物干预靶点模式图

动力蛋白-1B 作为两种分子动力蛋白,分别参与其中的顺向转运和逆向转运过程,纤毛通过多囊蛋白复合体(PC1-PC2 复合体)感受尿流率调控肾小管腔直径和分化状态,基因突变会引发纤毛感受尿流速调控肾小管腔直径和分化状态功能异常。*Pkd1* 基因突变引发了纤毛感受尿流率的功能异常。由于 PC2 是非选择性钙离子通道,PC1-PC2 复合体功能异常导致细胞内钙离子浓度下降。因此,ADPKD 患者存在细胞内钙离子稳态失衡。钙离子是细胞内重要的第二信使,可以通过活化钙敏蛋白继而激活或抑制下游信号分子,使信号向下游传递。因此,细胞内钙离子浓度下降可以影响下游靶基因调控,进而导致细胞功能改变和囊泡生成。PC1-PC2 功能复合物的异常除了可以导致细胞内钙离子浓度下降以外,还可以引起其他细胞命运相关的信号途径的紊乱,包括 cAMP、MAPK、Wnt、JAK-STAT、Hippo、Src 和 mTOR 等。因此,钙通道激动药或钙载体可以通过增加囊泡上皮细胞中钙离子浓度,对 PKD 进展有一定的延缓作用。如雷公藤内酯可以促进 PC2 介导的细胞内 Ca^{2+} 的释放和促进 p21 的表达来抑制细胞增殖。另外,磷酸二酯酶(phosphodiesterase,PDE)可水解 cAMP 而下调细胞内 Ca^{2+} 浓度,参与细胞中钙稳态的调节。在 ADPKD 囊泡细胞内 Ca^{2+} 浓度降低,导致 PDE 水解 cAMP 作用减弱,而 PDE 激动药可通过水解 cAMP 延缓 ADPKD 的进程。

二、抑制细胞异常增殖

动物实验证实多种原癌基因的高表达导致 ADPKD 中肾小管上皮细胞的过度增殖,提示细胞增殖是囊泡形成的始动因素。同时,促进细胞凋亡的因素受抑制,抑制细胞凋亡的基因表达上调,呈现出细胞增殖与凋亡失衡。ADPKD 囊泡上皮细胞增生指数比正常肾小管细胞增加了 10~100 倍。有学者采用 Northern blot 方法发现与正常肾组织比较,PKD 肾脏组织中 c-myc 基因表达增加 15 倍、Bcl-2 表达增加 20 倍、p53 表达则显著下降,提示在 PKD 组织中促进细胞凋亡的因素受抑,而抑制细胞凋亡的基因增强。研究证明与细胞增殖、凋亡异常相关的主要信号通路为 mTOR、Ras/B-Raf/MEK/ERK、信号转导及转录激活因子(signal transducer and activator of transcription,STAT)、CDK 和 Wnt 等信号途径,它们在囊泡增殖中发挥了重要作用,而且是未来 PKD 治疗的重要靶标。

1. **抑制酪氨酸激酶** 酪氨酸激酶包括受体酪氨酸激酶(receptor tyrosine kinase,RTK)和蛋白酪氨酸激酶(protein tyrosine kinases,PTK)。RTK 是最大的一类酶联受体,Ras 是原癌基因 c-ras 的表达产物,RTK/Ras 是目前在 PKD 中研究的比较清楚的一条主要信号转导通路。HER2/ErbB2 是表皮生长因子受体(epidermal growth factor receptor,EGFR)家族的一员,其他 3 个成员分别为 HER1/ErbB1、HER3/ErbB3、HER4/ErbB4,其中 HER2 无可溶性的配体,因此又称"孤儿受体"(orphans receptor)。而其他 3 个受体成员在形成异二聚体时都优先选择 HER2 共同形成异二聚体。EGFR 家族是磷酸激酶受体,当 EGF 结合到细胞表面 EGFR 时,使受体发生磷酸化,并与 Grb2 结合,激活 SOS 蛋白进而激活 Ras 通路,活化的 ERK 进入核内启动相关基因表达。因此,ErbB 与 HER2 异聚体可以激活 Ras/B-Raf/MEK/ERK 信号通路,继而激活核内转录因子,促进囊泡上皮细胞增殖。因此,抑制酪氨酸激酶可以抑制囊泡上皮细胞过度增殖,从而抑制囊泡的形成和生长。

2. **抑制 mTOR 信号途径** mTOR 是一种丝氨酸/苏氨酸激酶,在感受生长因子信号、调节细胞生长与增殖中起着关键性的作用。mTOR 可磷酸化 p70S6K 和 4EBP1,促进蛋白质合成。mTOR 的活性受氨基酸尤其是亮氨酸浓度的调节,生长因子及能量水平也能通过 AMPK 调节 mTOR 活性。PI3K/Akt 和结节性硬化复合体 1(tuberous sclerosis complex 1,TSC1)/TSC2 两条信号通路都可调控 mTOR 活性,进而调节细胞的生长与增殖。PC1 羧基端和 PKA 可以抑制 TSC1/2 激活,继而激活 mTOR 信号转导途径,促进囊泡上皮细胞增殖和囊泡形成,促进血管新生和肾间质纤维化。因此,mTOR 抑制药可以通过抑制上述病理改变,延缓 PKD 的发生和发展。

3. **抑制细胞周期蛋白依赖性激酶** 细胞周期蛋白依赖性激酶(cyclin-dependent protein kinases,CDK)是蛋白激酶家族中的一员,是通过与细胞周期蛋白结合调控细胞周期有序进行的关键酶。不同的 CDK-周期蛋白复合物使特异的靶蛋白磷酸化从而激发细胞周期各期的顺利进行。当缺乏细胞周期蛋白或 CDK 抑制物存在时,它们即失去活性,细胞增殖停滞,甚至死亡。研究发现,在 ADPKD 患者及动物模型中常伴有 p21 减少,p21 是一种广谱 CDK 抑制物,能抑制细胞周期使 G 期、S 期 CDK 复合物的磷酸化激酶活性,使 G1 期延长,从而抑制囊泡上皮细胞增殖。

4. **调控 JAK-STAT 信号通路** 酪氨酸激酶-信号转导及转录激活因子(Janus kinase-signal transducer and activator of transcription,JAK-STAT)信号通路是近年来发现的一条主要由细胞因子刺激激活的信号转导通路,参与细胞的增殖、分化、凋亡以及免疫调节等许多重要的生物学过程。JAK2 可持续活化并进一步激活 STAT1,使细胞生长抑制并停滞在 G0/G1 期。JAK-STAT 信号通路的激活似乎在 CKD 中发挥了重要作用,其在个别疾病包括 PKD 中的特殊作用需要进一步证实。PC1 能够通过一个新的双向机制调控 STAT 转录因子。采用基因和药物干预 STAT3 或 STAT6 能干扰 ADPKD 小鼠模型中 PKD 囊泡的进程。

三、抑制囊液分泌

囊液来源于功能性肾单位的原尿和囊壁细胞的排泄和转运。ADPKD 囊泡上皮细胞极性发生改变,引起 Na^+/K^+-ATP 酶分布于细胞腔膜面,促使离子及液体进入囊腔,引起囊泡进行性长大。囊泡上皮细胞通过囊性纤维化跨膜受体(cystic fibrosis transmembrane receptor,CFTR)促进离子和液体的分泌,造成囊液积聚。Sullivan 等认为,CFTR 介导的氯离子分泌是导致囊泡上皮细胞异常分泌的主要分子机制。

1. 抑制囊性纤维化跨膜受体 研究发现 CFTR 过度表达在 PKD 发病中起着非常重要的作用。血管升压素等可以激活肾小管或集合管上皮细胞膜上的受体,促进 cAMP 的产生,继而激活 PKA。活化的 PKA 可以激活 CFTR 使氯离子分泌至囊腔,而增加囊泡内渗透压,促进钠和水在囊泡内蓄积和囊泡上皮细胞发生代偿性增生。因此,CFTR 抑制药可以通过抑制囊液积聚和上皮细胞增生治疗 PKD。

2. 阻断嘌呤 P2 受体 三磷酸腺苷(ATP)与肾小管或集合管上皮细胞膜上的 G 蛋白偶联嘌呤 P2 受体结合后,能够激活磷脂酶 C(phospholipase C,PLC),使 4,5-二磷酸磷脂酰肌醇(phosphatidylinositol-4,5-bisphosphate,PIP2)水解为三磷酸肌醇(inositol trisphosphate,IP3),继而促进内质网 Ca^{2+} 释放。Ca^{2+} 通过激活钙激活氯通道(calcium activated chloride channel,CaCC)促进氯离子和囊液分泌。因此,P2 抑制药可以抑制囊液分泌。另外,P2 受体活化还可激活 ERK 信号途径发挥促进细胞增殖作用。

3. 阻断 V_2R V_2R 广泛分布于肾脏远曲小管和集合管上皮细胞表面,与血管加压素结合后可激活细胞内 cAMP,使 cAMP 水平增高,进而激活下游蛋白激酶 A(protein kinase A,PKA)信号途径,介导肾小管上皮细胞增殖,同时诱导细胞膜表面水通道蛋白 2(aquaporin 2,AQP2)大量表达。同时,激活的 PKA 可以磷酸化 AQP2,使其穿梭到管腔膜,增加集合管对水的重吸收,因此促进囊液分泌而形成囊泡。因此,V_2R 拮抗药可以抑制囊液分泌。研究显示,多囊肾患者及啮齿类动物的肾脏组织中 V_2R 和 AQP2 表达水平明显增高,原因可能与多囊肾患者囊泡周围组织受压及纤维化导致肾小管浓缩功能受损,循环中 AVP 水平代偿性增加并长期维持在高水平状态有关。应用 V_2R 拮抗药治疗发现,其可延缓多囊肾小鼠模型囊泡的生长速度和肾功能损害。

4. 生长抑素 生长抑素(somatostatin,SST)受体是细胞膜表面的一种 G 蛋白偶联受体,与生长抑素及其类似物结合后可抑制腺苷酸环化酶及丝裂原活化蛋白激酶的活性,抑制细胞增殖与分裂,同时抑制生长激素、胰岛素、促胃液素等激素及生长因子的分泌。研究证实,生长抑素受体-1 至生长抑素受体-5 五种受体在肾小管上皮细胞和胆管上皮细胞中均有分布,说明 ADPKD 的发生及进展可能与生长抑素受体信号通路异常有关。啮齿类动物体内外实验证实,生长抑素类似物可抑制胆管上皮细胞内 cAMP 产生,提示生长抑素类似物对治疗 ADPKD 合并多囊肝病患者可能有效。

5. 二甲双胍 AMP 活化蛋白激酶(AMP-activated protein kinase,AMPK)可以负向调控

CFTR 和 mTOR。临床上,二甲双胍被广泛用于治疗 2 型糖尿病和多囊卵巢综合征。目前体内和体外实验均已发现,二甲双胍可以激活 AMPK,进而调控 mTOR 介导的细胞增殖和 CFTR 介导的囊液分泌,抑制 MDCK 细胞和 *Pkd1$^{flox/-}$*;*Ksp-Cre* 小鼠模型的囊泡生长,是一种极具临床前景的治疗 ADPKD 药物。

四、基质降解与重组

细胞外基质(extracellular matrix,ECM)重构是 ADPKD 进展的标志性改变之一。ECM 调节细胞的增殖与分化可能是通过直接作用和间接作用。多数构成 ECM 成分的分子结构中均有促进细胞分裂的 EGF 样功能区。用人类 ADPKD 肾脏组织进行研究发现 PC1 的异常表达会引起多种 ECM 的表达异常。PC1 具有特殊的胞外功能域,这些功能域与多种 ECM 组分有联系。近年来,研究者们综合应用多种方法探讨 ECM 与 PKD 进展之间的关系,并试图通过调控 ECM 重构,抑制 PKD 的病程发展。许多抑制 ECM 重构的药物也应用于 PKD 动物模型的研究中。

1. 抑制基质金属蛋白酶　基质金属蛋白酶(matrix metalloproteinase,MMP)是一类在 ECM 成分重构和溶解多种细胞表面蛋白质中起到重要作用的蛋白酶大家族。MMP 是一种锌依赖的蛋白酶家族,可以分解多种 ECM 组分,同时促进细胞增殖迁移。在正常组织中,MMP 表达量很少;但当发生组织损伤时,其表达量可以大幅上升。在发生进行性病变的肾组织中,MMP 可能对胶原-整合素联系起到调节作用,从而产生对肾基底膜重构起关键作用的蛋白溶解过程。有许多研究结果表明 MMP 通过调节基质蛋白的合成分解促进 PKD 的发展,多囊肾 cpk 小鼠肾小管中含有比正常鼠更高水平的 MMP-2 和 MMP-9。PKD 患者血清中 MMP-1、MMP-9 和 MMP 抑制药-1 的水平显著高于健康人。MMP-14 mRNA 在 Han:SPRD 大鼠囊泡上皮和远端肾小管细胞中高表达。此外,在急性缺血性肾损伤(ischemic renal injury,IRI)和输尿管损伤中均出现 ECM 积聚的现象。MMP 被证明与 IRI 和 ADPKD 病变有关。用 MMP 抑制药巴马司他处理(Cy/+)Han:SPRD 大鼠可以显著减少囊泡数量和肾重量,上述结果提示 MMP 抑制药可能对 PKD 具有治疗潜力。

2. 抑制血管内皮生长因子　目前认为囊泡周围新生血管形成也参与 PKD 的发生和发展,其中肾囊泡上皮细胞中血管内皮生长因子(VEGF)的表达增加起着主要作用。VEGF 可通过旁分泌的方式刺激新生血管形成,促进囊泡的进展。而且,最新研究发现抑制 VEGF 受体 VEGFR1 和 VEGFR2 的 mRNA 表达可以明显抑制 PKD 小鼠模型中细胞增殖、减少囊泡形成,因而延缓肾脏的扩大和预防肾功能的丧失。因此,这些研究结果提示应用 VEGF 抑制药抑制血管新生可延缓囊泡的形成与生长。

五、其他药物作用靶点

1. 抑制血管紧张素转化酶　肾囊泡的形成与扩大可激活肾素-血管紧张素系统(RAS),促进高血压的形成和左心室肥厚的出现。动物实验已证实应用 ACEI/ARB 控制血压可能延缓 PKD 模型动物出现肾衰竭。但是,也有一些研究认为 ACEI/ARB 通过不依赖于降压作用的分子机制治疗 ADPKD,但目前尚未完全证实其延缓 ADPKD 的作用。

2. 抑制 HMG-CoA 还原酶　他汀类药物作为 HMG-CoA 还原酶抑制药,除具有降低胆固醇作用外,还具有抗炎、抗氧化及抗细胞增殖等作用。体内某些转录因子(如核因子-

κ1B)可诱导细胞增殖、促发多种炎症因子的合成与释放。他汀类药物可干扰转录因子与靶细胞膜的结合及其向靶细胞核内信号的转导,即通过干扰转录因子的作用来抑制细胞增殖活动和局部炎症反应。他汀类药物还可促进内皮型一氧化氮合酶(endothelial nitric oxide synthase,eNOS)合成,增加 eNOS 稳定性,使 NO 水平上调,通过 NO 的抗炎、抗氧化及抗细胞增殖等作用改善 CKD 患者血管内皮细胞的功能。

第三节　延缓多囊肾病进展的药物

目前 ADPKD 治疗重点是早期发现及延缓肾衰竭的进展。主要目的是控制并发症、减慢肾囊泡的增长、减缓 ADPKD 向 ESRD 进展,主要采用止痛、控制囊泡感染、预防结石形成、控制高血压和避免咖啡因和雌激素的刺激等对症支持治疗。

高血压是 ADPKD 患者常见的临床症状之一,也是 PKD 早期的临床表现。国外报道 PKD 患者的血压增高要比普通人群早十几年。当患者进入 ESRD 阶段,几乎所有患者均伴有高血压。与其他种类肾脏疾病类似,高血压是影响肾功能进展的重要因素,也是心血管并发症的主要危险因素。因此,控制高血压对延缓 PKD 进展具有重要意义。尽管早期有效的降压治疗被认为是延缓疾病进展、减少心血管并发症的重要措施,但是在 PKD 患者高血压的治疗中应用何种降压药物还没有完全统一。研究发现 RAS 在 PKD 患者中处于持续激活状态,而且在疾病早期即可以观察到肾小球的高滤过现象,表明 RAS 的激活在 PKD 患者高血压的发生中发挥了重要作用,提示 RAS 可能是 PKD 患者高血压的最佳治疗靶标。RAS 抑制药可以降低血压从而减缓 ADPKD 的进展,RAS 抑制药主要包括 ACEI、ARB 和醛固酮拮抗药。Chapman 等研究表明,ACEI 和 ARB 联合使用的降压和降尿蛋白效果比 ACEI/ARB 单独使用治疗效果明显,但是从药理学抗高血压药物联合应用角度不主张两者合用。另外,Parring 等研究表明,在高危患者中肾素抑制药联合其他抗高血压药,会给患者带来更高风险。

托伐普坦是由日本大冢制药公司研制,于 2009 年 6 月首次在美国和英国上市,用于治疗等容性和高容量性低钠血症患者。近年,在日本和欧盟等国家被批准成为首个用于延缓 ADPKD 肾囊泡和肾功能不全进展的药物。2016 年,欧洲肾脏协会——欧洲透析、移植协会工作组就如何落实托伐普坦治疗 ADPKD 发表了专家共识。该共识为 ADPKD 进展评估,托伐普坦治疗 ADPKD 适用人群提供了层次分析算法;明确提出了托伐普坦应用的适应证、禁忌证和注意事项,有利于指导医生和患者使用托伐普坦。专家认为托伐普坦治疗病情快速进展的患者效果较好。2018 年美国 FDA 批准托伐普坦治疗 ADPKD,其机制与下调 cAMP 水平、抑制囊泡上皮细胞增殖和氯离子通道介导的囊液分泌有关。

临床上报道六味地黄汤、桂枝茯苓丸、安肾汤等诸多中药方可治疗 ADPKD。中医中药治疗具有无创伤、痛苦小,可以控制囊泡发展或缩小囊泡,稳定病情,改善肾功能。但需要辨明标本虚实,才能取得良好疗效。

此外,对于并发泌尿系感染的治疗应注意使用经肾脏滤过和分泌的抗生素。PKD 的靶向治疗目前尚处试验阶段,这些靶向药物主要针对细胞增殖、细胞分化、细胞凋亡、囊液分泌及异常的细胞信号转导途径等过程。

第四节　研发中的治疗多囊肾病药

一、活化钙信号药

PC1 和 PC2 共同表达于肾小管初级纤毛中,且形成多囊蛋白复合体 PC1-PC2。PC1-PC2 可以将肾小管和集合管管腔中的机械刺激信号转化为钙内流信号。因此,*Pkd1* 和 *Pkd2* 基因突变会使 PC1-PC2 失活,导致细胞内钙稳态失衡,引起细胞过度增殖、异常凋亡、细胞极性改变和分泌功能异常等。其中,细胞内钙离子浓度过低是导致 PKD 发生发展的重要始动因素之一。因此,提高细胞内的钙离子浓度,恢复钙稳态是防治 ADPKD 的策略之一。

(一)PC2 通道激活药

雷公藤甲素(triptolide)是雷公藤中的双萜类活性成分。雷公藤甲素可以与肾小管和集合管上皮细胞中的 PC2 结合,促进钙离子释放。在敲除 *Pkd1* 的小鼠肾小管上皮细胞中,雷公藤甲素可以通过抑制 NF-κB 和 NF-AT 调控的转录功能来抑制细胞增殖。同时,*Pkd1* 敲除小鼠模型证明,雷公藤甲素可以有效抑制囊泡生成。因此,雷公藤甲素可能会成为治疗 PKD 的有效药物。此外,对于非 *Pkd2* 突变导致的 ADPKD,促进 PC2 诱导的钙离子释放可能也是一种有效的治疗手段。

(二)瞬时受体电位 V4 通道激活药

瞬时受体电位 V4(transient receptor potential V4,TRPV4)通道是一种钙离子通道。研究发现激活胆管内的 TRPV4 可以使细胞内钙离子水平上升。在 ARPKD 大鼠模型中,给予特异性 TRPV4 激活药 GSK1016790A,能够明显抑制胆管囊泡上皮细胞增生并减轻其纤维化损伤。TRPV4 的激活还可以激活丝氨酸/苏氨酸激酶(Akt),下调 B-Raf 与 ERK1/2 的表达。TRPV4 与 PC2 类似,调节由肾小管上皮细胞纤毛上的机械刺激信号感受器引起的钙离子转运。因此,与 PC2 激动药相比,TRPV4 通道激活药对 *Pkd2* 突变导致的 ADPKD 有更好的治疗作用。

(三)钙敏受体激活药

钙敏受体(calcium-sensing receptor,CaR)是一种 G 蛋白偶联受体。激活 CaR 可以上调细胞内钙离子水平并使 cAMP 生成减少。*Pkd1* 和 *Pkd2* 基因突变使细胞内钙离子稳态紊乱,激活 cAMP 信号通路,最终导致囊泡的生成。因此,提高细胞内钙离子浓度可能会延缓甚至阻止 PKD 进程。有研究表明,给予 PKD 大鼠 CaR 激活药 R-568,第 34 周时,大鼠囊泡体积及纤维化水平都没有明显变化;而第 38 周时,R-568 明显抑制囊泡增殖。从第 34~38 周,对照组大鼠肾脏增重 78%,而给药组大鼠肾脏重量不变。由此可知,CaR 激活药 R-568 对囊泡增殖末期有阻滞作用。此外,CaR 激活药对 PKD 的治疗作用机制除了调节钙离子水平外,还与抑制抗利尿激素有关。但是,CaR 激活药对人 PKD 的治疗作用还需进一步验证。

二、cAMP-PKA 信号通路调节药

PKD 动物模型和人 ADPKD 肾脏的研究结果均发现 cAMP 信号通路在多囊肾病发病进程中发挥了重要作用。cAMP 信号通路可以通过调控囊泡上皮细胞增殖和囊液分泌过程参与 PKD 进程。许多蛋白和激素类分子都通过特异性地作用于 cAMP 信号通路,激活 cAMP-PKA 信号通路,促进 PKD 的发生和发展,因此,cAMP-PKA 信号通路被公认为是治疗 PKD 最有希望的药物作用靶点。

（一）精氨酸血管加压素 V_2 受体拮抗药

AVP 是由脑垂体后叶分泌的神经肽激素,其作用于分布在肾脏集合管的 V_2R,通过提高远曲小管和集合管对水的通透性,促进水的吸收,是尿液浓缩和稀释的关键性调节激素。此外,该激素还能增强内髓部集合管对尿素的通透性。AVP 作用于 V_2R,可以激活膜内的腺苷酸环化酶(adenylyl cyclase,AC),将 ATP 转化为 cAMP,进而激活下游蛋白激酶 A 信号途径,介导上皮细胞增殖,同时诱导细胞膜 AQP2 大量表达,促使囊泡内液体积聚,从而加速 PKD 的进程。应用 V_2R 拮抗药治疗多囊肾模型小鼠发现可延缓囊泡生长速度和肾功能损害。多中心、双盲、安慰剂对照临床试验结果提示,V_2R 拮抗药托伐普坦治疗组患者肾脏总体积增长及肾功能恶化速率明显低于安慰剂对照组,患者对其耐受性良好,不良反应轻微。

在 ADPKD 患者和所有动物模型中,AVP 的水平均有所升高。动物实验和临床研究表明 V_2R 拮抗药对 ADPKD 有预防和治疗作用。例如,OPC-31260 和托伐普坦作为 V_2R 拮抗药,在三种动物模型中都可延缓 PKD 进程。OPC-31260 可以有效地选择性拮抗啮齿类动物的 V_2R,而对人 V_2R 选择性不高。而托伐普坦对人 V_2R 有较高的选择性,并对动物 PKD 进程也有减缓作用。目前已被美国 FDA 批准用于治疗高容量性和正常容量性低钠血症。托伐普坦可以抑制细胞增殖和氯离子分泌,并在体外实验中减缓人 ADPKD 细胞的囊泡增殖。药理学实验、临床前试验和 Ⅱ、Ⅲ 期临床试验均表明托伐普坦可以有效作用于 ADPKD 的相关病理学靶点。托伐普坦是首个被批准用于治疗 ADPKD 的药物。在 *Pkd1* 突变动物模型中,托伐普坦和帕瑞肽联合用药可以通过间接抑制 AC-Ⅵ 活性产生疗效。抑制 AVP 除了可以有效抑制囊泡生长,还可以通过调节血压和改善肾功能减缓 ADPKD 进程。目前,托伐普坦是全球获批的首个治疗 ADPKD 的药物,已于欧盟、加拿大、日本、韩国、美国批准。

（二）生长抑素激活药

生长抑素(SST)作用于 2 型受体,抑制肾脏和肝脏中 cAMP 的堆积。啮齿类动物体内外实验证实,生长抑素类似物奥曲肽和帕瑞肽可抑制胆管上皮细胞内 cAMP 产生。奥曲肽可以通过抑制 cAMP 堆积阻滞 PCK 大鼠肝囊泡增大。一项针对 13 位 ADPKD 患者的临床试验表明,给予奥曲肽 6 个月,可以安全有效地阻滞肾脏体积增大。多中心、随机、单盲、安慰剂对照试验证实接受奥曲肽治疗的 ADPKD 患者肾脏总体积增长速度仅为安慰剂对照组肾脏总体积增长速度的 1/3。奥曲肽可延缓肾脏囊泡生长速度,有望成为未来临床治疗 ADPKD 的又一靶向治疗药物。

（三）前列腺素 E2 受体拮抗药

与 G 蛋白偶联受体(GPCR)相互作用的前列腺素 E(prostaglandin E,PGE)分别为 EP1~4。其中,EP2 和 EP4 与激活型 G 蛋白偶联并诱导 cAMP 的形成。EP3 与抑制型 G 蛋白偶联,抑制 cAMP 形成,激活 Rho,促进肌动蛋白聚合,拮抗 AVP。EP1 诱导 IP3 合成和 Ca^{2+} 释放。MDCK 细胞及人肾小管上皮细胞的实验研究发现,PGE2 对 cAMP 和囊泡形成的作用是通过激活 EP2 实现的。因此,EP2 受体拮抗药可能具有治疗 ADPKD 的潜能。

（四）磷酸二酯酶激活药

组织中 cAMP 的水平是由 GPCR 与细胞外配体的结合水平、可溶性 AC 或磷酸二酯酶(PDE)和 cAMP 的平衡来决定的。在特定的细胞及亚细胞结构中,PDE 对 cAMP 水平起重要的调控作用。尽管囊泡中 AC 活性增加会引起 cAMP 聚积,但 PDE 对 cAMP 的降解作用受到抑制可能在 PKD 中占更主导的地位,这是因为 cAMP 降解比合成速率更快。PDE 超家族有 11 个基因,集合管有 3 种蛋白表达,分别是钙离子和钙调蛋白依赖的 PDE1、特异性结合 cGMP 的 PDE5 和特异性结合 cAMP 的 PDE4。在皮质小管区,50%~70% 的 PDE 会被 PDE1 抑制药所抑制。PDE1 是唯一一个钙离子敏感的蛋白,在 PKD 细胞中表达下调。PKD 细胞内钙离子水平下降会通过影响 PDE1 的活性上调 cAMP 的水平。PDE3 特异性结合 cAMP,在 PKD 中与 cAMP 聚集相关。在系膜细胞中,PDE3 抑制药上调 cAMP 水平,激活 PKA,抑制 Raf-1 在 338 位点丝氨酸的磷酸化水平并抑制 Raf-1 激酶活性。体外实验发现, PDE 抑制药诱导 MDCK 细胞增殖。在 PCK 和 *Pkd2*^*WS25/-* 鼠肾脏中,PDE1、PDE3、PDE4 表达 均下调,表明 PDE 激活药可能抑制囊泡增殖。此外,在斑马鱼胚胎中敲除 PDE1A 会导致多 囊肾、脑积水和身体弯曲,且发现 PDE1A 是 PC2 的下游。因此,PDE 有可能成为治疗 PKD 的靶点。

三、细胞增殖抑制药

ADPKD 肾小管上皮细胞的异常增殖与大量囊泡的形成、肾脏体积的增大和肾功能的下 降密切相关。cAMP 激动药,包括 AVP,会通过激活 PKA,进而激活 B-Raf/MEK/ERK 信号通 路,加速囊泡上皮细胞增殖。

(一) 受体酪氨酸激酶抑制药

大量研究表明,EGF/TGF-α/EGFR 信号对囊泡增殖有重要作用。EGFR 家族有 4 个成 员,分别是 ErbB1(EGFR)~ErbB4,它们以同源或异源二聚体的形式存在。在小鼠体内过表 达 TGF-α 或 ErbB2 会加速肾脏囊泡的增殖。在 ADPKD 或 ARPKD 患者体内,EGFR 过表达 并异位表达于囊泡上皮细胞顶膜。用 EKI-785 或 EKB-569 抑制 EGFR 酪氨酸激酶活性可以 减轻 bpk 和 orpk 小鼠模型、Han:SPRD 大鼠模型中的囊泡增殖,但对 PCK 大鼠模型无效。 过度激活的 EGFR/ErbB2 异源二聚体表达于正常胚胎肾小管和 ADPKD 囊泡上皮细胞。给 予抑制药 AG825 或采取 siRNA 的方式特异性抑制 ErbB2 可以恢复 ADPKD 模型中细胞正 常的迁移功能。最近有研究发现,敲除 ErbB4 会加速 cpk 小鼠的 PKD 进程,其原因可能是 敲除 ErbB4 后,细胞过度增殖,且细胞凋亡与增殖无法平衡。

PKD 肾脏囊泡周围有新生血管形成,其中 VEGF 的表达增加起着主要作用。VEGR 通 过与 VEGFR1 和 VEGFR2 两个受体酪氨酸激酶相互作用发挥调节作用。许多研究检测了 不同 VEGF 受体拮抗药对 PKD 的治疗作用,但是所得结论大相径庭。给予小鼠抗 VEGFR2 抗体 DC101,会诱发多囊肾;给予(Cy/+)Han:SPRD 大鼠抗 VEGF 抗体 B20.4.1,会加速 PKD 进程。然而,给予(Cy/+)Han:SPRD 大鼠抑制 VEGF 的核糖酶,可以明显抑制囊泡增 大并改善肾功能。同时,给予 *Pkd2*^*WS25/-* 小鼠 VEGF 抑制药 SU-5416 可以有效抑制肝囊泡。 总之,VEGFR 抗体促进多囊肾发生发展,而 VEGFR 抑制药对 PKD 的影响还需进一步探究。

(二) Raf 抑制药

索拉非尼(BAY 43—9006)是一种多激酶抑制药,除了抑制 Raf,还能抑制 VEGFR 和 PDGFR 等受体酪氨酸激酶。索拉非尼可以抑制 ADPKD 患者的多囊肾细胞增殖,还能完全 抑制培养在三维胶原蛋白凝胶中的 ADPKD 患者多囊肾细胞囊泡的生长。纳米级浓度的索 拉非尼可以通过调控 cAMP 水平抑制 B-Raf/MEK/ERK 信号通路,此外,索拉非尼还能抑制 EGF 水平,发挥抑制细胞增殖的作用。但在 *Pkd2* 敲除小鼠中,索拉非尼通过抑制 B-Raf 进 而促进 Raf-1 的活化从而促进肝脏囊泡的发生发展,而同时给予奥曲肽抑制 PKA 信号又可 以缓解多囊肝囊泡的生长。在 PCK 大鼠模型中,通过给予 V₂R 拮抗药或增加摄水量来降低 血中升压素水平,从而抑制肾脏 cAMP 生成,抑制细胞增殖,阻滞肾囊泡增大。同时,B-Raf/

MEK/ERK 活性下降,肾功能得到改善。

（三）mTOR 抑制药

mTOR 是 PI3K/Akt 下游的一种重要的丝氨酸-苏氨酸蛋白激酶。它可通过激活核糖体激酶,来调节肿瘤细胞的增殖、存活和侵袭转移。结节性硬化症（tuberous sclerosis, TSC）是一种常染色体遗传的神经皮肤综合征,其致病基因 TSC1 和 TSC2 均为抑癌基因,分别编码错构瘤蛋白与马铃薯球蛋白,两者共同构成结节蛋白复合体,在 mTOR 信号转导过程中发挥作用,调控细胞生长周期、分裂及增殖。

mTOR 可以调控多种蛋白合成,是一个重要的细胞生长和增殖调控因子。在正常状态下, *Pkd1* 表达产物 PC1 可保护 TSC2 编码的马铃薯球蛋白免受蛋白激酶 B 的磷酸化作用而失活。当 *Pkd1* 突变导致 PC1 异常时,可直接影响马铃薯球蛋白的功能,使下游 mTOR 通路异常激活,导致细胞增殖失控。西罗莫司和依维莫司是 mTOR 信号通路抑制药。西罗莫司是一种免疫抑制药,常用于治疗接受肾移植的患者。西罗莫司可以特异且有效抑制 mTOR,对抑制囊泡生长极为重要。ADPKD 动物模型显示,短期给予西罗莫司可以有效减小肾脏体积,改善肾功能并减轻肾囊肿程度。给予 Han:SPRD 大鼠西罗莫司可以明显抑制肾囊泡的生长。尽管 Han:SPRD 大鼠的基因缺陷还未证实,它仍然是研究 ADPKD 的典型模型,该模型呈现大量自发性囊泡导致其肾功能逐步受损。

mTOR 对蛋白合成的调控是通过直接或间接调控下游信号分子的磷酸化水平。mTOR 以 mTORC1 和 mTORC2 两个复合物的形式存在,在 PKD 肾脏中两者均被激活。西罗莫司和依维莫司间接结合并抑制 mTORC1。mTOR 激酶抑制药直接与 mTOR 激酶结合,从而同时抑制 mTORC1 和 mTORC2。在 Han:SPRD 大鼠模型中,非选择性 mTOR 抑制药 PP242 阻滞细胞增殖、肾脏增大和囊泡生长,并改善肾功能。尽管西罗莫司在 pcy 小鼠、Han:SPRD 大鼠和 *Pkd1*$^{-/-}$ 小鼠模型中均表现出有效治疗 PKD 的功效,但两项大型临床试验却表明西罗莫司和依维莫司对 ADPKD 患者无效。另外,最近一项针对 mTOR 抑制药西罗莫司治疗 ADPKD 的临床试验由于部分患者用药后出现严重蛋白尿、血管神经性水肿、口腔炎及上呼吸道感染等副作用而提前终止,因此 mTOR 抑制药应用于临床治疗 ADPKD 患者仍需进一步研究。

（四）蛋白酪氨酸激酶抑制药

与 RTK 不同,PTK 不与配体结合,但是当其他受体与配体结合后,PTK 将被激活,后者再激活下游的信号转导途径,诱导类似 RTK 的反应。PTK 能够促进细胞增殖,抑制细胞凋亡,从而促进肿瘤发生和发展。与细胞生存和增殖相关的 PTK 有 Src 家族,如 Src、Abl、Lck 等,以及其他酪氨酸激酶,如 JAK、FAK 和 Ack 等。c-Src 活化方式是 Y418 位磷酸化并从细胞质转移到细胞膜上。在 ADPKD 患者和小鼠模型的囊肿衬里上皮细胞中,pY415-Src 活性增强。c-Src 可与 ErbB2 的催化位点相互作用。c-Src 的特异性抑制药 SKI-606 对肾小管上皮的 EGFR 和 ErbB2 均没有明显作用。SKI-606 可能对上皮细胞增殖和基质诱导的细胞贴壁都有抑制作用。SKI-606 在 ADPKD 患者肾小管上皮细胞体外模型中,可以抑制细胞过度增殖及 ECM 过度堆积,并可以延缓 ADPKD 杂合子小鼠的多囊肾病进展。最近有研究发现,过度活化的 c-Src 对啮齿类动物的 ARPKD 和 ADPKD 均有影响。

（五）细胞周期蛋白依赖性激酶抑制药

CDK 相关基因的突变和表达失调可直接或间接影响细胞周期、增殖以及凋亡等功能,与 PKD 等疾病的发生发展密切相关。由于破坏纤毛或中心粒相关蛋白质可能直接影响细胞周期和细胞增殖,导致囊性疾病,调整失调的细胞周期可为 PKD 提供治疗帮助。给予 jck 和 cpk 小鼠 CDK 抑制药 CYC202,可以有效抑制肾脏不同部位的囊泡,这一点使它成为治疗 ADPKD 的潜力药物。在对细胞周期的调控上,S-CR8 比 CYC202 更为有效且选择性更强,在条件性敲除 *Pkd1* 的动物模型中表现出更强的治疗作用。CDK 抑制药可以调控细胞周期,抑制转录及减少细胞凋亡,它可能成为有效治疗 PKD 的新型药物。

(六) 转录因子受体激活药

过氧化物酶体增殖物激活受体(peroxisome proliferator-activated receptor, PPAR)由天然脂肪酸及其衍生物激活。PPARγ 是 PPAR 家族的一员,在肾脏、肝脏等组织中广泛表达。最近有研究表明,PPARγ 激活药可以治疗肾脏和肝脏的 ARPKD。PPAR 在 ADPKD 肾脏组织和囊泡上皮细胞中的表达量远远多于正常肾脏组织和人肾脏皮质细胞系。在 ADPKD 囊泡上皮细胞中,罗格列酮通过诱导 G1 细胞周期停滞和凋亡抑制细胞增殖。在 Han:SPRD 大鼠模型中,罗格列酮通过下调 β-catenin 通路,抑制炎症反应和纤维化水平,有效抑制 PKD 进程并保护肾脏功能。长期给药可以明显延长 Han:SPRD 大鼠寿命,但其导致心肌肥大的副作用还需密切监视。吡格列酮通过抑制细胞增殖和纤维化水平阻滞 PCK 大鼠的肾脏和肝脏疾病进程。

(七) 信号转导及转录激活因子抑制药

PC1 经过蛋白酶剪切,将胞内区从细胞膜释放出来,核移位并调节 STAT3 和 STAT6 的转录活性。在 PKD 小鼠模型中,STAT6 遗传失活可以显著抑制囊泡上皮细胞过度增殖并保护肾脏。来氟米特是一种治疗关节炎的上市药物,其活性成分可以抑制肾小管上皮细胞的 STAT6 活性,并减轻 PKD 小鼠的肾囊泡水平。在小鼠多囊肾和 ADPKD 患者的肾脏中,STAT3 被显著激活。这在一定程度上表明,STAT3 对囊泡的形成和维持起一定作用。抗寄生虫药乙嘧啶和另一种 STAT3 抑制药 S3I-201 分别抑制成年初发性 PKD 小鼠和新生 PKD 小鼠的肾囊泡形成。

(八) 乙酰化酶 1 和组蛋白去乙酰化酶抑制药

ADPKD 患者及 *Pkd1* 敲除啮齿类动物模型肾脏上皮细胞和组织中乙酰化酶 1(histone acetyltransferase1, HAT1)表达水平明显增高,原因可能是 *Pkd1* 突变细胞中 C-myc、TNF-α 等细胞因子诱导了乙酰化酶 1 大量表达。乙酰化酶 1 通过组蛋白去乙酰化作用对 DNA 的转录进行修饰,同时可通过 Rb、E2F1、p53 等非组蛋白的去乙酰化作用调控细胞的增殖与凋亡活动,因此抑制乙酰化酶 1 活性可能成为治疗 ADPKD 的新靶点。烟酰胺作为乙酰化酶 1 抑制药可影响 Rb 的乙酰化及磷酸化状态,使细胞在 Rb-E2F1 介导下进入 S 期,抑制囊泡上皮细胞增殖,同时激活 p53 依赖的细胞凋亡途径,诱导细胞凋亡。

表观遗传乙酰化修饰中组蛋白去乙酰化酶(histone deacetylase, HDAC)是一类蛋白酶,对染色体的结构修饰和基因表达调控发挥着重要的作用。一般情况下,组蛋白的乙酰化有利于 DNA 与组蛋白八聚体的解离及核小体结构的松弛,从而使各种转录因子和协同转录因子能与 DNA 结合位点特异性结合,激活基因的转录。而组蛋白的去乙酰化则发挥相反的作用。HDAC 参与调节 *Pkd1* 基因的表达,其中 HDAC5 是液体流动引起的肾小管上皮细胞钙信号通路作用的靶点;HDAC6 在囊泡表皮细胞中过度表达,通过 a-tubulin 去乙酰化参与调节纤毛形成和 EGFR 的运输,并且通过 b-catenin 去乙酰化调节 Wnt 信号通路。HDAC 通过组蛋白或非组蛋白去乙酰化作用调控细胞功能,HDAC 抑制药在 PKD 小鼠模型中可以抑制囊泡增殖。HDAC 抑制药既能减少 *Pkd1* 基因条件性敲除小鼠囊泡的形成,又能延缓 *Pkd2*

基因敲除小鼠肾功能下降。HDAC 抑制药曲古菌素 A 可以改善*Pkd2* 敲除小鼠肾脏功能,阻滞 PKD 进程,因此抑制 HDAC 可能成为治疗 ADPKD 的新靶点。

四、调控凋亡信号途径药

胱天蛋白酶(caspase)是近年来发现的一组存在于胞质中的结构相关的半胱氨酸蛋白酶,它们的一个重要共同点是活性位点都含有半胱氨酸,并特异地断开天冬氨酸残基后的肽键。总体而言,组织转化是细胞增殖、分化和凋亡平衡的过程。ADPKD 患者的肾脏组织中充斥着大量囊泡,其肾小管上皮细胞发生过度增殖和凋亡。体内外实验均已证实,抑制 caspase 或细胞凋亡可以阻滞囊泡增殖。对于培养在 I 型胶原基质的 MDCK 细胞,过表达抗凋亡蛋白 Bcl-2 可以抑制其囊泡生长。Pkd1 可以调控细胞凋亡、增殖和囊泡形成。在 MDCK 细胞中过表达 Pkd1 可以阻滞细胞增殖及凋亡。有研究表明,MDCK 中囊泡增多是 G12 激活 JNK,降解 Bcl-2 导致的。PC1 蛋白的表达水平决定了 G12/JNK 通路的活性。PC1 上调 CDK 抑制药 $p21^{Waf1}$,阻滞 G0/G1 期的细胞,抑制 CDK2 活性,从而直接调控细胞周期。

五、抑制囊液分泌药

(一)囊性纤维化跨膜受体抑制药

cAMP 通过激活 CFTR 刺激细胞增殖和 Cl^- 分泌,促进囊泡生长和囊液分泌。CFTR 的反义寡核苷酸在 ADPKD 囊泡上皮细胞中抑制 cAMP 调控的囊液分泌。有研究表明,CFTR 抑制药可以通过抑制囊液分泌而不是细胞增殖来抑制囊泡生长。噻唑烷酮和甘氨酸酰肼类小分子 CFTR 抑制药在体内外 PKD 模型中均可阻滞囊泡生长。其中甘氨酸酰肼可以直接和 CFTR 结合。CFTRinh-172 是一种噻唑烷酮,它在 MDCK 细胞和体外组织培养的器官囊泡模型中均可抑制肾脏囊泡生长。

另外,cAMP 激动药 AVP 可以促进囊泡上皮细胞增殖和上皮细胞的液体分泌,因此对囊泡生长具有重要的促进作用。托伐普坦可以抑制 ERK 诱导的细胞增殖,离子分泌和血管加压素诱导的 ADPKD 细胞囊泡增殖。

(二)KCa3.1 阻滞药

囊泡内 Ca^{2+} 浓度过高时,钙激活钾离子通道(Ca^{2+} activated K^+ channel,KCa)开放。在 ADPKD 肾小管上皮细胞中,KCa 调控 Ca^{2+} 信号和 CFTR 诱导的 Cl^- 分泌。中间电导/小电导 KCa3.1 的功能由 cAMP、PKA 和 NDPK-B 激活,由 PHPT1 抑制。一种 KCa3.1 阻滞药 TRAM-34 可以在体外抑制囊泡形成和增殖。这表明 KCa3.1 阻滞药可能成为治疗 ADPKD 的新型治疗药物。

六、其他作用机制药

(一)蛋白酶抑制药

蛋白酶体和自噬体是降解蛋白两条途径的关键成分。没有被蛋白酶降解的蛋白沉积在细胞质中,通过 HDAC6 向聚合体运输。HDAC6 与 PC2 的结合,PC1 的表达促进了 HDAC6-PC2 聚合物向聚合体运输。自噬体吞噬聚合体,并和溶酶体结合,降解聚合体,这个过程就是自噬。PC1 或 PC2 功能丧失均会导致 ADPKD,说明两者的作用机制相似。在某种特定的情况下,PC1 过表达会加速自噬导致的 PC2 降解,但 PC1 并没有诱导自噬。另一种情况下,没有和 PC1 结合的 PC2 向聚合体移动并通过自噬降解,这可能是 ADPKD 的一个病理因素。

(二) 糖基神经酰胺合酶抑制药

鞘脂和鞘糖脂是囊泡上皮细胞功能的主要调节因子,调控细胞增殖、凋亡和 PKD 进程中的生长调节通路的激活。在 ADPKD 患者和 Cpk 小鼠体内,鞘糖脂代谢紊乱,葡萄糖神经酰胺(glucosylceramide,GlcCer)和乳糖神经酰胺水平升高,表明其与囊泡增殖相关。在 PKD 患者和小鼠的肾脏中,GlcCer 和神经节苷脂 GM3 水平均升高。给予 GlcCer 抑制药 Genz-123346 可有效抑制囊泡增殖。

(三) 血管紧张素转化酶抑制药

60% ~ 80% 的 ADPKD 患者同时患有高血压。在肾脏功能损伤前,高血压就会发生,并会加速肾病发展到终末期。ADPKD 患者肾囊肿的发展与体循环和肾脏组织中的 RAS 激活相关。早期 ADPKD 患者体内 RAS 就已激活,早于高血压的发生,并可能导致动脉粥样硬化、左心室肥大(left ventricular hypertrophy,LVH)和 ESRD。除了高血压,血管紧张素在 ADPKD 的囊泡增殖、交感神经和内皮素活性增强、氧化损伤和纤维化进程中有重要作用。在 ADPKD 中,高血压、LVH、GFR 下降和肾囊泡增长之间有很强的相关性。尽管大量证据表明,肾脏体积增长、RAS 激活和高血压在 ADPKD 中都很重要,但降低血压和抑制 RAS 仅仅使 LVH 得到改善。目前,并没有可靠的数据支持或反驳 RAS 抑制药可以改善 ADPKD。

(四) HMG-CoA 还原酶抑制药

1995 年,有研究报道洛伐他汀可以减轻 Han:SPRD 大鼠的肾脏损伤。在一项双盲实验中,给予 10 位正常血脂的 ADPKD 患者 4 周 40mg 辛伐他汀/安慰剂,发现给药组肾脏血流量和肾小球滤过率均上升。其他他汀类药物在许多动物模型中均表现出减轻肾脏损伤,升高肾脏血流量等疗效。他汀类药物在杂合型 Han:SPRD 大鼠表现出结构和功能上的治疗优势,包括增加血流量和降低血尿素氮水平,这与平均动脉压(mean arterial pressure,MAP)的变化相互独立,互不相关。而 ACEI 依那普利对降低 MAP 水平表现出结构优势。普伐他汀可以减轻儿童或青年 ADPKD 患者的肾脏结构性损伤,说明普伐他汀在早期治疗上有效。另外,心血管疾病在 ADPKD 患者中是重要的致病和致死因素。上皮损伤是心血管损伤的早期表征,这在 ADPKD 患者中很常见。他汀类药物可以减轻 ADPKD 患者的上皮损伤。

随机、双盲、安慰剂对照实验表明,对受试者年龄、身高、体重、性别校正后,接受赖诺普利治疗的 ADPKD 患者肾脏总体积增加百分比(23%±3%)明显低于安慰剂对照组(31%±3%),提示在 ADPKD 患儿和青少年中早期应用他汀类药物干预十分重要。由于他汀类药物副作用较少且患者对其耐受性良好,因此他汀类药物受到众多学者的推崇,具有良好的应用前景。

第五节 治疗多囊肾病药的研究方法

目前,治疗 PKD 药物的主要研究方法是采用 MDCK 囊泡模型、胚胎肾模型、PKD 小鼠或大鼠模型等进行药物抑制囊泡形成和生长作用的研究。同时,使用来源于 ADPKD 患者、犬和猪集合管上皮细胞进行药物作用机制的探讨。

一、MDCK 囊泡模型

MDCK 囊泡模型是将犬集合管上皮细胞系 MDCK 细胞培养于三维基质胶中的一种类器官模型,是常见研究多囊肾病的体外模型。毛喉素(forskolin)能够激活 AC 促进细胞内 cAMP 的生成。MDCK 细胞在含有毛喉素的三维基质胶中培养可形成囊泡,并可持续生长(图 17-2)。其囊泡特性与多囊肾病囊泡的特性相似,是筛选治疗多囊肾病药和进行药效学评价的体外模型,现阶段借助囊泡上皮特异的标志物可利用此模型实现高通量筛选药物。

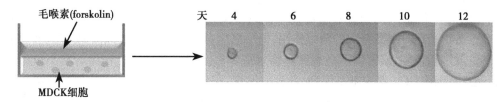

图 17-2 MDCK 囊泡实验模型

1. 囊泡形成抑制实验 利用该模型可通过在接种 MDCK 细胞第 0 天给药,观察第 6 天囊泡(直径大于 $50\mu m$)和非囊泡细胞集落,计算囊泡数占总细胞集落(囊泡和非囊泡集落)数的百分率,以此评价待测药物对囊泡形成的抑制作用。

2. 囊泡生长抑制实验 该模型是在接种 MDCK 细胞第 5 天给药,即在 MDCK 形成囊泡基础上给药刺激,探究药物对囊泡生长的影响。通过绘制囊泡第 0 天到第 12 天囊泡生长曲线,比较不同组间囊泡直径,评价药物对囊泡生长的抑制作用。

二、胚胎肾模型

胚胎肾模型是通过体外培养肾脏建立的一种离体器官模型,一直被广泛用于正常肾脏发育、多囊肾发病机制及药物治疗研究等领域,与细胞模型相比,其更接近在体环境,适用于体内实验前的药物筛选。8-Br-cAMP 是 cAMP 类似物,容易透过细胞膜进入细胞,继而激活 PKA 依赖的下游信号通路,诱导胚胎肾脏中小管形成囊泡。取 13.5 天的小鼠胚胎肾,将小鼠胚胎肾置于 transwell 培养板中,用含 $100\mu mol/L$ 8-Br-cAMP 的特殊培养液培养 6 天,肾组织中可形成多发性、进行性生长的肾囊泡。用不含 8-Br-cAMP 培养液培养的胚胎肾作为空白对照组,用含 $100\mu mol/L$ 的 8-Br-cAMP 培养液培养的胚胎肾作为阴性对照组,治疗组同时给予 $100\mu mol/L$ 8-Br-cAMP 和不同剂量的待测化合物,每 24 小时更换新鲜培养液并拍照(图 17-3)。通过比较各组胚胎肾囊泡面积与肾总面积的百分比,评价待测化合物对胚胎肾囊泡生长的影响。

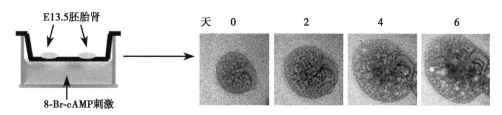

图 17-3 胚胎肾囊泡模型

三、多囊肾动物模型

目前 PKD 研究多以小鼠、大鼠作为动物模型，这些动物模型可由 PKD 相关基因自发突变或通过 *Pkd1*、*Pkd2* 基因敲除而获得。

1. 小鼠模型

（1）*Pkd1^flox/−^*；*Ksp-Cre* 小鼠（*Pkd1^−/−^*）：是一种快速进展的常染色体显性遗传多囊肾模型。该模型鼠是采用 Cre-loxp 重组酶系统通过特异性敲除肾脏组织 *Pkd1* 基因而建立，其病变只在纯合子小鼠肾脏发生，其他组织器官基本正常（图 17-4）。纯合子小鼠肾囊泡生长迅速，约在出生后第 20 天由于肾衰竭而死亡。该模型是与人类 ADPKD 同源的动物模型，适用于观察药物短期对多囊肾病的治疗作用，但小鼠生存周期较短，不能完全模拟人的多囊肾病缓慢进展过程，利用该模型不能观察药物对成年鼠多囊肾病的治疗作用。在小鼠出生第一天，通过基因组 PCR 鉴定其基因型，并称取体重，同窝纯合子小鼠随机分为治疗组与生理盐水组。同窝杂合子小鼠表现为野生型表型，可用作正常对照，也分为治疗组与生理盐水组。通过比较不同组间肾脏体积大小及肾脏囊性指数反映待测化合物对 *Pkd1^−/−^* 鼠的药理学作用。

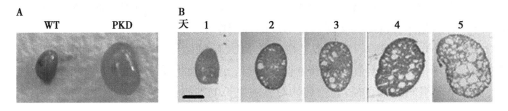

A.*Pkd1* 基因敲除小鼠肾脏标本；B.*Pkd1^flox/−^*；*Ksp-Cre* 小鼠肾脏组织学切片。WT，野生型肾脏；PKD，多囊肾肾脏。

图 17-4　Pkd1^flox/−^；Ksp-Cre 小鼠模型

（2）*Pcy* 小鼠：品系 CD-1-*Pcy^lusm^*，与造成人类肾消耗性病 Type3（nephronophthisis Type3）的基因相关，在集合管中缓慢发生囊性肾病，疾病进程中肾单位的其他部位也发生囊泡。雌性和雄性均受影响。

（3）*jck* 小鼠：品系 C57Bl/6J-nek8^jck^，与造成人类肾消耗性病 Type9（nephronophthisis Type9）的相同基因相关，小鼠出现缓慢进行性多发性肾脏囊性病变，雄性小鼠中病变更明显。

（4）CFWwd 小鼠：是 CFW 小鼠中发生的自然突变鼠系。突变特点是受周围环境影响大，无菌环境时只 5% 发生肾囊泡，一般条件下则 100% 发生肾囊泡。其肾囊肿病与人 ADPKD 类似，成年发病、显性遗传。出现部分 ADPKD 的典型表现，如动脉瘤、肝囊肿在此模型中有 20% 的发生率。死亡率从 10 月龄后增加，大部分死于 18 月龄。

（5）*c-myc* 转基因小鼠：属常染色体显性遗传，具有 100% 的外显率，囊泡遍布肾皮质、髓质层，一般在 6 周~3 月龄间死于肾衰竭。通过原位杂交可以检测到 *c-myc* 基因的高表达只局限于肾小管囊泡上皮细胞内。

（6）类固醇诱导的 PKD 小鼠：在出生后 1 周内，通常只需一次性注入皮质酮即可诱导 PKD，其形成机制尚存争论。研究发现反复注入氯化钾可以预防肾囊泡发生，这提示糖皮质激素的盐皮质激素样作用导致的低血钾可能在囊泡生成中发挥一定的作用。

（7）*Pkd2*$^{WS25/-}$小鼠：通过诱导 2 个等位基因突变建立的小鼠 PKD 模型。一个是*Pkd2*基因，一个是无效的等位基因*WS25*，然后采用同源重组技术建立模拟人 ADPKD"二次打击"学说建立的 PKD 小鼠模型。研究发现小鼠肾脏和肝脏囊泡形成与*Pkd2*基因受到"二次打击"有关。*Pkd2*全敲小鼠在胚胎 13.5 天和出生期间死亡。*Pkd2*$^{WS25/-}$小鼠也出现胰腺的囊泡，暗示人 ADPKD 患者胰腺出现囊泡的特征也与"二次打击"学说有关。成年*Pkd2*$^{WS25/-}$小鼠随着肾囊泡的发生发展出现肾衰竭和早死（与对照组相比，平均生成期 65 周比 94 周）。

2. 大鼠模型

（1）PCK 大鼠：品系 PCK/Crl-Pkhd1pck/Crl，是与造成人类 ARPKD 的相同基因，即*Pkhd1*，发生突变。肾脏囊泡进展缓慢，与人类 PKD 患者相同，肝脏和肾脏发生囊泡。

（2）Han:SPRD 大鼠：是自然突变大鼠。大鼠出现肾囊泡和高血压病症，其肾脏上皮细胞增殖明显，囊泡内液体积聚，肾细胞外基质重构。目前，多囊肾大鼠模型（Cy/+）Han:SPRD 的应用越来越广，应用于多囊肾病药物及作用机制的研究，而（Cy/Cy）Han:SPRD 大鼠在出生后只能存活 3 周左右，其出生后不久，肾脏就开始增大，有研究表明在 8 周龄时，多囊肾大鼠模型（Cy/+）Han:SPRD 与野生型大鼠（+/+）Han:SPRD 比，其肾脏体积要大 1 倍，肾衰竭指标也增加 1 倍多。（Cy/+）Han:SPRD 模型大鼠和多囊肾患者肾组织中 β-TrCP 的表达量与（+/+）Han:SPRD 野生型大鼠和囊泡旁正常组织比都有明显的升高，这表明 Han:SPRD 大鼠与人类肾组织囊泡可能具有相似的 β-TrCP 调控机制。

各基因型的鉴定如下：SPRD 纯合子（Cy/Cy）在生后 1~2 周后可肉眼观察到肿大肾脏，SPRD 杂合子（Cy/+）可通过 6~7 周龄时腹部触及肿大肾脏，而 3 周龄时部分需通过肾脏显微病理确定。

3. 观察指标

（1）常规指标：肾功能检查，如血肌酐、血尿素氮等；血电解质检查，如 Na^+、K^+、Ca^{2+}、Cl^- 等；其他，如肾脏大小、囊泡数量、尿渗透压、生存期等。

（2）组织病理学检测：在光学显微镜下观察肾脏组织切片（0.1mm 间隔），用 Image-Pro Plus 6.0 分析计算肾脏肾囊泡面积与肾总面积的百分比，以评价药物对囊泡的抑制作用。还可应用免疫组化进行相关指标的评价。

根据小鼠或大鼠体重给予待测化合物。每次给药前观察小鼠的一般状态，根据治疗期限给药，称取体重，然后处死小鼠，取肾、肝组织并称重，置于 10% 甲醛液中保存。在光学显微镜下观察肾脏组织切片，用 Image-Pro Plus 6.0 分析计算肾脏肾囊泡面积与肾总面积的百分比，以评价化合物对囊泡的抑制作用。

（3）细胞内信号通路研究：cAMP-PKA、MAPK、mTOR、Wnt、HNF-1β、C-myc、JAK/STAT 等相关信号通路的激活均证明与 PKD 的发生、发展密切相关。PKD 囊泡的形成、生长主要涉及囊泡上皮细胞的异常增殖和囊液的过度分泌。细胞增殖方面可以选择 EGFR、Ras/Raf/MEK/ERK、PI3K/Akt、mTOR、Wnt、JAK/STAT、C-myc 信号通路等。囊液分泌方面可以选择 CFTR、P2 受体、V_2R 等信号通路，以及水通道蛋白和 Na^+-K^+-ATP 酶等。此外，基质重构、血管增生、细胞分化等方面也可以作为研究指标。

参考文献

[1] CORNEC-LE G E,TORRES V E,HARRIS P C. Genetic complexity of autosomal dominant polycystic kidney and liver diseases. Journal of the American Society of Nephrology,2018,29(1):13-23.

[2] SCHRIER R W. ACE inhibitors,left ventricular mass and renal cyst growth in ADPKD. Pharmacological research,2016,114:166-168.

[3] MUTO S,OKADA T,YASUDA M,et al. Long-term safety profile oftolvaptan in autosomal dominant polycystic kidney disease patients:TEMPO Extension Japan Trial. Drug,healthcare and patient safety,2017,9:93-104.

[4] SOMMERER C,ZEIER M. Clinical manifestation and management of ADPKD in western countries. Kidney diseases(Basel,Switzerland),2016,2(3):120-127.

[5] XUE C,ZHOU C C,WU M,et al. The clinical manifestation and management of autosomal dominant polycystic kidney disease in China. Kidney diseases(Basel,Switzerland),2016,2(3):111-119.

[6] SU L,LIU L,JIA Y,et al. Ganoderma triterpenes retard renal cyst development by downregulating Ras/MAPK signaling and promoting cell differentiation. Kidney international,2017,92(6):1404-1418.

[7] ZHOU H,GAO J,ZHOU L,et al. Ginkgolide B inhibits renal cyst development in vitro and in vivo cyst models. American journal of physiology Renal physiology,2012,302(10):F1234-1242.

[8] GAO J,ZHOU H,LEI T,et al. Curcumin inhibits renal cyst formation and enlargement in vitro by regulating intracellular signaling pathways. European journal of pharmacology,2011,654(1):92-99.

[9] RYSZ J,GLUBA-BRZOZKA A,FRANCZYK B,et al. Combination drug versus monotherapy for the treatment of autosomal dominant polycystic kidney disease. Expert opinion on pharmacotherapy,2016,17(15):2049-2056.

[10] LEMOS F O,EHRLICH B E. Polycystin and calcium signaling in cell death and survival. Cell calcium,2018,69:37-45.

[11] PEINTNER L,BORNER C. Role of apoptosis in the development of autosomal dominant polycystic kidney disease(ADPKD). Cell and tissue research,2017,369(1):27-39.

[12] SHIN Y B,PARK J H. Recent trends in ADPKD research. Advances in experimental medicine and biology,2016,933:3-11.

[13] BROSIUS F C,HE J C. JAK inhibition and progressive kidney disease. Current opinion in nephrology and hypertension,2015,24(1):88-95.

[14] WEIMBS T,OLSAN E E,TALBOT J J. Regulation of STATs by polycystin-1 and their role in polycystic kidney disease. Jak-Stat,2013,2(2):e23650.

[15] YANG B,SONAWANE N D,ZHAO D,et al. Small-molecule CFTR inhibitors slow cyst growth in polycystic kidney disease. JASN,2008,19(7):1300-1310.

[16] AGUIARI G,CATIZONE L,DEL SENNO L. Multidrug therapy for polycystic kidney disease:a review and perspective. American journal of nephrology,2013,37(2):175-182.

[17] RINSCHEN M M,SCHERMER B,BENZING T. Vasopressin-2 receptor signaling and autosomal dominant polycystic kidney disease:from bench to bedside and back again. JASN,2014,25(6):1140-1147.

（周虹　贺巾钊　杨宝学）

第十八章 治疗肾性贫血药

【摘要】

治疗肾性贫血药是一类通过补充造血原料或增加促红细胞生成素水平提升血红蛋白浓度的药物。临床常用的治疗肾性贫血药包括红细胞生成刺激剂、铁剂、低氧诱导因子-脯氨酰羟化酶抑制剂、叶酸和维生素 B_{12} 等四大类。治疗肾性贫血药主要用于各种原发性和继发性的慢性肾脏病患者肾性贫血的治疗,其副作用主要与药物的类别、剂量及应用时间的长短相关。目前治疗肾性贫血药的进展主要以铁代谢相关的制剂以及低氧诱导因子-脯氨酰羟化酶抑制剂研发的新药为主,如铁调素拮抗剂、铁调素生成抑制剂,以及低氧诱导因子-脯氨酰羟化酶抑制剂 DDO-3055、SSS17、AND017、HEC53856 等药物。

第一节 治疗肾性贫血药发展史

治疗肾性贫血药是 18 世纪中期发展起来的一类用于治疗慢性肾脏病(CKD)所致贫血的药物,这类药物通过干预人体造血机制中的不同环节增加红细胞的生成,从而达到治疗目的。根据作用机制的不同,治疗肾性贫血药主要分为:红细胞生成刺激剂(erythropoiesis-stimulating agent,ESA)、铁剂、低氧诱导因子-脯氨酰羟化酶抑制剂(hypoxia inducible factor-proline hydroxylase inhibitor,HIF-PHI)、叶酸和维生素 B_{12} 四大类。

一、铁剂

铁缺乏是导致 CKD 贫血的主要原因之一,铁剂治疗是纠正 CKD 患者肾性贫血的主要治疗方案之一。常用的铁剂包括口服铁剂和静脉铁剂。

(一) 口服铁剂

在 19 世纪早期硫酸亚铁就被引入中国,是目前最经济、使用范围最广泛的铁剂。口服铁剂包括硫酸亚铁、琥珀酸亚铁、多糖铁复合物等。

1. **硫酸亚铁** 硫酸亚铁(ferrous sulfate)是第一代无机铁盐的代表药物。1832 年,法国学者 Blaud 将硫酸亚铁与碳酸钾制成复方制剂,开创了贫血治疗的新方法。硫酸亚铁中的铁以二价铁的形式存在,虽然易吸收,但恶心、呕吐、腹痛等消化道不良反应严重。1998 年,Boccio 研制了硫酸亚铁的微胶囊制剂,有较高的生物利用度。但二价铁化学性质活泼,短时间释放过量游离铁,可造成人体不可逆的伤害。

2. **琥珀酸亚铁** 琥珀酸亚铁(ferrous succinate)是第二代小分子有机铁剂的代表药物。医药工作者为弥补第一代铁剂的使用缺陷,提高铁吸收率和生物利用度,研发了小分子有机酸铁盐。有机酸酸根与铁离子形成的化合物有一定的解离常数,服用后在胃酸作用下缓慢释放铁离子,降低了胃肠道不良反应。于20世纪60年代初上市。

3. 多糖铁复合物 1953年,研究人员试图以多糖替代蛋白质外壳合成铁蛋白的类似物,得到了多糖与铁络合形成的更加稳定的新复合物。经实验发现,它在酸碱环境中均有稳定的高水溶性,而且始终以完整分子形式存在,不含任何游离铁离子。该发现从此拉开多糖铁复合物(polysaccharide-iron complex,PIC)治疗缺铁性贫血的序幕。

(二) 静脉铁剂

在20世纪30年代,Heath等人尝试给患者注射氢氧化铁后发现不良反应很多,包括心悸、恶心、呕吐甚至血流动力学改变等,风险较大。因此,到了20世纪40年代,科学家为了减少胃肠道刺激,同时提高铁的吸收率,尝试使用碳水化合物外壳包裹铁剂,其中常被使用的外壳就包括右旋糖酐、蔗糖、葡萄糖和多聚麦芽糖等。

1. 右旋糖酐铁 右旋糖酐铁(iron dextran)是氢氧化铁与右旋糖酐形成的络合物。1950年,高分子右旋糖酐铁(high molecular weight iron dextran,HMWID)在美国上市,用于肌内和皮下注射治疗缺铁性贫血,但由于作用机制和安全性不明确,上市后处方量较少。直到1989年,重组人促红细胞生成素(rh-EPO)的问世大大刺激了肾性贫血患者对静脉铁剂的需要。1991年,低分子右旋糖酐铁(low molecular weight iron dextran,LMWID)完成临床试验,于2001年在美国上市,2003年在中国上市,此后rh-EPO联合LMWID成为我国治疗血液透析患者贫血的常用方案。

2. 蔗糖铁 蔗糖铁(iron sucrose,IS)由蔗糖环绕铁核形成,可避免由肾排泄,在适当时机才释放铁。于1950年在瑞士上市,是目前国内外临床使用静脉补铁的主要铁剂之一,适用于口服铁剂效果不佳或不能耐受的患者。

3. 异麦芽糖酐铁1000 异麦芽糖酐铁1000(iron isomaltoside 1000)为三价铁离子和异麦芽糖酐形成的铁葡聚糖复合物,其独特的铁矩阵式结构,使铁的释放更加缓慢而稳定,免疫原性低,可实现单次高剂量应用。于2009年在欧洲上市,目前在包括美国及欧盟等多个国家和地区批准上市,其疗效和安全性得到超过1 800万剂临床应用的验证,疗效确切、安全。2021年1月,该药进入中国,是首个也是目前唯一在中国上市的第三代静脉铁剂,用于治疗口服铁剂无效、无法口服补铁或临床上需快速补铁的缺铁患者。静脉铁剂的研发历程见图18-1。

二、红细胞生成刺激剂

1906年,Carnot等人在兔体内发现骨髓红系的生成受激素调控。20世纪50年代,这种激素被证实是促红细胞生成素(erythropoietin,EPO)。而后,科学家对EPO及其受体的作用机制进行不断深入研究,EPO的应用越来越广泛。ESA作为EPO的类似物,根据半衰期的长短不同,可以分为短效、长效和超长效ESA,代表药物分别是:

1. 重组人促红细胞生成素(rh-EPO) rh-EPO为第一代短效ESA,是应用基因重组技术合成的促红细胞生成素,通过与红系干细胞表面的EPO受体结合,促进红系干细胞的增生和成熟。1977年,美国科学家Goldwasser研究组从肾功能正常的再生障碍性贫血患者的2 500L尿液中纯化得到人源EPO蛋白,这是大规模工业化生产治疗性EPO的首次重大突破。直到1985年,中国科学家林福坤克隆了人EPO的基因,利用DNA重组技术实现了人工合成的EPO生产。1986年,美国研究者Joseph W. Eschbach等和英国研究者Christopher G. Winearls等发现rh-EPO可纠正慢性肾脏病导致的贫血。1989年6月,rh-EPO正式被美

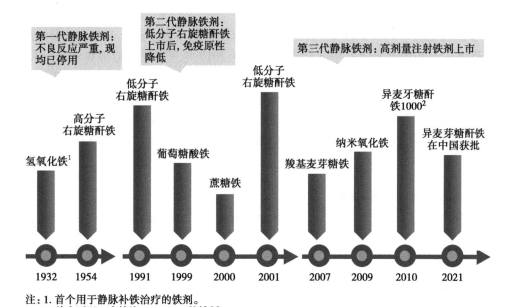

注:1. 首个用于静脉补铁治疗的铁剂。
2. 首个可以一次输注≥1 000mg的铁剂。

图 18-1 静脉铁剂的研发历程

国食品药品管理局(Food and Drug Administration,FDA)批准上市,进入临床后迅速为广大患者接受,临床适应证主要是因慢性肾衰竭所引起的贫血症。

2. 达依泊汀 α(darbepoetin alfa,Epo-N47) 为第二代长效 ESA,通过基因工程和糖蛋白工程技术,对传统 EPO 结构加以改造,使药物活性增强,半衰期延长至 rh-EPO 的三倍以上,并显著降低了注射频率至两周一次。于 2001 年和 2012 年分别在美国和日本获批上市,用于肾性贫血的治疗。在我国,达依泊汀 α 用于治疗透析患者贫血的两项Ⅲ期临床试验均于 2015 年顺利完成。2020 年 6 月,国家药品监督管理局(National Medical Product Administration,NMPA)批准了达依泊汀 α 注射液在我国上市,成为中国首个长效 EPO-α 制剂,标志着我国对肾性贫血患者的治疗迈入了新的阶段。

3. 甲氧聚二醇重组人促红素(PEG-EPO,R-1744) 为第三代超长效 ESA,是一种化学合成的持续性红细胞生成素受体激活剂(continuous erythropoietin receptor activator,CERA),半衰期比达依泊汀 α 更长,可以一个月注射一次。2007 年首次被欧盟批准进入临床。2018 年 4 月在我国上市。2019 年,Isidora Kacarska-Fotevska 等人对 147 名每月使用一次 R-1744 治疗的成年透析患者进行每月随访,证明了该药维持慢性肾性贫血患者血红蛋白浓度的安全性和有效性。

三、低氧诱导因子-脯氨酰羟化酶抑制剂

HIF-PHI 通过抑制脯氨酰羟化酶的活性模拟体内缺氧的模型从而提高低氧诱导因子的表达,刺激肝脏合成 EPO,同时还能通过抑制铁调素增加铁的吸收与利用,这一特点对于 CKD 患者的贫血纠正具有重要意义。

1992 年,美国科学家 Gregg Semenza 在动物细胞内首次发现一种在低氧条件下可增加 EPO 转录的蛋白——HIF-1。2002 年,美国科学家 William Kaelin 和英国科学家 Peter Ratcliff 的团队发现脯氨酰羟化酶(prolyl hydroxylase,PHD)能够调节 HIF 的活性和稳定性,是打通

HIF 通路的开关。

1. 罗沙司他(roxadustat,FG-4592) 是全球首创的口服小分子 HIF-PHI 类治疗肾性贫血的药物。于 2010 年获批在中国开展临床研究,2017 年完成针对透析和非透析 CKD 贫血的Ⅲ期临床试验,最终在 2018 年 12 月通过优先审评审批程序被正式批准用于治疗透析依赖性慢性肾脏病(dialysis-dependent chronic kidney disease,DD-CKD)患者的肾性贫血,因此中国成为首个批准罗沙司他的国家(图 18-2)。2019 年 8 月,罗沙司他又获批治疗非透析依赖性慢性肾脏病(non-dialysis dependent chronic kidney disease,NDD-CKD)患者的肾性贫血。

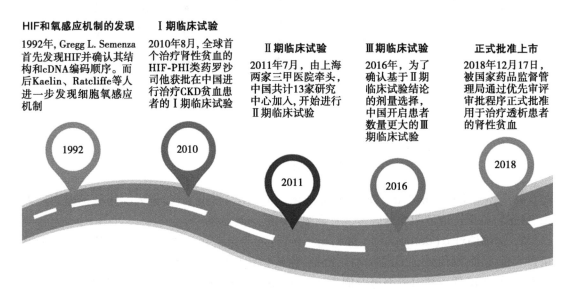

HIF和氧感应机制的发现
1992年,Gregg L. Semenza 首先发现HIF并确认其结构和cDNA编码顺序。而后Kaelin、Ratcliffe等人进一步发现细胞氧感应机制

Ⅰ期临床试验
2010年8月,全球首个治疗肾性贫血的 HIF-PHI类药罗沙司他获批在中国进行治疗CKD贫血患者的Ⅰ期临床试验

Ⅱ期临床试验
2011年7月,由上海两家三甲医院牵头,中国共计13家研究中心加入,开始进行Ⅱ期临床试验

Ⅲ期临床试验
2016年,为了确认基于Ⅱ期临床试验结论的剂量选择,中国开启患者数量更大的Ⅲ期临床试验

正式批准上市
2018年12月17日,被国家药品监督管理局通过优先审评审批程序正式批准用于治疗透析患者的肾性贫血

1992　2010　2011　2016　2018

图 18-2　罗沙司他的研究进程

2. 伐达度司他(vadadustat,AKB-6548) 是一种口服 HIF-PHI,于 2020 年 6 月在日本获批,用于 DD-CKD 和 NDD-CKD 成人患者治疗 CKD 相关贫血。2021 年 4 月,Kai-Uwe Eckardt 等研究者对该药进行了Ⅲ期临床研究,他们将 1 751 例未经 ESA 治疗的 NDD-CKD 患者和 1 725 例 ESA 治疗的 NDD-CKD 患者以 1∶1 比例随机分配接受伐达度司他或达依泊汀 α,结果显示伐达度司他在纠正和维持血红蛋白浓度方面不劣于达依泊汀 α,且对透析患者有良好的心血管安全性。该结果支持了用于治疗慢性肾性贫血的有效性和安全性。

3. 达普度司他(daprodustat,DUVROQ) 是一种口服 HIF-PHI,于 2020 年 6 月首次在日本获批,用于治疗肾性贫血。2020 年 8 月,Tadao Akizawa 研究团队进行该药的Ⅲ期临床研究:将 271 名接受规律血液透析的 CKD 患者随机分配接受达普司他或达依泊汀 α,结果显示达普度司他组患者的平均血红蛋白(Hb)水平不亚于达依泊汀 α,且铁调素下降、总铁结合力增加,证明了该药物的有效性。2023 年 2 月,该药获 FDA 批准上市,用于治疗已接受至少 4 个月透析的慢性肾性贫血成人患者。这是 FDA 批准的首款针对慢性肾性贫血的口服疗法,也是首个在美国获批上市治疗慢性肾病贫血的 HIF-PHI 类药物。

4. 恩那度司他(enarodustat,JTZ-951) 是一种口服的强效可逆性 HIF-PHI,于 2020 年 9 月在日本获批上市,用于治疗肾性贫血。2021 年,Tadao Akizawa 等研究者以需要和不需要接受规律血液透析的慢性肾病患者为研究对象,进行该药的Ⅲ期临床研究。结果显示,相较于达依泊汀α,恩那度司他改善贫血机制明确,既可促进内源性 EPO 的生成,改善血红蛋白,也可降低铁调素;且具有良好的耐受性和有效性,可显著提高患者依从性。

5. 莫利度司他(molidustat,BAY85-3934) 是一种口服的生物利用度较高的 HIF-PHI,于 2021 年 1 月在日本获批上市,可有效促进 EPO 合成,调节铁代谢,用于治疗 DD-CKD 与 NDD-CKD 患者贫血。2021 年,日本研究者 Hiroyasu Yamamoto 等人进行了该药的两项Ⅲ期临床研究,他们将 164 名既往接受过 ESA 治疗的 ND-CKD 患者和 229 名 DD-CKD 患者随机分配接受莫利度司他或达依泊汀α。研究结果表明,该药对肾性贫血的疗效不亚于达依泊汀α,对未接受透析且既往接受过 ESA 治疗的肾性贫血患者,可有效维持 Hb 水平在预定的目标范围内;且耐受性良好,不增加心血管事件风险,有望提供一种更便捷、安全的治疗选择。

6. 德度司他(desidustat,ZYAN1-1001) 是一种口服小分子 HIF-PHI,于 2022 年 3 月在印度首次获批,用于治疗正在透析或未接受透析的 CKD 患者贫血。2022 年,印度研究团队进行了该药的两项Ⅲ期临床试验(DREAM-D 和 DREAM-ND),研究结果均达到改善 Hb 水平的主要疗效终点,且显示出良好的安全性,铁调素下调,铁动员改善以及低密度脂蛋白降低。在中国,该药仍处于临床开发过程中,拟用于治疗 CKD 患者的贫血。

四、叶酸和维生素 B_{12}

1. 叶酸(folic acid,folate) 又叫维生素 B_9、抗贫血因子、蝶酰谷氨酸(pteroylglutamic acid,PGA)。1931 年,印度孟买产科医院的医生 L. Wills 等人发现,酵母或肝脏浓缩物对孕女的巨幼红细胞贫血症状有一定的作用,认为这些提取物中有某种抗贫血因子。1935 年,有人发现酵母和肝脏提取液对猴子贫血症状有一定的作用,描述其为 VM。1939 年,有人在肝脏中发现了抗击贫血的因子,称为 VBe。1941 年,美国学者 H. K. Mitchelle 在菠菜叶中发现了乳酸链球菌的一个生长因子。1945 年,R. B. Angier 等人在合成蝶酰谷氨酸时,发现以上所有的因子均为同一种物质,并完成其结构测定。因其主要来源于植物叶,根据拉丁文 folium(意为"叶子")将其命名为叶酸。

2. 维生素 B_{12}(vitamin B_{12}) 又叫氰钴胺(cvanocobalamin)、钴胺素(cobalamin)、外因子,也曾称为"动物蛋白因子"。它是由美国的化学家雷克斯 E. L. Rickes 等和英国的化学家 E. L. Smith 等于 1948 年几乎同时各自从肝脏中提取,并精制成结晶。此后,科学家们对其结构、生理特性、临床应用等进行了详细的研究。它是一个含铁化合物,分子量大,结构复杂,被证明是一种营养上需要的物质,所以被称为维生素 B_{12}。目前其生产以发酵法为主,可实现大批量工业化生产,为进一步的科学研究提供了有利的条件。

第二节 治疗肾性贫血药的药理学特性

CKD 患者继发肾性贫血,其发病与多方面因素有关:包括肾脏损伤导致的 EPO 分泌减少,铁代谢紊乱、炎症、毒素蓄积等因素影响红细胞的生成与代谢,终末期肾病患者常有出血倾向,以及血液透析相关的红细胞丢失等。

既往肾性贫血的治疗主要有补充造血成分,如补充铁剂、叶酸、维生素 B_{12},注射 ESA 补充外源性 EPO,输血直接补充红细胞等方式,以提高红细胞水平达到治疗目的。

随着医学研究的进展,临床上推出了机制更加全面的治疗肾性贫血药物,HIF-PHI 在作用机制上更加注重调控内源性造血途径,不仅促进内源性 EPO 的作用水平,还可改善铁代谢,从而纠正肾性贫血。此外,该类药物都是口服剂型,用药方便,大大增加了患者依从性。

一、铁剂

铁缺乏是导致肾性贫血的主要原因之一。人体所需铁主要有两个来源。①外源性铁:从食物中获得,每天摄取 10~15mg 即可;②内源性铁:由红细胞破坏后释放出来,每天约 25mg,是机体的重要铁来源。当机体铁的摄入量不足,或胃肠道吸收障碍,或慢性失血造成机体铁缺乏时,可影响血红蛋白的合成而引起贫血。

当血清铁蛋白含量低于 100μg/L 或转铁蛋白饱和度低于 20% 时,应建议采取补铁治疗。体内红细胞的有效生成与人体内铁元素水平密切相关,铁是红细胞成熟阶段合成血红素的必需物质。吸收到骨髓的铁,吸附在有核红细胞膜上并进入细胞内的线粒体,与原卟啉结合后形成血红素,再与珠蛋白结合形成血红蛋白,是红细胞中主要携氧者。缺铁时,红细胞合成血红蛋白量减少,致使红细胞体积变小,携氧能力下降,形成缺铁性贫血,铁剂可补充铁元素,纠正缺铁性贫血。

常见的铁剂种类繁多,按使用方法可分为两种。口服铁剂如硫酸亚铁、琥珀酸亚铁、蛋白琥珀酸铁口服液、多糖铁复合物等;静脉铁剂如蔗糖铁注射液、异麦芽糖酐铁注射液、右旋糖酐铁注射液等。所有非肠道铁剂均会减少口服铁剂的吸收,所以两者一般不同时使用。

临床治疗上首选口服铁剂,用药方便、安全且疗效有保证。口服铁剂首选效价比较高的亚铁制剂,如硫酸亚铁、富马酸亚铁、葡萄糖酸亚铁及琥珀酸亚铁等。每日剂量应含元素铁 150~200mg。服用铁剂后,网织红细胞开始上升,并在 7~10 天左右达高峰,可用于早期疗效判断。血红蛋白多在治疗 2 周后开始升高,1~2 个月后恢复正常。血红蛋白正常后,仍应继续服用铁剂 3 个月左右,以补足机体铁储备,防止复发。

注射铁剂的副作用较多且严重,应严格掌握禁忌证:①不能耐受口服铁剂;②原有消化道疾病口服铁剂加重病情,如溃疡性结肠炎、胃十二指肠溃疡等;③消化道吸收障碍,如胃十二指肠切除术后、萎缩性胃炎等;④因治疗不能维持铁平衡,如血液透析。注射铁剂治疗前应计算总剂量,计算公式为:

补铁总剂量(mg)= [正常血红蛋白-患者血红蛋白(g/L)]×体重(kg)×0.24+500mg

常用注射铁剂有右旋糖酐铁、蔗糖铁和异麦芽糖酐铁。首次剂量 50mg,如无明显不良反应,第二次注射 100mg(每日量不宜>100mg),逐日或隔日一次,直至完成总剂量。

口服铁剂最常见的不良反应是胃肠道刺激症状,如恶心、呕吐、上腹痛、腹泻等,Fe^{3+} 比 Fe^{2+} 多见。多数患者对口服铁剂耐受良好,部分患者可出现消化道刺激症状,与进餐同时或餐后服用可减轻其副作用,但亦减少其吸收。饮茶影响铁的吸收,故不应同时服用。维生素 C 有助于铁吸收,可配伍应用。此外,铁与肠腔中硫化氢结合,减少后者对肠壁刺激可引起便秘、黑便。注射用铁剂可有局部刺激症状,产生皮肤潮红、头昏、荨麻疹、发热和关节痛等过敏反应,严重者可发生心悸、胸闷和血压下降,甚至危及生命,故应尽量避免静脉给药。小儿误服 1g 以上铁剂可引起急性中毒,表现为头痛、头晕、恶心、呕吐、腹泻、惊厥,甚至死亡。急救措施为用 1%~2% 碳酸氢钠洗胃,并以特殊解毒剂去铁胺(deferoxamine)灌胃,以结合残存的铁。

铁进入体内可与转铁蛋白结合在血中循环,以供红细胞生成使用;也可以铁蛋白或含铁血黄素形式累积在肝、脾、骨髓及其他网状内皮组织。铁的主要排泄途径是通过肠道、皮肤等含铁细胞脱落而排出体外。铁在人体中每日排泄极微量,见于尿、粪、汗液、脱落的肠黏膜细胞及酶内,丧失总量为 0.5~1.0mg。

(一) 口服铁剂

1. 硫酸亚铁 硫酸亚铁是最早的一种口服铁剂,铁以 Fe^{2+} 形式在十二指肠和空肠近端吸收。吸收入肠黏膜细胞中的 Fe^{2+},部分转为 Fe^{3+},与去铁铁蛋白结合为铁蛋白后进行贮存;另一部分则进入血浆,立刻被氧化为 Fe^{3+},并与转铁蛋白的 β1 微球蛋白的两个铁结合位点进行结合形成复合物。该复合物与胞浆膜上的转铁蛋白受体结合,通过胞饮作用进入细胞。铁分离后,转铁蛋白被释放出细胞外循环使用。

硫酸亚铁口服后中位达峰时间 T_{max} 约为 4 小时,给药后 2~8 小时,平均血清铁浓度波动 20%。与抗坏血酸同服可增加硫酸亚铁吸收。而在服用硫酸亚铁前后至少 2 小时应避免服用抗酸剂、茶、咖啡、奶制品等,防止减少铁吸收。与食物同服可减少胃肠道刺激。此外由于铁的排泄,可能会出现绿色或黑色便。过量摄入硫酸铁可引起肠梗阻、幽门狭窄和胃瘢痕形成。

2. 琥珀酸亚铁 琥珀酸亚铁是一种含铁 34%~36% 的无水碱式盐,口服后以 Fe^{2+} 形式在十二指肠及空肠近端吸收,胃肠道副作用较硫酸亚铁更小,生物利用度更高。肝肾功能严重损害,尤其伴有未经治疗的尿路感染者禁用。

3. 蛋白琥珀酸铁 蛋白琥珀酸铁是一种有机铁化合物,由三氧化铁与乳剂琥珀酸蛋白结合,形成了铁-蛋白络合物。每 20mg 蛋白琥珀酸铁相当于三价铁 1mg。该络合物存在状态与 pH 有关,在 pH<4 时呈沉淀物状态,在 pH 7.5~8 时重新变为可溶性物质。不被胃蛋白酶消化,但在中性 pH 时可被胰蛋白酶水解。

口服蛋白琥珀酸铁后,由于该类药物中的铁受蛋白膜的保护而不与胃液中的盐酸和胃蛋白酶发生反应,因此不会造成胃黏膜损伤,降低了胃肠道副作用。此外,由于其在 pH 升高后重新可溶,且可被胰蛋白酶消化。因此蛋白琥珀酸铁复合物的铁在十二指肠开始释放,在肠道内吸收。慢性胰腺炎合并肝硬化患者禁用。

4. 多糖铁复合物 其活性成分为元素铁,以多糖铁复合物分子形式存在。作为铁元素补充剂,可迅速提高血铁水平与升高血红蛋白。在消化道中以分子形式被吸收,吸收率不低于硫酸亚铁,且不受胃酸减少、食物成分的影响,有极高的生物利用度。相比于其他口服铁剂,多糖铁复合物极少出现胃肠刺激或便秘。制酸剂及四环素类药物会抑制其吸收。

(二) 注射铁剂

1. 右旋糖酐铁注射液 右旋糖酐铁中的铁是一种稳定的右旋糖酐氢氧化铁复合物,与生理状态的铁即铁蛋白(磷酸氢氧化铁蛋白复合物)相似。在去离子水中以溶解状态存在。

右旋糖酐铁可经静脉注射或肌内注射,注射后进入网状内皮系统,被分成铁和右旋糖酐,100% 与蛋白结合。静脉滴注后,约 24~48 小时血药浓度达峰。6~8 周后可观察到造血功能增强。循环铁的血浆半衰期为 5 小时,总铁(结合的和循环的)半衰期为 20 小时。肌内注射后,大部分在 72 小时内被吸收,剩余的铁在随后的 3~4 周被吸收。其半衰期约为 5 小时,经葡聚糖被代谢或排泄。因为残留的右旋糖酐铁可能滞留于网状内皮细胞,测定骨髓的铁储备在右旋糖酐铁治疗的延长期没有意义。右旋糖酐氢氧化铁毒性很低,可较好耐受,过量时风险低。

2. 蔗糖铁注射液 蔗糖铁是由大量蔗糖分子包围氢氧化铁形成的大分子复合物,结构稳定,与生理状态下的铁蛋白结构相似。经静脉注射后蔗糖铁解离成铁和蔗糖,约 10 分钟达峰,稳态分布容积约为 8L。在血浆中可被快速清除,半衰期约为 6 小时。全身清除率约为 20.5ml/min。

3. 异麦芽糖酐铁　异麦芽糖酐铁是一种氢氧化铁的铁-碳水化合物复合物,结构比蔗糖铁更加稳定。静脉注射后主要集中在肝脾,在网状内皮系统中释放铁。半衰期约为 1~4 天。由于复合物分子量大,其不通过肾脏清除。

4. 非莫妥尔　非莫妥尔(ferumoxytol)是一种静脉给药的铁制剂,在欧盟与美国用于治疗肾性贫血。它是一种具有多糖涂层的非常小的超顺磁性氧化铁,还可被用为核磁共振成像的造影剂。非莫妥尔经静脉注射后,铁-碳水化合物复合物进入肝、脾和骨髓的网状内皮系统,经过巨噬细胞释放活性铁。血液中表观分布容积约为 2.71L,半衰期约为 15 小时。其代谢不依赖肾功能,而通过肝脾和骨髓的网状内皮系统从循环中清除。

二、重组人促红细胞生成素

EPO 是由肾脏分泌的一种活性糖蛋白,作用于骨髓中红系造血祖细胞,促进其增殖、分化。外源性 EPO 对慢性肾衰竭贫血有明显的治疗作用。现临床应用的主要为基因重组的产物 rh-EPO。

Epoetin-α 是 1983 年在美国上市的第一个 rh-EPO,发展至今临床上用于治疗贫血的 ESA 主要分为 3 类,包括短效重组人促红细胞生成素如 EPO-α 和 EPO-β、长效 ESA 如达依泊汀 α 以及 CERA。

与内源性 EPO 一样,ESA 类药物也结合 EPO 受体并激活细胞内信号转导途径,参与调节红细胞分化和维持循环红细胞水平。在慢性肾衰竭贫血患者中,用药 10 天内可增加网织红细胞,随后 2~6 周内增加红细胞计数、血红蛋白和血细胞比容。在接受齐多夫定治疗的 HIV 感染者和接受化疗的贫血癌症患者中,可有效增加血细胞比容。但是对未控制的重度高血压患者禁用该类药物,合并感染者宜在控制感染后使用。

1. 短效重组人促红细胞生成素　EPO-α 和 EPO-β 具有与内源性 EPO 相同的氨基酸序列和生物活性,但其各自的糖基化模式不同(碳水化合物与促红细胞生成素蛋白的连接不同)。

外源性 EPO 给药方式有静脉注射及皮下注射,皮下给药达峰时间慢于静脉给药,峰浓度也低于静脉给药。慢性肾衰竭患者皮下给药后 5~24 小时血药浓度达峰。接受周期性化疗的癌症患者每周 3 次皮下给药 150U/kg 后,平均达峰时间为 13.3±12.4 小时;每周给药 4 000U 皮下注射患者中最大血药浓度高 3~7 倍,最大达峰时间长 2~3 倍。其通过 EPO 受体表达细胞的摄取与降解而被清除,也可能涉及间质中的其他细胞途径。在尿液中仅有少量 EPO 被发现。

EPO-α 和 EPO-β 的循环半衰期较短,静脉注射后在健康志愿者中约为 4 小时,在儿童中约为 6 小时;在慢性肾衰竭患者中为 4~13 小时,一般每周给药 2 次或 3 次以维持血红蛋白水平。而在接受周期性化疗的肿瘤患者中,皮下给药后平均半衰期为 40 小时。

药物过量会引起包括与血红蛋白浓度过高和/或快速增加相关的症状和体征,包括心血管事件。应密切监测疑似或已知用药过量患者的心血管事件和血液学异常。根据临床指征,可通过静脉切开术对红细胞增多症进行紧急处理。用药过量问题解决后,再次使用时应密切监测血红蛋白浓度升高迹象(每 14 天>1g/dl)。有过度造血反应患者,应减少使用剂量。

2. 达依泊汀α 达依泊汀α是一种重组的长效EPO制剂,与内源性EPO机制相同,主要作用于EPO受体,参与调节红细胞分化和维持循环红细胞水平。2001年在欧盟及美国获批用于治疗贫血,2020年在中国上市成为国内首个长效EPO-α制剂。

当血红蛋白水平<100g/L时,可以开始使用此药物治疗。相比于传统的短效EPO制剂,其糖基化程度更高,半衰期更长(约是短效EPO制剂的3倍),刺激体内红细胞生成的作用时间延长,减少了给药频率。在血液透析患者中静脉注射后终末半衰期为32.11~48.67小时,用药间隔可延长至每周1次或每两周1次。用药过量可导致血红蛋白浓度过高等心血管并发症。

3. 持续性红细胞生成素受体激活剂 甲氧聚二醇重组人促红素(PEG-EPO)是一种聚乙二醇化的CERA,2007年首次在EMA获批用于贫血治疗,2018年在中国批准上市。它是一种化学合成的ESA,糖基化和聚乙二醇化导致其半衰期更长,有研究报道其不仅可以促进连续血红蛋白产生,还导致铁蛋白和铁调素-25水平的持续抑制,对铁代谢产生有利影响。

PEG-EPO主要经静脉或皮下给药,单次初始计量后血红蛋白增加发生在7~15天之后。其半衰期约为134~139小时,临床治疗中给药间隔进一步延长至每2~4周一次。此外,它不与血浆中蛋白结合,并且通过在红细胞生成素受体处发生蛋白水解而消除。PEG-EPO使用过程中最常见的不良反应为高血压。过量使用会导致严重的高血压,高血压控制不佳者禁用此药。不常见的不良反应有血管通路血栓症。

目前虽然ESA类药物已广泛应用于肾性贫血的治疗,但由于使用不便和部分患者存在ESA类药物治疗低反应,临床达标率仍较低。

对ESA类药物应答不完全的最常见原因是缺铁和炎症。此外,慢性失血、骨髓纤维化、因肾衰竭治疗产生的严重铝超负荷、叶酸或维生素B_{12}缺乏和溶血也会导致疗效不佳。如果诊断有纯红细胞再生障碍性贫血,则不能再使用此类药物。ESA类药物使用后的主要不良反应有高血压、血栓栓塞、脑梗死、惊厥、过敏反应、皮疹/红斑等。此外,过度使用ESA类药物与心血管并发症、CKD进展及总死亡率增加有关。

三、低氧诱导因子-脯氨酰羟化酶抑制剂

HIF-PHI是一种机制全新的肾性贫血治疗药物,为临床肾性贫血的治疗提供了新选择。

HIF是一种转录因子,可以与DNA序列结合诱导氧敏感基因对细胞环境中的低氧水平或缺氧做出反应。包括促进内源性EPO及EPO受体水平、增加铁吸收、促进铁转运、降低铁调素水平以增加循环铁水平等,增加红细胞的生成,改善缺氧。

HIF是异二聚体,包括HIF-α和HIF-β。其中后者呈持续性表达,而HIF-α受氧浓度调节而呈动态变化。在常氧条件下,PHD是HIF降解反应的关键酶,通过羟基化HIF-α,促进HIF被蛋白酶降解。在低氧条件下,PHD催化HIF的反应受阻,蛋白酶体降解速度放缓,HIF-α在细胞内聚积并与HIF-β形成二聚体,与缺氧反应元件相结合,促进低氧反应基因的转录,引起细胞对低氧的一系列适应性反应。

HIF-PHI可以在常氧条件下抑制PHD,减少HIF-α降解,使HIF-α水平升高以与β亚基结合发挥作用,激活红细胞生成素和其他参与红细胞生成与铁代谢的基因转录,刺激骨髓产生更多的红细胞而改善贫血。此外,HIF还可以抑制IL-1和IL-6,从而抑制CKD的炎症状态。而微炎症是影响CKD患者贫血治疗效果的重要原因,能够引起ESA治疗反应降低。

因此,HIF-PHI 在纠正 CKD 贫血方面具有良好的应用背景。

1. 罗沙司他　罗沙司他是全球第一个口服小分子 HIF-PHI 类药物,于 2018 年率先在中国获批用于治疗 DD-CKD 患者,并于 2021 年被纳入我国治疗肾性贫血的一线用药。建议罗沙司他起始治疗时机为血红蛋白<100g/L,靶目标≥110g/L,但不超过 130g/L。

罗沙司他是稳定的 HIF-PHI 类药物,口服罗沙司他疗效优于注射 EPO。罗沙司他诱导的内源性红细胞生成素升高是一过性的,耐受性良好,到目前为止尚未发现心血管事件风险升高。无论是尚未接受透析的慢性肾脏病患者或是需要透析治疗的终末期肾病患者,都能使用罗沙司他治疗贫血。

2022 年《罗沙司他治疗肾性贫血中国专家共识》将罗沙司他以 1A 级证据推荐用于 ND-CKD 患者以及 DD-CKD 患者合并肾性贫血的治疗。并且建议在伴有微炎症状态的 CKD 患者中可考虑应用罗沙司他,以获得更优的贫血治疗效果(2B 级证据)。常规治疗无效的炎症性贫血患者以及 ESA 低反应患者可以尝试罗沙司他治疗。

罗沙司他口服给药后可以被快速吸收,在健康人群中的中位 T_{max} 为 2~3 小时,在 CKD 患者中 T_{max} 为 1.8 小时。血液中的罗沙司他水平(C_{max} 与 AUC)在推荐治疗剂量范围与剂量成比例,并且不受透析影响。可以剂量依赖性地改善贫血患者铁的生物利用度,增加血红蛋白的生成,提高红细胞水平。除了增加铁吸收利用改善贫血外,还可以降低基线胆固醇水平发挥调脂作用。其平均消除半衰期在健康人中约为 8~11 小时,在 CKD 非透析患者中约为 12 小时,在透析患者中为 10~12 小时。在推荐剂量每周口服给药 3 次时未见明显药物蓄积。间歇性的给药方式可以避免血红蛋白过量,长期维持治疗效果,不会导致治疗敏感性降低。此外,口服罗沙司他还具有避免注射痛、保存方便、不受进食影响的优点。

罗沙司他表观分布容积为 16.5~23.6L,99% 与人血浆蛋白高度结合,血液透析或腹膜透析对罗沙司他无明显消除作用。该药物在体内主要通过肝脏代谢,代谢产物主要有罗沙司他-O-葡糖苷酸和羟化-罗沙司他,46% 经尿液排出,50% 经粪便排出。罗沙司他在循环中主要以原型存在,可检测到的代谢产物不足 10%。在未进行透析的 CKD 患者中罗沙司他的表观全身清除率(Cl/F)为 1.1L/h,在透析患者中为 1.4L/h。中重度肝损害患者应用罗沙司他需进行风险/获益评估。

罗沙司他与他汀类药物联用时可导致他汀类药物 C_{max} 与 AUC 增加;与碳酸司维拉姆、醋酸钙合用时,罗沙司他血浆暴露量(C_{max} 与 AUC)降低;与丙磺舒和吉非罗齐合用则增加罗沙司他血药浓度。此外,铝可导致罗沙司他吸收减少。因此,所有可导致罗沙司他血药浓度下降的药物,与罗沙司他服用间隔应超过 1 小时。

罗沙司他根据体重选择起始剂量:透析患者每次 100mg/(45~60kg)或 120mg/(≥60kg),非透析患者每次 70mg/(45~60kg)或 100mg/(≥60kg),每周 3 次口服给药。根据 Hb 水平对罗沙司他剂量进行调整,使 Hb 水平达到并维持在 100~120g/L,最大限度降低对输血的需求。

目前尚未确立罗沙司他的人体最大耐受剂量。研究中健康受试者最高剂量为单剂 5mg/kg(最高 510mg),CKD 贫血患者最高为每次 400mg,每周 3 次。用药过量可导致药物作用增强,如 Hb 水平上升过快或心率加快,包括心动过速。用药过量时应采取对症治疗和支持治疗。如 Hb 水平过高,应暂停罗沙司他治疗。血液透析对罗沙司他无明显消除作用。

有研究报道使用罗沙司他后出现腹泻、恶心、水肿、高钾血症和动脉高血压等不良事件,但发生率极低（<5%）。在实验研究中未见罗沙司他相关致癌性、遗传毒性及生殖毒性。

2. 恩那度司他 恩那度司他是小分子口服 HIF-PHI 类药物，于 2020 年在日本获批用于治疗肾性贫血。在中国，目前该药用于肾性贫血处于申请上市阶段。美国及日本的研究显示，该药口服后 1 小时达峰浓度，半衰期约为 9 小时，与血浆蛋白结合率>99%。对 EPO 及铁的调节作用均呈剂量依赖性。对贫血的疗效平稳，Hb 波动较罗沙司他小。代谢方式主要为不经代谢转化的原型排泄，少量经肝代谢。77% 经粪便排泄，11% 经尿液排泄。

3. 达普度司他 达普度司他是一种小分子口服的 HIF-PHI 类药物，是 PHD1、PHD2 和 PHD3 的有效可逆抑制剂，同时增加了 HIF-1α 和 HIF-2α 的稳定性。2020 年首次在日本获得批准用于治疗肾性贫血，2023 被美国 FDA 批准作为治疗透析患者肾性贫血的口服药物（不建议用于未透析患者）。目前正接受欧洲药品管理局（EMA）审查，在中国尚处于Ⅲ期临床研究阶段。

达普度司他经口服后，6~8 小时内剂量依赖性地增加内源性 EPO，重复给药下网织红细胞计数在 7~15 天内达到峰值。初次给药后数周（ESA 使用者约 4 周，未使用 ESA 者约 16~20 周）达到新的 Hb 稳态水平。52 周后还可增加血清转铁蛋白和总铁结合力（total iron binding capacity，TIBC），降低血清铁蛋白、转铁蛋白饱和度和铁调素。

达普度司他口服给药易于吸收，在治疗剂量范围内暴露量与剂量成比例增加，24 小时达稳态浓度。在健康受试者中其达峰时间为 1~4 小时。达普度司他的绝对生物利用度为 65%，饮食不影响其暴露量。稳态时表观分布容积为 14.3L，血浆蛋白结合率>99%。其终末消除半衰期约为 4 小时，血浆平均清除率为 18.9L/h。

达普度司他 95% 由 CYP2C8 代谢，5% 由 CYP3A4 代谢。放射性检测显示，血浆中约 40% 为达普度司他，其余 60% 为代谢产物。在已鉴定的 6 种达普度司他代谢产物中，主要代谢产物是 M2（GSK2391220）、M3（GSK2506104）和 M13（GSK2531401），每种代谢产物占血浆中循环放射性的 10% 以上。达普度司他主要以氧化代谢产物的形式排出，74% 经粪便排出，21% 经尿液排出。

急性过量服用达普度司他可能出现头痛、胃肠道不良反应（如恶心），服药期间应关注患者有无胃肠道出血及急性肾损伤。药物中毒目前无特效药，血液透析无法清除达普度司他。

4. 伐达度司他 伐达度司他也是一种小分子口服 HIF-PHI 类药物，2020 年在日本获批用于治疗成人肾性贫血。伐达度司他稳定 HIF-2α 能力较 HIF-1α 更明显，剂量依赖性地提高血浆 EPO 浓度。其半衰期约为 4.5 小时，需每日给药。目前在大部分国家仍处于Ⅲ期临床研究阶段。

5. 莫利度司他 莫利度司他是一种小分子口服 HIF-PHI 类药物，2021 年首次在日本获批用于肾性贫血。在中国，目前该药用于肾性贫血处于临床申请阶段。

6. 德度司他 德度司他是一种小分子 HIF-PHI 类药物，2022 年在印度被批准上市用于慢性肾性贫血。该药在中国目前处于Ⅲ期临床研究阶段。健康志愿者空腹每次口服 50mg 后约 1.3 小时血药浓度达峰，透析患者服用 50~150mg 后达峰时间约为 2.5 小时。该药 99% 与血浆蛋白高度结合，但不优先分布在红细胞中。德度司他剂量依赖性地增加 Hb 水平，多次给药后无明显药物积累。在透析患者中该药的半衰期为 6~15 小时，在透析前 CKD 患者中半衰期为 6~14 小时。德度司他可被肝脏代谢生成代谢产物经尿液排出，在健康志愿者中该药 27%~41% 以原型经尿液排泄。

四、其他抗贫血药

1. 叶酸 叶酸又称维生素 B_9，是由蝶啶、对氨苯甲酸及谷氨酸的残基组成的水溶性 B 族维生素，是参与 DNA 和 RNA 合成的酶的重要辅助因子。动物细胞自身不能合成叶酸，人体所需叶酸只能从食物中获取。

口服叶酸经肠黏膜主动吸收后，少部分经还原及甲基化转化为甲基四氢叶酸，大部分以原型经血液循环进入肝脏等组织。口服后约 5~20 分钟出现于血中，1 小时后血药浓度达高峰，贫血患者吸收速度较正常人快。其半衰期约为 0.7 小时。

进入肝脏组织后叶酸主要以 N_5-甲基四氢叶酸的形式储存，储存量约为全身总量的 1/3~1/2。叶酸及其代谢产物主要经肾排泄，大剂量注射后 2 小时即可检测到 20%~30% 出现于尿中。少部分由胆汁经粪便排泄，部分经重吸收形成肝肠循环。

叶酸在二氢叶酸还原酶及维生素 B_{12} 的作用下形成四氢叶酸，后者与多种一碳单位结合成辅酶，参与机体多种物质的合成，如嘌呤、胸嘧啶核苷酸等。一旦叶酸缺乏，DNA 合成受阻，骨髓幼红细胞内 DNA 合成减少，细胞分裂速度减慢；但由于对 RNA 和蛋白质合成影响小，故出现巨幼红细胞贫血，消化道上皮增殖受抑制，出现舌炎和腹泻。及时补充可有效治疗。

2. 维生素 B_{12} 维生素 B_{12} 是一类含钴的水溶性 B 族维生素，由于钴原子所带基团不同，维生素 B_{12} 以多种形式存在，如氰钴胺素、羟钴胺素、甲钴胺素和 5'-脱氧腺苷胺素，后两者是 B_{12} 的活化型，也是血液中存在的主要形式。临床上药用的维生素 B_{12} 为性质稳定的氰钴胺素和羟钴胺素。维生素 B_{12} 参与体内甲基转换及叶酸代谢，促进 5-甲基四氢叶酸转变为四氢叶酸。出现巨幼红细胞贫血时还应同时关注维生素 B_{12} 水平。

口服维生素 B_{12} 在胃中与胃黏膜分泌的糖蛋白"内因子"结合形成复合物，进入回肠末端后与蛋白解离，与回肠黏膜细胞微绒毛上的受体结合进入细胞并吸收入血。口服后约 8~12 小时达血药峰浓度。维生素 B_{12} 与转钴胺素 Ⅱ（transcoholamin Ⅱ，TC Ⅱ）结合转运至肝脏后，90% 的 B_{12} 与转钴胺素 Ⅰ（transcoholamin Ⅰ，TC Ⅰ）结合贮存于肝内，其余则由胆汁排泄，可形成肠肝循环。除机体需求量外，其余以原型经肾脏排泄。

注射剂型经肌内注射后，约 1 小时达血药峰浓度，主要储存于肝脏，8 小时后经肾脏排泄，剂量越大，排泄越多。

第三节 治疗肾性贫血药的临床应用

一、治疗非透析依赖性慢性肾脏病患者贫血

贫血不仅影响 CKD 患者的生活质量，还会导致心血管疾病、死亡等一系列不良的临床预后。因此，对 CKD 患者规范应用改善贫血药物，其重要性不言而喻。基于肾性贫血的发病机制主要是 EPO 不足和/或铁缺乏，其临床应用经历了输血疗法、ESA 联合铁剂治疗两个阶段。随着对 HIF 及其相关通路的深入研究，HIF-PHI 的成功研发为 CKD 患者贫血的治疗开启了新篇章。

（一）概述

ND-CKD 患者肾性贫血的常规监测指标主要包括血常规、网织红细胞计数、铁代谢指标、血清叶酸、维生素 B_{12}、骨髓象检查等。总体遵循的原则见表 18-1。

表 18-1　ND-CKD 患者肾性贫血相关指标的监测

监测指标	监测频率
血红蛋白	未合并贫血:CKD 3 期患者至少每年 1 次,CKD 4~5 期非透析患者至少每年 2 次
	合并贫血但未使用 ESA 治疗的 CKD 3~5 期非透析患者至少每 3 个月 1 次
	ESA 初始治疗阶段至少每月 1 次
	ESA 维持治疗阶段至少每 3 个月 1 次
网织红细胞计数	合并贫血和初始治疗阶段的 CKD 患者,至少每月检测 1 次
铁代谢	非铁剂治疗时每 3 个月 1 次
	铁剂治疗阶段每月 1 次
	ESA 治疗期间至少每 3 个月评估 1 次
血清叶酸、维生素 B_{12} 及骨髓象	可疑存在非肾性贫血或 ESA 治疗低反应的患者应检验血清叶酸、维生素 B_{12}
	当出现血液系统疾病或贫血治疗效果不佳时,应做骨髓象检查,除外相关疾病

对于 eGFR<60ml/$(min \cdot 1.73m^2)$ 的患者应启动贫血相关指标的评价。首先是全血细胞计数,包括 Hb 水平、红细胞比容、红细胞计数、平均红细胞体积、平均红细胞血红蛋白水平以及网织红细胞计数。Hb 的检测频次,见表 18-1。网织红细胞增多早于 Hb 升高,是评估、预测 ESA 和/或铁剂治疗效果的指标。因此合并贫血的患者以及贫血初始治疗阶段,应在检测血液常规的同时进行网织红细胞检测。

其次是铁代谢相关指标的检测,包括血清铁、血清铁蛋白(serum ferritin,SF)、TIBC、转铁蛋白饱和度(transferrin saturation,TSAT)以及 C 反应蛋白(C-reactive protein,CRP)。铁参数的联合使用更有价值,如 SF 正常,而 TSAT 降低,则提示铁储备足够而铁利用障碍,称为相对铁缺乏,也可能由于使用 EPO 加速铁的利用而造成铁储备相对不足。此外,CKD 患者常存在炎症状态,炎症可升高铁调素,导致铁利用障碍。SF 不仅是反映机体铁储备的指标,也是急性期炎症反应蛋白,其水平不一定能够准确反映机体铁储备。对于以上铁参数的解读应结合患者的全身情况。目前,CKD 患者铁缺乏的诊断标准尚未明确,一般认为非透析患者 SF≤100μg/L 且 TSAT≤20% 为绝对铁缺乏,SF>100~500μg/L 且 TSAT≤20% 为功能性铁缺乏。非透析 CKD 患者应至少每 3 个月进行一次铁状态评估,当开始 ESA 治疗时、调整 ESA 剂量时、有出血存时、静脉铁剂治疗后监测疗效时、有其他导致铁状态改变的情况时,如合并炎症时,均需要增加铁状态的监测频率,指导铁剂治疗。

2023 年 KDIGO 指南同时推荐对 CKD 贫血患者进行叶酸、维生素 B_{12} 和骨髓象的检测。体内缺乏维生素 B_{12} 和/或叶酸,会导致 DNA 合成障碍,从而引发巨幼红细胞贫血,这是 ESA 治疗低反应的原因之一。如果患者合并有血液系统疾病或贫血治疗效果不佳时,应做骨髓象检查,及时除外恶性肿瘤或药物等因素。

(二) 治疗肾性贫血药在非透析依赖性慢性肾脏病患者中的应用

1. 红细胞生成刺激剂　大量临床研究表明 ESA 可以提高 CKD 患者 Hb 水平,并减少输血需求。《中国肾性贫血诊治临床实践指南》(2021 年)建议,ND-CKD 患者 Hb<100g/L 时开始 ESA 治疗,相关用法见表 18-2,并在治疗之前纠正铁缺乏及炎症等一切可逆因素。对于 ND-CKD 患者,使用 ESA 初始治疗目标为 Hb≥115g/L,但不建议超过 130g/L。

表 18-2　非透析依赖性慢性肾脏病患者 ESA 的用法

ESA 类别	起始剂量	给药频率
rh-EPO	50~150U/kg	1~3 次/周
达依泊汀 α	0.45μg/kg	1 次/1~2 周
CERA	0.6μg/kg	1 次/2~4 周

rh-EPO 是最早应用于临床的第一代 ESA,为短效制剂,临床常用的包括 rh-EPO-α 和 rh-EPO-β。rh-EPO 的起始剂量为每周 50~150U/kg,分 1~3 次给药。研究表明 Hb 变异度是 CKD 患者死亡的独立危险因素,因此应密切监测 Hb 变化,个体化调整 ESA 剂量,避免 Hb 波动过大。建议 Hb 增长速度控制在每月 10~20g/L。若每月 Hb 增长速度>20g/L 或 Hb 达到 115g/L 时,应减少 ESA 剂量的 25%;若每月 Hb 增长速度<10g/L,应将 rh-EPO 的剂量每次增加 20U/kg,每周 3 次,或调整 ESA 剂量为每次 10 000U,每 2 周 3 次。EPO 有皮下注射和静脉注射两种给药途径,ND-CKD 患者多采用皮下注射给药。荟萃分析表明,ND-CKD 患者使用 rh-EPO 治疗有效地纠正了贫血,并改善了患者的生活质量和运动能力。

达依泊汀 α 是一种新型红细胞生成刺激蛋白,属于第二代 ESA。达依泊汀 α 在 EPO 分子的基础上增加了 2 条寡糖链,半衰期比 rh-EPO 延长 3 倍,因此给药间隔时间更长,使用更加方便。初始剂量一般为 0.45μg/kg,每 1~2 周给药 1 次。在安全性方面,荟萃分析比较了 ND-CKD 患者使用 EPO 及达依泊汀 α 治疗贫血对死亡率的影响,结果显示组间死亡率差异无统计学意义。

CERA 作为第三代 ESA,同时具有半衰期长、给药次数少等优势,初始剂量通常为 0.6μg/kg,每 2~4 周给药 1 次。观察性研究显示,ND-CKD 贫血患者每月 1 次 CERA 能够使 Hb 水平升高并保持稳定。在 ND-CKD 患者中,目前尚无充分证据表明这 3 种类型的 ESA 在提高 Hb 水平、引起的不良反应及改善生活质量方面存在差异。临床上可根据患者自身情况、耐受性和依从性、Hb 波动情况选择合适的 ESA 种类。此外,使用 ESA 治疗时,需警惕患者高血压发生或恶化,对有脑卒中或恶性肿瘤病史的患者也需慎用。

2. 铁剂

(1)铁剂治疗的时机和靶目标值:铁缺乏是 CKD 患者最常见的并发症之一,约超过 50% 的 ND-CKD 人群存在铁缺乏。一般认为,ND-CKD 患者存在绝对缺铁,不能满足成熟红细胞生成的需求时推荐补铁,即 SF≤100μg/L 或/和 TSAT≤20%。2023 年 KDIGO 指南对补铁的时机把握得更宽,在患者需要提升 Hb 而不希望启动 ESA 治疗,或希望减少 ESA 用量的情况下,只要 SF≤500μg/L 及 TSAT≤30% 即可考虑补铁。2013 年欧洲肾脏最佳临床实践(European Renal Best Practice,ERBP)指南建议,对未接受 ESA 治疗的绝对铁缺乏患者进行补铁治疗,或仅在 TSAT<25% 且 SF<200μg/L 给予铁剂治疗。ND-CKD 患者铁剂治疗的目标值范围为 20%<TSAT<50%,且 200μg/L<SF<500μg/L。过度铁剂治疗可引起机体铁代谢呈正平衡甚至出现铁超载。但目前尚无充分证据确定停止铁剂治疗的 SF 上限水平,建议首先权衡铁剂治疗的获益与风险。

(2)铁剂治疗非透析依赖性慢性肾脏病患者贫血:口服铁剂易使用且价格便宜,是 ND-CKD 患者的主要补铁途径。枸橼酸铁相较安慰剂可改善 ND-CKD 3~5 期贫血患者 Hb 水平、减少静脉铁剂及 ESA 使用量,还可作为磷结合剂治疗高磷血症。麦芽醇铁是 3 价铁与麦芽醇的复合物,具有亲水亲脂性,较亚铁盐有更好的吸收性,在 ND-CKD 患者中亦显示较安慰剂组改善贫血效果佳,耐受性好。脂质铁是由双层磷脂膜包被焦磷酸铁而成,在体外试验中显示出较硫酸亚铁更好的生物利用度。

通常,CKD 患者每天需要口服元素铁的总量约为 150~200mg,一些药物和食物如碱性药物、抑酸剂、磷结合剂等,会改变胃液的 pH 值从而影响铁的吸收,需与铁剂分开服用。但口服铁剂纠正贫血速度较慢,常因肠道吸收不良、胃肠道不良反应发生率高、存在炎症状态等而限制其疗效。正如荟萃分析所证明的那样,在排除口服铁剂不耐受和炎症指标升高(CRP>20mg/L)的患者中,口服铁剂在铁缺乏校正和提高 Hb 水平方面与静脉铁剂相比仍不理想。此外,有研究表明,ND-CKD 患者口服铁剂可能对肠道菌群、机体代谢和宿主免疫力产生不利影响。

ND-CKD 患者口服铁剂 1~3 个月无效则改用静脉铁剂治疗;若患者缺铁严重(TSAT<15% 或 SF<50ng/mL),建议直接使用静脉补铁剂。20 世纪中期,右旋糖酐铁静脉制剂进入临床应用,但有少数患者出现发热、寒战等过敏症状。低分子质量的右旋糖酐可以降低机体的免疫反应能力,从而减少过敏反应的发生。而后,葡萄糖酸铁和蔗糖铁的出现为静脉补铁提供了安全有效的治疗方案。但这两种药物的碳水化合物外壳较小,与铁元素的亲和力没右旋糖酐那么强,给药后不稳定的游离铁会释放增加。因此,这两种药物不能大量使用,需采用多次给药方式。对于未透析和腹膜透析的患者,建议低频率、单次高剂量静脉给药。羧基麦芽糖铁和异麦芽糖酐铁是新型的静脉铁剂。羧基麦芽糖铁单次许可剂量<20mg/kg,每次不超过 1 000mg,较口服铁剂有更好的疗效及相当的安全性。

3. 低氧诱导因子-脯氨酰羟化酶抑制剂　HIF-PHI 是治疗肾性贫血领域最新研发的一种小分子口服药物,可促进生理范围内 EPO 生成,同时下调铁调素水平,增加机体对铁的吸收、转运和利用,从而减少铁剂用量,近年来在临床上广泛应用,其常用剂量及方式见表 18-3。

表 18-3　HIF-PHI 的用法

HIF-PHI 的类别	给药频率	按体重给药	剂量阶梯/mg
罗沙司他	t. i. w.	是	50/70/100/120
伐达度司他	q. d.	否	150/300/450/600
达普度司他	q. d.	否	1/2/4/6/8/10/12/16/24
恩那度司他	q. d.	否	1/2/4/6/8
莫利度司他	q. d.	否	25/50/75/100/150/200
德度司他	t. i. w.	否	100/125/150

注:t. i. w. 为每周 3 次,q. d. 为每日一次。

(1) 罗沙司他:罗沙司他作为中国国家药品监督管理局批准上市的全球第一个 HIF-PHI 类药物,目前在临床上广泛应用,为肾性贫血患者提供了一种全新的治疗选择。

罗沙司他的 Ⅱ 期随机双盲研究显示,每周 3 次服用低剂量(1.1~1.75mg/kg)或大剂量(1.5~2.25mg/kg)罗沙司他的患者比安慰剂组 Hb 增加了 1g/dl。我国 ND-CKD 患者的多中心、前瞻性、随机对照研究结果也证实,罗沙司他可有效提升 ND-CKD 患者 Hb 水平。此外,Ⅲ 期临床研究一致表明,在纠正 ND-CKD 患者贫血方面,HIF-PHI 优于安慰剂,而不逊于传统 ESA。另一项随机、单盲、安慰剂对照的Ⅱa期研究显示,罗沙司他(0.7mg/kg、1.0mg/kg、1.5mg/kg 或 2mg/kg,每周 3 次)以剂量依赖的方式增加 Hb 水平。在罗沙司他长期使用的安全性方面,2019 年一项Ⅲ期临床试验表明,在非透析患者中,与安慰剂相比,罗沙司他没有增加患者主要不良心血管事件(major adverse cardiovascular event,MACE),即全因病死率、脑卒中和心肌梗死的发生率和住院发生率。

目前没有针对罗沙司他起始治疗时机的研究,参考罗沙司他临床试验及 ESA 的治疗时机,建议罗沙司他起始治疗时机为 Hb<100g/L。ND-CKD 患者罗沙司他用量根据体重调节,体重<60kg 者每次 70mg,体重≥60kg 者每次 100mg,每周 3 次,口服给药。患者 Hb 靶目标≥110g/L,但不超过 130g/L,过高 Hb 水平可能增加静脉血栓栓塞、血管通路血栓形成、心脑血管事件及死亡风险。服药治疗期间,应根据 Hb 水平对罗沙司他的剂量进行调整,使 Hb 水平维持在 100~120g/L 范围。基于中国患者的两项罗沙司他Ⅲ期临床研究结果,建议起始治疗阶段每 2 周进行 1 次 Hb 水平检测;根据患者当前的 Hb 水平及过去 4 周内 Hb 的变化,每 4 周进行 1 次剂量阶梯调整。若 Hb 在 4 周内升高幅度超过 20g/L,应采取必要的措施,例如降低剂量或暂停治疗。具体剂量调整方法见表 18-4。

表 18-4　罗沙司他剂量调整方法

过去 4 周 Hb 变化(g/L)	剂量调整时 Hb 水平(g/L)			
	<105	105~<120	120~<130	≥130
<-10	↑	↑	无变化	暂停给药,监测 Hb;当 Hb<120g/L,降低一个阶梯剂量,恢复给药
-10~10	↑	无变化	↓	
>10	无变化	↓	↓	

注:Hb 为血红蛋白,↑为剂量增加,↓为剂量减少。

(2)恩那度司他:恩那度司他为新一代 HIF-PHI 类药物,综合目前Ⅱ期、Ⅲ期研究结果,其疗效在 2~6mg 应用范围内呈明确剂量依赖性,即随着剂量的变化,患者 Hb 的升速也会相应变化。这意味着临床应用恩那度司他治疗肾性贫血时,量效关系明确,可根据患者情况调整剂量,Hb 的升幅容易控制,减少了 Hb 的波动。日本Ⅲ期研究显示,对于非透析初治患者,恩那度司他可有效达到 Hb 目标值,且无一例升速超标(每周 Hb 升速>5g/L)现象。接受恩那度司他治疗 52 周后的 ND-CKD 患者,Hb 均值及 SD 区间为(109.5±0.13)g/L,长期维持 Hb 在 100~120g/L 的达标率为 89.2%。这表明,恩那度司他疗效长期平稳可控,Hb 波动及个体间的差异均较小。在一项开放式标签Ⅲ期试验中,恩那度司他在治疗 ND-CKD 患者贫血方面不逊于达依泊汀α,两者在不良事件发生率方面无明显差异,包括心血管事件和高血压相关事件。一项日本研究亦显示,恩那度司他安全性良好,药物相关血栓发生率仅为 0.7%。

(3)伐达度司他:由 Akebia 开发的伐达度司他通常剂量为 150~600mg/d,最常见的不良反应包括血尿酸水平轻度或一过性升高、腹泻和恶心。在 ND-CKD 患者中进行的一项为期 20 周的Ⅱb期研究发现,伐达度司他组(平均剂量为 450mg/d)有 54.9% 的受试者出现了 Hb 应答(平均 Hb 浓度≥为 11.0g/dl,或 Hb 浓度比基线增加 1.2g/dl),铁调素和 SF 降低,总铁结合力增加;而安慰剂组仅为 10.3%,铁代谢无明显改变。各组之间不良事件的发生率相似。荟萃分析表明,伐达度司他可以安全地改善 CKD 贫血患者的 Hb 水平并促进铁利用,而不会增加严重不良事件的发生率。

2021年,两项随机、开放标签、非劣效性Ⅲ期试验评估了伐达度司他组与达依泊汀α组主要安全终点(心血管不良事件)以及次要疗效终点(治疗后Hb浓度相对于基线的平均变化)的差异。该全球试验数据显示,伐达度司他与达依泊汀α相比,符合ND-CKD患者血液学疗效的预定非劣效标准,但不符合心血管安全性的预定非劣效性标准,即心血管风险依然存在。

(4)达普度司他:达普度司他与恩那度司他同为每天给药,未经ESA治疗的成人常用起始剂量是2mg或4mg,每天一次口服,若经ESA治疗转为达普度司他者,起始剂量为每天4mg口服,后续可根据患者的情况调整剂量,但最大剂量不超过每天一次24mg。达普度司他无须根据患者体重换算剂量,给药方便,治疗窗宽,调整剂量呈倍数阶梯,单规格即可调药,能提高患者依从性,对保障Hb平稳也有一定帮助。达普度司他常见的不良反应包括血栓形成、消化道症状和高钾血症,还应重点关注胃肠道出血及急性肾损伤的发生。Holdstock等对ND-CKD受试者进行了一项为期24周的开放性研究,评估了达普度司他达到Hb目标范围并将Hb保持在目标范围内的能力。结果显示,达普度司他组Hb水平在目标范围内的时间中位数为82%。一项在ND-CKD患者中进行的,为期4周的Ⅱa期研究表明,与使用安慰剂或ESA相比,所有服用达普度司他2mg/d和5mg/d的ND-CKD患者Hb均升高,且铁调素水平下降。而在ASCEND-D研究中,达普度司他未被批准用于ND-CKD贫血患者,美国FDA专家顾问委员会认为达普度司他可能增加美国人心血管事件的风险,但是对于亚洲人使用达普度司他可显著获益。

(5)莫利度司他:莫利度司他是2021年上市的一种新型HIF-PHI,口服片剂存在5mg、12.5mg、25mg、50mg、75mg五种规格,用于治疗ND-CKD或DD-CKD贫血患者,包括尚未接受过ESA治疗和既往接受过ESA稳定治疗的患者。莫利度司他的起始剂量应根据患者肾性贫血状态而定。通常ND-CKD患者用药剂量为25mg/次,而对于未接受过ESA治疗或已接受ESA稳定治疗且由ESA转换为莫利度司他治疗的ND-CKD患者,推荐剂量为50mg/次。在起始治疗阶段,建议每2周监测1次患者Hb水平,直至Hb稳定在目标范围内,此后每4周监测1次,并据此适当调整用药剂量,最高用量为200mg/次。

日本多项Ⅲ期临床试验验证了莫利度司他在ND-CKD贫血患者中的临床疗效及安全性。其中两项随机、开放标签、阳性对照(达依泊汀α)、为期52周的多中心临床试验发现,莫利度司他组(起始剂量25mg/d)和达依泊汀α组(起始剂量为2周,共摄入30μg)ND-CKD贫血患者在治疗30~36周的平均Hb值较基线明显改善,均达到非劣效标准。在安全性方面,莫利度司他组的不良事件发生率与达依泊汀α组类似或略低,因不良事件导致停药的发生率也较低。

(6)德度司他:2022年3月7日,德度司他在印度首次获批,用于治疗ND-CKD或DD-CKD患者的贫血。对于既往未接受ESA治疗的ND-CKD患者,德度司他的推荐起始剂量为100mg/次,每周3次;对于由ESA转换为德度司他治疗的ND-CKD患者,需根据既往使用ESA的种类及剂量调整,推荐起始剂量为100mg、125mg或150mg口服,每周3次。此后,每4周评估一次Hb水平调整德度司他的剂量,其最大剂量为150mg,每周3次口服。

印度一项Ⅲ期临床试验研究(DREAM-ND),比较口服德度司他与皮下注射达依泊汀α在治疗ND-CKD患者贫血方面的疗效。患者被随机分配接受德度司他初始剂量100mg,每周 3 次或达依泊汀 α 0.75μg/kg,持续 24 周;根据 Hb 水平,在第 4~20 周期间调整药物剂量。研究发现,口服德度司他患者的 Hb 从基线到第 16~24 周的最小二乘平均变化不劣于接受达依泊汀 α 的患者。德度司他组患者治疗应答率为 77.8%,显著高于达依泊汀 α 组(68.5%),两组患者治疗后达到目标 Hb 水平的中位时间相同。

在 DREAM-ND 试验中,接受德度司他或达依泊汀 α 的 ND-CKD 患者在治疗中的不良事件发生率相似(48% *vs* 50%),大多数不良反应较轻且与治疗无关。最常见的不良反应是发热、外周水肿、头痛和高血压。常见的严重不良事件是感染。总体来说,患者普遍对德度司他耐受良好,尚无充分研究数据表明这些严重不良事件与药物相关。

4. 叶酸、维生素 B_{12}　CKD 患者膳食叶酸及维生素 B_{12} 摄入不足、代谢异常(如酸中毒、免疫炎症)、合并症、多种药物治疗、厌食、腹泻、肠黏膜通透性增加和肠道菌群紊乱等情况均会导致营养不良,导致叶酸和维生素 B_{12} 缺乏,进而出现巨幼红细胞贫血。因此,应从 CKD 患者膳食、实验室生化检测、体格检查、临床症状和体征等方面综合考虑,评价个体叶酸及维生素 B_{12} 的水平。

推荐对叶酸偏低或不足的 CKD 服用叶酸单药(每天 0.8mg)或含有叶酸的固定复合制剂。另外,补充叶酸可以作为 rh-EPO 治疗肾性贫血的一种辅助手段,而在缺乏叶酸的情况下,补充叶酸可以促进 Hb 对 rh-EPO 的反应。CKD 患者的巨幼红细胞贫血需要在补充叶酸的同时补充维生素 B_{12},但是低血钾、高尿酸的人群不能服用,可能导致低血钾加重或痛风发作。

二、治疗透析依赖性慢性肾脏病患者贫血

肾性贫血的发生多随着患者肾功能下降而逐渐增加,因此 DD-CKD 患者,即维持性血液透析及腹膜透析患者多合并贫血状态。数据显示,我国透析患者贫血患病率高达 98.2%。随着临床上 ESA 的广泛应用,透析患者贫血得到改善,但多地维持性血液透析患者贫血治疗的达标率仅在 32.8%~46.2%,贫血治疗情况不容乐观。如何进一步纠正透析患者的贫血状态,规范化进行贫血管理仍是我国肾脏病医生面临的重要挑战。

(一)概述

CKD 患者体内红细胞寿命普遍缩短,在透析患者中,红细胞寿命可缩短 20%。其主要原因包括急慢性炎症、甲状旁腺功能亢进、内源性 EPO 生成不足、功能性缺铁、叶酸等营养素缺乏,导致红细胞生成受阻,红细胞凋亡增加。而增加 Hb 检测频率可增加患者 Hb 稳定性。2023 年 KDIGO 指南推荐不合并贫血的 CKD 患者中,血液透析或腹膜透析患者至少每 3 个月检测 1 次 Hb;合并贫血且启动 ESA 初始治疗的透析患者至少每月 1 次(表18-5)。

DD-CKD 患者存在较高铁缺乏和铁超载患病率,并且影响 ESA 治疗反应以及患者全因死亡率,因此应定期进行铁状态评估。对于血液透析患者可 1~3 个月监测 1 次 TSAT 和SF,而在 ESA 维持治疗阶段或未接受 ESA 治疗的血液透析患者,应至少每 3 个月检测 1 次。在开始或增加 ESA 剂量、失血、静脉注射铁后监测反应时,以及铁储备可能耗尽的其他情况下,应更频繁地检测铁状态。此外,注意监测体内维生素 B_{12} 及叶酸水平,重视对血液系统疾病的筛查,除外相关疾病引起的贫血程度与肾功能不匹配。

表 18-5 DD-CKD 患者贫血相关指标的监测

监测指标	监测频率
血红蛋白	未合并贫血的血液透析或腹膜透析患者至少每 3 个月 1 次
	合并贫血但未使用 ESA 治疗的腹膜透析患者至少每 3 个月 1 次
	ESA 初始治疗及维持治疗阶段至少每月 1 次
网织红细胞计数	至少每月检测 1 次
铁代谢	透析患者 1~3 个月评估 1 次铁状态
	铁剂治疗阶段每月 1 次,非铁剂治疗时每 3 个月 1 次
	ESA 治疗期间至少每 3 个月评估 1 次铁状态
血清叶酸、维生素 B_{12} 及骨髓象	可疑存在非肾性贫血或 ESA 治疗低反应的患者应检验血清叶酸、维生素 B_{12}
	当出现血液系统疾病或贫血治疗效果不佳时,应做骨髓象检查,除外相关疾病

(二) 治疗肾性贫血药在透析依赖性慢性肾脏病患者中的应用

1. 红细胞生成刺激剂 在临床应用中,ESA 已被证明是提高和维持透析患者 Hb 水平的有效药物,且安全性相对可接受。另有观察性研究结果显示,Hb 水平较高的 CKD 患者预后好。因此人们假设,以高的、接近正常的 Hb 水平为目标进行 ESA 治疗会明显改善患者的预后。然而这一假设并没有被临床试验所证实。第一个否定结论来自 20 世纪 90 年代末的"正常血细胞比容试验"。该研究招募了 1 000 多名有充血性心力衰竭或缺血性心脏病的血液透析患者,他们被随机分为高(42%)和低(30%)血细胞比容水平组。尽管两组之间的无事件生存率差异没有达到预先指定的统计学界限,但由于随机进入高血细胞比容组的死亡和急性心肌梗死的人数较多,该研究被提前停止。同样,用 ESA 治疗至接近正常的 Hb 水平并没有带来实质性的好处,甚至可能是有害的,导致动脉和静脉血栓形成的风险更高。

对 93 087 例血液透析患者的回顾性分析中,以 Hb110~120g/L 为参考值,Hb<100g/L 患者的死亡风险增加 64%,首次住院风险增加 34%;而 Hb120~130g/L 的患者死亡风险减少 21%;Hb≥130g/L 患者初次住院风险降低了 11%。一项纳入 9 269 名接受 ESA 治疗的腹膜透析患者的观察性队列研究发现,腹膜透析患者 Hb<100g/L 情况下全因死亡率和心血管死亡风险显著增加。因此,临床实践指南推荐透析患者 Hb 在 90~100g/L 时开始 ESA 治疗,并且避免 Hb 靶目标水平>130g/L。同时可根据患者合并症和危险因素权衡 ESA 治疗的利弊和最佳 Hb 目标水平,对于有特殊危险因素(肿瘤、糖尿病、有症状的肢体动脉病变、脑卒中或无症状的缺血性心脏病)的患者要特别谨慎。在低反应性患者中,应避免大剂量使用 ESA,必要时选择输血。

ESA 可根据药物作用的半衰期分为长效和短效 2 种,腹膜透析患者选择皮下注射给药,特殊情况下也可采用静脉注射给药;规律血液透析治疗的患者通过静脉或皮下注射给药均可。CERA 每月 1~2 次皮下给药维持透析患者 Hb 水平的疗效相同,且安全性良好,能够减少给药次数,提高患者依从性,减少 Hb 变异度。多数临床试验表明,长效 ESA 的安全性与短效 ESA 相似。然而,一项纳入 194 698 例血液透析患者、随访 2 年的全国性队列研究比较了长效和短效 ESA 治疗的相关死亡风险。多因素 Cox 模型显示,使用长效 ESA 患者的死亡率较短效 ESA 高 13%。亚组分析显示,达依泊汀 α 组的血液透析患者全因死亡风险最高。此外,长效 ESA 还增加心血管疾病、感染及恶性肿瘤的发生风险。这表明不同 ESA 剂型选择在透析患者贫血管理中的重要性。

2. 铁剂

(1) 铁剂治疗的时机和靶目标值:指南推荐血液透析患者 SF<200μg/L、腹膜透析患者 SF<100μg/L 和/或 TSAT<20% 时开始铁剂治疗,以满足红细胞生成的需求并防止铁缺乏加重。2013 年 ERBP 指南推荐,在透析患者未接受 ESA 治疗时,仅在绝对铁缺乏或 TSAT<25% 且 SF<300μg/L 的情况下给予铁剂治疗。对于已经接受过 ESA 的患者,在 TSAT<30% 和 SF<300μg/L 时,同样推荐使用铁剂。血液透析患者铁剂治疗目标为 20% <TSAT<50% ,且 200μg/L<SF<500μg/L。然而透析患者普遍存在微炎症状态,炎症会增加 SF 并降低血浆中的 TSAT,导致诊断标准的适用性下降。近年认为,对于 SF 显著升高的 CKD 贫血患者,计算铁蛋白指数(sTfR/logSF)>2 则提示炎症相关的功能性铁缺乏,以此作为是否继续静脉补铁治疗的参考指标。

过度铁剂治疗可引起机体铁代谢正平衡甚至铁超载。文献报道,血液透析患者铁超载发生率为 13.0%～37.5%,腹膜透析患者静脉铁剂治疗剂量每年超过 1～2g 即可引起正铁平衡。过多铁剂治疗后铁元素不能被完全利用合成 Hb,沉积在肝脏、脾脏等组织器官可造成不可逆损害。约 80% 的患者经磁共振成像发现有过量的肝脏铁,30% 的患者有严重的肝脏铁过载。2009 年一项包括 96 名血液透析患者的骨髓活检研究显示,大多数 SF>500μg/L 的患者有较高的 CRP 水平,骨髓铁含量增加。目前广泛使用的评估铁储存的指标不足以可靠区分静脉铁剂治疗受益的患者和铁超载患者,测量骨髓、肝脏或心肌的铁储存量或许为一种更好的方法。

(2) 铁剂治疗透析依赖性慢性肾脏病患者贫血:腹膜透析患者,首先选择口服途径补铁治疗 1～3 个月,如不耐受或无效,可转为静脉铁剂治疗。在腹膜透析患者中应用静脉铁剂的随机对照试验比较少。Singh 等人将 126 名腹膜透析患者随机分配接受 1g 蔗糖铁静脉注射(第 1 天和第 15 天 1.5 小时内使用 300mg,第 29 天 2.5 小时内使用 400mg)或不补充铁。发现静脉注射蔗糖铁后没有发生严重的不良事件,安全性高。静脉注射铁剂还是 ESA 治疗的有效辅助手段。

大多数血液透析患者都会出现缺铁现象,这是因为透析管路、胃肠道、实验室检测和手术过程中不断有血液流失,血液透析患者每年因透析造成的铁损失约为 1g 或更多。2023 年 KDIGO 指南指出,对于接受血液透析的患者,静脉铁剂通常比口服铁剂更有效,更能够满足 Hb 合成的铁需求且确保 ESA 治疗充分获益。

随机对照研究首次比较了血液透析患者的静脉注射和口服铁剂获益情况,发现静脉注射治疗可以减少 46% 的 ESA 剂量,每周定量静脉铁剂的使用可以减少 ESA 的需求。DRIVE 研究发现,静脉铁剂治疗改善了基线 SF 高水平的血液透析患者对 ESA 治疗的反应,但该研究参与者数量少,观察时间短,研究结论值得进一步探讨。

静脉补铁分为初始期及维持期,初始期补充静脉铁剂剂量常为每月 800～1 000mg,1 次或多次静脉滴注。如铁代谢未达标可重复给药,直至达标进入维持阶段。建议维持阶段静脉补铁剂量为每 1～2 周 100mg,原则上 SF>500μg/L 应暂停治疗,并根据患者情况进行剂量调整。

2019 年发表的 Pivotal 研究评估了两种不同补铁策略对血液透析患者全因死亡率和心

血管事件发生率的影响,分别为大剂量(每月 400mg 直至 SF>700μg/L 或 TSAT≥40%)与小剂量(每月 0~400mg 直至 SF>200μg/L 或 TSAT≥20%)静脉补铁。两组间患者病死率、严重心血管事件及感染发生率无明显差异,但大剂量补铁可以减少 ESA 的使用剂量、减少输血次数及因心力衰竭住院的次数。Pivotal 研究有力证明了对血液透析患者的主动高剂量静脉补铁策略不仅安全,还具有心血管保护作用。

老年血液透析患者对铁元素利用发生变化,主要为铁转运蛋白减少,铁转运蛋白受体增加。因此,在大剂量静脉铁剂治疗时,铁元素不能有效利用,使血液游离铁增多,不利于贫血纠正,并可能增加游离铁相关不良反应。《中国肾性贫血诊治临床实践指南》(2021 年)推荐,老年血液透析患者采取限制性静脉铁剂治疗,并且在血液透析结束后给予静脉铁剂 40~50mg/次,兼顾基线 Hb 水平,给药频率为每周 1 次,连续 3 个月;或者连续每次透析 1 次,累计 13 次。来自 DOPPS 研究的数据进一步证实,日本老年血液透析患者静脉铁剂的使用剂量明显低于欧美患者,但 Hb 达标率与欧美患者接近,并且 EPO 的使用剂量明显减少,提示老年血液透析患者采用限制性静脉铁剂治疗具有更优的疗效和安全性。

在应用铁剂的过程中,致死性过敏反应是静脉铁剂最严重的不良反应。2023 年 KDIGO 肾性贫血指南建议,轻度过敏反应患者现停用一段时间后尝试给予其他剂型的静脉铁剂治疗;重度过敏反应患者,必须立即停止输注,使用肾上腺素 0.5mg 肌内注射或 0.1mg 静脉注射加糖皮质激素;若出现呼吸困难或哮喘症状,可给予 β_2 受体激动剂、补液及面罩吸氧,严重者气管插管。若药物等对症治疗无好转则需及时转入重症监护室进一步治疗。另外,静脉铁剂还可能诱发非过敏性输液反应,但通常为自限性。静脉输入铁剂的过程中若发生药物渗漏,可以引起组织损伤,重则发生坏死,通常不需要特殊处理,严重时需要外科干预。低血压、低血磷、氧化应激和感染加重等情况亦有发生。故静脉铁剂使用期间需严密监测患者的症状及生命体征变化。

3. 低氧诱导因子-脯氨酰羟化酶抑制剂

(1)罗沙司他:基于我国患者的罗沙司他临床试验结果,建议透析患者体重<60kg 者每次 100mg,体重≥60kg 者每次 120mg,每周 3 次,口服给药。除体重外,需结合患者既往使用 ESA 剂量、基础 Hb 值、铁代谢以及营养状态等多种因素,个体化并以较小的起始剂量开始使用。治疗过程中应根据 Hb 水平对罗沙司他的剂量进行调整,具体剂量调整及监测频率可参照 ND-CKD 人群。

在我国透析患者的Ⅲ期研究中,罗沙司他总体耐受性良好。但也有多项临床试验表明,使用罗沙司他治疗存在高钾血症、心血管事件、视网膜病变、肿瘤、血栓相关事件、惊厥发作和严重感染等风险。在临床试验中还观察到高血压不良事件,这与应用罗沙司他或存在基础疾病、透析等因素的相关性尚不明确。因此在使用罗沙司他治疗前、治疗开始和治疗期间应对血压进行监测。

在一项Ⅱb 期验证研究中,罗沙司他纠正了刚进入血液透析或腹膜透析患者的贫血。患者基线 Hb 水平为 8.3g/dl,接受每周 3 次共 12 周的罗沙司他治疗。研究人群在罗沙司他治疗后 7 周内增加了≥2g/dl 的 Hb 水平,与基线铁补充状态、CRP 水平或铁补充方式无关。我国透析患者的多中心、前瞻、随机对照研究结果显示,罗沙司他和达依泊汀 α 均能有效提升血液透析与腹膜透析患者的 Hb 水平;但另一项Ⅲ期临床试验发现,微炎症状态下应用罗沙司他组较达依泊汀 α 组相比,Hb 水平升高幅度增加,且不增加罗沙司他的药物剂量。日本透析人群的随机、双盲、阳性对照研究也证实了该结果。因此,罗沙司他改善贫血不受微炎症状态的影响,而 ESA 低反应性通常与炎症有关,在这类患者中可优先考虑应用罗沙司他治疗,但不应与罗沙司他同时使用。透析患者多中心、开放标签研究汇总分析结果显示,无论既往是否接受过 ESA 治疗,转换至罗沙司他的治疗后均可有效纠正肾性贫血,并维持 Hb 稳定。

(2) 恩那度司他:腹膜透析患者口服恩那度司他推荐起始剂量为每天 2mg,血液透析患者每天 4mg,后续根据患者 Hb 水平变化调整剂量,但最大剂量不超过每天 8mg。在安全性方面,一项开放式标签 Ⅲ 期试验表明,87.4% 的 DD-CKD 患者发生了不良事件,发生率 ≥1% 的不良反应包括高血压,发生率<1% 的不良反应包括视网膜出血、湿疹、血压升高和 D-二聚体水平升高;14.9% 的 DD-CKD 患者经历了严重的不良事件,其中血栓栓塞症的发生率为 0.7%,包括深静脉血栓(0.2%)、肺栓塞(0.1%)和脑干梗塞(0.1%)。

在一项 Ⅱb 期研究中,恩那度司他纠正并维持了血液透析患者的 Hb 水平。接受 ESA 稳定治疗的患者,以双盲方式切换到每天一次 2mg、4mg、6mg 或安慰剂治疗 6 周。每天分别服用 2mg、4mg 和 6mg 恩那度司他的患者中,有 63.2%、60.0% 和 52.4% 的患者的 Hb 水平与基线相比变化在 ±1.0g/dl 以内,而服用安慰剂的患者中,这一比例为 27.3%。在继续接受开放标记恩那度司他治疗的患者中,治疗结束时平均 Hb 水平为 10.49g/dl。目标 Hb 维持率从治疗第 6 周的 52.4% 提高到治疗结束时的 65.1%。另有随机、平行、双盲的 Ⅲ 期试验证明,恩那度司他在治疗维持性透析患者的贫血方面并不逊色于达依泊丁 α。

(3) 伐达度司他:日本一项 Ⅲ 期、开放标签、为期 24 周的单臂研究对 42 名接受腹膜透析的 CKD 贫血患者接受伐达度司他治疗的疗效和安全性进行了评估。患者接受口服伐达度司他 24 周,开始剂量为每天 300mg,然后调整剂量以达到目标 Hb 范围(11.0~13.0g/dl)。研究证明,伐达度司他普遍耐受性良好,能有效地将 Hb 水平控制在目标范围内。在两项透析 CKD 患者的 Ⅲ 期试验中,就心血管安全性以及校正和维持 Hb 水平而言,伐达度司他相比达依泊汀 α 均表现出了非劣效性。

(4) 达普度司他:美国 FDA 于 2023 年 2 月 1 日批准了达普度司他用于至少接受 4 个月透析的成人 CKD 贫血患者的治疗。此次获批是基于一项随机、单盲 Ⅲ 期 ASCEND-ND 研究,该研究数据显示,达普度司他可将患者 Hb 水平提到并维持在 10~11g/dl 的目标范围内,非劣于 EPO。达普度司他成为美国 FDA 批准的首款 HIF-PHI 类药物,也是首个在美国获批上市治疗 CKD 贫血的口服药物。

通常透析患者起始剂量为每日一次口服 4mg,之后根据患者的情况调整剂量,但每日最大剂量不超过 24mg。开始给药期间,约每 2 周监测一次 Hb 水平,直到 Hb 稳定在目标范围内。后续给药期间,可每 4 周检查一次 Hb 浓度。如果 4 周内 Hb 水平超过 2.0g/dl 并急剧上升,应采取及时减量或停药等适当措施。患者使用达普度司他治疗后可出现血栓栓塞等严重不良反应,包括脑梗死、肺栓塞、视网膜静脉阻塞、深静脉血栓等。其他副作用包括视网膜出血、皮疹及高血压。因此,用药期间要充分观察患者的反应,发现异常时要停止给药等适当的处理。

ASCEND-ID 试验纳入了来自 14 个国家的 312 位接受透析的患者,其中 157 名受试者被随机分配接受达普度司他治疗,155 名受试者接受了达依泊汀 α 治疗,总计干预 28 周。这项随机临床试验表明,在接受血液透析或腹膜透析的患者中,达普度司他在增加和维持 Hb 浓度达 52 周方面不劣于达依泊汀 α。可有效维持起始透析、接受腹膜透析和炎症患者的 Hb 浓度。在安全性方面达普度司他组的不良事件发生率为 76%,ESA 组的不良事件发生率为72%,两者心血管结局相似。该研究结果进一步说明,对于起始透析的CKD患者,达普度司他可能是ESA的有效口服替代品。

HIF-PHI的优势包括口服、改善铁代谢、不受体内炎症状态的影响、刺激内源性EPO生成等。虽然长期临床数据尚待公布,但总体的短期安全性和有效性使HIF-PHI成为治疗CKD贫血的一类很有前途的新药。罗沙司他已于2019年在我国获批上市,我国是临床应用积累病例数最多的国家,取得了一定的临床经验。今后,其他HIF-PHI也将会很快获批,应继续加强上市后药物长期疗效和安全性评价,特别对于CKD进展和心血管安全性方面的影响。

4. 叶酸和维生素 B$_{12}$　尿毒症患者叶酸的转运速度减慢,即使血浆叶酸水平正常,组织对叶酸的摄取率也可能会有所改变。事实上,血清叶酸浓度并不代表组织的叶酸储存,而是反映近期膳食中维生素的摄入量。红细胞叶酸浓度是评价叶酸代谢的更好指标。Bamonti-Catena等发现在112名透析患者中,超过80%患者红细胞叶酸水平在正常范围内,但只有37%患者血清叶酸水平正常。根据目前对血清叶酸的测量标准,透析患者的叶酸缺乏发生率可能会被高估。虽然长期血液透析患者叶酸缺乏者并不多见,但仍给予叶酸,以防止产生大细胞贫血。维生素 B$_{12}$ 不仅有利于铁吸收,还补充了其他的造血所需的原料,预防恶性贫血。

三、治疗肾移植患者贫血

肾移植已经成为终末期肾病患者最为理想的替代治疗方法。据全国各大器官移植中心的数据显示,患者1年内生存率均可达到95%以上,但肾移植后发生不同并发症的风险更高。不仅与外科手术有关,还与免疫抑制治疗、CKD进展和排斥过程有关。肾移植术后贫血(post-transplant anemia,PTA)是常见并发症之一,对肾移植的长期生存率有着重要的影响。

(一) 概述

PTA分为移植早期PTA和移植后期PTA。移植早期PTA指肾移植术后6个月之内合并的贫血,多出现于20%~51%的肾移植患者中,最常见的原因包括铁缺乏、围手术期失血、营养不良以及术后肾功能延迟恢复;移植后期PTA指移植术6个月之后发生的贫血,发病率为25%~35%,多与EPO生成不足或活性降低、造血物质缺乏、肾功能受损、感染、免疫抑制药物影响相关。女性患者PTA风险比男性高3倍,原因除月经期失血外,还因缺乏内源性雄激素。PTA与移植后肾病进展、排斥风险增加和不良心血管结果之间存在密切关系,并且贫血程度与肾功能呈正相关。

肾移植受者应在移植后定期进行血液检查,以了解是否存在贫血。在大多器官移植中心,患者术后前3个月每周进行一次,而后每2~4周进行一次,一年后每月进行一次,之后每3个月进行一次。新发的PTA患者应接受诊断性评估以确定贫血的原因。

我国肾性贫血诊治指南推荐PTA治疗的Hb靶目标值为125~130g/L。一项开放标签、多中心、随机对照试验将Hb分为正常组(130~150g/L)和部分纠正组(105~115g/L),研究目标Hb水平与肾移植术后肾病进展的关系。正常组移植术后肾功能的保存及心血管事件均优于部分纠正组。虽然样本量和随访期都很短,但其为迄今为止唯一一项评估PTA治疗靶目标的随机临床对照试验。

（二） 治疗肾性贫血药在肾移植患者中的应用

数据显示肾移植后进行铁代谢评价和 ESA 治疗的患者仅占 25%，这表明临床上对 PTA 并未给予足够重视。Gill 等对 4 741 例肾移植术后重返透析的患者进行长期随访，结果显示死亡组 ESA 的使用率明显低于存活组，且在透析前已开始使用 ESA 治疗的患者心脏功能以及生活质量明显改善。提示 ESA 在 PTA 中的应用是必要的。相关研究表明，ESA 用于移植早期 PTA，尽管可以快速达到 Hb 靶目标，但不能改善术后 3 个月的贫血情况以及保护肾功能。因此移植早期 PTA 不建议使用 ESA 治疗。

使用 ESA 纠正贫血的同时，还需要补充铁剂，因为肾移植后随着造血功能的恢复，体内储存铁大量消耗，容易出现铁缺乏。存在铁缺乏但不贫血也是肾移植后患者死亡率增加的危险因素之一。CKD 铁剂治疗的一般原则也适用于 PTA。补铁的方式有口服和静脉注射，如果单纯服用铁剂不能完全满足正常铁代谢需求，建议采用静脉补铁，PTA 患者使用静脉铁剂可升高 Hb 和延迟肾功能的发展。补铁的同时注意补充叶酸和维生素 B_{12}。需要指出的是，在维持治疗期间，应至少每 3 个月进行一次铁指标的监测，以确定是否需要调整铁剂用量，以避免铁过载。

第四节　研发中的治疗肾性贫血药

一、铁剂

（一） 多糖铁复合物

PIC 是一种由铁离子与多糖作为载体络合形成的化合物，由糖基和糖苷配基（Fe^{3+}）组成。糖基可以是葡聚糖、糊精、植物多糖等。糖苷配基是 Fe^{3+}，不以游离态存在，对胃肠道刺激性低。在体内被还原成二价铁后被吸收和利用。目前多糖铁复合物的补铁剂可分为葡聚糖铁、蔗糖铁、葡萄糖酸钠铁、羧基麦芽糖铁、多糖超顺磁性氧化铁纳米粒子、异麦芽糖铁、壳聚糖铁和植物多糖铁。其中壳聚糖和植物多糖的铁复合物仍处于研究阶段，市场上的产品少。

植物多糖有丰富的羟基，具有表面络合能力，能与 FeOOH 表面发生络合作用，与游离铁结合。国内的研究者们利用我国丰富的植物资源，进行了多种植物多糖铁复合物的研究，例如黄芪多糖铁、当归多糖铁、大枣多糖铁、桦褐孔菌多糖铁、玉米多糖铁、大豆多糖铁等，其含铁量在 16%～40% 不等。多糖铁为深棕色至棕褐色或棕黑色无定形粉末，无味、无嗅，易溶于水，不溶于丙酮、乙醇、乙醚等有机溶剂，水溶液中无游离的 Fe^{3+}，在酸性或碱性环境中均具有稳定性，在人体内以分子形式被吸收，易于被同化，无胃肠道刺激，易吸收、无毒性、具有很强的还原性，可被体内还原性物质还原成二价铁吸收、利用，因此有望成为新型的补铁剂。

壳聚糖是从虾、蟹等甲壳动物中提取的一种天然高分子多糖，为天然多糖甲壳素脱除部分乙酰基的产物，具有生物降解性、生物相容性、无毒性、抑菌、抗癌、降脂、增强免疫等多种生理功能。国内研究者尝试用羟丙基壳聚糖亚铁离子配合物治疗缺血性贫血大鼠模型，结果发现贫血显著改善，且较硫酸亚铁有更高的生物利用度、更低的胃肠道刺激。

（二） 纳米材料口服补铁剂

化合物的颗粒大小是跨越生物膜吸收铁的一个关键因素，纳米颗粒系统通过改变控释模式、不同 pH 的可溶性和铁剂通过胃肠道的渗透性，提高铁的吸收和摄取。氢氧化己二酸铁酒石酸盐纳米颗粒(iron hydroxide adipate tartrate,IHAT)是一种铁蛋白模拟物,是一种在己二酸缓冲液中形成的酒石酸改性、纳米级分散的氢氧化铁,其功能特性和主要颗粒大小与铁蛋白核心相似。它不是一种可溶性化合物,也不需要在被肠细胞吸收之前在胃中溶解,而是通过内吞作用将整个纳米颗粒吸收,经过溶酶体溶解,释放的铁通过铁蛋白运输到系统循环。与硫酸亚铁相比,IHAT 表现出 80% 的相对生物利用度、具有毒性及对肠道菌群的影响低。在一项三臂、双盲、随机、安慰剂对照的Ⅱ期临床试验中,比较 IHAT 和硫酸亚铁、安慰剂在儿童贫血中的疗效与不良反应,研究结果目前尚未公布。另外有研究者将抗坏血酸螯合的硫酸亚铁封装在固体脂质纳米颗粒中,以抑制铁盐与胃肠黏膜的相互作用,从而防止副作用。这些新型铁剂尚在动物中进行有效性与安全性的研究,仍需进一步的试验。

二、铁调素

铁调素是一种由肝细胞产生和分泌的多肽类激素。铁调素通过抑制十二指肠对膳食铁的吸收、巨噬细胞释放回收铁以及肝细胞释放储存铁的方式负性调控铁稳态的平衡。除肝细胞外,心肌细胞、树突状细胞和角质形成细胞等细胞类型也表达铁调素,对局部铁分布具有自分泌和旁分泌作用。心肌细胞铁调素可以维持心脏的铁稳态基线,角质形成细胞和树突状细胞铁调素促进局部对感染和炎症的反应。

铁调素受体内外多种因素的调节,包括铁储量、红细胞生成、炎症、缺氧、内质网应激、雌激素和维生素 D 等。细胞外铁(以转铁蛋白的形式)和细胞内铁通过骨形态发生蛋白(bone morphogenetic protein,BMP)通路增加铁调素转录。在肝细胞中,BMP 受体活化素受体样激酶 2(activin receptor-like kinase 2,ALK2)和 ALK3、配体 BMP2 和 BMP6 与膜锚定共受体铁调素调节蛋白血幼素(hemojuvelin,HJV)一起特异性调节铁调素。BMP 配体与受体结合激活 SMAD 1/5/8 磷酸化并增加铁调素转录。在应激红细胞生成过程中,EPO 能够促使骨髓有核红细胞分泌红铁酮(ERFE),干扰 BMP 信号通路以抑制肝脏铁调素合成。在炎症情况下,肝细胞铁调素合成受到 IL-6 通过 STAT3 信号通路的转录调控,引起低铁血症和脾脏的铁隔离,最终导致炎症性贫血。缺氧条件下,HIF 在肝细胞内的表达明显增加,并且通过抑制 SMAD 信号通路下调铁调素表达。

由于铁调素分子量小(2.7kD),与其他血浆蛋白的结合较少,很容易通过肾小球膜,并像其他小分子蛋白一样,在近端小管被吸收和降解。肾功能不全时,铁调素清除受损,导致其在血浆中积聚,促进肾性贫血的发生。尽管铁调素可被血液透析清除,但在数小时内可恢复到透析前浓度。

鉴于铁调素对机体铁代谢调节的重要作用,靶向铁调素及其相关通路是治疗肾性贫血的新途径。

(一)铁调素拮抗剂

这类药物是通过单克隆抗体中和血清中的铁调素以改善贫血。LY2787106 是一种人源化单克隆铁调素抗体,在针对伴有贫血的肿瘤患者的Ⅰ期临床试验中,受试者表现出良好的耐受性。LY2787106 清除率(32ml/h)和表观分布容积(7.7L)与剂量和时间无关,浓度随剂量成比例增加。在 3mg/kg 和 10mg/kg 剂量水平下,血清铁和转铁蛋白饱和度出现了一致的剂量依赖性增加,通常在给药后 24 小时内达到峰值,并在第 8 天恢复到基线水平。据此设计的另一种人源化铁调素抗体 12B9m,在炎症性贫血小鼠模型及食蟹猴中证明了其对血清铁的调节作用。

Anticalin 是由脂质运载蛋白经改造衍生而成,具有高度靶向特异性和组织穿透能力、低免疫原性等优势,可以通过与小分子或其他抗体位点结合的方式模拟抗体的作用。PRS-080是一种通过位点特异性聚乙二醇化方式设计而成的 Anticalin,为一种靶向铁调素药物。在健康志愿者中进行的Ⅰ期研究数据表明,单次静脉输注 PRS-080 至 16mg/kg 剂量是安全且耐受性良好的。随后在血液透析患者中进行的单次给药、剂量递增的Ⅰb 期研究(至 8mg/kg)同样证实了这种有益的安全性。给药 1 小时内游离铁调素浓度显著下降,随后是血清铁和转铁蛋白饱和度的浓度水平和持续时间呈剂量递增。另一研究在透析贫血患者中重复给予PRS-080 的安全性、药代动力学和药效学的Ⅱa 期临床试验正在进行中。

另一拮抗铁调素的思路是通过小干扰 RNA(siRNA)干扰内源性铁调素的转录和翻译,例如通过传递靶向肝脏脯氨酸羟化酶的 siRNA,重新激活肝脏促红细胞生成素的产生,并抑制肝脏中铁调素的水平。

NOX-H94 是一种聚乙二醇化结构镜像的 L-寡核苷酸,即 Spiegelmer,可结合并灭活铁调素。在对健康人群的安全性临床试验中,以 $0.3 \sim 4.8mg/kg$ 剂量单次和重复静脉注射和皮下给药后,血清铁浓度和转铁蛋白呈剂量依赖性升高。静脉注射 $1.2mg/kg$,8 小时后铁含量较基线值约 $20\mu mol/L$ 增加 67%。药代动力学显示,峰值血浆浓度呈剂量比例增加。NOX-H94 对铁调素的产生或抗药物抗体无影响。NOX-H94 治疗是安全的,耐受性良好,在剂量 $\geqslant 2.4mg/kg$ 时,转氨酶有轻度和短暂性升高,皮下注射后有局部注射部位反应,而在静脉注射后无反应。

(二) 铁调素生成抑制剂

1. 骨形成蛋白 6-血幼素-SMAD 信号通路抑制剂

(1) BMP1 型受体的抑制剂:Dorsomorphin,又称化合物 C,是一种选择性、ATP 竞争性的一磷酸腺苷依赖的蛋白激酶[adenosine 5′-monophosphate(AMP)-activated protein kinase,AMPK]抑制剂,选择性抑制 BMP1 型受体 ALK2、ALK3 和 ALK6。其衍生物 LDN-193189 有效抑制 BMP1 型受体 ALK2 和 ALK3 的转录活性,被证实在腺嘌呤诱导的肾性贫血大鼠模型中降低了肝脏铁调素的表达,增加了血清铁含量,提高了血红蛋白浓度。

(2) 肝素及其衍生物:肝素可以结合 BMP,抑制 SMAD 磷酸化、肝脏铁调素基因表达,从而增加血清铁含量,但由于其抗凝特性阻碍了其进一步成为抗贫血药物的可能。因此有研究者通过 N-乙酰化和氧化还原反应等方法生成了无抗凝血活性的肝素,并证实了其对BMP/SMAD 信号途径的抑制作用。

(3) 抗血幼素(hemojuvelin,HJV)抗体:HJV 的裂解干扰了 BMP 与 BMP 受体的结合,减少了铁调素的转录,基于此,设计了两种针对 HJV 的人源化单克隆抗体 h5F9.23 和 h5F9-AM8。目前已在健康大鼠和食蟹猴中证明了其安全性,在炎症或非炎症性贫血小鼠模型中证明了治疗的有效性。

2. IL-6/STAT3 通路抑制剂

(1) IL-6 抑制剂:抗 IL-6 抗体和抗 IL-6 受体抗体,已被批准用于类风湿性关节炎和Castleman 病的治疗,在临床使用中被证实可降低铁调素水平。Ziltivekimab 是一种人源化抗IL-6 单克隆抗体,一项Ⅰ/Ⅱ期安慰剂对照试验评估了其对血液透析患者的影响。结果显示,血清铁、总铁结合能力、转铁蛋白饱和度和血清白蛋白的增加都有明显的剂量反应。但是其免疫抑制作用是否会阻碍其更广泛地应用于贫血的治疗,仍有待于观察。

(2) STAT3 抑制剂:AG490 为人工合成的苯亚甲基的丙二腈的脂类衍生物,可以和受体酪氨酸激酶竞争结合位点,抑制 JAK2 催化的 STAT3 磷酸化,减少铁调素的生成。PpYLKTK 来源于 STAT3-SH2 结构域的结合肽序列,是一种磷酸肽抑制剂,干扰磷酸化 STAT3 的二聚化作用,是一种选择性的、强效的 STAT3 抑制剂。实验证明,这两种 STAT3 抑制剂均可抑制小鼠的铁调素表达。

三、低氧诱导因子-脯氨酰羟化酶抑制剂

1. DDO-3055　DDO-3055 为光活化的 PHD2 光敏抑制剂,在蓝紫光的照射下呈时间依赖和空间依赖地高效释放出 PHD2 抑制剂,从而稳定 HIF,发挥其生物学功能。DDO-3055 于 2019 年 4 月获得国家临床批件,目前已完成食物效用研究及在健康受试者及 CKD 患者中单次给药的安全耐受性、药代动力学和药效学研究,研究结果尚未公布。健康受试者及 ND-CKD 贫血患者多次给药的安全耐受性、药代动力学和药效学研究尚在进行中。

2. SSS17　SSS17 于 2019 年 11 月 12 日获得国家药品监督管理局批准进入临床试验阶段,目前正在进行单剂量递增研究及多剂量给药,评估健康受试者口服 SSS17 后的安全性、耐受性、药代动力学和药效学研究。

3. AND017　AND017 已完成在健康受试者中单剂量和多剂量给药后的安全性、耐受性、药代动力学和药效学研究,研究结果尚未公布。DD-CKD 与 ND-CKD 患者给药的有效性与安全性研究尚在进行过程中。

4. HEC53856　HEC53856 已完成在健康非老年人中单次或多次口服后的安全性、耐受性和药代动力学,以及食物对药代动力学影响的临床试验,尚未公布研究结果。目前正在进行 DD-CKD 与 ND-CKD 患者给药的有效性与安全性研究。

第五节　治疗肾性贫血药物的研究方法

CKD 肾性贫血的发生发展受肾脏分泌 EPO 不足、铁代谢异常、维生素 B_{12} 和叶酸缺乏、红细胞的破坏增加等多种因素的推动。针对不同病理生理学机制开展肾性贫血药物的研究,有利于进一步认识药物的药效学和药代动力学情况,改进药物疗效,减少药物不良反应。

一、红细胞生成刺激剂的研究方法

慢性肾功能不全等原因导致肾脏 EPO 绝对或相对合成分泌不足,是引发肾性贫血的重要机制,外源性红细胞生成刺激剂的出现为治疗肾性贫血提供了有力手段,在临床上得到了广泛应用。自 1989 年第一个 ESA 上市以来,目前已经发展到第三代药物。

新 ESA 开发的重点之一是改善 EPO 的药理学特性,例如延长血浆半衰期和使用非侵入性给药方式(口服、吸入)。实现延长药物半衰期的方法是增加 EPO 的分子质量,可降低其与受体 EPOR 的亲和力,从而减少受体介导的清除作用,目前常用的增加分子量方法是:糖基化和聚乙二醇化、促红细胞生成素蛋白融合。

(一)糖基化

糖基化是蛋白质翻译后修饰,在酶的催化下,糖基与蛋白质上的残基形成共价键。根据蛋白氨基酸残基与糖蛋白侧链的不同连接方式,蛋白质糖基化分为不同的修饰类型,包括 N-糖基化、O-糖基化、C-糖基化等。在 ESA 制药中常使用 N-糖基化,这是一个复杂的生物合成过程,其翻译修饰受一系列酶促反应的调节,导致核心聚糖从脂质载体转移到蛋白质

底物。第二代 ESA 药物达依泊汀 α 被设计为包含 5 个 N-连接链,分子质量得到增加,与前代相比,其血浆半衰期延长了大约 3 倍,可以较低的给药频率获得相同的生物学效应。

(二) 聚乙二醇化

是将活化的聚乙二醇(PEG)聚合物链与目标蛋白质以共价偶联方式合并的过程,是蛋白质翻译后修饰的一种,PEG 修饰技术被广泛应用于多种蛋白质的修饰,具有半衰期长的特点。CERA 是聚乙二醇化的 EPO-β,含有单个甲氧基 PEG 基团。其受体亲和力明显降低,体内活性升高,半衰期延长为 7 倍。与达依泊汀 α 相比,它可以更长的间隔给药,频率低至每月一次。

(三) 促红细胞生成素蛋白融合

为了开发长效 ESA,目前已有研究采取了多种增加 ESA 分子质量的方法;包括 N 端-EPO 与人白蛋白基因或人 IgG 分子的 Fc 部分融合以及 C 端-EPO 与人绒毛膜促性腺激素 β 亚基的 C 端肽融合。有研究制备含有 EPO 和其他生长因子,如粒细胞-巨噬细胞集落刺激因子(granulocyte-macrophage colony-stimulating factor,GM-CSF)和 IL-3 的融合蛋白等。此外,还有研究制备化学交联的 EPO 二聚体和三聚体或编码具有柔性多肽接头的两个 EPO 序列的融合蛋白 cDNA 导致分子的半衰期大大增加。

二、低氧诱导因子-脯氨酰羟化酶抑制剂的研究方法

EPO 的生成主要受 HIF-1 调控。其转录活性主要由亚基 HIF-1α 水平决定。在氧气充足的条件下,HIF-1α 通过 PHD 的羟基化作用,最终受到降解,从而减少 EPO 的产生;而在低氧条件下,PHD 活性受抑制,减少 HIF-1α 蛋白的降解,HIF-1α 量增多,发挥对 EPO 基因转录的促进作用。HIF-PHI 可通过抑制 PHD 而激活 HIF 通路,促进肝脏合成 EPO,同时还能降低铁调素并调节铁代谢,增加铁的吸收与利用。对 HIF-PHI 药效学和药代动力学的研究有助于实现药物最大疗效,同时减少毒副作用。

(一) 低氧诱导因子-脯氨酰羟化酶抑制剂的药效学研究

评价 HIF-PHI 药效学的指标常使用 PHD 半数抑制浓度(50% PHD inhibitory concentration,IC_{50}),是指被测量的拮抗剂 HIF-PHI 的半抑制浓度。它指示对应所研究的药物特异性抑制半量 PHD 所需的浓度,值越小特异性越强。对于药物与 PHD 特异性结合的鉴定,常用方法有基质辅助激光解吸电离飞行时间质谱法(matrix-assisted laser desorption/ionization time of flight mass spectrometry,MALDI-TOF-MS)和荧光酶测定法。

1. 基质辅助激光解吸电离飞行时间质谱法 MALDI-TOF-MS 主要由两部分组成:基质辅助激光解吸电离离子源和飞行时间质量分析器。其原理是不同的蛋白质样品与过量的基质溶液点在样品板上,溶剂挥发后形成样品与基质的共结晶,利用激光作为能量来源辐射结晶体,基质从激光中吸收能量使样本吸附,基质与样本之间发生电荷转移使得样本分子电离,样本离子在加速电场下获得相同的动能,经高压加速、聚焦后进入飞行时间质谱分析器进行质量分析。检测器检测不同质荷比(m/z)的离子,并以离子质荷比为横坐标,以离子峰为纵坐标形成特异性的蛋白质组指纹图谱,进而与图谱库中进行对比鉴定。

2. 荧光酶测定法 荧光酶测定法是测定酶活性的实验室方法,对酶动力学和酶抑制的研究至关重要。使用底物与产物的荧光差异来测量酶反应。这些测定通常比分光光度测定

灵敏得多,但在暴露于光下时会受到杂质和许多荧光化合物不稳定性的干扰。通过该方法可测出 HIF-PHI 对 PHD 不同亚型活性的抑制作用。

(二)　低氧诱导因子-脯氨酰羟化酶抑制剂的药代动力学研究

HIF-PHI 药物代谢存在较大个体差异,为进一步优化用药准确性,临床上常结合药物基因组学与治疗药物监测(therapeutic drug monitoring,TDM)。TDM 是指在临床药物治疗以及观察药物疗效的同时,定时测定患者血液、尿液、唾液等样本中的药物浓度,以药代动力学和药效学为指导,拟定个体化给药方案。药物基因组学致力于研究药物安全性和有效性的个体差异与药物代谢酶、转运蛋白和药物靶基因多态性之间的关系。常用的药物基因组学检测方法有:荧光原位杂交、焦磷酸测序法等。

荧光原位杂交(fluorescence in situ hybridization,FISH)利用非放射性荧光物质标记的核酸探针的杂交原理,可以获得一个细胞中多条染色体(或染色体段)或多个基因的信息。FISH 的基本原理是利用标记好的单链核酸作为探针,根据碱基互补原理,与待检材料中未知的单链核酸进行异性结合,形成可检测的杂交双链核酸。由于 DNA 分子沿着染色体的纵轴呈线性排列,探针可以直接与染色体杂交来定位染色体上的特定基因。该技术具有安全、快速、灵敏度高等特点。

焦磷酸测序法是第二代测序技术,适用于已知短序列的测序分析。它的准确性和可重复性与第一代 Sanger DNA 测序相当,但效率明显提高。焦磷酸测序技术具有同时测序和分析大量样品的能力。

三、补铁剂研究方法

在 CKD 患者中,由于慢性炎症引起铁调素升高,肠道对铁的吸收受抑制,部分患者透析失血等原因,可导致绝对性铁缺乏。即使体内储备铁总量充足,CKD 患者在使用 ESA 后造血能力增强,并且由于铁调素阻止巨噬细胞释放铁,导致循环可利用铁不足,从而出现相对性铁缺乏。补铁剂是肾性贫血治疗中的重要一环,根据药物特点,分为口服和静脉补铁剂。

(一)　口服补铁剂的研究

由于胃肠道给药的特点,早期口服补铁剂普遍存在吸收率低、饮食禁忌、胃肠道刺激等不足之处。因此口服补铁剂的研究多围绕在提高生物利用度、减少胃肠道反应等方面展开。

1. 生物利用度　生物利用度是反应铁剂药代动力学的重要参数,指的是药物被机体吸收进入循环的相对量和速率。生物利用度的常用测定方法是比较口服及静脉给药后的 AUC,血浆药物浓度随吸收的程度而增加,当药物的吸收率与消除率相等时达到顶峰,通过达峰时间可评估药物吸收率。第一代铁剂为无机铁盐,例如硫酸亚铁,在胃酸的作用下解离,以铁离子的形式在小肠吸收,由于其解离过快,存在严重的胃肠刺激,且铁离子容易与硫化物等物质结合而失效,吸收率低下。

2. 稳定常数　稳定常数是指螯合剂对螯合物中金属离子的亲和力。反应金属元素的利用率,如果稳定常数过低,金属元素在胃肠道环境中容易解离。如果稳定常数过高,螯合物不能在机体需要时释放金属元素。第二代铁剂为小分子有机酸铁盐,铁离子与有机酸根存在离子作用及配位作用,形成的螯合物存在一定解离常数,可缓慢释放铁离子,生物利用度得到提高,但仍受到食物中碳酸盐、鞣酸及氧化物的影响。螯合物稳定常数是第二代铁剂稳定性的重要指标,例如氨基酸螯合铁的稳定常数适中,在胃肠道中不发生解离,以分子的形式被小肠吸收后解离,不受胃肠道中食物等影响。常见的氨基酸亚铁稳定常数检测方法有分光光度法、红外光谱法、离子交换树脂法等。

(1) 分光光度法:当铁离子与配体氨基酸形成络合物时,如果能确定各组分的平衡浓度,则可以直接计算出络合物的稳定常数。通过测量光在特定波长或一定波长范围内的吸收程度,对物质进行定性和定量分析。

(2) 红外光谱法:红外光谱可以反映分子内部化学键的振动和旋转,当化学键不同时,其红外吸收峰的位置和形状不同,从而可对物质进行定性分析。测定氨基酸亚铁的红外光谱,通过不同的图谱比较可以确定氨基酸铁螯合物中有没有游离的氨基酸,以确定是否以氨基酸亚铁螯合物的形式存在。

(3) 离子交换树脂法:指的是在过量完全解离的支持电解质存在的情况下,测定离子交换树脂和水溶液中的金属分布平衡。由于氨基酸螯合物形式的微量元素化学性质较稳定,不携带电荷,不参与树脂的离子交换,螯合物中的微量元素被分离出来进行测定。

(二) 静脉补铁剂的研究

口服补铁剂给药方便,但仍存在诸多限制:

(1) 肠道对铁的吸收较少,需要较长的治疗周期才能有效改善缺铁。

(2) 当与 ESA 联用时,促进造血能力增强,出现相对性缺铁,补充口服铁剂不足以满足造血需求,导致 ESA 治疗不理想。因此,迫切需要静脉补铁剂的研究与开发。目前静脉补铁剂多为多糖铁复合物,稳定性和安全性异质性较大,当静脉注射铁剂直接进入体内时,几乎所有的铁都被吞噬细胞吞噬,再缓慢释放到循环中。铁的损失较少,因此须严格控制用量,以防止铁过载。静脉注射铁剂可产生不同程度的游离或不稳定铁,可能会增加患者的氧化应激和炎症反应以及心血管风险,针对静脉补铁剂的有效性和安全性,血清铁、TSAT、氧化应激产物是重要的评估指标。

1. 血清铁的测定

(1) 亚铁嗪比色法:血清铁和运铁蛋白结合成复合物,在酸性介质中铁从复合物中解离出来,再被还原剂还原成二价铁,并与亚铁嗪生成紫红色化合物,在波长 562nm 处有一吸收峰,与同样处理的标准液比较,可计算出血清铁含量。

(2) 双联吡啶比色法:在酸性条件下使铁与蛋白质从结合状态中游离出来。盐酸羟胺作还原剂使血清中三价铁还原成二价铁,后者与双联吡啶显色剂反应生成红色螯合物,在波长 520nm 比色定量。

2. 转铁蛋白饱和度测定 TSAT 指血清铁与转铁蛋白结合能力的比值;以测定铁离子为基础,常用方法如下:

(1) 液体三试剂法:碱性条件下过量铁离子使转铁蛋白饱和,剩余铁离子与显色剂作用产生吸光度。反应介质由碱变酸,转铁蛋白上的铁离子解离,吸光度增加。吸光度的增加量与总铁结合力成正比。

(2) 液体双试剂法:酸性条件下从转铁蛋白解离的铁离子与介质中的过量铁离子与显色剂作用产生吸光度,使反应介质由酸变碱,转铁蛋白被铁离子完全饱和,导致吸光度下降。吸光度的下降量与总铁结合力成正比。

（3）计算法：通过分别测定血清不饱和铁结合力和血清铁，得出血清总铁结合力。在含有过量铁离子的碱性介质中，转铁蛋白被铁离子饱和。介质中剩余的铁离子与显色剂显色，因此吸光度与缓冲液中剩余的铁离子浓度成正比。通过计算缓冲液中铁离子的减少量可计算出血清的不饱和铁结合力。

3. 氧化应激产物测定 静脉注射铁剂可产生不同程度的游离铁或不稳定铁，可能会增加体内氧化应激反应，可通过测定氧化应激产物，如谷胱甘肽过氧化物酶（glutathione peroxidase，GSH-Px）、丙二醛（malondialdehyde，MDA）的水平来比较不同补铁剂的氧化作用。

（1）GSH-Px 是人体内一种重要的过氧化物分解酶。可以通过测定 GSH-Px 的活性水平来反应静脉补铁剂的氧化应激作用，硒化半胱氨酸是 GSH-Px 的活性中心，可反映机体硒水平。硒是 GSH-px 酶体系的组成成分，能将还原型谷胱甘肽（glutathione，GSH）催化成氧化型谷胱甘肽（glutathione oxidized，GSSG），后者将有毒过氧化物还原为无毒的羟基化合物，并促进 H_2O_2 的分解，从而保护细胞膜的结构和功能不受氧化物的干扰和破坏。通过检测 NADPH 的还原可以计算出 GSH-Px 的活性水平。

（2）丙二醛：自由基作用于脂质发生过氧化反应，氧化终产物为 MDA，会引起蛋白质、核酸等生命大分子的交联聚合，且具有细胞毒性。机体的氧自由基能攻击生物膜中的多不饱和脂肪酸，引发脂质过氧化作用，并因此形成脂质过氧化酸。脂质过氧化作用不仅把活性氧转化成活性化学剂，即非自由基性的脂类分解产物，而且通过链式或链式支链反应，放大活性氧的作用。脂质氧化终产物 MDA 在体外影响线粒体呼吸链复合物及线粒体内关键酶活性，它的产生还能加剧膜的损伤，因而测试 MDA 的量可反映机体脂质过氧化的程度，间接反映细胞损伤的程度。

参考文献

[1] CODY J D, HODSON E M. Recombinant human erythropoietin versus placebo or no treatment for the anaemia of chronic kidney disease in people not requiring dialysis. Cochrane Database Syst Rev, 2016, 2016（1）:CD003266.

[2] WILHELM-LEEN E R, WINKELMAYER W C. Mortality risk of darbepoetin alfa versus epoetin alfa in patients with CKD:Systematic review and meta-analysis. Am J Kidney Dis, 2015, 66（1）:69-74.

[3] MARTÍNEZ-CASTELAO A, CASES A, COLL E, et al. C. E. R. A. Administered once monthly corrects and maintains stable hemoglobin levels in chronic kidney disease patients not on dialysis:The observational study micenas ii. Nefrologia:Publicacion Oficial de La Sociedad Espanola Nefrologia, 2015, 35（1）:80-86.

[4] CHEN N, HAO C, PENG X, et al. Roxadustat for anemia in patients with kidney disease not receiving dialysis. N Engl J Med, 2019, 381（11）:1001-1010.

[5] PERGOLA P E, SPINOWITZ B S, HARTMAN C S, et al. Vadadustat, a novel oral hif stabilizer, provides effective anemia treatment in nondialysis-dependent chronic kidney disease. Kidney Int, 2016, 90（5）:1115-1122.

[6] ROBERTS T L, FOLEY R N, WEINHANDL E D, et al. Anaemia and mortality in haemodialysis patients:Interaction of propensity score for predicted anaemia and actual haemoglobin levels. Nephrol Dial Transplant, 2006, 21（6）:1652-1662.

[7] SAKAGUCHI Y, HAMANO T, WADA A, et al. Types of erythropoietin stimulating agents and mortality among patients undergoing hemodialysis. J Am Soc Nephrol, 2019, 30（6）:1037-1048.

[8] GILL J S, ABICHANDANI R, KAUSZ A T, et al. Mortality after kidney transplant failure:The impact of non-

immunologic factors. Kidney Int,2002,62(5):1875-1883.

[9] DEBELJAK N,SYTKOWSKI A J. Erythropoietin and erythropoiesis stimulating agents. Drug Test Anal, 2012,4(11):805-812.

[10] HAASE V H. Hypoxia-inducible factor-prolyl hydroxylase inhibitors in the treatment of anemia of chronic kidney disease. Kidney Int Supp,2021,11(1):8-25.

（马坤岭）

第十九章　透析患者用药

【摘要】

　　慢性肾脏病进入终末期肾病需要透析治疗的患者数量在世界范围内逐年增加。随着透析技术的发展，患者透析存活期越长，透析相关的并发症也越凸显。透析患者常常合并有高血压、贫血、继发性甲状旁腺功能亢进等并发症，严重影响患者生活质量和生存率。本章主要针对透析治疗历史、进展、相关药物的使用与管理方面进行阐述。

第一节　透析治疗的发展史

　　透析治疗的历史要回溯到多个世纪之前。早在公元 100 年，古罗马患者当感觉体内尿素升高时，就通过洗蒸汽浴"出汗"，把这些毒素散发出去。真正开展把体内的毒素和多余的液体去除的研究，是从 Richard Bright 博士开始的。Bright 在 19 世纪前叶就开展了肾脏疾病的早期研究，他被称为"肾脏病学之父"，后来被任命为维多利亚女王御医。苏格兰化学教授 Thomas Graham 在 1861 年首次描述了透析过程，并提出了"dialysis"这个词。

一、国外透析治疗的发展史

　　荷兰内科医生 Willem Kolff 博士被称为"透析之父"。Kolff 博士的人工肾发明之路是从 1930 年开始的。那时他在荷兰 Groningen 大学医院的一个小病区工作。在那里他看见一个年轻患者因为慢性肾衰竭无助地缓慢死去，Kolff 决定制造一台可以完成肾脏工作的机器。他在大学图书馆查阅关于清除血液中毒素的信息，结果发现了 John Abel 在 1913 年发表的关于在动物开展血液透析的文献。John Abel 是约翰霍普金斯大学知名的药理学家，在这篇文献中他介绍了实验用包被有白蛋白的植物羊皮纸将大分子物质从一些相似成分中分离出来的方法。Abel 的论文鼓舞了 Kolff，他决定沉下心来研发人工肾。当时正是第二次世界大战爆发的时候，Kolff 被派到荷兰一家偏远的医院工作。尽管工作环境恶劣，Kolff 因陋就简，用香肠的肠衣、橘汁罐头壳、洗衣机和其他普通的物件制造出一个可以清除血液毒素的装置。1943 年，Kolff 完成了他的发明。在接下来的 2 年时间里，他用这个装置治疗了 16 例急性肾衰竭的患者，但鲜有成功。到了 1945 年，一个陷入尿毒症昏迷的 67 岁女性患者使用了 Kolff 透析器，经过 11 个小时的血液透析后重新恢复了意识，并多活了 7 年，最终死于另一种疾病。

　　第二次世界大战结束后，Kolff 把他制作的五套人工肾装置都捐献给了其他医院，包括纽约 Mt. Sinai 医院。因为 Kolff 医生无私的行动，许多国家的医生得以学会透析的操作。1940 年代末期，Kolff 去美国继续他的研究。Kolff 把一套人工肾机器的蓝图交给了波士顿

Peter Bent Brigham 医院的 George Thorn。由此导致了新一代 Kolff 透析器的诞生,这种透析器是不锈钢材质,也称之为 Kolff-Brigham 人工肾。

在 1940 年代末期,Nil Alwall 开始在瑞典建立第一个院外透析中心的项目。他在 1948—1950 年设计了第一套血透用血管插管,但维持性透析治疗是直到特氟龙外瘘管应用于临床才成为现实,它使透析过程可以重复进行。而世界上第一个透析中心——西雅图人工肾中心(SAKC),后来被命名为西北肾脏中心(NKC),在 1962 年 1 月开张。

该中心起点很低,最开始只有三张病床、三个患者、两名护士、一名技师和一个医务人员。患者每两周透析 12~16 个小时,使用 Skeggs-Leonards 透析器,冰柜作为透析液储存罐。

截至 1950 年代,Willem Kolff 发明的人工肾成功解决了急性肾衰竭的问题,但无法解决终末期肾病患者透析的问题。在 20 世纪中期的美国,医生们相信有两个原因导致患者不可能无限制地进行透析治疗:首先,他们认为没有人造的设备可以长时间代替肾脏功能;其次,接受透析治疗的患者饱受静脉和动脉损伤之苦,因此几次治疗之后,就很难再找到可用的血管通路。

华盛顿大学医学部 Belding Scribner 医生想到了一个办法,也就是用塑料管子,一端插入动脉,一端插入静脉来把患者和透析器相连。治疗结束后,循环通路仍可以通过用一个小的 U 形装置在体外连接动静脉两端的管子来维持通畅,这样动脉血可以通过这个短路装置直接回到静脉之中。这个体外 U 形装置(外瘘管)由特氟龙 R 管制成,而这种材料被认为没有组织反应性(后来意识到其不沾的特性)。他和 Quinton 医院的生物医学工程师,用特氟龙 R 管和现成的管路配件建立了一个外瘘装置(图 19-1)。有了这个外瘘装置,就再也不需要患者在每次透析的时候都要切开患者的血管了。

1960 年 3 月 9 日,Belding Scribner 医生、Wayne Quinton 和 David Dillard 在华盛顿州西雅图使用这种外瘘管开始治疗第一例慢性血液透析患者,名叫 Clyde Shields,他是一名波音公司的机械师,在

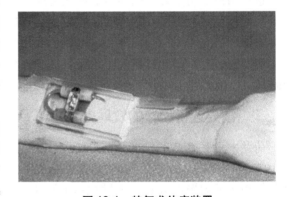

图 19-1　特氟龙外瘘装置

接下来的 11 年都是靠血液透析维持生命。另外两个透析患者在同月也应用了上述置管。尽管 Scribner 外瘘管今天已经不再使用,但它仍是从循环系统中建立血液通路方法的第一步,让透析技术可以延长终末期肾病患者的生命。

1961 年,Scribner 访问了哥本哈根,在那里 Claus Brun 给他展示了一个由一位挪威泌尿科医生 Fred Kiil 发明的巨大的平板透析器。因为内部阻力小,它在使用时可以不用血泵,而它的制造材料更倾向于使用多孔的铜仿膜。Scribner 立即就看到了它的潜力,并把一套平板透析器带回西雅图。接下来,他的一位在西部装备集团的朋友致力于开发如何将聚丙烯板原料打磨成具有平整表面和均匀血片厚度的 Kiil 板的方法。于是 Kiil 平板透析器就成为西雅图透析计划超过 10 年的主打透析器。1967 年 Lipps 把醋酸纤维拉成直径 200μm 的空心纤维,将 800~10 000 根纤维装在 1 个透析器硬壳内,全世界第一个空心纤维透析器问世。它的优点是体积小、脱水能力强、透析效率高,一时风靡世界,一直延用至今。

因为僵硬的特氟龙外瘘管的活动会传导到其尖端从而损伤血管内膜,Quinton 开发了一

种尖端是特氟龙材质的较为柔软的硅胶外瘘管。最开始,粗糙的硅胶管内表面导致的血凝块形成是个问题,但到了 1962 年 Quinton 可以在硅胶管制造过程中将其挤压得足够光滑,避免了血凝块形成。在同一年,Hickman 和 Scribner 首次使用外瘘管和一个单独的 4 层 Skeggs-Leonards 透析器治疗新生儿和体型小的儿童,这项技术比使用双螺旋透析器治疗更为简单和安全。

1961 年英国的 Shaldon 采用 Seldinger 技术在股静脉插入导管,建立静脉通路进行血液透析,为通过中心静脉留置导管建立通路开创先河。1962 年 Cimino 和 Brescia 报道了静脉-静脉的血透通路,他们使用血压计扩张前臂一条可用作血管通路的静脉,并使用了一个血泵,通过这个血泵的驱动,血液回到踝部的另一条静脉中。这个实验引导他们完成了血液透析领域一个最重要的进步——动静脉内瘘的发明。虽然还是需要在透析过程中用到血泵,但血管通路的问题得到了解决,而外瘘管的使用率则快速下降。1970 年,Girardet 首先进行了移植血管内瘘成形术。1978 年 Gambell 提到了聚四氟乙烯(PTFE)人造血管在临床的应用。1988 年,Schawab 首先报道了带 Cuff 的中心静脉导管明显延长了导管的使用寿命,使中心静脉导管的使用更加广泛。

1963 年在波士顿、西雅图和伦敦,"在家透析"开始引起人们的兴趣。在家透析起初是由一位血管外科医生 Charles Kirby 提出来的。他在 1961 ASAIO 发表演讲时说"或许我们需要的是一套可以放在患者床旁的在家透析装置,这样他就可以自己连接到机器上,每周进行一两次 8 小时的透析"。在 1964 年初,波士顿 Merrill 的团队在 4 例患者中开展了在家使用双蟠管透析器每周 2 次,每次 5 小时的透析治疗,治疗过程在患者的妻子以及偶尔由一名内科医生或护士帮助下进行。而 1963 年在西雅图,Scribner 与华盛顿大学核工程系教授 Les Babb 建立了富有成效的关系。他们共同为大学附属医院研制了配量泵,从一个系统中抽取浓缩液以配成工作液,这样就可以同时为 4 个透析工作站供应透析液,浓缩液含有醋酸钠而不是碳酸钠或乳酸钠,这样就可以防止沉淀出现,也就让持续供应透析液成为可能。

当时 Babb 一位朋友的女儿被 SAKC 拒绝进入透析治疗,他和他的工作人员就火速研制了一台单人版的配量泵系统,在这个系统里还整合进了监视仪以及防故障装置,让患者在家就可以使用。这就是几乎所有当今在用的单人透析机的原型。基于他们的经验,这个团队还表述了血液透析各方面的安全性。使用这个机器,这位小女孩在家透析了 4 年,完成了高中学业以及 2 年的大学学习,最终她因为系统性红斑狼疮的并发症去世。

1960 年,西雅图的透析患者每 5~7 天等尿毒症症状开始出现时透析一次。很快透析处方就改为每周 2 次,每次 12~20 小时,在严重高血压和外周神经症状开始出现时进行。第一例在家透析患者每周透析 2 次,每次在下午和晚上进行,但后来为了操作方便,改为每周 3 次。1964 年 10 月,Shaldon 在伦敦,第一次在家开展夜间透析。当 Shaldon 在 11 月访问西雅图之后,SAKC 也采用了相似的处方,即每周 3 次夜间透析,每次 6~8 小时。很快,SAKC 将每周 3 次的透析处方应用到几乎所有患者,而到了 1973 年,这个处方在全美国都成为常规透析处方。

因为每次透析前组装 Kiil 透析器费时费力,一项新技术通过改装 Shaldon 发明的装置来储藏及再利用双蟠管透析器。这样患者就只需要每两周组装一次透析器。1965 年,华盛顿大学通过一个远程培训计划训练了 52 名来自美国、智利、马来西亚、苏丹和菲律宾的患者进行在家透析。

1959 年 Richard Ruben 在旧金山为一个慢性肾衰竭患者第一次成功开展腹膜透析,这个患者存活了 6 个月。2 年后,一本经典的腹膜透析专著作者 Fred Boen 被邀请到西雅图建立一个长期腹膜透析计划。第二年他报道了第一台自动循环腹膜透析机。这个机器是由之前发明的应用于临床胃肠透析研究的系统改装而成,他同时还报道了体内腹膜透析管路的安装方法。1964 年 Boen 的团队报道了两例患者分别使用新型自动循环腹膜透析机和可重复穿刺的腹膜通路成功治疗 2 年和 11 个月的患者,过了一年,他们又报道了 1 例在家腹膜透析 1 年的治疗经验。1964 年 Boen 回到了荷兰后,Henry Tenckhoff 加入了 Boen 的原来团队并接手了该计划。影响最深远的发明出现在 1968 年,在那一年置入体内的腹膜透析导管也就是大家熟知的 Tenckhoff 导管面世了。Tenckhoff 的团队在 1969 年使用一台 316L 容量的不锈钢加热水箱开发了家庭腹膜透析液输送系统的原型机,后来由 COBE 实验室进行商业开发。

二、我国透析治疗的发展史

国内血液透析最早开始于 1957 年,吴阶平教授等在唐山成功救治了急性肾衰竭的患者。1972 年正式启用血液透析治疗慢性肾衰竭。至 20 世纪 80 年代血液透析已经积累了一定临床经验,20 世纪 90 年代血液透析技术有了较大的进步。近年来,我国终末期肾病发病率逐年增长并增幅加快(2%),增长速度远远高于人口增速(1%),据 CKD-NET 报告,我国接受肾脏替代治疗的患者尿毒症发病率为 122.19/百万人口,但仍有大量需要透析治疗的患者因经济原因无法进行该项治疗。

2014 年 2 月,国务院医改办发布《关于加快推进城乡居民大病保险工作的通知》,贯彻落实《关于开展城乡居民大病保险工作的指导意见》要求,2014 年全面开展城乡居民大病保险试点工作。纳入大病保障体系后,终末期肾病的报销比例达到 90%。2014 年起,政府开始逐步降低建立独立血透中心的要求,鼓励社会资本进入血液透析中心领域,向连锁化、集团化发展。因此透析治疗事业开始进入发展的快车道,2014 年的调查显示我国终末期肾病患者接近 200 万,2016 年血液透析患者已达 44.7 万人,截至 2019 年底,我国血液透析患者约 71 万人。

第二节　透析治疗相关药物的作用机制

透析患者常常出现慢性肾脏病-矿物质和骨异常(CKD-MBD),表现为钙、磷代谢紊乱、继发性甲状旁腺功能亢进(secondary hyperparathyroidism,SHPT),其他并发症包括透析中高血压或低血压、心脏损害、营养不良、贫血等,本节主要针对上述并发症防治所涉及的药物进行阐述。

一、治疗磷代谢紊乱

高磷血症在慢性肾脏病患者中很常见,我国血液透析(hemodialysis,HD)患者的高磷血症患病率达 57.4%。病因包括肾脏排泄磷的能力下降、进食高蛋白食物磷的摄入量增加、活性维生素 D 的应用使肠道中磷的吸收增加、目前广泛采用的 HD 模式(3 次/周,4h/次)对磷的清除有限等。高磷血症可导致 CKD 患者 SHPT、心血管疾病和异位钙化,是维持性血液透析患者的死亡预测因子。

口服磷结合剂(phosphate binder)中,应用最早且有效的是铝制剂(如氢氧化铝),但其长期使用可引起铝在体内蓄积。自 20 世纪 90 年代认识到其导致透析脑病、铝性骨病(骨软化)及贫血等并发症,限制了其应用,含钙磷结合剂开始应用。钙盐(如碳酸钙、醋酸钙)是应用最广泛且明确有效的肠道磷结合剂,可在肠道中与摄入的磷结合,形成磷酸钙,抑制磷的吸收,有良好的降磷作用,并常用来作为临床降磷试验比对的标准。但由于钙盐常可部分吸收而易导致钙负荷增加,引起高钙血症,从而引起低运转骨病及增加血管钙化的风险,故其应用受到一定限制。目前非铝非钙型磷结合剂的开发和研究受到关注。

1. 司维拉姆 司维拉姆(sevelamer)是首个人工合成的非铝非钙型磷结合剂,属阴离子结合树脂,主要成分为盐酸多聚丙烯胺,高度亲水性,口服后在胃肠道内膨胀成数倍于原体积的凝胶。分为盐酸司维拉姆和碳酸司维拉姆,结构见图 19-2。生理 pH 下其所含胺基几乎全部质子化,通过离子氢键与磷酸盐结合,在胃肠道不被吸收而随粪便排出,由于胆汁酸带负电,司维拉姆还可吸附胆汁酸,如图 19-3 所示。司维拉姆主要在近端小肠与磷结合,胃酸抑制剂不降低结合效率。司维拉姆与钙盐降磷作用相似,但不升高血钙,从而有益于减少血管钙化。盐酸司维拉姆的胃肠道不良事件要高于含钙磷结合剂,这降低了患者的依从性。与盐酸司维拉姆相比,碳酸司维拉姆不仅保留了盐酸司维拉姆的所有优点,而且克服了盐酸司维拉姆潜在的代谢性酸中毒风险。

2. 碳酸镧 碳酸镧(lanthanum carbonate)中的镧离子与磷有很强的亲和力,形成不易溶解、不被消化吸收的镧盐经粪便排出,如图 19-4 所示。有研究发现 pH 3~5 时,镧制剂与磷的结合力最强,可达 97% 以上,其结合磷的能力与铝元素相似,碳酸钙的 2 倍,在 pH 1~7 的条件下仍能保持较高的磷结合活性,因而在整个消化道均能与磷高效结合,起到清除磷的作用。由于碳酸镧不增加胃肠道的钙负荷,即使加用活性维生素 D 也不会引起明显的血钙升高,允许活性维生素 D 剂量增加使全段甲状旁腺激素(intact parathyroid hormone,iPTH)维持在目标范围。研究发现碳酸镧还可以降低血清成纤维生长因子 23(fibroblast growth factor 23,FGF 23)水平,血清 FGF 23 浓度及血磷的降低有利于减少血管钙化的发生,降低血液透析患者死亡率。碳酸镧比传统磷结合剂具有更多的优势:碳酸镧副作用较小,耐受性也较好,临床依从性更好;吸收入体内的镧主要通过肝脏而非肾脏途径排泄,尤其适用于透析患者。

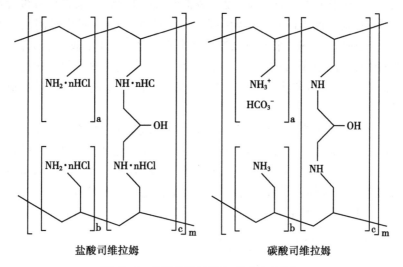

盐酸司维拉姆　　　　　　　　碳酸司维拉姆

图 19-2　盐酸司维拉姆和碳酸司维拉姆

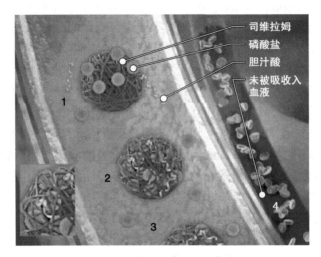

图 19-3　司维拉姆作用机制图

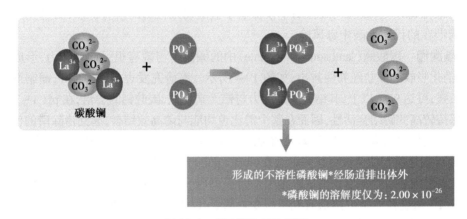

图 19-4　碳酸镧作用机制图

3. 考来替兰　考来替兰(colestilan)是一种离子交换树脂,口服胆汁酸螯合剂。考来替兰与司维拉姆类似,是一种非铝非钙型磷结合剂,口服后不吸收,可以吸附肠道胆汁酸。考来替兰可显著降低血清磷、钙磷乘积以及减少甲状旁腺素,但并不改变血清钙的水平,还可降低低密度脂蛋白,有助于降低 CKD 患者心血管疾病风险。考来替兰与司维拉姆降低血清磷、钙磷乘积的效果相似,但与碳酸钙联用时,考来替兰降低血液透析患者钙磷乘积效果要逊于司维拉姆。

4. PA21　PA21(sucroferric oxyhydroxide)是一种铁基磷结合剂,该药是由多核铁(Ⅲ)-氢氧化合物、淀粉和蔗糖组成的混合物。PA21 能有效控制透析患者血清磷的水平,同司维拉姆作用相当,且用药剂量更小(PA21 每日仅需要 3~4 片,而司维拉姆则需要 8~9 片)。该药有较好的耐受性和安全性,未增加机体铁负荷,最常见不良反应是轻度腹泻。此外,PA21因含有铁,更适合缺铁高磷血症患者,在预防血管钙化方面优于含钙磷结合剂。

二、治疗继发性甲状旁腺功能亢进

1. 活性维生素 D　活性维生素 D 包括阿法骨化醇(alfacalcidol)和骨化三醇(calcitriol)

两种,它们的疗效类似。应用活性维生素 D 治疗 SHPT 可以取得了比较满意的疗效,其主要机制是:

（1）直接作用于甲状旁腺,抑制前 PTH 原的 mRNA 转录过程,减少甲状旁腺细胞的增殖,抑制 PTH 的合成与分泌。

（2）增加甲状旁腺细胞维生素 D 受体表达,增加甲状旁腺对钙的敏感性,恢复钙调定点正常。

（3）间接促进小肠对钙的吸收,提高血钙水平,反馈性抑制甲状旁腺 PTH 的分泌。

由于活性维生素 D 治疗容易导致高钙血症、高磷血症,需要增加血钙和血磷检测频度,也可以配合低钙透析液以避免高钙血症发生。

2. 帕立骨化醇　帕立骨化醇（paricalcitol）的分子式为 $C_{27}H_{44}O_3$（化学名称：19-去甲-1,25-二羟维生素 D_2）,系合成维生素 D 类似物,具有维生素 D 甲基团和侧链上的碳原子双键,但无正常环外 C_{19} 亚甲基,这些与其他维生素 D 受体激动剂（vitamin D receptor activator,VDRA）之间结构上的差异,正是其生物学特性基础,如图 19-5 所示。

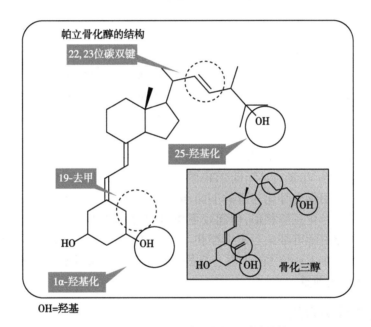

图 19-5　帕立骨化醇和骨化三醇的结构

帕立骨化醇是一种选择性 VDRA,选择性上调甲状旁腺内的 VDR,上调甲状旁腺的钙敏感受体。帕立骨化醇通过抑制甲状旁腺增殖以及减少 PTH 的合成和分泌来降低血液中的 PTH 水平,如图 19-6 所示。它在与 VDR 的相互作用上与骨化三醇存在相似性;但它同时具有选择性,即帕立骨化醇对甲状旁腺分泌 PTH 的抑制作用相对较强,而对骨骼和肠道中的钙、磷重吸收的作用则相对较弱。帕立骨化醇对甲状旁腺的作用与骨化三醇相似。帕立骨化醇和骨化三醇均可有效抑制 PTH 分泌,两者对 PTH 的抑制效果均表现为剂量依赖性。帕立骨化醇达到与骨化三醇同样的抑制效果所需要的剂量约是骨化三醇的 3 倍。除抑制 PTH 合成与分泌外,帕立骨化醇和骨化三醇还可抑制甲状旁腺增生。

帕立骨化醇通过 CYP24、CYP3A4 和 UGT1A4 途径代谢。帕立骨化醇和代谢产物在健康志愿者和血透患者中进行双相消除,主要经胆汁分泌清除。健康志愿者帕立骨化醇快速

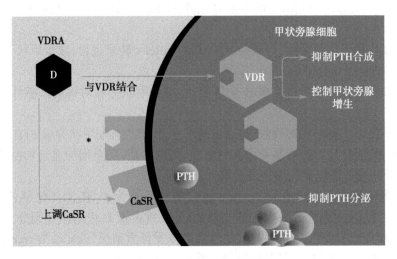

图 19-6　帕立骨化醇作用机制图

清除,终末期半衰期≤7.3 小时(4~7 小时),总清除率为 2.5~4L/h。血透患者体内消除相对较慢,总清除率为 0.58~0.91L/h,终末期半衰期为 11~32 小时,随 CKD 分期而变化,提示部分患者帕立骨化醇通过肾脏途径清除,且透析不改变帕立骨化醇的清除率,提示帕立骨化醇可在透析期内任何时候使用,且在透析后无须追加剂量。用于成年 CKD 患者 SHPT 预防和治疗时,起始推荐剂量为 0.04~0.1μg/kg,最高安全剂量为 0.24μg/kg,静脉注射,可在透析任何时候给予。

　　骨化三醇虽可有效降低 PTH 水平,但较高的高钙血症和高磷血症风险并不令人满意。帕立骨化醇作为选择性 VDRA,其降低 PTH 的效力为等剂量骨化三醇的 1/3,而对肠道钙、磷吸收和骨钙动员的作用仅为骨化三醇的 1/10,因此具有非常宽的治疗窗。现有临床评价发现帕立骨化醇疗效与骨化三醇相似,但起效更快,且高钙血症发生率较骨化三醇低。此外,帕立骨化醇相比骨化三醇可带来更多生存获益、降低住院率与住院时间。目前已有数据显示帕立骨化醇用于成年人治疗 SHPT 具有良好的疗效和较高安全性,亦可用于青少年和儿童,有广泛的临床应用前景。

三、治疗钙代谢紊乱

　　拟钙剂(calcimimetics,又称钙敏感受体激动剂)西那卡塞(cinacalcet,结构式见图 19-7)可降低患者血钙,同时显著降低 PTH 水平,抑制甲状旁腺增生,有利于应用含钙的磷结合剂,也可以和维生素 D 类药物联合使用,尤其适合于活性维生素 D 治疗无效的重度继发性甲状旁腺功能亢进患者。

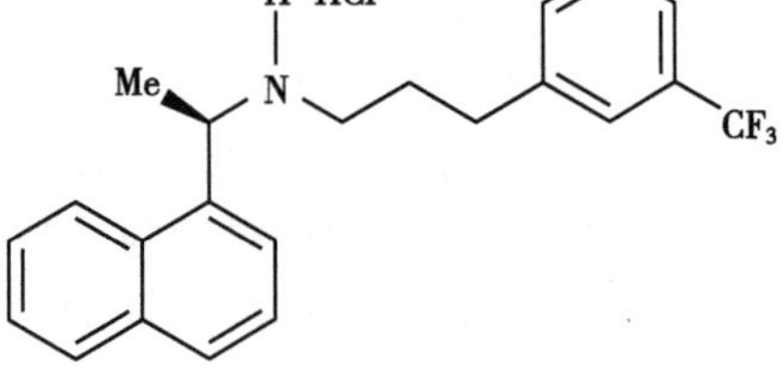

　　拟钙剂属苯烷基胺类化合物,是 G 蛋白偶联受体的变构激活剂,它可以活化甲状旁腺和其他组织中的 CaSR,参与维持钙离子的动态平衡。

图 19-7　盐酸西那卡塞结构式

CaSR 存在于甲状旁腺、肾脏和骨骼中,其作用主要是增强对血钙水平变化的感知并产生相应的反应,从而维持血中钙离子水平的相对稳定。高钙可以通过活化 CaSR 直接抑制 PTH

的分泌和 1,25-$(OH)_2D_3$ 的合成,通过减少 PTH 的分泌间接减少 1,25-$(OH)_2D_3$ 的合成并刺激降钙素的分泌,减少破骨细胞的形成和骨质吸收的反应,使血钙离子向骨内转移;减少肾皮质髓袢升支粗段和远曲小管对钙离子的重吸收,最终可使钙离子水平恢复正常。

盐酸西那卡塞片 25mg 口服 2~6 小时后血药浓度达峰值,药代动力学研究显示,盐酸西那卡塞吸收后血药浓度呈双相消除,消除半衰期为 30~40 小时。连续给药 7 天血药浓度可达稳态,C_{max} 和 AUC 随给药剂量的增大而成比例地增加。其表观分布容积为 1 000L,93%~97% 与血浆蛋白结合。盐酸西那卡塞经 CYP3A4、CYP2D6、CYPlA2 等多种肝酶代谢;主要经肾脏排出,占给药剂量的 80%,约 15% 经粪便排出。轻度、中度及重度肾功能不全患者及血液透析或腹膜透析的 SHPT 患者在本药 75mg 给药时的药代动力学与肾功能正常者相同,因此认为肾功能不全的程度对本药的药代动力学无影响。透析对各剂量也均无显著影响。研究显示,血液透析患者非透析日与透析日之间的药代动力学参数无差异。给予血液透析和腹膜透析的慢性肾衰竭患者相同剂量的盐酸西那卡塞片后比较其药代动力学参数(C_{max}、t_{max} 及 AUC),两组结果基本相同,证实不同透析方式对本药的药代动力学无影响。中度及重度肝功能不全患者的 AUC 分别升高 2.4 倍和 4.2 倍,半衰期延长 33% 和 70%。因此对中度及高度肝功能障碍患者给予本药时,应充分监测血清 iPTH 或血清钙离子浓度,慎重给药。

西那卡塞的主要药理作用是通过结合至甲状旁腺细胞表面钙受体的跨膜域并转移拟钙信号至细胞中,降低钙离子调定点,提高钙敏感受体对细胞外钙的敏感性,从而抑制 PTH 分泌,使血清钙离子浓度降低,从而产生一系列临床治疗作用,如图 19-8 所示。动物实验结果显示西那卡塞可以上调甲状旁腺 CaSR 和 VDR 的表达。人群研究也证实,在透析患者中,西那卡塞可以增强钙离子介导的抑制 PTH 的作用。

对血清 PTH、钙、磷的作用正常大鼠中的研究发现,给予西那卡塞单剂口服可以降低大鼠血清 PTH,其最低值出现在服药后 1~2 小时。血清钙离子浓度也呈剂量依赖性降低,最

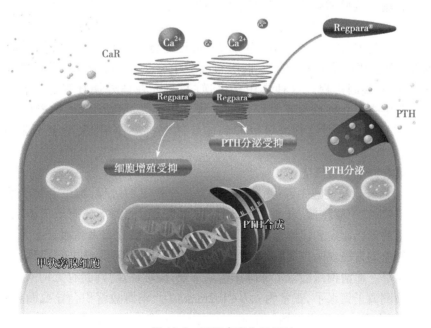

图 19-8 西那卡塞作用机制

大降低幅度发生在 1~4 小时。大样本数据显示,拟钙剂能够降低 5/6 肾切除肾衰竭大鼠的血清 PTH 和钙离子浓度,还能够减少 PTH mRNA 的表达,从而可能导致 PTH 分泌的减少和甲状旁腺 CaSR 表达的上调。CaSR 的表达增加可以进一步增强甲状旁腺对钙离子和拟钙剂的敏感性。

四、抗凝血

抗凝治疗是提高血液透析生物相容性,保证血液透析顺利进行的重要环节。抗凝剂的种类包括如下几种:抑制凝血因子合成药物,如香豆素类(华法林)、茚二酮类(双苯茚二酮);增强凝血抑制因子活性药物,如肝素(heparin)、低分子量肝素(LMWH)、磺达肝葵钠以及类肝素(藻酸三酯、戊聚糖多硫酸酯);抑制凝血因子活性药物,如合成的蛋白酶抑制药(甲磺酸奈莫司他、阿加曲班)、抗凝血酶药物(水蛭素)、抗凝血因子 Xa 药物(利伐沙班)以及抗凝血因子 IXa 药物;凝血抑制因子制剂,如抗凝血酶 III、蛋白 C、血栓调节蛋白、肝素辅助因子 II、组织因子途径抑制因子等药物;抗血小板药物。临床血液透析治疗常用的抗凝剂有肝素、低分子量肝素、枸橼酸盐、阿加曲班等,目前使用最多的抗凝剂是肝素。

1. 肝素 肝素(heparin)主要通过两个方面发挥抗凝血作用:①对凝血酶(thrombin,IIa)的抑制作用。②对凝血活性因子 Xa 的抑制作用。肝素的详细药理学作用见第十章。

2. 低分子量肝素 20 世纪 80 年代通过化学方法裂解普通肝素或通过合成方法分离出相对分子质量较小的肝素片段,其分子量为 4 000~6 000D,称为低分子量肝素(LMWH),由 12~18 个糖单位组成,其药理学作用见第十章。

3. 枸橼酸钠 枸橼酸钠(sodium citrate,又称柠檬酸钠)化学名为 2 羟基丙烷-1,2,3-三羧酸钠二水合物。枸橼酸钠进入机体后,主要在肝脏、肌肉组织及肾通过三羧酸循环,被代谢分解为 CO_2 和水。每分子枸橼酸根可代谢为 3 个碳酸氢根而无任何残留,并释放所螯合的离子钙。停止输入枸橼酸盐 30 分钟后,机体能将之完全代谢,使体内枸橼酸浓度恢复正常。

在体外循环动脉端输入枸橼酸盐,枸橼酸根可迅速螯合血液中离子钙,致使血液中游离钙离子降低,而血清离子钙参与了凝血瀑布反应中多个步骤,枸橼酸降低血清离子钙浓度从而阻断血液凝固过程。这种作用是可逆的,只要在体外循环静脉端再补充足量的离子钙,凝血功能可立即恢复正常。这种抗凝方法称为局部枸橼酸抗凝(regional citrate anticoagulation,RCA)。这样既可以起到体外循环抗凝作用,又不至于影响机体内凝血功能。

枸橼酸钠具有以下不良反应:

(1)低钙血症和代谢性酸中毒:枸橼酸代谢是一个需氧的过程,当患者处于低氧状态,或存在肝功能异常、组织灌注低、乳酸酸中毒时,枸橼酸代谢能力下降而易于蓄积。枸橼酸蓄积会导致严重的低钙血症和代谢性酸中毒,进一步减退心肌收缩力和血管张力,加重低血压。临床上低钙血症常表现为口周麻木、手足抽搐、反射增强,甚至 Q-T 间期延长导致尖端扭转性心律失常等。血清枸橼酸浓度非临床检测常规,较难普及,判断有无枸橼酸蓄积临床常用的方法是检测离子钙水平,正常为 1.0~1.2mmol/L。枸橼酸蓄积会导致循环游离钙浓度下降,而结合钙上升。如果增加输钙溶液纠正低钙,大多数钙与枸橼酸盐螯合,不成比例的总钙上升而离子钙仍低,总钙减离子或总钙/离子钙升高。当总钙/离子钙浓度比超过 2.5

时提示可能枸橼酸中毒。

（2）代谢性碱中毒：因 1mmol 枸橼酸能够产生 3mmol 的 HCO_3^-，因此应用不当可能导致代谢性碱中毒；另外，枸橼酸钠抗凝还可能导致高钠血症，或因钙剂补充不匹配而出现高钙血症。因此在使用枸橼酸钠的过程中要检测游离钙水平及血气分析。

五、纠正贫血

肾性贫血是慢性肾衰竭的主要并发症之一，贫血程度与肾功能减退程度成正相关。肾性贫血的主要原因为 EPO 绝对和相对不足、活动性失血（出血倾向、频繁抽血化验、血液残留于透析器等）、营养缺乏、尿毒症毒素、继发性甲状旁腺功能亢进、红细胞寿命缩短、铝中毒等。治疗肾性贫血是慢性肾脏病一体化治疗的重要组成部分，目标血红蛋白为 110~120g/L，血细胞比容为 33%~36%。

1. **重组人促红细胞生成素**　重组人促红细胞生成素（recombinant human erythropoietin，rh-EPO）是一种含唾液酸的酸性糖蛋白，造血细胞因子超家族成员之一。天然人促红细胞生成素含有 193 个编码氨基酸，其中前 27 个氨基酸残基组成的前导信号肽在分泌前被除去。成熟 EPO 羧基末端的一个精氨酸残基也会被除去，经糖基化修饰后形成含 165 个氨基酸的糖蛋白，相对分子质量为 30.4kD。EPO 由蛋白质和糖类两部分组成，其中糖类的含量为 40%。EPO 含有 4 个糖基化位点，分别位于 Asn24、Asn38、Asn83、Ser126，前 3 个为 N-糖基化位点，第 4 个为 O-糖基化位点。EPO 分子中第 7 位和 161 位、第 29 位和 33 位的半胱氨酸间形成两对二硫键，通过二硫键的连接形成 4 个稳定 α 螺旋结构。EPO 由肾脏分泌产生，可与红系祖细胞的表面受体结合，促进红系细胞增殖和分化，促进红母细胞成熟，增加红细胞数和血红蛋白含量，稳定红细胞胞膜，提高红细胞膜抗氧化酶功能，从而使红细胞产生增加。

rh-EPO 氨基酸序列与内源性促红细胞生成素相同，通过人促红细胞生成素基因转染的中国仓鼠卵巢（Chinese hamster ovary，CHO）细胞表达。rh-EPO 静脉注射初始阶段应使用较低剂量（一般 50~100U/kg，每周 3 次），若使用 1 个月网状红细胞计数、血细胞比容和血红蛋白水平未见明显增加应加量；若任意 2 周内血细胞比容增加>4% 则减少用量，同时应测定最佳血细胞比容水平。接受长期血液透析者通常于每次透析过程结束时应用。目前推荐首选皮下注射。EPO 长期应用可引起高血压，故治疗期间应监测血压，尤其是初始用药阶段；在抗高血压治疗初始阶段、增加抗高血压药，或因 Hb/HCT 迅速升高减少 EPO 剂量时应控制与 EPO 治疗有关的血压升高。

2. **新型红细胞生成刺激蛋白**　新型红细胞生成刺激蛋白（novel erythropoiesis stimulating protein，NESP）已获得 FDA 和 EMA 批准上市，通用名为 darbepoetin alfa。NESP 是高糖基化 EPO 类似物，也是第 1 个上市的长效 EPO 制剂。相比于 epoetin alfa，NESP 增加了 2 个 N-糖基化位点，NESP 体内稳定性大大增加，体内半衰期是普通 rh-EPO 的 3 倍，体内生物学活性也明显增加，临床上的给药频率降低。

3. **持续性红细胞生成受体活化剂**　持续性红细胞生成受体活化剂（continuous erythropoiesis receptor activator，CERA）是将一个 30kD 多聚体整合入 EPO 分子产生的两倍于 EPO 分子量（60kD）的复合物，体内半衰期约为 130 小时。CERA 对透析和非透析 CKD 患者贫血治疗作用的 Ⅲ 期临床结果显示，CERA 较 EPO 给药频率减少（3~4 周给药 1 次），疗效确切，患者耐受性好，无严重不良反应发生，并且受试者血中未检出抗 CERA 抗体。

4. 低氧诱导因子稳定剂　低氧诱导因子(hypoxia-inducible factor, HIF)是一种异二聚体转录因子,表达于几乎所有细胞类型。目前发现的 HIF 成员包括 HIF-1、HIF-2 和 HIF-3。HIF-2 是红细胞生成及铁代谢的关键因子,在低氧状态下活化,调控来自肾小管周间质成纤维细胞样细胞及肝细胞生成的 EPO;HIF 在肾脏上皮细胞活化还可诱导肾间质细胞相互作用上调 EPO。

在贫血相关性肾脏病中,EPO 缺乏、炎症、铁不足均可抑制红细胞生成,缺氧条件下可激活 HIF 信号刺激肝肾 EPO 基因转录,通过铁的摄取和利用、改善骨髓微环境以利于红细胞系造血祖细胞成熟和增殖综合调控红细胞生成。这种良性的生物行为为靶向肾性贫血提供药理方向:通过激活 HIF 信号端口模拟低氧反应发生的一系列生理路径协调铁代谢与红细胞生成。罗沙司他胶囊是首个在中国上市的 HIF 稳定剂,结构式如图 19-9 所示。罗沙司他是一种口服小分子低氧诱导因子脯氨酰羟化酶(HIF-PH)抑制剂,通过短暂、可逆地抑制 HIF-PH 活性,稳定 HIF 表达,促进内源性促红细胞生成素生成,同时下调铁调素水平,改善铁的吸收和利用,减少静脉铁的使用,纠正 CKD 贫血的疗效不受炎症状态影响,如图 19-10 所示。HIF 稳定剂主要优点有以下几方面:①生理范围内血浆 EPO 维持稳定,避免 EPO 静脉应用引起的血浆 EPO 超生理状态增加。②促进铁吸收及动员,减少静脉铁剂应用,降低相关不良反应。③口服制剂具有更有效的调节性能,稳定血液中各生化指标,患者依从性较好。需要注意的是,HIF 稳定剂还可上调 EPO 以外的其他 HIF 靶基因的表达,而这些基因可能参与新生血管形成。

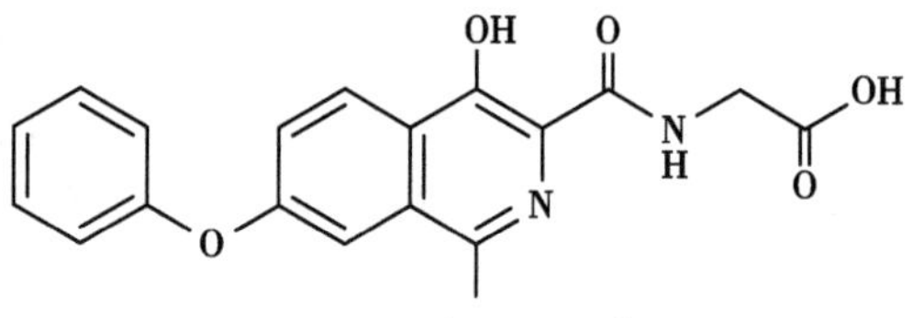

FG-4592(roxadustat)

图 19-9　罗沙司他结构式

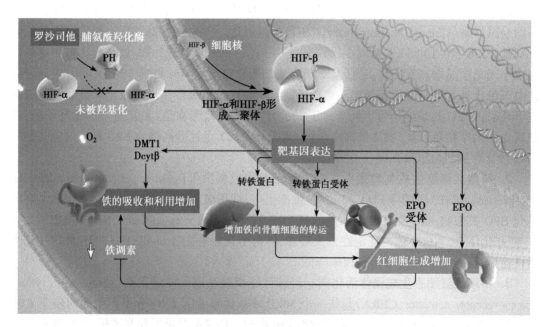

图 19-10　罗沙司他作用机制图

六、调节能量代谢

左卡尼汀(L-carnitine,LC),又称肉碱或肉毒碱和维生素 BT,因肉碱可以通过自身体内合成满足生理代谢的需要,因此它只是一种维生素的类似物质,临床上称其为卡尼汀。卡尼汀有 L 型、D 型和 DL 型,3 种光学旋光体中,只有左旋的卡尼汀具有生理活性,而右旋卡尼汀和外消旋化卡尼汀则会竞争性地抑制肉碱乙酰转移酶和肉碱脂肪酰转移酶的活性,阻碍细胞的脂肪代谢过程,因此国内外只允许左旋卡尼汀在食品、功能性保健食品及药品中使用。

LC 可以作为载体,以脂酰结构的形式将人们过量摄取的脂肪酸从线粒体膜外转运到线粒体膜内进行氧化代谢反应,提高脂肪酸氧化反应速度。同时将乙酰化 CoA 从线粒体内转运到线粒体膜外,使乙酰 CoA 参与脂肪酸和胆固醇的合成,起到调节线粒体内 AC-CoA/CoA 的比例的作用,有利于人体的正常能量代谢过程。人的心肌细胞代谢时所需的能量 60% ~ 80% 来自脂肪,补充必需的 LC 可加速心肌细胞内脂肪酸的氧化代谢过程,为心脏提供充足的能量,可有效地保护心肌细胞的正常功能。LC 还具有改善血流动力学、扩张冠脉、提高直接正性肌力等作用,可改善心脏功能,降低过氧化自由基含量,减少心绞痛发作,增强缺血再灌注心肌中糖的有氧氧化过程,促进再灌注心肌恢复从脂肪酸氧化获取能量,减轻再灌注损伤,降低急性心肌梗死患者病死率。LC 通过增加红细胞膜稳定性,对维持红细胞生命周期有重要作用,可纠正血液透析患者对 EPO 的抵抗性,提高 Na^+-K^+-ATP 酶的活性;另外 LC 能够有效降低透析中低血压的发生率。

第三节 常用的血液净化透析液与置换液

一、血液净化透析液

透析液的化学成分、透析液物理和微生物特性至关重要。在血液透析过程中,当血液与透析液相接触时,产生双向弥散,溶质在透析膜两侧逐渐达到相同浓度,血液中高浓度的尿毒症毒素经过膜弥散进入无毒素的透析液中,透析液中浓度较高的离子和缓冲碱反向弥散入血液,透析膜两侧的透析液和血液反向流动,以维持膜两侧的浓度平衡,达到清除毒素、纠正电解质紊乱和酸碱失衡等。

(一) 透析液成分

随着透析技术的发展,透析液已成为一种真正的"药物",因此,应采用药物标准制备,使其达到高质量和标准化要求。

1. 透析液 A 液

钠:钠是细胞外液中主要阳离子,对维持血浆渗透压和血容量起重要作用。为保持透析患者钠平衡,透析液中钠略低于正常血清钠值,浓度一般为 132~145mmol/L。

钾:钾是细胞内液主要阳离子,透析液钾浓度一般为 0~4mmol/L,可根据不同的需要选用不同钾浓度的透析液。无钾透析液(0~1mmol/L)主要用于急性肾衰竭无尿期或高分解代谢患者或高血钾开始透析的头 1~2 小时;低钾透析液(2mmol/L)多用于每次透析前血钾偏高或诱导期血钾偏高的患者;常规透析液(3~4mmol/L)用于透析前血钾正常的维持性透析或服用洋地黄的患者。

钙:维持性血透患者的血钙水平多数偏低,透析时使血钙达到正常或轻度正平衡。透析液钙含量应在 1.25~1.75mmol/L。

镁:慢性肾衰竭时常有高镁血症,透析液镁浓度一般为 0.6~1mmol/L,略低于正常血浆镁。

氯:透析液中的氯离子基本上与细胞外液相同,由阳离子和醋酸钠的浓度决定,浓度为 96~110mmol/L。

葡萄糖:根据需要选用不同糖浓度的透析液,分为无糖透析液、高糖透析液(10~20g/L)、低糖透析液(1~2g/L)3 种。

2. 透析液 B 液　即碱剂,肾衰竭患者均有不同程度的代谢性酸中毒和阴离子间隙增加的状况,起缓冲作用的碳酸氢根(HCO_3^-)减少,需从透析液中补充。根据碱基的不同,可将透析液分为三种,即醋酸盐透析液、碳酸氢盐透析液及乳酸盐透析液。三者除碱基外其他的成分基本相同,目前乳酸盐已很少使用。随着透析技术的发展,碳酸氢盐透析液现已逐渐取代醋酸盐透析液。

(二) 透析液配制

1. 独立配液和集中配液　透析液配制常有两种模式:一种是血液透析机独立配液模式,即通过透析机将浓缩液和透析用水按比例稀释而成。透析机独立的配液系统的优势是可以很方便地提供个体化的透析液处方。另一种是集中配液模式,使用一个单独的配比设备将浓缩液和透析用水按比例稀释成透析液,再通过管道输送到所有的透析机。这种供液方式使得血液透析机的结构设计大大简化,完全代替了血液透析机配比系统,很大程度上减少了透析机的单机故障率,但是无法实现个体化的透析液处方。

2. 浓缩液配制　浓缩液是指提供给透析机,用于配制透析液的浓缩 A 液和 B 液。有粉剂和桶装两种商品选择,两种商品又可以有多种组合。粉剂在透析中心溶解配制,如 A 液 B 粉、A 粉 B 液、A 液 B 液、A 粉 B 粉等。在透析液的配制过程中应做到:①配制室应相对独立,周围环境清洁,无污染源;②配制人员应为经过培训的血透室护士或技术人员;③购买的浓缩液和干粉应具有国家相关部门颁发的注册证、生产许可证或经营许可证、卫生许可证,且在有效期内使用;④医疗机构制剂室生产血液透析液应取得《医疗器械生产企业许可证》后按国家相关部门制定的标准生产。

(三) 透析液检测

透析液的质量监测主要从两个方面监测:电解质浓度和生物污染。

电解质浓度:所有透析机都是利用电导度来监视透析液浓度,并将电导度换算成钠离子浓度反馈给操作者,但是通过取样检查实际的透析液电解质浓度是必要的。

生物污染:一般情况下,细菌无法通过透析膜,所以,国家标准的要求中透析液并不是绝对无菌的,允许<100CFU/ml。

(四) 超纯透析液

美国医疗器械促进协会(Association for the Advancement of Medical Instrumentation,AAMI)的最新标准规定,透析液中细菌含量不得高于 100CFU/ml,内毒素含量不得高于 0.25EU/ml。超纯透析液的定义进一步规定:细菌数<0.1CFU/ml,并且内毒素<0.03EU/ml [应用 LAL(limulus amebocyte lysate)法检测]。

随着工业和医疗技术的进步,超纯透析液已被常规生产和使用。超纯透析液生产过程中有 3 个基本原则:

1. **使用超纯水**　超纯水是生产超纯透析液的先决条件,超纯水具有极低的细菌和内毒素水平。

2. **在透析管路上安装 1~2 个细菌滤器**　细菌滤器一般安装在透析用水处理最后一步和透析液进入透析器前。

3. 定期更换细菌滤器并进行规律的微生物监测。

二、血液净化置换液

血液滤过(hemofiltration,HF)、血液透析滤过(hemodiafiltration,HDF)治疗较血液透析(HD)提高了对流的作用,允许更多的液体被超滤出来,通过补充大量的置换液来调节酸碱、水、电解质平衡。一般而言,置换液的类型主要依据患者的身体情况而定,且通常与体内细胞外液成分相近,并根据患者病情的动态变化而进行个体化调整。

(一)　基本成分

置换液中电解质组分关键,是关系到患者内环境稳定的主要因素之一。基本成分包括:

(1) Na^+:一般将其浓度维持在正常范围(135~145mmol/L),常用浓度为140mmol/L。

(2) K^+:通常依据监测后结果进行浓度控制,一般波动在3.5~5.5mmol/L,但理想目标为4.0~4.2mmol/L,对于高钾血症患者,一般采用低钾(2.0mmol/L)或无钾置换液进行治疗。

(3) Cl^-:相对常用浓度为100~115mmol/L。

(4) 碱基:分为生理性和非生理性两种,前者一般以 HCO_3^- 为碱基,浓度维持在35mmol/L 左右,后者有 CH_3COO^-、$CH_3CHOHCOO^-$、$C_5H_7O_5COO^-$,在体内二次代谢再生成 HCO_3^-。

(5) Ca^{2+}:常用浓度为1.25~1.5mmol/L。

(6) Mg^{2+}:常用浓度为0.5~0.75mmol/L。

(7) 磷:一般而言置换液中不加入此物质,但长期 CRRT 时血磷的浓度下降,故可相应增加,常用浓度为0.7~1.0mmol/L。

(8) $C_6H_{12}O_6$:血糖常用浓度一般为5~12mmol/L。

(二)　配方种类

国内常用置换液大致分为表 19-1 中三类:

表 19-1　不同置换液的比较

	商品化	Online	手工配置
生产方式	由生产线统一加工配制,并做无菌消毒处理	由血液滤过透析机在线生产并装袋	由手工将各种溶质成分配制在3L袋中
细菌学质量	优	较优	影响因素较多
保存时间	12~24 个月	24 小时内	24 小时内
溶质的稳定性	优	优	影响因素较多
酸碱电解质调节	方便	不易调节	方便
个体化配制	较易	较难	容易

　　置换液配方通常根据患者具体情况微调,及时复查酸碱及电解质值。严格无菌操作,特别是对于在线生产的置换液应遵循"即配即用"原则,以免导致置换液溶质溶解、挥发和污染。配方成分都与正常细胞外液成分相近,一般不含磷,如长期治疗需补充。

　　国内常用商品化置换液基础液成分含有葡萄糖、氯化钠、氯化镁、氯化钙,其含量见表19-2。

表 19-2　国内常用商品化置换液基础液成分

组分	标示量	
	mmol/L	mg/ml
无水葡萄糖($C_6H_{12}O_6$)	10.6	1.91
氯元素(Cl)	118	4.18
镁元素(Mg)	0.797	0.019 4
钙元素(Ca)	1.60	0.063 9
钠元素(Na)	113	2.60

　　本品加入钾盐后作为 A 液部分,配合碳酸氢钠注射液(B 液部分)联合用于连续性血液净化。

　　商品化置换液终浓度为 A 液(4 000ml)+B 液(250ml):pH 7.40,Na^+ 141mmol/L,Cl^- 110mmol/L,Ca^{2+} 1.5mmol/L,Mg^{2+} 0.75mmol/L,$C_6H_{12}O_6$ 10mmol/L,HCO_3^- 35.0mmol/L。每 4 000ml 加入 10% 的氯化钾注射液 1ml,其 K^+ 浓度增加 0.335mmol/L。

（三）　置换液配方的调整

　　主要原则为患者血浆浓度接近生理浓度的物质,如钠、氯、葡萄糖,其在置换液中的浓度应接近生理浓度;患者血浆浓度低于生理浓度及不断消耗的物质,如碳酸氢盐、钙、镁,其在置换液中的浓度应高于生理浓度;患者血浆浓度高于生理浓度或不断产生的物质,如钾,其在置换液中的浓度应低于生理浓度。

　　1. 葡萄糖调整　基于超滤液每日可丢失葡萄糖 40~80g,以及肾脏替代治疗(renal replacement therapy,RRT)过程中胰岛素分泌受抑制,导致血糖升高,往往需要根据患者血糖水平及营养状况进行调整。

　　一种是调整 GS(5%)与注射用水的比例(1:2至2:1不等)——总量为 1 000ml,另一种是将 GS(5%)全部替换为注射用水,酌情加入 GS(50%)10~20ml,葡萄糖终浓度为 6.5~13mmol/L(每增加 1ml 则浓度升高 0.65mmol/L),后面这种既补充了必要葡萄糖,防止超滤液中葡萄糖的丢失,使置换液更易达到酸碱平衡,又避免了高糖置换液易导致的血糖升高,更好实现个体化治疗。研究表明,低浓度葡萄糖配方(终浓度<10mmol/L)治疗对机体血糖水平影响较小,且不需额外加入胰岛素,能更好控制血糖。

　　2. 电解质浓度调整　低钠或严重高钠血症在临床上常见,应及时调整置换液中钠离子的含量,以减少血浆和置换液中的浓度差,减缓治疗过程中血钠变化的速度,避免严重组织细胞损伤。此外由于部分血浆钠离子与碱基和蛋白质结合,超滤液中钠离子浓度大约低于血浆浓度 7mmol/L,因此超滤量可能影响血钠浓度,导致高钠血症发生。钙和镁离子对维持细胞膜的稳定性及酶活性具有重要作用,连续性肾脏替代治疗(continuous renal replacement

therapy,CRRT)时应注意对其的补充。血浆中可滤过的钙离子浓度为 $1.0 \sim 1.2\text{mmol/L}$,常见形式为 $CaCl_2$(10%)和葡萄糖酸钙(10%)两种,置换液中钙离子浓度应维持 $>1.5\text{mmol/L}$ 以避免低钙血症发生。且枸橼酸置换液应不含钙离子,需要滤器后补充。而低钾血症发生率为 $4\% \sim 24\%$,可适当提高 K^+ 浓度。而 CRRT 对磷酸盐清除率高,且置换液通常不含磷,低磷血症发生率更高,范围在 $17.6\% \sim 65.1\%$,可酌情补磷,可以向置换液中加入 0.2mmol/L 的磷酸盐,置换液总磷酸盐浓度不应超过 1.2mmol/L。

3. **部分配方调整** 按照置换量 3L/h 计算,根据血气分析决定的 HCO_3^- 目标值,确定 B 液 $NaHCO_3$ 输入速度,$NaHCO_3(\text{ml/h}) = HCO_3^-$ 目标值(如 35mmol/L)$\times 84 \times 3 \div (5\% \times 1\,000)$。根据置换液中钠浓度目标值,确定 A 液中注射用水的用量,A 液中钠的浓度$(\text{mmol/L}) =$ 置换液钠浓度目标值$(\text{mmol/L}) - HCO_3^-$ 目标值(mmol/L),钠浓度目标值一般为 140mmol/L,如果患者为严重高钠血症,一般 A 液钠浓度需要低于血钠 10mmol/L 左右,使血钠下降的最大速度为每小时 $0.5 \sim 0.71\text{mmol/L}$,或每日下降幅度不超过 10%,而低钠血症,则 A 液钠浓度一般高于血钠 10mmol/L 左右。

氯化钾的剂量的确定:在 A 液中一般加入 KCl(10%)5ml,之后根据监测的血钾水平调整,通常给予 $2 \sim 3\text{mmol/L}$,一般不宜超过 5.5mmol/L,以维持血钾在 $3.5 \sim 4.5\text{mmol/L}$ 为目标。

氯化钙和硫酸镁的剂量的确定:开始在 A 液中一般加入 $CaCl_2$(10%)$6 \sim 10\text{ml}$,$MgSO_4$(50%)1.6ml,再根据监测的电解质结果调整,一般变化不大。

总之,置换液配方的调整要个体化,定期监测患者的血气分析、电解质,根据病情作出相应的调整。

(四) 含有不同碱基的置换液

如前所述,置换液配方的关键就是碱基。一般分为碳酸盐、醋酸盐、乳酸盐和枸橼酸盐这四种,其中除碳酸盐外其他三种均可在人体肝脏和肌肉内转换成 HCO_3^-,但大多数情况下主要依据患者自身代谢特点使用相应置换液。

1. **碳酸盐置换液** 碱基 HCO_3^- 为人体内正常生理所需,在 KDIGO-AKI 指南(2012 年)重点推荐,除碳酸盐置换液(商品化)外,市面上的置换液均为各医院结合基本配方再加入其他成分加以配制,而配置原则就是根据患者的酸碱代谢平衡以及药物使用情况。如重症酸中毒时 HCO_3^- 浓度 $\geqslant 35\text{mmol/L}$。目前达成的共识是碳酸氢盐置换液为纠正肾衰竭型酸中毒的最合适类型,但部分学者并不认同,它的主要弊端指当通气功能障碍型高碳酸血症或心搏骤停型乳酸性酸中毒发生时,继续输注碳酸氢盐会诱发影响生命安全的 CO_2 潴留症;而且碳酸氢盐置换液还会提高血浆张力,加重容量负荷,导致严重的细胞内或颅内酸中毒出现。此外当并发碱中毒时,输注碳酸氢盐置换液容易加重病情,进而诱发呼吸抑制、低氧血症等。而若纠正严重酸中毒过快,则会造成脑脊液酸化和过多组织乳酸生成等危险。国外有报道,在 CRRT 中,应用碳酸氢盐和乳酸盐缓冲液患者的病死率无显著差异,而碳酸氢盐组患者心血管事件风险明显降低,因此大多数医院采用碳酸氢盐置换液。

2. **醋酸盐置换液** 因临床血液净化中醋酸盐置换液的输注速率很低,故高醋酸血症发生率非常少,所以在血流动力学情况和心脏系统影响上均与碳酸盐置换液及其类似。但临床许多危重患者常伴有乳酸酸中毒、低氧血症、肝功能受损及代谢紊乱,机体代谢醋酸和乳酸为碳酸氢盐的能力下降,机体不能耐受大量醋酸盐和乳酸盐置换液的输入,可能导致或加重酸中毒。

3. **乳酸盐置换液**　输注入人体内的乳酸,经肝脏处理,最终转变成 HCO_3^-。除了肝功能严重损害的部分患者,大多数人对于持续输注乳酸盐置换液并无不适。但在急性肾损伤血液净化治疗过程中,学者们对于应用乳酸盐置换液或碳酸盐置换液后,病情恢复何者更为显著仍是各持己见。有研究数据提示在 CRRT 期间,碳酸氢盐组的血乳酸盐水平相较乳酸盐组更高,而乳酸盐组更能有效改善基础碱剩余情况,但就完全纠正酸中毒而言,碳酸氢盐更具优势。在严重缺氧、重度肝衰竭和原有乳酸性酸中毒情况下,会导致乳酸性酸中毒进一步恶化。故在这些情况下须密切随访患者的蛋白质分解率、血气、动脉血乳酸水平以及心脏功能等。另外,目前使用的乳酸盐置换液是 L-乳酸盐、D-乳酸盐两种同型异构体的混合物,其中 D-乳酸盐的蓄积可导致神经功能障碍,并引起颅内压的增高。

4. **枸橼酸盐置换液**　早在 20 世纪 60 年代,就有报道枸橼酸盐作为血液透析的抗凝剂,到 20 世纪 90 年代作为 CRRT 的局部抗凝剂被首次报道,近年来枸橼酸抗凝剂在临床的应用愈加广泛。局部枸橼酸抗凝者,需要选择无钙、无碱的低钠置换液。枸橼酸盐置换液主要用于有明显出血倾向和重危患者,通过枸橼酸盐络合血液中的离子钙,生成枸橼酸钙,使离子钙浓度降低,阻止凝血酶原转变成凝血酶,从而抑制凝血过程,达到抗凝的目的。在血液净化回血端适量补充钙剂维持体内血钙浓度,以防加重出血。枸橼酸盐在肝脏代谢生成碳酸盐,有诱发代谢性碱中毒的风险,而枸橼酸盐自身蓄积可诱发酸中毒。恰当地使用枸橼酸溶液作为置换液兼顾了血液净化治疗过程中补充碱基和抗凝双重作用,其枸橼酸根和钠浓度稳定,既避免了肝素(包括小分子肝素)抗凝延长体内凝血时间,加重出血的特点,也可以避免局部持续枸橼酸抗凝引起的内环境紊乱。枸橼酸盐置换液用于 CRRT 的浓度多为 4% 的枸橼酸钠,分子量为 294Da。在血液净化治疗过程中,枸橼酸盐置换液应采用前稀释的方式补入,根据血液净化治疗剂量及血流量比例不同,约有 20%～40% 通过滤器滤出,剩下的枸橼酸与回血端管路中血液的钙结合生成枸橼酸钙返回到体循环。

（五）　特殊成分的置换液

CRRT 期间,大于 80% 的患者会出现极其危险、很难恢复的低磷血症,而含磷置换液的应用能有效规避此种并发症的发生。人体内的磷(18mmol/d)主要来自食物摄入和静脉输入这两种途径。此外,低磷的诱因和疾病的过程是决定磷补充量的必要因素。众所周知,在重症患者中,严重的低磷血症可引起全身肌肉无力甚至呼吸肌麻痹,心肌功能障碍,外周血管阻力降低和脑病。此外,据报道,透析引起的低磷血症与需要有创辅助呼吸的长期呼吸衰竭发生率较高有关。而急重患者的代谢紊乱率在 10%～80%,CRRT 期间的补磷治疗适用于绝大多数患者。因此,在行 CRRT 的危重患者中很适合应用磷酸盐置换液来纠正低磷血症。为了实现这一目标,已经成功地在接受 CRRT 的成人和儿科患者中测试了向常规透析液和置换液中添加磷酸盐的可行性和安全性研究,含磷置换液已商品化。总而言之,CRRT 期间应用含磷酸盐置换液可以有效维持血清磷正常水平,降低其发生低磷血症的风险。

第四节　常用的腹膜透析液

腹膜透析(peritoneal dialysis,PD)用于临床治疗 ESRD 30 余年,是利用患者的腹膜作为半透膜,向腹腔内注入腹透液,借助血浆和腹透液的溶质浓度梯度和渗透梯度差以清除体内毒素、水分,维持水电解质和酸碱平衡。传统的腹膜透析液主要是乳酸盐葡萄糖透析液,具有高糖、高渗、低 pH,含葡萄糖降解产物(glucose degradation product,GDP)的特点,会导致腹膜纤维化、心血管并发症、营养障碍、代谢综合征等。近年来新型的腹膜透析液主要有碳酸氢盐透析液、葡聚糖透析液（艾考糊精透析液，icodextrin）、氨基酸透析液。

一、乳酸盐葡萄糖透析液

本类透析液是目前最为常用的葡萄糖腹膜透析液，具有不同浓度、不同容量、不同配方。有 6 种容量的腹透液，每袋分别为：1L、2L、2.5L、3L、5L、6L。

葡萄糖是腹膜透析液中最常用的渗透剂，市面上有 1.5%、2.5%、4.25% 三种浓度。临床上为合理控制患者的容量状态、血压及干体重，需要选取不同的葡萄糖浓度。对于持续不卧床腹膜透析（continuous ambulatory peritoneal dialysis，CAPD）的患者，腹透液存腹 2~3 小时后血浆和腹腔内的葡萄糖浓度达到平衡状态，超滤量达到顶峰。存腹时间越长，葡萄糖重吸收越多。文献报道，如果存腹 6 小时，患者从 1.5%、2.5%、4.25% 的腹透液中分别吸收 15~22g、24~60g、45~60g 的葡萄糖。CAPD 患者每天大约吸收 100~300g 葡萄糖，可导致代谢紊乱，表现为糖耐量降低、高胰岛素血症、高脂血症、腹型肥胖等。因此，葡萄糖并非理想的渗透剂，容易被重吸收，在高转运、高平均转运的患者中超滤时间缩短，难以维持良好超滤功能。葡萄糖透析液 pH 在 5~5.5，低 pH 刺激腹膜，可导致灌入疼痛，引起腹膜间皮细胞、系膜细胞、巨噬细胞等酸中毒，加速细胞死亡。葡萄糖透析液可产生大量 GDP，高糖和 GDP 可导致糖基化终末产物（advance glycation end-product，AGE）的产生，导致血管通透性增加，促进腹膜纤维化。葡萄糖透析液抑制巨噬细胞的吞噬作用和杀菌活性，影响腹膜的宿主防御系统。葡萄糖透析液价格便宜，安全易得，临床上应用广泛。

乳酸盐是腹膜透析液中的缓冲剂，纠正酸中毒效果佳。但是乳酸盐必须经过肝脏转化为碳酸氢盐，不适合肝功能障碍、乳酸酸中毒的患者。另外，乳酸盐进入全身循环后可产生低血压、心肌收缩力下降等不良反应。

二、碳酸氢盐透析液

本类透析液以碳酸氢盐作为缓冲剂，仍以葡萄糖作为渗透剂。由于碳酸氢根与透析液中的钙镁可以形成不溶性的碳酸钙和碳酸镁，因此设计成双室透析液袋系统，将碳酸氢盐和葡萄糖电解质分装在不同袋子里，向腹腔内灌液的时候再将他们混合。文献报道，将不同浓度的碳酸氢盐和乳酸盐混合，是一种更理想的生理性溶液，可以减轻透析液灌入疼痛，保护腹膜结构和功能，避免毛细血管扩张引起的超滤量减少，增加超滤量。

三、葡聚糖透析液

葡聚糖透析液（icodextrin，艾考糊精）中含有不同长度寡核苷酸/多糖链组成的葡萄糖聚合物，分子量在 13 000~19 000Da 之间，通过给跨细胞间孔施加渗透液压而产生稳定的跨毛细血管超滤压，作为渗透剂运用于腹膜透析。葡聚糖透析液的渗透压与 1.36% 的葡萄糖透析液不同，与正常血浆渗透液范围相同。葡聚糖透析液中大分子的存在，明显改善通过小孔的渗透效率，随着时间的延长，渗透梯度未降低，使得存腹 8~12 小时后，仍可以持续超滤，尤其适合高转运和高平均转运的患者。与乳酸盐葡萄糖透析液相比，葡聚糖透析液可以缓解腹膜结构和功能恶化，提高腹膜的宿主防御系统。但是葡聚糖透析液和传统腹透液相比，对于腹膜炎的发生率影响存在争议，部分研究认为葡聚糖透析液可以降低腹膜炎的发生率，但部分研究认为两者无差异。葡聚糖透析液不含葡萄糖、低 GDP 等特点，有利于糖尿病患者血糖控制,改善胰岛素抵抗、脂代谢紊乱等。葡聚糖透析液能改善容量控制,保护残余肾功能(residual renal function,RRF),但是过度超滤可以导致 RRF 下降。

艾考糊精部分通过淋巴回吸收,其降解不完全,血中麦芽糖、麦芽三糖以及其他的寡核苷酸/多糖类产物聚集,可能导致不良反应。有报道,皮肤反应的发生率约 15%,相对较高。长期临床应用,目前尚未发现麦芽糖蓄积导致的明显不良反应。

四、氨基酸透析液

腹膜透析从腹膜透析液中丢失大量的蛋白质,每天丢失蛋白质约 15g,丢失氨基酸 2~4g,易导致营养不良。营养不良与腹透的高死亡率和高住院率相关。腹膜透析液中氨基酸被吸收,有助于蛋白合成,有利于改善腹膜透析患者营养不良。目前,市场销售的氨基酸透析液是 1.1% 的溶液,含有 9 种必需氨基酸,6 种非必需氨基酸,与 1.36% 的葡萄糖透析液具有相同的渗透压。2L 氨基酸透析液存腹 4~6 小时,80% 的氨基酸被吸收,可以吸收 18g 氨基酸。目前,氨基酸透析液主要应用于营养不良、糖尿病和复发性腹膜炎的患者。基础和动物研究发现,氨基酸透析液可以减少间皮细胞损伤、血管新生和腹膜纤维化,但需临床研究进一步证实。氨基酸透析液常见的副作用有酸中毒加重,血尿素氮升高等。

表 19-3 总结了各种常用腹膜透析液的特点。

表 19-3 常用腹膜透析液特点比较

腹膜透析液名称	pH	缓冲剂	渗透剂	GDP	优点	缺点
乳酸盐葡萄糖透析液	5.2	乳酸	葡萄糖	高	制造容易;成本低	低 pH;腹膜透析膜的生物相容性差;有输液疼痛;含有乳酸
碳酸氢盐透析液	7.4	碳酸氢钠	葡萄糖	低	改善生物相容性;保存膜防护;减少输液疼痛	局部和全身葡萄糖暴露;腹膜乳酸暴露减少
葡聚糖透析液	5.6	乳酸	艾考糊精	低	持续超滤;降低高血糖;改善代谢谱和身体成分	含乳酸;低 pH;每日使用一次;超敏反应
氨基酸透析液	5.5	乳酸	氨基酸	无	避免葡萄糖暴露;腹膜保护;强化营养	含乳酸,低 pH,每日使用一次

第五节　透析患者的用药管理

透析治疗挽救了大多数终末期肾脏病患者的生命,但透析治疗本身只能替代肾脏部分功能,如清除中小分子代谢废物、维持水电解质平衡的功能。几乎所有维持性血液透析患者在充分透析的同时,仍需使用多种药物来治疗并发症。最常见的并发症包括肾性贫血、高血压及 CKD-MBD。这些药物大多需要长期使用,因此,指导透析患者合理用药、根据患者病情变化及时调整处方尤为重要。

一、抗凝血药管理

有效抗凝是保证血液透析正常进行的必要条件。抗凝方法包括全身性抗凝和局部枸橼酸抗凝。对于常规维持性血液透析及 CRRT 最常用的抗凝方法是全身性抗凝。而对于有出血高危风险的患者可采用局部枸橼酸抗凝。KDIGO 指南建议：对于没有出血高危或凝血功能障碍且未接受全身性抗凝治疗的患者，推荐使用普通肝素（unfractionatad heparin，UH）或低分子量肝素（LMWH）；对于 CRRT 的抗凝，如果患者没有枸橼酸抗凝禁忌证，建议使用局部枸橼酸抗凝而非肝素；对于具有枸橼酸抗凝禁忌证的患者 CRRT 期间的抗凝，建议使用普通肝素或低分子量肝素。对于出血高危患者，如果未使用抗凝治疗，如无枸橼酸禁忌证的患者，建议 CRRT 期间使用局部枸橼酸抗凝。

1. **普通肝素**　普通血液透析患者 UH 使用初始剂量为 0.3~0.5mg/kg，追加剂量为 5~10mg/h，于透析结束前 30~60 分钟停止追加。CRRT 时，如采用前稀释，一般首剂量 15~20mg，追加剂量 5~10mg/h，静脉注射；采用后稀释，一般首剂量 20~30mg，追加剂量 8~15mg/h，静脉注射；治疗结束前 30~60 分钟停止追加。

临床上可用活化凝血时间（activated clotting time，ACT）及活化部分凝血活酶时间（activated partial thromboplastin time，APTT）检测 UH 抗凝效果，一般认为，需将滤器后血液 ACT 延长至 140~180 秒，或 APTT 延长至 100~140 秒才能达到有效抗凝，而患者体内外周血 APTT 建议保持在 35~45 秒较为安全。UH 的拮抗剂为鱼精蛋白，中和比例为 1mg 鱼精蛋白∶100U 普通肝素。

2. **低分子量肝素**　目前建议普通透析患者，LMWH 治疗剂量为 60~80U/kg，于透析治疗前 20~30 分钟静脉注射，透析过程中无须再追加。CRRT 时，首剂量 60~80IU/kg，推荐在治疗前 20~30 分钟静脉注射；追加剂量 30~40IU/kg，每 4~6 小时静脉注射，治疗时间越长，给予的追加剂量应逐渐减少。

由于 LMWH 对凝血酶作用弱，因此使用时 APTT 无明显变化，需检测抗 Xa 因子活性，维持抗 Xa 因子活性在 0.3~0.6IU/ml 可达到理想的抗凝效果且无出血风险。但抗 Xa 因子活性检测在临床无法常规进行。同时，由于 LMWH 只能部分被鱼精蛋白中和，因此临床使用上一定要密切观察患者出血风险，尤其是透析结束后的出血风险。

肝素或 LMWH 的使用禁忌：①患者既往存在肝素或 LMWH 过敏史；②患者既往曾诊断过肝素诱发的血小板减少症（HIT）；③合并明显出血性疾病；④血浆抗凝血酶Ⅲ活性<50% 的患者。

3. **枸橼酸**　临床常用的为 4% 枸橼酸钠，我国《血液净化标准操作规程》建议用法：4% 枸橼酸钠 180ml/h 滤器前持续注入。也可根据体重决定枸橼酸根输入速度：成人 0.007mmol/(kg·min)，儿童 0.005mmol/(kg·min)。为达到有效抗凝，需控制滤器后的游离钙离子浓度 0.25~0.35mmol/L；在静脉端给予 0.056mmol/L 氯化钙生理盐水（10% 氯化钙 80ml 加入 1 000ml 生理盐水中）40ml/h，控制患者体内游离钙离子浓度 1.0~1.35mmol/L；直至血液净化治疗结束。临床应用局部枸橼酸抗凝时，需要考虑患者实际血流量，并应依据游离钙离子的监测相应调整枸橼酸钠和氯化钙生理盐水的输入速度。

枸橼酸钠的使用禁忌：①严重肝功能障碍；②低氧血症（动脉氧分压<60mmHg）和/或组织灌注不足；③代谢性碱中毒、高钠血症。

4. **阿加曲班**　普通血液透析患者，一般首剂量 250mg/kg，追加剂量 2mg/(kg·min)。

CRRT 患者一般给予 1~2mg/(kg·min)持续滤器前输注,也可给予一定的首剂量 250mg/kg 左右;血液净化治疗结束前 20~30 分钟停止追加。应依据患者血浆 APTT 的监测来调整剂量。

阿加曲班的使用禁忌:明显肝功能障碍患者。

二、抗贫血药管理

肾性贫血是慢性肾脏病最常见的并发症之一,及时纠正血红蛋白(hemoglobin,Hb)水平,可使透析患者生存质量和生理功能得到显著改善,并缩短住院时间、减少并发症。依据 WHO 推荐,海平面水平地区,年龄 ≥15 岁,男性血红蛋白<130g/L,成年非妊娠女性血红蛋白<120g/L,成年妊娠女性<110g/L,可诊断为贫血。在我国,推荐透析患者,至少每个月测量血红蛋白 1 次。

1. 红细胞生成刺激剂 肾性贫血的主要原因是促红细胞生成素(EPO)的相对或者绝对不足,因此红细胞生成刺激剂(erythropoiesis-stimulating agent,ESA)成为治疗肾性贫血的主要药物。我国的专家共识建议成人透析患者血红蛋白<100g/L 时即开始 ESA 治疗。推荐 Hb 治疗靶目标为 110~130g/L。

重组人促红细胞生成素的初始剂量建议为 50~100IU/kg 每周 3 次或 10 000IU 每周 1 次,皮下或静脉给药均可。初始 ESA 治疗的目标是血红蛋白每月增加 10~20g/L,应避免 1 个月内血红蛋白增幅超过 20g/L。透析患者要求 ESA 初始治疗及维持治疗期间均应每月至少监测血红蛋白水平 1 次。临床医生应根据患者的血红蛋白水平、血红蛋白变化速度、目前 ESA 的使用剂量以及临床情况等多种因素调整患者 ESA 剂量。但剂量调整建议在 ESA 初始治疗 1 个月后再进行调整。如 Hb 未达目标值,可将 EPO 的剂量在原剂量基础上每次增加 20IU/kg,每周 3 次;或每次 10 000IU,每 2 周 3 次治疗。血红蛋白升高且接近 130g/L 时,应将剂量降低约 25%。如血红蛋白持续升高,应暂停给药直到血红蛋白开始下降,然后将剂量降低约 25% 后重新开始给药。透析患者可采用静脉或皮下注射方式给药,与等效的静脉给药相比,皮下注射可以减少药物的用量,但会增加患者注射痛苦及出血风险,临床上可据具体情况选择给药方式。

需注意的是,停止给予 ESA,尤其是长时间停药,可能导致血红蛋白持续降低,使血红蛋白降低到目标范围以下。严重感染或手术后等疾病状态可明显改变患者对 ESA 的反应。当贫血严重或 ESA 反应性严重降低时,应积极寻找原因,如炎症和铁缺乏的影响,而不是继续给予 ESA 或增加 ESA 剂量。若治疗期间出现 ESA 低反应性,如疑似或诊断红细胞生成素抗体介导的纯红细胞再生障碍性贫血的患者,均应立即停用任何 ESA。

2. 铁剂 铁是合成血红蛋白的基本原料。而铁缺乏是导致 ESA 治疗反应差的主要原因。有效的铁剂补充,可以改善贫血,减少 ESA 的剂量。临床上常规使用血清铁蛋白(serum ferritin,sF)和转铁蛋白饱和度(transferin saturation,TSAT)作为铁状态的评价指标。维持性血液透析患者,应每 3 个月监测铁状态 1 次,调整 ESA 及铁剂剂量时应增加监测频率。透析患者 TSAT ≤30% 且血清铁蛋白 ≤500mg/L 则建议开始使用铁剂治疗。

透析患者应优先选择静脉途径补铁。一个疗程剂量常为 1 000mg,一个疗程完成后,若血清铁蛋白 ≤500mg/L、TSAT ≤30%,可以再重复治疗一个疗程。当铁指标达标后,应用铁剂的剂量和时间间隔应根据患者对铁剂的反应、铁状态、血红蛋白水平、ESA 用量、ESA 反应及近期并发症等情况调整,推荐 100mg 每 1~2 周 1 次静脉输注。如果患者 TSAT>50%

和/或血清铁蛋白≥800mg/L,应停止静脉补铁3个月,随后重复检测铁指标以决定是否静脉补铁。当 TSAT 降至≤50%,血清铁蛋白≤800mg/L 时,可考虑恢复静脉补铁,但每周剂量需减少 1/3~1/2。

3. 低氧诱导因子-脯氨酰羟化酶抑制剂　低氧诱导因子(HIF)作为细胞转录因子,通过对 EPO、铁代谢等下游靶基因表达的调控,促进红细胞生成,使机体恢复氧平衡,而其亚单位 HIF-α 的降解受 HIF-脯氨酰羟化酶调节。罗沙司他(roxadustat)是用于治疗肾性贫血的首个口服小分子低氧诱导因子脯胺酰羟化酶抑制剂(hypoxia-inducible factor prolyl hydroxylase inhibitor,HIF-PHI),能够在氧分压正常的情况下抑制 HIF-脯氨酰羟化酶,稳定 HIF-α,促进内源性 EPO 生成及改善铁吸收利用,综合调控促进红细胞生成。2016 年有多个关于罗沙司他治疗肾性贫血的研究结果证实了该药物的有效性。2017 年在我国进行的罗沙司他治疗 CKD 患者贫血的 2 个Ⅲ期临床研究 OLYMPUS(非透析依赖)和 ROCKIES(透析依赖)均达到了主要终点,临床研究显示,无论是尚未接受透析的慢性肾脏病患者,还是需要透析治疗的终末期肾病患者,罗沙司他都能改善贫血并保持一定的血红蛋白水平,且耐受良好,能够为肾性贫血患者提供更加安全便利的治疗。罗沙司他治疗肾性贫血起始剂量建议,透析患者为每次 100mg(体重<60kg)或 120mg(体重≥60kg),每周 3 次,口服给药。

三、降压药管理

高血压是透析患者预后最重要的独立危险因素之一,它与患者的残余肾功能、生活质量、心脑血管并发症发生、死亡及全因死亡密切相关。中国透析患者合并高血压的比率高达 81.5%,且控制欠佳。在国内发达地区的上海,透析高血压的治疗率为 96.8%,但控制率仅为 25.5%。

2012 年 KDIGO 指南推荐高血压合并 CKD 患者目标血压<140/90mmHg。但维持性血液透析患者血压目标该如何界定尚无明确定论。血压过高或控制过低均对患者预后不利。有研究建议将透析患者目标值调整为透析前收缩压 140~160mmHg、舒张压 70~90mmHg,透析后血压调整为收缩压 135~154mmHg、舒张压 70~90mmHg。国内有专家建议,透析前血压<160/90mmHg 应适合大多数的血液透析患者,而透析前血压 140/90mmHg 可能更适合年轻或预期存活大于 3 年的患者。

对于血液透析患者高血压的治疗,容量控制是关键。首先应该准确确定患者的干体重,密切观察在适当容量控制条件下血压和干体重的变化。在严格容量控制的同时,大部分血液透析患者仍需要服用降压药物,且需要使用两种或两种以上不同类别的降压药物联合来控制血压。因此,对于血液透析患者的高血压,主张降压药物联合应用,每种药物从低剂量开始,最好选择长效制剂,同时,需考虑药物是否经透析清除。

可供血液透析患者选择的降压药物主要有:CCB、ACEI、ARB、β 受体拮抗药、α 受体拮抗药等。

1. CCB　长效 CCB 降压效果确切,耐受性好,血液透析不容易清除,多数不需要在透析前后进行剂量调整。CCB 的适应证为高血压合并有左室肥厚、舒张功能不全以及稳定型心绞痛。如果同时合并有心力衰竭和心动过速,应慎重使用 CCB。该类药物的不良反应较少,主要为下肢水肿和齿龈增生,停药后可消失。

2. ACEI　长效 ACEI 血流动力学稳定、降压效果确切、心脑保护作用优异。长期应用可以降低左心室质量指数,逆转左心室肥厚。适用高血压合并有左心室肥厚、心力衰竭的患者。但需注意,ACEI 部分可被透析清除,需观察透析后血压变化。ACEI 不良反应主要有:咳嗽、高血钾,不适用于对于不能耐受及血钾控制不好的透析患者。

3. ARB　ARB 与 ACEI 具有相似的降压效果以及对心血管的保护作用。血液透析不容易清除,多数不需要在透析前后进行剂量调整。

4. β 受体拮抗药　适应证为高血压合并心绞痛、心肌梗死或快速型心律失常。严重脂质代谢异常、心功能减退患者慎用。也不适于有哮喘、心动过缓的患者。

5. α 受体拮抗药　如特拉唑嗪,该类药物常用于联合降压治疗,但极易引起透析患者体位性低血压,应密切注意。

表 19-4 总结了常用降压药透析清除情况。

表 19-4　常用降压药透析清除情况

药物	血液透析		腹膜透析
	低通	高通	
CCB			
硝苯地平	No	U	No
非洛地平	No	U	U
氨氯地平	No	U	No
ACEI			
贝那普利	No	ND	ND
培哚普利	Yes	L	ND
雷米普利	No	ND	ND
依那普利	Yes	L	Yes
ARB			
氯沙坦	No	No	No
缬沙坦	No	ND	U
厄贝沙坦	No	ND	ND
β 受体拮抗药			
美托洛尔	Yes	L	ND
比索洛尔	No	ND	ND
普萘洛尔	No	U	No
α 受体拮抗药			
哌唑嗪	No	U	No
特拉唑嗪	No	U	No

注:参考 2013 *Dialysis of Drugs*。

Yes 表示透析对药物的血浆清除率大于等于 30%,透析后应考虑补充药物剂量;No 表示透析对药物的血浆清除无临床意义,透析后无须考虑补充药物剂量;U 表示无可用的已发表的数据,但是作者推测透析清除可能性小;L 表示高通量透析模式下无可用的已发表的数据,但是作者根据普通透析数据推测透析清除有可能性;ND 表示无可用的已发表的数据。

四、治疗慢性肾脏病-矿物质和骨异常药管理

慢性肾脏病-矿物质和骨异常（CKD-MBD）是由 CKD 导致的矿物质与骨代谢异常综合征，是透析患者常见的并发症之一，不仅严重影响患者的生活质量，还与其死亡率增加密切相关。

CKD-MBD 的防治最主要是降低高血磷、维持正常血钙，以及继发性甲状旁腺功能亢进症的治疗。2019 年《中国慢性肾脏病矿物质和骨异常诊治指南》建议透析患者血清磷维持在正常范围 0.87~1.45mmol/L，血清钙维持在正常范围 2.10~2.50mmol/L，iPTH 维持在正常值上限 2~9 倍。建议透析患者每 1~3 个月检测血清钙、磷水平一次，每 3~6 个月检测血清 iPTH 水平一次。CKD 患者血清 iPTH 水平超过目标值后应优先评估是否存在高磷血症、低钙血症及维生素 D 缺乏，优先考虑控制血磷和血钙失衡。

（一）降低高血磷，维持正常血钙

磷的主要来源是饮食，透析患者如血磷超过目标值，首先限制饮食磷摄入，800~1 000mg/d。饮食调整时应考虑磷的来源，包括肉类、蔬菜、食品添加剂等。维持钙磷代谢平衡的药物治疗主要是磷结合剂，目前常用的包括含钙磷结合剂和非含钙磷结合剂。

1. 含钙磷结合剂　含钙磷结合剂包括碳酸钙、醋酸钙，两者均可有效降磷。与碳酸钙相比，醋酸钙有更强的磷酸盐结合的潜力，并能减少对钙的吸收。两者均有潜在发生高钙血症相关风险，包括骨外钙化和 PTH 抑制，存在消化道不良反应。含钙磷结合剂可从小剂量开始服用，逐渐加量，元素钙总量一般不超过 1 500mg/d，分 2~3 次口服。因餐中服用可结合饮食中的磷且减少游离钙吸收，因此需叮嘱患者用于降磷治疗时需餐中服药。含钙磷结合剂使用过程中需密切监测血钙水平，同时应监测血磷及 iPTH 水平，以便及时调整药物剂量。

2019 年《中国慢性肾脏病矿物质和骨异常诊治指南》建议对于成人高磷血症的透析患者，均需限制含钙磷结合剂的使用，对儿童患者可根据血钙水平选择磷结合剂。同时，指南还建议使用钙离子浓度 1.25~1.5mmol/L 的透析液，防止高钙血症的发生；同时，可以增加透析频率和透析时间，以更有效地清除血磷。

2. 非含钙磷结合剂　非含钙磷结合剂包括司维拉姆和碳酸镧。两者均可有效降磷，因不含钙，较钙制剂明显减轻血管钙化的风险，但该类药物费用较贵。因碳酸镧含金属，胃肠道有极微量吸收，但目前尚未发现蓄积所致严重不良反应。非含钙磷结合剂的初始用药剂量根据患者血磷水平而定，1.78mmol/L<血磷<2.42mmol/L，司维拉姆初始剂量为 800mg，每日 3 次口服；血磷≥2.42mmol/L，司维拉姆初始剂量为 1 600mg，每日 3 次口服。1.78mmol/L<血磷<2.42mmol/L，碳酸镧初始剂量为 250mg，每日 3 次口服；血磷≥2.42mmol/L，碳酸镧初始剂量为 500mg，口服，每日 3 次口服。非含钙磷结合剂同样需在餐中服用。

（二）治疗继发性甲状旁腺功能亢进

SHPT 患者通过控制血磷和血钙后，如果 iPTH 仍未达到目标值，可采用活性维生素 D 及其类似物以及拟钙剂药物治疗。

1. 活性维生素 D 及其类似物

骨化三醇：骨化三醇治疗 SHPT 可选择静脉和口服两种给药途径。起始剂量 0.25~0.5μg/d，若 iPTH 降低至目标范围，可减少原剂量的 25%~50%，或隔日服用。需根据 iPTH 水平变化调整剂量，最终选择最小剂量维持 iPTH 在目标范围。若 iPTH 水平没有明显下降，则增加原来剂量的 25%~50%。治疗 4~8 周后 iPTH 仍无下降，可继续加大剂量；小剂量持

续给药可改为大剂量间歇疗法。也可间断大剂量治疗,间断使用骨化三醇治疗的最大剂量最好不超过 7~8μg/周。

帕立骨化醇:也可口服或静脉给药,有两种给药方案。①每日 1 次给药:iPTH 轻度升高时,初始剂量 1μg,每日 1 次;iPTH 轻度升高时,初始剂量 2μg,每日 1 次。②每周 3 次给药:iPTH 轻度升高,初始剂量 2μg,每周 3 次;iPTH 重度升高,初始剂量 4μg,每周 3 次。一般服药后 2~4 周调整剂量。

治疗前后需定期监测患者血钙、血磷及 iPTH 水平。治疗的初期,iPTH 尚未达到目标范围、活性维生素 D 剂量尚未稳定及目标值变化大时,建议第 1 个月至少每 2 周监测 1 次血钙、血磷水平,以后每月 1 次;iPTH 水平前 3 个月每月 1 次,以后每 3 个月 1 次。如 iPTH 水平低于正常上限的 2 倍,或出现高钙、高磷血症时,建议活性维生素 D 及其类似物减量或停用。原则上应以最小的活性维生素 D 及其类似物剂量,维持血钙、血磷、iPTH 在合适的目标范围,并避免不良反应。

2. 拟钙剂　使用活性维生素 D 及其类似物治疗无法将 iPTH 控制在目标范围时,可用拟钙剂进行治疗。拟钙剂西那卡塞应从低剂量开始使用,国内以 25mg 每日 1 次起始,因其可能引起低钙血症及 Q-T 间期延长的风险,因此增量需间隔 2~4 周。药品说明书建议给药初期每周测定一次血钙,维持期可 2 周测定 1 次血钙。

血清 iPTH 高于目标值,存在高磷或高钙时,建议单用拟钙剂;血清 iPTH 高于目标值,血磷、血钙正常,可单用拟钙剂,也可联合活性维生素 D 及其类似物;单用拟钙剂效果欠佳且不存在高磷、高钙时可加用活性维生素 D 及其类似物。如 iPTH 水平低于正常上限的 2 倍时,拟钙剂需减量或停用。iPTH 严重升高且不能通过上述措施控制者,需采用甲状旁腺手术治疗。

总之,透析患者的药物治疗是持久的工作,要求临床医生与患者之间充分信任、密切配合,根据患者具体情况制订个体化治疗方案,根据病情变化随时调整药物种类及剂量,以最大程度地减少或控制透析相关并发症的发生、发展,提高透析患者的生活质量及生存时间。

第六节　透析治疗的研究进展

血液透析技术在临床中的应用已有七十余年,虽然透析器及透析机的功能不断改善,但是透析患者生活质量差,心血管疾病发病率高,死亡率仍高达 10%~20%,这与蛋白结合毒素清除效率低、治疗过程中生物相容性差诱发不良反应等密切相关。因此透析治疗的研究方向主要集中在提高透析器性能、降低透析相关并发症、改善生活质量等方面。

一、透析膜通透性

1. 高截留量透析器　高截留量透析器(HCO-HD)的材料有聚醚砜/聚乙烯吡咯酮、聚砜膜、三醋酸纤维素膜等,膜孔径为 0.008~0.01μm,是高通量膜孔径(0.003~0.006μm)的 2~3 倍,血浆分离器膜孔径(0.2μm)的 1/20,血液中截留量为 50~60kD。HCO-HD 用于清除外伤患者肌球蛋白、蛋白结合毒素、脓毒症患者炎症因子、血液系统疾病的游离轻链等。目前 HCO 透析器多用于小样本临床研究。尽管 HCO-HD 治疗后患者中大分子毒素、蛋白结合毒素清除增加,炎症反应缓解,可以高效清除游离轻链,但是研究表明单次 HCO-HD 治疗丢失白蛋白为 12~30g,长期大量白蛋白丢失可能导致患者低蛋白血症,增加患者死亡风险。

2. 中截留量透析器 中截留量透析器(MCO-HD)也称为 high retention onset(HRO),鉴于 HCO-HD 导致白蛋白大量丢失的可能,新的中截留量(middle cut-off,MCO)合成膜提供接近肾小球膜孔径大小和通透性,分子量截留值允许更大范围毒素清除,由于在治疗过程中形成蛋白层,限制了 3.5nm(白蛋白直径 3.51nm,β2-微球蛋白 1.7nm,游离球蛋白轻链 2.3~2.8nm)以上的分子清除,因此既优化了尿毒症毒素的清除,同时又减少了白蛋白的丢失。一方面,MCO-HD 仅仅需要超纯透析液,对血流量没有特殊要求,在普通透析机上可以实施。另一方面,MCO-HD 白蛋白丢失处于可耐受范围,通过减小内径,提高反超率,在血液透析(HD)治疗模式下借助高截留点,完成血液透析滤过(HDF)功能,并且有优于 HDF 的大分子毒素清除能力,因此可能是未来改善血液透析患者预后的有效方法。

3. 混合基质膜 混合基质膜是一种双层中空纤维膜,结合吸附和弥散原理,清除多种尿毒症毒素,目前处于体外试验阶段。与血液接触层为无颗粒层,目的是保证血液相容性,减少颗粒的释放;吸附颗粒被嵌入大孔径吸附层。这种双层混合的基质膜对水的渗透性高,对蛋白结合毒素的吸附性增强,对蛋白结合毒素清除明显优于普通高通透析膜。体外研究证实一种由活性炭/聚醚砜膜/聚维酮构成的混合基质膜(mixed matrix membrane,MMM)具有 10 倍于普通透析器内毒素、蛋白结合毒素清除能力,在穿戴式人工肾中有广泛应用前景。

二、透析膜生物相容性

血液透析治疗过程中,血-膜反应直接激活白细胞、血小板和红细胞或间接通过补体系统、凝血系统激活血细胞。激活的血小板黏附到透析器诱发凝血反应,黏附的白细胞活化,释放炎症介质、过敏毒素等,导致透析器凝血、过敏等多种生物反应发生。近年在膜材料生物相容性方面并没有大的突破,主要通过膜表面修饰、改善血-膜接触面提高生物相容性。

血液透析治疗过程中血小板或白蛋白黏附到透析膜导致其粗糙度增加。而透析膜内聚乙烯吡咯烷酮(polyvinyl pyrrolidone,PVP)含量影响膜的平滑度、软度等物理性能。因此通过表面覆盖和修饰,改变了膜的化学成分和物理性能,从而改变其血小板、白细胞的影响,改善膜的生物相容性。维生素 E 联合亲水的 PVP 修饰聚砜膜降低氧化应激反应,而用亲水 NV 多聚体(Toraylight™ NV)联合 PVP 减少血小板的黏附,还可以通过改变 PVP 的长度和剂量降低血小板的黏附和蛋白垢的形成。另外,通过采用表面结构修饰产生了新的聚甲基丙烯酸甲酯(polymethyl methacrylate,PMMA)膜(Filtryzer NF™),血小板和纤维蛋白黏附性低,具有更好的抗凝效果。以三醋酸纤维素为基础的 ATA™ 也得以发展,其蛋白黏附性低,蛋白垢形成减少,治疗过程中跨膜压稳定。AN69-ST 膜与带正电荷的聚乙酰亚胺结合,中和 AN69 膜负电荷,抑制补体激活和缓激肽产生,改善生物相容性。

三、穿戴式人工肾和植入式人工肾

穿戴式人工肾(wearable artificial kidney,WAK)是一种便携式微型透析装置,血流量仅需 100ml/min,因此对血管通路要求不高。WAK 能实现每日透析,而且由于其体积小而轻便,重量<5kg,患者可自由移动,能更大程度回归社会和家庭。联合使用抗凝血透析膜,感染风险和凝血风险低。治疗中透析液量小,且能再生利用,故减少医疗废水产生。溶质清除率能达到 20ml/min,超滤速度低于 5ml/min;联合空气、漏血或其他安全问题报警,紧急状态下

报警中断治疗。临床研究发现 WAK 有助于改善患者生活质量,改善液体平衡,血压控制良好,不需要明显饮食限制,维生素 D、磷结合剂需要量大大减少,与中心透析相比,患者生活质量明显改善。WAK 仍存在一些技术上的不足,如过量的二氧化碳气泡生成,透析液和血流速度不稳定等。且实际运用过程中血管通路仍是 WAK 最主要的问题,包括出血、空气栓塞、感染、堵塞、脱落、打折等。另外 WAK 需要远程监测装置和患者相关生理和病理数据,以保证患者安全和允许调整透析参数。

植入式人工肾(implantable artificial kidney,IAK)融入了纳米技术和组织工程,通过外科手术植入微型人工肾,重量<500g。人工肾联合高效滤器和肾小管上皮细胞生物反应器模拟肾单位生理功能,实现滤过和重吸收,不需要补充透析液和置换液,口服补液保持容量和电解质平衡,产生的代谢废物和净超滤直接从膀胱排除。该装置直接连接到动脉血管,依赖动脉血压实现动力和净超滤。从患者社会家庭回归率、患者生活质量、医疗资源需求和医疗废物产生方面都明显优于目前所用血液透析和穿戴式人工肾等,但该研究尚处于动物实验阶段。

四、个性化透析液

一般透析中心采用中心供透析液、标准处方方式,一定程度上可以在透析机上调整钠和碳酸氢根浓度。但是更多老年患者和长龄透析患者,需要预防透析间期和透析期并发症,因此个性化的透析方案有助于改善长期预后。

1. **钠** 钠调控体重、细胞外液、血压、渴感等。低钠透析导致血浆渗透压快速下降,血管内容量快速下降,易诱发失衡和低血压的发生。但是如果与血钠浓度梯度小,净钠量不会进入患者体内,透析后患者渴感不明显,也有助于减少透析期间血液动力学不良事件发生。高钠透析有助于维持血压,促进血管外液回到血管内,但是导致透析后渴感、水摄入过多、高血压等。等钠透析有助于维持血压和透析耐受。利用低钠、高钠、等钠特点产生的生物反馈系统(biofeedback),自动调节透析液钠浓度以适应血钠和血容量变化,可维持血浆钠平衡和患者血液动力学稳定,降低透析期间和透析间期不良事件发生,改善患者生存率。

2. **钾** 低钾血症和高钾血症均可能导致危及生命的心律失常。通常中心供液采用 2mmol/L 的钾,但是临床研究发现采用 3mmol/L 钾死亡率最低。透析初期血钾浓度的快速下降,常伴随收缩压、平均动脉压和外周血管阻力下降,因此透析液钾浓度与透析期间低血压发生负相关。

3. **钙** 低钙透析液 1.25~1.5mmol/L 有助于避免高钙血症,降低高血压、异位钙化风险,但是易导致负钙平衡,PTH 增加或透析期低血压。而高钙透析液 1.5~1.75mmol/L 有助于透析期间血液动力学稳定,但是增加高钙血症和血管钙化风险。

4. **糖** 透析液糖促进血管外液体进入血管内,减少透析中低血压风险,避免能量丢失。但是高糖易诱发代谢综合征,加重尿毒症患者微炎症状态,而无糖透析液增加糖尿病患者低血糖风险、透析过程中能量丢失,治疗结束后患者乏力,降低透析依从性,易于发生营养不良等。

5. **缓冲液** 碳酸盐缓冲液 33~38mmol/L;醋酸浓度 4~8mmol/L,常用 5~6mmol/L。最终要避免透析前酸中毒和透析后碱中毒。碱中毒导致脑血量减少、抽搐、乏力等;酸中毒导致分解代谢、胰岛素抵抗、骨质丢失。近年无醋酸的枸橼酸透析液在临床中应用日益广泛,有助于改善顽固性代谢性酸中毒、EPO 抵抗、营养不良,有研究提示 1mmol/L 枸橼酸的常规透析液静脉壶血栓形成明显减少。

采用人工智能技术,在透析中实时分析设备报警、透析相关参数、患者参数等,并实时反馈、实现个性化血液透析治疗,有助于预防透析患者治疗间期和治疗期间并发症,提高患者生存质量,改善患者长期预后。

参考文献

[1] ZHANG L,WANG F,WANG L,et al. Prevalence of chronic kidney disease in China:a cross-sectional survey. Lancet,2012,379(9818):815-822.

[2] FARSIJANI N M,LIU Q,KOBAYASHI H,et al. Renal epithelium regulates erythropoiesis via HIF-dependent suppression of erythropoietin. J Clin Invest,2016,126(4):1425-1437.

[3] 卡罗博卡德,大卫埃文斯,鲁伊卢塞纳,等. 水和透析液质量管理指南. 左力,译. 北京:北京大学医学出版社,2017:101-111.

[4] ASHISH,UPADHYAY,BERTRAND L,et al. We use impure water to make dialysate for hemodialysis. Semin Dial,2016,29(4):297-299.

[5] MACEDO E,MEHTA R L. Continuous dialysis therapies:core curriculum. Am J Kidney Dis,2016,68(4):645-657.

[6] HTAY H,JOHNSON D W,WIGGINS K J,et al. Biocompatible dialysis fluids for peritoneal dialysis. Cochrane Database Syst Rev,2018,10(26):1-158.

[7] CHO Y,JOHNSON D W. PD solutions and peritoneal health. Clin J Am Soc Nephrol,2018,13(10):1455-1457.

[8] BESARAB A,CHERNYAVSKAYA E,MOTYLEV I,et al. Roxadustat(FG-4592):correction of anemia in incident dialysis patients. J Am Soc Nephrol,2016,27(4):1225-1233.

[9] CHEN N,HAO C,PENG X,et al. Roxadustat for Anemia in Patients with Kidney Disease Not Receiving Dialysis. N Engl J Med,2019. doi:10. 1056/NEJMoa1813599.

[10] CHEN N,HAO C,LIU B C,et al. Roxadustat treatment for anemia in patients undergoing long-term dialysis. N Engl J Med. 2019. doi:10. 1056/NEJMoa1901713.

[11] 国家肾脏疾病临床医学研究中心. 中国慢性肾脏病矿物质和骨异常诊治指南. 北京:人民卫生出版社,2019.

[12] ZICKLER D,WILLY K,GIRNDT M,et al. High cut-off dialysis in chronic haemodialysis patients reduces serum procalcific activity. Nephrol Dial Transplant,2016,31(10):1706-1712.

[13] KIRSCH A H,LYKO R,NILSSON L G,et al. Performance of hemodialysis with novel medium cut-off dialyzers. Nephrol Dial Transplant,2017,32(1):165-172.

[14] SALANI M,ROY S,FISSELL W H. Innovations in wearable and implantable artificial kidneys. Am J Kidney Dis,2018,72(5):745-751.

[15] LA MANNA G,RONCO C. Current perspectives in kidney diseases. Contrib Nephrol,2017,190:124-133.

（赵景宏）

第二十章　对肾脏有损伤作用的药物

【摘要】

肾脏是药物毒副作用的重要靶器官,这与其血流丰富、逆流倍增等生理特点密切相关。引起肾损伤的药物在临床上很常见,包括天然产物来源的药物。药物所致肾损伤的表现形式多种多样,深入研究其发生机制并采取有效预防措施对改善药物所致肾毒性具有积极意义。本章阐述了常见的损伤肾脏的药物及其损伤机制和预防措施,并对研究方法做了简要介绍。

第一节　药物对肾脏的损伤作用

药物所致肾损伤是指暴露于具有毒性或潜在毒性的药物以后,导致单肾或双肾损害,出现尿检异常(表现为血尿、蛋白尿或管型尿等)、肾脏病理结构异常(肾小球病变,肾小管上皮细胞变性、水肿、坏死等)和肾功能异常(血肌酐升高或肾小球滤过率降低等)的疾病。

药物诱导肾损伤的临床表现一般为酸碱异常、电解质紊乱、尿液沉积物异常、蛋白尿、脓尿、血尿、少尿等,这些症状通常还伴有肾小球滤过率(GFR)下降。

目前研究大多依据血肌酐升高的倍数,将药物所致肾毒性分为 3 个级别和 2 种结果:3 个级别即肾损伤高危(risk,R)、肾损伤(injury,I)和肾衰竭(failure,F);2 种结果即肾功能丧失(loss,L)和终末期肾脏病(end stage renal disease,ESRD,E)。取前述 5 个英文首字母即为 RIFLE 分类系统,是目前评估药物所致肾损伤最常使用的指标。本节将介绍肾脏易发生药源性损伤的原因、常见损伤机制和生物标志物监测。

一、肾脏易发生药源性损伤的原因

肾脏的血流十分丰富,虽然重量仅约占体重的 0.5%,但是肾脏的血流量约占心输出量的 1/4,并且流经肾小球的血浆约有 1/3 被滤过形成原尿。因此,大量的药物可以通过血液循环到达肾脏引起毒副作用。

肾脏的逆流倍增机制使许多药物在肾小管管腔内被浓缩,到达肾髓质乳头区的浓度较高,这就意味着即使一些药物在血浆中的浓度是无毒的,但是随着尿浓缩可能达到有害浓度,从而产生毒性,引起肾脏的损害。当某种肾脏毒物是由肾小管主动分泌排出时,它首先以高于血浆的浓度被蓄积在近端小管细胞内;当某种肾脏毒物是从原尿中被重吸收回到血浆,即使是以被动转运方式进行,也会以较高浓度通过肾单位的细胞。上述两种情况均会使肾小管经常处于较高浓度的毒物作用中。据统计显示,在药物性急性肾衰竭中急性肾小管坏死发生率最高,几乎占一半以上。

肾脏具有酸化尿液的功能,肾脏通过近端和远端小管分泌氢离子维持正常酸碱平衡和纠正代谢性酸中毒,从而改变肾单位中尿液 pH。其 pH 的改变有可能影响药物的溶解性,当某些原本是可溶性的药物或毒物,随着 pH 的改变,有可能在变酸的小管液中析出沉淀,损害肾脏。如磺胺类药物在肾小管内形成结晶,造成肾脏毒性。

肾脏对某些药物也具有一定的生物转化能力。肝脏中的一些代谢酶在肾脏中也存在,虽然含量相对较低,但药物的代谢依然存在。多数化合物经过肾脏代谢后毒性下降,也有一些化合物在肾脏进行代谢转化过程中可形成对肾脏具有损害作用的代谢产物。如对乙酰氨基酚(acetaminophen),在肾脏中经脱乙酰反应形成对氨基酚,大量对氨基酚堆积可引起肾损伤。

肾脏耗氧量大,肾组织代谢率高,多种酶作用活跃,故易受损伤。当缺血缺氧时,肾脏的负担将加重,更易造成损伤。此外,当肾脏存在基础病变时,药物性肾损伤更容易发生。如肾功能不全患者抗菌药物不能正常排出,致使药物半衰期延长引起蓄积,导致肾损害;肾病综合征患者低白蛋白血症,使循环中游离型药物浓度升高,增加了肾损伤机会。

二、药物性肾损伤的发生机制

能够引起肾损伤的药物很多,除了药物本身特性之外,患者的健康状况、年龄、性别及药物使用的规范程度都会影响药物的肾毒性。在此,我们主要讨论药物本身对肾脏的作用,归纳总结出以下 5 大类常见机制,并且依据不同的机制列举了一些具体药物。

(一) 直接肾毒性

药物本身或其代谢产物经肾排出时可直接产生毒性作用。通过损伤细胞膜;改变膜的通透性和离子转运功能;或破坏胞质线粒体、抑制酶活性和蛋白合成,从而导致肾小管上皮细胞坏死等。

氧化应激是细胞损伤的重要机制之一,许多药物可以引起肾细胞内氧化应激(oxidative stress)反应,产生大量的活性氧(reactive oxygen species,ROS)或者引起还原型谷胱甘肽的耗竭,引起细胞膜脂质过氧化反应和细胞结构的改变导致细胞损伤。

还有一些药物可以直接损伤肾脏细胞的各种细胞器导致细胞坏死或凋亡。内质网的功能是加工处理绝大部分的可溶性蛋白和膜蛋白,促进细胞的正常代谢。当内质网受损之后,导致内质网应激反应(endoplasmic reticulum stress),细胞内的许多代谢过程都会受到影响。线粒体是控制细胞生命的关键因素,也是细胞凋亡的重要调节者,线粒体结构和功能的改变都有可能导致细胞凋亡或坏死。此外,内质网和线粒体等细胞器有细胞内"钙库"之称,是细胞中钙离子稳态的重要调节场所。细胞内钙稳态的改变是造成细胞结构和功能损伤的重要因素之一,细胞在受到毒素或者出血性损伤之后容易导致细胞内钙的积累,最终引起细胞死亡。在细胞器水平深入研究药物对肾脏各种固有细胞的损伤作用是目前研究的热点之一。

由于肾小管特殊的生理功能,大量的外源性和内源性物质都要经过肾小管细胞膜的跨膜转运,并且各类物质可以在肾小管内外聚集,因此肾小管细胞膜可能遭受各种物质的直接攻击而受到损伤。

多种药物直接引起肾损伤的作用可能是以上几种机制的协同作用。阿德福韦酯(adefovir

dipivoxil)通过抑制线粒体 DNA 聚合酶 γ 的活性影响线粒体复制,进而触发氧化应激反应,造成肾小管上皮细胞凋亡。替诺福韦(tenofovir)作为一种核苷类逆转录酶抑制药,可以直接诱导线粒体的损伤导致肾小管的直接毒性,引起肾损伤。庆大霉素(gentamicin)在肾小管上皮细胞内蓄积,并且沉积到溶酶体上,形成不稳定的溶酶体髓样体和次级溶酶体,同时引起线粒体膜电位的改变,并扰乱细胞内磷脂酰肌醇途径的正常传导,诱发细胞凋亡。马兜铃酸(aristolochic acid)可以产生大量 ROS,引起肾小管上皮细胞的 DNA 损伤,造成细胞凋亡。环孢素(cyclosporine)作为免疫抑制药广泛用于器官移植和自身免疫性疾病的治疗,它可以引起肾小管上皮细胞和间质细胞内产生大量 ROS,导致 Bcl-2 表达下降,Bax 表达增加,诱发细胞凋亡。对乙酰氨基酚(acetaminophen)可以经过肾脏 CYP450 酶的代谢后产生 N-乙酰-p-苯醌亚胺(N-acetyl-p-benzoquinone imine,NAPQI),此产物可以快速与还原型谷胱甘肽反应,造成细胞内谷胱甘肽的耗竭;还有研究表明,对乙酰氨基酚可以引起内质网应激反应,导致肾小管上皮细胞凋亡。造影剂引起肾病的一个主要原因是造影剂具有直接的肾小管毒性,可以导致近曲小管细胞坏死,引起肾损伤。顺铂(cis-platinum)可以直接引起细胞坏死,在肾脏中主要表现为近曲小管的损伤,这种选择性毒性主要是因为顺铂可由近曲小管细胞上的铜离子转运体 1(copper transporter 1)和阳离子转运体 2(cation transporter 2)主动摄取后在细胞内聚集,进而引起细胞损伤。异环磷酰胺(ifosfamide)同样也由阳离子转运体 2 主动摄取进入近曲小管细胞,其代谢产物氯乙醛(chloroacetaldehyde)具有很强的细胞毒性,从而引起细胞损伤。

(二)　免疫炎症反应

许多药物本身或其代谢产物可作为抗原或半抗原,在进入机体后引发超敏反应;也可以形成抗原-抗体复合物,沉积在肾小球和肾小管基膜,从而激活补体引起损伤,受损的肾固有细胞又产生新抗原。此外,坏死的肾小管上皮亦可成为抗原,致使自身抗体形成,也可以通过抗原-抗体复合物机制导致肾小球、肾小管和肾间质的病变。

膦甲酸(foscarnet)是一种焦磷酸盐类似物,可以引起肾小管性尿崩症、肾小球新月体形成、肾小管性酸中毒和急性小管间质性肾炎等。膦甲酸造成肾损伤的原因主要是其结晶在肾小球毛细血管内皮细胞和肾小管上皮细胞沉积,引起自身持续性炎症反应,最终造成肾小球纤维化和肾小管坏死。

非甾体抗炎药(NSAID)可以引起近曲小管上皮细胞的损伤并伴随着抗原物质的释放,导致抗体产生,造成肾小球中免疫复合物形成,造成肾损伤。

β-内酰胺类抗菌药物可引起脓尿、血尿、轻微蛋白尿和少尿等症状,并可引起全身的超敏反应导致肾小管间质大量炎症细胞浸润导致肾间质损伤。

(三)　梗阻性病变

药物本身或其代谢产物可引起机体代谢改变,于肾内形成结晶,堵塞肾小管;另外一些病理作用产物,如坏死的肾小管细胞或者碎片也可以堵塞肾小管,造成梗阻性肾病变。肾小管管内压升高会导致肾小球滤过率下降,最终引起肾损伤。因尿路梗阻而引起的急性梗阻性肾损伤,可进一步造成肾小管上皮细胞退变、坏死并伴有肾间质的细胞浸润。

尿液的 pH 以及有效循环容量是肾内结晶形成的主要影响因素。尿液的 pH 会影响药物的溶解度,当药物在尿液中的溶解度较低时容易析出结晶。当有效循环容量不足时,尿液流速减慢,药物在肾小管中留存时间增加,相应的药物结晶的风险也会增加。

当尿液 pH 为 5.5~7.0 时,茚地那韦(indinavir)溶解性降低,可以在肾小管中形成结晶析出,诱导产生肾损伤和肾结石。环丙沙星(ciprofloxacin,CPFX)在碱性尿中可以产生结晶引起梗阻。而在酸性条件下,磺胺类药物会在肾小管内结晶析出,引起血尿和梗阻性肾病。胃肠道外给予大剂量的阿昔洛韦(acyclovir,ACV)可导致 10%~48% 患者出现急性肾衰竭(acute renal failure,ARF),造成此现象的原因主要是由于阿昔洛韦在尿中溶解度相对较低,在肾小管尤其是远曲小管中尿液流速减慢,更容易产生结晶沉淀,沉积在肾小管内导致肾内梗阻。并且此类结晶多为针尖状,容易被巨噬细胞吞噬,导致肾单位阻塞,引起间质充血和出血,导致肾脏血流降低,肾小球滤过率下降,严重的可以诱发急性肾衰竭。

其他易引起肾脏梗阻的药物还有甲氨蝶呤(methotrexate,MTX)及其代谢产物 7-氢甲氨蝶呤,会在肾小管中析出结晶引起肾小管阻塞,并且甲氨蝶呤也可以直接引起肾小球和肾小管细胞毒性,造成肾损伤;血浆代用品(右旋糖苷、羟乙基淀粉等)以原型从肾脏排泄,在少尿情况下可能淤积并阻塞肾小管;二甲麦角新碱(ergometrine)可能引起腹膜后纤维化,导致输尿管阻塞,造成肾外梗阻。

(四) 缺血性损伤

药物可通过影响肾血管或全身血管、血流动力学改变造成肾前性缺血,引起肾血流量减少,导致缺血性损伤。

前列腺素(prostaglandin,PG)对于维持正常的肾生理具有重要意义,它可以调节肾脏血管舒张,维持肾脏适当的血流量。NSAID 可以通过抑制前列腺素的生成而抑制肾血管的舒张,降低肾脏血流量。对具有血容量减少或使用 ACEI 的患者,这一损伤更为明显。

两性霉素 B(amphotericin B,AmB)是一种同时含有亲水性和亲脂性基团的化合物,可直接作用上皮细胞膜表面的麦角固醇嵌入细胞膜中,损伤细胞膜的完整性,使细胞膜的通透性增加。并且两性霉素 B 引起入球小动脉(afferent arterioles)和出球小动脉(efferent arterioles)血管收缩,改变肾小球血流动力学,引起肾小球滤过率下降。若血压维持不变,两性霉素 B 所致的肾血管张力的增加可致肾血流量和肾小球滤过率下降约 35%~40%。

环孢素(cyclosporine)可引起体循环系统的血管收缩,并引发肾血管内皮细胞损伤,导致肾移植患者肾脏缺血,诱发肾损伤。丙硫氧嘧啶(propylthiouracil)、甲巯咪唑(methimazole)通过抗中性粒细胞胞质抗体损伤肾血管内皮细胞;青霉素(penicillin)、利尿药等可引起过敏性休克、脱水或弥散性血管内凝血等;ACEI、ARB 阻断血管紧张素效应,导致出球小动脉扩张和肾小球滤过率下降。

除直接肾毒性外,造影剂肾病的另一主要原因是由于静脉注射造影剂之后会引起全身性低血压,并导致肾动脉强烈收缩,从而使进入肾脏血量急剧减少,引起肾脏缺血,尤其是肾髓质的严重缺氧,最终引起急性肾损伤。

(五) 代谢紊乱

抗肿瘤药物可引起肿瘤细胞溶解综合征,表现为尿酸增加、高血钙等;糖皮质激素引起糖、蛋白质代谢紊乱;利尿药引起水电解质紊乱,导致肾损伤。

渗透性利尿药甘露醇(mannitol)致渗透性肾病的报道较多见,占利尿药所致肾损害的40% 左右。甘露醇由于可自由通过肾小球滤过膜,能被近端肾小管重吸收,但不能被分解,从而不断堆积,形成渗透梯度,引起细胞内水分积聚,导致肾小管上皮细胞肿胀。当存在肾脏基础病变、血容量减少时,更容易导致肾小管损害。

三、药物性肾损伤的生物标志物

为了有效预防并治疗药物性肾损伤,我们面临的最大挑战是如何尽早地发现肾损伤。目前诊断肾损伤的方法主要是检测血肌酐(serum creatinine,Scr)和血尿素氮(blood urea nitrogen,BUN)的水平,但这两大参数均不是敏感有效的指标。首先,当 Scr 和 BUN 显著升高时,肾脏已经出现了较为严重的损伤,并且它们并不能反映出肾损伤的病因,反而会干扰诊断,错过最佳治疗时机;其次,这两个指标并不能特异性指示具体肾脏受到损伤的部位。所以,仅仅凭借 Scr 和 BUN 的变化并不能准确、及时地判断肾损伤,它们存在着较大的局限性。

生物标志物对于精确诊断、评估风险和采取准确的治疗手段具有重要意义。随着近些年研究的深入,通过基因组学和蛋白组学的方法,找到了一些更加敏感的生物标志物,希望能为今后肾损伤的诊治带来有效的帮助。不过这些生物标志物的缺点是多不具备特异性,对药物损害部位的诊断并不能起到决定性作用,仅供参考(表 20-1)

表 20-1　肾毒性的生物标志物

肾单元	药物	生物标志物
肾小球	丝裂霉素 C	白蛋白、IgG
	抗血小板药物、环孢素	β2-微球蛋白、α1-微球蛋白、胱抑素
近曲小管	氨基糖苷类药物	具有酶活性的尿蛋白,如 α-谷胱甘肽-S-转移酶、N-乙酰基-D-氨基葡萄糖苷酶
	两性霉素 B、阿德福韦	蛋白尿
	顺铂、膦甲酸、可卡因、海洛因	白蛋白、转铁蛋白、IgG
	美沙酮	β2-微球蛋白、α1-微球蛋白、胱抑素
	甲基苯丙胺	视黄醇结合蛋白 C、细胞因子、干扰素、白介素、TNF、聚集素、骨调素等
远曲小管	两性霉素 B、锂、阿昔洛韦、磺胺类药物	中性粒细胞明胶酶相关脂质运载蛋白(NGAL)、聚集素、骨调素

第二节　常见损伤肾脏的药物

大部分药物及其代谢产物经肾脏排出体外,因此许多药物常常会引起肾损害(图 20-1)。研究表明药物导致急性肾小管坏死(acute tubular necrosis,ATN)或急性间质性肾炎(acute interstitial nephritis,AIN)的发生率高达 18.3%。其中抗生素肾损害的发生率达 36%。不同药物损伤机制不同,损伤肾脏的部位不同,导致肾损伤的表现也不相同。本节讨论常见药物引起的肾损伤及其病理机制。

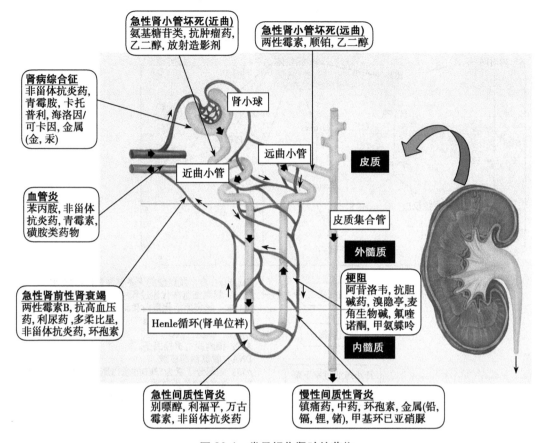

图 20-1　常见损伤肾脏的药物

一、抗肿瘤药物

1. 铂类配合物　铂类配合物是较强的近端小管毒素,其直接与肾小管细胞的 DNA 形成共价加合物,导致 DNA 缺损,破坏蛋白的复制,致使细胞周期停止和细胞凋亡,导致肾毒性(图 20-2)。顺铂对肾损伤作用表现为近端、远端小管及集合管细胞受损,出现刷状缘消失、胞质出现空泡及线粒体球形化,导致低血镁、低血钾、低血钙和酸中毒。

2. 抗代谢药物　甲氨蝶呤是以原型和代谢产物 7-羟基甲氨蝶呤从肾小球滤过并由肾小管排泄。可出现结晶、沉积,从而引起肾小管闭塞和损伤。大剂量应用甲氨蝶呤时,应碱化尿液,注意水化治疗,可使肾毒性明显下降。

3. 烷化剂　环磷酰胺在体内经肝代谢后发挥烷化作用,经肾脏排泄。其代谢产物丙烯醛及氯乙酸可引起膀胱炎,表现为膀胱急性出血和慢性纤维化,发生率可高达 40%,大量补充液体和使用乙磺酸钠可使发生率降低,症状减轻。

近年来,随着抗肿瘤研究的深入,分子靶向药物治疗取得了较大进展。抗血管内皮生长因子(vascular endothelial growth factor,VEGF)单克隆抗体和 VEGF 受体抑制药能够干扰肿瘤血管形成而发挥疗效,然而该类药物亦干扰正常细胞 VEGF 信号通路,由于 VEGF 在足细胞维持肾小球滤过屏障中发挥重要作用,当其信号通路被破坏后常导致高血压、蛋白尿,甚至血栓性微血管病的发生。

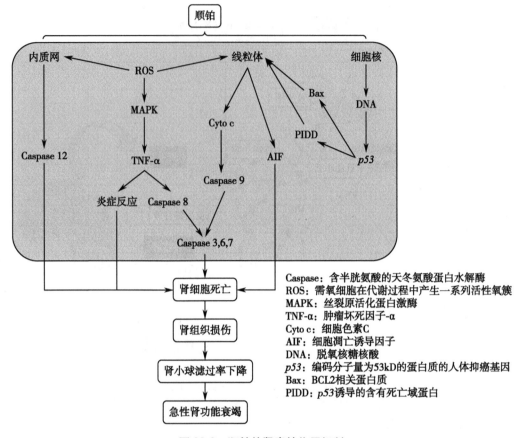

图 20-2　顺铂的肾毒性作用机制

传统化疗药物、新型靶向药物和不断发展的免疫治疗正在延长恶性肿瘤患者的生命。不幸的是,急性肾损伤仍是癌症患者治疗过程中一个重要且不断增加的并发症。与急性肾损伤有关的常见的抗肿瘤药物见表 20-2。

表 20-2　与急性肾损伤有关的常见抗肿瘤药物一览表

药物类型	作用机制	肾脏组织病理学特点	临床表现
顺铂	交联和干扰 DNA 复制	急性肾小管损伤,急性肾小管坏死	AKI,近端肾小管损伤,Fanconi 综合征,NDI,钠、镁耗竭
异环磷酰胺	通过 DNA 断链效应抑制 DNA 合成	急性肾小管损伤,急性肾小管坏死	AKI,近端肾小管损伤,Fanconi 综合征,NDI
培美曲塞	抑制二氢叶酸还原酶、胸苷酸合成酶和甘氨酰胺核苷酸甲酰转移酶	急性肾小管损伤,急性肾小管坏死	AKI,近端肾小管损伤,Fanconi 综合征,NDI
甲氨蝶呤	抑制二氢叶酸还原酶	结晶性肾病,急性肾小管损伤	AKI
帕米膦酸二钠	中等抑制 FPPS	局灶节段性肾小球硬化,急性肾小管损伤	肾病综合征,AKI
唑来膦酸	强效抑制 FPPS	急性肾小管损伤,急性肾小管坏死	AKI

注:FPPS,farnesyl pyrophosphate synthase,法尼基焦磷酸合成酶;NDI,nephrogenic diabetes insipidus,肾原性尿崩症。

二、抗菌药物

1. 氨基糖苷类药物　氨基糖苷类药物容易引起急性肾小管坏死,发病呈剂量依赖性,该类药物在体内绝大部分(约90%)以原型从肾脏排出,其经肾小球过滤后,积聚在溶酶体内,与带负电荷的磷脂和核酸结合,抑制磷脂酶和蛋白激酶C,阻碍磷脂酰肌醇降解,导致溶酶体内磷脂增多,形成髓样小体,溶酶体肿胀破裂,近曲小管上皮细胞死亡。药物导致肾小管内电解质钙和镁转运下降、葡萄糖重吸收和肾小管蛋白异常,引起肾小管细胞结构和功能的改变,最后导致急性肾小管坏死。氨基糖苷类药物中以新霉素造成肾损害最严重,庆大霉素的损害也较明显。

2. β-内酰胺类药物　青霉素类和头孢菌素类药物可以引起急性肾损伤,其中头孢菌素类中的头孢噻啶在肾皮质内有高浓度蓄积,表现出最强的肾毒性。

3. 糖肽类药物　糖肽类药物通过增加膜表面负电荷的结合位点数目而促进其与肾小管上皮细胞刷状缘的结合,引起其肾毒性。同时还会引起肾脏细胞的氧化应激反应和线粒体损伤。万古霉素有明显的肾毒性。

4. 两性霉素B　两性霉素B引起的肾损伤可能是由于它与细胞膜胆固醇相互作用形成孔通道,增加对小分子溶质的通透性、减少细胞电阻,同时两性霉素B可刺激巨噬细胞产生TNF、IL-1,从而引起肾毒性。两性霉素B肾损伤的主要特征是肾小球血流量的改变,导致远端小管管腔低pH,对肾上皮细胞损伤更加明显。

5. 喹诺酮类药物　部分患者在服用该类药物时可出现轻度的肾毒性反应。患者血肌酐轻度升高,可出现蛋白尿。病理变化主要表现为AIN和ATN。

6. 磺胺类药物　磺胺类药物易出现结晶,可刺激尿路黏膜,产生血尿、肾绞痛,引起梗阻性肾病,甚至急性肾衰竭。表现为发热、皮疹、血尿、蛋白尿或肾病综合征,血中嗜酸性粒细胞升高。磺胺类药物还可使遗传性葡萄糖6-磷酸脱氢酶缺乏的患者发生血管内溶血,出现血红蛋白尿而引起急性肾衰竭。

三、非甾体抗炎药

NSAID不仅作为一般解热镇痛用药,在与人口老龄化相关的骨关节炎等疾病的治疗中应用也较多。NSAID肾损害仅次于抗生素肾损害,发生率较高。NSAID引起肾前列腺素生成减少,诱导入球小动脉血管收缩、干扰钠利尿肽作用等,可导致肾前性肾衰竭,以及与肾髓质血流量降低有关的肾乳头坏死、水钠潴留和高钾血症。此外,通过过敏机制引起间质性肾炎的同时,还可直接作用于肾小管细胞,引起急性肾小管坏死。NSAID激活T淋巴细胞,从而使肾小球血管通透性增强。由过敏机制介导的急性间质性肾炎发病时,在发热、皮疹、关节痛等症状基础上,还可见嗜酸性粒细胞增多。

四、免疫抑制药

免疫抑制药不仅用于器官移植,也常用于治疗肾病综合征与自身免疫性疾病等。其中钙调神经磷酸酶抑制药(calcineurin inhibitor,CNI)的共同副作用为肾损害,特别是长期应用所导致的慢性肾毒性已成为严重问题。CNI中以环孢素较为常见。报道证明,氧化应激损伤是其肾毒性的主要机制,通过增加肾组织中活性氧、氧化应激反应和脂质过氧化物的最终产物丙二醛的含量,引起肾毒性。他克莫司能导致远端肾小管酸中毒,与它可能降低集合管泌氢功能有关,破坏机体的酸碱平衡,使肾脏排镁增加而产生典型的低镁血症,降低肾脏尿液浓缩功能,促使肾小球滤过液中结合毒物的分解与释放。

五、利尿药

利尿药是通过抑制肾小管对水、电解质的重吸收使尿量增多的药物。按作用部位分为近曲小管利尿药、远曲小管与集合管利尿药。不同类型的利尿药对肾脏的损害不尽相同。

六、灌肠药物和泻药

1. 灌肠药物引起的肾损害　灌肠时由于肠道溃疡引起药物入血,会引起严重的溶血和肾衰竭。关于溶血引起肾损害的机制,与游离血红蛋白的血红素毒性损伤肾小管有关。另外进入血液中的高浓度灌肠药本身有可能会直接损伤肾小管和肾小球内皮细胞。

2. 泻药引起的肾损害　泻药不宜长期使用,随意使用泻药会引起阴离子间隙正常的代谢性酸中毒和低钾血症、高镁血症等。

七、肾素-血管紧张素系统抑制药

肾血管紧张素主要作用于小动脉的血管收缩,改善肾前衰竭中的低血压、水盐耗竭,以及双肾动脉狭窄引起的肾小球压力和肾小球滤过率降低。此外,肾素-血管紧张素系统(renin-angiotensin system,RAS)对胎儿肾脏的发育至关重要。RAS 的阻滞对胎儿发育影响包括乳头状萎缩、肺发育不良和肾衰竭。当阻滞发生在妊娠中期和晚期,这些不良影响将会更严重。考虑其潜在的对初生儿肾发育的不良影响,应避免其在小于 32 周的年龄内使用 RAS 抑制药。RAS 抑制药引起的肾毒性是可逆的,停止使用后,肾功能可以恢复正常。

八、抗骨质疏松药

临床上已经报道含氮的双膦酸盐可明显增加尿蛋白和血清尿素水平,升高谷胱甘肽-S-转移酶(GST)3 和乳酸脱氢酶(LDH),引起肾损伤。双膦酸盐的肾损伤机制是其在肾组织中蓄积,打破细胞内环境的稳定平衡,导致肾细胞结构和功能发生改变、肾小管上皮细胞坏死。临床用大剂量双膦酸盐静脉给药时要稀释和缓慢注射以避免肾损伤的发生。

九、抗病毒药物

阿昔洛韦等抗病毒药物在肾小管沉积,药物结晶阻塞肾小管或集合管,其降解产物与肾小管和肾间质蛋白相互作用,诱发抗体产生,形成抗原-抗体复合物,引发毒性免疫性反应或超敏反应等引起肾内梗阻,导致急性肾衰竭。

十、放射性造影剂

高渗透碘化造影剂主要成分是有机碘,具有一定的肾毒性。注射后血浆渗透压升高引起血管扩张,激活 RAS 系统使血管收缩、肾血流和 GFR 降低,引起全身性缺氧和增加肾小管氧气消耗,而低氧会启动白细胞聚集,导致进一步组织损伤,造成肾髓袢升枝粗段坏死。另外造影剂的高渗性还可使红细胞变形聚集并增加微循环血液黏度,也加重肾缺血。临床实践证明造影剂可诱导已有肾病、糖尿病、心力衰竭或低血压疾病患者的肾毒性。

十一、质子泵抑制药

质子泵抑制药(proton pump inhibitor,PPI)又称 H^+-K^+-ATP 酶抑制药,在临床上主要用于治疗胃酸相关的疾病,也可与抗生素合用治疗幽门螺杆菌感染。随着临床的广泛应用,PPI 对肾脏的不良反应不断被发现并报道,PPI 造成肾脏损害主要包括急性间质性肾炎(AIN)、慢性肾脏病(CKD)等。PPI 已成为药源性 AIN 中比较常见的一类,且其临床症状无特异性,主要通过肾活检及相关实验室辅助检查诊断,停药及辅之以激素治疗是目前比较公认的治疗方法。另外 PPI 致 AIN 经治疗后,部分患者仍患有不同程度的 CKD 也引起了人们的重视。至于 PPI 致 AIN 或 CKD 的机制目前尚不清楚,需要进一步探讨,以期更好地预防 PPI 所致的 AIN 或 CKD,确保其安全有效的应用于临床。

十二、干扰素

外源性干扰素(interferon,IFN)在临床上可以治疗多种疾病,如 IFN-α 用于治疗乙型肝炎、丙型肝炎和各种恶性肿瘤,IFN-β 广泛用于治疗多发性硬化症,IFN-γ 用于慢性肉芽肿病和恶性骨质疏松症的治疗等。然而大量临床报道证明 IFN-α、IFN-β 及 IFN-γ 均与塌陷型局灶节段性肾小球硬化(collapse focal segmental glomerulosclerosis,C-FSGS)、局灶节段性肾小球硬化非特殊型(focal segmental glomerulosclerosis-not otherwise specified,FSGS-NOS)及微小病变肾病(minimal change disease,MCD)的发生相关,以 C-FSGS 最常见。此外停止使用干扰素治疗,几乎所有的 FSGS-NOS 或 C-FSGS 的患者病情均得到好转,甚至部分患者会表现为部分或完全缓解。

十三、锂

临床上已经报道锂引起的肾毒副作用主要包括多尿、肾源性糖尿病、蛋白尿、远端肾小管酸中毒、肾小球滤过率降低。此外,锂亦可导致弥漫性肾小球肾炎并伴有小囊肿和局灶节段性肾小球硬化。

十四、中药

中药(单味或复方/中成药)致急性肾损伤(AKI)自 20 世纪起就引起了人们的广泛关注,报道最多的为含马兜铃酸的中药,如关木通、马兜铃、青木香、寻骨风、广防己、朱砂莲、天仙藤等,短期大剂量服用可引起急性马兜铃酸肾病,长期使用亦可出现慢性肾损害。另外近年来,尚有关于穿心莲制剂、白蔹以及中药汤药导致 AKI 的报道。对有文献记载的肾毒性中药品种归纳总结,共涉及植物、动物、矿物中药 148 种,其中《中国药典》(2020 年版)收载的有 78 种。中药(单味或复方/中成药)引起的 AKI 通常在病理上表现为急性肾小管坏死,有学者统计约 30% 的中药肾损害表现为急性肾衰竭。更有调查显示 2007—2014 年间我国药源性 AKI 中中药致病者占 12.59%,比例如此之高不仅与药物本身的肾毒性有关,亦与目前中成药的用量、疗程、煎煮、管理不当等问题有关。本章仅概述对肾脏有损伤作用的中药,具体请参考第二十一章"中药肾脏药理学"。

总而言之,许多药物是通过多种途径和机制引发肾损伤。大量研究表明,许多药物进入体内后,对肾脏产生直接或间接毒性,从而引起肾功能下降。据统计,临床 19% ~33% 的急性肾损伤是由药物引起的。随着药物上市后监测的规范,一些常用药物可能少见的肾损伤的发生率也会逐渐升高。加强有关药物毒性作用的认识,有利于避免和减少药物剂量过大或联合用药时加剧对肾损伤,确保患者药物治疗合理、安全和有效。

第三节　药物损伤肾脏的预防策略

由于药物性肾损伤发生率呈现出逐年上升的趋势,因此针对药物性肾损伤不同的类型和发病机制,有针对性地进行药物性肾损伤的预防和早期干预尤为重要。

一、药物性肾损伤的主要临床类型

1. 急性肾衰竭　药物肾毒性所致急性肾衰竭多为非少尿型,但 Scr 和 BUN 快速升高,肌酐清除率下降,尿比重及尿渗透压下降,可伴代谢性酸中毒及电解质紊乱。重症、病情复杂者,常因不可恢复而逐渐演变成慢性肾功能不全,需依靠血液净化治疗或肾脏移植以维持生命。

2. 急性间质性肾炎　可出现全身过敏反应,主要表现为药物热、药疹、血嗜酸粒细胞增多、淋巴结肿大等;肾脏表现为程度不一的蛋白尿、血尿、白细胞尿、嗜酸细胞尿、肾功能减退直至肾衰竭。

3. 急性肾炎综合征或肾病综合征　药物引起免疫反应导致肾小球肾炎的临床表现呈现为:蛋白尿、血尿、血压升高及水肿,少数病例有大量蛋白尿及高度水肿,呈现类似肾病综合征表现。

4. 急性梗阻性肾病　由于药物引起尿路梗阻,致使突然发生无尿及 BUN 迅速升高,一旦梗阻解除,尿量增多,BUN 可降至正常。

5. 其他　可表现为尿崩症、水电解质紊乱或缓慢进展的肾功能减退等。

二、药物性肾损伤的防治原则

1. 用药前和用药期间评估肾功能　某些患者更易感药物引起的肾损伤,如老年人、肾功能不全、血容量不足者。另外,某些药物本身就具有肾毒性。因此对于上述患者用药前应评估肾功能。用药期间严密监测尿酶、尿蛋白及肾功能。

2. 根据肾功能调整用药量　所有致肾损伤药物共有的患者相关危险因素包括:年龄 >60 岁、潜在的肾功能不全[如 GFR<60ml/(min·1.73m^2)]、血容量不足、多种肾毒性药物联用、糖尿病、心力衰竭和脓毒症等。对婴幼儿、营养状况差、肾功能不全者,应尽量避免使用肾损伤药物;必须要用的,应根据具体情况减量或延长给药间隔时间。一些药物本身就有肾毒性,另一些则是剂量依赖性或与治疗时间延长相关。

3. 注意药物间的相互作用　多种肾毒性药物联用可导致协同作用,增加肾损伤危险。

三、药物性肾损伤的相应预防措施

药物性肾损害有可能预后良好,如能及时诊断及正确治疗,多数药物性肾损害患者肾功能可恢复正常,但个别重症肾衰竭、病情复杂或原有肾功能不全及老年患者肾功能常难以恢复。此外,本病的预后与致病药物有关,卡莫司汀、司莫司汀等抗肿瘤药物及某些多肽类药物可产生不可逆或进行性肾损害。

1. 重视药物性肾损害早期诊断,提高对本病的警觉性　临床上可能对药物所致的肾损害认识不足,也由于某些药物所致肾病变缺乏特征性的临床表现,以及肾脏有巨大的储备代偿能力,致使药物性肾病不易早期发现,造成延误诊治,甚至发展为不可逆转的终末期肾衰竭。值得注意的是,一些治疗肾脏病的药物本身就有肾毒性,因此应提高对本病的认识,在治疗过程中,仔细观察提高警觉,做到早发现、早停药和早治疗。

早期干预:大多数药物所致肾损害是可逆性的,药物性肾功能不全的特征是 Scr 水平升高。尽管目前还没有针对 Scr 升高标准的指南,但在基线水平上升 50%、基线 Scr<2mg/dl 时升高≥0.5mg/dl、基线 Scr>2mg/dl 时升高≥1.0mg/dl,被作为急性肾衰竭的生化标准。

2. 了解药物特点,合理用药　充分认识药物的肾毒性及其他不良反应以减少药物性肾功能损害的发生。特别是现在新药品种繁多,临床医生对所用药物的体内过程、药代动力学特点及与其他药物合用情况往往缺乏了解,导致用药不当。一些基层医院的医生对抗生素,尤其是一些有肾毒性作用的抗生素使用较随意,且常联合应用两种以上对肾脏有毒性的药物,增加了肾损害发生的概率。临床医生应注意加强预防本病的意识,掌握药物的相关知识,合理用药。

3. 个性化治疗　临床用药时未能根据患者的具体情况进行个性化治疗,如对高龄有血容量不足或肾脏存在慢性损害等危险因素的患者,没有减少药物剂量或延长用药间隔。个性化精准治疗有利于减少药物性肾损害的发生。对于儿童,注意按年龄和体重调整用药剂量;对于老年人和肾功能不全者,应按肾功能减退程度酌情递减药物剂量。

4. 药物性肾损害的治疗时机　药物性肾损害的治疗时机及处理措施对预后有重要影响。一般来讲如能及时正确治疗,多数药物性肾损害患者可以转危为安,肾功能可望完全恢复正常。但如果发生了药物性肾损害后处理不积极,仅将药物停用而没有抓住时机给予必要的促进排泄和保肾治疗,则会影响药物性肾损害的治疗效果,因此应重视及时处理积极治疗。一旦出现肾功能异常的症状,就应该检查患者的用药情况以确定致肾损伤的药物。如果是多种药物联合使用,且患者临床情况稳定,应该从停止患者最新使用的药物开始,然后通过维持血压、充分水化和暂时停用其他可能有肾毒性的药物,以避免进一步的肾损伤。

5. 在服用有肾损伤的药物期间,应多饮水,以促进体内药物的代谢和排泄　某些特殊致病菌感染必须选用毒性较强肾损伤药物时,应避免与强效利尿药合用,以防诱发循环血容量不足,加重药物的肾毒性。服用肾损伤药物期间应定期检查尿常规和肾功能,若出现腰酸无力、小便异常(颜色变深、泡沫多而不消散、尿量明显减少)、四肢水肿、血压升高等情况,应立即停药并及时到肾脏专科诊治。一般预防措施包括:尽可能使用等效但没有肾毒性的药物,校正肾毒性的危险因素,开始治疗前评估基础肾功能,根据肾功能调整用药剂量和避免肾毒性药物联用。

6. 尽可能在使用肾毒性制剂前对患者的血容量状态进行评估和纠正　当使用诸如 ACEI、ARB 和 NSAID 等可以改变患者肾脏血流动力学的药物时尤其更要注意。

7. 建立医师和药剂师之间的良好协作系统　切记在医生指导下用药,避免滥用药物,特别是杜绝滥用抗生素和解热镇痛药。

四、中药引起的肾损伤及预防

(一) 原因

中药引起肾损伤的原因包括用量过大、药物蓄积、药源品种和药源污染等。由于药物在体内排泄的时间不同,一些排泄缓慢的中药,要重视其长期累积所造成的不良反应。在短时间内用量大是中药引起肾毒性的主要原因。

此外,中药造成的肾损伤还与滥用或误用中药相关。

其次,药源污染造成的肾损害也普遍存在,如源于有毒植物、中药种植过程中使用农药或种植的土壤、大气、水质等环境污染,导致中药药源污染而引起中药的肾损害。

(二) 预防措施

为了避免中药对肾脏的损害,应重视其预防措施。首先,尽量不使用含肾毒性成分的药物,如对于马兜铃酸肾病,国外有学者甚至提出禁用含马兜铃酸成分的药物。其次,提高对中药肾毒性的认识,严格按《中国药典》(2020 年版)规定剂量用药,从小剂量开始,避免长期服用。另外,要重视对中药肾毒性的认识及安全用药教育,注意患者的年龄、性别等,对孕妇、儿童及过敏者慎用有毒中药。最后,加强中药不良反应的监测。

五、肾脏保护药

肾脏保护药包括草药、天然或合成的化学药物、生物活性蛋白质或肽,以及干细胞等。值得注意的是,这些药物具有多种多样的保护机制,对预防肾损伤起到一定作用。

(一) 化学药物

抗风湿药(来氟米特等)和他汀类药物:与中等剂量糖皮质激素联合应用能有效治疗进展性 IgA 肾病,显著降低患者的尿蛋白,减少合并激素用量,升高血清白蛋白,持续稳定肾脏功能。

ARB 替米沙坦等:Ang Ⅱ 作为一种生长因子,不仅能刺激细胞增殖,又能调节近端小管的离子转运,抑制 Ang Ⅱ 引起的细胞增殖作用,对肾脏细胞可能有直接保护作用。

mTOR 是调控免疫细胞与肾实质细胞增殖、分化、凋亡、自噬和衰老等细胞生物学事件的关键分子,在胚胎肾发育、糖尿病肾病、多囊肾病(polycystic kidney disease,PKD)、狼疮肾炎、移植性肾病等疾病发生发展中起到重要作用。mTOR 抑制药西罗莫司是一种从放线菌培养液中提取出来的大环内酯类化合物,其在体内的直接作用靶点是 mTOR,而且是 mTORC1 的特异性抑制药。它通过识别 mTOR 调节信号转导网络,整合营养物质和生长因子信息,调控蛋白质合成和细胞大小等生命活动,通过调节 T 淋巴细胞活化增殖抑制免疫排异反应而改善移植肾的功能。在肾病动物模型中使用西罗莫司,可以保护足细胞、抑制肾间质炎症与纤维化等病变,延缓糖尿病肾病、膜性肾病等慢性肾脏病的肾功能损伤。另外多种研究表明,多囊肾病(PKD)囊泡形成涉及 mTOR 的激活及其上游调节因子结节性硬化复合体(tuberous sclerosis complex,TSC),PC1 通过不同途径调节 mTOR 活性,促进囊壁衬里细胞凋亡、阻抑多囊肾囊泡形成与增大,改善多囊肾病,目前用于治疗 PKD 的西罗莫司及相关药物正在研发中。mTOR 信号通路的突变还会导致肾癌,研究表明希佩尔-林道综合征(Von Hippel-Lindau disease,VHL)和 mTOR 的正反馈环路相关,目前西罗莫司及其衍生物已被批准用于治疗晚期肾癌,作为治疗转移性肾细胞癌的二线药物。

另外,备受关注的非达司他(fidarestat)是用于治疗糖尿病并发症的醛糖还原酶(aldose reductase,AR)抑制药,可以通过抑制炎症反应来保护 LPS 诱导的内毒素性 AKI。

(二) 中药、食物和营养素

1. 中药和中药成分衍生物 韩国红参是中国、韩国和日本的传统中药,主要通过降低 ROS 和炎症来减轻顺铂和庆大霉素诱导的 AKI 肾功能障碍、细胞凋亡和肾小管损伤。枸杞子提取物皂苷在肾移植模型中增加 SOD 水平,降低细胞凋亡率。积雪草提取物在急性肾损伤的情况下增加 HO-1 和 Bcl-2 的水平。银杏提取物金纳多(ginaton)抑制由 Jun N 末端激酶(JNK)信号通路诱导的外源性凋亡信号通路,具有抗氧化和抗炎活性。一些来自草药的生物活性提取物,如槲皮素、柚皮苷、橙皮苷和儿茶素都能减少脂质过氧化,恢复肾组织中抗氧化酶 SOD 和过氧化氢酶的水平,并且具有明显的抗炎作用;皂苷通过抑制由缺血或造影剂诱导的 AKI 中的 ROS 和 p38 激酶相关的凋亡途径来阻止肾损伤。

2. **食物和膳食营养素** 富含十字花科蔬菜,如西蓝花的有机硫化合物可以通过诱导核因子 E2 相关因子 Nrf2,防止缺血性 AKI。具有抗氧化活性的芝麻油,对氨基糖苷和碘诱导的 AKI 具有肾脏保护作用。

来自大豆的提取物中,至少有两种在 AKI 模型中可以保护肾脏。首先,聚烯基磷脂酰胆碱酯酶降低谷草转氨酶、BUN 和 NF-κB 的血清水平。其次,从大豆中提取的异黄酮可以通过诱导血红素加氧酶来保护缺血性 AKI。此外,异黄酮如黄豆苷元、海参素和染料木黄酮可激活沉默信息调节因子 1(SIRT1)和过氧化物酶体增殖受体 γ 辅激活因子 1(PGC-1)酮的表达,加速线粒体和细胞功能的恢复。

(三) 抗氧化药和线粒体保护药

1. **抗氧化药** 细胞中过量的 ROS 会诱导蛋白质、脂质膜和生物大分子的氧化损伤,并导致炎症和组织损伤。

谷胱甘肽(glutathione,GSH)是由前体 N-乙酰半胱氨酸(N-acetyl-L-cysteine,NAC)、谷氨酰胺和甘氨酸合成的主要细胞抗氧化药。NAC 的肾脏保护作用除归因于抗氧化之外,谷氨酰胺可能具有其他作用,例如,它可以通过抑制 JNK 和增强 Hsp70 来减轻肾嗜中性粒细胞浸润和肾小管细胞凋亡。甘氨酸是经典的细胞质膜保护药,其通过与氨基酸门控氯离子通道相关的机制而不是其抗氧化活性来保护肾小管细胞死亡。

2. **线粒体保护药** 米诺环素是四环素的衍生物,可以上调肾小管细胞中的 Bcl-2,阻止 Bax/Bak 在缺氧、ATP 耗尽和顺铂损伤期间的活化和凋亡。

SKQR1,一种携带抗氧化部分的带正电荷的线粒体靶向化合物,其在缺血和甘油诱导的 AKI 大鼠模型中具有肾脏保护作用。

(四) 激素

1. **性激素** 睾丸激素对缺血性 AKI 具有重要作用,在肾脏缺血再灌注(ischemia-reperfusion,IR)期间输注睾酮可保护肾脏。低剂量的睾酮可显著降低顺铂诱导的肾毒性,而使用高剂量睾酮则增强了肾毒性,这表明睾酮在低剂量和高剂量下具有双重作用。

2. **黑皮质素** 黑皮质素是引起色素沉着增加的一组激素,包括 α 黑素细胞刺激激素(α-melanocyte-stimulating hormone,α-MSH)和促肾上腺皮质激素(adrenocorticotropic hormone,ACTH)。AP214 是 α-MSH 的类似物,通过降低 NF-κB 活化和脾细胞凋亡来保护脓毒症和缺血性 AKI。褪黑激素(melatonin,MT)也具有肾脏保护作用。

3. **其他激素** 地塞米松可减少线粒体损伤。在缺血性 AKI 中,胃衍生肽(ghrelin)减弱了迷走神经介导的全身和肾脏特异性炎症反应,可以维持肾脏功能。

(五) 细胞因子

1. AKI 发生强烈炎症反应时,TNF-α、趋化因子(Chemokine)或细胞间黏附分子-1(ICAM-1)会增加。因此,阻止这些细胞因子的传递,就会使其受体或相关的信号转导减少,从而减少炎症和相关的肾损伤。在这方面,已经证明了 ICAM-1 单克隆抗体、CXCR4(CXC趋化因子受体 4)抑制药 plerixafor 和抑制 TNF-α 表达的己酮可可碱在 AKI 中具有肾脏保护作用。

2. IL-10 抑制 TNF-α 和 ICAM-1 的增加,并且可以防止缺血和顺铂诱导的 AKI。

3. IL-6 家族成员心肌营养因子-1(CT-1)在造影剂诱导的 AKI 中表现出显著的保护

作用。

4. 中性粒细胞明胶酶相关脂质运载蛋白(neutrophil gelatinase-associated lipocalin, NGAL)抑制大鼠缺血性 AKI 中半胱天冬酶-3 的活化、Bax 的表达和肾小管细胞凋亡的降低。L-FABP(肝型脂肪酸结合蛋白)可能通过其肾小管中的抗氧化活性减弱马兜铃酸诱导的肾毒性。

(六) 靶向基因表达的药物

1. **miRNA** miRNA 是内源性产生的,主要通过阻止其翻译来负向调节靶基因表达的 RNA 分子。最近的研究已经证明了 miRNA 在各种肾脏疾病的肾脏发育、生理学和发病机制中发挥重要作用。

2. **表观遗传调节剂** AKI 表观遗传调控作用的最早证据来自对组蛋白去乙酰化酶(HDAC)抑制药作用的研究。两种 HDAC 抑制药(辛二酰苯胺异羟肟酸和曲古抑菌素 A)对相对高浓度的肾小管细胞有毒性,但是在较低的剂量下,HDAC 抑制药可以防止顺铂诱导的细胞凋亡。研究表明在 AKI 状态,HDAC 抑制药的作用取决于它们的特异性、使用剂量和 AKI 测试模型。最近的研究已经开始探究 AKI 中的具体表观遗传机制。预计这一领域的进一步研究将可能为 AKI 提供有效治疗靶点及其特异性表观遗传机制。

(七) 细胞治疗

1. **干细胞** 根据其分化潜力,将骨髓来源的干细胞(bone marrow derived stroma cell, BMSC)分为造血干细胞(hematopoietic stem cell, HSC)和间充质干细胞(mesenchymal stem cell, MSC)。BMSC 在许多研究中对各种不同的 AKI 肾脏模型均有保护作用。

2. **内皮祖细胞** 内皮祖细胞(endothelial progenitor cell, EPC)是内皮谱系的骨髓来源的循环祖细胞。与 MSC 相似,来自 EPC 的微泡或外泌体通过携带内皮保护性 miRNA 保护 AKI。

第四节　药物损伤肾脏的研究方法

肾脏是机体的主要排泄器官,负责维持体内水和电解质的稳态,也是药物排出体外的最主要器官。特殊的主动转运和浓缩功能使得肾脏成为极易受到药物损伤的器官之一。在药物性肾损伤中,除了药物作用的影响外,损伤程度还和很多内在因素有关,比如患者原有的肾功能状态、基础疾病及肾血流动力学改变等。因而,药物对肾损伤的研究通常需要运用多个指标进行综合评价,可根据研究目的选用不同的实验方法。除了采用传统的研究方法外,现代研究从细胞和分子水平对肾损伤的机制展开深入探讨,揭示药物损伤肾脏的分子机制。

一、研究药物对肾损伤的动物模型

(一) 动物的选择

大鼠是肾损伤实验的首选动物。大鼠的肾脏结构和生理功能较为接近人类,能够提供类似于人类肾脏对药物的反应,同时大鼠体积小,便于利用代谢笼收集尿液,控制进食和饮水也较为方便。此外,根据研究需要也可选用小鼠、豚鼠、家兔和犬等动物模型。

斑马鱼可用于各种肾毒性药物的研究,如各类水肿模型、心血管模型以及免疫系统疾病模型等。药物引起斑马鱼的肾脏毒性易造成肾脏形态学的损伤,为早期的药物临床安全性研究提供了快速的有效信息。

(二) 肾功能的体内试验检测

1. **肾小球滤过率的测定** 血液通过肾小球滤过形成原尿,再经肾小管和集合管的重吸收和分泌形成最终排出体外的尿液。肾小球的滤过在肾脏的排泄功能中有着重要的作用，滤过量的大小可用 GFR 表示，反映单位时间内两肾生成的滤液量，是衡量肾功能的重要指标。通常可通过测定菊粉（inulin）或肌酐清除率来定量。GFR 的准确测定能够排除许多患者对于慢性肾病的误诊，及时调整药物的处方。实时监测重症患者以及老年人的 GFR 有助于早期急性肾损伤的诊断。

（1）菊粉清除率：菊粉是分子量为 5 200Da 的一种植物多糖，无毒性，不与血浆蛋白结合，可经肾小球完全滤过，但不被肾小管重吸收或分泌，是测定 GFR 的理想物质。

多采用大鼠为实验动物，禁食（不禁水）过夜后，先麻醉再进行器官插管，分离两侧股动脉和静脉。由股静脉连续注入菊粉，股动脉取血，膀胱或输尿管插管收集尿液，测定血浆和尿液中的菊粉浓度，计算其清除率，是肾小球功能损伤的可靠证据。菊粉清除率是测定 GFR 的标准方法，然而菊粉清除率的测量方法较复杂，临床实践和研究也多用其他 GFR 的测定方式。

（2）肌酐清除率：肌酐是肌酸的代谢产物。在肌肉中，肌酸主要通过不可逆的非酶脱水反应形成肌酐排入血中，随尿液排泄。血中肌酐水平较为稳定，不易受外界因素如饮食的影响。肌酐是小分子物质，可从肾小球滤过，不被肾小管重吸收和分泌，通过测定血液和尿液中肌酐浓度，计算其清除率。

采用肌酐清除率来反映 GFR 是使用较多的方法。需要注意的是，基于血肌酐值的 GFR 方程可能会根据患者的代谢状态和肌肉质量等产生偏差。基于肌酸酐或胱抑素 C 的血浆浓度测量方法通常能够较准确地测量 GFR，尤其适用于低 GFR[<30ml/(min·1.73m^2)]患者和儿童的准确测定。当血肌酐浓度过高时会有少量肌酐从肾小管直接分泌到尿液中，从而导致测定出的肌酐清除率高于实际的 GFR，因此从理论上说肌酐清除率法不如菊粉清除率法精确，但菊粉为外源性物质，测定方法较为麻烦，所以测定方法简单的肌酐清除率法仍使用较多。

（3）放射性核素标记测定法：测定^{51}Cr-EDTA、^{125}I-碘拉盐或二乙撑三胺五乙酸（^{99}mTc-DTPA）的清除率是获得 GFR 的可靠方法。这些放射性核素检测结果的精确性很高，但也具有一些缺点，如检测过程烦琐、耗时长、费用高等，因此一般只用在非常特殊的指征情况及科研研究中。非放射性标志物如碘海醇可用于测定血浆消失率（相当于 GFR），但不适合连续监测。

（4）蛋白标志物 γ-痕迹蛋白的测定法：与血肌酐 GFR 的测定方法相比，低分子量蛋白质是更好的标志物，包括 α1-微球蛋白、β2-微球蛋白、胱抑素 C 以及核糖核酸酶。血肌酐 GFR 测定中，一般需要下降约 50% 时才有所增加，而这类低分子蛋白相比于血肌酐测定法较为灵敏。1961 年通过免疫电泳，从脑脊液（CSF）中分离出的低分子量蛋白质 β-痕迹蛋白（β-trace protein，BTP），可作为肌酐未明显改变时 GFR 下降的标志物。

γ-痕迹蛋白也称后 γ-球蛋白，是所有有核细胞都能产生的蛋白，分子量为 13kD，存在于所有的体液中。γ-痕迹蛋白从体内清除的特点在于能完全被肾小球滤过，然后被肾小管吸收，接着被降解。由此可以得出结论：血液中 γ-痕迹蛋白的浓度将主要取决于肾小球的滤过率。肾小球功能受损会引起血液中 γ-痕迹蛋白浓度的增加，同时肾小管重吸收功能失常会抑制 γ-痕迹蛋白的重吸收，导致尿液中 γ-痕迹蛋白浓度的增加。因此，γ-痕迹蛋白是能够较好反映肾小球滤过率的一个标志物，但另有报道显示，γ-痕迹蛋白在评估老年人肾小球滤过率方面可能不优于肌酐和胱抑素 C。

目前常采用以多克隆兔抗体为基础的改良免疫比浊分析法检测 γ-痕迹蛋白的浓度，此方法具有分析快(6 分钟左右)、精确度高等优点,且不需要收集尿液,不失为测定 GFR 的一种较好的方法。

2. 肾小管功能的测定　血液中的有些物质小部分可通过肾小球滤过,且不被肾小管重吸收,同时血液中剩余的大部分可通过肾小管的分泌而进入尿液,最终由肾脏全部排出。这些物质的清除率不仅可以代表肾血流量还可以反映肾小管的分泌功能,如对氨基马尿酸(PAH)、酚红和青霉素等。葡萄糖经肾小球过滤后完全被肾小管重吸收,即其清除率为 0,可用来评价肾小管的重吸收功能。

(1) 葡萄糖重吸收试验:正常情况下,原尿中的葡萄糖会被肾小管重吸收而尿液浓度为零。如果药物损伤了肾功能,常可使肾小管对葡萄糖的重吸收降低,尿中将有葡萄糖排出。肾糖阈是指当血浆葡萄糖浓度超过 200mg/dl 时,近端小管对葡萄糖的重吸收达到极限,尿中开始出现葡萄糖,此时的血糖浓度即为肾糖阈。测定血浆和尿液中葡萄糖浓度,结合尿量数据,计算并比较给药组和对照组动物葡萄糖重吸收量,判断药物对肾小管功能的影响。

在动物模型中,约 90% 的葡萄糖通过钠-葡萄糖协同转运蛋白 2(sodium-dependent glucose transporters 2,SGLT2)进行重吸收,SGLT2 位于近端小管的 S1 和 S2 区段的上皮细胞腔表面,SGLT1 则负责剩余约 10% 的葡萄糖重吸收。然而,抑制 SGLT2 并不能阻断大多数葡萄糖重吸收的能力,提示 SGLT1 可以在 SGLT2 缺失的条件下进行代偿运作,SGLT1/SGLT2 双敲除的小鼠模型则完全缺乏葡萄糖重吸收的能力,但这些发现在人体研究中是否完全成立还不能确定。

(2) 对氨基马尿酸(PAH)清除率:肾功能正常的条件下,血液中 80%~90% 的 PAH 通过肾脏排泄,其中只有小部分由肾小球滤过,大部分主要通过肾小管主动分泌至尿液中。如果在药物作用下 PAH 清除率显著下降,则提示药物可能造成了肾小管分泌功能的损伤。此外,由于 80%~90% 的 PAH 由血中清除,因此也常将其清除率作为有效肾血流量的指标,用血细胞比容校正后即可得到肾血流量数值。当药物引起 PAH 清除率降低而又不伴有 GFR 下降时,可肯定药物对肾小管功能的损伤作用。

(3) 酚红排泄实验:酚红又称酚磺肽(phenal sulphonphthalein,PSP),是一种无害的红色染料,静脉注射到动物体内后 90% 经肾小管分泌,随尿液排出体外。因此,当肾小管功能受损时其排泄将减慢,但这一指标受肾血流量的影响较大,敏感性较差,为非特异性指标。因其操作简单易行,故仍在广泛应用。

(4) 尿溶菌酶的重吸收测定:随着蛋白质组学的发展,研究者已经发现并验证了一些蛋白质类标志物的检测方法对评价肾功能更加灵敏和可靠。溶菌酶是一种小分子量(1.4~1.5kD)的碱性蛋白水解酶,能溶解某些细菌,从肾小球基底膜滤出后 90% 以上被肾小管重吸收,所以正常人尿液中很少或无溶菌酶。当肾小管受损时可见尿溶菌酶的浓度明显增高。因此尿溶菌酶可作为肾小管损伤的早期诊断标志。

目前较常采用比浊法和琼脂板扩散法测定尿溶菌酶浓度,但这两种方法干扰因素多,实验结果的重现性差;另一比色法虽操作简单但误差较大;最为理想的是琼脂糖火箭电泳法和高效液相色谱法。

3. 血液生化检查　血液中 BUN 和 Scr 水平与肾小球的滤过功能有关。尿素氮来源于蛋白质的代谢,肌酐是肌肉代谢的产物,两者均可通过肾小球滤过而不被肾小管重吸收,因此血中浓度高低可反映肾小球滤过率的大小,在一定程度上能用来评价肾功能。

肾功能受损时血中 BUN 和 Scr 的浓度会增高。但实际上,当肾功能轻度受损时,由于肾脏强大的贮备能力,未损伤的肾单位仍能排出机体所产生的尿素和肌酐等代谢产物,血浆中这些产物的浓度变化并不大。只有当60%~70%的肾单位功能受到损害时，血浆中 BUN 和 Scr 的浓度才会增高。因此，BUN 和 Scr 不能作为肾损伤的早期指标，应该结合其他指标进行综合评价。因 BUN 还受其他肾外因素的影响，如高蛋白饮食、胃肠道出血、脱水及组织代谢增强等，都可致 BUN 水平增高，故也常用 BUN 与 Scr 的比值来衡量机体的代谢状态。

晚期糖基化终产物（advanced glycation end product, AGE）是通过氧化应激修饰的蛋白质复合物，通常在糖尿病和尿毒症患者的血液中累积，AGE 在肾脏中的沉淀可引起细胞的功能障碍和肾功能的损伤。目前通过 HPLC 或 ELISA 实验可检测血清、血浆或其他组织液 AGE 的升高水平，并有助于预测糖尿病肾病的发展。血清胃泌素释放肽前体（pro-gastrin-releasing peptide, proGRP）与尿 β2-巨球蛋白和 α1-巨球蛋白相关，其数值主要要受到 GFR 的影响，可用于判断慢性肾病的不同阶段。

4. 尿液成分检查 尿液的收集和检测均简单方便，在动物实验中可随时获得相关的尿液指标，如排尿量、尿液外观、尿相关密度、尿渗透压、尿糖、尿 pH、尿蛋白、尿胆红素、尿酮体和尿沉渣的显微镜检查，通过这些指标的测定可粗略判断药物对肾功能的损伤作用及对肾组织的损伤部位，其中尿蛋白和尿酶是研究肾损伤的重要指标。

（1）尿蛋白：尿蛋白检查是评价药物性肾损伤的标志性指标。肾功能正常的情况下，高分子量蛋白质不能从肾小球滤过，低分子量蛋白质虽然能够滤过，但却极易被近曲小管重吸收。因而可以推断，若尿中出现高分子量蛋白则提示肾小球受到了损伤；若尿中出现低分子量蛋白则反映近曲小管损伤。当药物引起肾小球或肾小管损伤时，可出现不同程度的尿蛋白含量增加。

白蛋白是大分子量尿蛋白，生理条件下仅有极少量白蛋白出现在尿液中，只有在肾小球受损时其含量才会增加，是肾损伤的可靠诊断指标。过去的 40 年，人们着重于了解正常和患病肾脏的白蛋白排泄因素。可采用的测定方法有放射免疫法、ELISA 等，较常应用的是免疫透射比浊法。测定的样本可以是 24 小时尿或随机尿，由于测定结果受尿量影响较大，选择 24 小时尿最为理想，但 24 小时尿液的收集在实验操作上又较为困难，所以目前最常用、最易行的方法是随机尿测定。为排除尿量的影响，考虑到肌酐排除量相对恒定，同时测定肌酐水平，计算白蛋白/肌酐比值来衡量肾小球损害程度会更为精确，不失为一种简便、灵敏和快速的测定方法。

β2-微球蛋白是低分子量蛋白（分子量 11 800Da），主要由淋巴细胞产生，易通过肾小球滤过，且 99.9% 被近曲小管重吸收，然后降解为氨基酸。测定尿中 β2-微球蛋白的含量能够反映肾小管的损伤情况。此外，癌细胞也可产生 β2-微球蛋白，所以癌症患者血液和尿中 β2-微球蛋白含量均异常增高。

（2）尿酶：尿酶来源于肾脏的不同部位，各部位所产生的酶种类不同，目前能够检测到的有 40 多种。正常生理状态下，尿酶活性较低，很难检测出。当肾功能受损时尿酶的活性会异常增高，并且这种异常变化的出现早于尿常规及血浆中 BUN 和 Scr 等指标变化，是早期肾损伤的敏感指标之一。但需要注意的是，药物损伤引起的尿酶排出通常发生在损伤的早期，因而尿酶的增高往往是一过性的，后期正常水平的尿酶状态并不能说明没有肾损伤。因此，尿酶增高对评价急性肾损伤更有价值。

在收集大鼠尿液过程中要注意保持样本的清洁，防止粪便的污染，因为部分尿酶在粪便中的活性要高于尿液。此外，尿液必须在 4℃ 环境下收集并保存，以便保证尿酶的活性不受影响。人体和动物尿液中的金属元素如 Zn 或其他稳定同位素的分析可反映肾排泄功能的差异。

（3）其他：尿量增加或尿相对密度的降低表明肾浓缩功能可能受损；血尿出现提示肾小球滤过功能受损；尿糖反映了近曲小管的损伤；尿 pH 变化则提示肾远端小管受损。

5. 病理形态学和组织学检查

（1）大体检查：动物实验结束后可进行大体解剖，测定肾脏重量并计算肾脏系数（肾重/体重），判断肾脏是否存在病理性损伤以及肾脱细胞支架的研究。利用超声检查计算的肾脏体积与肌酐清除度具有相关性，一定程度上反映了慢性肾脏病患者的残余肾功能。此外，应做的检查还包括肉眼观察有无出血、水肿、粘连等病理损伤；光镜检查可在细胞水平揭示肾损伤的部位、范围及形态学特征；电镜检查可展示肾组织细胞超微结构的改变，能够发现损害早期的亚细胞形态改变。

（2）酶组织学检查：酶组织学检查是研究药物性肾损伤的重要实验方法。肾组织不同部位损伤会引起不同的、特有的标志酶活性改变。在光镜或电镜下，结合酶标记法、同位素标记符及免疫组化法等，检测肾脏各个部位标志酶活性改变就能够判断药物损伤肾脏不同部位及其机制。常用的标志酶有刷状缘的 ATP 酶和 5′-核苷酸酶、线粒体的琥珀酸脱氢酶（succinate dehydrogenase, SDH）、内质网的 α 醋酸萘酯酶（alpha naphthyl aetate esterase, ANAE）。

（三）　肾离体器官的研究方法

动物整体实验是研究药物性肾损伤的传统方式，但离体器官的研究也具有整体实验无法比拟的优势，如条件易于控制、操作简便、提高实验效率等。体内整体实验中药物的作用要受到肾血流量、神经内分泌系统的调节及细胞间相互作用的影响，难以确定药物性肾损伤的确切机制。但离体实验可以排出这些系统因素的影响，有选择地控制实验条件，从而阐明药物的肾损伤作用及其机制。此外，一只动物可以获得多个离体实验标本，减少了动物消耗，符合实验动物福利原则，也有利于节约研究成本。

1. 离体肾灌流　肾灌流是研究药物性肾损伤的较好的实验手段，最大的优点是保留了肾结构的完整，提供了与动物体内相似的作用环境，同时又排除了神经等高级调节系统和其他器官的干扰，能够通过精确控制受试药物的浓度研究药物在肾脏的转运、分布、转化及蓄积，定量地评价药物对肾功能的影响。这一技术适合于评价药物的代谢动力学和探索肾损伤机制。

大鼠和家兔是肾灌流常用的动物模型。分离肾脏时要求操作迅速规范，肾脏被膜要保持完整，避免出血过多和时间过长。肾脏分离后需迅速置于 37℃ 的恒温装置中，并立即插管灌流。常用的灌流液包括 Krebs-Henseleit、Krebs-Ringer 溶液等。由于离体肾脏的存活时间一般在 4 小时之内，限制了药物的作用时间，因此有两种实验方案可供选择：第一，对起效较慢或需观察长期用药效应的药物，可在实验开始前事先给动物用药，然后再分离肾脏做灌流实验；第二，若需观察药物短期作用，则可在分离肾脏后将受试药加入灌流液中以观察其对肾功能的影响。

小鼠离体肾脏灌流是一种在离体条件下保持小鼠肾脏灌注并且功能性 1 小时的技术。在灌流期间可评估肾功能的各项指标，并施加各种药物。术后的肾脏可进行移植或再处理用于分子生物学、生化分析或显微镜检查。小鼠离体肾灌流在阐明个别基因与敲除模型的实验研究中是非常有用的研究手段。

2. 肾脏切片培养　以肾脏的组织切片为载体进行实验具有独特的优势，一方面保留了离体实验能够排除调节系统和其他器官干扰的优点，同时也保留了肾实质细胞之间及细胞间质之间的联系，维持了肾组织局部各种细胞的活性，保证了实验结果的可靠性。因此，切片培养技术适合观察药物在肾脏代谢规律、对肾脏转运功能及代谢功能的影响。

切片培养实验可选用多种动物,包括小鼠、大鼠、豚鼠、家兔及犬等。动物处死后迅速取出肾脏,用组织切片机沿肾矢中线两侧行全肾切片,在通有气体(95% O_2 和 5% CO_2 混合气)的37℃水浴中培养。根据实验目的可设计不同实验方案。与肾脏灌流技术类似,可选择整体动物给药或切片培养时离体给药,也可在培养液中加入各种抑制药、拮抗药等观察药物的作用。

与肾灌流技术相比,切片培养操作简单,样本有较长时间的代谢活性,且获得的数据量大,一只动物的肾切片可以观察多个药物的效应,节约成本。但同样也有着离体实验一样的局限性,缺少了与其他器官和系统的相互联系,同时切片制备操作过程中许多细胞受到了损伤,失去了与肾脏整个器官的联系,这些都可能会影响肾功能的发挥。因此,要科学合理地分析切片培养实验的数据结果,从而保证结论的可靠性和科学性。许多天然产物都可以作为肾脏疾病的治疗药物,其中有些药物以其亲电性与蛋白质上亲和性的氨基酸反应,蛋白质组学方法可用来确定人类细胞和组织中相互作用的蛋白质,可以此鉴定作用的靶向蛋白质。

3. 肾小管和肾小球的分离　分离得到的肾小管和肾小球悬液具有完整的上皮细胞结构,可以观察到药物性肾损伤的特异性,有利于判断药物的损伤机制。

采用培养基灌流后得到肾皮质悬液,进一步分离分别获得肾小球和肾小管悬液,加入药物培养后比较与对照组的差异。需要注意的是游离的肾小管和肾小球离体存活时间较短,因此要求制备操作要熟练快捷,从而保证实验的顺利进行。

4. 肾膜囊泡的分离　肾小管细胞刷状缘和基底侧的肾膜囊泡是物质转运的关键部位,包括了小管细胞中高活性的结构成分,不仅与细胞转运代谢功能密切相关,而且包含众多受体和信息转换系统,因而与神经体液调节、免疫反应等整体调节系统也有密切联系,不失为研究药物机制的好方法。

采用不同的密度梯度离心或离子沉淀法可以分离得到相应的肾膜囊泡,然后置于培养液中培养,可采用在培养液中加入受试药或动物给药后再培养两种方式,评价药物对上皮细胞转运功能的损伤。

二、研究药物对肾损伤的细胞模型

应用细胞模型研究药物性肾损伤有诸多好处,可通过严格控制实验条件有针对性的观察药物对某一类细胞的损伤作用,且可在分子和细胞水平揭示损伤的机制,为药物的进一步研究开发提供有价值的数据。细胞学实验具有操作简单、快捷、灵敏、易重复等优势,是一种常用的研究方法。

细胞模型可分为原代培养细胞和永生化培养细胞(细胞株),根据实验目的不同可选择不同的细胞模型。

(一)肾脏细胞原代培养

细胞系(cell line)由于易于培养、具很强的繁殖能力等优势,在科学研究中发挥了十分关键的作用,但这些细胞系可能在表型或遗传学上与其起源细胞不同,甚至发生了形态的改变,所以在科学研究过程中,这类细胞能否完全替代其起源细胞还需要研究人员的进一步观察。然而,原代细胞是直接从动物的组织中分离、培养,具正常的细胞形态以及该细胞在生物体内的标志物和功能,能更好地反映体内环境。

原代细胞是相比于永生化细胞较难培养,一般为了优化原代细胞的生长,需要选择特定的培养基,不同等级和批次的血清同样会影响原代细胞的培养。

肾小管上皮细胞、肾小球系膜细胞、足细胞等保持了体内前体细胞分化状态,有较为活跃的代谢转化和生物转化功能,能够在人为控制条件下与受试药物长期接触,是研究药物性肾损伤作用的可靠模型。

原代培养细胞分离过程中要特别注意的是:确保所获细胞为目的细胞。对于肾小管上皮细胞,可根据其细胞表面抗原的不同特异性、无血清特异培养基等方法分离纯化细胞,并进行细胞鉴定。可采用化学染色法对细胞中碱性磷酸酶染色,或用透视电镜观察细胞形态,或用免疫组化法。

(二) 肾脏细胞传代培养

药物性肾损伤最常见的部位是肾近端小管,常用的细胞株有犬肾集合管上皮细胞 MD-CK、猪肾近曲小管上皮细胞 LLC-PK1、美洲负鼠肾近曲小管上皮细胞 OK、兔近曲小管上皮细胞 PKI、人肾近曲小管上皮细胞 HK-2 和 HKC 等。这些细胞虽有各自物质转运特点,但也具有共同特征:均有肾小管上皮特有的结构和功能、能表达肾小管特异性标志酶、存活时间长、易于传代培养。

在传代细胞培养中要注意细胞的性状是否已发生改变。通常我们通过购买或赠送得到细胞株,常常会出现来源不明,几经转手细胞已转化为不同性状的亚型等情况。因此,为确保实验结果的可靠性,在应用中应该关注细胞株的性状并进行描述。

(三) 细胞形态和功能检测

1. 细胞形态学检测 在光镜或电镜下观察细胞大小、细胞及亚细胞组成部分的显微结构和超微结构。细胞形态的改变是药物性肾损伤的重要体现。常用的方法有 HE 染色、免疫荧光法、电镜检查和激光共聚焦扫描等,可反映药物对细胞特征及存活情况的影响。

肾小管细胞富含线粒体,肾小管重吸收及分泌功能均依赖线粒体氧化磷酸化供能。线粒体的形态和功能密切关联,保证线粒体形态的完整性对保护线粒体功能有重要意义。研究发现在急性肾损伤中,线粒体存在肿胀、线粒体动力学稳态打破、线粒体膜通透性改变、线粒体生成障碍、产能减少和 ROS 产物生成增多。

2. 细胞增殖活性检测 评价细胞增殖活性通常以检测活细胞数量变化为手段。比较常用的方法是四甲基偶氮唑蓝法(MTT 法)、CCK-8 法、WST 法和 MTS 法。上述几种方法利用细胞死亡后细胞膜穿透力增加,有些染料可以进入细胞内与解体的 DNA 结合而使其着色,以此鉴别死细胞和活细胞,直接测定的是活细胞数量,间接反映药物对细胞增殖的影响。此外,DNA 合成时加入放射性标记前体 BrdU 或 EdU,检测这两种分子渗入 DNA 中的量也可反映细胞的增殖活性。流式细胞术也可用于细胞增殖检测。

细胞死亡是机体新陈代谢过程中不可缺少的部分。通常细胞死亡可分为坏死、自噬和凋亡三种形式。坏死过去普遍被看作是一种偶发的、不可逆的细胞死亡过程。然而,近年来发现某些细胞坏死也是被调控的,也具有程序性细胞死亡的特点。一些特定的触发因素,如外源性信号 TNF 超家族的死亡因子和 DNA 损伤等内源性信号引起一系列的生化信号级联反应,表现为一种精确的细胞信号分子调控的程序化死亡方式,故称其为"程序性坏死(necroptosis)"。程序性坏死细胞的形态学改变与坏死样细胞相似,表现为细胞及其细胞器的肿胀,胞膜的破裂、崩解,胞质内容物外溢,伴细胞内囊泡的广泛形成。自噬是一个降解细胞内多余蛋白质和衰老细胞的过程。维持细胞的稳态及清除受损的细胞器、参与细胞质的重建是自噬作为细胞存活的机制。同样,细胞凋亡亦是为了维持内环境稳定,由基因控制的一种自主有序的死亡,对平衡细胞增殖和细胞分化信号通路有重要的作用。

3. 细胞结构损伤 检测细胞培养上清液中各种肾损伤标志酶的活性可以反映药物对

肾不同结构部位的损伤。如乳酸脱氢酶(LDH)水平反映细胞膜损伤;碱性磷酸酶(ALP)和γ-谷氨酰转移酶(γ-GT)活性升高反映了刷状缘受损,可成为药物性肾损伤的早期诊断指标;Na$^+$-K$^+$-ATP 酶反映了基底膜的损伤;琥珀酸脱氢酶(SDH)活性反映线粒体损伤;N-乙酰-β-D-氨基葡萄糖苷酶(NAG)活性反映溶酶体的损伤。实验中要注意药物本身是否对酶的活性有抑制作用。

真核细胞的细胞骨架由微管、微丝和中间丝构成。肌动蛋白(actin)是微丝的基本组成成分,在真核细胞中扮演着重要的角色。肾小管上皮细胞拥有高度极化的腔面膜和基膜,并有明显不同的脂类和蛋白成分,具有许多结构差异,并与不同的生理生化功能有关。在正常情况下,肾小管上皮细胞中以肌动蛋白为基础有序排列的细胞骨架是维持正常刷状缘结构、上皮细胞极性、紧密连接完整性以及上皮细胞与基膜粘和的结构基础。研究显示肾小管上皮细胞肌动蛋白细胞骨架重构是导致肾功能受损加重的重要原因。同时,细胞骨架的破坏还可引起位于细胞基底侧的 Na$^+$-K$^+$-ATP 酶移位于细胞腔面膜侧,导致钠、水等多种物质的转运紊乱。肾小管是经肾排泄药物聚集的部位,也是最易遭受毒物攻击的部位。肾小管上皮细胞膜的极性特征是完成物质重吸收和分泌的结构保障。有些药物会引起肾小管刷状缘缺失、膜水泡化等膜完整性的改变。

4. 细胞凋亡检测　细胞凋亡的检测从形态学、免疫化学及分子生物学等多方面可以通过多种技术和方法来完成,包括形态学观察方法、微量滴定板分析、耗氧测定、DNA 断裂片段分析、流式细胞仪检测及 Western blotting 测定等,活细胞、细胞提取物和组织提取物都可作为研究样品,通过分析多项参数确定凋亡在组织损伤中的作用。此外,细胞坏死和细胞凋亡会表现出一些相通的特性。因此研究人员需要认真观察其形态学和生化特征,在谨慎选择的时间节点检测多个生化标记物,确定具体实验体系内的细胞死亡机制。

凋亡是一种细胞自主的、有序的死亡方式。细胞皱缩、染色质浓聚、核固缩、caspase 激活及细胞的最终破裂是凋亡常见的形态学特征。以往研究显示细胞凋亡在肾脏疾病中对肾固有细胞的过度丢失发挥着主要作用。因此,进一步探讨凋亡的信号转导和调节将有助于有效控制和预防药物性肾损伤。

5. 肾细胞代谢功能检测　ATP 是肾上皮细胞跨膜转运物质的主要能源来源,因此,ATP水平是反映肾小管细胞能量代谢的敏感指标。除了 ATP 浓度外,NADP/NADPH 比值、谷胱甘肽含量、氧消耗量、代谢酶活力和细胞膜脂质过氧化作用等均可反映细胞代谢能力。

人体时刻都在维持机体的电解质稳态,而肾脏是机体保持钾离子均衡的主要器官,细胞内维持高浓度,在细胞外液中保持低浓度状态,以允许细胞行使正常功能。钠离子作为主要的细胞外阳离子,在维持细胞外液体积和肾微血管床血流灌注中起关键作用。故在肾损伤的研究中还会检测血清和尿液中各离子的浓度变化作为参考数值。

参考文献

[1] MEHTA R L,KELLUM J A,SHAH S V,et al. Acute kidney injury network:report of an initiative to improve outcomes in acute kidney injury. Critical Care,2007,11(2):R31.

[2] IZZEDINE H,PERAZELLA M A. Anticancer drug-induced acute kidney injury. Kidney International Reports,2017,2(4):504-514.

[3] SOO Y J,JANSEN J,MASEREEUW R,et al. Advances in predictive in vitro models of drug-induced nephrotoxicity. Nat Rev Nephrol,2018,14(6):378-393.

[4] HANNA M H,ASKENAZI D J,SELEWSKI D T. Drug Induced acute kidney injury in neonates. Current Opinion in Pediatrics,2016,28(2):180.

[5] PAUEKSAKON P,FOGO A B. Drug-induced nephropathies. Histopathology,2017,70(1):94.

[6] MARKOWITZ G S,NASR S H,STOKES M B,et al. Treatment with IFN-a,-b-,or-c is associated with collapsing focal segmental glomerulosclerosis. Clin J Am Soc Nephrol,2010,5,607-615.

[7] ALSADY M,BAUMGARTEN R,DEEN P M,et al. Lithium in the kidney:friend and foe. Journal of the American Society of Nephrology Jasn,2016,27(6):1587-1595.

[8] JOANNIDIS M. Medical therapy of acute kidney injury. Acta Clinica Belgica,2007:353-356.

[9] WANG S,ZHANG C,HU L,et al. Necroptosis in acute kidney injury:a shedding light. Cell Death and Diseas,2016,(3):e2125.

[10] TANG C Y,DONG Z. Epigenetic regulation in AKI:new light in a dark area. Kidney Int,2015,88(4):665-668.

[11] TANG C Y,DONG Z. Mitochondria in kidney injury:when the power plant fails. J Am Soc Nephrol,2016,27:1869-1872.

[12] ASSADY S,WANNER N,SKORECKI K L. New insights into podocyte biologyin glomerular health and disease. J Am SocNephrol,2017,28:1707-1715.

[13] HUBER T B,WALZ G,KUEHN E W. mTOR and rapamycin in the kidney:signaling and therapeutic implications beyond immunosuppression. Kidney international,2011:502-511.

[14] JERMAN S,SUN Z. Using zebrafish to study kidney development and disease. Current Topics in Developmental Biology,2017,124:41-79.

[15] SOLOMON R,GOLDSTEIN S. Real-time measurement of glomerular filtration rate. Current Opinion in Critical Care,2017:1.

[16] MUSSO C G,ÁLVAREZ-GREGORI J,JAUREGUI J,et al. Glomerular filtration rate equations:a comprehensive review. International Urology and Nephrology,2016,48(7):1105-1110.

[17] WHITE C A,GHAZAN-SHAHI S,ADAMS M A. β-Trace protein:a marker of GFR and other biological pathways. American Journal of Kidney Diseases,2015,65(1):131-146.

[18] EBERT N,KOEP C,SCHWARZ K,et al. Beta trace protein does not outperform creatinine and cystatin C in estimating glomerular filtration rate in older adults. Scientific Reports,2017,7(1):12656.

[19] YUKAWA S,WATANABE D,UEHIRA T,et al. Clinical benefits of using inulin clearance and cystatin C for determining glomerular filtration rate in HIV-1-infected individuals treated with dolutegravir. Journal of Infection and Chemotherapy,2017:S1341321X17302489.

[20] ALSAHLI M,GERICH J E. Renal glucose metabolism in normal physiological conditions and in diabetes. Diabetes Research and Clinical Practice,2017:S0168822716308488.

[21] CZOGALLA J,SCHWEDA F,LOFFING J. The mouse isolated perfused kidney technique. J Vis Exp,2016(117):10. 3791/54712.

[22] HOENIG M P,ZEIDEL M L. Homeostasis,the milieu intérieur,and the wisdom of the nephron. Clin J Am Soc Nephrol,2014,9(7):1272-1281.

[23] PADALHIN A R,PARK C,LEE B T. Streamlined system for conducting in vitro studies using decellularized kidney scaffolds. Tissue Engineering Part C Methods,2018,24(1):42-55.

[24] ISCHIA J,BOLTON D M,ISCHIA L,et al. Expression of amidated and non-amidated peptides derived from progastrin-releasing peptide in renal cancers,and renal cancer cell lines. Journal of Urology,2019,181(4):112-112.

[25] MOORE R T,REHKÄMPER M,MARET W,et al. Assessment of coupled Zn concentration and natural stable isotope analyses of urine as a novel probe of Zn status. Metallomics,2019,11(9):1506-1517.

[26] SPRADLIN J N,HU X,WARD C C,et al. Harnessing the anti-cancer natural product nimbolide for targeted protein degradation. Nature Chemical Biology,2019,15(7):747-755.

（张雪梅　翁鸿博）

第二十一章　中药肾脏药理学

【摘要】

本章在总结中医对肾脏的认识及肾脏病的辨证论治基础上，详细介绍治疗肾脏病的雷公藤、黄芪、大黄、川芎、丹参、益母草等中药，以及真武汤、五苓散、金匮肾气丸、济生肾气丸、当归芍药散、健脾益肾汤等方剂治疗肾脏病的相关药理作用及其临床应用，同时以芍药苷、真武汤为例，对中药肾脏药理学研究提供新的思路与方法。阐述了雷公藤、木通、防己、芫花、苍耳子等对肾脏有损伤作用中药的毒性成分及机制、病理与临床毒性表现；龙胆泻肝丸、莲必治注射液、冠心苏合丸、甘露消毒丸等中药复方的肾毒性成因、病理与临床表现。

第一节　肾脏病的中医辨证

一、中医学对肾的认识

中医学认为人体内部的一切精微物质如气、血、精、津液均为"精"，精为五脏(心、肝、脾、肺、肾)所化生，并为五脏所藏。《黄帝内经》指出肾主藏精，为"先天"，肾脏所藏的精为先天之精，具有统帅生命之用。其他脏腑所藏的精为后天之精。中医所说的肾是一个综合性功能单位，具有主生殖、主生长发育、主水液代谢、主化血、主纳气和濡养温煦脏腑六个方面的功能(图21-1)。肾之外的其他四脏所藏的后天之精在先天之精的培育滋养下，产生的各种机能活动都体现在自体的生命活动中，而肾所藏的先天之精在后天之精的培育滋养下，除不断体现在自体的生命活动中的元气、肾气、肾阴、肾阳的功能以外，还能在机体发育至一定的年龄阶段，产生出"天癸"物质，促使女子"任脉通，太冲脉盛，月事以时下"，男子"精气溢泻"，使机体具有生育能力。

1. **肾主生殖**　肾具有主管人类生育繁衍的功能。男女生殖器官的发育，性功能的成熟与维持，以及生殖能力等都与肾中精气阴阳密切相关。人发育至青年时期，肾中精气逐渐充盛，产生天癸，促进生殖器官发育成熟、产生并维持生殖功能。女子按期排卵、"月事以时下"，男子"精气溢泻"，即排精现象，逐渐具有生殖功能。此后，由于肾中精气逐渐充盛，产生天癸，维持着生殖功能。肾中精气的盛衰是天癸产生及消亡的物质基础，决定着生殖功能的产生与维持。

2. **肾主生长发育**　肾主管机体的生长发育功能。人体从受孕成胎，至胎儿出生，从婴儿至成年时期，整个生长发育过程及其生理变化，均和肾中精气有关。人体的生长发育，可以从头发、牙齿、骨骼，以及生殖功能等方面体现出来。肾中精气的盛衰，决定着人体生长各个阶段的变化，是生长壮老的根本因素。

肾主生殖 { 青年时期 → "天癸" → 生殖器官渐趋成熟
中年以后 → "天癸"衰退 → 生殖器官日趋萎缩
老年期 → "天癸"停止产生 → 丧失生殖能力

肾主生长发育 { 幼年时期 → 肾中精气逐渐充盛 → 生发,换齿,骨骼生长
青年时期 → 肾中精气比较充盛 → 发育成熟,具有生殖功能
中年时期 → 肾中精气充盛 → 身体壮实,精力充沛
老年时期 → 肾中精气逐渐减少 → 脱发,齿落,形体衰老

肾主水液代谢 { 肾的气化功能正常 → 开阖有度,分清泌浊,调节水液排出量
促进肺、脾的功能 → 维持体内正常的水液量
气化作用失常 → 多尿、夜尿增多等症
温化推动无力 → 尿少、水肿等症

肾主化血 { 肾 → 骨 → 髓 → 血
肾中 → 阴精 → 髓

肾主纳气 { "肾纳气""肺吸气"相互协调 → 体内外气体 → 正常交换

濡养温煦脏腑 { 肾阴 → 濡养各脏腑之阴
肾阳 → 温煦各脏腑之阳

图 21-1　中医学对肾功能的认识

3. 肾主水液代谢　肾为水藏,主管水液代谢。水液代谢包括水液的生成、输布以及其被人体利用后剩余水分与代谢废物的排泄。肾主管水液代谢赖于肾的气化功能,肾的气化功能正常,则开阖有度,分清泌浊,调节水液的排出量。在肾气的蒸腾气化作用下,清者上输于肺,由肺布散周身以维持体内正常的水液量;浊者下归膀胱不断地形成尿液,并排出体外。

4. 肾主化血　肾主骨,骨生髓,髓化血。肾中藏有阴精,阴精能化髓。髓分骨髓、脊髓和脑髓,都由肾中阴精所化生,髓的虚实与肾中阴精的充实与否密切相关。《张氏医通》指出:"气不耗,归精于肾而为精,精不泄,归精于肝而化清血"。故肾精化血的机制,一是通过肝而化血,一是生髓而化血。

5. 肾主纳气　肾主管纳气的功能。肾可协助肺吸气的深度防止呼吸浅表。"肺主出气,肾主纳气,阴阳相交呼吸乃和。若出纳升降失调,斯喘作矣"。可见,吸气依靠肺的肃降作用,但是吸气的降纳、收藏清气的功能,必须得到肾摄纳协助才能最终完成。通过"肾纳气"和"肺吸气"一进一出的相互协调,才能保证机体内外气体的正常交换。

6. 濡养温煦脏腑　肾为一身之本,具濡养温煦五脏六腑的功能。肾阴肾阳又称为"真阴""真阳""元阴""元阳",是人体各脏腑阴阳的根本。肾阴能濡养各脏腑之阴,肾阳能温煦各脏腑之阳。肾中阴阳平衡是各脏腑阴阳平衡的基础,肾阳主要有促进机体温煦、运动、兴奋和化气的功能,并能促进气的产生、运动和气化。

二、肾脏病的辨证施治

肾藏元阴元阳,为人体生长发育之根,脏腑机能活动之本,一有耗伤,则诸脏皆病,故肾多虚证。肾的病变主要反映在生长发育、生殖机能及水液代谢的异常等方面,临床常见症状

有腰膝酸软而痛、耳鸣耳聋、发白早脱、齿牙动摇、阳痿遗精、精少不育、女子经少经闭、水肿以及二便异常等(图 21-2)。与现代医学中慢性肾衰竭、肾小球肾炎、肾盂肾炎、肾病综合征、糖尿病肾病等多种肾脏疾病相对应。

肾阳不足证 → 温补肾阳治则 → 金匮肾气丸 → 地黄、山药、山茱萸、泽泻、茯苓、牡丹皮、桂枝、附子(炮)

肾阴亏虚证 → 温补肾阴治则 → 六味地黄丸加减 → 生地黄、丹皮、泽泻、茯苓、山萸肉、淮山药、熟地黄、知母、黄柏、女贞子、旱莲草等

肾精不足证 → 补肾填精治则 → 地黄饮子加减 → 熟地黄、山芋肉、石斛、麦冬、五味子、石菖蒲、远志、怀牛膝、生山楂、银杏叶、菊花、白芍、地龙、天麻、泽泻、生白术、勾藤、石决明

肾气不固证 → 补肾固摄治则 → 金锁固精丸 → 沙苑子(炒)、芡实(蒸)、莲子、莲须、龙骨(煅)、牡蛎(煅)

阳虚水泛证 → 温阳利水治则 → 真武汤 → 茯苓、芍药、生姜、附子、白术

肾阴虚火旺证 → 滋阴降火治则 → 黄连阿胶汤 → 黄连、黄芩、阿胶(烊化)、白芍、生鸡子黄

阴阳两虚证 → 温补肾阳,滋补肾阴治则 → 右归丸 → 熟地黄、附子(炮附片)、肉桂、山药、山茱萸(酒炙)、菟丝子、鹿角胶、枸杞子、当归、杜仲(盐炒)

心肾不交证 → 滋肾清心,交通心肾治则 → 六味地黄丸合用交泰丸加减 → 熟地黄、山茱萸、淮山药、牡丹皮、泽泻、茯苓、黄连、肉桂、麦冬、五味子、酸枣仁、夜交藤、白芍、丹参

肝肾阴虚证 → 滋补肝肾治则 → 滋阴明目丸 → 熟地黄、黄精、枸杞子、菟丝子、丹参、三七、羌活、石菖蒲等

脾肾阳虚证 → 温补脾胃治则 → 大补元煎 → 人参、山药、熟地黄、杜仲、当归、山萸、枸杞、升麻、鹿角胶

图 21-2　肾脏病的辨证施治

1. **肾阳不足证**　肾阳虚证,是指肾脏阳气虚衰表现的证候。多由素体阳虚,或年高肾亏,或久病伤肾,以及房劳过度等因素引起,可见虚劳、腰痛、水肿、遗精、阳痿、早泄。西医见慢性肾衰竭、慢性肾小球肾炎、慢性肾盂肾炎、肾病综合征等多种肾脏疾病中。以温补肾阳为治则,方用金匮肾气丸。

2. **肾阴亏虚证**　肾阴虚证,是指肾脏阴液不足表现的证候。多由久病伤肾,或禀赋不足,房事过度,或过服温燥劫阴之品所致。可见虚劳、腰痛、消渴、失眠、遗精、耳鸣耳聋。西医见慢性肾小球肾炎、慢性肾衰竭、肾结核、高血压肾病、糖尿病肾病等多种肾脏疾病中。以温补肾阴为治则,方用六味地黄丸加减。

3. **肾精不足证**　肾精不足证,是指肾精亏损表现的证候。多因禀赋不足,先天发育不良,或后天调养失宜,或房劳过度,或久病伤肾所致。可见虚劳、腰痛、健忘、耳鸣耳聋、不孕不育、性欲冷淡、阳痿、五迟、五软。西医见慢性肾小球肾炎、高血压肾病等疾病中。以补肾填精为治则,方用地黄饮子加减。

4. **肾气不固证**　肾气不固证,指肾气亏虚固摄无权所表现的证候。多因年高肾气亏虚,或年幼肾气未充,或房事过度,或久病伤肾所致。可见虚劳、腰痛、淋证、遗尿、尿失禁、尿浊、遗精、早泄,西医见慢性肾小球肾炎、肾病综合征、慢性肾衰竭等多种肾脏疾病中。以补肾固摄为治则,方用金锁固精丸。

5. **阳虚水泛证**　肾阳虚水泛证,指肾阳虚衰,膀胱气化失司,水湿逗留的证候。多由久病失调,或素体虚弱,肾阳亏耗所致。肾阳虚衰,气化无权,水液泛滥,以肢凉、畏冷,水肿腰以下为甚,腹胀,腰酸冷,小便短少,舌淡胖,苔白滑,脉沉迟等为常见症的证候。可见虚劳、水肿,西医见慢性肾小球肾炎、肾病综合征、慢性肾衰竭等多种肾脏疾病中。以温阳利水为治则,方用真武汤。

6. **肾阴虚火旺证**   肾阴虚火旺,阴虚则不能制阳,可使肾阳相对亢盛,发展而成阴虚火旺证。但阴虚火旺证可偏重于不同的脏腑,临床所见则以心、肺、肝、肾为主。可见肾劳、肾风、耳鸣耳聋、消渴、遗精、早泄,西医见慢性肾小球肾炎、IgA 肾病、糖尿病肾病、肾结核等疾病中。以滋阴降火为治则,方用黄连阿胶汤。

7. **阴阳两虚证**   肾有肾阴和肾阳之分,肾阴阳两虚则有五心烦热、盗汗或自汗、四肢发凉、遗精失眠、多梦、舌红无苔、脉细数或舌淡苔白、脉沉迟。可见虚劳、腰痛、消渴、肾劳、肾热、不育不孕。西医见慢性肾衰竭、糖尿病肾病等多种疾病之中。以温补肾阳,滋补肾阴为治则,方用右归丸。

8. **心肾不交证**   心肾不交证,指由于心肾水火既济失调所见证候,以心烦、失眠、耳鸣、腰酸、梦遗、不寐、虚劳、遗精、早泄、失眠、健忘等为主要表现的心肾阴虚阳亢证候。西医见自主神经功能紊乱、慢性肾衰竭、慢性肾盂肾炎等多种疾病中。以滋肾清心,交通心肾为治则,方用六味地黄丸合用交泰丸加减。

9. **肝肾阴虚证**   肝肾阴虚证,为肝肾两脏阴液不足引起的病证,多由久病及肾,或房事过度,情志内伤,精血不足,损伤肝肾之阴等引起。可见虚劳、腰痛、眩晕、健忘、耳鸣耳聋、遗精、早泄、肾风、肾热、肾劳,西医见慢性肾小球肾炎、慢性肾盂肾炎、高血压肾病、慢性肾衰竭、肾结核、性功能障碍等多种疾病中。以滋补肝肾为治则,方用滋阴明目丸。

10. **脾肾阳虚证**   脾肾阳虚证,由脾肾阳气亏虚,温化失权,表现以泄泻或水肿为主症的虚寒证候。多由脾、肾久病耗气伤阳,或久泄久痢,或水邪久踞,以致肾阳虚衰不能温养脾阳,或脾阳久虚不能充养肾阳,终则脾肾阳气俱伤而成,以泻痢水肿,腰腹冷痛,并伴见虚寒之象为审证依据。可见五更泄泻、下利清谷、小便不利、四肢水肿、腹胀如鼓等症状。西医见肾病综合征、慢性肾衰竭、慢性肾小球肾炎等多种疾病当中。以温补脾胃为治则,方用大补元煎。

第二节   治疗肾脏病的中药药理学

一、治疗肾脏病的单味中药

(一)雷公藤

雷公藤为卫矛科植物雷公藤 *Tripterygium wilfordii* Hook. f. 干燥根。主要含有生物碱类和萜类化合物,雷公藤治疗肾脏疾病的作用机制与其抗炎、抑制免疫、改善血液流变学、抗菌等药理作用有关。

1. 治疗肾脏病相关药理作用

(1)抑制免疫功能:雷公藤中多种成分均有明显的抑制免疫功能作用。雷公藤多苷、雷公藤甲素对机体细胞免疫、体液免疫,对促炎细胞因子(TNF-α、IL-1、IL-6 等)和抗炎细胞因子(IL-4、IL-10、IL-13、TGF-β 等)均有一定的调节作用。雷公藤内酯醇能抑制多种炎性因子合成、抑制免疫细胞增殖及诱导细胞凋亡等。

(2)抗炎作用:雷公藤中的雷公藤内酯对巴豆诱发的小鼠耳廓肿胀、醋酸所致的小鼠腹腔毛细血管通透性增高均有抑制作用,提示其对炎症早期血管通透性增高、渗出、水肿有明显的抑制作用。雷公藤总苷对各种急慢性关节炎有较好的抗炎作用,同时 17-羟皮质类固醇(17-OHCS)显著升高,增强肾上腺皮质的功能。抗炎机制可能是抑制炎性反应时前列腺素的释放、血管通透性的增加、血小板的聚集以及炎性后期肉芽组织增生。

（3）对血液系统和血管的影响：雷公藤多苷可减轻内皮损伤模型大鼠内膜增生的程度，减少血管内皮损伤后血浆内源性洋地黄因子的含量及局部炎症细胞的数量，降低血浆黏度、纤维蛋白原含量、血细胞比容而改善大鼠的血液流变学。雷公藤可促进细胞外基质成分合成，抑制整合素活性，轻度提高钙依赖性粘连分子活性，提示雷公藤能通过多种机制调控血管的新生。

2. 治疗肾脏病相关临床应用

（1）急性肾小球肾炎：雷公藤多苷具有抗炎、抑制免疫、抑制肾脏系膜细胞及基质增生、修复肾小球基底膜的断裂、改善肾小球机械屏障的损伤、抑制免疫应答、减少细胞因子对肾小球的损伤、诱导单核细胞凋亡、非特异性清除氧自由基等作用，从而减少蛋白的渗出，降低急性肾小球肾炎尿蛋白水平。

（2）慢性肾小球肾炎：雷公藤多苷对慢性肾小球肾炎的治疗效果确切，有效地降低患者的 24 小时尿蛋白含量、肌酐和尿素氮的水平，提高血浆白蛋白，改善患者肾功能。其作用与雷公藤多苷抗炎、抑制免疫、抑制肾脏系膜细胞及基质增生等相关；雷公藤多苷抑制活化 T 细胞的增殖，减少 IL-2 生成，延缓肾小球和肾间质的纤维化，改善慢性肾小球肾炎患者的免疫功能失调。

（3）肾病综合征：雷公藤多苷有效降低肾病综合征患者尿蛋白排泄量、提高血浆白蛋白，保护肾功能。其作用机制可能为：抑制免疫反应，对于调控异常免疫反应具有显著效果；抑制炎症反应，下调肾小球相关炎症细胞因子及补体表达；延缓肾脏病变进展，改善肾小球滤过膜通透性、减少尿蛋白，对原发性肾病综合征具有良好的治疗效果。

（4）IgA 肾病：雷公藤单用或联合其他药物可有效治疗 IgA 肾病。主要机制包括抑制 IL-2 的产生及其效应；诱导淋巴细胞凋亡，对已活化的 T 淋巴细胞效应较强；抑制 NF-κB 的活性，同时，雷公藤也有一定的抗肾脏纤维化作用。

（5）糖尿病肾病：雷公藤多苷作用于血管内皮细胞、足细胞（上调肾组织中 nephrin 和 podocin 表达，改善其在分布上的异常）、肾小管上皮细胞等多种细胞，抑制多种细胞因子（IL-6、TNF-α）、炎症分子（IL-26、IL-28）和血管活性因子等的分泌而发挥抗炎及抑制免疫作用；同时增加糖尿病肾病患者血清 C3、C4、IgA 及 IgG 水平，增加机体免疫力，对糖尿病肾病具明显治疗作用。

（6）狼疮性肾炎：雷公藤多苷联合环磷酰胺治疗难治性狼疮性肾炎，具较好治疗效果。

（二）黄芪

黄芪为豆科植物蒙古黄芪 *Astragalus membranaceus*（Fisch.）Bge. var.*mongholicus*（Bge.）Hsiao 或膜荚黄芪 *Astragalus membranaceus*（Fisch.）Bge. 的干燥根。主要含黄芪多糖、黄酮类化合物和三萜类，另外含有生物碱、微量元素等。黄芪治疗肾脏疾病作用机制与其调节机体免疫功能、改善水盐代谢、抗氧化损伤等药理作用密切相关。

1. 治疗肾脏病相关药理作用

（1）改善肾脏功能：黄芪注射液改善肾衰竭患者红细胞免疫系统及 T 细胞群，提高机体免疫力，提高血清白蛋白及血红蛋白，扩张血管，增加肾血流量，改善微循环，产生利尿作用，从而预防继发感染，减少慢性肾衰竭患者病死率。黄芪可延缓肾小球硬化，增加肾小球滤过率和肾脏血流灌注量，改善大鼠体内的氧化应激状态，增加肾组织 NO 水平，减少氧自由基，抑制细胞凋亡而减轻肾脏缺血组织再灌注损伤，减轻肾损伤，最终达到改善肾功能的作用。

（2）增强免疫功能：黄芪有显著促进机体免疫功能,提高巨噬细胞活性,活化中性粒细胞,提高外周血中白细胞的数量,增强小鼠 NK 细胞活性。黄芪可显著升高血中 IgM、IgE 及 cAMP 水平,促进抗体产生、增强 B 淋巴细胞、T 淋巴细胞免疫功能,增强机体诱生干扰素。

（3）抑制氧自由基生成：黄芪通过降低氧自由基生成或直接使其失活,减轻脂质过氧化对肾脏的损害,减少蛋白尿,保护肾脏,发挥延缓肾衰竭的作用;增强高脂血症小鼠血清 SOD、GSH-Px 的活性,降低过氧化脂质(LPO)水平。黄芪多糖能增强高脂血症大鼠肝脏和血液的抗氧化能力。黄芪通过提高中枢儿茶酚胺的水平,升高 SOD 水平,降低血浆 LPO 含量,减少并清除脂褐素等。

（4）影响水盐代谢：黄芪能明显降低阿霉素肾病大鼠血中胆固醇和甘油三酯的水平,降低血液中钠离子的浓度,改善血浆渗透压,提高尿渗透压和 24 小时尿液钠离子浓度。黄芪能上调阿霉素肾病大鼠肾脏髓质血管加压素(AVP)受体 V_2 mRNA 和蛋白的表达,继发增加 AQP2 mRNA 的表达。黄芪改善阿霉素肾病大鼠水钠潴留的机制与调节 AVP V_2 受体和 AQP2 的表达有关。

（5）调节血压：黄芪对血压具有双向调节作用,通过利尿降压、降低肺动脉压及右心前负荷、扩张周围血管、降低动脉压,改善心功能的作用,同时对冠状动脉有直接扩张作用。黄芪可增加人体总蛋白和白蛋白的量,降低蛋白尿,并通过强心、增加心脏搏出量或扩张血管而达到调节血压。

（6）降血脂：黄芪可降低高脂血症小鼠血清 TC、TG、LDL-C 的含量;黄芪多糖降低高血脂症大鼠的血脂,减少肝脏脂质沉积。

2. 与肾脏病相关临床应用

（1）急、慢性肾小球肾炎：黄芪注射液具有利尿作用,改善蛋白质、糖、脂代谢的作用,减少尿蛋白及单核巨噬细胞在肾间质的浸润,减轻肾小管间质损伤,抑制系膜细胞和间质成纤维细胞活化、转型,减少细胞外基质分泌,对肾脏有明显的保护作用;黄芪注射液通过保护红细胞变形能力,抑制血小板聚集,改善肾炎患者血液流变性的异常,扩张血管、降血压,增加肾血流量,改善微循环的作用,降低患者的蛋白尿,促进肝脏合成白蛋白,对急慢性肾小球肾炎具有良好的治疗作用。

（2）IgA 肾病：黄芪注射液通过上调肝脏白蛋白 mRNA 转录提高血清白蛋白水平,改善 IgA 肾病患者低蛋白血症状态,对肾小管起保护作用。

（3）肾病综合征：黄芪能显著增加 H3 亮氨酸渗入,促进肝脏蛋白合成,增强白蛋白 mRNA 转录活性,调节和改善低白蛋白血症。黄芪可以降低肾病综合征患者的蛋白尿水平,增强免疫,改善血液黏稠度,降低血脂。

（4）糖尿病肾病：黄芪激活体内抗氧化酶活性,减少氧自由基的含量,有效保护肾小球的超微结构;黄芪可调节 nephrin、poducin 的表达及分布,使肾小球硬化过程受阻,减少蛋白尿、减轻水肿。黄芪促进血浆蛋白和肌肉蛋白的合成,通过改善 2 型糖尿病胰岛素抵抗和胰岛素分泌功能,胰岛素又可促进蛋白质的合成、抑制蛋白质分解和肝糖异生。

（三）大黄

大黄为蓼科植物掌叶大黄 *Rheum palmatum* L.、唐古特大黄 *Rheum tanguticum* Maxim. ex Balf. 或药用大黄 *Rheum officinale* Baill. 的干燥根及根茎。主要成分为蒽醌衍生物,其中以结合型蒽醌苷为主,是主要泻下成分。治疗肾脏疾病的作用机制与其改善肾功能、调节免疫、抗菌、抗炎、影响血液流变学等药理作用密切相关。

1. 治疗肾脏病相关药理作用

（1）改善肾功能：大黄有明显的降低血中非蛋白氮的作用，因其减少肠道对氨基酸的吸收，并使血中必需氨基酸浓度升高，利用体内氨基酸的分解产物合成蛋白质，从而使肝、肾组织合成尿素减少；大黄抑制体内蛋白的分解，以减少血中尿素氮和肌酐的含量，促进尿素氮和肌酐的排泄。大黄鞣质减少肠道对尿素非氨基酸的吸收，升高血中必需氨基酸浓度，利用氨基酸合成及抑制蛋白质的分解，降低体内尿素氮及肌酐的来源并促进其排泄，改善氮质血症，通过清除自由基作用减轻肾小球硬化。

（2）抗炎作用：大黄对多种炎症动物模型均有抗炎作用，对炎症早期的渗出、水肿和炎症后期的结缔组织增生均有明显的抑制作用。大黄抗炎主要机制为抑制花生四烯酸的代谢，减少前列腺素和白三烯生成。此外，抑制 NF-κB 活化，并抑制细胞间黏附分子-1（ICAM-1）、血管细胞间黏附分子-1（VCAM-1）、内皮细胞白细胞间黏附分子-1（ELAM-1）的表达，也是大黄素抗炎的机制。

（3）调节免疫功能：大黄素有较强的抑制 T 淋巴细胞增殖的作用；大黄可减低内毒素血症的阳性率及血浆内毒素浓度，抑制巨噬细胞的过度激活，减少细胞因子的过度分泌，防止或减轻急性感染中可能出现的内毒素血症。大黄素抑制不同有丝分裂原（ConA）刺激脾细胞增殖反应，抑制 ConA 诱导 IL-2 的产生。

（4）抗菌作用：大黄不同程度抑制葡萄球菌、溶血性链球菌、铜绿假单胞菌、白喉杆菌、痢疾杆菌、伤寒杆菌及大肠埃希菌等，尤其对葡萄球菌、淋病双球菌最敏感。大黄抗菌的主要成分是蒽醌类衍生物中的结构 1,9-二羟基蒽醌；抗菌机制主要是抑制细菌细胞核酸和蛋白质合成以及糖代谢。

（5）降血脂作用：大黄显著降高胆固醇饮食致实验性高胆固醇血症家兔的血清胆固醇，与大黄治疗肾病综合征中的高脂血症密切相关。

（6）降血压作用：大黄具有降低血压的作用，其机制主要是利尿和抑制 ACE。大黄对肾髓质 Na^+-K^+-ATP 酶的抑制作用，产生明显的排钠利尿作用，且利尿作用与 Na^+ 排出呈良好的线性关系；大黄能抑制 ACE 而减少血管紧张素 Ⅱ 的产生达到降压作用。

（7）改善血液流变学：大黄提高血浆渗透压，使组织水分向血管内转移，以补充血容量，降低血液黏度，解除微循环障碍。

2. 与肾脏病相关临床应用

（1）急性肾小球肾炎：大黄通过利尿、抗炎、调节免疫等药理作用而有效治疗小儿急性肾炎。

（2）慢性肾小球肾炎：大黄可抑制系膜细胞分泌的纤维连接蛋白（FN），改善肾炎系膜区基质的堆积，减少 FN 的分泌，抑制肾小球系膜区的扩张，保护肾功能，有效治疗慢性肾小球肾炎。

（3）IgA 肾病：大黄酸具有保护肠黏膜的作用，能改善损伤的肠黏膜结构，减轻肠绒毛的缩短，促进肠上皮的生长，修复细胞紧密连接，减少肠黏膜 IgA 的过度分泌；大黄酸具有一定的抑制免疫作用，可抑制多种炎症细胞因子的过度分泌。通过有效地减少 $CD4^+$ T 细胞和 $CD20^+$ B 细胞的数量来减少 IgA 在肾小球系膜区内的沉积，延缓 IgA 肾病的病程，发挥肾脏保护作用。

（4）糖尿病肾病：大黄对肾单位高代谢有明显的抑制作用，大黄酸能有效抑制由 TGF-β

所诱导的肾小球系膜细胞的产生、增生及代偿性肥大,同时还能对由 TGF-β 介导的系膜细胞人源葡萄糖转运蛋白(GLUT1)表达进行抑制;控制葡萄糖的异常摄入,预防细胞外基质的堆积,同时促进其降解,延缓肾小球的硬化;抑制系膜细胞与肾小管上皮细胞的增生,减轻代偿性肥大;改善肾衰竭患者的高凝状态,增加肾血流量,降低蛋白尿的发生,延缓糖尿病肾病发展。

(四) 川芎

川芎为伞形科植物川芎 *Ligusticum chuanxiong* Hort. 的干燥根茎。含生物碱、挥发油、内酯类成分。川芎治疗肾脏疾病机制与保护肾脏、扩张血管、改善微循环、抑制血小板聚集等药理作用密切相关。

1. 治疗肾脏病相关药理作用

(1) 保护肾脏:川芎嗪可抑制肾组织细胞凋亡、抗氧化,改善肾损伤和肾组织纤维化,从而表现出良好的肾脏保护活性。川芎嗪能降低早期慢性肾衰竭大鼠的血清肌酐、尿素氮、24 小时尿蛋白定量,以及上调肾组织中 HIF-α 和 VEGF 的蛋白表达,促进肾小管间质微血管的增殖,延缓慢性肾衰竭。川芎嗪降低糖尿病大鼠肾皮质糖基化终末产物(AGE)含量,调节凋亡相关蛋白 Bcl-2 和 Bax 的表达,抑制肾脏细胞凋亡。川芎嗪诱导肾小管上皮细胞中 SnoN 蛋白表达,且可能在阻断 TGF-β1 诱导的 SnoN 蛋白降解方面,与肝细胞生长因子具有协同作用。

(2) 扩张血管:川芎提取物、生物碱、酚性成分均可抑制药物引起的血管收缩,改善脑血流、微循环,增加心肌的血流量,降低心肌耗氧量。川芎嗪有明显的舒张血管作用,可对抗高钾引起的兔基底动脉收缩、$CaCl_2$ 引起的兔静脉条收缩等,扩张血管作用具有部位差异性,不具备钙通道阻滞药特点,可能对受体介导的钙释放有一定的选择性抑制。

(3) 改善微循环:川芎嗪舒张肺微动脉,降低其阻力,促进肺微循环血流的作用,且有较好的剂量依赖关系;加快肺动脉血流作用先于出现舒张肺微动脉作用。川芎嗪可降低慢性缺氧大鼠肺动脉脉压,逆转肺组织 cGMP 含量和一氧化氮合酶(NOS)mRNA 表达指标。

(4) 提高免疫及造血功能:川芎嗪能增强小鼠单核巨噬细胞的吞噬功能,提高大鼠淋巴细胞转化率,促进小鼠绵羊红细胞抗体的形成。阿魏酸刺激小鼠造血功能,改善再生障碍性贫血所致的白细胞或血小板减少。

(5) 抑制血小板聚集:川芎抗血栓形成的有效成分为川芎嗪和阿魏酸。川芎嗪通过降低血小板聚集性,减少血小板 TXA2 生成,增加血小板 cAMP 含量,抑制血小板内活性物质的释放,抗血小板聚集。

(6) 降血脂:川芎煎剂和醇提液灌胃和皮下注射给药均能明显提高大、小鼠高密度脂蛋白胆固醇含量和降低低密度脂蛋白胆固醇含量,提示川芎具有减少胆固醇在肠道的吸收,加速胆固醇在体内转化的作用。

2. 肾脏病相关临床应用

(1) 慢性肾小球肾炎:川芎嗪通过降低血小板聚集性,抑制纤维蛋白原的合成,降低血黏稠度,改善微循环。川芎嗪为典型的钙离子拮抗作用,可扩张血管,降低肾内压,改善肾功能。川芎嗪能抑制肾间质纤维化的形成和发展,保护内皮细胞,通过保护内皮细胞,促进内皮细胞受损功能的修复,减少肾脏血浆内皮素的合成而改善肾脏局部血流动力学异常,延缓肾脏病的进展。川芎嗪能有效提高慢性肾炎患者的肌酐清除率;拮抗内皮素,抑制血管紧张素Ⅰ向血管紧张素Ⅱ的转换,从而抑制肾小球入球及出球小动脉的收缩,改善肾小球的血流动力学,改善肾缺血,抑制系膜细胞收缩及增殖,保护肾单位;可降低慢性肾炎患者的蛋白尿,改善慢性肾炎患者的脂代谢异常,在慢性肾炎的发生及发展机制中起着重要的作用。

（2）IgA肾病：川芎嗪能降低IgA肾病大鼠的24小时尿蛋白定量，降低IgA在系膜区的沉积，改善IgA肾病大鼠系膜基质和系膜细胞的增生，减少足突的融合。TGF-β、Nephrin在IgA肾病大鼠模型肾损伤中起重要作用，川芎嗪能够下调肾组织TGF-β mRNA、TGF-β蛋白水平，上调Nephrin mRNA的表达。川芎嗪可抑制血小板聚集，促进PGI$_2$生成，减少IgA肾病时血栓形成，增加局部血流量，从而改善肾功能。

（3）肾病综合征：川芎嗪治疗原发性肾病综合征具有良好的疗效，可明显减少尿蛋白，升高血清白蛋白，有利于原发性肾病综合征的缓解。川芎嗪抑制炎症反应，保护肾功能的作用可能与其抗脂质过氧化、清除自由基的作用及活血化瘀、抗凝、扩张小血管作用有关，使肾脏微循环得以改善，肾血流量增加。

（4）糖尿病肾病：川芎嗪能降低早期糖尿病肾病患者肾脏微量白蛋白的排泄，对糖尿病肾病具有保护作用。川芎嗪可抑制低密度脂蛋白的氧化、抑制氧化低密度脂蛋白所致平滑肌细胞的增殖，有拮抗糖尿病患者内皮素的作用。川芎嗪可降低糖尿病肾病患者血清中C反应蛋白（CRP）、IL-6、TNF-α及TGF-β1水平，对糖尿病肾病患者具有肾脏保护作用，延缓肾脏纤维化。

（五）　丹参

丹参为唇形科植物丹参 *Salvia miltiorrhiza* Bge. 的干燥根和根茎。丹参的化学成分分为脂溶性和水溶性两大类，脂溶性成分有丹参酮Ⅰ、丹参酮ⅡA、丹参酮ⅡB等；水溶性成分有丹参素、丹酚酸A、丹酚酸B等。丹参治疗肾脏疾病作用，与丹参的免疫调节、改善微循环、抗氧化、抗炎等药理作用密切相关。

1. 治疗肾脏病相关药理作用

（1）免疫调节：丹参通过对细胞因子、抗体及免疫复合物和免疫细胞的作用，发挥对免疫应答的调节作用，且这种作用具有双向调节性。丹参水煮醇提液对肺泡巨噬细胞分泌的IL-1、IL-6、TNF-α有明显的激活作用，且与浓度相关。肺泡巨噬细胞分泌的IL-1与丹参浓度成正相关性，而IL-6的分泌与丹参浓度呈负相关性。丹参血清浓度为0.5%时，TNF-α表现为明显的刺激作用。

（2）改善微循环：丹参改善微循环，其中丹参素作用明显。丹参素可使微循环血流显著加快、微动脉扩张、毛细管网开放数目增多、血液流变学得到改善，表现为血细胞有不同程度的分聚现象，血液流动由粒状或断线状变为正常。

（3）抗氧化：白花丹参多糖对亚油酸过氧化有良好的抑制作用，其抑制率和还原力均随其质量浓度的增加而提高，表现明显的量效关系。丹参提取剩余物也有抗氧化的功能。丹参能够显著提高红细胞、肝细胞、血浆中SOD的活性；降低血清及肝中过氧化脂质的数量；并通过抑制超氧阴离子的产生和清除超氧阴离子实现消除氧自由基及抗氧化作用。

（4）降血脂和抗动脉粥样硬化：丹参可降低血和肝中的甘油三酯含量，降低实验动物主动脉内膜的通透性及胆固醇含量，与丹参诱导低密度脂蛋白受体mRNA水平升高、抑制内源性胆固醇合成有关。丹参素具有抗脂蛋白氧化作用，使氧化蛋白电泳迁移率明显减慢，氧化脂蛋白中脂质过氧化物含量明显减少，以及氧化脂蛋白对细胞的毒性作用明显减弱。

（5）抗炎：丹参可抑制溶酶体的释放、血细胞游走及中性粒细胞趋化性，并且能降低PGF$_{2a}$（前列腺素2a）和PGE$_1$的含量，从而避免和减少炎症的渗出，起到积极的抗炎作用。

2. 与肾脏病相关临床应用

（1）肾病综合征：丹参有效成分主要有丹参酮、丹参酸甲酯、丹参乙醇等，其中丹参酮具有抗凝、去纤、溶栓、降血脂作用,能促进肾组织病理改变的恢复,治疗原发性肾病综合征疗效确切。

（2）糖尿病肾病:丹参酮ⅡA具有抗氧化应激作用,在大鼠肾缺血-再灌注肾组织中通过提高SOD的活力、减轻脂质过氧化反应而保护肾功能;同时,丹参酮ⅡA可能通过降低TGF-β_1及NF-κB的表达,从而发挥延缓糖尿病肾病的肾纤维化进展的作用。丹参酮可降低糖尿病肾病患者C反应蛋白(CRP)、IL-6、TNF-α水平,提示丹参酮具有抗炎作用,可延缓糖尿病肾病进程;丹参酮降低糖尿病肾病患者血浆纤维蛋白原(FIB),延长血浆凝血酶原时间(PT),纠正糖尿病肾病患者的高凝状态,减少抗凝药物剂量,改善糖尿病肾病的预后。

（六）益母草

益母草为唇形科一年生或两年生草本植物益母草 *Leonurus japonicus* Houtt. 的新鲜或干燥地上部分。益母草含有益母草碱、水苏碱等生物碱。治疗肾脏疾病作用机制,与益母草保护肾脏、改善血液流变学、利尿等药理作用密切相关。

1. 治疗肾脏病相关药理作用

（1）保护肾脏:益母草在由庆大霉素致大鼠急性肾衰竭的发生发展中对肾脏起到积极保护作用。与改善肾内血流动力学、增加肾血流量,保护细胞亚微结构(特别是线粒体功能),稳定溶酶体膜等作用有关。

（2）改善血液流变学:益母草能降低血细胞比容、全血还原比黏度低切部分、全血还原比黏度高切部分、黏度指数和红细胞聚集指数,延长复钙时间及降低血液黏度。益母草碱直接扩张外周血管,增加血流量,抗血小板聚集和降低血黏度等作用。

（3）利尿作用:水苏碱和益母草碱可增加尿量,在2小时内达到高峰;相比较可见水苏碱作用更为迅速,益母草碱作用较为缓和。尿液中的离子分析表明,两种化合物均增加Na^+的排出量,而使K^+的排出量减少,Cl^-也有所增加。说明益母草是一种作用缓和的保钾利尿药。

2. 与肾脏病相关临床应用

（1）急性肾小球肾炎:益母草可能是通过增加肾血流量,改变外髓层血液瘀滞状态,降低血液黏度等环节调整了肾内血流动力学,从而起到防治急性肾小管坏死的作用。

（2）肾病综合征:益母草可改善肾小球毛细血管通透性,具有抗炎、调节免疫作用,从而减少蛋白尿和消除水肿;对血小板聚集、血小板的形成及细胞聚集性均有抑制作用;也能促进肝脏蛋白和骨骼肌蛋白合成,有大量尿蛋白时,可改善低蛋白血症和总体蛋白储备;同时能降低低密度脂蛋白和载脂蛋白水平,减少肾小球硬化指数和细胞外基质的聚集,其降血脂和软化血管作用对肾病综合征具有良好的治疗效果。

二、治疗肾脏病的中药方剂

（一）真武汤

真武汤为张仲景《伤寒论》中温阳利水的代表方,广泛用于多种肾性肾脏疾病治疗。真武汤组成为制附子、茯苓、白芍、生姜、白术,全方温阳利水并用,佐以敛阴之品,使之温热不伤阴,敛阴不助邪,所谓"益火之源,以消阴翳;壮水之主,以制阳光"。常用于治疗少阴病阳虚水泛,致阳虚水肿诸症,后世医家将其广泛用于肾病治疗。

1. 治疗肾脏病相关药理作用

（1）改善肾功能:真武汤具有能明显改善以腺嘌呤致肾毒性肾衰竭模型大鼠摄食、增强活动力、增加尿量、降低 Scr 和 BUN、调节电解质、调节氨基酸代谢平衡作用。通过多通路、多指标证实真武汤对多种肾病模型具有改善作用,真武汤可减轻 IgA 肾病大鼠的血尿、蛋白尿程度,减轻肾功能的损伤;改善肾阳虚模型大鼠肾小球充血、间质纤维化和炎性细胞浸润情况,减轻肾小管的代偿性扩大,对肾病理损伤有明显的保护作用;减少阿霉素肾病大鼠尿蛋白及肾组织羟脯氨酸含量,维持足细胞 podocin 和 nephrin 蛋白正常功能,从而减轻病理损伤,下调肾脏 AQP2 表达和血浆 AVP 含量,从而改善阿霉素肾病水钠潴留;增强肾纤维化大鼠抗氧化能力,减少氧自由基对肾组织的损伤,阻断 NF-κB 及 ILK 信号转导通路,下调 TNF-α、MCP-1 的表达改善纤维化;可通过温补肾阳上调肾组织 AQP1 的表达,纠正肾阳虚模型大鼠水代谢平衡紊乱,进而改善肾功能,延缓慢性肾衰竭的进展;还可缓解链脲佐菌素所致糖尿病肾病大鼠蛋白尿,抑制肾素-血管紧张素系统,调节 podocin 和 nephrin mRNA 及蛋白的表达。

（2）调节下丘脑-垂体单位功能状态:真武汤纠正醋酸氢化可的松造成的肾阳虚大鼠下丘脑-垂体-肾上腺轴受抑状态,拮抗肾上腺皮质及各带细胞的萎缩和退行性改变,提高肾小球系膜细胞和内皮细胞的功能;通过兴奋下丘脑-垂体单位改善下丘脑渗透压感受器的敏感性,提高神经内分泌细胞的阈值,促进肾上腺皮质分泌醛固酮、心房细胞分泌心钠素,改善肾功能,提高肾小球滤过率,改善肾小球滤过膜通透性,多系统、多环节、多层次地发挥温阳利水的作用。

（3）利尿作用:真武汤组方中附子、白术、茯苓等均有利尿作用,附子的利尿作用与强心、扩张血管作用有关;茯苓的利尿作用可能与提高渗透压的调定点有关,通过对渗透压感受器、神经分泌细胞等的刺激以降低抗利尿激素分泌而达到利尿的功效;白术利尿作用与电解质的排泄有关。

2. 与肾脏病相关临床应用

（1）慢性肾小球肾炎:慢性肾小球肾炎主要以蛋白尿、血尿、高血压、水肿为基本临床表现,肺、脾、肾的虚损是慢性肾炎的病理基础,治疗上以补肾益气、化湿祛瘀、调节气机为主。真武汤以附子为君药,温肾助阳,以化气行水,兼暖脾土,以温运水湿。臣以茯苓利水渗湿,使水邪从小便去,白术健脾燥湿,佐以生姜温散,白芍利小便以行水气,此组方有温脾肾以助阳,利小便以祛水邪之效。

（2）IgA 肾病:真武汤主要通过影响 IgA 肾病大鼠内源性凝血系统来发挥抗凝作用,同时真武汤可减少大鼠血浆中纤维蛋白原（FIB）的蓄积,减少纤溶发生,并能有效抑制二磷酸腺苷（ADP）诱导的血小板聚集,增加血小板解聚率的趋势,提示真武汤具有一定抗血小板聚集作用,能有效降低血液凝滞性和改善血液高凝状态。真武汤明显降低 Scr 和 BUN 水平,通过抑制下丘脑-垂体-肾上腺轴,增加机体有效循环血容量,改善肾小球滤过膜的通透性,促使代谢产物 Scr、BUN 的排出,对 IgA 肾病具有显著的治疗作用。

（3）肾病综合征:真武汤治疗脾肾阳虚肾病综合征,降低蛋白尿,减轻血尿,降低血肌酐,减少大鼠肾小球系膜区 IgG 的沉积,升高血清 ALB,能明显改善肾脏功能。

（二）五苓散

五苓散出自医圣张仲景《伤寒论·辨太阳病脉证并治》,药物由茯苓、泽泻、猪苓、桂枝、白术组成,其比例为 3:5:3:2:3。具有温阳化气、利水除湿的功效,主治膀胱气化不利治蓄水证,以及水湿内停之水肿。五苓散方中五味药均有利尿作用,五苓散复方的利尿作用强于单味药,且维持时间长,能抑制肾小管对钠的重吸收,增加尿中钠、钾、氯的排出,调节水、电解质的代谢。

1. 治疗肾脏病相关药理作用

（1）利尿作用：五苓散对脱水状态的机体呈现抗利尿作用，而对水肿状态的机体则显示利尿作用。中药这种药理作用称为双向调节作用，或叫作适应原样作用。五苓散能增加正常大鼠的心房肌细胞中心房钠利尿因子（ANF）数量，机体在正常情况下血中 ANF 水平较低，当机体水肿或腹水时，血液中 ANF 增加，能排出水分和钠。

（2）保护肾功能：五苓散减少阿霉素肾病模型大鼠足突的宽度和体积密度，增加其表面积密度以及比表面积，也增加其基底膜的阴离子位点，具有消除水肿、降低尿蛋白、降血脂、提高血清白蛋白以及减轻肾脏损害的作用。体外细胞实验发现，五苓散含药血清可抑制内皮素刺激下体外培养大鼠的系膜细胞增生及纤维连接蛋白（FN）、层粘连蛋白（LN）和Ⅳ型胶原（ColⅣ）的分泌。

（3）降血压：五苓散对大鼠肾性高血压实验模型有温和而持久的降压作用，利尿和扩张血管为其降压作用的机制之一。五苓散在肾性高血压的实验治疗中，有效利尿、降压的同时不造成电解质紊乱，具特有的疗效和优势。

（4）影响免疫系统：五苓散具有明显的抗变态反应作用，对组胺引起的皮肤血管通透性增强有较强的抑制作用，并对被动皮肤过敏有抑制作用。对轻、中度变态反应有一定的对抗作用，可能与猪苓多糖、茯苓多糖均有免疫增强及免疫调节有关。

2. 与肾脏病相关临床应用

（1）慢性肾小球肾炎：慢性肾炎水肿是标，肾虚是本，益气即是利水消肿，化瘀可推陈致新，治法上应采用补肾益气，利水渗湿。五苓散治疗慢性肾小球肾炎，可显著改善患者肾功能。

（2）肾病综合征：肾病综合征之病机为肺失通调，脾失健运，肾失开合，终致膀胱气化无权，三焦水道失畅发而为水肿。五苓散对肾病综合征具有消除水肿、降低蛋白尿、降血脂以及减轻肾脏损害作用。

（3）糖尿病肾病：糖尿病肾病常见脾运化水湿的功能失常，导致体内水液停滞，水湿、痰饮随之而生，水湿不化，泛溢肌肤，严重者出现水肿。临床主张采取活血通络、健脾祛湿等方法，五苓散可通过缓解糖尿病肾病病变过程中的免疫炎症损伤而改善毛细血管通透性，阻止白蛋白进入原尿，达到利尿消肿的治疗目的。

（三）金匮肾气丸

金匮肾气丸方出张仲景《金匮要略》，是治肾气不足诸证的第一方，也是最早的补肾方剂，由熟地黄、山药、山茱萸、茯苓、泽泻、牡丹皮、桂枝、附子组成。具有化气行水、温补肾阳的功效。全方共奏温补肾阳、滋补肾阴、阴阳双补之效。临床常用于糖尿病肾病等疾病的治疗。

1. 治疗肾脏病相关药理作用

（1）改善下丘脑-垂体-靶腺轴的功能紊乱：金匮肾气丸对强迫游泳致肾阳虚模型小鼠体征如自主活动减少、倦怠蜷缩、耐寒能力下降等有一定的改善作用；有效抑制肌内注射氢化可的松致肾阳虚雌性大鼠肾上腺、子宫、卵巢等萎缩，增加卵泡总数，减少病理性卵泡数，降低 TNF-α 和细胞凋亡因子 Bax 表达水平；明显改善腺嘌呤致肾阳虚模型大鼠的症状，增加其精子生成，其机制与抑制睾丸中的 TGF-β1 的表达，防止其抑制调控因子 CYP19 基因的表达有关，可有效治疗男性不育症。

（2）抗氧化作用:金匮肾气丸明显提高对氢化可的松致肾阳虚小鼠血液和脑中降低的超氧化物歧化酶活力,有抗氧化作用。金匮肾气丸可明显升高衰老型大鼠血清睾酮和睾丸SOD水平,以及增强端粒酶的表达。

（3）调节免疫功能:金匮肾气丸明显提高衰老型大鼠胸腺指数及 T、B 淋巴细胞增殖能力并使 IFN-γ 含量明显升高;金匮肾气丸对环磷酰胺制造小鼠免疫抑制模型有免疫调节作用,提高腹腔巨噬细胞的吞噬功能、胸腺重量及溶血素含量;促进淋巴细胞转化功能;升高红细胞数,增强免疫功能。

2. 与肾脏病相关临床应用

（1）糖尿病肾病:糖尿病肾病是消渴病日久,阴损及阳,肾阳虚衰,肾用失司所致。糖尿病肾病患者外周血 NF-κB P65 磷酸化水平和炎症因子 IL-6、TNF-α、IL-1 被激活,影响糖脂代谢,导致肾小球微循环障碍,血流减慢,大量白细胞凝集渗出,形成蛋白尿排出。金匮肾气丸有防治动脉硬化作用,降低血糖、调节参与肾小球硬化机制的相关因子在体内的水平,如降低血浆内皮素,升高胰岛素样生长因子-1、一氧化氮、一氧化氮合酶,从而保护肾功能。

（2）狼疮性肾炎:正虚邪实为狼疮性肾炎病机特点,肾虚为发病之本,热毒为发病之标,在病程的演变中,邪热伤阴,病久多阴损及阳,导致脾肾阳虚。金匮肾气丸温补脾肾之阳,能改善肾小球损伤,抑制炎症,减少水肿,能明显改善狼疮性肾炎。

（3）慢性肾小球肾炎:金匮肾气丸用于老年人慢性肾小球肾炎,具有改善慢性肾小球肾炎患者肾阳虚的证候,尤以腰酸、乏力、夜尿多等症状的好转最为显著。具有温肾利尿的作用,使水肿消而肾气不伤,降低血中 Scr 和 BUN 水平,对于老年人慢性肾小球肾炎有良好的治疗。

（四）　济生肾气丸

济生肾气丸出自《张氏医通》,具有温肾化气、消肿利水的功效。主要成分有熟地黄、山茱萸、牡丹皮、山药、茯苓、泽泻、肉桂、附子、牛膝、车前子。

1. 治疗肾脏病相关药理作用

（1）调节膀胱内压力:济生肾气丸治疗排尿困难的疗效高于尿频的实验表明,可能不是使膀胱括约肌的张力增高、收缩力加强,而是通过减轻膀胱颈部的阻力,相对地升高膀胱内压的结果。

（2）改善代谢:济生肾气丸中地黄、山茱萸、茯苓、牛膝、车前子有改善水液代谢的作用,这些作用综合起来改善糖尿病患者神经组织的糖、脂肪、水液代谢。

2. 与肾脏病相关临床应用

（1）慢性肾小球肾炎:济生肾气丸中含有生物碱类、萜类、多糖、氨基酸类、无机元素、有机酸类等多种有效成分,有利于改善因肾阳虚而引起的下丘脑-垂体-肾上腺皮质系统出现功能的紊乱,继而改善尿液中蛋白质含量;同时能提高生殖系统激素水平,通过调节激素从而改善肾功能;能够有效改善肾小球滤过率,从根本上治疗慢性肾小球肾炎。

（2）糖尿病肾病:济生肾气丸加减治疗糖尿病肾病,取其温补肾阳、利水消退之功。济生肾气丸加味治疗糖尿病肾病能降低蛋白尿、改善肾功能、降低空腹血糖和糖基化血红蛋白,在临床上疗效突出,标本兼治。

（五）　当归芍药散

当归芍药散最早记载于《金匮要略》,为健脾渗湿、活血利水之良方。具有养血活血,疏肝健脾的功效。药物组成为：当归、芍药、茯苓、炒白术、泽泻、川芎，诸药合用，发挥养血活血，疏肝健脾利湿之效。

1. 治疗肾脏病相关药理作用

（1）抗炎镇痛作用：当归芍药散可显著抑制大鼠巴豆油性肉芽囊的炎性渗出，抑制醋酸所致小鼠的扭体反应和动情小鼠催产素所制的扭体反应。

（2）调节免疫功能：当归芍药散有显著抑制小鼠的脾脏淋巴细胞增生和抑制肾小球肾炎的作用，明显升高亚急性衰老小鼠胸腺指数。

（3）影响血液系统：当归芍药散明显减少小鼠出血量和缩短出血时间，缩短大鼠凝血酶原作用时间，明显增加其血红蛋白的含量，提示该方有明显的促凝血作用和补血作用。当归芍药散改善全血黏度高切变率、血浆通过时间及红细胞变形能力，使眼球结膜小静脉口径增大，血流量增加。

2. 与肾脏病相关临床应用

（1）慢性肾小球肾炎：慢性肾小球肾炎多为气血不足，脾肾亏虚，瘀血阻滞。在治疗上，应该将驱邪利湿，益气补血，补肾健脾，活血化瘀作为治疗原则。当归芍药散能有效改善慢性肾小球肾炎湿瘀互结证患者的尿蛋白症状，提高肾功能。

（2）肾病综合征：当归芍药散方中当归补血，抑制组织水肿及慢性损伤，具有抗炎作用，改善冠脉循环，降低血脂，改善肾小球滤过功能，保护肾脏；芍药扩张冠状动脉，增加冠脉血流量，流通血液，减轻瘀血，理气止痛；泽泻利尿去水肿，辅以茯苓加强效果；茯苓、白术健脾；川芎调肝养血、行气止痛。诸药合用，共奏化气行水、活血化瘀之功效。

（六）　小柴胡汤

小柴胡汤方源自《伤寒论》，方中由柴胡、黄芩、党参、制半夏、生姜、大枣、炙甘草组成，全方可和解邪气、调和少阳、解热驱邪。

1. 治疗肾脏病相关药理作用

（1）抗炎作用：小柴胡汤具激素样及非激素样抗炎作用，能抑制嗜中性粒细胞的趋化性，稳定细胞膜及溶酶体膜，抑制水解酶的释放及抑制巨噬细胞分解白三烯。小柴胡汤能诱导细胞白介素产生，是该方抗炎作用的基础。

（2）调节免疫功能：小柴胡汤具免疫调节作用，使小鼠 NK 细胞活性增加，促进抗体的产生，同时激活小鼠体内的巨噬细胞，使其吞噬能力显著增加。

2. 与肾脏病相关临床应用

（1）慢性肾小球肾炎：小柴胡汤具免疫调节、抗炎及抗氧化等作用，可改善慢性肾小球肾炎临床症状，减轻炎症反应和蛋白尿，从而提高临床疗效。

（2）肾病综合征：小柴胡汤具有糖皮质激素样作用，与糖皮质激素合用能使糖皮质激素用量减少，不良反应减轻。单独使用小柴胡汤可减少肾病综合征患者 24 小时尿蛋白量，在加用激素后，肾病综合征患者 24 小时尿蛋白量可进一步减少。

（七）　健脾益肾汤

健脾益肾汤方出《张伯臾医案》，名见《古今名方》，是治疗慢性肾小球肾炎的常用方剂，组方由党参、生黄芪、白术、茯苓、生地、当归、山茱萸、山药、砂仁、益智仁、金樱子、薏苡仁、牛膝、地榆炭、小蓟、甘草组成。具有健脾益肾的功效。诸药共奏健脾益肾，利水消肿之效。

1. 治疗肾脏病相关药理作用

（1）改善肾功能：健脾益肾汤能改善肾小球滤过功能，减轻或逆转肾小管损害，促进肾小管病变的恢复，能增加肾血流量，降低肾小球内压，减少尿蛋白，改善脂质代谢，调节微循环，对肾脏有一定保护作用。

（2）抗氧化：健脾益肾汤能不同程度对抗肾组织中丙二醛升高，抑制超氧化物歧化酶及谷胱甘肽过氧化物酶活力。

（3）影响血液流变学：健脾益肾汤能增加网状内皮细胞吞噬功能，增加机体抵抗力，改善肾脏血流，促进血液循环，还能通过增强白蛋白合成机制，调节脾脏维持人的免疫系统正常运作，消除尿蛋白。

2. 与肾脏病相关临床应用

慢性肾小球肾炎：慢性肾炎的发生，肾虚为主要病因，肾失封藏，精微下泄而致蛋白尿。气机不畅，不能推动血液运行则可出现淤血内停，导致水湿、湿热、淤血为病理产物。治疗上应以健脾益肾为主，健脾益肾汤为健脾益肾代表方，对慢性肾小球肾炎有良好疗效。

三、中药肾脏药理学研究案例

（一）中药活性成分研究案例——芍药苷通过 PPARγ/ANGPTL4 通路缓解阿霉素诱导的肾病综合征

芍药苷是白芍的主要有效成分，在治疗各类肾脏疾病中起着重要作用。但是治疗肾病综合征的具体机制还未被阐明。因此本实验通过体内和体外实验，验证芍药苷对阿霉素诱导的肾病综合征的保护作用及其可能机制。研究技术路线见图 21-3。

1. 实验方法

（1）动物实验：取 SD 大鼠 50 只，10 只作为空白对照，另外 40 只按照文献方法，一次性尾静脉注射阿霉素（6.5mg/kg），建立阿霉素肾病动物模型。将造模动物分为模型组、他克莫司组、芍药苷高、低剂量组。自造模第 2 周起，试验组分别灌胃芍药苷 0.2g/kg、0.1g/kg 剂量，连续灌胃 6 周。

（2）细胞实验：体外培养小鼠永生化的足细胞，将分化成熟的足细胞分为空白对照组，阿霉素刺激（0.1μmoL/L）组和芍药苷（100μg/μl）干预组，阿霉素加 PPAR 抑制剂 GW9662（1μmol/L）组，芍药苷加阿霉素加 GW9662 组。

2. 检测指标

（1）动物实验：①24 小时尿蛋白；②血清生化指标，如 Scr、BUN、总蛋白（TP）、白蛋白（ALB）、总甘油三酯（TG）、总胆固醇（TC）；③肾脏病理形态学检测；④透射电镜观察肾组织足细胞的形态；⑤免疫组化检测肾组织内 Desmin 和 Synaptopodin 的表达；⑥RT-PCR 技术检测肾组织内 PPARγ 及 ANGPTL4 mRNA 的变化，使用 Western blot 技术检测肾组织内 PPARγ 及 ANGPTL4 蛋白的表达，明确芍药苷对 PPARγ 和 ANGPTL4 的调控作用。

（2）细胞实验：①Anexin V/FITC 试剂盒检测细胞凋亡，Western blot 检测足细胞中 Caspase-3、Bax 和 Bcl-2 的表达情况；②用免疫荧光观察足细胞损伤因子 Desmin、正常足细胞标志分子 Synaptopodin 的表达；③以 Western blot 检测足细胞上 ANGPTL4 及 PPARγ 的表达，评价芍药苷对阿霉素致足细胞损伤的保护作用，以及评价芍药苷是否能通过 PPARγ/AN-GPTL4 调控阿霉素所致的足细胞损伤。

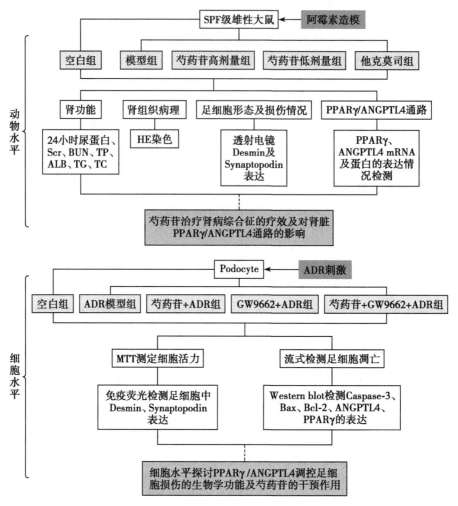

图 21-3 芍药苷对阿霉素诱导的肾病综合征作用机制研究技术路线图

3. 实验结果

（1）动物实验：①白芍总苷可明显减少肾病综合征大鼠 24 小时尿蛋白排泄量；②芍药苷可降低肾病综合征大鼠 Scr、BUN、TC、TG 的含量；升高 ALB、TP 的含量；③HE 染色的结果表明，芍药苷可明显减少肾病综合征大鼠肾小球内基质的沉积，改善肾小球和肾小球囊腔的粘连；改善肾小管空泡样变性及蛋白管型；④透射电镜结果表明，芍药苷可明显改善肾病综合征大鼠足细胞的形态及足突融合的情况；⑤免疫组化结果表明，芍药苷可减少肾病综合征大鼠肾组织 Desmin 的表达，增加 Synaptopodin 的表达，表明对足细胞损伤具有一定的保护作用；⑥Western blot 结果表明，芍药苷可提高肾病综合征大鼠肾组织 PPARγ 的表达水平，降低 AGNPTL4 蛋白的表达水平。

（2）细胞实验：①流式结果表明，芍药苷可明显降低足细胞凋亡率；Western blot 结果表明，芍药苷可降低足细胞 Caspase-3 和 Bax 的表达水平，同时增加 Bcl-2 的表达水平；②免疫荧光结果表明，芍药苷可减少足细胞 Desmin 的表达，增加 Synaptopodin 的表达，提示对足细胞损伤具有很好的改善作用；③Western blot 结果表明，芍药苷可通过下调 ANGPTL4 的表达从而上调 PPARγ 的表达。

4. 结论　体内外实验结果表明,芍药苷对阿霉素诱导的肾病综合征大鼠具有显著的治疗效果,其机制可能是通过激活 PPARγ 从而抑制 ANGPTL4 的表达。

（二）中药复方研究案例——真武汤通过抑制 AGE/RAGE/NF-κB 信号通路的活化,抑制 C-BSA 诱导的膜性肾病大鼠的炎症反应

真武汤是《伤寒论》经典方剂,对于大鼠的炎症反应和氧化应激具有很明显的抑制作用,但是具体机制还不明确。本研究的目的是探讨阳离子化牛血清白蛋白（C-BSA）诱导的慢性肾小球肾炎大鼠中真武汤的抗氧化作用是否由 AGE/RAGE/NF-κB 信号通路介导。研究技术路线见图 21-4。

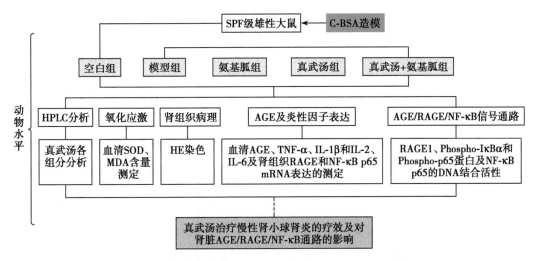

图 21-4　真武汤对 C-BSA 诱导的膜性肾病大鼠作用机制研究技术路线

1. 实验方法　①HPLC 分析真武汤各组分;②取 SD 大鼠 50 只,10 只作为空白对照外,其余大鼠隔天尾静脉注射 C-BSA,持续 4 周,每周检测大鼠尿蛋白含量,评价造模成功与否;③每周检测 24 小时尿蛋白含量评价造模情况,造模成功的大鼠随机分为模型组、氨基胍组（0.1% AG）、真武汤组（ZWT,12g/kg/d）、真武汤+氨基胍组。

2. 检测指标　①肾组织病理形态学检测评价真武汤对慢性肾小球肾炎病理损伤的改善作用;②血液中 SOD、MDA 水平影响的测定;③炎性因子 AGE、TNF-α、IL-1β 和 IL-2、IL-6 的含量测定;④肾组织 RAGE 和 NF-κB p65 mRNA 表达的测定;⑤肾组织 RAGE1、Phospho-IκBα 和 Phospho-p65 蛋白的表达测定;⑥NF-κB p65 的 DNA 结合活性的测定。

3. 实验结果　①HE 染色结果表明,真武汤可明显改善慢性肾小球肾炎大鼠肾组织损伤情况;②真武汤可明显降低慢性肾小球肾炎大鼠血清 MDA 含量,增加 SOD 含量,表明真武汤可提高慢性肾小球肾炎大鼠氧化应激水平;③ELISA 结果表明,真武汤不仅可减少慢性肾小球肾炎大鼠血液中 AGE 水平,同时也可减少炎症因子 TNF-α、IL-1β 和 IL-6 的释放;④RT-PCR 结果表明,真武汤可显著下调慢性肾小球肾炎大鼠肾组织 RAGE 和 NF-κB p65 mRNA 的表达,从而抑制炎症反应;⑤Western blot 结果表明,真武汤可不同程度地降低慢性肾小球肾炎大鼠肾组织 RAGE1、Phospho-IκBα 和 Phospho-p65 蛋白的表达;⑥NF-κB p65 的 DNA 结合活性的测定结果表明,真武汤能够抑制 NF-κB p65 的 DNA 结合活性。

4. 结论　实验结果表明,AGE 在慢性肾小球肾炎发病过程中起着重要作用,抑制 AGE

可减轻肾组织炎症反应,减少氧化应激损伤。真武汤对慢性肾小球肾炎具有显著的治疗效果,可能是通过抑制 AGE/RAGE/NF-κB 信号通路实现的。

第三节 肾脏毒性中药

一、中药的肾脏毒性

近年来发现中药的毒性、不良反应广泛存在,关于中药引起的肾损伤相关不良反应的报告逐年增多。肾脏因其功能和独特的血液循环特点成为易被伤及的器官,因此,对中药导致肾脏损害的情况应予以充分重视。近年来,尤以雷公藤、木通、苍耳子、蜈蚣及含汞中成药等引起的肾损伤报道最多。中药存在如剂量控制不严、对病证缺乏辨证、用药处方随意等严重滥用现象,是中药造成肾毒性的原因,主要有以下方面:

1. 肾脏的生理结构特点 肾脏有具丰富的血流量,易使药物随血流到达肾脏引起病变。肾脏耗氧量大、代谢率高、酶作用活跃,若加之缺血、缺氧,则更易造成损伤。肾脏特殊的机制、功能也易引起药物性肾损伤。肾功能减退时,中药成分的很多小分子物质,在肾脏中排泄减少,造成药物在体内蓄积,同时加重残存肾单位药物负荷,因此,这些患者可能更易发生肾损害。肾脏逆流倍增机制使肾髓质乳头区的药物浓度甚高,易造成肾小管细胞变性坏死;酸化尿液之功能,使肾小管发生沉积、堵塞而损伤肾脏。

2. 中药误用滥用 一些媒体的不科学宣传,让人们对中药的用药安全存在错误的认识,如"中药药性平和,无毒副作用""中药可当保健品食用,达到延年益寿的作用""中药有病治病,无病健身"等,这些观念不能正确认识到中药的不良反应和副作用。中药滥用造成中药用量过大,药物体内蓄积。临床中部分药物用药过量导致肾损害的案例常有报道,如木通,我国药典规定用量 3~6g,此用量范围一般不会有肾毒性,而临床处方时会超过此规定用量。作为利小便、退水肿的益母草,正常用量 10~30g,有临床报道用 100g 导致尿毒症。中药品种复杂,来源广泛,即使同名中药在肾毒性上也有明显差异,如临床常见的关木通、木通等,历代本草记载使用的木通,味苦、性寒,具有利尿、抗菌的作用,不含有导致肾损害的马兜铃酸,而现代却使用的是木通马兜铃的藤茎即关木通,其含马兜铃酸,用量过大易引起急性肾衰竭。品种混淆、用药错误、市场混乱等多种因素造成肾毒性的发生。

3. 药物配伍不当 中药、西药或者中药之间配伍不当会引起肾损害。例如,山楂、乌梅等酸性较强的中药与磺胺类药物如甲氧苄啶、磺胺甲噁唑等联用时,因磺胺类药物的溶解度在酸性条件下明显降低,故容易产生结晶尿、血尿,造成肾损伤。复方丹参注射剂、清开灵注射剂等与西药配伍后,微粒严重超标,可损害泌尿系统功能;大黄与复方甘草合剂联用可损伤肾小管上皮细胞。

4. 中药炮制或煎煮不当 中药本草文献均记载某些中药如巴豆、马钱子等,需经加工炮制以减轻其毒性,若炮制不合理则可造成肾损害。中药如山豆根,久煎增加其毒性,也有因煎药器具不当,如用铝锅、铁锅等煎药增加药物毒性造成损伤。中药需要掌握煎煮时间,如川乌等乌头类药物需久煎以降低毒性。

二、常见肾脏毒性的单味中药

（一）雷公藤

雷公藤性味苦,辛凉,有大毒,功能主治祛风、杀虫、解毒。雷公藤主要含多种生物碱和双萜类三环氧化物及细胞毒类烷化剂,毒性大。由于其在治疗人自身免疫性疾病方面具有良好的疗效,而被广泛用于治疗风湿和类风湿性关节炎、肾小球肾炎和系统性红斑狼疮等疾病。雷公藤引起肾损害的主要表现是急性肾衰竭,服药后迅速出现或逐渐发生少尿、水肿、血尿、蛋白尿、管型尿。

1. 毒性成分及机制　雷公藤含有多种生物碱,从雷公藤中已提取出 40 余种成分,如雷公藤碱、雷公藤精碱、雷公藤春碱、雷公藤晋碱、雷公藤新碱等,此外还含有蛇藤醇、卫矛醇及雷公藤甲素等。其中二萜类和苷类为主要活性成分,具有免疫调节、抗炎、抗生育等多种药理作用。雷公藤治疗肾脏疾病疗效确切,但其肾毒性明显。雷公藤的毒性作用可表现为肾小管、间质出现明显炎症性细胞浸润,小管上皮明显变性、坏死及萎缩;提示雷公藤的肾毒性主要损及肾小管、肾间质。雷公藤中毒致死以急性肾衰竭为多,如口服雷公藤生药>25g(安全量 15g)可出现少尿、水肿、血尿、蛋白尿、管型尿、腰痛或伴肾区叩击痛,引起明显肾损害;部分尸检发现有中毒性肾病、间质性肾炎、多发性肾乳头坏死、肝细胞变性、心肌浊肿、中枢神经系统变性等病理改变。

2. 肾脏毒性病理表现　雷公藤肾脏毒性损害的主要表现为乏力、食欲缺乏、恶心、呕吐、腹胀、下肢水肿等;贫血发生较早,且症状较明显,与肾功能损害程度不平行。雷公藤对肾脏的损害可能是由于药物对肾脏的直接毒性作用和肾缺血所致。雷公藤甲素亚慢性小鼠毒性试验病理学发现,多数小鼠肾小球囊壁层上皮轻度增生,同时见中毒死亡者肾小球开始损伤,体积缩小,细胞成分减少,囊腔内蛋白性液体漏出,表明雷公藤甲素对肾脏的损害可能是亚慢性中毒小鼠的主要死亡原因之一。雷公藤对大鼠肾毒性作用研究发现,雷公藤对大鼠肾脏造成不同程度的肾脏形态学改变,主要是皮质肾小管内有大量的均匀红染物质,肾小管上皮可见浊肿,间质内淋巴细胞增多、血管扩张、部分肾小球囊扩张、毛细血管球缺血。

3. 临床肾脏毒性表现　雷公藤主要为肾小管间质病表现,一些病例可有少尿、无尿、多尿、水肿、尿潴留、腰痛及肾区叩击痛等,尿检可有镜下血尿、蛋白尿、红细胞尿、白细胞尿、管型尿,严重患者可发生急性肾衰竭。雷公藤中毒引起的肾衰竭,如不及时抢救,可在发生后 1~4 天左右死亡。

（二）木通

木通为木通科植物木通 *Akebia quinata* (Thunb.) Decne.、三叶木通 *Akebia trifoliata* (Thunb.) Koidz. 或白木通 *Akebia rioliata* (Thunb.) Koidz. ar.*australis* (Diels) Rehd. 的干燥藤茎。主要有关木通、川木通和木通科木通(包括三叶木通和白木通)三类。三叶木通利尿作用最强,白木通毒性最小,关木通利尿作用最差、毒性最大。《中国药典》(2020 年版)中,由于关木通的主要成分为马兜铃酸,具有很强的肾毒性,现已禁用。

1. 毒性成分及机制　木通茎枝含木通苷(又称木通皂苷),可水解为常春藤皂苷元、齐墩果酸、葡萄糖及鼠李糖,并含较多量钾盐。木通对肾损害集中表现在肾小管及间质,近端肾小管刷状缘脱落、坏死,表现为肾性糖尿和低分子蛋白尿,同时有远端肾小管酸中毒及低渗尿,临床上初期出现少尿性急性肾衰竭,随着时间的推移,慢慢发展成慢性小管间质性肾炎。关木通含马兜铃酸(木通甲素)、齐墩果酸、常春藤皂苷元。关木通所含马兜铃酸具有肾毒性和潜在的致癌危险,除了会对肾脏造成不可逆转的损伤外,亦可能对肝脏造成损害。

2. 肾脏毒性病理表现　据文献报道,关木通中含有肾脏毒性马兜铃酸,中毒剂量马兜铃酸可使动物内脏出现毛细血管病变,有出血病灶形成及水肿。肾脏是木通毒性作用的主要靶器官,肾脏可见肾小管坏死性病变,一次服用大剂量马兜铃酸引起急性肾衰竭。对肾脏损害主要由直接毒性作用、活化成纤维细胞和肾缺血所致。肾小管上皮细胞刷状缘脱落,上皮细胞浊肿、粗颗粒变性及坏死、脱落,肾小管管腔内可见蛋白管型,间质增厚,肾小管间质病变程度和范围与木通剂量相关,偶见肾小管间质纤维化加重情况。

3. 临床肾脏毒性表现　对肾脏损害是木通中毒的重要表现,一般在连续用药或一次服用过量后2~15天内出现,症状为颜面及全身水肿、少尿或无尿,少数患者表现为夜尿频多,但尿量少,双肾区有叩击,检查可见血尿素氮升高。二氧化碳结合力降低,高血钾,尿中出现蛋白、红细胞等,因导致肾衰竭尿毒症而引起死亡。

（三）防己

防己为多年生木质藤本植物防己科千金藤属粉防己（汉防己）*Stephania tetrandra* S. Moore 的干燥根。临床曾有广防己（马兜铃科植物广防己*Aristolochia fangchi* Y. C. Wu ex L. D. Chou et S. M. Hwang 的干燥根）。与防己相互混淆入药,但因广防己含有马铃兜酸,2004 年 9 月 30 日起,广防己不再用作药品生产,凡含广防己的中成药品种,将处方中的广防己用防己替换。

1. 毒性成分及机制　粉防己含多种生物碱,其中主要为粉防己碱（汉防己甲素）、去甲基粉防己碱（汉防己乙素）、轮环藤酚碱,此外尚含小檗碱等生物碱。木防己含有的木防己素甲、乙和汉防己碱。汉防己丙素有兴奋中枢神经系统的作用,小剂量可致呼吸兴奋、反射亢进,中毒剂量则使小鼠发生阵挛性惊厥,死于呼吸衰竭;对心脏有抑制作用,能使心搏变慢,使周围血管扩张,血压下降。

2. 肾脏毒性病理表现　防己对肾脏的毒性,多为广防己的毒性,表现为肾间质纤维化,肾小管萎缩和局灶淋巴－单核细胞浸润,严重者致局灶或完全肾小球硬化,临床表现常缺乏特异性。往往在实验室检查时发现为慢性肾衰竭,其中 1/3 左右为肾乳头坏死。德国学者 Mengs 在组织学和实验室研究相结合的基础下,观察不同剂量马兜铃酸的肾毒性,证实其组织学表现为肾小管上皮细胞坏死,功能上表现为 Scr、BUN 上升同时,伴尿糖、尿蛋白相应增加。

3. 临床肾脏毒性表现　对肾脏小剂量呈刺激作用,使尿量增加,中毒量可使肾小球坏死,出现尿少、尿闭,甚至发生急性肾衰竭。

（四）苍耳子

苍耳子为菊科植物苍耳*Xanthium sibiricum* Patr. 带总苞的干燥果实,具有散风湿、通鼻窍的作用,为鼻科常用药。苍耳子过量使用或炮制不当使用,导致中毒甚至死亡的病例时有报道。

1. 毒性成分及机制　苍耳子有毒,其主要含毒成分为苍耳苷、毒蛋白及毒苷,其中苍耳苷毒性最强,对胃肠黏膜有极强的刺激作用,可严重损害肝、肾、心、脑等主要实质性器官,使肝脏肿大、脂肪变性、出血、坏死、肾近曲小管凝固性坏死、心脏细胞肿胀、脑组织水肿等,并使毛细血管扩张,渗透性加强,导致全身广泛性出血。

2. 肾脏毒性病理表现　苍耳子中毒对机体损害的脏器广泛,以神经、消化、泌尿系统为主,其中肝脏和肾脏损害最为明显。肾脏损害见肾小球血管充血,肾小管普遍扩张,髓质肾小管内有红细胞,混有蛋白管型。

3. 临床肾脏毒性表现　苍耳子经胃肠道吸收进入血液循环,引起全身性中毒反应,一般服用后 2~3 天发病,快者服用后 4 小时,可长达 5 天发病。重度中毒见可见肾脏衰竭而死亡。

（五）　芫花

芫花为瑞香科植物芫花 *Daphne genkwa* Sieb. et Zucc. 的干燥花蕾,其根白皮（两层皮）也供药用。

毒性成分及机制:芫花含芫花黄碱素及芹黄碱素、谷甾醇、苯甲酸及刺激性油状物质等。芫花黄碱素及刺激性油状物,能刺激胃黏膜,引起胃神经反射性麻痹,同时大量胃液分泌,致急性胃扩张。超剂量易中毒,对肠胃道及皮肤黏膜有强烈的刺激作用,引起剧烈的腹痛和腹泻。口服芫花煎剂具有强大的利尿和致泻作用,排钠量亦有所增加。静脉注射于犬,可降低血压,使子宫收缩,并增进呼吸,还能抑制离体蛙心。经过炮制后的芫花药液能大大降低其毒性,但是芫花长期药用或与其他药味的错误配伍也容易引起对体内脏器的毒性蓄积,其中以肾脏毒性较为明显。

三、常见肾脏毒性的中药复方

（一）　龙胆泻肝丸

龙胆泻肝丸是清代汪昂《医方集解》中的复方,由龙胆草、黄芩、木通、甘草等组成,用于由肝胆实火引起的目赤口苦、头晕目眩、胁痛、耳肿、耳聋,肝脾湿热下注所致小便淋浊、阴肿阴痒等症。因其应用广泛,效果显著,至今已有数百年的历史,但其所致肾毒性的不良反应却并不少见。

1. 肾毒性不良反应的成因

（1）药物自身成分的因素:龙胆泻肝丸中木通的品种有白木通、川木通、关木通。龙胆泻肝丸原方用的是川木通或白木通,这 2 种木通均有利尿的作用,但无毒性。20 世纪 50 年代后期,随着龙胆泻肝丸应用日益广泛,白木通和川木通供应不足,有人用关木通替代。关木通为马兜铃科植物木通马兜铃的木质茎,含有马兜铃酸和马兜铃酰胺等成分,木通品种的混用是导致肾功能损害、肾衰竭等不良反应的原因之一。

（2）药物的使用因素

1）长期及过量使用:龙胆泻肝丸在常规用法用量中木通含量远小于《中国药典》(2020年版)规定的常用剂量(3~6g/d),短期内服用龙胆泻肝丸不太可能对肾功能造成损害,而服用龙胆泻肝丸导致肾损害的临床报告中,绝大多数患者都是在正常剂量下长期服用后发病。究其原因在于关木通在体内的蓄积而引发的肾损伤。

2）体质原因:个人体质的差异,不同的人服用常规剂量的龙胆泻肝丸,导致的肾毒性的程度不一样,龙胆泻肝丸引起的肾毒性在老人和抵抗力差的人群中更为严重。

（3）缺乏辨证论治:龙胆泻肝丸用于泻肝胆实火,清三焦湿热。临床上以胁痛、目赤、耳肿、耳聋、溺赤、口苦、舌红、脉弦数为辨证使用的要点。对于非肝胆实火或肝胆湿热的虚证患者忌用此药。但是在临床应用上很难保证,很多医生或患者不辨虚实,将该药用于虚证,继而出现毒副作用。

2. 肾脏病理表现　肾脏萎缩明显,肾实质变薄;肾穿刺活检病理诊断为肾小管间质性肾病,电镜、光镜下观察可见肾小管呈灶状或弥漫性萎缩,或完全消失,肾间质灶状或弥漫性纤维化,或有小灶状淋巴及单核细胞浸润。

3. 肾脏毒性临床表现　服用龙胆泻肝丸产生不良反应的患者,出现乏力、食欲缺乏、恶心、呕吐、贫血等非特异性症状,并伴有尿量异常;部分患者引发慢性肾损害,严重者将导致肾衰竭。龙胆泻肝丸对患者肾脏的损害是不可逆的,目前尚无成熟的治疗方法。但是采取一些减毒措施更能起到预防效果,用木通代替组方中的关木通。

（二）　莲必治注射液

莲必治注射液是从穿心莲叶中提取分离所得的穿心莲内酯与亚硫酸氢钠发生加成反应制得的水溶性磺酸盐的有效单体注射剂,具有清热解毒、抗菌消炎之功效,临床对多种感染性疾病和恶性肿瘤等具有较好的疗效。

1. 肾毒性不良反应的成因　①与其他注射液配伍后容易出现不溶性颗粒和大分子物质增多、pH 改变、药物稳定性改变。②药物浓度过高,或因超剂量使用,或因溶媒或输液量减少致浓度增高。③滴速过快,瞬间进入静脉的药物过多,易引发不良反应。④药品生产质量控制与不良反应发生密切相关。⑤个体差异,易感体质者不良反应的发生率高于正常人。

2. 肾脏毒性临床表现　有临床病例报道,急性肾衰竭患者发病前多无肾脏方面病史;单独或联合使用莲必治注射液均有病例报道,其中联合用药情况占多数。多数患者有腰酸、腰痛、尿少等情况;部分患者尿量正常,均有 Scr、BUN 的升高,或伴有恶心、呕吐、血尿、尿蛋白阳性等症状。

（三）　冠心苏合丸

冠心苏合丸为理气剂,具有理气、宽胸、止痛之功效。主治寒凝气滞、心脉不通所致的胸痹,症见胸闷、心前区疼痛;冠心病心绞痛见上述证候者。

1. 肾毒性不良反应的成因　冠心苏合丸引起的肾损害是由于组方中含有的青木香所致,青木香为马兜铃科植物,含有马兜铃酸,其实质为马兜铃酸肾病。对冠心苏合丸所致马兜铃酸肾病认识不足,常易出现误诊。中老年患者由于常患有糖尿病和/或高血压病,易导致冠心苏合丸肾损害误诊,尤其是冠心病患者合并肾功能损害应注意询问有无服用冠心苏合丸病史,以防漏诊或误诊。同时病史、病程及临床表现在鉴别诊断中具有重要意义。

2. 肾脏毒性病理表现　使用冠心苏合丸的相关病理检查发现,98 例 B 超双肾体积缩小,严重受损,且大小不对称,结构不清呈弥漫性改变;25 例肾脏病理活检以中重度慢性小管间质性肾炎为主,肾小管数量均明显减少,间质呈灶性或广泛的纤维化,可见冠心苏合丸是以慢性肾小管间质损伤为主的肾功能损害。

3. 肾脏毒性临床表现　临床表现均不典型,病情呈隐匿性进展,多表现疲乏无力、面色苍白、夜尿增多,但水肿不明显,部分患者伴有心慌、气短、贫血、血压增高及腹胀、恶心、呕吐、厌食等消化道症状。

（四）　甘露消毒丸

甘露消毒丸为祛湿剂,具有芳香化浊、清热解毒之功效。用于暑湿蕴结,症见身热肢酸、胸闷腹胀、尿赤黄疸。

1. 肾毒性不良反应的成因　引起肾脏损害可能与甘露消毒丸方剂中含马兜铃酸的关木通成分有关。《中国药典》（2020 年版）已明确禁用关木通的临床应用及药品生产。但由于缺乏对甘露消毒丸中其他组分的肾毒性研究,尚不清楚导致该药严重肾损害的确切原因。

2. 肾脏毒性病理表现　肾小管酸中毒患者光镜显示,肾小管上皮细胞变性及部分小管萎缩,肾间质轻度水肿,肾小球正常;免疫荧光呈阴性;电镜示近曲小管刷状缘部分脱落,上皮细胞线粒体肿胀,个别细胞核崩解。慢性间质性肾炎患者光镜显示肾间质多灶或大片纤维化,偶有少量散在淋巴细胞浸润;肾小管多灶或大片萎缩,呈缺血性基底膜皱缩及硬化;部分小动脉内膜增厚、腔狭窄。免疫荧光呈阴性。电镜可见肾间质胶原纤维增多。

3. 肾脏毒性临床表现　多数患者隐匿起病,大部分患者存在明显的贫血,血压水平总体上并不高,大部分的患者就诊时已有不同程度的肾脏萎缩。

参考文献

[1] 闵群燕. 用雷公藤多苷治疗慢性肾小球肾炎的效果研究. 当代医药论丛,2016,14(3):90-91.

[2] 汪力,樊均明,王少清,等. 雷公藤治疗 IgA 肾病的系统评价. 实用药物与临床,2015,18(3):293-297.

[3] 唐利群. 雷公藤多苷治疗糖尿病肾病的临床疗效. 江苏医药,2016,42(13):1472-1474.

[4] 张艳秋,张勉之. 雷公藤多苷治疗糖尿病肾病的作用机制探讨. 世界中西医结合杂志,2015,10(9):1329-1332.

[5] 夏瑱,何灵芝. 雷公藤制剂治疗糖尿病肾病研究进展. 江西中医药大学学报,2015,27(1):121-124.

[6] 王军涛. 雷公藤多苷片治疗糖尿病肾病大量蛋白尿的疗效观察. 中国继续医学教育,2015,7(24):184-185.

[7] 史荟,徐英. 黄芪治疗糖尿病肾病水肿研究进展. 山东中医药大学学报,2016,40(5):484-485.

[8] 张慧林,赵妍. 大黄的药理作用及临床应用分析. 光明中医,2015,30(5):1119-1121.

[9] WU J B,LIU B H,LIANG C L,et al. Zhen-wu-tang attenuates cationic bovine serum albumin-induced inflammatory response in membranous glomerulonephritis rat through inhibiting AGEs/RAGE/NF-κB pathway activation. International Immunopharmacology,2016,33:33-41.

[10] 于建玉,廖欣,丁厚伟,等. 中药大黄药理作用研究进展及其临床应用. 中国现代药物应用,2016,10(11):286-287.

[11] 彭胜男,洪婷,应然,等. 大黄酸对 IgA 肾病大鼠脾脏免疫功能变化的影响. 江西中医药大学学报,2016,28(3):68-72.

[12] 姜宇懋,王丹巧. 川芎嗪药理作用研究进展. 中国现代中药,2016,18(10):1364-1370.

[13] 蔡琳,彭鹏,郭甜. 丹参药理作用及临床研究进展. 山东化工,2016,45(17):51-52.

[14] LU R R,ZHOU J,LIU B H,et al. Paeoniflorin ameliorates Adriamycin-induced nephrotic syndrome through the PPARγ/ANGPTL4 pathway in vivo and vitro. Biomedicine & Pharmacotherapy,2017,96:137-147.

[15] 巴翠晶,李得鑫,段雪磊,等. 丹参的药理研究进展. 中兽医学杂志,2016(1):65-67.

[16] 陈刚毅,汤水福,苏保林,等. 丹参酮ⅡA 对糖尿病肾病大鼠肾组织 TGF-β1/NF-κB p65 表达的影响. 广州中医药大学学报,2015,32(5):891-895+974.

[17] 张雪,宋玉琴,杨雨婷,等. 益母草活血化瘀化学成分与药理作用研究进展. 药物评价研究,2015,38(2):214-217.

[18] 梁春玲. miRNA 与 AQP2 在真武汤治疗阿霉素肾病综合征中的作用机理研究. 广州中医药大学,2016.

[19] 高敏. 真武汤加减治疗慢性肾小球肾炎疗效观察. 云南中医中药杂志,2015,36(6):55-56.

[20] 郝开花,张永奎. 真武汤治疗肾病综合征 90 例. 光明中医,2015,30(6):1231-1232.

[21] 刘晓翔,王晖,赵凯声,等. 五苓散合五皮饮加味治疗糖尿病肾病水肿 27 例. 河南中医,2015,35(12):2899-2901.

[22] 陈清华. 复方五苓散治疗早期糖尿病肾病水肿的疗效评估. 齐齐哈尔医学院学报,2015,36(18):2728-2729.

[23] 张立群,张兰. 五苓散加味治疗脾肾阳虚型糖尿病肾病水肿的体会. 实用糖尿病杂志,2016,12(4):38-39.

[24] 张怡,向红. 麻黄连翘赤小豆汤治疗急性肾小球肾炎研究现状. 亚太传统医药,2017,13(1):65-66.

[25] 李雯雯,沈沛成.麻黄连翘赤小豆汤治疗慢性肾小球肾炎研究概况.辽宁中医药大学学报,2016,18(3):85-87.

[26] 王雨桐,王蕾.金匮肾气丸的临床和药理实验研究进展.中医药导报,2015,21(5):53-55.

[27] 王璟,钟芳芳,周炜根,等.金匮肾气丸对B6.MRL-Faslpr/NJU自发狼疮小鼠抗dsDNA抗体及狼疮性肾炎病理改变的影响.甘肃中医药大学学报,2016,33(2):4-6.

[28] 秦妍.济生肾气丸治疗脾肾阳虚型慢性肾小球肾炎的临床疗效.中国医药指南,2016,14(31):202-203.

[29] 赵涛,王鹏飞,温旭,等.济生肾气丸治疗脾肾阳虚型慢性肾小球肾炎.吉林中医药,2015,35(1):30-33.

[30] 王洪斌.当归芍药散治疗慢性肾小球肾炎湿瘀互结证57例.河南中医,2015,35(5):940-942.

[31] 周铂凯,徐也,樊熠利,等.当归芍药散加减治疗(脾肾两虚型)原发性肾病综合征的临床研究.临床医学研究与实践,2016,1(11):90-91.

[32] 侯火明.健脾益肾汤治疗慢性肾小球肾炎70例临床疗效观察.实用中西医结合临床,2015,15(3):23-24.

[33] 吕莉莉,赵红,李世民,等.不同提取方式对益母草小鼠急性毒性及毒靶器官的影响.中国药物警戒,2015,12(12):705-710.

[34] XU X L,YANG L J,JIANG J G. Renal toxic ingredients and their toxicology from traditional Chinese medicine. Kidney Diseases,2016,12(2):149-159.

[35] 梁琦,闫润红,王永辉,等.粉防己与其主要组分粉防己碱效,毒作用及关系初探.中国实验方剂学杂志,2015,21(7):163-166.

(周玖瑶)